최첨단 현대의학이 감히 넘볼 수 없는 품격

황제내경 소문(黃帝內經 素問) (중)

(자연의학·자연치유·에너지의학 교과서)

양자역학 시대의 완벽한 의학

D, J, O. 東洋醫哲學研究所

목차(중권)

목차(상권)

목차(하권)

제33편. 평열병론(評熱病論)

제1장

黃帝問曰, 有病溫者, 汗出輒復熱, 而脈躁疾, 不爲汗衰, 狂言不能食, 病名爲何. 岐伯對曰, 病名陰陽交, 交者死也.

황제가 묻는다(黃帝問曰). 온병이 있으면(有病溫者), 땀을 흘리고 언제나 열이 오르며(汗出輒復熱), 맥이 어지럽고 빠르다(而脈躁疾). 땀을 그치게 할 수 없으며(不爲汗衰), 말을 계속 중얼거리며 밥을 못 먹는다(狂言不能食). 무슨 병입니까(病名爲何)? 기백이 대답한다(岐伯對曰). 병명은 음양교이다(病名陰陽交). 교차하면 죽는다(交者死也).

온병(溫病)이란 과잉 산이 축적된 상태에서, 따뜻한 날씨를 만나면, 일조량이 늘면서 열이 공급되고, 이로 인해서, 과잉 산이 체액으로 나오면서 시작된다. 이때 당연히 과잉 산이 중화되면서 땀이 나고 곧바로 열이 뒤따른다(汗出輒復熱). 이때 과잉 산이 맥에 에너지를 공급하면서, 맥은 당연히 요동을 치며 빠르다(脈躁疾). 그리고 축적된 과잉 산이 많은 상태에서, 인간이 어떻게 할 수 없는 일조량이 더해지니, 땀을 계속 흘린다. 이때는 도저히 인력으로는 땀을 멈추게 할 수가 없다(不爲汗衰). 그리고 과잉 산이 많으니, 신경은 흥분하고, 이어서 뇌는 과잉 반응하고, 이어서 아무 말이나 지껄여댄다(狂言). 이때는 간질액이 산성으로 기울면서, 이어서 비장으로 과잉 산이 흡수되고, 이어서 비장은 소화관에 강한 산성 체액을 공급하고, 이로 인해서 소화관의 연동 운동은 멈추고, 이어서 밥 입맛은 떨어지고(不能食) 만다(狂言不能食). 이 병명(病名)은 음양교(陰陽交)라고 하는데, 죽는 병이다(交者死也). 음양교는 도대체 무슨 말일까? 직역하면 음(陰)과 양(陽)이 만났다(交)는 것이다(陰陽交). 그런데 죽는다고 한다. 먼저 맥을 보자. 조맥(躁脈)과 질맥(疾脈)이다. 조맥은 거칠고 단단하다. 질맥은 극맥(極脈)이다. 극맥은 1분에 120번에서 140번을 뛰는 극단적인 맥이다. 맥동의 원리는 압전기 원리이다. 압전기는 전자(酸:氣:電子)를 많이 공급하면, 비례해서 빠른 파동을 만들어낸다. 즉, 산 과잉이 심하면 심할수록 맥박은 빨리 뛴다. 그래서 1분에 120번에서 140번을 뛰는 극단적인 맥이라면, 산 과잉이 극단적인 수준에 이르렀다는 사실을 암시한다. 다음으로 조맥(躁脈)을 보자. 조맥은 거칠고 단단하다는 것이다. 뭐가 거칠고 뭐가 단단할까? 이것은 혈액의 상태를 말하고 있다. 혈액이 거칠고 단단하면 뭘까? 이는 바로 혈전(thrombus:血栓)이다. 다시 말하자면, 혈액에 있는 알칼리(陰) 콜라겐인 피브리노겐(Fibrinogen)이 과잉 산(陽)을 만나서(交) 뭉친 것이 혈전(血栓)이다. 동맥혈은 동맥혈관 안에 상주하고 있는 피브리노겐(Fibrinogen:피브리노겐) 덕분에 항상 pH7.45로 맞춰진다. 대신 알칼리 콜라겐인 피브리노겐(陰)이 과잉 산(陽:酸:氣:電子)을 중화해서 혈전(血栓)을 만들어낸다. 이 혈전이 동맥 혈관을 주행하면서 조맥(躁脈)을 만든 것이다. 항상 알칼리(pH7.45)를 유지하는 동맥에, 이 정도의 혈전이 만들어졌다면, 다른 오장들은 이미 죽고 있을 것이다. 즉, 현재 우리가 겪고 있는 다기관 염증증후군(multisystem inflammatory syndrome)에 걸려 있을 것이다. 이것이 음양교(陰陽交)이다. 즉, 음양교(陰陽交)는 산(陽)과 알칼리(陰)가 서로 반응(交)해서 만든 동맥 혈전(血栓)을 의미한다. 이 정도의 과잉 산이 인체 안에 존재한다면, 시간이 가면서 혈전의 양은 더욱더 불어날 것이고, 결국에 혈액 순환이 막히면서 조만간에 패혈증(敗血症:Sepsis)이 올 것이다. 그래서 과잉 산이 동맥까지 침투하면, 며칠 못가서 죽는 것은 당연하다(交者死也).

帝曰, 願聞其說. 岐伯曰, 人所以汗出者, 皆生於穀, 穀生於精, 今邪氣交爭於骨肉, 而得汗者. 是邪却而精勝也, 精勝, 則當能食而不復熱, 復熱者邪氣也, 汗者精氣也. 今汗出而輒復熱者, 是邪勝也, 不能食者, 精無俾也, 病而留者, 其壽可立而傾也. 且夫熱論曰, 汗出而脈尙躁盛者死. 今脈不與汗相應, 此不勝其病也, 其死明矣, 狂言者是失志, 失志者死. 今見三死不見一生, 雖愈必死也.

황제가 말한다(帝曰). 그 해설을 듣고 싶습니다(願聞其說). 기백이 말한다(岐伯曰). 사람에게서 땀을 나게 하는 것은(人所以汗出者), 모두 곡식에서 나온다(皆生於

穀). 곡식은 정기를 만들어낸다(穀生於精). 이제 사기와 정기가 골육에서 만나서 서로 싸우면(今邪氣交爭於骨肉), 땀이 난다(而得汗者). 그러면 사기가 지고, 정기가 이긴다(是邪却而精勝也). 정기가 이기면 바로 밥을 먹을 수 있고, 열도 다시는 안 난다(精勝, 則當能食而不復熱). 열이 다시 난다는 것은 사기가 있다는 것이다(復熱者邪氣也). 땀이 난다는 것은 정기가 있다는 것이다(汗者精氣也). 이제 땀이 나면서 항상 열이 있으면(今汗出而輒復熱者), 이것은 사기가 이긴 것이다(是邪勝也). 밥을 못 먹는 환자는 정기가 없는 것이다(不能食者, 精無俾也). 병이 있으나 더는 악화만 안 되면(病而留者), 수명을 유지할 수가 있고, 병도 사그라진다(病而留者, 其壽可立而傾也). 그래서 열론을 통해서 풀어보면(且夫熱論曰), 땀이 나면서 맥이 항상 조성하면 죽는다(汗出而脈尚躁盛者死). 지금 맥이 땀과 상응해서 뛰지 못 하면(今脈不與汗相應), 이 상태로는 병을 이겨낼 수가 없다(此不勝其病也). 죽을 것은 불 보듯 뻔하다(其死明矣). 광언하면, 이것은 자기 정신(志)을 놓는 것이며(狂言者是失志), 그러면 죽는다(失志者死). 이제 3가지 죽을 요인만 보이고, 한 가지도 살 요인이 없다면(今見三死不見一生), 치료해 봤자 반드시 죽는다(雖愈必死也). 하나씩 풀어보자.

땀이 나고 열이 나는 관계를 알면 쉽다. 또, 땀과 열을 구분해야 한다. 땀은 전자(電子) 중화의 결과로서 생긴 결과물인데, 건강할 때는 근육 미토콘드리아에서 대부분의 전자를 중화하면서, 이때 생긴 물은 '체액'으로써 인체 내에 체류하고, 이때 생긴 열(熱)은 '체온(溫)'으로써 존재한다. 그러나 과잉 산이 존재하면서 건강에 이상이 있을 때는 근육의 미토콘드리아보다 간질에 접해있는 피부 갈색지방의 미토콘드리아가 작동하면서, 이때 생긴 물은 땀으로써 증발해버리고, 체액으로써 존재하지 않으며, 이때 생긴 열은 체온이 아닌 나쁜 개념(邪氣)의 열(熱)이다. 이 열은 땀에 의해서 증발하면서, 인체에서 없어진다. 즉, 체온에 기여되지 못한다. 땀(熱)이 나면서 추위(寒)에 떠는 이유이다. 즉, 이때 한열병(寒熱病)을 일으킨다. 또, 땀이 나면, 목이 마르는 이유이다. 이렇게 땀을 내서 과잉 전자(酸)를 모두 중화하고 나면, 다시 근육의 미토콘드리아가 제 기능을 발휘하면서 체액과 체온이 제대로 돌아온다. 즉, 갈증과 추위가 없어지는 것이다. 간질액에 산 과잉일 때, 왜 근육의 미토콘드리아는 작동하지 못하고, 피부 갈색지방의 미토콘드리아만 작동할까? 이유는 산소를 보유한 알칼리 동맥혈이 간질액에 먼저 공급되기 때문이다. 간질로 공급된 산소를 보유한 알칼리 동맥혈은 간질액이 산성이면, 간질에서 산소를 모두 다 뺏겨버리고, 이어서 근육으로 갈 산소가 없게 되고, 이어서 근육의 미토콘드리아는 정지된다. 즉, 이때 체온은 내려간다. 그래서 체질이 산성 쪽으로 기운 사람들은 언제나 체온이 정상인보다 낮다. 그래서 체온을 높이면 면역력이 좋아진다고 말한다. 즉, 면역력을 높이는 방법은 몸을 알칼리화시켜주는 것이다. 본론으로 들어가 보자. 전자를 받은 NAD(P)$^+$는 NAD(P)H로 변한다. 즉, 이들은 산성 물질로 변한다. 이 산성 물질은 미토콘드리아로 들어가서 전자전달계에 전자를 공급한다. 이 전자는 산소와 만나서 물로 중화되고, 부산물로 열과 빛을 만들어낸다. 여기서 만든 물이 바로 땀이 된다. 그래서 땀이 나면, 열은 당연히 따라온다. 결국에 전자를 중화시키려면, NAD(P)$^+$라는 알칼리가 필요하다. 그런데, 이 알칼리 물질(精)은 우리가 먹는 영양소(穀)에서 나온다. 또, 전자를 중화시키려면, 알칼리인 산소가 필요하다. 산소를 운반하려면 알칼리인 헴(Heme)이 필요하다. 헴의 재료도 영양소(穀)에서 나온다. 그래서 모든 알칼리는 영양소로 인해서 생긴다(穀生於精). 그래서 인체 내에서(於骨肉), 알칼리인 산소(氣)와 산인 전자(邪)가 서로 반응(交爭)을 해서 땀을 만들어낸다(得汗). 땀은 열을 가지고 증발해버린다. 그러면 인체에는 더는 열이 없게 된다(不復熱). 이렇게 땀을 내서(得汗者), 열이 없어지면(是邪却), 알칼리(精)가 과잉 산을 완전히 중화(勝)한 것이다(精勝也). 즉, 알칼리(精)가 산과 싸워서 이긴(勝) 것이다. 당연히 밥 입맛도 살아나며(當能食), 더는 열도 없다(不復熱). 그래도 열이 계속 난다면(復熱), 아직도 열의 원천인 과잉 전자를 다 중화하지 못했다는 뜻이다. 즉, 열을 만드는 사기인 자유전자가 여전히 남아 있다는 뜻이다(復熱者邪氣也). 땀을 내려면 당연히 알칼리(精氣)가 요구된다(汗者精氣也). 그런데 땀이 나면서 계속해서 열도 난다면(今汗出而輒復熱者), 이는 인체 안에 아직도 과잉 산(邪)이 남아있다(是邪勝也)는 뜻이다. 그리고 식사하지 못한다면 당연히 알칼리(精)도 공급(俾)되지 않기 때문에, 알칼리는 부족해진다(不能食者, 精無俾也). 병이 나기는 했지만, 악화가 안 되고 있다면(病而留者), 목숨을 부지할 수가 있으며(壽可立), 시간이 지나면서 과잉 산이 서서히 중화되고, 이어서 병은 낫는다(其壽可立而傾也). 그래서 열론(熱論)으로 풀어보면(且夫熱論曰), 땀이 나면서 맥이 계속 조맥이면 죽는다. 바로 앞 문장에서 조맥은 설명했다. 당연히 죽는다. 그래서 땀이 났다는 것은, 과잉 산을 중화한 결과이니까, 당연히 맥상은 정상으로 돌아와야 한다. 그런데도 여전히 맥상이 안 좋다면(今脈不與汗相應), 이것은 아직 병을 이겨내지 못한 것이다(此不勝其病也). 이런 상태라면 죽는 것은 불(明) 보듯 뻔하다(其死明矣). 이런 와중에 헛소리(狂言)를 계속한다는 것은, 이미 제정신이 아닌(失志) 것이다(狂言者是失志). 당연히 죽는다(失志者死). 열(熱)과 조맥(躁脈) 그리고 헛소리(狂言)라는 죽을 요인 3가지만 보이고(見三死), 살 수 있는 요인의 한 가지인 알칼리(精)가 안 보이게(不見一生) 된다면(今見三死不見一生), 아무리 치료를 해봤자(雖愈), 알칼리 부족으로 인해서 반드시 죽을 수밖에 없다(必死). 너무나 당연한 사실이다.

제2장

帝曰, 有病身熱汗出煩滿, 煩滿不爲汗解, 此爲何病. 岐伯曰, 汗出而身熱者, 風也. 汗出而煩滿不解者, 厥也, 病名曰風厥.

황제가 말한다(帝曰). 병이 있으면, 신열이 있고, 땀이 나고, 번만하다(有病身熱汗出煩滿). 번만은 땀으로 해결되지 않는다(煩滿不爲汗解). 이건 무슨 병인가요(此爲何病)? 기백이 말한다(岐伯曰). 땀이 나면서 신열이 있다는 것은 풍이다(汗出而身熱者, 風也). 번만을 땀으로 해결할 수 없다는 것은 궐이다(汗出而煩滿不解者, 厥也). 이것을 풍궐이라고 한다(病名曰風厥).

땀이란 피부 갈색지방에서 만들어낸다. 이때 나는 열은 신열(身熱)이 아니라 표열(表熱)이다. 여기서 신열(身熱)은 혈관의 혈액을 받아서 근육이 만든 열이고, 표열(表熱)은 산성 간질액을 받아서 피부 갈색지방이 만든 열이다. 똑같은 열(熱)이지만 확연히 다르다. 물론 신열은 다른 뜻으로도 쓰인다. 그래서 땀으로 처리 가능한 열은 표열이지 신열이 아니다. 그래서 똑같은 산 과잉이라도 산(酸)을 간질액에 있는 일반적인 산(酸)과 혈액에 있는 산(酸)인 풍(風)을 구별해야 한다. 그래서 땀을 냈지만, 여전히 신열(身熱)이 존재하는 이유는 풍(風)이라는 산(酸)이 혈액에 존재하기 때문이다. 번만(煩滿)이란 가슴에서 열이 나고, 그득해서 불편한 증상이다. 그득한 이유는 과잉 산이 체액을 정체시키면서 동시에 삼투압 기질로 작용하고 이어서 수분을 저류시키면서 그득(滿)해지는 것이다. 가슴에서 나는 열은 간과 심장이 만들어내는 열이다. 심장과 간은 정맥혈에 있는 산(酸:電子)을 받아서 중화시키고 열을 만들어낸다. 그래서 아무리 땀을 내봤자, 이 열들은 해결이 불가능하다(汗出而煩滿不解者). 이 열들은 신열(身熱)이기 때문이다. 당연하게 간과 심장에서 과잉 열이 발생했다는 말은 두 기관이 과부하라는 뜻이고, 혈액 순환은 막혔다는 뜻이다. 여기서 보면, 하나는 동맥혈을 주관하고, 하나는 정맥혈을 주관하는데, 이 두 놈이 동시에 문제를 일으켰으니, 혈액 순환이 막히는 것은 당연하고, 심장과 간에서 제일 멀리 떨어져 있는 손발은 차가워진다(厥). 그래서 이 둘을 합쳐서 풍궐(風厥)이라고 한다(病名曰風厥). 즉, 풍궐이란 혈액 속에 산이 과잉으로 존재해서 혈액 순환을 막아서 손발을 차가워지게 하는 병이다. 그런데 실제로는 인체 곳곳에서 혈액 순환이 막히게 된다. 손발이 차가워지는 이유는 동맥 모세 혈관과 정맥 모세 혈관에서 순환이 일어나지 않기 때문이다. 이 부분을 육안을 통해서 제일 잘 볼 수 있는 부분이 눈의 모세 혈관인 실핏줄이다. 즉, 실핏줄이 터지는 것이다. 이 실핏줄이 터지는 장소가 뇌가 되면 풍을 맞았다고 한다.

帝曰, 願卒聞之. 岐伯曰, 巨陽主氣. 故先受邪, 少陰與其爲表裏也. 得熱則上從之, 從之則厥也.

황제가 말한다(帝曰). 빨리 듣고 싶네요(願卒聞之). 기백이 말한다(岐伯曰). 거양이 기를 주도하면(巨陽主氣), 그래서 먼저 사기를 받는다(故先受邪). 소음은 그와 더불어 표리를 만든다(少陰與其爲表裏也). 열이 나면 위로 올라가고(得熱則上從之), 올라가면 막힌다(從之則厥也).

여기서 거양(巨陽)은 방광이다. 방광이 기를 주도한다(巨陽主氣)는 말은 방광이 과부하가 걸렸다는 뜻이다. 그러면 신장은 자동으로 과부하가 걸린다. 이제 신장은 과잉 전자를 염으로 처리하지 못하게 되고, 그러면 신장과 함께 과잉 전자를 중화시키는 심장은 갑자기 날 벼락을 맞는다. 즉, 심장이 신장의 사기를 먼저 받게 된다(故先受邪). 그래서 심장(少陰)은 방광(巨陽)과 표리 관계를 맺는다(少陰與其爲表裏也). 그래서 방광이 기를 주도해서 열이 나는 조건이 되면 사기는 위(上)로 역류해서 심장으로 올라가게(從) 된다(得熱則上從之). 이런 상황이 되면, 당연히 심장은 과부하에 시달리게 되고, 결국에 혈액 순환이 막히면서 궐증(厥)이 생길 수밖에 없다(從之則厥也). 여기서 소음(少陰)을 신장으로 해석해줘도 된다. 즉, 먼저 방광인 거양(巨陽)이 막히고, 그다음에 자동으로 신장인 소음(少陰)이 막히고, 이어서 신장은 자기가 염으로 처리하지 못한 자유전자를 자기가 상극하는 심장으로 보내게 된다(得熱則上從之). 그러면, 심장으로 인해서 혈액 순환은 막히게 되고, 이어서 궐증이 발생하게 된다(從之則厥也). 어떻게 해석하든 문제는 없다.

帝曰, 治之奈何. 岐伯曰, 表裏刺之, 飮之服湯.

황제가 말한다(帝曰). 치료는 어떻게 합니까(治之奈何)? 기백이 말한다(岐伯曰). 표리에 침을 놓는다(表裏刺之). 그리고 탕제를 마신다(飮之服湯).

당연히 치료는 표리(表裏) 즉, 방광경(太陽)과 심장경에 동시에 침을 놔서 과잉산(電子)을 침으로 제거해주는 것이다(表裏刺之). 아니면, 방광경과 신장경에 자침해도 된다. 이때는 열이 문제이기 때문에, 경이 아니라 수혈에 자침해야만 한다. 그리고 알칼리가 주성분인 탕제(湯)를 복용(服)해서 체액의 산을 중화해주는 것이다(飮之服湯).

제3장

帝曰, 勞風爲病何如. 岐伯曰, 勞風, 法在肺下, 其爲病也. 使人强上冥視, 唾出若涕, 惡風而振寒, 此爲勞風之病.

황제가 말한다(帝曰). 노풍이 어떻게 병을 만드나요(勞風爲病何如)? 기백이 말한다(岐伯曰). 노풍은 원칙적으로는 폐 아래에 존재한다(勞風, 法在肺下). 그것이 병을 만든다(其爲病也). 위를 뻣뻣하게 만들고 눈을 어둡게 하며(使人强上冥視), 콧물 같은 타액을 뱉으며(唾出若涕), 오풍이 있으면, 진한이 있게 된다(惡風而振寒). 이것이 노풍이라는 병을 만든다(此爲勞風之病).

육체를 혹사하면, 자동으로 근육과 뼈를 혹사하게 되고, 이어서 각종 산성 호르몬들이 간질액으로 분비가 되고, 이어서 당연히 간질액은 산성으로 변한다. 이 산성 간질액들은 비장과 간과 우 심장을 거쳐서 폐로 직행한다. 즉, 노역(勞)이 만든 산성 간질액이 혈액으로 유입되어서 산성 정맥혈(風)을 만든 것이 노풍이다(勞風). 체혈액 흐름도에서 보면, 이 과정들은 모두 폐 아래에서 일어나는 일들이다(法在肺下). 그리고 이 산성 정맥혈들이 병을 만들어낸다(其爲病也). 이 산성 정맥혈들이 폐로 몰려들면서, 폐는 과부하 상태로 변하고, 이어서 머리에서 내려오는 산성 정맥혈을 받지 못하게 되고, 그러면, 이 산성 정맥혈은 목 부분 정맥총에서 체류가 되면서 목이 뻣뻣해지고(强上), 머리 쪽에 혈액 순환이 막히면서, 당연히 눈도 혈액 순환이 막히고, 이어서 눈 근육은 굳어지고, 이어서 눈은 어두워진다(冥視). 인체 전체의 산성 체액을 마지막으로 중화시켜서 알칼리로 만들고, 이것을 좌 심장으로 보내는 폐가 과부하가 걸리면, 인체의 모든 체액은 자동으로 과부하가 걸린다. 이제 인체는, 이 정체된 체액을 몸 밖으로 내보내기 시작한다. 그중에 한 종류가 타액(唾)이다. 이 타액은 당연히 산성이다. 이 산성 타액은 분비선을 빠져나오면서, 분비선이 공급한 콜라겐으로 중화된다. 그래서, 이때 분비된 타액은 콜라겐 덕분에 점성이 있게 된다(唾出若涕). 혈액 속에 있는 너무 많은 산(惡風)은 혈관 속에 상주하고 있는 알칼리 콜라겐

인 피브리노겐(Fibrinogen)과 반응하면서 혈전을 만들어낸다. 그런데 악풍(惡風)이
란 산의 과잉 정도가 아주 지독한(惡) 경우이기 때문에, 혈전도 엄청나게 많이 만들
어낸다. 결국, 이 혈전들은 모세혈관들을 막아버리고 이어서 혈액 순환은 막히고,
이어서 산소 공급이 막히면서 인체는 열을 만들어내지 못하고 추워서 떨게(振寒) 된
다(惡風而振寒). 이것이 노풍(勞風)이 만들어내는 병증이다(此爲勞風之病).

帝曰, 治之奈何. 岐伯曰, 以救俛仰, 巨陽引, 精者三日, 中年者五日, 不精者七日, 欬出
青黃涕, 其狀如膿, 大如彈丸, 從口中若鼻中出, 不出則傷肺, 傷肺則死也.

황제가 말한다(帝曰). 치료는 어떻게 하나요(治之奈何)? 기백이 말한다(岐伯曰).
목을 구부릴 수 있게 해주고(以救俛仰), 눈을 볼 수 있게 해주기 위해서, 거양을
조절해준다(巨陽引). 인체에 알칼리가 있으면 3일이면 낫고(精者三日), 중년이면 5
일이면 낫고(中年者五日), 알칼리가 부족해도 7일이면 낫는다(不精者七日). 기침할
때 검누런 점성이 있는 가래를 뱉거나(欬出青黃涕). 그 형상이 농 같거나(其狀如
膿). 그 크기가 탄환 같으면서(大如彈丸), 코에서 나오는 것처럼, 입에서도 나오게
되는데(從口中若鼻中出), 이것들을 배출시키지 못하면, 폐에 상해를 입히게 되고(不
出則傷肺), 그러면 죽는다(傷肺則死也).

이때 목이 뻣뻣(強上)해서 목을 움직일 수 없는 경우를 치료하려면(以救俛仰),
목은 뇌척수액의 문제가 관여하기 때문에, 뇌척수액을 조절하는 방광(巨陽)을 조절
(引)해주면 된다(巨陽引). 그런데 몸에 알칼리(精)가 충분히 있게 되면 3일 정도면
낫고(精者三日), 활력이 왕성한 중년(中年)은 낫는데 5일이 걸리고(中年者五日), 알
칼리가 부족(不精)하고, 산이 많은 경우는 낫는데 7일이 걸린다(不精者七日). 지금
폐는 산성 정맥혈(勞風)이 아주 심해서 악풍(惡風)을 맞은 상태이다. 그러면 알칼리
콜라겐으로 구성된 폐포는, 이 지독한 산성 정맥혈인 악풍(惡風)에 의해서 녹아내
린다. 이 녹아내린 콜라겐은 인체 밖으로 배출시켜야 한다. 만일에, 이 콜라겐 덩
어리가 폐포에 머문다면, 숨을 쉴 수가 없게 된다. 그래서 인체는, 이 액체를 인체

밖으로 내보내기 위해서 기침을 하게 된다(欬). 이때 그 형체는 점성이 있는 검누런 액체가 된다(靑黃涕). 기침 때 나오는 체액의 색이 검누런 이유는 콜라겐이 산을 흡수하지 않은 상태에서는 흰색이지만, 산을 흡수하면서 노란색으로 변하고, 더 많은 산을 흡수하면 검은색으로 변하기 때문이다. 그리고 콜라겐 때문에 점성이 있게 된다(靑黃涕). 청색(靑)과 황색(黃)을 배합하면 검누런색이 나온다. 그런데 만일에, 이 상태가 변해서 농(膿)이 되거나(其狀如膿), 그 크기가 탄환만 하면서(大如彈丸), 코와 입으로 나오게 되는데(從口中若鼻中出), 이것들을 배출하지 못하면, 폐는 상해를 입게 되고(不出則傷肺), 그 때문에 죽는다(傷肺則死也). 농(膿)은 고름인데, 고름은 산(酸) 덩어리이다. 그래서 이 산 덩어리를 그대로 두면, 옆에 있는 건강한 세포까지 녹여버린다. 즉, 병이 퍼지는 것이다. 그래서 이 농(膿)을 인체 밖으로 버리지 못하면, 폐포를 이루고 있는 알칼리 콜라겐은 순식간에 녹아 버릴 것이다. 결과는 당연히 죽는 것이다(傷肺則死也).

제4장

帝曰, 有病腎風者, 面胕痝然壅, 害於言, 可刺不. 岐伯曰, 虛不當刺, 不當刺而刺, 後五日, 其氣必至.

황제가 말한다(帝曰). 신풍으로 병이 생기면(有病腎風者), 얼굴이 붓고 술 먹은 것처럼 벌겋고 자연히 혈액 순환은 막힌다(面胕痝然壅). 말을 잘 못 하면(害於言), 침 치료가 가능하지 않다(可刺不). 기백이 말한다(岐伯曰). 허하기 때문에 침 치료는 부당하다(虛不當刺). 침 치료가 부당한데 침 치료를 한다면(不當刺而刺), 5일 후면, 그 기는 반드시 다다른다(後五日, 其氣必至).

신장은 전해질을 전문적으로 취급하는데 주로 염(鹽)의 형태이다. 그리고 신장이 책임지는 체액은 뇌척수액이다. 침도 산(酸)인 환원철(Fe^{2+})로써 전자를 공급해서 전해질을 만들어낸다. 지금 염인 전해질이 정체되어서 신풍(腎風)이 된 상태인데,

이때 침을 놓는다면, 침이 전해질인 전자를 공급하면서 전해질 혼란을 유도할 것이다. 그리고 침술은 원래 알칼리를 이용하는 치료법이기 때문에, 신풍(腎風)이된 상태에서, 침 치료는 금기 사항이 된다(虛不當刺). 그래도 침을 놓는다면(不當刺而刺), 침은 전자인 산(酸)을 공급하게 되면서, 체액을 산성으로 만들어버리고, 이산성 체액이 오장(五藏)을 순환하게 되고, 체액이 정체된 상태에서는 체액이 오장을 순환하는데, 하루씩 걸린다고 했으니까, 결국에 그 부작용은 5일 만에(後五日), 나타나게 된다(其氣必至). 그리고 신풍(腎風)에 걸린 신장은 뇌척수액을 책임지고있으므로, 뇌척수액이 막히면, 얼굴 쪽으로 체액이 몰리면서 얼굴이 붓고, 간질에동맥혈이 정체되면서 얼굴이 술 먹은 것처럼 벌겋게 되며(面胕痝), 당연한 순리로(然) 얼굴의 혈액 순환은 막히게(壅) 된다(面胕痝然壅). 그러면 산성화된 뇌척수액때문에, 뇌는 혼란이 오고 여러 가지 부작용이 따라온다. 그중에 한 종류가 말을제대로 하지 못하는 것이다(害於言). 이 상태는 전신에 산성 체액의 정체를 의미하기 때문에 알칼리 부족(虛)을 암시하고 있다. 결국, 반드시 알칼리를 기반으로 해야 하는 침 치료는 알칼리 부족(虛)으로 인해서 불가능하게 된다(虛不當刺).

帝曰, 其至何如. 岐伯曰, 至必少氣時熱, 時熱從胸背上至頭, 汗出手熱, 口乾苦渴, 小便黃, 目下腫, 腹中鳴, 身重難以行, 月事不來, 煩而不能食, 不能正偃, 正偃則欬, 病名曰風水. 論在刺法中.

황제가 말한다(帝曰). 어떻게 도달합니까(其至何如)? 기백이 말한다(岐伯曰). 부작용이 나타나면 알칼리는 부족해지고 때때로 열이 나며(至必少氣時熱), 때때로 나타난열은 가슴과 등을 거쳐서 머리까지 올라가며(時熱從胸背上至頭), 땀이 나면서 손(手)에 열이 있으며(汗出手熱), 입이 마르고 갈증이 심하며(口乾苦渴), 소변이 누렇고(小便黃), 배꼽 아래 부종이 있고(目下腫), 뱃속에서 소리가 나며(腹中鳴), 몸이 무거워서돌아다닐 수가 없고(身重難以行), 월경은 멈추고(月事不來), 번잡하고 밥을 먹을 수가없고(煩而不能食), 바로 누울 수가 없고(不能正偃), 바로 누우면 기침이 심해지는데(正偃則欬), 이것을 풍수라고 한다(病名曰風水). 이 이론은 자법에 있다(病名曰風水).

침을 놓지 말아야 하는데, 침을 놓아서 생긴 부작용을 말하고 있다. 침이 공급한 전자인 산(酸)은 이미 산성인 간질액을 더욱더 산성으로 만들어버렸다. 신장은 염으로 전자(酸)를 격리한다. 즉, 신장은 염의 형식으로 산(電子)을 '임시로' 중화시키는 것이다. 이런 상태에서 침이 염의 재료인 전자를 추가시켜주면, 간질액은 즉시 산성으로 변해버린다. 이때 그나마 부족한 알칼리는 아예 고갈(少氣)되고 만다. 그래서 알칼리가 고갈된 상태인 허(虛)할 때는 침은 금기 사항이 된다(虛不當刺). 산을 중화하면서 알칼리를 고갈시킨 덕분에 때때로 열(時熱)이 난다(至必少氣時熱). 간질액으로 침이 공급한 산들은 체액을 따라 순환하면서 결국 폐와 심장에서 중화되면서 가슴에 열을 만들어낸다(時熱從胸). 신장은 뇌척수액을 책임지고 있으므로, 신장의 과부하는 뇌척수액을 산성으로 만들면서, 뇌척수액을 보유한 기관들인 척추가 있는 등(背)과 머리(頭)는 자연적으로 열을 만들어 낸다(時熱從胸背上至頭). 열이 나니까 땀은 당연히 날 것이다(汗出). 땀이 나면서(汗出), 손(手)에까지 열이 나면(手熱), 입안이 건조해지며(口乾), 갈증이 아주 심해지며(苦渴), 소변이 노랗고(小便黃), 배꼽 밑에서 부종이 생기며(目下腫), 뱃속에서 소리가 난다(腹中鳴). 신장은 비장과 함께 간질액을 중화한다. 그래서 체액 흐름도 때문에, 비장이나 신장은 나머지 오장들이 과부하가 걸리고 난 다음, 맨 나중에 과부하가 걸린다. 그중에서도 신장은 비장보다도 더 늦게 과부하가 걸린다. 즉, 신장은 오장 중에서 제일 늦게 과부하가 걸린다. 그래서 신장이 과부하에 걸리면, 비장과 간은 당연히 이미 과부하가 걸린 상태이므로, 파괴된 적혈구에서 나온 노란색의 빌리루빈(Bilirubin)은 처리가 지체되고, 결국에 이들은 소변으로 나온다. 그래서 소변 색이 노래진다(小便黃). 이제 상황이 악화되어서 열이 손에서까지 나고(手熱) 땀을 흘린다면(汗出) 어떻게 될까? 지금 신장이 문제가 되어있는 상황이므로, 신장이 전적으로 책임을 지는 염인 전해질을 전혀 배출하지 못하고 있다. 이 전해질 과잉은 삼투압을 불러일으키고, 이어서 인체 밖으로 수분 배출은 막힌다. 그 결과로 분비선이 막히면서 구강은 바싹바싹 마르고(口乾), 인체는 전해질 과잉으로 수분을 계속 요구하므로, 갈증은 아주 심해진다(苦渴). 이 전해질 과잉은 수분을 인체에 저류시키면서 인체 곳곳에서 부종을 유발한다. 특히 복수가 차면서 배꼽 밑에서 부종이 생긴다(目下

腫). 목(目)은 그루터기(目)라는 뜻이 있다. 그루터기(目)란 무엇을 베어내고 남은 밑동을 말한다. 즉, 배꼽은 탯줄을 잘라내고 남은 그루터기(目)이다. 신장의 문제로 인해서 복수가 차면, 맨 먼저 배꼽 밑에서 탈장(脫腸:hernia)이 생기게 된다. 그래서 복수가 차기 시작하면, 맨 먼저 이곳에서 복수를 감지할 수가 있다(目下腫). 물론 이를 눈 밑에 부종(目下腫)으로 해석해도 문제는 없다. 눈 바로 밑에는 정맥혈관이 밀집되어있으므로, 인체 곳곳에서 체액이 정체되면, 이곳에 정맥혈이 정체하면서 부종이 생길 수가 있다. 보통은 이곳에 다크서클(Dark Circle)이 생긴다. 다시 본문을 보자. 비장 과부하로 인해서 비장의 산성 체액이 소화관으로 주입되면서 소화가 방해를 받게 되고, 이 여파로 인해서 소화관이 있는 복부에서는 소화가 안 되면서 꼬르륵꼬르륵 소리가 난다(腹中鳴). 몸에 수분이 저류된 상태이기 때문에, 몸이 무거워서 제대로 행동을 할 수가 없다(身重難以行). 비장도 이미 과부하라서, 비장은 비대해져서 괴로움(煩)을 안겨주고, 비장이 조절하는 소화관의 연동운동은 멈추고, 밥을 먹을 수가 없게 된다(煩而不能食). 복부에 부종이 유발되면, 복부에 있는 장기들은 심하게 압박을 받는데, 횡격막도 심하게 압박을 받는다. 결국, 횡격막과 연결된 폐는 아주 심하게 압박을 받는다. 바로 누우면 복부 부종 때문에, 횡격막이 압박을 받고 이어서 폐가 압박을 받고 이어서 기침하게 된다(正偃則欬). 그래서 모로 누워서 횡격막의 압박을 풀어주어야 불편함이 덜하다(不能正偃). 월경(月事)이란 수분의 체외 배출 행위이다. 그런데 지금 인체는 삼투압 기질의 과잉 때문에, 수분을 저류시키기 위해서 심한 갈증과 구강 건조를 유발하고 있는 상황이다. 당연히 월경은 중단된다(月事不來). 앞에 나열된 병증들의 핵심은 신장의 과부하로 인해서 삼투압 기질인 전해질의 저류에 있다. 전해질이란 반드시 전자(酸:電子:風)를 보유하고 있다. 즉, 반드시 풍(酸:電子:風)을 보유하고 있다. 삼투압 기질이 된 풍(酸:電子:風)은 당연히 수분(水)을 저류시키면서 온갖 질병들을 만들어낸다. 그래서, 이 병(病)을 풍수(風水)라고 부른다(病名曰風水). 즉, 신장경(水)에 과잉 산이 침투해서 풍(風)을 만들어내고, 이어서 여러 증상을 만들어 낸 것이다. 자세한 사항은 자법에 있다(論在刺法中). 이 내용들은 생리학이기 때문에, 다른 방향에서 해석도 가능하다. 그러나 여기서는 한 가지 방법만 가지고 해석했다.

帝曰, 願聞其説. 岐伯曰, 邪之所湊, 其氣必虛. 陰虛者, 陽必湊之. 故少氣時熱而汗出也. 小便黃者, 少腹中有熱也. 不能正偃者, 胃中不和也. 正偃則欬甚, 上迫肺也. 諸有水氣者, 微腫先見於目下也.

황제가 말한다(帝曰). 해설을 듣고 싶습니다(願聞其説). 기백이 말한다(岐伯曰). 사기가 진을 치고 있는 관계로(邪之所湊), 사기는 필히 허를 만들고(其氣必虛), 음이 허해졌기 때문에(陰虛者), 양이 필히 진을 치고 있는 것이다(陽必湊之). 그래서 알칼리는 고갈되고, 때때로 열이 나며 땀이 난다(故少氣時熱而汗出也). 소변이 황색인 것은(小便黃者), 소복에 열이 있는 것이며(少腹中有熱也), 똑바로 누울 수 없는 것은(不能正偃者), 위중 불화이다(胃中不和也). 똑바로 누우면 기침이 심해지고(正偃則欬甚), 위로 폐를 압박한다(上迫肺也). 모든 것들이 수기를 보유하고 있으므로(諸有水氣者), 먼저 배꼽 밑에서 부종을 발견할 수가 있다(微腫先見於目下也).

신장이 제 기능을 하지 못하면서, 삼투압 기질인 염들은 배출이 안 되고, 결국에 부종을 유발한다. 이것들은 당연히 체액을 산성으로 만들고(邪之所湊), 이어서 알칼리를 고갈(虛) 시킨다(其氣必虛). 이제 알칼리가 고갈되었으니(陰虛者), 당연히 산(陽)이 판을 친다(陽必湊之). 그래서 과잉 산을 중화하면서 알칼리가 소모되고(少氣) 이어서 열이 나고 땀이 나는 것이다(故少氣時熱而汗出也). 소변이 노랗게 되면(小便黃者), 이는 과잉 산의 정체로 인해서 황달이 만들어졌다는 뜻이 되고, 그러면, 방광에서도 이 과잉 산을 중화하면서 방광이 있는 소복에서 열이 난다(少腹中有熱也). 똑바로 눕지 못하는 것은(不能正偃者) 복수가 차면서 위 주위에 있는(胃中) 장기들끼리 불화가 일어나면서 생긴 것이다(胃中不和也). 즉, 복수가 횡격막에 문제를 일으키면서, 횡격막과 연결된 위 주위에 몰린 장기들은 서로 영향을 받게 된다. 그래서 똑바로 눕지 못하게 된다. 이때 똑바로 누우면 기침이 심해지는 것은(正偃則欬甚), 복수로 인하여 복부 장기들이 폐에 압박을 가하면서 폐를 위쪽으로 압박(上迫)하기 때문이다(上迫肺也). 이 모든 것들(諸)은 수분을 저류시키는 삼투압 기질(水氣) 때문인데(諸有水氣者), 이 저류된 삼투압 기질이 복수를 만들어내면서, 맨 먼

평열병론(評熱病論)

저 배꼽 밑(目下)에서 미세한 부종(微腫)이 나타나기 시작한다(微腫先見於目下也).

帝曰, 何以言. 岐伯曰, 水者陰也, 目下亦陰也, 腹者至陰之所居. 故水在腹者, 必使目下腫也, 眞氣上逆. 故口苦舌乾, 臥不得正偃, 正偃則欬出淸水也. 諸水病者, 故不得臥, 臥則驚, 驚則欬甚也. 腹中鳴者, 病本於胃也, 薄脾則煩不能食. 食不下者, 胃脘隔也. 身重難以行者, 胃脈在足也. 月事不來者, 胞脈閉也. 胞脈者, 屬心而絡於胞中, 今氣上迫肺, 心氣不得下通. 故月事不來也. 帝曰, 善.

황제가 말한다(帝曰). 어떻게 그렇게 말할 수 있나요(何以言)? 기백이 말한다(岐伯曰). 물이라는 것은 음이다(水者陰也). 배꼽 아래 역시 음이다(目下亦陰也). 복부는 지음이 있는 장소이다(腹者至陰之所居). 그래서 수분이 복부에 존재하면(故水在腹者), 반드시 배꼽 밑에서 부종을 만들어낸다(必使目下腫也). 진기가 상역하면(眞氣上逆), 그래서 입안이 쓰고 혀가 건조해진다(故口苦舌乾). 똑바로 누울 수 없는 것은(臥不得正偃), 똑바로 누우면 기침이 나와서 청수를 배출하기 때문이다(正偃則欬出淸水也). 모든 수병은 (諸水病者), 그래서 제대로 누울 수가 없고(故不得臥), 누우면 힘이 들고(臥則驚), 기침은 심해진다(驚則欬甚也). 복부에서 나는 소리는(腹中鳴者), 병의 근본이 위에 있다는 것이다(病本於胃也). 비장의 기가 약해지면서 불편해지고 식사를 못한다(薄脾則煩不能食). 식사 내용물이 밑으로 내려가지 못하는 것은(食不下者), 위완이 막혔기 때문이다(胃脘隔也). 몸이 무거워서 행동이 불편한 것은(身重難以行者), 위맥이 발에 있기 때문이다(胃脈在足也). 월경이 멈춘 것은(月事不來者), 포맥이 닫혔기 때문이다(胞脈閉也). 포맥은(胞脈者), 심장을 거쳐서 포중에 연락한다(屬心而絡於胞中). 이제 기가 위로 올라가서 폐를 압박하면(今氣上迫肺), 심기는 아래로 통할 수 없게 되고(心氣不得下通), 그래서 월경이 중단된다(故月事不來也). 황제가 말한다(帝曰). 좋습니다(善).

하나씩 풀어보자. 물은 양(陽)인 불(火)의 반대이기 때문에 당연히 음(陰)이다(水者陰也). 배꼽 밑(目下)은 인체의 하부이기 때문에, 역시(亦) 음(陰)이다(目下亦陰也). 복부는 체액으로써 물(水)인 음(陰)이 마지막으로 다다라서(至) 거주(居)하는 곳(所)

이다(腹者至陰之所居). 즉, 수분(陰)을 마지막(至)으로 모아두는(所居) 방광이 지음(至陰)이다. 그래서 복부(腹)는 수분(陰)을 모으는 방광(至陰)이 거주(居)하는 곳(所)이다(腹者至陰之所居). 그래서 물(水)이 복부에 존재하게 된다(故水在腹者). 그래서 방광이 과부하에 걸리면, 방광과 힘줄로 연결되어있는 배꼽 밑(目下)에 필히(必) 부종(腫)을 만들어(使) 내게 된다(必使目下腫也). 즉, 신장과 방광에서 수분이 복부로 역류해서 복수를 만들어내면, 맨 처음 증상이 보이는 곳이 배꼽(目) 바로 밑(下)이 된다. 이렇게 신장과 방광이 문제가 되면, 체액 흐름도에 따라서, 이 여파는 신장과 같이 산성 간질액을 처리하는 비장으로 전이된다. 그러면 비장도 과부하에 걸린다. 그러면 비장이 통제하는 림프의 영향으로 인해서, 구강 림프에서 정체가 일어나고, 이어서 구강 림프액이 입안으로 흘러나온다. 이때 신장이 전문적으로 처리하는 염(鹽)인 암모니아도 구강으로 분비된다. 그래서 신장병이 있으면, 이 암모니아가 구강으로 분비되면서, 입안에 쓴맛을 제공한다(33-1). 즉, 구강에서 쓴맛나는 정체가 바로 암모니아이다. 논문도 많이 나와 있다. 우리는 이 말을 신장의 진기(眞氣)인 면역이 암모니아(Ammonia)를 가지고 위로 거슬러 올라왔다고 한다(眞氣上逆). 그러면 당연히 입(口)안은 암모니아로 인해서 쓴맛(苦)을 느끼게 되고 또, 이 암모니아는 염(鹽)이기 때문에 당연히 삼투압 기질로 작용해서 혀(舌)를 건조(乾)하게 만들어 버린다(故口苦舌乾). 이때 건조의 의미는 입안 체액의 점성이 올라간 상태를 말한다. 즉, 건조란 물이 없다는 뜻인데, 이는 점성이 높다는 뜻이 된다. 염은 체액의 점성을 높인다는 사실을 상기해보자. 다시 본문을 보자. 신장이 문제가 되면서 삼투압 기질인 염이 복부에 저류되고 이어서 복수가 차게 되고, 이어서 자연히 횡격막이 자극을 받는다. 그래서 반듯이 눕게 되면, 횡격막이 자극되면서 통증을 주기 때문에, 똑바로 누울 수가 없게 된다(臥不得正偃). 만일에 똑바로 눕게 되면, 횡격막에 의존해서 숨을 쉬는 폐는 엄청나게 힘들어한다. 이때는 항상 모로 누워서 웅크려줘야 폐가 압박을 덜 받는다. 서는 자세도 마찬가지로 반듯이 서지를 못 하고, 앞으로 구부려서 폐의 압박을 줄여줘야 한다. 즉, 구부정하게 걸어 다니게 한다. 그래서 반듯이 누우면 폐를 압박하면서 기침이 나오고 청수(清水)를 뱉어낸다(正偃則欬出清水也). 여기서 청수(清水)란 옛날 재래식 화장실에서 오물을 청소(淸掃)하던 물(水)을 말한다. 즉, 상처를 입은 폐가 가래(淸水)들을 뱉어낸다고 해서 붙인 말이다. 그래서 신장이 안 좋아서 삼투압 기질을 처리하지 못하고, 이어서 수분을 잔뜩 보유한 수병자(水病)들은(諸水病者), 제대로 눕지를 못하고(故不得臥), 혹시라도 제대로 누우면 바로 불편해지고(臥則驚), 그로 인해서 기침을 심하게 할 수밖에 없다(驚則欬甚也). 이때 배에서 꼬르륵 소리가 나는 것은(腹中鳴者), 위가 문제의 근본이지만(病本於胃也), 비장의 알칼리가 고갈(薄)되어서, 복부를 불편(煩)하게 하고, 밥을 먹지 못하게 했기 때문이다(薄脾則煩不能食). 즉, 비장이 중화하지 못한 과잉 산이 소화관의 동맥에 공급되면서, 소화관의 연동 운동이 멈췄기 때문이다. 이러다 보니 위(胃)에 있는 음식물은 아래로 내려가지 못하는데(食不下者), 위(胃)의 연동 운동 불능으로 인해서 위완(胃脘)이 막혔기 때문이다(胃脘隔也). 당연한 사실이다. 온몸에 수분이 저류되면서 몸이 무거워서 보행이 힘든데(身重難以行者), 이는 위맥이 발에 있기 때문이다(胃脈在足也). 위맥이 발에 있다는 말은 위는 3부9후에서 하체의 기(氣) 순환을 책임지고 있는데, 이 기(氣)는 산(酸:電子)으로써 삼투압 기질이다. 즉, 위맥이 발에 있다는 말은 하체에서 기(氣) 순환이 잘 안 되어서 발에 부종이 생겼다는 뜻이다(胃脈在足也). 물론 실제로도 위경은 발을 지난다. 그래서 보행할 때 몸이 무거워서 어려움을 겪는다(身重難以行者)는 것이다. 월경이 중단되는 이유는(月事不來者), 인체 내에 삼투압 기질이 과하게 저류되면서, 분비선이 막혔기 때문이다(胞脈閉也). 즉, 월경은 수분을 인체 밖으로 내보내는 것인데, 인체 안에 삼투압 기질이 저류되면서 수분을 꽉 붙잡고 놔주지를 않는 것이다. 그런데 이 수분은 또 알칼리 동맥혈과 당연히 연결된다. 그래서 이 자궁맥은(胞脈者) 심장을 포함해서 자궁 안까지 연결되어있다. 즉, 심장의 알칼리 동맥혈 공급 능력과 자궁의 분비선의 관계를 말하려고 하고 있다(胞脈者, 屬心而絡於胞中). 지금 상태는 알칼리 동맥혈의 공급 저하로 인해서 삼투압 기질이라는 산(酸)이 월경하는 자궁 부위에 적체되어 있다. 그래서 결국에 자궁의 분비선이 과잉 산에 의해서 막혔기 때문에 월경이 막힌 것이다. 즉, 자궁맥이 막힌 것이다(胞脈閉也). 이제 이렇게 적체된 과잉 산들은 최종 종착지인 폐로 모여든다. 그러면 과잉 산(酸)인, 이 역기(逆氣)는 당연히 폐를 압박(迫)하게 되고(今氣上迫肺),

이어서 폐 기능은 저하되고 이어서 폐는 알칼리 동맥혈을 만들지 못하고, 그러면 당연히 좌 심장은 아래(下)로 알칼리 동맥혈을 내보내지(通) 못하게(不得) 된다(心氣 不得下通). 그래서 알칼리 동맥혈을 받아야 월경을 하는데, 알칼리 동맥혈을 받지 못해서 월경을 제대로 하지 못하는 것이다(故月事不來也). 이때 주는 암시는 월경 (月事)은 산을 중화한다는 것이다. 대단한 발견이다. 역시 황제내경이다. 황제가 말한다. 좋습니다. 잠깐 참고로 덧붙이면, 생리와 심장의 관계를 기술한, 이 부분은 황제내경의 진수를 보여주는 부분이다. 생리가 시작되는 시점이나, 임신 기간이나, 출산 직후에 심장의 관상동맥혈관이 자연스럽게 구멍이 나는 경우가 있다. 이를 SCAD(spontaneous coronary artery dissection)이라고 하는데, 굳이 해석하자 면, '자발적 심장 동맥 절개(自發的冠狀動脈切開)'이다. 추정은 가능하다. 월경이라 는 것은 과잉 산의 조절과 관계가 깊다. 그래서 과잉 산의 조절을 잘못하면, 월경 때나 임신, 출산 때 문제를 일으키는데, 그 영향이 심장의 관상 동맥에서 일어난 다. 즉, 심장의 관상 동맥이 자연스럽게 구멍이 나는 것이다. 이것은 혈관의 콜라 겐이 과잉 산에 의해서 녹았다는 것을 의미하며, 과잉 산이 만드는 증상이다. 지 면 때문에 여기서 줄인다. 관심이 있는 독자들은 논문을 참고하기 바란다(33-2). 많은 논문이 나와 있으나, 전자생리학을 모르면 어둠 속에서 열심히 헤맬 뿐이다.

제34편. 역조론(逆調論)

제1장

제1절

黃帝問曰, 人身非常温也, 非常熱也, 爲之熱而煩滿者, 何也. 岐伯對曰, 陰氣少而陽氣勝. 故熱而煩滿也.

　황제가 묻는다(黃帝問曰). 사람 몸은 항상 따뜻하지도 않고 항상 열이 나지도 않는다(人身非常温也, 非常熱也). 어떻길래 열이 나고 번만한가요(爲之熱而煩滿者, 何也)? 기백이 대답한다(岐伯對曰). 음기가 적고 양기가 많기 때문이며(陰氣少而陽氣勝), 그래서 열이 나고 번만하다(故熱而煩滿也).

　알칼리 부족으로(陰氣少) 인해서, 과잉 산을 모두 중화시키지 못하게 되면, 당연히 과잉 산인 양기가 기승(勝)을 부리게 되고(陽氣勝), 이어서 이 과잉 산이 간질에 정체되면서 그득(滿)해지고, 이어서 몸은 자연적으로 불편(煩)해지며, 이어서 과잉 산이 중화되면서 열(熱)이 난다(故熱而煩滿也).

제2절

帝曰, 人身非衣寒也, 中非有寒氣也, 寒從中生者何. 岐伯曰, 是人多痺氣也, 陽氣少, 陰氣多. 故身寒如從水中出.

　황제가 말한다(帝曰). 사람이 옷을 춥게 입은 것도 아니고(人身非衣寒也), 인체 내에 한기가 있는 것도 아닌데(中非有寒氣也), 한기가 인체 가운데에서 생기는 이유는 뭔가요(寒從中生者何)? 기백이 대답한다(岐伯曰). 이런 사람은 비기가 많기 때문이다(是人多痺氣也). 양기가 적고(陽氣少), 음기가 많아서(陰氣多), 물속에서 나온 것처럼 몸이 춥다(故身寒如從水中出).

　비(痺)란 간질액의 소통이 막힌(痺) 것이다. 그래서 비기(痺氣)가 많다(多)는 것은 간질액의 흐름이 단단히 막혀있다는 뜻이다(是人多痺氣也). 무엇이 간질액의 흐름을 막았을까? 먼저 간질액이 막히려면, 과잉 산이 먼저 존재해서, 이 과잉 산을 중화하면서 어떤 물질이 만들어지고, 이어서 이 물질이 간질을 막아야 한다. 과잉 산이 존재할 때 산소가 부족하게 되면, 인체는 간질에 있는 음(陰)인 콜라겐으로 과잉 산을 중화한다. 그리고 이때 콜라겐은 분해된다. 그리고 이들이 간질에 정체하게 되고, 이어서 이들은 삼투압 기질이므로, 수분을 잔뜩 끌어안으면서 간질액의 흐름을 막아버린다. 그러면 갑자기 간질에 음기(陰氣)인 알칼리 콜라겐은 많아지고(陰氣多), 양기(陽氣)인 산(酸)은 중화되어서 적어(少)진다(陽氣少). 그런데 과잉 산을 산소로 중화하면 열이 나는데, 콜라겐으로 중화하면 열이 안 난다(寒). 당연히 몸은 물속에서 나온 것처럼, 춥게 되고 한기가 돈다(故身寒如從水中出).

제2장

제1절

帝曰, 人有四支熱, 逢風寒, 如炙如火者, 何也. 岐伯曰, 是人者, 陰氣虛, 陽氣盛, 四支者陽也. 兩陽相得, 而陰氣虛少, 少水不能滅盛火, 而陽獨治. 獨治者, 不能生長也. 獨勝而止耳, 逢風而如炙如火者, 是人當肉爍也.

　황제가 말한다(帝曰). 사람은 사지에 열을 가지고 있다(人有四支熱). 풍한을 만나면(逢風寒), 불에 굽거나 불을 놓은 것 같은데(如炙如火者), 왜죠(何也)? 기백이 대답한다(岐伯曰). 이 사람은(是人者), 음기는 허하고(陰氣虛), 양기는 성해서(陽氣盛), 사지가 양인 사람이다(四支者陽也). 양양이 상득하면(兩陽相得), 음기는 소모되어서 적어지고(而陰氣虛少), 작은 물로 큰불을 끌 수 없는 것처럼(少水不能滅盛火), 양이 독주하는 것이다(而陽獨治). 양이 독주하면(獨治者), 생성되고 커가지 못한다(不能生長也). 독주가 계속되고 나서 끝난다 할지라도(獨勝而止耳), 결국은 풍을 만나게 되고 몸은 불덩이처럼 되고(逢風而如炙如火者), 이 사람은 당연히 살이 빠진다(是人當肉爍也).

이 구문들을 풀기 위해서는 풍한(風寒)부터 알아야 한다. 풍(風)은 간질액에 있던 산(酸)이 혈액 속으로 흘러 들어간 경우이며, 한(寒)은 열(熱)의 재료인 산(酸)인 전자(電子)를 염(鹽)으로 격리한 경우이다. 쉽게 말하면, 염은 열을 격리한 것이다. 그 결과는 당연히 한(寒)이다. 결국, 풍(風)도 한(寒)도 모두 과잉 산이다. 이 과잉 산을 중화하면 당연히 열이 올라온다(如炙如火者). 사지(四支)를 기준으로 보면, 사지가 뜨겁다는 말은(人有四支熱) 사지에 과잉 산이 과(盛)하게 존재하며(陽氣盛), 이 과잉 산을 중화하면서 알칼리를 소모했다(陰氣虛)는 뜻이다. 즉, 사지에 과잉 산(陽)이 존재한다는 말이다(四支者陽也). 양쪽(兩) 사지에 동시(相)에 과잉 산(陽)이 존재하면(兩陽相得), 인체는 이 과잉 산을 중화시키면서 당연히 알칼리(陰氣)는 소모(虛)되고 알칼리는 적어(少) 진다(而陰氣虛少). 즉, 적은 물(少水)이라는 적은 양의 알칼리로, 양쪽(兩) 사지에 동시(相)에 존재하는 과잉 산(陽)인 큰 불(盛火)을 끌 수는 없는 것(不能)과 같은 원리이다(少水不能滅盛火). 결국, 이 경우에는 양이 독주하게 되고(陽獨治), 이렇게 되면(獨治者), 생물은 태어날 수도 없고, 성장할 수도 없게 된다(不能生長也). 즉, 생물이 태어나고(生) 성장(長)하는 것은, 알칼리에 산(酸)인 전자(電子)를 담아서 중화해가는 과정(Ester)이다. 즉, 알칼리가 없이 산(陽)만이 독자(獨)적으로 활개(治) 치는 상황이 된다면, 생성(生)과 성장(長)은 없다는 것이다(陽獨治, 獨治者, 不能生長也). 이 기전을 인간에게 적용해 보면, 양(陽)인 과잉 산이 기승(勝)을 부리고, 그 기승이 끝난다고 할지라도(耳) 후유증이 남게 된다(獨勝而止耳). 그 후유증으로 인해서 결국에 풍(風)을 만나게(逢) 될 것이고, 이 풍(風)은 모든 것을 태워버릴 것이다(如炙如火). 즉, 풍(風)은 산(酸)이기 때문에 알칼리를 모두 소모(炙) 시켜 버릴 것이다. 인간이 이 상황에 접한다면, 당연히(當) 살(肉)이 빠질(爍:삭) 것이다(是人當肉爍也). 살(肉)이란 알칼리 콜라겐과 중성 지방과 근육 단백질인데, 모두 다 알칼리이다. 과잉 산이 주도하니까(陽獨治), 이 과잉 산을 중화하기 위해서 알칼리를 소모하는 것은 당연하다. 우리는 이 현상을 보고 '살이 빠졌다'고 말한다(是人當肉爍也).

제2절

帝曰, 人有身寒, 湯火不能熱, 厚衣不能溫, 然不凍慄, 是爲何病. 岐伯曰, 是人者, 素腎氣勝, 以水爲事, 太陽氣衰, 腎脂枯不長. 一水不能勝兩火, 腎者水也. 而生於骨, 腎不生, 則髓不能滿. 故寒甚至骨也, 所以不能凍慄者, 肝一陽也, 心二陽也, 腎孤藏也. 一水不能勝二火. 故不能凍慄, 病名曰骨痺. 是人當攣節也.

　　황제가 말한다(帝曰). 사람의 몸이 차가우면(人有身寒), 이런 몸을 뜨거운 물로도 따뜻하게 할 수 없고(湯火不能熱), 따뜻한 옷으로도 따뜻하게 할 수 없고(厚衣不能溫), 그렇다고(然) 추워서 떨지도 않는데(然不凍慄), 무슨 병인가요(是爲何病)? 기백이 말한다(岐伯曰). 이 사람은(是人者), 본래(素) 신장에 과잉 산(氣勝)이 존재해서(素腎氣勝), 물로써 일을 함으로써(以水爲事), 방광의 기가 쇠해지고(太陽氣衰), 신장의 골수가 고갈되었다(腎脂枯不長). 신장 혼자서 간, 심 두 개의 화를 감당할 수는 없다(一水不能勝兩火). 신장은 불을 끄는 물이다(腎者水也). 이 물은 골에서 만들어진다(而生於骨). 신장이 제대로 살아가지 못하면(腎不生), 골수는 채워질 수가 없다(則髓不能滿). 그래서 한이 심하면 골까지 이른다(故寒甚至骨也). 추워서 떨지 않는 이유는(所以不能凍慄者), 간이 일양을 만들고(肝一陽也), 심장이 이양을 만들기 때문이다(心二陽也). 신장은 외로운 장이다(腎孤藏也). 일수가 이화를 이길 수는 없다(一水不能勝二火). 그래서 추워서 떨 수가 없다(故不能凍慄). 이 병을 골비라고 말한다(病名曰骨痺). 이 사람은 당연히 연절이 따라온다(是人當攣節也).

　　전자를 격리한 물질을 염(鹽)이라고 하는데, 그런 의미에서 물(H_2O)도 염(鹽)이다. 그래서 동양의학에서 신장이 물(鹽)을 다룬다는 말은 염(H_2O)을 다룬다는 말과 같은 뜻이다. 염을 다루는 신장이(以水爲事) 즉, 신장은 삼투압 기질인 염을 다루기 때문에, 물을 다룰 수밖에 없는데, 본디(素) 과잉 산(氣)으로 인해서 과부하(勝)에 걸리면(素腎氣勝), 염을 제대로 처리하지 못하게 되고, 이어서 산(電子)을 제대로 중화하지 못하면서, 그 부담은 방광이 지게 되고, 이어서 방광(太陽)은 기능 저하(衰)에 빠지고 만다(太陽氣衰). 신장에도 골수(腎脂:bone marrow:骨髓)가 있는데, 이 골수(腎脂)가 고갈(枯)되어서 신장이 과잉 산(酸)을 제대로 처리하지 못하면, 이 과잉 산은 방광으로 떠넘겨지게 되고, 그러면 방광은 이 과잉 산 때문에 힘을 못 쓰게(不長) 된다(腎脂枯不長). 우리가 아는 골수는 뼈에만 있다고 알고 있는데, 신장에도 골수가 있어서 적혈구를 만들어낸다. 이 부분은 황제내경의 진수를 또다시 맛보는 부분이다. 그리고 생리학의 정수를 볼 수 있는 부분이다. 골수는 면역(衛氣:면역:immunity:免疫)의 핵심 인자로써 산 중화의 핵심이다. 그런데 그런 면역 인자인 골수가 신장에도 있는데, 이 신장 골수가 고갈되면, 과잉 산 중화를 제대로 하지 못하게 되고, 이어서 신장은 과잉 산을 방광으로 떠넘기면서, 방광은 과부하를 일으킨다는 것이다. 당연한 순리로 방광의 기능은 저하된다(太陽氣衰). 그리고 여기서 지(脂)는 골수 성분이 지용성이라서 붙여진 것이다. 다시 본분을 보자. 열의 근원인 산(酸)인 전자(電子)를 체외로 배출하는 신장(水) 하나가(一水), 열의 근원인 전자(電子)를 중화해서 열을 생산하는 간과 심장이라는 두 기관(兩火)을 이기(勝)지는 못한다(一水不能勝兩火). 즉, 신장의 능력이 아무리 강해도 신장에서 열의 근원인 전자(電子)를 염(鹽)으로 처리하는 양(量)이 간과 심장(兩火)이 열(熱)로 중화시키는 전자(電子)의 양(量)을 따라갈 수가 없다는 뜻이다. 즉, 신장이란 불(火)을 끄는 물(水)이다(腎者水也). 다시 말하면 열을 만들어내는 전자를 체외로 버리는 기관이 신장이라는 뜻이다. 그런데 불을 끄는 이 물(水)은 골수(骨)에서 만들어진다(而生於骨). 여기서 물(水)은 염(鹽)의 개념이다. 불을 끈다는 말은 염으로 전자를 수거해서 체외로 배출시킨다는 뜻이기 때문에, 불을 끄는 물(水)은 당연히 산화된 알칼리 염(鹽)이 된다. 이 알칼리 염(鹽)의 재료는 골수에 아주 많이 저장되어 있다. 그래서 불을 끄는 물(水)이 골수(骨)에서 만들어진다(而生於骨)고 한 것이다. 그러면 당연한 순리로, 신장이 과잉 산 때문에 염을 많이 소비하면서 힘들어한다면

(腎不生), 모자라는 염의 재료는 당연히 골수에서 빼내 오게 되고, 결국에 골수는 가득 채워지지 못하고 비게 된다(則髓不能滿). 즉, 뼈는 골다공증에 걸리는 것이다. 우리는 지금 황제내경 생리학의 정수를 보고 있다. 그래서 한(寒)이 심해지면, 그 여파는 뼈까지 미치게(至) 된다(故寒甚至骨也). 다시 말하면, 신장이 염(鹽)을 통해서 열(熱)의 원천인 전자를 체외로 버리면서 한(寒)을 만들어내는데, 신장이 과부하(甚)에 걸릴 정도로 염으로 한을 많이 처리한다면, 염의 재료를 뼈에서 빼내 오기 때문에, 이 여파는 당연히 뼈까지 미치게 된다(故寒甚至骨也)는 것이다. 인체가 추워서 떨지 않는 이유는(所以不能凍慄者), 간이 한 단계의 열을 만들어내고(肝一陽也), 심장은 그보다 더 높은 두 단계의 열을 만들어내는데(心二陽也), 신장은 혼자서(孤) 한(寒)을 만들어내는 장기(藏)이기 때문이다(腎孤藏也). 즉, 신장이 만들어내는 한(寒)의 양(量)이 간과 심장이 만들어내는 열(熱)의 양(量)을 따라가지 못한다는 뜻이다. 그래서 한(寒)보다 열(熱)이 더 많이 있으므로, 인체는 떨지 않는다(所以不能凍慄者)는 것이다. 즉, 신장(水)인 일수(一水)가 심장과 간인 이화(二火)를 이기지 못한 것이다(一水不能勝二火). 그래서 인체는 추위로 떨지 않게 된다(故不能凍慄). 즉, 인체에서 열을 제일 많이 생산하는 심장(心二陽也)과 그다음으로 열을 많이 생산하는 간이 있기(肝一陽也) 때문에, 신장이 아무리 열의 원천인 전자를 염을 통해서 체외로 빼내봤자 인체는 추워서 떨지 않게 된다. 그래도 신장은 과부하에 걸릴 수 있으므로, 이때는 뼈에서 골수를 과도하게 빼 올 수밖에 없게 되고, 이어서, 뼈는 골비(骨痺)에 걸리게 된다(病名曰骨痺). 이 골비에 걸린 사람은 당연한 순리로 뼈와 관련된 부분에서 문제가 발생한다(是人當攣節也). 이것이 연절(攣節)이다. 즉, 골비(骨痺)가 걸리면 연절(攣節)은 필수 품목이 된다. 이 부분의 해석도 만만하지가 않다. 또한, 황제내경의 품격을 볼 수 있는 부분이기도 하다. 우리가 아는 골수(腎脂:bone marrow:骨髓)는 뼈에만 있다고 알고 있는데, 신장에도 골수가 있어서 적혈구를 만들어낸다는 사실을 아는 사람들은 드물다. 논문도 많이 나와 있다 (34-1).

제3장

帝曰, 人之肉苛者, 雖近衣絮, 猶尚苛也, 是謂何疾. 岐伯曰, 榮氣虛, 衛氣實也. 榮氣虛則不仁, 衛氣虛則不用, 榮衛俱虛, 則不仁且不用, 肉如故也. 人身與志不相有, 曰死.

황제가 말한다(帝曰). 육체가 육가에 걸리면(人之肉苛者), 솜털을 피부(衣)에 가까이했을 뿐인데도(雖近衣絮), 오히려 병세가 더 나빠진다(猶尚苛也). 이건 무슨 병인가요(是謂何疾)? 기백이 말한다(岐伯曰). 이 사람은 영기가 허하고(榮氣虛), 위기가 실하다(衛氣實也). 영기가 허하면 불인하고(榮氣虛則不仁), 위기가 허하면 불용이다(衛氣虛則不用). 영기 위기 모두 허하면(榮衛俱虛), 불인 불용하게 되고(則不仁且不用), 면역 때문에 그렇게 된다(肉如故也). 육체와 면역이 서로 상유하지 못하면(人身與志不相有), 죽는다(曰死).

육가(肉苛)란 기육불인(肌肉不仁)이다. 즉, 육가는 기(肌)와 육(肉)의 불인(不仁)이다. 여기서 기(肌)는 간질 조직(interstitial tissue:間質組織)을 말하고, 육(肉)은 림프액을 말한다. 간질 조직과 림프는 간질액(interstitial fluid:間質液)을 다룬다. 인체는 간질액을 통해서 영양소와 면역을 공급한다. 그래서 기육불인(肌肉不仁)은 간질액의 유통과 이로 인해서 면역의 유통이 마비되었다는 것을 말한다. 이 간질액의 유통이 마비되면, 인체는 면역과 영양소 공급을 못 받게 되고, 결국에 죽게 된다. 그래서 육가(肉苛)라는 病(병)은 면역과 영양 문제로 귀결된다. 간질액 유통이 순조롭지 못하면, 자동으로 간질에 과잉 산이 쌓이면서 산성 간질액과 접하고 있는 피부는 과잉 산 때문에 지독하게 민감해진다. 그래서 솜털(絮) 하나라도 피부(衣)에 가까이 대면(近)(雖近衣絮), 이 병은 민감하게 반응한다(猶尚苛也). 이제 세포가 살아서 숨은 쉬지만, 간질액 유통이 안 되면, 세포의 호흡 때문에 간질액은 산성으로 기운다. 그러면, 이 과잉 산은 간질과 피부 콜라겐을 분해해서, 이 간질액의 과잉 산을 중화시킨다. 이제 콜라겐이 분해되면서 피부는 굳어지고 점점 감각이 없어진다. 면역제제인 스테로이드를 과하게 쓰면, 피부가 굳어지는 원리이다. 지금, 이 상태는 간질액 유통이 제대로 안 되기 때문에, 알칼리 영양분(榮氣)의 공급이 안(虛) 되어서(榮氣虛), 위기(衛氣)인 자가면역(autoimmunity:自家免疫:衛氣: 콜라겐 분해)이 과하게(實) 작동하고 있는 것이다(衛氣實也). 그러면 자가면역에서 분해된 콜라겐이 간질을 막아버린다. 콜라겐은 삼투압 물질이기 때문에, 물을 잔뜩 끌어안고 있다. 그래서 부종도 뒤따른다. 그러면 영양성분의 유통은 완전히 멈춘다. 영양성분의 공급이 멈추면, 인체 기능은 당연히 작동하지 못한다. 이것이 영양성분(榮)의 공급 부족(虛)으로 인한 불인(不仁)이다(榮氣虛則不仁). 즉, 알칼리 영양분(榮氣) 공급이 부족해지면서 불인이 발생한 것이다(榮氣虛則不仁). 정상적인 면역은 비장 즉, 림프에서 공급하는데, 지금 상태는 간질이 엉망이 되어버렸기 때문에 간질을 통과해야만 되는 면역도 결국 멈추고(虛) 만다. 즉, 정상적인 면역(衛氣)이 제대로 작동하지 못하고 있다. 즉, 과잉 산이 만들어지는 곳에서 콜라겐을 분해해서 과잉 산을 중화시키는 자가면역(autoimmunity:自家免疫:衛氣:콜라겐 분해)만이 작동하고 있다. 이렇게 되면, 인체의 콜라겐은 과잉 산에 의해서 마구잡이로 분해되고, 무릎 관절과 같은 곳에 있는 콜라겐도 분해되면서 신체를 쓸 수가 없게(不用) 된다(衛氣虛則不用). 또, 영양분 공급과 면역 공급의 양쪽이 모두(俱) 다 막히면(榮衛俱虛), 인체는 마비(不仁)가 되면서 쓸모가 없게 된다(則不仁且不用). 이것은 결국에 면역이 유통되는 림프(肉)가 막혔기 때문(故)이다(肉如故也). 이렇게 인체(人身)는 면역(志:脾藏:免疫)과 서로 연계(相有)가 안 되면(不) 죽는다(人身與志不相有, 曰死). 여기서 지(志)는 면역을 담당하는 비장(志)을 의미한다. 이 부분도 황제내경의 진수를 볼 수 있는 부분이다. 즉, 이 부분은 면역의 중요성을 말하고 있다. 인체는 면역이 작동하지 못하게 되면, 그 순간 바로 죽는다.

제4장

帝曰, 人有逆氣不得臥, 而息有音者, 有不得臥而息無音者, 有起居如故, 而息有音者, 有
得臥, 行而喘者, 有不得臥, 不能行, 而喘者, 有不得臥, 臥而喘者, 皆何藏使然, 願聞其
故. 岐伯曰, 不得臥而息有音者, 是陽明之逆也. 足三陽者下行, 今逆而上行. 故息有音也.
陽明者胃脈也, 胃者六府之海, 其氣亦下行, 陽明逆, 不得從其道. 故不得臥也. 下經曰,
胃不和則臥不安, 此之謂也. 夫起居如故而息有音者, 此肺之絡脈逆也, 絡脈不得隨經上下.
故留經而不行, 絡脈之病人也, 微, 故起居如故, 而息有音也. 夫不得臥臥則喘者, 是水氣
之客也. 夫水者循津液而流也, 腎者水藏, 主津液, 主臥與喘也. 帝曰, 善.

　황제가 말한다(帝曰). 역기가 있고 부득와하면서(人有逆氣不得臥), 숨을 쉴 때 소
리가 나는 사람도 있고(而息有音者), 부득와가 있으나 숨을 쉴 때 소리가 없는 사
람도 있고(有不得臥而息無音者), 기거 때문에(如故), 숨을 쉴 때 소리를 내는 사람도
있고(有起居如故, 而息有音者), 득와이면서 잘 돌아다니나 기침을 하는 사람도 있고
(有得臥, 行而喘者), 부득와이면서 제대로 돌아다니지 못하면서 기침을 하는 사람도
있고(有不得臥, 不能行, 而喘者), 부득와이면서 누우면 기침하는 사람도 있고(有不得
臥, 臥而喘者), 모두 어떻게 장이 그렇게 할 수가 있나요(皆何藏使然)? 그 이유를
듣고 싶습니다(岐伯曰). 기백이 말한다(岐伯曰). 부득와이면서 숨 쉴 때 소리가 나
는 것은 양명이 역한 것이다(不得臥而息有音者, 是陽明之逆也). 족삼양은 하행한다
(足三陽者下行). 그런데 역하면 상행한다(今逆而上行). 그래서 숨 쉴 때 소리가 난다
(故息有音也). 양명은 위맥이다(陽明者胃脈也). 위는 육부의 해이다(胃者六府之海).
위기 역시 하행한다(其氣亦下行). 양명이 역하면(陽明逆), 원래 맥의 경로를 따를
수가 없다(不得從其道). 그래서 부득와한다(故不得臥也). 하경에서는(下經曰), 위가
부조화를 이루면 와불안하다고 말했다(胃不和則臥不安, 此之謂也). 무릇 기거에 문
제가 있어서 숨 쉴 때 소리가 나는 것은(夫起居如故而息有音者), 폐의 낙맥이 역하
기 때문이다(此肺之絡脈逆也). 폐의 낙맥이 상하 경을 따르지 못하면(絡脈不得隨經
上下), 경은 막히고 상하로 운행하지 못하게 된다(故留經而不行). 낙맥에 병이 있는

사람은 병이 미미해도(絡脈之病人也微), 기거하는데 문제가 있으면(故起居如故), 숨 쉴 때 소리가 난다(而息有音也). 무릇 부득와인데 와일 때만 기침을 하는 것은(夫不 得臥臥則喘者), 수기가 객으로 들어왔기 때문이다(是水氣之客也). 무릇 물이라는 것은 진액을 순환시키고 흐르게 하는 것이다(夫水者循津液而流也). 신장은 수장이다 (腎者水藏). 진액을 주도하고(主津液), 와와 함께 기침을 주도한다(主臥與喘也). 황제가 말한다(帝曰). 좋습니다(善). 하나씩 풀어보자.

제대로 눕지 못하면서 숨 쉴 때 소리가 나는 이유는 양명이 역한 것이다(不得臥 而息有音者, 是陽明之逆也). 족삼양은 모두 하행한다(足三陽者下行). 그런데 역하면 상행한다(今逆而上行). 그래서 숨 쉴 때 소리가 난다(故息有音也). 이 문제를 풀기 위해서는 족삼양경(足三陽經) 즉, 위(胃), 담(膽), 방광(膀胱)이 어떻게 연결되는지를 알아야 한다. 이 세 기관은 비장에서 준 산성 체액을 동맥으로 받는다는 사실이다. 그런데 비장이 공급한 이 산성 체액은 위산 형식으로 체외로 버려진다. 그래서 위장인 양명이 비장이 준 과잉 산을 위산을 통해서 체외로 제때 배출하지 못하면 즉, 역(逆)하면, 담과 방광까지 영향을 받는다. 이들이 정상적으로 기능할 때는 과잉 산을 모두 체외로 배출해버린다. 위는 위산을 체외로 버리고, 방광은 소변을 체외로 버리고, 담은 담즙을 체외로 버린다. 여기서는 이것을 하행(下行)이라고 표현했다. 맞다. 모두 자기 위치에서 보면 아래로 내려간다(足三陽者下行). 그런데 위가 비장이 주는 산성 체액을 받아서 위산으로 버리지 못하고 역(逆)하면(陽明之逆), 순환 하부에 자리한 담과 방광은 모두 이 과잉 산 때문에 과부하에 걸린다. 여기서는 위장의 역할이 핵심이 된다(是陽明之逆也). 이렇게 되면, 비장이 준 산성 체액은 중화되지 못한 채로, 삼양 각자 정맥으로 흘러들어서 간문맥으로 모인다. 이제 간문맥은 과부하에 걸리고, 이어서 간에서 만들어진 산성 정맥혈은 그대로 폐로 향하게 된다. 이것을 여기서는 상행(上行)한다고 표현했다(今逆而上行). 즉, 삼양으로 인해서 간에서 산 과잉(逆)이 생기면, 간은 산성 정맥혈을 통해서 최종 종착지인 폐로 과잉 산을 보내버린다. 그러면 알칼리 콜라겐인 폐포는 간이 준 산성 정맥혈에 녹아버리고, 그 덕분에 숨을 쉴 때 소리를 낸다(故息有音也). 이제 폐가 나빠지면 자연적으로 폐와 붙은 횡격막이 자극받게 되고, 이어서 반듯이 누우면 횡격막을 자극하기 때문에, 제대로 눕지를 못하게 된다(人有逆氣不得臥). 즉, 인체가 만든 역기(逆氣)인 과잉 산이 사람을 편히 눕지(臥) 못하게(不得) 한 것이다. 삼양이 취급하는 염(鹽)의 관계만 이용해서도 설명은 가능하다.

위(胃)는 3부9후에서 기 순환의 핵심을 맡고 있다. 그래서 위를 육부(六府)의 해(六府之海)라고 한다. 여기서 말하는 육부는 수족육양경을 말하는데, 이들은 장간막동맥(mesenteric artery:腸間膜動脈)으로 연결되어있으므로, 한 기관에 체액이 정체되면, 모든 수족육양경에서 정체가 일어난다. 그 정체의 원인은 과잉 산인데, 이 과잉 산을 위장이 위산(胃酸)으로 조절해주는 것이다. 과연, 위를 육부(六府)의 해(六府之海)라고 할만하다(胃者六府之海). 위기(胃氣)인 위산(胃酸)도 역시 소화관을 따라서 아래로 향한다(其氣亦下行). 그런데, 위산이 위를 통해서 인체 외부로 배출되지 못하고 역(逆)하면(陽明逆), 체외로 분비되지 못한 위산은 소화관 경로가 아닌(不得從其道), 다른 경로인 간문맥을 택해서 폐로 가게 되고, 폐는 괴로워지고, 그 부작용으로 횡격막을 건드리면서 횡격막 통증 때문에, 제대로 눕지를 못하게 된다(故不得臥也). 이 상태를 두고 하경에서 말하기를(下經曰, 此之謂也), 위에서 불화(不和)가 일어날 때 누우면(臥) 편하지 않다(胃不和則臥不安)고 했다. 체액의 흐름도를 알면 쉽게 이해가 가는 부분이다.

기거(起居) 즉, 생활하면서 어떤 이유(故)로 인해서 숨을 쉴 때 소리가 나는 것은(夫起居如故而息有音者) 폐의 낙맥(絡脈)이 역(逆)하기 때문이다(此肺之絡脈逆也). 여기서 낙맥(絡脈)과 경맥(經脈)의 구분을 알아야 한다. 경맥(經脈)은 면역을 자극해서 활성화하는 절(節)인 경(經)들을 말한다. 낙맥(絡脈)은 12정경에 하나씩 있는 낙혈(絡穴)과 오수혈(五兪穴)을 포함해서 체액 순환을 돕는 혈자리들을 말한다. 그래서 일상생활(起居)을 잘못해서 과잉 산이 만들어지고, 이어서 이 과잉 산이 체액 순환의 핵심인 간질액을 산성화시키면, 체액 순환이 안 되는 상황을 만들고 마는 것이다. 또, 이때 만들어진 과잉 산은 산성 간질액을 최종 중화 처리하는 폐의 낙맥들에 침투한다. 이로 인해서 폐(肺)의 낙맥(絡脈)들에 과잉 산(逆)이 존재하게 되고(此肺之絡脈逆也), 결국에 폐가 이 과잉 산들을 처리하면서 자동으로 폐는 나빠지고, 결국에 숨을 쉴 때 소리가 나게 된다(夫起居如故而息有音者). 문제는 여기서 끝나지 않는다. 이런 낙맥들이 간질액의 산성화로 인해서 막힌다는 사실이다. 체액은 산성화가 되면 점성이 높아지기 때문에, 산성 간질액은 간질액의 소통을 방해하게 된다. 그런데 혈액 순환을 책임지고 있는 낙맥들은 결국에 자기가 가진 간질 산성 체액을 경(經)으로 보내야 하는데, 간질 체액이 이렇게 점성이 높아져 버리면 인체(上下)에 있는 경(經)을 따를(隨) 수가 없게(隨) 된다(絡脈不得隨經上下). 즉, 낙혈(絡脈)들은 경(經)를 통해서 산성 체액을 소통시키는 데 어려움을 겪게 된다. 그래서 이렇게 점성이 높아진 체액들은 경으로 들어간다고 해도 경(經) 안에서 정체(留)되고 순행이 막혀(不行) 버린다(故留經而不行). 그래서 낙맥(絡脈)으로 인한 병이 미미(微)할지라도(絡脈之病人也 ,微), 이때 일상생활(起居)의 무절제로 인해서(如故) 과잉 산을 만들어낸다면(故起居如故), 결국에 이 과잉 산은 체액의 흐름도를 따라서 최종 종착지인 폐로 들어가게 되고, 이어서 폐가 나빠지게 되고, 이어서 숨을 쉴 때 폐에서 소리가 나게 만든다(而息有音也).

또(夫), 부득와(不得臥)가 있는 상태에서 누우면(臥) 기침을 하는 것은(夫不得臥臥則喘者), 수기(水氣)가 사기(客)로 들어왔기 때문이다(是水氣之客也). 수기(水氣)란 신장(水)이 처리하는 염(鹽)인 삼투압 기질을 말한다. 수기가 문제가 되어서 누우면(臥) 기침을 한다면, 문제는 누군가가 폐를 눌러서 숨을 잘 못 쉬니까 기침을 하는 것이다. 그런데 삼투압 기질인 수기(水氣)가 문제이기 때문에 복수가 찬 것이다. 복수가 차면 복강에 있는 오장육부들이 횡격막에 압박을 가하게 되고, 그러면 횡격막에 의존하는 폐는 힘들어진다. 당연히 숨쉬기는 힘들어지고 기침할 수밖에 없게 된다. 그래서 누울 때나 엎드릴 때(臥)는 횡격막이 압박을 받기 때문에, 기침하는 것이다(臥則喘者). 이 부분의 설명을 뒤에서 한다. 즉, 복수가 차려면 반드시 삼투압 기질이 있어야 한다. 그런데 신장은 염을 담당하는데, 그 염(鹽)이 바로 삼투압 기질이다. 즉, 신장이 복수를 차게 하는 것이다. 신장(水)은 삼투압 기질인 염(鹽)을 조절함으로써, 몸에서 수분을 조절해서 진액(津液)을 순환(循)시키고 진액이 흘러갈(流) 수 있게 만든다(水者循津液而流也). 즉, 신장은 삼투압 기질인 염(鹽)을 통해서 수분(水)을 조절하는 오장(藏)이다(腎者水藏). 그래서 신장은 진액의 순환을 조절(主)하기 때문에(主津液), 신장에 문제가 있어서 진액의 순환을 정체시켜서 복수를 만들게 되면, 이 복수가 횡격막을 압박하면서, 누웠을 때 기침을 하게 만든다(主臥與喘也).

제35편. 학론(瘧論)

제1장

黃帝問曰, 夫痎瘧, 皆生於風, 其蓄作有時者, 何也. 岐伯對曰, 瘧之始發也, 先起於毫毛, 伸欠乃作, 寒慄鼓頷, 腰脊俱痛. 寒去則內外皆熱, 頭痛如破, 渴欲冷飮.

황제가 묻는다(黃帝問曰). 무릇 해학은 모두 풍에서 발생한다(夫痎瘧, 皆生於風). 그것은 축적하고 작동하는 시간을 가진다(其蓄作有時者). 왜죠(何也)? 기백이 대답한다(岐伯對曰). 학질은 발동하기 전에(瘧之始發也), 먼저 피부 털이 곧추선다(先起於毫毛). 그런 다음 하품하고 학질이 작동한다(伸欠乃作). 추워서 떨며 고함이 나타난다(寒慄鼓頷). 요추에 모두 통증이 있고(腰脊俱痛), 한이 물러가면 내외에서 모두 열이 난다(寒去則內外皆熱). 지독한 두통이 있고(頭痛如破), 갈증이 생기기 때문에 찬 것을 마신다(渴欲冷飮).

학질(瘧疾:痎瘧)의 핵심은 풍(風)이다. 원래 풍(風)은 간질액에서 혈액으로 들어간 산(酸)이다. 그런데 여기서 말하는 풍은 이중의 의미를 보유하고 있다. 즉, 차가운 바람을 말하는 풍(風)과 혈액으로 들어간 산(酸)인 풍(風)이다. 학질은 과잉 산을 염(鹽)으로 축적(蓄)하는 시기(時)가 있고, 이 축적된 과잉 산이 열을 발생시키면서 학질을 작동(作)시키는 시기(時)가 있다(其蓄作有時者). 모든 산(酸)은 맨 먼저 간질에서 시작하므로, 간질과 접하고 있는 피부에 먼저 영향을 미친다. 그래서 간질액의 산이 피부에 있는 신경을 자극해서, 피부 근육을 수축시키면서 털이 곧추선다(先起於毫毛). 즉, 학질은 이때부터 시작이 되는 것이다(瘧之始發也). 간질액에 산이 알칼리를 완전히 소모해 버리면, 이제 남은 산(酸)은 서서히 정맥 혈관으로 침입하면서, 간질액에 뿌리를 둔 신경도 건드린다. 이 신경은 횡격막을 건드리면서 하품을 만들어내면서 드디어 학질이 시작된다(伸欠乃作). 신경은 척수를 거쳐서 머리로 올라가기 때문에, 먼저 허리 척수에 통증을 안겨준다(腰脊俱痛). 간질액에 정체된 과잉 산은 피부 갈색지방의 미토콘드리아가 중화하게 된다. 그러면 간질보다 깊숙이 있으면서 체온(體溫)을 만들어내는 근육 미토콘드리아는 산소 부족으로 인해서 작동하지 못하게 되고, 인체는 지독하게 추워진다(寒慄鼓頷). 이렇게 간질에서 한(寒)을 만들어내던 과잉 산이 정맥혈로 들어가면, 이 과잉 산은 정맥혈관 안에 있는 알칼리 콜라겐인 피브리노겐(Fibrinogen)과 반응하면서 혈전을 만들어낸다. 즉, 간질에 있던 과잉 산이 혈전을 만들면서 중화된 것이다. 그러면 간질에 있던 정체된 과잉 산이 해소되면서, 간질에 공급되는 산소도 여유가 생기게 되고, 이어서 간질(外)과 근육(內)에서 동시에 나머지 산(酸)을 중화시키면서 열(熱)을 만들어낸다. 이 현상을 보고, 한(寒)이 혈전으로 해소(去)되면, 간질(外)과 근육(內)에서 모두 열(熱)을 만든다(寒去則內外皆熱)고 말한다. 이쯤 되면, 간질에 있던 과잉 산은 척수를 지나서 머리에 집중된다. 그 이유는 모든 신경은 머리로 모이기 때문이다. 이 엄청난 과잉 산이 뇌로 집중이 되었으니, 당연한 결과로 뇌는 지독한 과부하에 걸리고, 이어서 머리에서 지독한 두통이 만들어진다(頭痛如破). 그리고 안팎으로 열이 나면서 당연히 땀이 나고 수분은 부족하게 되고 이어서 갈증이 나고, 더우니까 찬 것을 찾는다(渴欲冷飮).

帝曰, 何氣使然, 願聞其道. 岐伯曰, 陰陽上下交爭, 虛實更作, 陰陽相移也. 陽并於陰, 則陰實而陽虛, 陽明虛, 則寒慄鼓頷也, 巨陽虛, 則腰背頭項痛. 三陽俱虛, 則陰氣勝, 陰氣勝, 則骨寒而痛. 寒生於內, 故中外皆寒. 陽盛則外熱, 陰虛則內熱, 外內皆熱, 則喘而渴, 故欲冷飮也.

황제가 말한다(帝曰). 어떤 기운이 그렇게 만듭니까(何氣使然)? 그 원리를 듣고 싶습니다(願聞其道). 기백이 말한다(岐伯曰). 음양이 상하에서 서로 싸우는 것이다(陰陽上下交爭). 허실이 교대로 작동을 하고(虛實更作), 음양이 서로 이전된다(陰陽相移也). 음에 양이 어우러지면(陽并於陰), 이것은 음이 실하고 양이 허한 것이다(則陰實而陽虛). 양명이 허하면(陽明虛), 지독하게 추워서 떤다(則寒慄鼓頷也). 거양이 허하면(巨陽虛), 척추와 목과 머리에 통증이 온다(則腰背頭項痛). 삼양 모두가 허하면(三陽俱虛), 음이 이기고(則陰氣勝), 음이 이기면 뼈가 춥고 통증이 온다(則骨寒而痛). 안에서 한이 발생하면(寒生於內), 가운데와 바깥 모두가 춥다(故中外皆寒).

양이 성하면 외부에 열이 있고(陽盛則外熱), 음이 허하면 내부에 열이 있다(陰虛則內熱). 안쪽 바깥쪽 모두에 열이 있으면(外內皆熱), 기침하게 되고 갈증이 나면서(則喘而渴), 그래서 찬 것을 찾게 된다(故欲冷飮也).

간질로 산이 쏟아지면, 인체는 이 과잉 산을 가만히 보고만 있지 않게 된다. 바로 알칼리를 동원해서, 이 과잉 산을 중화시킨다. 즉, 인체(上下)에서 음(陰)인 알칼리와 양(陽)인 산(酸)이 서로 만나서(交) 싸우는(爭) 것이다(陰陽上下交爭). 그러면서 이 과정에서 과잉 산이 중화된다. 이때 산(陽)과 알칼리(陰)가 서로 중화가 되면서, 음이 강한가 싶으면 양이 약해지고, 양이 강한가 싶으면 음이 약해지고 서로 교대로(更) 치고받고 싸운다(虛實更作). 즉, 서로 중화되면서 때로는(更) 산(酸)이 많기도(實) 하고, 때로는(更) 알칼리가 부족(虛)하기도 한다(虛實更作). 이렇게 알칼리인 음(陰)과 산인 양(陽)이 서로(相) 중화되면서 이전(移) 된다(陰陽相移也). 즉, 양인 산과 음인 알칼리가 서로 반응(相移)해서 병합(幷)되는 것이다. 그 결과는 이들은 응집물이 되어서 나온다. 현대의학 용어로는 이것을 항체(抗體:antibody)라고 부른다. 이때 음(陰)인 알칼리에 산인 양(陽)이 엉겨(幷) 붙으면(陽幷於陰), 알칼리(陰)가 강(實)하고 산(陽)이 약(虛)한 것이다(則陰實而陽虛). 즉, 산이 알칼리에 엉겨 붙었다는 말은 알칼리가 산보다 많다는 뜻이다.

이때 양명(胃)이 기능 부전(虛)이면(陽明虛), 추워서 지독하게 떤다(則寒慄鼓頷也). 왜 그럴까? 위(胃)가 기능 부전(虛)이라는 말은 위산 분비를 제대로 하지 못한다는 뜻이다. 그러면, 이 막대한 양의 위산은 고스란히 간질에 머물게 되고, 그러면 간질액은 과잉 산 때문에, 그대로 정체될 수밖에 없다. 이 막대한 양의 과잉 산이 간질에 머물면, 간질액의 알칼리는 순식간에 고갈되고, 그러면 간질액은 산의 천국이 된다. 이제 과잉 산은 피부 갈색지방의 미토콘드리아에서만 중화되고, 인체 깊숙이 있으면서 체온을 만들어내는 근육 미토콘드리아는 산소 부족으로 인해서 작동을 멈추고 이어서 체온은 고갈되면서 인체는 추워서 지독하게 떤다(則寒慄鼓頷也). 이것이 양명(陽明)인 위의 기능 부전(虛)의 결과이다(陽明虛, 則寒慄鼓頷也).

이제 거양(巨陽)이 알칼리 부족(虛)이면 어떻게 될까(巨陽虛)? 거양인 방광이 알칼리 부족으로 인해서 과부하에 걸리면, 당연히 뇌척수액이 산성으로 기울게 되고 결국에 두통이 따라온다. 그리고 여기서 과잉 산을 중화시키지 못하면, 그 과잉 산은 척수로 내려오게 되는데, 그 여파로 경추가 있는 목과 척추가 있는 등과 허리에 과부하가 걸리게 되고, 이어서 통증이 온다. 종합하면, 거양에서 과잉 산을 중화해주지 못하면(巨陽虛), 머리, 목, 등, 허리에 모두 통증이 온다(則腰背頭項痛).

삼양(三陽) 즉, 위, 담, 방광이 모두 기능 부전(虛)이 되면(三陽俱虛) 음이 기승(氣勝)을 부리게 되고(則陰氣勝), 그렇게 되면(陰氣勝), 뼈에 한이 찾아오고 통증이 온다(則骨寒而痛). 이처럼 인체는 안에서 한기가 생기면(寒生於內), 안팎으로 다 열이 내려간다(故中外皆寒). 위, 담, 방광은 모두 과잉 산을 외부로 버리는 기관들이다. 그런데, 이 삼양이 기능 부전이 돼버리면(三陽俱虛), 인체는 과잉 산을 인체 외부로 버리지 못하고 산 과잉으로 몸살을 앓게 된다. 그러면 인체는 이 엄청난 과잉 산을 중화 처리하기 위해서 음(陰)인 알칼리를 대대적으로 동원한다. 즉, 알칼리인 음(陰)이 기승(氣勝)을 부리는 것이다(則陰氣勝). 다시 말하면, 알칼리의 창고인 뼈에서 염의 재료를 빼내 와서, 이것을 가지고 염(鹽)으로 과잉 산을 중화해서 한(寒)을 만들어내는 것이다. 즉, 뼈(骨)가 염의 재료를 공급해서 한(寒)을 만들어내면서 그 결과 통증을 유발한다(則骨寒而痛). 즉, 뼈에서 알칼리를 강제로 뜯어갔으니 뼈에 통증이 온 것이다. 이 한(寒)은 신장에서 만든 염(鹽)이다. 즉, 인체 내부(內) 깊숙한 곳인 신장에서 한이 만들어진 것이다(寒生於內). 그 결과 과잉 산 때문에 열로 몸살을 앓던 인체 안팎(中外)은 모두 열이 내려가는(寒) 것이다(故中外皆寒). 당연하다. 열의 원천인 전자를 염으로 격리해서 방광을 통해서 인체 외부로 버렸기 때문이다. 피부에 접한 간질인 양(陽)이 성하면, 당연히 피부 갈색지방의 미토콘드리아가 작동하면서 간질인 외부(外)에서 열을 만들어내고(陽盛則外熱), 그 결과로 간질액에서 알칼리가 고갈되어서(陰虛), 과잉 산이 혈액까지 침투하면, 오장에서 이 과잉 산을 중화하면서 인체 내부(內)에서 열을 만들어낸다(陰虛則內熱). 그런데, 인체 내외부(外內)에서 모두 열이 나면(外內皆熱), 이것은 인체 안팎(外內)이 과잉 산으로 몸살을 앓고 있는 상황이 된다. 이때 인체는 과잉 산을 중화하면서 땀을 흘릴 것이고 당연히 갈증이 찾아오며, 이 과잉 산의 최종 종착지인 폐는 과잉 산을 중화하면서 자동으로 숨을 헐떡인다(則喘而渴). 당연한 순리로 찬 것을 찾는다(故欲冷飮也).

此皆得之夏傷於暑, 熱氣盛, 藏於皮膚之内, 腸胃之外, 此榮氣之所舍也, 此令人汗空疏, 腠理開, 因得秋氣, 汗出遇風, 及得之以浴, 水氣舍於皮膚之内, 與衛氣并居.衛氣者, 晝日行於陽, 夜行於陰, 此氣得陽而外出, 得陰而内薄, 内外相薄, 是以日作.

이 모든 것들을 얻으면 여름에 혹서에 상한다(此皆得之夏傷於暑). 열기가 성하면(熱氣盛), 피부 안에 저장하고(藏於皮膚之内), 장위의 밖에 저장한다(腸胃之外). 이것들은 영기를 소모하는 이유가 된다(此榮氣之所舍也). 이런 것들은 사람에게 땀구멍을 크게 하고 피부를 성기게 한다(此令人汗空疏). 그러면 주리는 열리고(腠理開), 이로 인해서 가을의 기운을 받아들인다(因得秋氣). 그러면 땀을 흘리고 풍을 만난다(汗出遇風). 이때 목욕을 함으로써 얻는 것은 피부 안에 수기이다(水氣舍於皮膚之内). 더불어 위기가 병거한다(與衛氣并居). 위기는(衛氣者), 낮에는 양에서 운행하고(晝日行於陽), 밤에는 음에서 운행한다(夜行於陰). 이 기운이 양을 얻으면 외부로 나가고(此氣得陽而外出), 이 기운이 음을 얻으면 안에서 소모된다(得陰而内薄). 그래서 내외가 상박하면(内外相薄), 일작한다(是以日作).

앞에서 말한 모든 내용은 결국에 산 과잉이 빚어낸 것들이다. 그런데 이 산 과잉이 존재한 상태에서 여름에 무더위(暑)를 맞이하면, 인체는 상한다(此皆得之夏傷於暑). 그 이유는 여름에 무더위로 인해서 열기가 과도하게 공급되면(熱氣盛), 이 과도한 열기는 인체를 자극해서 산성인 호르몬 분비를 과잉 자극하게 되고, 이어서 피부와 접한 간질 안(内)에 과잉 산이 쌓이게(藏) 만든다(藏於皮膚之内). 즉, 원래 과잉 산은 위산이 환원되면서 소화관 안에 쌓이는 것이 보통인데, 이 경우는 여름의 무더위로 인해서 소화관(腸胃) 밖(外)인 피부와 접한 간질에 과잉 산이 쌓이는 것이다(腸胃之外). 이(此) 과잉 산들은 간질에서 동맥혈이 공급한 영양성분(榮

氣)들을 소모(舍)하는 이유(所)가 된다(此榮氣之所舍也). 또, 이(此) 과잉 산들은 간질에서 중화되면서 땀을 흘리게 만들고 이어서 땀구멍(汗空)을 성기게(疏) 만들고(此令人汗空疏), 결국에 간질(腠理) 구멍을 열리게(開) 만들고(腠理開), 이 상태에서 건조하고 쌀쌀한 가을을 맞이하면, 이로 인해서(因) 인체는 건조하고 쌀쌀한 가을 기운(秋氣)을 받아들이게(得) 되고(因得秋氣), 가을의 건조한 기운은 땀(汗)을 흘리게(出) 하고, 쌀쌀한 기운은 차가운 바람(風)을 공급(遇)한다(汗出遇風). 이때 목욕(浴)을 하면 피부 구멍을 더욱 성기게 만들고 그러면 이 커진 피부 구멍을 통해서 가을의 쌀쌀한 바람에 의해서 사기가 공급(得)되기에 이르고(及得之以浴), 이 사기는 간질에 과잉 산이 쌓이게 만들고, 그러면 이 과잉 산은 삼투압 기질(水氣)이 되어서 피부(皮膚)에 접한 간질 안(內)에 거주(舍)하게 된다(水氣舍於皮膚之內). 그러면 당연한 순리로 이 과잉 산을 중화하기 위해서 면역인 위기(衛氣)가 모여들면서 간질에는 과잉 산과 면역이 서로 어우러지는 병거(并居) 상태가 된다(與衛氣并居). 그리고 낮(晝日)에는 일조량이 주는 에너지가 산성인 호르몬 분비를 자극해서 간질을 산성으로 변화시키기 때문에, 산성 환경에 반응하는 면역(衛氣)은 낮(晝日) 동안에는 당연히 음(陰)인 절(節)에서 나와서 간질인 양(陽)에서 활동(行)을 하고(晝日行於陽), 밤(夜)이 되면 일조량이 주는 에너지가 없어지면서 간질은 알칼리화되고 면역이 간질로 나올 이유가 없어지면서 면역(衛氣)은 절(節)인 음(陰)에서 활동(行)을 한다(夜行於陰). 즉, 면역이라는 이(此) 기운(氣)은 간질(外)에 있는 양(陽)인 산(酸)이 자극(得)하면 절(節)에서 나와서(出) 활동을 한다(此氣得陽而外出). 거꾸로 면역이라는 이(此) 기운(氣)은 간질이 알칼리(陰) 상태가 되면(得), 간질로 나올 이유가 없어지면서 절(節)인 안(內)에서 조용히(薄) 지낸다(得陰而內薄). 그런데 간질에 과잉 산이 존재하면, 면역은 이 과잉 산을 중화시키게 되고, 간질(外)에서 소모(薄)되면서 간질로 면역을 공급하는 안쪽(內) 절(節)에서도 동시에(相) 소모(薄)가 된다(內外相薄). 이렇게(是) 면역이 고갈되면, 이 틈을 타서 질병은 매일(日) 발작(作)을 하게 된다(是以日作). 이 구문들은 면역의 모든 것을 말해주고 있다. 역시 황제내경이다. 최첨단 현대의학도 이만큼 면역을 잘 알지는 못한다. 아무리 의학이 최첨단으로 발전한다고 해도, 결국에 인체를 치유하는 최종 해결사는 면역이다. 즉, 면역이 없다면 최첨단 현대의학도 없는 것이다. 이 부분도 황제내경의 품격을 볼 수 있는 부분이다. 면역에 관해서 아주 중요하기 때문에 추가로 언급해야 할 게 하나가 있다. 바로 이 문장(腠理開)이다. 여기서 주(腠)는 피부를 말하고, 리(理)는 피부 결을 말한다. 피부 결이란 피부가 간질인 콜라겐으로 연결된 것이다. 그래서 피부 결 사이 사이에는 간질 조직인 콜라겐이 차 있다. 그런데 이 콜라겐은 그냥 차 있는 것이 아니라 세포들을 붙잡고 있다. 이 간질 조직인 콜라겐이 붙잡고 있는 세포 중에는 면역 세포도 포함하고 있다. 그래서 어떤 이유로 간질에 과잉 산이 존재하면, 이 과잉 산은 MMP(Matrix MetalloProteinase:MMP)를 작동시켜서 간질의 콜라겐을 분해한다. 그러면 드디어 피부 결의 사이가 뜨게 된다. 이 상태를 주리가 열렸다(腠理開)고 말한다. 그러면 간질에 잡혀있던 면역 세포가 풀려나고, 면역이 작동하면서 병이 시작된다. 그래서 주리가 열렸다(腠理開)는 말은 면역이 시작되었다는 말과 같은 의미가 된다. 그래서 과잉 산이 존재해서 땀을 흘리게 되면 주리가 열렸다(腠理開)고 하는 것이다. 이 부분은 면역의 작동을 자세히 모르면 기술할 수 없는 대목이다. 이것이 황제내경의 품격이다.

제2장

帝曰, 其間日而作者, 何也. 岐伯曰, 其氣之舍深, 內薄於陰, 陽氣獨發, 陰邪內著, 陰與陽爭, 不得出, 是以間日而作也.

황제가 말한다(帝曰). 날짜를 건너뛰면서 발작하는 이유는 뭔가요(其間日而作者, 何也)? 기백이 말한다(岐伯曰). 그 기운이 안에 깊숙이 자리하게 되면(其氣之舍深), 안에서 알칼리를 소모하게 되고(內薄於陰), 이제 산은 홀로 발동을 걸고(陽氣獨發), 내부에서는 음기와 사기가 발현하게 되고(陰邪內著), 음은 양과 더불어 한판 벌인다(陰與陽爭). 이래도 사기인 양이 퇴출되지 못하면(不得出), 간일 발작이 일어난다(是以間日而作也).

　간질에 있는 산(酸)은 아주 과잉이 아니면 간질액을 받는 림프(內)로 자연스럽게 흘러간다. 즉, 림프가 산성 간질액을 받는 것이다. 이 림프가 받은 산(酸)은 자동으로 림프절에 있는 면역을 자극해서 중화된다. 이렇게 약한 산(氣)이 림프절로 깊숙이(深) 들어(舍) 오면(其氣之舍深), 이 산(酸)은 림프절(內)에서 면역이라는 알칼리로 중화되면서 알칼리(陰)를 소모(薄)하게 된다(內薄於陰). 그런데 이때 만일에 림프절에 알칼리가 부족해서 과잉 산이 림프절 내부에서조차 발동하면(陽氣獨發), 알칼리인 음기(陰)와 산(酸)인 사기(邪)는 림프절 내부(內)에서 출현(著)하게 되고(陰邪內著), 음기(陰)와 사기(陽)는 림프절에서 중화되면서 서로(與) 한판 전쟁(爭)을 벌인다(陰與陽爭). 그 결과로 사기인 양(陽)이 퇴출되지 못하면(不得出), 간일(間日) 발작이 일어나게 된다(是以間日而作也). 즉, 간질에 과잉 산이 존재하면, 이 과잉 산을 중화시키면서 면역은 고갈되고, 그러면 간질에 남은 과잉 산은 신경을 과흥분시키면서 이어서 근육을 수축시키고 결국에 매일(日) 발작(作)을 일으키게 된다. 그러나 간질에 림프가 수용할 정도의 적당한 산(酸)이 존재하면, 이 산은 림프절로 이동되고, 이어서 림프절에서 중화된다. 그런데 이때 림프절에서 면역이 모자라면, 드디어 산인 양기가 홀로 발흥하게 되고(陽氣獨發), 그러면 림프절에서는 이 양기를 중화시키기 위해서 양기와 면역이 한판 전쟁을 벌인다(陰與陽爭). 이때 양기가 이기면 드디어 신경에 전자가 공급되면서 발작이 일어난다. 이때 일어나는 발작이 간일(間日) 발작이다. 즉, 간질에 있던 산(酸)이 림프로 흘러 들어가서 문제를 일으키기까지 하루가 걸리는 것이다. 그래서 하루 걸러서 발작이 일어나는 것이다(是以間日而作也). 또한, 이를 다르게 해석하자면, 이 싸움 과정에서 알칼리가 이기는 날은 발작하지 못하고, 산이 이기는 날은 발작한다. 그래서 발작이 있는 날도 있고 없는 날도 있다(是以間日而作也). 물론 여기에는 산과 알칼리에 영향을 미치는 다양한 요소들이 개입된다.

帝曰, 善, 其作日晏, 與其日早者, 何氣使然. 岐伯曰, 邪氣客於風府, 循膂而下, 衛氣一日一夜, 大會於風府, 其明日日下一節. 故其作也晏, 此先客於脊背也. 每至於風府, 則腠理開, 腠理開, 則邪氣入, 邪氣入, 則病作, 以此日作稍益晏也, 其出於風府, 日下一節, 二十五日, 下至骶骨, 二十六日, 入於脊內, 注於伏膂之脈. 其氣上行, 九日出於缺盆之中. 其氣日高, 故作日益早也. 其間日發者, 由邪氣內薄於五藏, 橫連募原也. 其道遠, 其氣深, 其行遲, 不能與衛氣俱行, 不得皆出. 故間日乃作也.

황제가 말한다(帝曰). 좋습니다(善). 발작이 날이 저물면서 나는 경우도 있고(其作日晏), 날이 시작되면서 나는 경우도 있는데(與其日早者), 어떤 기운이 그렇게 만듭니까(何氣使然)? 기백이 대답한다(岐伯曰). 풍부에 사기가 객으로 들어온다(邪氣客於風府). 그다음에 척추 양쪽을 순환해서 아래로 내려 온다(循膂而下). 면역은 밤낮으로 풍부에서 대회전을 치른다(衛氣一日一夜, 大會於風府). 그다음 날부터 하루에 척추 1개씩을 타고 내려가게 되는데(其明日日下一節), 풍부에서 면역(其)이 작동(作)하면, 풍부에 있는 과잉 산이 밑으로 내려가는 것이 지연(晏) 된다(故其作也晏). 이 사기는 먼저 등 쪽 척수를 침범한다(此先客於脊背也). 그러면 이 사기가 풍부에 다다를 때마다(每至於風府), 주리는 열리고(則腠理開), 그러면(腠理開) 사기가 침투하고(則邪氣入), 그러면(邪氣入) 병은 작동한다(則病作). 이런 일이 일어나면(以此), 매일 발작이 점점 더 늦어진다(以此日作稍益晏也). 그것은 풍부에서 출발한다(其出於風府). 그다음 날부터 하루에 척추 한 개씩을 통과해서(日下一節), 25일이 되면 맨 아래에 있는 천골(骶骨)에 까지 다다르고(二十五日,下至骶骨), 26일째는 척수 안쪽으로 들어온다(二十六日, 入於脊內). 즉, 척추의 양쪽 맥에 잠복해있다가 척추와 연결되는 수(兪:注)혈로 주입된다(注於伏膂之脈). 그 기운이 상행하면(其氣上行), 9일만에 결분의 한가운데에서 나온다(九日出於缺盆之中). 이제 이 사기는 한낮(日)에 최고(高)가 되고, 발작(作)하는 날(日)은 점점 더(益) 빨라져서(其氣日高, 故作日益早也) 매일 발작(作日)한다. 간일 발작이 일어나는데(其間日發者), 그 이유는 사기가 오장과 횡격막에 연결된 장간막에서 알칼리를 소모하기 때문이다(由邪氣內薄於五藏, 橫連募原也). 그 길이 멀고(其道遠), 그 기운이 심하고(其氣深), 그 순환이 지체되면(其行遲), 위기가 모두 순행하면서 지키기는 불가능하며(不能與衛氣俱行), 결국에 이 모두를 축출할 수 없게 되고, 간일 발작에 이른다(不得皆出, 故間日乃作也).

일단 사기는 풍부(風府)에 침입한다(邪氣客於風府). 왜, 사기는 풍부에 먼저 침입할까? 과잉 산이 간질액에서 중화가 안 되면, 과잉 산은 간질에 뿌리를 둔 구심신경을 따라서 뇌로 모이게 된다. 이때 뇌가 이 과잉 산을 중화하지 못하면, 이 과잉 산은 척수로 내보내게 되고, 척수로 가는 도중에 병목 지점을 만나게 되는데, 이 병목 지점이 목 부근에 있는 풍부(風府)이다. 뇌는 평소에도 인체 전체 에너지의 약 30%를 소비하는 관계로 인해서, 엄청난 양의 산을 만들어내는데, 간질에서 산을 추가로 올려 보내주면 뇌는 미쳐버린다. 즉, 이때 풍부에 모이는 과잉 산의 정도가 아주 심할 것이라는 암시를 준다. 이제 과잉 산(邪氣)은 풍부에서 작동하기 시작한다(邪氣客於風府). 그리고 이 과잉 산이 풍부에서 중화되지 않게 되면, 풍부에 있는 산성 체액은 척추의 양쪽 맥관을 따라서 내려간다(循膂而下). 이 와중에 면역(衛氣)은 밤낮으로(衛氣一日一夜), 풍부에서 과잉 산을 중화하느라 대전쟁(大會)을 치른다(大會於風府). 그리고 면역에 의지해서 풍부에서 중화되지 않은 과잉 산은, 그다음 날부터 하루에 척추 1개씩을 타고 밑으로 내려가게 되는데(其明日日下一節), 그리고 풍부에서 면역(其)이 작동(作)하면 풍부에 있는 과잉 산이 밑으로 내려가는 것이 지연(晏) 된다(故其作也晏). 이 사기는 먼저(先) 등 쪽(背) 척수(脊)로 흘러 든다(此先客於脊背也). 즉, 체액의 흐름도 때문에 풍부혈에서 제일 가까운 척수인 등 쪽 척수로 먼저 흘러 들어간다. 이 사기인 과잉 산은 풍부(風府)에 다다(至)를 때마다(每至於風府), 주위에 있는 피부 알칼리 콜라겐을 녹여버리고, 모공이나 땀구멍을 크게 만들어서, 주리가 열리(開)면서 면역이 작동하고(腠理開), 열린 주리를 통해서 사기가 침입하게 만들고(邪氣入), 병이 발작하게 만든다(則病作). 이런 일이 일어나면(以此) 매일 발작이 점점 더 늦어진다(以此日作稍益晏也). 즉, 면역이 풍부에서 작동하면, 풍부에 있는 발작 요인인 과잉 산이 면역으로 중화되면서, 매일 발작(日作)이 점점 적어지고, 간일(間日) 발작이 일어나게 된다. 만일에 면역이 제대로 작동하지 못하면, 풍부에서 출발한 이 사기는(其出於風府), 체액을 따라서 다음날부터 하루에 척추 한 개씩을 통과하게 되고(日下一節), 25일 만에 골반에 도달한다(二十五日, 下至骶骨). 성인 기준으로 마지막 척추인 26번째 척추에 산성 체액이 도달하는 26일째는 드디어 과잉 산은 척수 근처에서 척추 안(入)으로 진입하게 된다(二十六日, 入於脊內). 여기서 산성 체액은 척추 양쪽의 맥관에 잠복해있다가 척추와 연결되는 수(兪:注)혈로 주입된다(注於伏膂之脈). 그런데 척수로 밀려서 들어온 산성 체액이 정체되면, 산성 체액은 위쪽으로 떠밀리게 되면서(其氣上行), 9일째가 되면 쇄골상와(鎖骨上窩) 근처에 있는 결분(缺盆)의 한가운데(中)로 나온다(九日, 出於缺盆之中). 풍부(風府)에서 출발한 과잉 산이 결분(缺盆)에서 나오는 이유는 결분이 산성 체액의 최종 종착지인 폐로 들어가는 병목 지점이기 때문이다. 즉, 결분에서 산성 체액이 저항을 받는 것이다. 뇌에서 내려오는 산성 체액은 실제로는 결분뿐만 아니라 척추 중간중간에서 수시로 복강 안으로 주입되고 복강에서 수많은 문제를 유발한다. 척추 체액관들은 척추를 중심으로 양쪽으로 주행하면서, 척추 양쪽에 각각 하나씩 정맥총과 림프절을 만든다. 뇌 하수구 끝에 있는 풍부의 산성 체액은 바로 이 척추 체액관들을 따라서 아래로 내려오는데, 천추에 다다르면, 더는 갈 곳이 없으므로, 척추 안으로 들어온다. 이제 이 사기는 한낮(日)에 최고(高)가 되고, 발작(作)하는 날(日)은 점점 더(益) 빨라져서(其氣日高, 故作日益早也) 매일 발작(作日)을 한다. 발작하려면(作) 간질액이 산성이어야 하는데, 사기인 산성 간질액이 한낮(日)에 최고(高)가 되는 이유는 한낮은 일조량(日)이 최고조(高)에 달해서 간질에 산성 물질들이 최고로 많이 쌓이는 시간이기 때문이다. 당연히 발작에는 최적의 시간이다. 시간이 갈수록 체액의 정체는 심해지고, 낮만 돌아오면 일조량 덕분에 산성 물질이 간질액에 추가되고 발작 시간은 점점 더(益) 빨라져서(故作日益早也), 결국에 학질은 매일 발작한다. 발작이 날짜를 하루씩 건너뛰면서 하는 간일 발작이 일어나면(其間日發者), 그 연유는(由) 사기(邪氣)가 오장(五藏)과 횡격막(橫)을 연결(連)하는 장간막(募原)에서 알칼리를 소모(薄)하기 때문이다(由邪氣內薄於五藏, 橫連募原也). 즉, 사기인 과잉 산이 장간막에서 알칼리로 중화되는 시기는 발작이 없고, 장간막에서 알칼리가 고갈되고, 이어서 사기인 과잉 산을 중화시킬 수 없으면, 그때 발작이 일어나는 것이다. 그래서 장간막 덕분에 학질이 격일제(間日)로 발작을 일으키는 것이다. 여기서 모원(募原)은 막원(膜原)이라고도 하는데, 장간막(膜)으로써 오장육부를 감싸고 있는 막(膜)의 근원(原)이라는 뜻이다. 오장육부을 매달아 유지하는 복막의 일부인 장간막(mesentery:腸間膜)은 강한 힘줄을 보유하고 있는데, 섬유성 결합조직의 중요한 성분으로 이뤄진 힘줄에는 많은 섬유아세포(fibroblast:纖維芽細胞)가 상주하고 있다. 이 섬유아세포들은 과잉 산과 만나면 곧바로 콜라겐 섬유를 만들어서 과잉 산을 중화시켜준다. 황제내경의 품격을 다시 한번 볼 수 있다. 이때 만들어진 콜라겐이 삼투압 기질로써 작용하면서 수분을 잔뜩 끌어안게 되고, 이어서 이들은 복부를 그득(滿)하게 하는 범인이 된다. 이 사기인 과잉 산이 침범한 경로가 길고(其道遠), 간질액을 떠나서 인체 안쪽으로 깊숙이 들어갔다거나(其氣深), 순환이 정체되어 있다면(其行遲), 면역(衛氣)이 이들 모두(俱)를 순행(行)하면서 과잉 산을 중화시키기는 불가능하므로(不能與衛氣俱行), 결국, 면역은 이 모두(皆)를 축출(出)할 수가 없게(不得) 되고(不得皆出), 결국에 간일 발작에 이르게 된다(故間日乃作也).

제3장

帝曰, 夫子言, 衛氣每至於風府, 腠理乃發, 發則邪氣入, 入則病作. 今衛氣日下一節, 其氣之發也, 不當風府, 其日作者奈何. 岐伯曰, 此邪氣客於頭項, 循膂而下者也. 故虛實不同, 邪中異所, 則不得當其風府也. 故邪中於頭項者, 氣至頭項而病, 中於背者, 氣至背而病, 中於腰脊者, 氣至腰脊而病. 中於手足者, 氣至手足而病, 衛氣之所在, 與邪氣相合, 則病作. 故風無常府, 衛氣之所發, 必開其腠理, 邪氣之所合, 則其府也.

황제가 말한다(帝曰). 선생님 말씀에(夫子言), 위기가 풍부에 도달할 때마다(衛氣每至於風府), 주리에서 문제가 발생하고(腠理乃發), 그러면 사기가 들어가서 병이 된다고 했는데(發則邪氣入, 入則病作), 그러나 위기가 매일 아래로 한 절씩 내려간다면(今衛氣日下一節), 위기의 기운이 펼쳐질 것이고(其氣之發也), 사기는 풍부에 도달하지 못할텐데(不當風府), 어떻게 일작이 일어나죠(其日作者奈何)? 기백이 말한다

(岐伯曰). 이 사기는 두항에 객으로 온다면(此邪氣客於頭項), 척추 양쪽을 타고 아래로 내려간다(循膂而下者也). 그래서 허실이 같지 않기 때문에(故虛實不同), 사기가 집중되는 장소도 다를 것이고(邪中異所), 그 사기는 풍부에 도달하지 못할 것이다(則不得當其風府也). 그래서 사기가 두항에 집중된다면(故邪中於頭項者), 위기는 두항에 이르러서 사기와 싸울 것이고, 그러면, 이 와중에 병이 일어난다(氣至頭項而病). 사기가 집중되는 곳이 등이라면(中於背者), 위기는 등에 이르러서 등에서 병을 일으키고(氣至背而病), 사기가 집중되는 곳이 요추라면(中於腰脊者), 위기는 요추에 이르러서 요추에서 병을 일으키고(氣至腰脊而病), 사기가 집중되는 곳이 수족이라면(中於手足者), 위기는 수족에 이르러서 수족에서 병을 일으킨다(氣至手足而病). 위기가 있는 장소에서(衛氣之所在), 사기와 서로 만난다면(與邪氣相合), 병이 발작을 한다(則病作). 그래서 풍은 항상 풍부에 있는 것이 아니다(故風無常府). 위기가 작동하는 장소는 필히, 그 주리를 열게 되고(衛氣之所發, 必開其腠理), 사기가 합류하는 장소가 되며(邪氣之所合), 그곳이 바로 풍부가 된다(則其府也).

사기(邪氣)인 풍(風)이 모이는 장소는 모두 풍부(風府)가 된다는 사실을 설명하고 있다. 즉, 풍부는 목과 머리 부분에만 있는 게 아니라, 인체 어디에서도 풍이 과하게 쌓이면, 그곳이 바로 풍부라는 것이다. 그리고 그곳에서 면역이 그들과 싸우게 되는데, 풍이 아주 많다 보니까, 그곳에 있는 주리는 열릴 수밖에 없고, 이 열린 주리를 타고 사기가 침입해서 질병을 유발한다는 것이다. 보통은 머리 부분에 자리하고 있는 풍부에서만 사기가 척추를 타고 내려간다고 생각하는데, 머리가 아닌 두항(頭項)에서도 풍이 몰리면(此邪氣客於頭項), 척추 양쪽(膂)을 타고 내려간다는 것이다(循膂而下者也). 당연한 사실이다. 즉, 이는 체액의 순환 구조가 문제이지, 장소가 문제가 아니라는 것이다. 그래서 허실 즉, 산과 알칼리의 존재량이 다르고(故虛實不同), 사기(邪)가 집중(中)되는 장소(所)가 다르므로(邪中異所), 대개의 사기는 당연히(當) 풍부까지 도달하지는 않는다(則不得當其風府也). 풍부에 사기가 대량으로 모이는 이유는 머리 아래쪽 부분에서 알칼리가 부족해서 구심신경을 통해서 머리로 들어왔기 때문이다. 즉, 머리 아래쪽 부분에서 알칼리가 충분히 있었다면,

사기는 당연(當)하게 풍부까지 도달하지 않는다(則不得當其風府也)는 것이다. 사기는 돌아다니다가 알칼리가 부족한 장소에서 집중적으로 모이고, 그곳에서 병을 일으키기 때문이다. 그래서 사기가 집중되는 장소에서 병이 일어난다. 만일에 사기가 두항에 집중되었다면(故邪中於頭項者), 위기(氣)도 두항에 도착(至)할 것이고, 이어서 면역인 위기는 사기와 치열하게 싸우는 와중에 병(病)은 일어날 것이다(氣至頭項而病). 물론 다른 장소도 다 똑같은 원리가 적용된다. 사기가 등 쪽에 집중된다면(中於背者), 면역은 당연히 등 쪽에 몰릴 것이고, 면역은 이곳에서 집중된 사기와 싸우게 되고, 이어서 이곳에서 병이 일어난다(氣至背而病). 이곳이 수족(手足)이건 요추(腰脊)이건 다 똑같다. 즉, 사기가 척추 쪽에 집중된다면(中於腰脊者), 면역은 당연히 척추 쪽에 몰릴 것이고, 이곳에서 집중된 사기와 싸우게 되고, 이어서 병은 이곳에서 일어난다(氣至腰脊而病). 사기가 수족에 집중된다면(中於手足者), 면역은 당연히 수족에 몰릴 것이고, 이곳에서 집중된 사기와 싸우게 되고, 이어서 병은 이곳에서 일어난다(氣至手足而病). 이런 장소에서 병이 일어나는 이유는 병(病)이란 사기인 산과 알칼리인 면역이 서로 싸우는 현상의 표현이기 때문이다. 즉, 인체의 면역은 어디에나 존재하기 때문에, 면역이 있는 장소에(衛氣之所在), 사기가 침입하면, 당연히 사기와 면역의 한판 대결(相合)이 펼쳐지고(與邪氣相合), 이 현상은 병으로 표출된다(則病作). 그래서 풍(風)은 항상(常) 머리 부분에 있는 풍부(府)에만 모이는 것이 아니다(故風無常府). 그래서 사기(邪)가 집중(中)되어서 면역이 발동(發)하는 곳(所)이라면(衛氣之所發), 이곳에 있는 피부 알칼리 콜라겐은 반드시 사기에 의해서 소모될 것이고, 이 때문에 그곳에 있는 간질의 주리는 반드시(必) 외부에 노출(開)이 될 것이다(必開其腠理). 그리고 사기는 이곳으로 추가로 침입한다. 이것이 황제가 물었던 이 부분(衛氣每至於風府 . 腠理乃發 . 發則邪氣入)에 대한 대답이다. 그래서 사기들이 집중(合)되는 장소가(邪氣之所合) 바로 풍부(府)가 되는 것이다(則其府也). 즉, 풍부는 머리에만 있는 게 아니라, 사기가 많이 집중되는 곳은 모두 풍부(府)가 된다는 것이다.

제4장

帝曰, 善, 夫風之與瘧也, 相似同類, 而風獨常在, 瘧得有時而休者, 何也. 岐伯曰, 風氣留其處, 故常在. 瘧氣隨經絡, 沈以內薄, 故衛氣應乃作.

　황제가 말한다(帝曰). 좋습니다(善). 무릇 풍이 오면, 학질이 더불어 온다(夫風之與瘧也). 이 둘은 유사한 동류이다(相似同類). 그래서 풍이 항상 홀로 독주하는 곳에(而風獨常在), 학질이 얻어지는 때가 있고 쉬는데(瘧得有時而休者) 왜죠(何也)? 기백이 대답한다(岐伯曰). 풍기가 그곳에 머물러 있다(風氣留其處). 그래서 항상 존재한다(故常在). 학질은 경락을 따라서 존재하면서(瘧氣隨經絡), 안에서 알칼리가 소모될 때까지 침체하다가(沈以內薄), 알칼리가 고갈되면, 위기가 나타나서 사기에 대응하면서 학질이 작동한다(故衛氣應乃作).

　면역(衛氣)이 일어나면 보통은 염증이 생긴다. 왜 그럴까? 면역은 병이 일어나는 곳의 알칼리가 모두 소모된 다음에 나타난다. 즉, 체액이 산성이 되어야 나타나는 것이 면역이다. 면역이 산성 체액에 도착해서 맨 처음 하는 일이, 주위에 있는 알칼리 콜라겐을 분해해서 과잉 산을 중화시키는 것이다. 즉, 알칼리 콜라겐으로 과잉 산을 중화시킨 결과물이 염증(inflammation:炎症)이다. 그래서 학질도 풍이 문제이기 때문에, 일단은 체액이 산성이어야 된다. 즉, 풍(風)인 산(酸)은 알칼리를 고갈시키고 나서, 그곳에 항상(常) 홀로(獨) 존재(存)한다(風獨常在). 즉, 알칼리는 모두 소모되고, 산(酸)인 풍(風)만 혼자(獨) 덩그러니 남아 있는(存) 것이다. 학질(瘧)은 그때까지 기회(時)를 얻기(得) 위해서 쉬고(休) 있는 셈이다(瘧得有時而休者). 이 말을 기백은 다르게 표현한다. 풍이 그곳에 머물러 있되(風氣留其處), 항상 머물러 있어야 한다(故常在)는 것이다. 즉, 산(酸)인 풍(風)이 항상 머물러 있다는 말은 그곳의 체액이 산성이라는 뜻이다(風氣留其處, 故常在). 그래서 학질의 병인(病因)인 학기(瘧氣)는 경락을 따라서(隨) 돌아다니다가(瘧氣隨經絡), 알칼리가 인체 안(內)에서 소모(薄)될 때까지 쉬게(沈) 되고(沈以內薄), 알칼리가 다 소모되면, 드디어 학질을 발동시키게 되고, 이어서 면역(衛氣)이 이에 대응(應)하게 되면서, 학질이 일어나게(作) 된다(故衛氣應乃作).

帝曰, 瘧先寒而後熱者, 何也. 岐伯曰, 夏傷於大暑, 其汗大出, 腠理開發, 因遇夏氣凄滄之水寒, 藏於腠理皮膚之中, 秋傷於風, 則病成矣. 夫寒者陰氣也, 風者陽氣也. 先傷於寒, 而後傷於風. 故先寒而後熱也. 病以時作, 名曰寒瘧.

황제가 말한다(帝曰). 학질은 먼저 한이 오고 다음에 열이 난다(瘧先寒而後熱者). 왜죠(何也)? 기백이 말한다(岐伯曰). 여름의 혹서에 상처를 입었기 때문이다(夏傷於大暑). 그때 땀을 너무 많이 흘려서(其汗大出), 주리가 열리게 되고(腠理開發), 그로 인해서 하기가 처창의 기운을 만나서 수한을 만들었다(因遇夏氣凄滄之水寒). 한은 피부 사이에 있는 주리에 저장된다(藏於腠理皮膚之中). 가을이 되면, 풍에 상처를 입고(秋傷於風), 드디어 병이 완성되게 된다(則病成矣). 무릇 한이라는 것은 음기이다(夫寒者陰氣也). 풍이라는 것은 양기이다(風者陽氣也). 먼저 한에 상처를 입고 나서(先傷於寒), 후에 풍에 상처를 입는다(而後傷於風). 그래서 먼저 한이 들고 뒤에 열이 나면서(故先寒而後熱也), 병이 시작된다(病以時作). 이것을 이르러 한학이라고 한다(名曰寒瘧).

무더운 여름은 극에 달하는 일조량 덕분에 열기도 극에 달하고, 이어서 인체는 심하게 자극되고, 이어서 각종 호르몬을 비롯해 산성 물질들을 간질로 쏟아낸다. 그리고 인체는 이 과잉 산을 중화시키면서 땀을 쏟아내게 된다. 이때 땀을 너무 과도하게 흘렸다는 말은(其汗大出), 알칼리를 과도하게 소모했다는 것을 암시한다. 이 과정에서 피부 콜라겐도 당연히 손상을 입는다. 그러면 자동으로 간질에 있는 주리는 열린다(腠理開發). 이 상태에서, 이때가 아무리 여름(夏氣)이라고는 하지만, 혹시라도 아주 차가운 물(凄滄之水)을 만나면(遇), 이 아주 차가운 물기운을 받아들여서 한(寒)을 만들어낸다(因遇夏氣凄滄之水寒). 즉, 여름에 아주 차가운 얼음냉수(凄滄之水)를 너무 많이 마시는 경우를 말하고 있다. 여기서 말하는 한(寒)은 열의 원천인 전자를 염(鹽)으로 격리한 것을 말한다. 즉, 한(寒)은 염(鹽)을 말한다. 이

한(寒)은 피부 가운데 주리에 저장(藏) 된다(藏於腠理皮膚之中). 즉, 한(寒)인 염(鹽)은 당연히 피부밑에 있는 간질인 주리에 축적(藏)된다. 다시 말하면, 여름은 일조량과 열기 때문에 CRY를 작동시켜서 산을 땀으로 중화시킬 수 있는데, 이때 아주 차가운 얼음냉수(凄滄之水)를 너무 많이 마시게 되면, 체액에 있는 과잉 산(酸)은 열 부족으로 인해서 물로 중화되지 못하고 염(鹽)으로 저장된다. 즉, 한(寒)을 만들어 낸 것이다(因遇夏氣凄滄之水寒). 즉, 여름에 간질로 쏟아진 과잉 산을 차가운 얼음물 때문에 모두 중화시키지 못하고, 염으로 쌓아 놓는 것이다. 이게 '핵심'이다. 이 염(鹽)은 당연히 간질(腠理)에 저장된다(藏於腠理皮膚之中). 그래서 여름에 찬물(凄滄之水)을 많이 먹지 말라고 하는 것이다. 그러면 이때 미처 중화되지 않은 염(鹽)인 한(寒)은 가을에 가면 분명히 문제를 일으킬테니까! 이제 이 상태에서 가을이 돌아오면, 가을의 찬 바람(風)에 상처를 입는다(秋傷於風). 가을은 쌀쌀한 기운 때문에 과잉 산을 염(鹽)으로 격리하기 시작하는 계절이다. 그런데 여름에 염(鹽)을 만들 수 있는 재료를 모두 다 써버렸다. 이제 가을에 쌀쌀한 기운 때문에 염(鹽)을 만들어야 하는데, 재료가 여름에 이미 소진이 되어버린 것이다. 이제 과잉 산은 간질에서 간질에 있는 알칼리 콜라겐을 공격해서 분해함으로써 인체에 상처를 입힌다. 그래서 가을에 쌀쌀한 바람(風)이 불면 인체는 상처(傷)를 입는다(秋傷於風)는 것이다. 이때 당연히 병이 만들어(成) 진다(則病成矣). 한(寒)은 양(陽)으로서 열(熱)의 원천인 전자를 격리했으니까 당연히 음(陰)이다(夫寒者陰氣也). 풍(風)인 산(酸)은 중화되면서 열을 만들어내니까 당연히 양(陽)이다. 그래서 한학(寒瘧)은 여름에 염(鹽)으로 쌓아둔 한(寒)과 가을에 들어온 쌀쌀한 바람(風)이 합세해서 문제를 일으킨 것이다. 즉, 이 시점에서 축적된 산(酸)은 여름의 한과 가을의 풍이다. 그래서 한학(寒瘧)은 먼저(先) 여름에 만들어진 염(鹽)인 한(寒)으로 상처를 입히고(先傷於寒), 그다음(後)에 가을의 쌀쌀한 바람인 풍(風)으로 다시 한번 상처를 입히게 된다(而後傷於風). 즉, 음기(陰氣)에 먼저 상하고, 뒤에 양기(陽氣)에 상하는 것이다. 그래서 한학(寒瘧)은 먼저(先) 여름에 한(寒)이 만들어지면, 가을인 뒤에(後) 여름에 한을 만들면서 염(鹽)의 재료를 모두 고갈시켰기 때문에, 정작 염으로 과잉 산을 중화해야 하는 가을에는 과잉 산을 염으로 저장하지 못하고, 억지로 중화시키면서 몸에서 열(熱)이 나게 된다(故先寒而後熱也). 즉, 병이 시작(時作)되는 것이다(病以時作). 이것을 한학(寒瘧)이라고 부른다.

　참고로 인체와 사계절이 서로 연계되어서 인체 안에서 어떻게 에너지(Energy)가 관리되는지 보자. 봄과 여름은 가을과 겨울에 염(鹽)으로 쌓아둔 에너지(Energy)인 전자(電子)를 일조량을 이용해서 모두 소모해준다. 그래서 봄과 여름은 가을과 겨울에 일조량이 줄었을 때 과잉 산을 염(鹽)으로 저장할 수 있게 염에서 전자를 빼내서 중화시켜줌으로써, 가을과 겨울에 전자(電子)를 격리할 공간을 마련해준다. 그래서 가을과 겨울이 오면, 이 빈 공간에 과잉 산에서 나온 전자를 축적해서 염(鹽)을 만들어낸다. 이렇게 인체 안에서 에너지(Energy)는 사계절의 일조량 변동에 따라서 순환되는 것이다. 이 순환의 고리에서 정체가 생기면, 학질(瘧)이 발생하는 것이다. 즉, 봄과 여름은 에너지(Energy)를 소비하는 계절이고, 가을과 겨울은 에너지(Energy)를 축적하는 계절이다. 여기서는 서로 돕는 것이다. 즉, 정상적인 봄과 여름이 없다면, 정상적인 가을과 겨울도 없게 된다. 반대면 반대가 된다. 가을과 겨울에 에너지를 염으로 축적해 줘야, 봄과 여름은 이 염에 축적된 에너지를 이용해서, 땀을 만들어서 인체 안을 차갑게 만들고 이어서 무더운 여름을 나게 해준다. 만일에 가을과 겨울에 염으로 에너지인 전자를 축적해주지 않으면, 봄과 여름에 땀을 흘릴 수가 없게 되고, 그러면 인체는 무더운 열기에 그대로 노출되면서 더위를 먹어서 죽고 만다. 그래서 땀은 엄청나게 중요한 것이다. 물론 현대는 에어콘이 있으므로 상황이 다르기는 하나, 그래도 인체가 사계절의 에너지 균형을 맞추지 못하면, 인체에서 어떤 일이 일어날지 추측은 가능한 것이다. 이제는 거꾸로 봄과 여름에 염(鹽)에 있는 에너지인 전자를 소모해주지 못하면, 일조량이 줄어든 가을과 겨울에 과잉 산에서 나온 전자를 격리할 염(鹽)의 재료인 알칼리 케톤 종류를 확보할 수가 없게 되고, 그러면 과잉 산은 염으로 격리할 수가 없게 되고 인체가 억지로 중화시켜야 한다. 이때 나타나는 부작용이 학질(瘧)이다. 에너지 의학인 전자생리학을 모르면, 이 관계의 중요성을 잘 모른다. 인체의 모든 병은 에너지 과부족이 일으킨다는 사실을 알면, 사계절과 인체가 어떻게 연결이 되며, 사

계절이 왜 그렇게 건강에 중요한지 자연스럽게 알게 된다. 이 부분도 황제내경을
품격을 다시 한번 말해주고 있다. 이 부분은 엄청나게 중요한 부분이다. 특히, 이
곳은 관절염 환자에게 엄청나게 중요한 부분이다. 즉, 관절염은 자연 의학을 통해
서 자연치유가 가능하다는 뜻이다. 관절염의 핵심은 관절활액이 산성으로 기울어
서, 이 산성 체액에 붙은 자유전자가 관절을 구성하고 있는 알칼리 콜라겐을 분해
하면서 나타나는 증상이다. 그래서 에너지인 자유전자를 중화시켜주게 되면, 관절
염은 깨끗이 치유된다. 즉, 이때는 관절염이 치료되는 것이 아니라 자연적으로 치
유된다. 이 부분은 필자가 실제로 실험해 본 기전이기도 하다. 그래서 관절염은
겨울만 돌아오면, 더욱더 심해지고, 밤에 더욱더 심해질 수밖에 없다. 즉, 관절염
은 해독 인자인 CRY의 도움을 많이 받는 질환이다. 그래서 관절염은 극도로 심한
경우가 아니라면, 여름을 이용해서 치료가 가능한 질환이다. 즉, 자연을 이용한 관
절염의 치료는 여름에 열기를 이용해서 땀을 많이 흘려서 관절염의 근원인 산에
붙은 자유전자를 중화해주라는 뜻이다. 그러면, 관절의 콜라겐 단백질을 분해할
요인이 사라지면서, 관절염은 깨끗이 치유된다. 이 원리는 국내에서 판매되는 케
토톱플라스타(Ketotop Plaster)를 보면, 확연하게 드러난다. 그리고 이 약의 이름
이 이 약의 효능을 말하고 있기도 하다. 즉, 케토톱플라스타(Ketotop Plaster)는
알칼리인 케톤(Keto)을 관절염 부위(Top)에 붙여서(Plast) 관절염을 치료한다는
뜻이다. 물론 여기서 핵심은 강알칼리인 케톤(Ketone)이 주성분이 된다. 즉, 강알
칼리인 케톤(Ketone)이 관절염의 원인인 산에 붙은 자유전자를 흡수해서 중화해
주면, 관절염의 증상은 자동으로 완화된다. 즉, 이때 관절염은 치유가 안 되고, 완
화만 된다. 그 이유는 관절염의 원인인 산성 체액이 다른 곳에서 이곳으로 계속해
서 공급되기 때문이다. 그래서 관절염의 치유는 온몸에 상주하고 있는 산성 체액
을 중화시켜줘야 해결된다. 그리고, 이 방법은 여름에 땀을 이용하는 것이다. 그래
서 케토톱플라스타(Ketotop Plaster)는 당연히 케톤(Ketone)들의 향연이 된다.
즉, 케토톱플라스타 패드의 구성 성분들을 보게 되면, 케토프로펜 30mg, 케토프
로펜 60mg, 케토프로펜 2.639mg, 케토프로펜 15.828mg, 케토프로펜 8.372mg,
케토프로펜 7.198mg이다. 즉, 여기에서는 다양한 종류의 케토프로펜들이 사용된

다. 물론 이 패드는 당연히 대증 치료제일 뿐이다. 그러면, 자동으로 사우나에서 땀을 빼도 되지 않느냐고 반문이 온다. 이는 당연한 반문이다. 그러나 땀의 종류가 다르다. 땀은 땀을 내는 방법에 따서 4가지 종류의 땀이 있다. 그리고 이들의 효과는 각각 다르다. 사우나에서 빼는 땀은 사우나의 열로 피부를 자극해서 피부 간질에 정체한 자유전자를 중화한 결과물이다. 그래서 이때는 인체 깊숙이 자리하고 있는 자유전자는 건드리지를 못한다. 물론 그래도 일정 부분의 효과는 있다. 그리고 땀은 물(H_2O)인데, 물은 절대로 스스로 움직이지 못한다. 즉, 물이 이동하려면, 반드시 에너지가 필요한데, 그 에너지가 자유전자이다. 그리고 물속에 든 자유전자를 용매화 전자(溶媒化電子:solvated electron)라고 부른다. 즉, 용매화 전자는 물속에 녹아(solvated)있는 전자이다. 즉, 물은 용매화 전자에 이끌려서 움직이는 것이다. 그래서 땀이 나오게 되면, 이 땀에 섞여서 자유전자를 함유한 산성 체액도 자동으로 체외로 빠져나오게 된다. 그래서 땀은 그 자체로도 자유전자를 중화하지만, 추가로 자유전자를 인체에서 제거해준다. 그리고, 피부로 나온 땀은 자유전자를 포함하고 있으므로, 당연히 자유전자의 힘에 의지해서 피부에서 증발한다. 그래서 땀은 자연치유에서 굉장히 중요한 요소이다. 다시 본론으로 돌아가 보자. 두 번째 땀은 식사할 때 나오는 땀이다. 이 땀은 식사할 때 분자 크기가 아주 작은 영양소가 곧바로 흡수되면서 나오는 땀이다. 물론 이 땀은 양이 많지 않다. 그러나 효과는 사우나보다 낫다. 이 땀은 피부와 근육 사이의 간질에서 작용하기 때문에, 사우나가 제공한 열보다 더 인체 안쪽에서 작용하므로, 효과도 더 크다. 그다음이 본초를 이용한 땀이다. 이때 본초는 자유전자를 동맥 모세혈관에 공급해서, 이들의 활동전위를 강하게 만들고, 이어서 간질로 동맥혈을 아주 많이 나오게 하고, 이어서 이 동맥혈이 보유한 산소가 간질로 나오게 되고, 그러면, 간질 곳곳에 숨어있던 자유전자는 산소의 유혹에 이기지 못해서 슬며시 간질로 나오게 되고, 그러면 산소는 자유전자를 게눈감추듯이 잡아서 물로 만들어버린다. 그러면, 이제 간질에서 인체를 괴롭히던 자유전자는 영원히 물에 구속되어서 힘을 못 쓰게 된다. 산소는 전자친화력(electron affinity:電子親和力) 또는 전자친화성이 엄청나게 강하다는 사실을 상기해보자. 그러면, 만병의 근원인 간질에 정체한 자유전자는 깨끗이 청소되고, 인체는 병에서 벗어나게 된다. 이것이 자연치유를 모방한 것이다. 마지막 방법이 여름을 이용한 땀이다. 여름은 남쪽 하늘에 높이 떠서 지구로 무더운 열기를 내보내는 화성(Mars:火星)이 만들어낸다. 이때 우리는 자동으로 자연이 준 여름의 열기를 받게 된다. 그리고 이 열기는 인체 안에서 작동하는 해독 인자인 CRY를 작동시켜서, 인체의 간질에 숨어있는 자유전자를 끌어내서 물로 중화시켜버리고, 이어서 이 물을 땀으로 빼내게 된다. 전자는 열에너지를 받게 되면, 여기(excitation:勵起)가 되면서 자기 집인 자기 궤도를 벗어난다는 사실을 상기해보자. 이때는 온몸 안팎이 모두 열기를 받게 되면서, 인체는 모두 자극받게 되고, 이어서 인체의 간질에 숨어있는 자유전자는 간질로 나오게 되고, 이들은 자동으로 간질로 공급된 산소로 중화된다. 이것이 자연치유이고, 자연 해독이다. 즉, 여름의 열기가 본초 역할을 해준 것이다. 결국에 자연치유는 자유전자라는 개념을 모르게 되면, 아예 접근할 수가 없게 된다. 그래서 결국에 자유전자를 기반으로 확립된 한의학은 자연치유 의학이 될 수밖에 없다. 그리고 한의학의 최고 경전인 황제내경도 자동으로 자연치유 의학이 될 수밖에 없다. 그리고 황제내경이 쓰인 약 2,000년 전에는 의료 시설이 부족했으므로, 이때는 자동으로 자연치유 방법을 찾을 수밖에 없었다. 그리고 자연치유 방법을 집대성한 책이 바로 황제내경이다. 그래서 황제내경은 태생적으로 자연치유 의학이 될 수밖에 없었다.

帝曰, 先熱而後寒者, 何也. 岐伯曰, 此先傷於風, 而後傷於寒. 故先熱而後寒也, 亦以時作, 名曰溫瘧. 其但熱而不寒者, 陰氣先絶, 陽氣獨發, 則少氣煩寃, 手足熱而欲嘔. 名曰癉瘧.

황제가 말한다(帝曰). 먼저 열이 나고 후에 한이 드는 이유는 뭔가요(先熱而後寒者, 何也)? 기백이 말한다(岐伯曰). 이것은 풍에 먼저 상처를 입고 난 다음에, 한에 상처를 입었기 때문이다(此先傷於風, 而後傷於寒). 그래서 먼저 열이 나고 나중에 한기가 든다(故先熱而後寒也). 역시 이때 병이 발동하게 되고(亦以時作), 이를 온학이라고 말한다(名曰溫瘧). 단지 열만 나고 한이 없다면(其但熱而不寒者), 음기가 먼저 끊어진 것이고(陰氣先絶), 양기가 홀로 발동한 것이다(陽氣獨發). 즉, 알칼리가 고갈되고 가슴이 답답하며(則少氣煩宽), 수족에 열이 나고 구토가 나오려고 하면(手足熱而欲嘔), 이것은 단학이다(名曰癉瘧).

온학(溫瘧)은 먼저 열(熱)이 나고 뒤에 한(寒)이 생기는 것이다. 온학에 걸리게 되면, 처음에는 과잉 산을 어느 정도 염(鹽)으로 축적하면서 가을의 쌀쌀한 바람(風)에 대처하지만, 곧바로 염의 재료는 고갈되고 만다. 즉, 여름에 염의 재료를 이미 많이 소모했기 때문에 일어나는 현상이다. 그러면 간질에 과잉 산이 쌓이게 되고, 이 과잉 산을 중화시키면서 열이 나는 것은 당연하다. 즉, 이렇게 먼저 풍에 상하는 것이다(此先傷於風). 그런데 시간이 지나면서 과잉 산이 간질에 과하게 쌓이게 되고, 이어서 체온을 만드는 근육은 산소 부족으로 인해서 체온을 만들어내지 못하게 되고, 이어서 인체는 추워서 떨게 된다. 즉, 풍에 상한 뒤(後)에, 한에 또 상하게 되는 것이다(而後傷於寒). 즉, 여름에 전자를 격리할 공간을 조금만 만들어준 덕분에, 염(鹽)의 재료인 알칼리 케톤 종류가 부족하게 되고, 이어서 가을의 과잉 산은 염(鹽)으로 저장되지 못한다. 그러면 간질은 산성으로 변하게 되고 이어서 간질에서 산소를 모두 소모해버리고, 그러면 체온을 만드는 근육은 산소 부족으로 인해서 체온을 만들어내지 못하고, 이어서 인체는 추워서 떨게 된다. 그래서 먼저 열이 나고 뒤에 추위에 떠는 것이다(故先熱而後寒也). 이때부터 병은 작동한다(亦以時作). 이것이 온학이다(名曰溫瘧). 한(寒)이 만들어지려면, 과잉 산을 염(鹽)으로 저장해야 가능하다. 그런데 여름에는 일조량이 극에 달한 덕분에 CRY 활동도 극에 달해서 한(寒)인 염(鹽)이 형성될 시간을 안 준다. 그래서 열은 나지만 한은 없는 것이다(但熱而不寒). 그 대신에 과잉 산을 활발히 중화하면서 알칼리 소모는 많게 된다(少氣). 그래서 알칼리(陰氣)가 먼저 고갈(絶) 된다(陰氣先絶). 그러면 당연히 산(酸)인 양기(陽氣)만이 활개를 치게 된다(陽氣獨發). 이 상태에서 과잉 산인 양기(陽氣)를 중화하는 부담은 인체에서 최대의 과잉 산 중화 장소인 심장이 떠맡는다. 그러면 당연히 심장은 과부하가 일어나고, 이어서 심근은 수축하고 이어서 가슴은 답답(煩宽)해진다(則少氣煩宽). 이 넘쳐나는 과잉 산 때문에, 심장은 과부하에 걸리고, 과잉 산은 혈액의 순환 변곡점인 손과 발에서 정체되고, 이 정체된 과잉 산이 중화되면서 손발에서 열이 나고(手足熱), 체액에 넘쳐나는 과잉 산을 위(胃)로 배출하려고 하면서 구토 욕구가 생긴다(欲嘔). 이것이 서학(暑瘧)이라고 불리는 단학(癉瘧)이다(名曰癉瘧). 즉, 여름의 더위(暑)를 잘못 처리해서 생긴 학질이 단학이다. 그래서 단학을 서학이라고 부른다.

第5장

帝曰, 夫經言, 有餘者寫之, 不足者補之. 今熱爲有餘, 寒爲不足. 夫瘧者之寒, 湯火不能溫也, 及其熱, 冰水不能寒也. 此皆有餘不足之類, 當此之時, 良工不能止. 必須其自衰, 乃刺之. 其故何也, 願聞其說.

황제가 말한다(帝曰). 무릇 옛날 경전에서 말하기를(夫經言), 과잉 산은 사해서 중화시켜주고(有餘者寫之), 알칼리 부족은 보충해주라고 했다(不足者補之). 열은 유여를 만들어 내고(今熱爲有餘), 한은 알칼리 부족을 만들어낸다(寒爲不足). 무릇 학질이 한을 만들어내면(夫瘧者之寒), 이때 인체는 탕화로도 따뜻하게 할 수가 없다(湯火不能溫也). 또, 온(其)이 열로 발전(及)을 하면(及其熱), 냉수로도 차갑게 할 수가 없다(冰水不能寒也). 이 모두는 산 과잉과 알칼리가 부족한 종류들이다(此皆有餘不足之類). 이 경우에 맞닥뜨리면(當此之時), 유능한 의사도 중지시킬 수가 없다(良工不能止). 결국에 스스로 쇠해지기를 기다려서(必須其自衰), 침을 놓게 된다(乃刺之). 그 이유는 뭔가요(其故何也)? 그 내용의 설명을 듣고 싶습니다(願聞其說).

황제가 옛날 경전을 언급한다. 산이 과잉(有餘)이면, 사법(寫法)을 써서 과잉 산을 중화시키고(有餘者寫之), 알칼리가 부족(不足)하면 보법(補法)을 써서 알칼리를 보충해주라고 했다(不足者補之). 그래서 열이 난다는 것은 알칼리를 계속 소모한다는 말이므로, 과잉 산을 만들어내는 꼴이 되며(熱爲有餘), 염(鹽)을 만들어서 계속해서 한(寒)을 만들어낸다는 것은 염(鹽)의 재료인 알칼리 부족을 만들어내는 꼴이 된다(寒爲不足). 무릇 학질이 한을 만들어 내면(夫瘧者之寒), 탕화로도 따뜻하게 할 수가 없고(湯火不能溫也), 학질이 열을 만들어 내면(及其熱), 냉수로도 차갑게 할 수가 없다(冰水不能寒也). 이 모든 것들은 산이 과잉이거나 알칼리가 부족한 경우들인데(此皆有餘不足之類), 학질이 발생했을 당시에는(當此之時), 훌륭한 의사라도 열이나 한을 어떻게 할 수가 없으므로(良工不能止), 학질이 스스로 가라앉기를 기다렸다가(必須其自衰) 침을 놓는다(乃刺之). 염(鹽)으로 전자를 격리하는 한(寒)이나 전자를 산소로 중화시키는 열이나 모두 결국은 산 과잉이 빚어낸 것들이다. 침술은 철저히 알칼리를 기반으로 하므로, 과잉 산이 존재하는 상태에서는 당연히 침을 놓을 수가 없게 된다. 황제가 옛 경전을 빌려서 말하고 싶은 내용은 침술에 관한 내용이다. 침술은 보법이나 사법이나 모두 인체의 알칼리를 이용하는 치료법이다. 사법을 쓸 때도 알칼리 상태가 안 좋으면 침을 금하고, 보법을 쓸 때도 알칼리 상태를 봐가면서 침을 놓는다. 그런데 학질에서는 알칼리로 과잉 산을 중화하면서 열이 나고 이어서 알칼리는 고갈되고 이어서 과잉 산이 쌓이기 때문에(熱爲有餘), 산이 과잉인 상태이고, 그래서 침을 놓을 수가 없게 된다. 반대로 염(鹽)이 만들어지면서 한(寒)을 만들어내는데, 한을 많이 만들수록 염의 재료인 알칼리는 부족해진다(寒爲不足). 즉, 이 경우도 알칼리가 부족해지기는 마찬가지가 되고, 결국에 침을 놓을 수가 없게 된다. 그래서 아무리 유능한 의사라도 침으로는 열과 냉을 어떻게 할 수 있는 방법이 없으므로(良工不能止), 별수 없이 기다렸다가 인체가 학질과 싸워서 학질이 어느 정도 가라앉으면(必須其自衰), 침을 놓을 수밖에 없다(乃刺之). 그런데 황제는 이 침의 원리를 모르겠으니, 기백한테 그 원리를 가르쳐달라고 말하고 있다. 이제 기백의 대답을 들어보자. 기백도 옛날 경전을 가지고 설명한다.

岐伯曰, 經言, 無刺熇熇之熱, 無刺渾渾之脈, 無刺漉漉之汗. 故爲其病逆, 未可治也. 夫瘧之始發也, 陽氣并於陰, 當是之時, 陽虛而陰盛, 外無氣. 故先寒慄也. 陰氣逆極, 則復出之陽, 陽與陰復并於外, 則陰虛而陽實. 故先熱而渴. 夫瘧氣者, 并於陽則陽勝, 并於陰則陰勝, 陰勝則寒, 陽勝則熱. 瘧者, 風寒之氣不常也, 病極則復, 至病之發也. 如火之熱, 如風雨, 不可當也. 故經言曰, 方其盛時, 必毀, 因其衰也, 事必大昌. 此之謂也. 夫瘧之未發也, 陰未并陽, 陽未并陰, 因而調之, 眞氣得安, 邪氣乃亡. 故工不能治其已發, 爲其氣逆也.

기백이 말한다(岐伯曰). 옛날 경전에서 말하기를(經言), 열이 펄펄 끓거나(無刺熇熇之熱), 맥이 몹시 혼란스럽거나(無刺渾渾之脈), 땀을 비 오듯이 줄줄 흘리면 침을 놓지 말아야 한다(無刺漉漉之汗). 만일에 이때 침을 놓는다면, 그 병을 역하게 만들어서(故爲其病逆), 치료하지 못하게 만들어 버린다(未可治也). 무릇 학질이 시작되면(夫瘧之始發也), 양기가 음에 병합하는데(陽氣并於陰), 그 당시에(當是之時), 양이 허하고 음이 성하면(陽虛而陰盛), 외부로 열을 표출할 기가 없으므로(外無氣), 그래서 먼저 추어서 덜덜 떤다(故先寒慄也). 음기가 역해서 극에 달하면(陰氣逆極), 다시 양기가 나온다(則復出之陽). 양이 음과 더불어 다시 외부에서 병립하면(陽與陰復并於外), 음이 허하고 양이 실해지면서(則陰虛而陽實), 먼저 열이 나고 갈증이 생긴다(故先熱而渴). 무릇 학기라는 것은(夫瘧氣者), 양에 병립되면 양이 승하고(并於陽則陽勝), 음에 병립되면 음이 성한다(并於陰則陰勝). 음이 성하면 한이 생기고(陰勝則寒), 양이 성하면 열이 생긴다(陽勝則熱). 학질은 풍한의 기가 변하는 것이다(瘧者, 風寒之氣不常也). 병이 극에 달하면, 다시 병이 발생하게 된다(病極則復, 至病之發也). 병이 발생해서 극에 달하면, 열이 불과 같고(如火之熱), 풍이 비와 같으면, 당해낼 수가 없다(如風雨, 不可當也). 그래서 경전에서 말하기를(故經言曰), 그것이 성할 때는 반드시 상대방은 훼손되고(方其盛時, 必毀), 그로 인해서 그것은 쇠하고(因其衰也), 일은 필히 커진다고 했다(事必大昌). 이것을 두고 하는 말이다(此之謂也). 무릇, 학질이 발생하지 않았을 때는(夫瘧之未發也), 음이 양과 병립하지 않고(陰未并陽), 양이 음과 병립하지도 않으며(陽未并陰), 그로 인해서 조절된다(因而調之). 진기가 편안함을 얻고(眞氣得安), 사기가 없어지기에 이른다(邪氣乃亡). 그래서 의사는 이미 발병한 병을 치료할 수가 없다(故工不能治其已發). 치료하려고 하면, 기를 역하게 만들어 버린다(爲其氣逆也). 문장들을 잘라서 해석해보자.

岐伯曰, 經言, 無刺熇熇之熱, 無刺渾渾之脈, 無刺漉漉之汗. 故爲其病逆, 未可治也. 夫瘧之始發也, 陽氣并於陰, 當是之時, 陽虛而陰盛, 外無氣. 故先寒慄也.

　열이 펄펄 끓거나(熇熇之熱), 맥이 아주 심하게 요동치거나(渾渾之脈), 땀이 비 오듯 줄줄 흘러내리면(漉漉之汗), 이때는 모두 알칼리가 부족한 상황이므로, 침을 놓아서는 안 된다(無刺). 만일에 이때 침을 놓는다면, 침의 전자(酸) 공급 능력 때문에, 인체에 산(酸)을 공급하는 꼴이 돼버리고, 결과적으로 그 병을 더 키워서(故爲其病逆), 아예 치료 불가능하게 만들어버린다(未可治也). 학질이 발생할 때는(夫瘧之始發也), 양기가 음기에 병합된다(陽氣并於陰). 이렇게 되면, 이때 당시는(當是之時), 양이 허해지고 음이 성해지면서(陽虛而陰盛) 외부로 열기가 배출이 안 되고(外無氣), 먼저 추워서 벌벌 떤다(故先寒慄也). 독자 여러분은 지금 이 부분에서 황제내경의 진수를 보고 있다. 열(熱)의 발생은 음(酸素:oxygen)과 양(電子:electron)의 결합(幷) 과정인데, 알칼리 산소(酸素:oxygen)가 산성인 전자(電子:electron)를 흡수해서 물(H_2O)로 되면서, 열(熱)이 부산물로 나온다. 한(寒)의 발생은 열의 원천인 전자(陽氣)를 알칼리(陰)로 격리(幷)하면서 염(鹽)이 만들어지고 한(寒)이 발생한다. 즉, 양(電子:electron)이 음(Alkali metal)에 병합(幷)되면서 염(鹽)이 만들어지고, 이것이 한(寒)이 된다. 이것은 전자와 알칼리 케톤의 반응에서 염이 나온다는 것을 말하고 있다(陽氣幷於陰). 이미 몇천 년 전에 열과 염이 만들어지는 원리를 정확히 알고 있었다는 것을 암시하고 있다. 즉, 표현을 구체적으로 하지는 못했지만, 이미 전자(電子:electron:陽)의 존재를 정확히 알고 있었다는 암시이다. 이제 전자인 양(陽)은 염(鹽)으로 만들어지면서 없어져서 고갈(虛)되었고, 염으로써 한(寒)인 음(陰)은 많아졌다(陽虛而陰盛). 당연한 순리로 열의 원천인 전자를 염(鹽)으로 격리했기 때문에, 밖으로(外) 열기(氣)는 배출이 안된다(外無氣). 즉, 체온 유지가 안 되는 것이다. 그 결과로 인체는 먼저 한(寒)이 만들어지고, 뒤에 추워서 덜덜(慄) 떨게 된다(故先寒慄也).

陰氣逆極, 則復出之陽, 陽與陰復幷於外, 則陰虛而陽實. 故先熱而渴. 夫瘧氣者, 幷於陽則陽勝, 幷於陰則陰勝, 陰勝則寒, 陽勝則熱.

또다시 황제내경의 진수를 보자. 이렇게 음기가 과해서(逆) 극(極)에 달하면(陰氣逆極) 즉, 간질에 너무나 많은 염(鹽)이 쌓이게 되면, 간질에서는 면역이 작동하게 되고, 이어서 이들이 염(鹽) 속에 있는 전자를 중화시키면서 다시(復) 양기인 열(熱)이 나온다(則復出之陽). 즉, 음에 격리(與)되었던 양(陽)인 전자는 면역 덕분에 다시(復) 밖(外)으로 나와서 면역이 공급한 음(陰)인 산소와 병합(幷) 된다(陽與陰復幷於外). 그러면 음(陰)인 염(鹽)은 고갈(虛)되고, 양(陽)인 열(熱)이 많아(實)진다(則陰虛而陽實). 그러면 먼저 열이 나고 당연히 뒤에 갈증이 생긴다(故先熱而渴). 다시 말해서 이렇게 염(陰氣)이 극단(極)적으로 과잉(逆)이 되면(陰氣逆極), 인체는 이 과잉 염(鹽)을 처리하기 위해서 면역(衛氣)을 발동시킨다. 면역은 산성이 된 염(鹽)을 산소로 깨뜨려서 전자를 빼내면(則復出之陽), 알칼리 물질(陰)에 잡혀(與)있던 전자(陽)는 밖에서 산소와 병합(幷)되고 중화되면서(陽與陰復幷於外), 이어서 열(熱)이 발생하고, 땀이 나면서 갈증(渴)이 생긴다(故先熱而渴). 이 상태는 염인 음(陰)은 깨져서 적어졌고(虛), 열의 원천인 전자(電子)는 빠져나와서 중화되고 양(陽)인 열이 많아(實)진 것이다(則陰虛而陽實). 산과 알칼리의 불균형이 핵심인 학기(瘧氣)라는 것은(夫瘧氣者), 음이 양에 병합되면, 양이 이기는 것이고(幷於陽則陽勝) 즉, 양인 산이 더 많아서, 음인 알칼리가 과잉 산에 의해서 희석(幷)되어버리면, 양이 이기면서 열이 난다(陽勝則熱). 즉, 과잉 산이 알칼리로 중화되면서 당연히 열이 난다. 양이 음에 병합되면, 음이 이기고(幷於陰則陰勝) 즉, 양으로서 산인 전자가 음인 알칼리 케톤에 흡수되어버리면, 음이 이기면서, 한이 생긴다(陰勝則寒). 즉, 열의 원천인 전자를 염으로 격리했기 때문에, 당연히 한이 생긴다.

瘧者, 風寒之氣不常也, 病極則復, 至病之發也. 如火之熱, 如風雨, 不可當也. 故經言曰, 方其盛時, 必毁, 因其衰也, 事必大昌. 此之謂也.

그래서 학질은 음인 알칼리와 양인 산의 과다 차이에 의해서 열이 펄펄 끓기도 하고, 추워서 덜덜 떨기도 한다. 즉, 학질이라는 것은 음(寒)과 양(風)의 기(氣)가 변하면서(不常) 생기는 병이다(風寒之氣不常也). 그래서 학질이라는 이 병은 다른 병(病)이 과잉 산 때문에 극(極)에 달하면 다시(復) 돌아오면서(病極則復), 학질(病)이 발동(發)되기에 이른다(至病之發也). 그래서 학질의 원인인 과잉 산이 중화되면서, 인체에서는 열이 불처럼 타오르기도 하고(如火之熱), 땀이 풍우처럼 흘러내리기도 한다(如風雨). 이때는 아무리 유능한 의사라도 당연히 감당(當)이 불가능하다(不可當也). 즉, 이때는 아무리 유능한 의사라도 병이 면역에 의지해서 스스로 가라앉기를 바라볼 수밖에 없고(良工不能止, 必須其自衰), 그다음에 침을 놓을 수밖에 없다(乃刺之). 그래서 옛 경전에서 이렇게 말했다(故經言曰, 此之謂也). 상대방(方:相對方)의 기운이 최고조에 이르면(方其盛時), 그 기운은 반드시 훼손되고(必毁), 그로 인해서 쇠퇴의 길로 접어든다(因其衰也). 그러면 당사자(事:當事者)는 반드시 크게 번창한다(事必大昌). 즉, 학질이라는 병이 면역에 의지해서 치유되는 것을 빗대어서 표현하고 있다. 즉, 학질이라는 병(方:相對方)이 최고조에 이르면(方其盛時), 반드시(必) 면역이 작동하면서 학질은 약(毁)해지게 되고(必毁), 그러면 학질은 이로 인해서(因) 서서히 힘을 잃어(衰) 간다(因其衰也). 그러면 학질의 당사자(事:當事者)인 인체는 반드시(必) 크게 건강(昌)해진다(事必大昌). 즉, 인체에 면역이 생기면서 인체는 전보다 더 건강해진다. 이 당시에 이미 후천성 면역력이 생기는 것을 알고 있었다는 암시를 주고 있다.

夫瘧之未發也, 陰未并陽, 陽未并陰, 因而調之, 眞氣得安, 邪氣乃亡. 故工不能治其已
發, 爲其氣逆也.

　학질이 발생하지 않으면(夫瘧之未發也), 음이 양과 병합되지도 않고(陰未并陽),
양이 음과 병합되지도 않는다(陽未并陰). 즉, 학질로 인한 과잉 산과 알칼리가 서
로 중화되는 일이 일어나지 않는다. 그로 인해서(因), 인체는 조율이 잘 된다(因而
調之). 즉, 과잉 산이 인체에 존재하지 않기 때문에, 인체의 기능은 잘 조절된다.
그럼으로써 진장기(眞氣)는 발동되지 않고 편안히 쉬며(眞氣得安), 사기는 없어진다
(邪氣乃亡). 즉, 특별히 알칼리를 동원할 필요가 없으며, 사기도 평상시처럼 바로바
로 중화된다. 종합적으로 말해서, 과잉 산으로 인해서 학질이 이미(已) 발생(發)해
버리면, 아무리 유능한 의사라도 침을 사용할 수가 없으며(故工不能治其已發), 이럴
때 잘못 자침하면, 침이 전자를 공급하면서 기를 역하게 만들고 즉, 과잉 산(氣逆)
을 만들어 버리고(爲其氣逆也), 병만 더 키우게 된다.

帝曰, 善. 攻之奈何, 早晏何如. 岐伯曰, 瘧之且發也, 陰陽之且移也, 必從四末始也. 陽
已傷, 陰從之. 故先其時, 堅束其處, 令邪氣不得入, 陰氣不得出, 審候見之, 在孫絡盛堅
而血者, 皆取之, 此眞往而未得并者也.

　황제가 말한다(帝曰). 좋습니다(善). 치료는 어떻게 하죠(攻之奈何)? 시기는 어떻
게 파악하나요(早晏何如)? 기백이 말한다(岐伯曰). 학질은 재발한다(瘧之且發也). 음
양이 다시 이전된다(陰陽之且移也). 필히 사지에서 시작되어서 따라서 올라 온다(必
從四末始也). 양이 상처를 입히면, 음이 좇아간다(陽已傷, 陰從之). 그래서 기회를
먼저 보고(故先其時), 그곳을 꽁꽁 동여매서(堅束其處), 사기가 들어오지 못하게 하
고(令邪氣不得入), 음기가 빠져나가지 못하게 해서(陰氣不得出), 상태를 자세히 관찰
한다(審候見之). 그래서 손락에 실한 곳이나 체액이 뭉친 곳이 있으면(在孫絡盛堅而
血者), 거기 모두에 침을 놓는다(皆取之). 이것은 진기를 왕래하게 하고, 사기와 음
기가 어우러지지 못하게 하기 위함이다(此眞往而未得并者也).

학질은 알칼리인 음과 산(酸)인 양의 차이에서 생긴다. 그래서 언제라도 음과 양이 서로 자리를 바꾸면(陰陽之且移也) 즉, 평소에 알칼리로 유지되던 인체에서 과잉 산이 생기게 되면, 언제라도 학질은 재발(且發)한다(瘧之且發也). 필히 사지에서 시작해서 따라 올라온다(必從四末始也). 사지는 손과 발을 말하는데, 손과 발의 특이점은 손바닥이나 발바닥의 피부는 저항성이 아주 높다는 사실이다. 즉, 혈액 순환이 제일 잘 막히는 곳이 손발이며, 혈액 순환의 변곡점 즉, 알칼리 동맥혈이 산성 정맥혈로 바뀌는 변곡점이 사지라는 뜻이다. 즉, 혈액 순환이 막히면서 과잉 산이 제일 먼저 생기는 곳이 사지이다. 그래서 과잉 산이 생성되면, 학질은 재발하는데, 맨 먼저 저항성이 높은 사지에서 시작될 수밖에 없다. 그다음에 과잉 산은 전신으로 퍼져(從) 나간다(必從四末始也). 그래서 과잉 산(陽)이 인체를 상하게(傷) 하면(陽已傷), 바로 뒤따라서 과잉 산을 중화시킬 알칼리(陰)를 동원해야 한다(陰從之). 이때는 먼저(先) 기회(時)를 잘 보고(故先其時), 과잉 산이 있는 곳을 찾아서, 그곳을 꽁꽁(堅) 동여(束) 매서(堅束其處), 사기인 산이 그곳에 더는 들어(入)오지 못하게 막고(令邪氣不得入), 음기(陰氣)인 알칼리가 더는 그곳을 빠져(出)나가지 못하게 막고(陰氣不得出), 이렇게 묶여서 체액 순환이 막힌 그곳을 자세히 살펴보면(審候見之), 과잉 산이 존재하는 손락들은 맥이 성(盛)하거나 견(堅)하게 될 것이고, 그러면 그곳의 체액(血)도 성(盛)하거나 견(堅)하기 때문에(在孫絡盛堅而血者), 그곳 모두에 침을 놓으면 된다(皆取之). 다시 말하자면, 인체에서 과잉 산에 반응을 제일 잘하는 곳이 사지이므로, 사지를 기준으로 과잉 산의 존재를 파악한 다음, 과잉 산이 있을 것으로 의심이 되는 곳이 있으면, 그곳을 꽁꽁 묶어버리면, 체액의 순환은 막힐 것이고, 이 상태에서 과잉 산이 존재한다면, 맥의 최하위 단위인 미세한 손락에서 반응을 제일 먼저 보일 것이다. 즉, 과잉 산이 존재한다면, 과잉 산 때문에, 맥이 아주 실하게 나타나거나(盛堅), 체액(血)이 강하게 정체되는 곳이 나타날 것이다(在孫絡盛堅而血者). 그러면 바로 그 부분들에 모두 침을 놓아서(皆取之), 과잉 산을 제거하면 된다. 이렇게 해주면, 과잉 산은 제거되기 때문에, 진액(眞)의 왕래(往)는 잘 될 것이고, 이어서 과잉 산과 알칼리가 만나서 병합(幷)되면서 염(鹽)이 만들어지지도 않을 것이다(此眞往而未得幷者也). 그러면 당연히 과잉 염의 축적 때문에 생기는 학질은 일어나지 않을 것이다. 또, 당연한 결과로써 학질의 원인인 과잉 산을 제거했기 때문에 학질도 재발하지 않을 것이다.

帝曰, 瘧不發, 其應何如. 岐伯曰, 瘧氣者, 必更盛更虛, 當氣之所在也. 病在陽則熱而脈躁, 在陰則寒而脈靜, 極則陰陽俱衰, 衞氣相離, 故病得休, 衞氣集, 則復病也.

　황제가 말한다(帝曰). 학질이 발동하지 않았을 때 상태는 어떻습니까(瘧不發, 其應何如)? 기백이 말한다(岐伯曰). 학기라는 것은(瘧氣者), 반드시 산이 과잉이거나 (更盛) 알칼리가 부족한(更虛) 문제이기 때문에(必更盛更虛), 해당하는 기가 존재하는 곳이 있게 된다(當氣之所在也). 병이 양에 있으면, 열이 나고 맥이 빠르다(病在陽則熱而脈躁). 병이 음에 있으면, 한이 나고 맥이 조용하다(在陰則寒而脈靜). 병이 극에 다다르면, 음양이 모두 쇠한다(極則陰陽俱衰). 위기는 서로 떠나가게 되고(衞氣相離), 병도 휴지기에 접어든다(故病得休). 그러나 과잉 산이 다시 생기고 이어서 위기가 과잉 산을 중화하기 위해서 모이면(衞氣集), 병은 재발한다(則復病也).

　학질은 과잉 산과(更盛) 부족한 알칼리의 문제(更虛)이기 때문에(必更盛更虛), 반드시 해당(當)하는 기(氣)가 존재(在)하는 곳(所)이 있게 된다(當氣之所在也). 즉, 산과 염이 존재하는 곳이 있기 마련이다. 만일에 병이 산(酸)으로써 에너지인 양(陽) 때문에 일어났다면, 당연히 이 과잉 산을 중화하면서 열이 동반되고, 이 과잉 에너지로 인해서 맥은 빠르게 뛸 것이다(病在陽則熱而脈躁). 병이 염(鹽)인 음(陰) 때문에 일어났다면, 염이 열의 원천인 전자를 격리했기 때문에, 당연히 한(寒)이 동반되고, 맥은 에너지인 전자가 격리되었기 때문에, 에너지가 부족해져서 조용(靜)할 것이다(在陰則寒而脈靜). 병이 음 때문에 일어났건, 양 때문에 일어났건, 극단 (極)에 이르면, 면역(衞氣)이 작동되면서 병은 쇠퇴(衰)하게 된다(極則陰陽俱衰). 그러면 위기인 면역은 병소에 더는 머무르지 않고 서로 흩어진다(衞氣相離). 그러면 병은 드디어 휴지기(休)에 접어든다(故病得休). 그러나 과잉 산이 존재해서 면역인 위기(衞氣)가 다시 모이면(衞氣集), 이 과잉 산으로 인해서 학질(病)은 재발한다(則

復病也). 즉, 과잉 산이 다시 생기면, 이 과잉 산과 면역이 서로 치열하게 싸우면서 학질은 재발한다는 뜻이다.

제6장

帝曰, 時有間二日, 或至數日發, 或渴或不渴, 其故何也. 岐伯曰, 其間日者, 邪氣與衛氣, 客於六府, 而有時相失. 不能相得, 故休數日乃作也. 瘧者, 陰陽更勝也, 或甚或不甚, 故或渴或不渴.

황제가 말한다(帝曰). 학질이 발작하는 데 2일도 걸리고(時有間二日), 수일도 걸리고(或至數日發), 혹은 갈증이 나기도 하고 안 나기도 하는데(或渴或不渴), 그 이유가 뭔가요(其故何也)? 기백이 대답한다(岐伯曰). 날짜를 번갈아 가면서 일어나는 발작은(其間日者), 위기와 사기가 객으로서 육부에 있기 때문이며(客於六府), 이때는 상실하는 시간을 가지기 때문이다(而有時相失). 상득이 어려우면 수일 동안 쉬었다가 발작한다(不能相得). 학질은(瘧者), 음과 양이 번갈아 가며 승하기 때문에(陰陽更勝也), 어떤 때는 병이 심해지기도 했다가 호전되기도 했다가 하면서(或甚或不甚), 갈증이 있는 날도 있고 갈증이 없는 날도 있다(故或渴或不渴).

학질이 발작하는 전제 조건은 면역인 위기와 과잉 산인 사기가 만나서 서로 부딪쳐야 가능하다는 것이다. 그래서 위기와 사기가 서로 만나서 부딪치는 횟수가 잦으면, 발작하는 횟수도 잦아진다. 이렇게 이 둘이 서로 만나는 경우를 상득(相得)이라고 표현한다. 그래서 위기와 사기가 서로 같이 만나서 자주 부딪치지 못하면(不能相得), 학질의 발작도 수일간(數日) 멈췄다(休)가 발작(作)한다(故休數日乃作也). 그리고 위기와 사기가 서로 만나서 서로 부딪치면, 서로 중화되면서 서로 부딪치는 횟수가 줄어드는데, 이것을 상실(相失)이라고 표현한다. 육부(六府)에서 상실(相失)이 일어나는 이유는 육부는 과잉 산을 인체 외부로 배출하는 곳이기 때문에, 육부에서 과잉 산이 체외로 배출되고 나면, 당연히 위기와 사기가 부딪치는 기회가 적어지기 때문이다. 그런데 육부(六府)는 소화와 긴밀하게 연결되어있으므로 육부를 비우는데 걸리는 시간은 하루 정도가 된다. 그래서 하루는 과잉 산이 외부로 배출이 되었다가 하루는 안 되었다가 하다 보니, 위기와 사기가 부딪치는 날이 번갈아 가며 나타난다. 즉, 산 과잉이 체내에 존재하는 시간이 있고, 없는 시간이 있는데, 그 주기가 하루이다. 그 결과 간일 발작이 일어난다(其間日者). 그래서 간일 발작은(其間日者), 위기와 사기가(邪氣與衛氣), 육부에서 치열하게 싸우는 경우인데(客於六府), 이때는 육부의 과잉 산 배출의 특성 때문에, 위기와 사기가 부딪치지 않는(相失) 시간을 가지게 된다(而有時相失). 또, 양인 산(酸)과 음인 알칼리가 서로 이길 때도 있고 질 때도 있으므로(陰陽更勝也), 음인 알칼리가 많으면 발작이 없다가(或不甚), 양인 산이 과잉되면 발작을 일으킨다(或甚). 그래서 과잉 산이 존재해서 발작할 때는 열이 나면서 땀을 흘리고 이어서 갈증이 찾아온다(或渴). 그러나 알칼리가 많아서 발작이 없을 때는 열도 안 나고 땀도 안 나기 때문에 갈증도 없게 된다(或不渴).

帝曰, 論言, 夏傷於暑, 秋必病瘧, 今瘧不必應者, 何也. 岐伯曰, 此應四時者也, 其病異形者, 反四時也. 其以秋病者, 寒甚. 以冬病者, 寒不甚. 以春病者, 惡風. 以夏病者, 多汗.

황제가 말한다(帝曰). 의경에서(論言), 여름 더위에 상하면(夏傷於暑), 반드시 가을에 학질이 반응한다고 했는데(秋必病瘧), 이때 학질이 나타나지 않는 이유는 뭔가요(今瘧不必應者, 何也)? 기백이 말한다(岐伯曰). 학질은 사계절에 반응하기 때문이다(此應四時者也). 이 병의 형태는 계절마다 다르다(其病異形者). 이 병이 생긴 것은 사계절의 원칙을 어겼기 때문이다(反四時也). 이 병의 형태는 가을에 나타나면 한이 심하고(其以秋病者), 겨울에 나타나면 한이 심하지 않고(以冬病者), 봄에 나타나면 오풍이며(以春病者, 惡風), 여름에 나타나면 땀을 많이 흘린다(以夏病者, 多汗).

여름에 혹서에 상했다는 말은(夏傷於暑), 여름에 과잉 산을 중화하지 못하고 염으로 저장했다는 뜻이다. 그런데 가을은 일조량이 적어서 CRY 활동이 적어지는 계절이어서, 과잉 산을 중화시키는 능력이 떨어진다. 그런데 여름에 축적된 염이 가을로 넘어오게 되면, 인체는 가을에 과잉 산에 시달리게 되고, 반드시 학질에 걸리게 된다(秋必病瘧). 이것이 바로 사계절의 원리를 위반해서 생긴 학질이다(反四時也). 즉, 여름에 과잉 산이 제대로 중화되지 못해서 생긴 것이 학질이다. 이때 생긴 학질의 형태는 사계절에 따라서 여러 가지(異) 형태(形)를 띤다(其病異形者). 가을에 생기는 학질은 여름의 영향을 받아서 생기기 때문에, 여름에 축적한 염(寒)과 가을에 축적한 염(寒)이 합쳐지면서 가을에는 한(寒)이 더욱더 심해진다(其以秋病者, 寒甚). 겨울은 과잉 산을 염(寒)으로 저장하는 시기이다. 그런데 겨울에 학질이 생겼다는 말은(以冬病者) 과잉 산을 염(鹽:寒)으로 격리하지 못했다는 뜻이 된다(以冬病者, 寒不甚). 즉, 겨울에 염으로 과잉 산을 격리했다면, 학질은 없었을 것이다. 봄은 일조량이 늘면서 CRY의 도움을 받아서 과잉 산을 중화시키기 시작하는 계절이다. 그런데 봄에 쌀쌀한 찬 바람은 간질을 수축시키면서 간질액의 소통을 막게 되고, 이어서 간질 체액을 산성화시킨다. 그래서 봄에 학질이 생기면 바람을 싫어할(惡) 수밖에 없다(以春病者, 惡風). 즉, 봄에 쌀쌀한 바람(風)이 학질을 더욱더 악화시키기 때문이다. 여름은 더워서 인체가 땀을 많이 흘리는 계절인데, 여름에 과잉 산 때문에 인체에 학질이 생기면, 인체는 이 과잉 산을 중화시키면서 당연히 땀을 많이 흘릴 수밖에 없다(多汗).

제7장

帝曰, 夫病溫瘧與寒瘧, 而皆安舍, 舍於何藏. 岐伯曰, 溫瘧者, 得之冬中於風, 寒氣藏於骨髓之中, 至春則陽氣大發, 邪氣不能自出, 因遇大暑, 腦髓爍, 肌肉消, 腠理發泄. 或有所用力, 邪氣與汗皆出, 此病藏於腎, 其氣先從內出之於外也. 如是者, 陰虛而陽盛, 陽盛則熱矣, 衰則氣復反入, 入則陽虛, 陽虛則寒矣. 故先熱而後寒, 名曰溫瘧.

황제가 말한다(帝曰). 무릇 온학은 한학과 더불어 모두 편안하게 거주하는데(夫病溫瘧與寒瘧, 而皆安舍), 어느 장기에 거주합니까(舍於何藏)? 기백이 말한다(岐伯曰). 온학은(溫瘧者), 겨울에 풍에서 얻는데(得之冬中於風), 한기가 골수 가운데 저장된다

(寒氣藏於骨髓之中). 이것이 봄에 이르면 양기가 대폭발한다(至春則陽氣大發). 사기는 스스로 물러날 리가 없으므로(邪氣不能自出), 이로 인해서 무더운 여름을 만나면(因遇大暑), 뇌수가 타고(腦髓爍), 기육이 소모되고(肌肉消), 주리가 열리면서 발설을 한다(腠理發泄). 혹시, 힘쓸 일이 있으면(或有所用力), 사기는 땀과 더불어 모두 밖으로 나온다(邪氣與汗皆出). 이 병은 신장에 저장된다(此病藏於腎). 이런 기는 먼저 인체 내부에서 돌아다니다가 나중에 밖으로 빠져나오기 때문에(其氣先從內出之於外也), 이와 같은 때에(如是者), 당연히 음이 허해지고 양이 성해진다(陰虛而陽盛). 양이 성해지면 열이 나고(陽盛則熱矣), 양이 쇠해지면 기가 다시 반입되고(衰則氣復反入), 그러면 양이 허해지며(入則陽虛), 양이 허해지면 한이 생긴다(陽虛則寒矣). 그래서 먼저 열이 나고 나중에 한이 생긴다(故先熱而後寒). 이것이 온학이다(名曰溫瘧).

온병(溫病)이 다 그러하듯이 온학(溫瘧)도 날이 따뜻해지면, 이 열기에 의해서 과잉 산이 중화되면서 발동을 건다. 그러면 날씨가 추울 때 과잉 산이 염으로 축적되었다는 것을 암시하고 있다. 그래서 겨울이 병인(病因)을 제공하게 된다. 겨울의 찬바람(風)은 간질을 수축해서 간질액의 소통을 방해하게 되고 이어서 간질 체액을 산성화시키고, 이어서 간질에 과잉 산이 쌓이는데, 일조량이 적은 겨울에는 이 과잉 산을 염으로 저장한다. 이 염이 일조량이 늘면 학질의 병인이 된다. 그래서 온학(溫瘧)은 겨울에 풍에서 얻는다(得之冬中於風)고 하는 것이다. 그런데 염(鹽)을 전문적으로 취급하는 오장은 신장이다. 그리고 신장은 뇌척수액을 통제하고 소통시킨다. 그래서 겨울에 축적된 한기(寒氣)인 염(鹽)은 당연히 뇌척수액이 통행하는 골수 가운데에 저장된다(寒氣藏於骨髓之中). 이런 상태에서 봄을 맞이하면, 봄은 일조량이 늘면서 열이 제공되고, 이 열은 전자(電子)를 보유하고 있는 염을 깨뜨려서, 양기(陽氣)인 전자(電子)를 몽땅(大) 공급한다(至春則陽氣大發). 이렇게 쌓인 과잉 산(邪氣)은 인체 밖으로 스스로(自) 빠져나갈(出) 리가 없다(邪氣不能自出). 이런 상태에서 무더운(大暑) 한여름을 만나게 되면(因遇大暑), 엄청난 일조량 덕분에 엄청난 열이 제공되고, 이 엄청난 양의 열은 인체 곳곳에 자리하고 있던 염(鹽)을 깨뜨려서, 전자(電子)가 쏟아져나오게 만들고 이어서 중화되면서, 이 과정에서 엄청난 열을 만들어낸다. 그러면 겨울에 골수에 저장된 염은 골수를 태울(爍:삭) 만큼 열을 만들어내고(腦髓爍), 피부 간질(肌)과 림프(肉)에 저장된 염도 깨지면서 전자가 빠져나오게 되고 이어서 이들이 중화되면서 알칼리를 소모(消)하며(肌肉消), 이 과정에서 주리는 열리고 땀은 쏟아(泄) 진다(腠理發泄). 이때 혹시(或)라도 힘(力) 쓸(用) 일이 생기면(或有所用力), 땀을 흘리게 되고, 이 땀과 더불어 사기인 산(酸)도 체외로 빠져(出) 나간다(邪氣與汗皆出). 즉, 땀은 수분이기 때문에, 수분에는 반드시 산(酸)인 삼투압 기질이 포함되게 되어있다. 그래서 땀을 흘리면 산(酸)인 사기(邪氣)가 땀과 함께 체외로 배출된다. 이 병은 신장에 모여든다(此病藏於腎). 그 이유는 신장은 학질을 일으키는 염(鹽)을 전문적으로 담당하는 기관이기 때문이다. 이 염들은 먼저(先) 인체 안(內)을 순환(從)하다가 신장에 모여들고 그런 다음 신장을 통해서 인체 밖(外)으로 배출(出) 된다(其氣先從內出之於外也). 이처럼 되면(如是者), 염이 인체 안을 순환할 때 알칼리(陰)는 소모되어서 부족(虛)해지고 결국에 산(陽)은 과잉(盛)이 된다(陰虛而陽盛). 산(陽)이 과잉(盛)이다 보니까, 이 과잉 산이 중화되면서 당연히 열(熱)이 발생한다(陽盛則熱矣). 이렇게 과잉 산이 중화되면서 과잉 산은 줄어들고(衰), 다시(復) 알칼리(氣)가 보충(反入) 된다(衰則氣復反入). 이렇게 알칼리가 보충(反入)되면, 당연히 산(陽)은 적어(虛)지게 된다(入則陽虛). 그러면 열을 만들어내는 산(陽)이 적어(虛)졌기 때문에, 당연히 열은 생산이 안 되고, 열은 내려가게(寒) 된다(陽虛則寒矣). 그래서 이 과정들을 종합해 보면, 온학(溫瘧)에서는 먼저(先) 열(熱)이 나고, 그다음에 열이 내려가게(寒) 된다(故先熱而後寒).

帝曰, 癉瘧何如. 岐伯曰, 癉瘧者, 肺素有熱, 氣盛於身, 厥逆上衝, 中氣實而不外泄. 因有所用力, 腠理開, 風寒舍於皮膚之內, 分肉之間而發, 發則陽氣盛, 陽氣盛而不衰, 則病矣. 其氣不及於陰, 故但熱而不寒. 氣內藏於心, 而外舍於分肉之間, 令人消爍脫肉. 故命曰癉瘧. 帝曰, 善.

황제가 말한다(帝曰). 단학은 어떤가요(癉瘧何如)? 기백이 말한다(岐伯曰). 단학은(癉瘧者), 폐포에 열이 있다(肺素有熱). 몸에서 기가 성해지면(氣盛於身), 궐역이 상충하고(厥逆上衝), 중기가 실해지면서 외부로 배출이 안된다(中氣實而不外泄). 이때 힘을 쓸 일이 생기면(因有所用力), 주리는 열린다(腠理開). 풍한은 피부 안에 머물러 있고(風寒舍於皮膚之內), 피부 결 사이 간질액에 있다가 발한다(分肉之間而發). 발하면 양기가 성하게 되고(發則陽氣盛), 양기가 성하고 쇠하지 아니하면(陽氣盛而不衰), 병이 된다(則病矣). 그 기운이 음에 닿지 못하면(其氣不及於陰), 단지 열만 내고 한은 만들지 않는다(故但熱而不寒). 기가 심장 안에 저장되면(氣內藏於心), 분육 사이인 간질에 거주한다(外舍於分肉之間). 이것은 인체의 진액을 마르게 하고 육체를 깎아 먹는다(令人消爍脫肉). 그래서 이것을 단학이라고 부른다(故命曰癉瘧). 황제가 말한다(帝曰). 좋습니다(善).

단학(癉瘧)의 핵심은 여름과 궐역상충(厥逆上衝)이 핵심이다. 궐역 상충이란 간에서 과잉 산이 중화가 안 된 채 폐로 올라가는 것을 말한다(厥逆上衝). 폐는 산성 체액의 마지막 중화 장소이다. 간에서 산성 정맥혈을 중화하지 못하고 위로 올려 보내면, 우 심장과 폐포가 죽어나는 것은 기정사실이다. 그래서 단학은 폐가 과잉 산을 마지막으로 중화시키게 하면서, 폐포에 열이 있게 만든다(癉瘧者, 肺素有熱). 즉, 폐가 과잉 산 때문에 과부하에 걸리는 것이다. 간질액을 통제하는 폐가 과부하가 걸렸기 때문에, 이제 산성 체액은 온몸에서 정체가 일어난다. 당연한 순리로 산성 간질액은 중화가 안 되고 정체되면서 간질 근처에 있는 피부나 간질 즉, 분육은 이제 혹독한 대가를 치른다. 전신(身)에 산성 체액(氣)이 정체(盛)되었기 때문에(氣盛於身), 당연히, 이 산성 체액을 중화시키면서 전신에서 열이 생성된다. 폐포는 과잉 산성 정맥혈을 중화시키면서 열을 발생시킨다(肺素有熱). 이제 중기(中氣) 즉, 폐와 우 심장은 간이 중화하지 못한 산성 정맥혈 때문에 과부하(實)에 걸리고, 폐포는 산성 정맥혈에 녹아내리기 때문에, 알칼리 산소와 산성 이산화탄소를 교환하지 못하게 되고 이어서 산소 부족으로 인해서 좌 심장은 알칼리 동맥혈을 제대로 심장 밖(外)으로 밀어내지(泄) 못한다(中氣實而不外泄). 때는 여름이라서 땀을 많이 흘리는 계절이므로, 조금만 힘을 쓰면(因有所用力), 주리가 열린다(腠理開). 간질액이 정체되면서 과잉 산인 사기(風寒)는 피부 안에서 있는 간질에 머물게(舍) 되고(風寒舍於皮膚之內), 그러면 간질 사이(分肉)에서 면역이 발동(發)을 시작한다(分

肉之間而發). 즉, 면역이 간질액에 있는 양기인 산(酸:風寒)을 중화하기 시작한다. 그런데 간질에 있는 이 양기가 아주 강(盛)해서 모두 중화(衰)되지 않으면(陽氣盛而不衰), 결국에 이 양기는 병을 만들어낸다(則病矣). 때가 여름인지라 열기가 최대로 공급되므로, 과잉 산(氣)을 염(陰)으로 격리할 기회는 주지 않는다(其氣不及於陰). 그래서 과잉 산을 중화시키면서 열(熱)은 만들어내지만, 염(鹽)인 한(寒)을 만들어내지는 못한다(故但熱而不寒). 간이 보낸 산성 정맥혈은 인체 안쪽(內)에서는 우 심장에 공급(藏)되고(氣內藏於心), 인체 바깥쪽(外)에서는 간질(外) 사이에 머물게(舍) 된다(而外舍於分肉之間). 이 덕분에 심장은 과잉 전자를 중화시키느라 지독한 열을 만들어내면서 타는 듯한 고통을 느끼게 되고(消爍), 산성 간질액은 간질에 있는 알칼리 콜라겐을 녹여서 과잉 산을 중화시키면서 자기 살(肉)을 파먹게(脫) 된다(令人消爍脫肉). 이것을 단학(癉瘧)이라고 말한다(故命曰癉瘧). 즉, 열은 나지만 여름이라서 오한이 없는 것이 단학(癉瘧)이다. 그래서 단학을 서학(暑瘧)이라고도 부른다.

이 편(篇)은 제목은 학론이지만, 사실상 면역 편이다. 동양의학에서 면역을 어떻게 보고 있는지, 그리고 어떻게 면역을 조절하는지를 알려면, 이 편을 연구하면 될 것 같다. 이 편에서는 에너지와 면역의 정수를 볼 수 있다.

제36편. 자학(刺瘧)

제1장

足太陽之瘧, 令人腰痛頭重, 寒從背起, 先寒後熱, 熇熇暍暍然, 熱止汗出, 難已. 刺郄中出血.

  방광 때문에 일어나는 학질은(足太陽之瘧), 요통을 안겨주고 머리를 무겁게 한다(令人腰痛頭重). 한이 등에서 시작해서 따라 올라간다(寒從背起). 먼저 한이 있고 나중에 열이 난다(先寒後熱). 아주 뜨거운 열 때문에(熇熇暍暍然), 열이 멈추면 땀이 난다(熱止汗出). 이 병은 낫기가 어렵다(難已). 극중에 침을 놓고 체액을 빼낸다(刺郄中出血).

  방광(足太陽:膀胱:bladder)은 뇌척수액을 중화해주는 신장이 보내는 뇨를 처리한다. 그래서 방광이 문제가 되면, 당연히 신장이 문제가 되고, 이어서 뇌척수액의 처리가 지연되면서 당연히 뇌척수에서 문제가 발생한다. 즉, 뇌척수액이 산성으로 변하면서 문제를 일으키는 것이다. 허리 신경이 신장에 신경을 공급하기 때문에, 방광이 문제가 되면, 당연히 신장이 문제가 되고, 이어서 그 여파는 허리 신경까지 간다. 그래서 방광이 문제가 되면, 자동으로 요통(腰痛)이 생긴다. 또, 이때는 뇌척수액이 산성으로 기울면서 당연히 머리도 무거워진다(令人腰痛頭重). 학질(瘧)은 산 과잉의 문제이기 때문에, 과잉 산을 인체 외부로 버리는 육부나 중화 조절하는 오장에 문제가 있으면, 당연히 학질이 발생한다. 방광은 전자를 격리한 염(鹽)을 체외로 배출시키기 때문에, 당연히 학질의 원인을 만들어낸다. 이렇게 방광에서 염 처리가 지연되면, 뇌척수액은 정체되면서 거꾸로 역류하면서 거슬러 올라간다. 그래서 정체된 뇌척수액은 등 쪽에서 거슬러 올라서 머리까지 간다. 즉, 뇌척수액에 들어있는 염(鹽)인 한(寒)도 같이 거슬러 올라간다(寒從背起). 뇌척수는 알칼리 창고이다. 그래서 뇌척수액이 산성으로 기울면 자동으로 염(鹽)인 한(寒)이 먼저(先) 만들어진다. 그것이 한계에 이르면, 이후에((後) 뼈 안의 면역이 작동하고 과잉 산을 중화시키면서 열(熱)을 발생시킨다. 그래서 먼저 한(寒)이 있고 나서 뒤에 열이 난다(先寒後熱)고 하는 것이다. 뼈는 면역의 창고이기도 하므로, 뼈에서 면역이 한번 작동하면, 강하게 작동하면서 열이 아주 심하게 난다(熇熇暍暍然). 열이 아주 심하게 나면, 피부에 있는 수분이 모두 순식간에 증발해버린다. 그래서 겉으로 보기에는 땀이 나지 않는 것처럼 보인다. 그래서 열이 어느 정도 내려가면(止) 그제야 땀이 보이기 시작한다(熱止汗出). 방광은 뇌척수액 문제와 연결되고 자연스럽게 중추 신경과 연결되기 때문에, 방광이 문제가 되면, 신경을 통해서 온몸에서 문제가 발생한다. 그래서 이때 생긴 병은 자동으로 난치병이 된다(難已). 극중(郄中)은 족태양방광경의 위중혈(委中穴)을 말한다. 이 부분은 체액의 정체가 심하게 나타나는 병목 지점이다. 또, 위중혈(委中穴)은 합혈(合穴)이며 토(土)에 속한다. 즉, 비장이 취급하는 림프 순환을 돕는 혈자리이다. 즉, 위중혈(委中穴)은 면역을 자극하는 경(經)이 아니라 체액의 순환을 돕는 수(兪)혈이다. 학질에 걸리게 되면 대개는 열이 심하므로, 면역은 고갈된 상태가 되고, 이때 경(經)에 자침하면 거꾸로 과잉 산을 만들어내기 때문에, 경(經)에는 자침할 수가 없고, 결국에 수(兪)혈을 택해서 체액 순환을 도와서 병을 낮게 할 수밖에 없다. 또, 위중혈(委中穴)은 토(土)에 속하기 때문에 비장의 림프 순환을 돕는다. 비장은 신장과 함께 림프를 취급하는 오장이기 때문에, 비장을 도와(補)주면 자동으로 신장의 부담이 덜어지고 이어서 방광의 부담이 덜어진다. 여기서 혈액(血)을 빼내 준다. 이 지점은 간질에서 림프로 들어가는 지점이기 때문에 여기에 자침하면, 당연히 산성 간질액(血)이 나올 것이다. 즉, 여기서 말하는 혈(血)은 꼭 혈액일 필요는 없다(刺郄中出血).

足少陽之瘧, 令人身體解㑊, 寒不甚, 熱不甚, 惡見人, 見人心惕惕然, 熱多汗出甚, 刺足少陽.

족소양 때문에 생긴 학질은(足少陽之瘧), 신체에서 해역을 만들어내고(令人身體解㑊), 한이 심하지도 않고(寒不甚), 열도 심하지 않다(熱不甚). 사람 보기를 싫어하고(惡見人), 사람을 보면 심장이 두근거려서(見人心惕惕然), 열이 많이 나고 땀이 많이 난다(熱多汗出甚). 족소양에 침을 놓는다(刺足少陽).

담(膽:足少陽)은 간이 보내준 산성 담즙을 중화시켜서 알칼리 담즙으로 만든다. 이런 담이 문제가 되면, 당연히 간에서 문제가 걸린다. 그런데 이 담즙은 신경 간질을 통제해서 신경을 통제한다. 즉, 간과 담이 신경을 통제하는 것이다. 그런데 이 신경은 근육을 통제한다. 그래서 신경 간질액이 담 문제로 인해서 산성으로 기울면, 신경이 작동하면서 근육을 괴롭히게 된다. 이때 인체는 피로감을 호소한다. 이것이 바로 해역(解㑊)이다. 그리고 신경은 온몸에 네트워크를 형성하고 있으므로, 어느 한 군데 신경 간질에서 산이 과잉되면, 이 과잉 산을 신경을 통해서 다른 곳으로 보낼 수가 있으므로, 어느 한 곳의 신경 간질에 산이 과잉으로 집중되지는 않는다. 그래서 신경세포에서 산을 중화하면서 열이 나기는 하지만, 아주 심한(甚) 열(熱)이 발생하지는 않는다(熱不甚). 당연히 염(鹽)인 한(寒)도 약간은 만들어질 수가 있지만, 아주 많이(甚) 만들어지지는 않는다(寒不甚). 신성 담즙의 정체로 인해서, 이렇게 신경 간질액이 산성으로 기울면, 신경은 과부하가 일어나고 당연히 신경이 곤두선다. 그러면 이때는 모든 게 다 짜증이다. 당연히 사람을 만나는 게 싫다(惡見人). 또, 사람을 만나서 긴장하게 되면, 신경은 더욱더 곤두서게 되고 이어서 산성 담즙은 더 많이 만들어지게 되고, 이어서 이 산성 담즙은 간으로 모인다. 그런데 간은 지금 담 문제로 인해서 산성 체액을 처리할 수가 없는 상황이다. 결국, 간이 끌어안은 산성 체액은 체액 흐름도에 따라서 우 심장으로 보내진다. 그러면 우 심장은 당연히 동방결절에 과잉 산을 공급하면서, 심장은 요동을 친다(見人心惕惕然). 당연한 순리로 열이 많아지고, 땀이 많아진다(熱多汗出甚). 이때는 담을 치료해줘야 한다(刺足少陽). 이때도 경(經)에 자침할 수는 없다. 결국, 수(兪)혈을 찾아서 자침해서 체액 순환을 도와야 한다. 담의 수혈 중에서 간으로 산성 체액을 보내는 비장을 돕기(補) 위해서 토(土)에 자침하든지, 아니면 직접 과잉 산을 중화(寫)하기 위해서 간에 해당하는 목(木)에 자침하면 된다.

足陽明之瘧, 令人先寒洒淅, 洒淅寒甚, 久乃熱, 熱去汗出, 喜見日月光火氣, 乃快然, 刺足陽明跗上.

족양명 때문에 해학에 걸리면(足陽明之瘧), 먼저 한 때문에 쇄석에 걸린다(令人先寒洒淅). 쇄석이 만든 한이 깊어지면(洒淅寒甚), 오랜 시간이 지나서야 열이 난다(久乃熱). 열이 가시면 땀이 난다(熱去汗出). 이 환자는 햇빛과 따뜻한 열기를 좋아한다(喜見日月光火氣). 그러면 쾌감을 느낀다(乃快然). 침은 족양명 부상에 놓는다(刺足陽明跗上).

족양명은 위(胃)를 말한다. 위는 비장이 산성 간질액을 버리는 곳이다. 그래서 위가 문제가 되면, 맨 먼저 비장이 문제를 일으킨다. 즉, 비장이 비대해진다. 그러면 비장도 죽게 생겼으면, 대책을 강구한다. 즉, 같이 간질액을 중화하는 친구인 신장에 산성 간질액을 떠넘겨버린다. 그리고 신장은 열의 원천인 전자(酸)를 염(鹽)으로 격리하면서, 한(寒)을 만들어내는 기관이다. 그래서 위(胃)가 문제가 생기면, 한(寒)이 만들어지면서 인체는 추워진다(令人先寒洒淅). 이 현상이 심해지면 즉, 한을 너무 많이 만들어내면(洒淅寒甚), 이 많은 한을 다 녹여야 그제야 열이 난다(久乃熱). 염이 중화되면서 나는 열은 피부 깊숙한 곳에서 나기 때문에, 땀(물)이 나기는 하지만, 체액으로 합류해버린다. 깊숙한 곳에 있는 염이 어느 정도 중화되면, 그제야 피부 쪽에 있는 과잉 산이 중화되면서 땀이 난다(熱去汗出). 염(鹽)은 산인 전자를 보유하고 있으므로, 산성이다. 그래서 이 산성을 없애려면, 염 안에 격리된 전자(酸)를 빼내서 중화시켜버려야 안심이 되고, 인체는 과잉 산에 시달리지 않는다. 염에서 전자를 빼내는 방법은 열(熱)을 공급해주는 것이다. 그래서 이런 환자는 열을 좋아한다. 그래서 이런 환자는 자연스럽게 햇빛(日光)이나 달빛(月光) 그리고, 불 기운(火氣)을 좋아하게 된다(喜見日月光火氣). 이렇게 해서 과잉 산이 중화되면, 몸도 따뜻해지고 기분이 좋아서(快) 죽는다(乃快然). 열을 공급해서 염에 격리된 전자를 중화하자는 것인데, 달빛은 열을 공급하지 않는다. 그런데 왜 달빛(月光)을 넣었을까? 달빛이 환하게 비치는 시간은 보름달이다. 그렇다. 이때 지구 자기장은 최고가 되어서 CRY 활동이 활발해 지면서, 과잉 산을 중화할 수 있는 시기이다. 그래서 환한 달빛(月光)도 좋아한다. 침 치료는 부상(跗上)에 한다. 이 부상은 충양혈(衝陽穴)로서 회원(會原)이라고도 부른다. 이 지점은 뼈 사이에 맥이 뛰는 곳이다. 충양혈(衝陽穴)은 족양명위경(足陽明胃經)의 혈자리로서 원혈(原穴)이다. 원혈(原穴)이란 해당 장부의 원기(原氣)를 통제하는 곳이다. 원기(原氣)란 체액의 문제이다. 원혈(原穴)은 스테로이드를 통제한 혈자리이다. 그리고 스테로이드는 오장육부 모두에 영향을 미친다. 스테로이드는 사실상 만병통치약이다. 결국, 여기서도 경(經)에 자침할 수는 없다. 그래서 체액의 순환에 중점을 두었다. 그곳이 바로 족양명위경(足陽明胃經)의 원혈(原穴)인 충양혈(衝陽穴)이다. 그러면, 스테로이드는 어떻게 만병통치약이 될 수가 있을까? 인체의 모든 병은 혈액 순환의 문제이다. 즉, 혈액 순환만 잘 되면, 어떤 병도 발생하지 않는다는 뜻이다. 그러면, 스테로이드 효능은 바로 혈액 순환의 문제가 된다. 스테로이드는 전자가 부족한 이중결합을 보유한 방향족 물질이다. 그래서 스테로이드는 알칼리로 존재하다가 산성 물질이 보유한 자유전자를 수거해서 산성인 스테로이드로 변한다. 즉, 스테로이드는 전자가 부족한 이중결합을 이용해서 자유전자를 수거해서 보유할 수가 있다. 그러면, 전자를 수거해서 보유한 산성이 된 스테로이드는 알칼리 환경을 만나게 되면, 자기가 수거해서 보유한 자유전자를 공급하게 된다. 그러면 스테로이드가 공급한 자유전자는 간질 공간에 자리한 동맥 모세혈관의 세포에 작용해서 강한 활동전위를 만들어낸다. 그러면 자동으로 동맥 모세혈관의 투과성은 커지게 되고, 이어서 간질로 알칼리 동맥혈의 공급이 폭증하게 된다. 그리고 이때 전자친화성이 아주 강한 산소 공급도 폭증하게 된다. 그러면, 이 산소는 주위 간질에 꽁꽁 숨어있다가 만병을 일으키는 자유전자를 유혹해내서 곧바로 물로 중화해버린다. 즉, 스테로이드로 인해서 해독 작용이 일어난 것이다. 그래서 지금 원혈에 자침하게 되면, 스테로이드 호르몬의 분비가 자극되고, 이어서 혈액 순환이 일어나면서, 병은 치유된다. 그런데, 이 원리를 황제내경은 원혈 외에도 다양하게 이용한다. 즉, 본초나 침, 그리고 뜸이 바로 스테로이드 원리를 본뜬 것이다. 본초의 성분은 대부분이 방향족이거나 자유전자를 흡수해서 공급할 수 있는 산화 환원의 귀재들이다. 즉, 본초 성분 중에서 방향족이 아니더라도 행동은 방향족처럼 한다는 뜻이다. 그래서 본초가 보유한 방향족 물질은

자학(刺瘧)

스테로이드처럼 그대로 행동할 수가 있게 된다. 본초 성분이나 스테로이드나 모두 이중결합을 보유한 방향족이므로, 이는 당연한 일이다. 그리고 침은 침 자체가 방향족처럼 직접 자유전자를 공급할 수도 있고 흡수할 수도 있다. 그래서 침도 방향족처럼 똑같이 행동할 수가 있게 된다. 뜸도 똑같은 원리이다. 뜸은 열과 쑥의 방향족 물질을 이용한다. 그래서 여기서 우리는 교훈을 하나 얻게 된다. 즉, 우리 몸에서 스테로이드가 얼마나 중요한지 알 수 있다는 뜻이다. 그리고 황제내경은 스테로이드가 얼마나 중요한지도 알고 있었다는 뜻이기도 하다. 그래서 황제내경은 치료법에서도 스테로이드를 그대로 본뜬 것이다. 그러면, 스테로이드 문제를 건드리는 콜레스테롤 저하제는 얼마나 무식한 처방인지 답이 나오게 된다. 아니, 무식한 처방이 아니라 무자비한 처방이다. 즉, 병을 추가로 그것도 엄청나게 발생시키게 만드는 처방이 바로 콜레스테롤 저하 처방이다. 콜레스테롤은 스테로이드가 뼈대라는 사실을 상기해보자. 그러면, 우리는 병을 낫게 하기 위해서나 건강하게 살기 위해서는 스테로이드를 잘 관리해야 한다는 결론에 다다르게 된다. 그리고 이 상식은 동서양 전 세계의 공통 관심사였다. 여기서 나온 것이 탄트라이고, 차크라이고, 단전 호흡이다. 이외에도 에너지 의학이라고 일컫는 모든 의학은 하나같이 모두 스테로이드 문제에 집착한다. 단지, 그 원리를 정확히 모르고 있으므로 인해서, 자기들이 하는 행동이 모두 스테로이드 문제라는 사실을 모르고 있을 따름이다. 그리고, 실제로 최첨단 현대의학을 연구하는 학자들도 스테로이드를 보고 놀라기는 마찬가지이다. 즉, 이들이 주도하는 최첨단 현대의학도 스테로이드가 얼마나 중요한지 알고 있다는 뜻이다. 그런데도 버젓이 콜레스테롤 저하제를 처방하고 있다. 이것이 최첨단 현대의학의 흡혈귀와 같은 흉측하고 추악한 민낯이다. 즉, 이는 인간의 목숨보다도 돈과 권력이 우선이라는 뜻이다. 그들이 생각하기에 인간은 그냥 수익 모델에 불과하다. 즉, 그들의 눈에는 인간이 돈을 찍어내는 기계에 불과하다. 이 문제를 양자역학으로 살펴보면, 최첨단 현대의학은 양자역학을 의학 생리에 도입할 수가 없다. 만일에 양자역학을 의학 생리에 도입하게 되면, 고혈압약, 당뇨약, 콜레스테롤 저하제, 항생제, 백신이 모두 쓰레기로 변하게 된다. 즉, 이때 최첨단 현대의학은 조용히 사라진다는 뜻이다.

足太陰之瘧, 令人不樂, 好大息, 不嗜食, 多寒熱, 汗出. 病至則善嘔, 嘔已乃衰, 即取之.

족태음 때문에 생긴 학질은(足太陰之瘧), 사람을 즐겁지 않게 하고(令人不樂), 한숨을 쉬며(好大息), 밥 생각이 없고(不嗜食), 한열이 많고(多寒熱), 땀을 흘리며(汗出), 이 병이 극에 이르면 구토하고(病至則善嘔), 구토하고 나면 쇠약해지며(嘔已乃衰), 즉시 침을 놔야 한다(即取之).

비장은 소화 흡수에 있어서 핵심이다. 그래서 이 기관에 문제가 생기면, 위장으로 통하는 동맥에 비장이 공급하는 산성 정맥혈이 공급되면서 소화 기관의 연동 운동은 멈춰버린다. 당연히 밥 입맛이 있을 리가 없다(不嗜食). 이 상태는 비장이 비대해진 상태이다. 비대해진 비장과 위장은 횡격막을 압박한다. 당연히 이로 인해서 폐는 스트레스를 받고 한숨을 쉰다(好大息). 폐가 힘들어서 자꾸 한숨을 쉬고 밥 입맛도 없으면, 세상 사는 낙(樂)이 있을 리가 없다(令人不樂). 비장은 간질액을 책임지고 있는데, 비장이 문제가 되면서 산성 간질액은 정체되고, 이 산성 간질액은 피부에 있는 갈색지방에서 중화되면서 열이 나고 땀이 난다(汗出). 그러나 간질액이 산성이기 때문에, 피부 갈색지방의 미토콘드리아가 작동하면서 산소는 산성 간질액에서 모두 고갈되어 버리고, 피부 아래 깊숙한 곳에서 체온을 공급하는 근육은 산소를 공급받지 못해서 근육 미토콘드리아를 작동시키지 못하고, 이어서 체온을 만들어내지 못하게 되고, 이어서 인체는 체온 부족으로 인해서 한기를 느낀다. 그런데 비장은 산성 간질액을 받아서 중화 처리하기 때문에, 비장이 문제가 되면, 간질액은 심하게 정체되고, 이에 따라서 한열도 아주 심(多)해지게 된다(多寒熱). 즉, 산성 간질액과 접하고 있는 피부 갈색지방은 과잉 산을 중화하면서 열을 만들어내고, 이어서 땀이 나는데, 간질과 떨어져서 깊이 파묻혀 있는 근육은 체온을 만들지 못해서 인체는 추위에 떤다(多寒熱, 汗出). 비장 학질이 극(至)에 달하면 즉, 비장의 문제가 극(至)에 달하면, 비장은 과잉 산을 위장에 과잉 공급하게 되고, 이어서 위장은, 이 과잉 산을 배출시키려고 하므로, 자꾸 구토가 나온다(病至則善嘔). 구토는 인체 에너지원인 위산(胃酸)을 재활용하지 못하고 인체 외부로 버리는 행위이다. 결국에 인체는 에너지 부족으로 인해서 쇠약(衰)해진다(嘔已乃衰). 즉, 힘이 없어진다. 곧바로 침 치료가 필요하다(即取之). 여기서 침 치료에 대해서 자세한 언급을 안 한 이유는 바로 앞의 족양명(足陽明)과 연결되어있기 때문이다.

足少陰之瘧, 令人嘔吐甚, 多寒熱, 熱多寒少, 欲閉戶牖而處, 其病難已.

　　신장으로 인해서 학질이 생기면(足少陰之瘧), 구토가 심해지고(令人嘔吐甚), 한열이 많아지고(多寒熱), 열이 많이 나고 한이 적어지기 시작하면서(熱多寒少), 머리를 싸매고 드러누워 버리면(欲閉戶牖而處), 이 병은 난치병이 되어 버린다(其病難已).

　　신장이 과부하에 걸리면, 산성 간질액을 같이 중화하는 비장이 제일 큰 압박을 받는다. 이 상태에서 비장은 위장으로 과잉 산을 떠넘기게 되고, 구토로 이어진다. 그것도 아주 심한 구토로 이어진다(令人嘔吐甚). 즉, 산성 간질액을 중화 처리하는 두 개의 기관이 모두 과부하에 걸렸기 때문이다. 간질액이 산성으로 기울었으므로, 간질액과 접하고 있는 피부 갈색지방에서 과잉 산을 중화하게 되고, 근육의 미토콘드리아는 작동하지 못하므로, 체온은 떨어지고 열은 난다(多寒熱). 즉 한열(寒熱)이 발생한다. 그런데 산성 간질액 중화의 핵심인 두 기관이 모두 과부하가 걸렸기 때문에, 한열의 정도가 아주 심해진다(多寒熱). 그런데 열이 많으면서 한기가 적어진다(熱多寒少)는 말은 염(鹽)으로 한(寒)을 만들어내는 신장이 기능하지 못하고 있다는 뜻이다. 즉, 정체된 산성 간질액은 오직 피부 갈색지방에서만 중화가 되기 때문에, 열은 당연히 많아질 수밖에 없다. 이렇게 신장이 나빠지면, 산성 뇌척수액을 처리하지 못하게 되고, 또, 삼투압 기질인 염(鹽) 처리가 지연되면서 부종이 따라오고, 결국에 체액 순환은 막히면서 환자는 중환자가 되어서 두문불출하고 머리 싸매고 드러누울 수밖에 없다(欲閉戶牖而處). 즉, 증상이 아주 심해지면, 이 병은 난치병이 돼버린다(其病難已). 여기서도 침 치료에 대해서는 말이 없는데, 이 경우는 침 치료가 거의 불가능에 가깝기 때문이다. 열(熱)이 있는 경우에 자침은 대개 체액 순환이 핵심이다. 그런데 지금의 경우는 부종으로 인해서 체액 순환도 멈춘 상태가 되어버렸기 때문이다.

足厥陰之瘧, 令人腰痛, 少腹滿, 小便不利, 如癃狀, 非癃也, 數便, 意恐懼, 氣不足, 腹中悒悒, 刺足厥陰.

　간으로 인해서 생긴 학질은(足厥陰之瘧), 요통을 불러오고(令人腰痛), 아랫배가 그득하고(少腹滿), 소변이 잘 나오지 않고(小便不利), 융병 현상과 비슷하나 융병은 아니고(如癃狀, 非癃也), 소변을 자주 보며(數便), 두려움을 느끼며(意恐懼), 기 부족을 느끼며(氣不足), 뱃속이 답답하다(腹中悒悒). 간경에 침을 놓는다(刺足厥陰).

　간은 소화관에서 들어오는 산성 정맥혈을 간문맥을 통해서 받는다. 그래서 간이 문제가 생기면, 간은 이 정맥혈들을 받지 못하게 되고, 이어서 온몸의 정맥혈은 정체된다. 그 산성 정맥혈 중에는 소화 기관과 골반강에서 받은 정맥혈들이 있다. 이 정맥혈들은 각종 정맥총에 모여서 산성 정맥혈들을 받는다. 그리고 간과 연관되어서 나타나며, 우리가 쉽게 인지할 수 있는 정맥총의 문제가 바로 직장 정맥총이다. 즉, 이때는 치질로써 나타난다. 이만큼 골반강(少腹)에 모인 정맥총들의 문제는 아주 중요하다. 골반강에는 많은 정맥총이 모여 있는데, 이 구문에서는 방광 정맥총의 문제를 언급하고 있다. 방광에는 방광 정맥총이 자리하고 있는데, 이 정맥총은 요도(urethra:尿道)를 감싸고 있다. 그래서 방광 정맥총에 산성 정맥혈이 모이면, 요도의 조임근을 자극해서 소변을 나오게 한다. 즉, 소변의 조절이 마음대로 안 되면서 요실금 등의 문제가 발생한다. 이 구문은 바로 이 문제를 다루고 있다. 그래서 간의 과부하로 인해서 방광 정맥총에 산성 정맥혈이 모이게 되면, 방광에 문제를 일으키면서, 방광과 연결된 신경인 교감신경이 작동하게 된다. 이 교감신경은 허리 쪽에서 나온다. 그래서 방광이 문제가 되면, 요통(腰痛)이 발생한다(令人腰痛). 그리고 방광이 문제가 되어서 방광에 소변이 차면서, 방광이 자리하고 있는 골반강(少腹)은 그득해진다(少腹滿). 당연히 아랫배는 답답해진다(腹中悒悒). 당연히 소변 조절이 잘 안 된다(小便不利). 당연한 순리로 융병(癃)과 비슷한 문제가 생긴다(如癃狀, 非癃也). 그래서 소변을 자주 보게 되고(數便), 과잉 산이 정체되므로 알칼리는 계속 소모되면서 기력이 부족하게 된다(氣不足). 방광이 문제가 되면 신장에 또한 문제를 발생시킨다. 결국, 신장에 과잉 산이 정체되면서 부신이 작동한다. 부신에서 공포 호르몬인 아드레날린이 분비되는 것이다(意恐懼). 그래서 공포스런 생각(意)이 들게 된다. 이때는 당연히 간경에 침을 놓는다. 이때도 수(兪)혈을 택해야 한다. 즉, 간경의 오수혈 중에서 신장(水)에 해당하는 혈(合)인 곡천(曲泉)에 자침하면 된다. 이 곡천(曲泉)도 체액 순환의 병목 지점에 해당한다.

여기서 다룬 장기는 삼양삼음이다. 그 이유는 학질은 인체 안에 쌓인 과잉 산이 원인이기 때문이다. 그래서 학질을 치료하기 위해서는 학질의 원인 인자인 전자를 염으로 처리해서 체외로 버려야 한다. 이 임무를 수행하는 기관이 바로 삼양이다. 그리고 이 세 기관은 모두 각각 다른 형태의 염(鹽)을 만들어서 체외로 버린다. 그리고 이 염의 원천은 삼음이다. 그래서 학질 치료에서 삼양삼음을 거론한 것이다. 그리고 이들의 문제는 체액의 문제이기 때문에, 그리고 열이 있으므로, 자침하는 지점은 경(經)이 아니라 수(兪)가 되어야만 한다.

제2장

肺瘧者, 令人心寒, 寒甚熱, 熱間善驚, 如有所見者, 刺手太陰陽明.

폐에 문제가 생겨서 생긴 학질은(肺瘧者), 심장을 차게 만들고(令人心寒), 차가움이 심하면 열이 나고(寒甚熱), 열이 나는 중간중간에 어떤 것을 본 것처럼 잘 놀랜다(熱間善驚, 如有所見者). 침은 수태음 양명에 놓는다(刺手太陰陽明).

폐는 산성 정맥혈을 최종적으로 중화시켜서 알칼리 동맥혈로 만든 다음에, 이 동맥혈을 좌(左) 심장에 공급한다. 그래서 좌 심장에 이 알칼리 동맥혈이 공급되지 않으면, 심장은 당연히 차가움을 느낀다. 즉, 심장 근육이 산소가 풍부한 알칼리 동맥혈을 받아야, 이 산소를 가지고 과잉 산을 중화시키면서, 열을 만들어내는데, 폐가 과부하에 걸려서 알칼리 동맥혈을 공급하지 못하니까, 당연히 심장은 전보다 상대적으로 차가워진다(令人心寒). 이런 상태가 심해지면 즉, 인체에서 최고로 많은 과잉 산을 중화하는 심장이 기능 저하 상태가 되면, 심장이 아닌 다른 곳에서 과잉 산을 중화시키면서 열이 발생한다(寒甚熱). 이 상태가 되면 우(右) 심장으로 산성 정맥혈을 보내야만 하는 신장은 자동으로 과부하에 걸린다. 그러면 신장이 통제하는 뇌척수액이 산성으로 기울면서, 뇌 신경도 과부하에 걸린다. 그래서 이때는 무엇을 본 것처럼(如有所見者), 열이 나는 중간에 자주 깜짝깜짝 놀라게 된다(熱間善驚). 열(熱)이 나는 중간(間)에 놀라는 이유는 간질에 산성 간질액이 정체되면. 이때 이들이 중화되면서 열이 나는데, 이때는 간질에 뿌리를 둔 신경도 산성 간질액이 공급하는 전자 때문에, 똑같이 과부하에 걸리기 때문이다. 침 치료는 당연히 폐경과 대장경에서 한다. 이때도 체액 순환이 핵심이기 때문에, 폐와 대장의 오수혈에 자침하는데, 심장 문제와 신장 문제가 동시에 걸려있기 때문에, 폐의 오수혈에서 화(火)와 수(水)를 찾아서 자침하면 된다.

心瘧者, 令人煩心甚, 欲得清水, 反寒多, 不甚熱, 刺手少陰.

심장이 안 좋아서 학질에 걸리면(心瘧者), 심해지면 심장이 불편해지고 가슴이 답답해진다(令人煩心甚). 냉수를 먹고 싶고(欲得清水), 반대로 한이 많아지면(反寒多), 열이 심하지 않다(不甚熱). 침은 심장경에 놓는다(刺手少陰).

심장에 문제가 있어서 학질에 걸렸다는 말은, 지금 심장은 과부하가 걸린 상태이다. 그러면 당연히 실열(實熱) 때문에 심화(心火)가 지나치게 왕성할 것이고, 번심(煩心:心煩)은 심해지고, 열이 나니까 냉수를 찾는다(欲得清水). 이 경우가 계속되면, 알칼리 산소가 고갈되면서, 반대로(反) 심장은 과잉 산을 중화하지 못하고, 전보다 상대적으로 한기를 느낀다(反寒多). 당연히 열을 많이 만들어내지 못한다(不甚熱). 당연히 침 치료는 심장경에서 한다(刺手少陰). 지금 상태는 심장이 과부하에 걸렸기 때문에, 심장이 중화하는 전자를 신장을 통해서 염으로 격리해서 인체 밖으로 내보내면 더 효율적이다. 그러면 심장경의 오수혈 중에서 수(水)에 자침하면 된다.

肝瘧者, 令人色蒼蒼然, 太息, 其狀若死者, 刺足厥陰見血.

간 때문에 학질이 생기면(肝瘧者), 안색이 파랗게 변하고(令人色蒼蒼然), 한숨을 크게 쉬며(太息), 그 상태를 보면 죽을 사람 같아 보인다(其狀若死者). 족궐음에 침을 놓고 혈을 뽑는다(刺足厥陰見血).

간은 담즙(膽汁:bile)을 만든다. 그런데 이 담즙은 종류가 4가지가 있다(출처:wikipedia:Bile acid). 간이 만드는 담즙은 C-형(C-形:C-Type) 담즙이다. 간이 과부하에 걸려서, 담즙이 역류(Bile reflex)하게 되면, 구토하게 되는데, 이때 파란색의 담즙을 토해낸다. 즉, 간이 만들어내는 담즙은 파란색이다. 이 C-형(C-形:C-Type) 담즙이 혈류에서 부유하면 안색이 파랗게 변한다. 그래서 간이 과부하에 걸리면 안색이 파래진다(令人色蒼蒼然). 이 정도로 간이 과부하에 걸렸으면,

분명히 간은 비대해졌을 것이고, 당연한 순리로 횡격막을 건드린다. 그 결과로 폐는 힘들어지고 숨쉬기가 곤란해진다. 그래서 숨을 몰아서 쉰다(太息). 파랗게 변한 안색에 숨쉬기가 힘들어서 숨을 몰아서 쉬는 모습을 보고 있자면, 내일 곧 죽을 사람 같아 보인다(其狀若死者). 침 치료는 당연히 간경에서 하며, 채혈도 한다(刺足厥陰見血). 이때도 역시 오수혈을 선택한다. 이때는 담즙 문제이므로, 담즙을 체외로 배출하기 위해서는 담을 통제해야 한다. 그러면, 간이 보내는 체액과 담이 받는 체액이 만나는 지점에 자침해야 한다. 즉, 간의 낙혈에 자침하면 된다.

脾瘧者, 令人寒, 腹中痛, 熱則腸中鳴, 鳴已汗出, 刺足太陰.

비장으로 인해서 해학에 걸리면(脾瘧者), 한이 생기고(令人寒), 배가 아프며(腹中痛), 열이 나면 소화관에서 소리가 나고(熱則腸中鳴), 소리가 멈추면 땀을 흘린다(鳴已汗出). 침은 비장경에 놓는다(刺足太陰).

비장이 문제가 되는 이유는 간질액이 산성으로 변해서 문제를 일으켰기 때문이다. 간질을 지나가는 알칼리 동맥혈은 간질액이 산성이면, 간질에서 산소를 모두 뺏겨버린다. 이 산소는 산성 간질액과 접하고 있는 피부 갈색지방의 미토콘드리아로 들어가서 열을 만들고 땀을 만들어낸다. 그러나, 이 열은 땀을 따라서 외부로 증발해버린다. 즉, 이 열은 체열이 되지 못한다. 체열은 근육 미토콘드리아에서 만들어내는데, 근육은 깊숙이 자리하고 있으므로, 간질액이 산성으로 변하면, 산소를 공급받지 못하고, 체열인 체온을 만들어내지 못하고, 이어서 인체는 추워진다(令人寒). 이 상태의 비장은 비장 비대이다. 즉, 비장의 부피가 굉장히 커진 것이다. 당연히 복부를 자극하고 복통이 온다. 즉, 배가 살살 아픈 것이다(腹中痛). 비장이 문제가 되면, 간질액이 정체되고 당연히 열이 나며 또, 비장은 소화관을 간섭하기 때문에, 비장이 문제가 되면, 소화가 안 되면서 배(腸)에서 꼬르륵꼬르륵 소리가 난다(熱則腸中鳴). 그러나 이 과정에서 과잉 산이 중화되면, 당연히 땀이 나고, 당연히 꼬르륵 소리(鳴)도 멈추게(已) 된다(鳴已汗出). 당연히 침 치료는 비장경에서 한다(刺足太陰). 이때는 비장에서 위장으로 넘어가는 산성 체액이 문제이므로, 이때는 비장의 체액이 위장의 체액과 만나는 지점인 비장의 낙혈에서 산성 체액을 침으로 중화시켜주면 된다. 즉, 비장에서 위장으로 들어가는 산성 체액을 중간에서 침으로 없애주는 것이다. 그러면 소화관은 산성 체액의 부담에서 벗어나게 된다.

腎瘧者, 令人洒洒然, 腰脊痛, 宛轉大便難, 目眴眴然, 手足寒, 刺足太陽少陰.

신장으로 인해서 학질이 생기면(腎瘧者), 오한이 들고(令人洒洒然), 허리가 아프며(腰脊痛), 구부정해서 변을 잘 못 보며(宛轉大便難), 눈은 침침하고 어지러우며(目眴眴然), 수족이 냉하다(手足寒). 침 치료는 방광경과 신장경에서 한다(刺足太陽少陰).

신장은 허리 척수 즉, 제4요추에서 신경을 받기 때문에, 신장에서 문제가 생기면, 허리 통증은 당연히 따른다(腰脊痛). 허리의 통증으로 인해서 구부정한 상태로 생활할 수밖에 없게 된다(宛轉). 그런데 대변을 보려면, 허리에 힘을 줘야만 한다. 당연한 순리로 허리가 아프므로, 대변(大便) 볼 때 아주 힘들게(難) 된다(宛轉大便難). 신장은 염을 처리하는 기관인데, 염 처리를 제대로 하지 못하면서 인체에 염이 쌓이면, 혈액 순환이 정체되고, 자연스럽게 한기를 만들어낸다(令人洒洒然). 또, 신장은 뇌척수액을 담당하는데, 신장이 과부하에 걸리면서 뇌척수액은 산성으로 기울고, 뇌 신경에 과부하가 걸리면서, 12 뇌 신경에서 신경을 받는 눈 근육은 수축하고 침침해진다. 또, 귀의 내이(內耳:inner ear)는 뇌척수액에서 림프액을 받아서 평형감각을 유지하는데, 여기에서는 이석(otolith:耳石)이 중요한 역할을 한다. 그런데, 이 이석은 탄산칼슘과 단백질로 된 구조물로써 알칼리라는 사실이다. 그래서 뇌척수액이 산성으로 변하면, 이 산성 뇌척수액이 내이로 공급되면서, 이석은 분해되고, 평형감각을 잃게 되면서, 어지러움을 느낀다. 종합적으로 말하면, 눈이 침침하고 어지러운 것이다(目眴眴然). 신장이 염 처리를 제대로 하지 못하면서 인체에 염이 쌓이게 되고, 이어서 혈액 순환이 정체되고, 그러면 자연히 체액 순환에 아주 민감한 손발은 차가워진다(手足寒). 침 치료는 당연히 신장경과 방광경에서 한다(刺足太陽少陰). 이때도 각각 낙혈에 자침하면 된다. 원혈도 된다.

胃瘧者, 令人且病也, 善飢而不能食, 食而支滿腹大, 刺足陽明太陰橫脈出血.

위로 인해서 학질이 생기면(胃瘧者), 사람에게는 구차한 병이 되게 한다(令人且病也). 배는 고픈데 밥을 먹을 수가 없기 때문이다(善飢而不能食). 밥을 먹으면 치받고 배가 거북해진다(食而支滿腹大). 침은 위경과 비경에 놓고 횡맥에서 혈을 빼낸다(刺足陽明太陰橫脈出血).

위(胃)로 인해서 학질에 걸렸다는 말은, 비장이 과부하가 걸려서 비장의 산성 정맥혈이 소화관의 동맥혈에 공급되었다는 뜻이다. 즉, 소화관의 연동 운동이 멈췄다는 뜻이다. 몸 안에 산은 과잉이니까 배는 고픈데, 소화관의 연동 운동이 안 되기 때문에, 밥을 먹을 수가 없다(善飢而不能食). 그래서, 이 병을 구차(苟且)한 병(病)이라고 한다(令人且病也). 연동 운동이 안 되니까, 밥을 먹으면, 먹은 것이 아래로 내려가지 않아서 속이 더부룩하고(腹大), 먹은 것이 자꾸 차고(支滿) 올라 온다(食而支滿腹大). 그래서 비경과 위경에 침을 놓는데, 횡맥(橫脈)에 놓고, 거기서 산성 간질액(血)을 빼 내줘야 한다(刺足陽明太陰橫脈出血). 위(胃)는 인체 안팎의 기를 조절하는 3부9후 중에서 아주 아주 중요한 위치에 있다. 그 이유는 인체의 기 순환의 핵심에 위(胃)가 자리하고 있기 때문이다. 그래서 위(胃)는 거의 모든 경맥에 관여하고 있다. 그래서 침을 놓을 때도 모든 경맥이 모여 있으면서도 학질에 관련된 위경맥과 비장경맥이 있는 혈자리에 침을 놓으라는 것이다. 그 혈자리는 공손(公孫)으로써 족태음비경(足太陰脾經)의 혈자리임과 동시에 족태음경의 낙혈(絡穴)이며 팔맥교회혈(八脈交會穴)이며, 족양명위경(足陽明胃經)과 만난다. 또, 이 혈자리는 학질을 치료하는 곳이다. 참으로 절묘한 혈자리이다. 게다가 여기서 산성 간질액(血)을 빼내라는 것이다. 그 이유는 이 혈자리가 낙혈(絡穴)이기 때문에 체액 순환을 위한 혈자리이기 때문이다. 그리고 지금은 경(經)에는 자침할 수가 없다. 여기서 산성 간질액(血)을 빼내 주면, 그냥 침만 놓는 것보다 효과가 훨씬 더 크다. 횡맥(橫脈)에서 횡(橫)이라는 말은 여러 가지가 만난다는 뜻이다.

여기에서는 삼양삼음 이외에서도 학질이 발생할 수 있으므로, 심장과 폐를 중심으로 서로 연결성을 강조하면서, 치료하고 있다. 학질은 과잉 산의 문제이고, 오장은 과잉 산을 중화하는 기관이기 때문이다.

제3장

제1절

瘧發身方熱, 刺跗上動脈, 開其空, 出其血, 立寒. 瘧方欲寒, 刺手陽明太陰, 足陽明太陰.

학질이 발생했을 때, 인체가 열에 대응하는 방법(方法)은(瘧發身方熱), 발등 위 동맥에 침을 놓아서(刺跗上動脈), 구멍을 낸 다음(開其空), 출혈을 시켜서(出其血), 한을 만든다(立寒). 학질이 걸렸을 때 한이 되게 대응하는 방법은(瘧方欲寒), 족수 양명태음에 침을 놓는다(刺手陽明太陰, 足陽明太陰).

열이 나려면 전자와 산소가 만나야 한다. 그래서 열을 방지하려면, 산소를 제거해버리면 된다. 인체에서 산소를 운반하는 도구는 동맥혈이다. 그래서 동맥혈을 차단하면, 전자(酸)는 산소를 만나지 못해서 열을 만들지 못하게 되고, 염으로 격리된다. 당연히 염(鹽)인 한(寒)이 만들어진다(立寒). 몸에서 동맥혈을 제거하는 방법은 동맥혈에 구멍을 내서(開其空) 동맥혈을 빼내면 된다(出其血). 그런데 아무 데나 구멍을 내서는 효과를 극대화할 수가 없다. 동맥혈이 최고로 많이 나올 수 있는 곳을 택해야 한다. 어디일까? 바로 중력을 이용하는 것이다. 그러면서 저항성이 아주 높은 부분을 택해야 한다. 중력을 이용하려면 일단은 발이다. 그리고 발바닥은 저항성이 아주 높다. 그래서 발바닥보다, 그 위에 있는 발등(跗上)이 아주 좋은 지점이 된다. 그래서 발등을 선택했다(刺跗上動脈). 학질에 걸렸을 때, 한이 만들어지게 대응하는 방법(方)은(瘧方欲寒) 즉, 열을 내리게 하는 방법은 손발의 양명과 태음에 침을 놓는 것이다. 위와 대장은 3부9후에서 기(酸)를 순환시키는 핵심이다. 그래서, 이 두 곳을 자극하면, 과잉 산을 외부로 버릴 수가 있다. 열의 원천인 과잉 산을 외부로 버렸으니, 당연히 결과로 열은 없어진다(瘧方欲寒). 또, 폐와 비장은 열을 만들어내는 원천인 산성 간질액을 통제한다. 그래서 한쪽에서는 위장과 대장을 통해서 열의 원천인 전자를 체외로 버리는 전략을 택하고, 한쪽에서는 열의 원천인 전자가 머물고 있는 산성 간질액을 중화시켜주는 비장과 폐를 다스려주는 것이다(刺手陽明太陰, 足陽明太陰).

이 구문의 해석을 약간 다르게 할 수도 있다. 문제가 되는 부분은 '刺跗上動脈'에 나오는 동맥(動脈)이다. 그리고 부상(跗上)은 위경(胃經) 충양혈(衝陽穴)의 다른 이름이다. 그리고 이 충양혈 바로 옆으로 발등 동맥(動脈)이 지나가기 때문에, 맥박이 느껴지는 곳이다. 그래서 충양혈에서 자구(刺灸)할 때는 동맥을 피해서 한다. 그리고 충양혈은 동맥을 건드릴 위험이 있으므로, 옛날 일부 의학서에서는 금침(禁鍼), 금구(禁灸)혈(穴)로 되어있기도 한다. 동맥은 압력이 아주 세기 때문에, 잘못 건드리게 되면, 출혈이 멈추지 않기 때문에 함부로 건드리면 안 된다. 더군다나 발등은 중력 때문에 동맥 혈액 압력이 아주 세다. 그래서 이 문장(刺跗上動脈)을 '동맥(動脈)과 같이 있는 충양혈(衝陽穴)인 부상(跗上)에 자침해서'라고 해석하는 것이다. 충양혈은 원혈(原穴)이기 때문에 경(經)이 아니라 체액이 소통하는 수혈이다. 그래서 이 원혈은 스테로이드도 자극하지만, 비장과 위장의 체액이 소통하는 지점이다. 열의 원천은 간질액이다. 그래서 비장이 처리하지 못하고 내보내는 산성 체액을 위장을 통해서 내보내려면, 비장과 위장의 체액 소통 지점인 충양을 자극해야 한다. 그리고 맥이 뛰는 충양혈 부근에는 분명히 정맥이 연결되어있을 것이다. 여기에 자침해서 구멍을 만들고 열어서(開其空), 산성 정맥혈(血)을 빼낸다(出其血). 산성 체액을 제거해주니까 당연히 열(熱)은 내려가게(寒) 된다(立寒). 또, 학질에 걸렸을 때, 열이 내려가게(寒) 하는(欲) 방법(方)은(瘧方欲寒), 손발의 양명과 태음에 침을 놓는 것이다(刺手陽明太陰, 足陽明太陰). 즉, 열의 원천인 산성 간질액의 소통을 돕자는 것이다. 원래 사혈요법(phlebotomy:瀉血)을 쓰는 이유는 혈액에 들어 있는 산성 인자를 제거하기 위함이다. 이때 제거하는 혈액은 당연히 정맥혈이다. 위는 간질을 다루는 기관이다. 간질에는 당연히 정맥혈도 있다. 2,000년 전부터 사용했던 사혈 요법은 정맥혈(靜脈血)을 감소시킬 필요가 있을 때 사용했다. 그 이유는 정맥혈이 산성 쪽으로 기울면, 점성이 높아지고 자꾸 정체되기 때문이다. 이 점성이 높은 산성 정맥혈을 제거해주면, 혈액 순환은 잘 된다. 이것을 현대의학에서 본격적으로 사용한 시기는 1990년 무렵부터이다. 계기가 된 것은 C형간염 환자의 간세포는 철 함유량이 많다는 것을 알게 되어, 그 철분을 제거하는 수단으로 사혈 요법이 제창되었다. 혈액에서 철분을 운반하는 헤모글로빈을 감소시켜 간세포 자체의 철 소비를 진행시키려는 이유에서였다. 그렇게 함으로써, 간 장애 지표의 하나인 GOT도 저하된다는 것이다. C형간염, 특히 인터페론으로 효과가 없을 때 적극적으로 시행하고 있다. (출처:네이버 지식백과:사혈(phlebotomy:瀉血):생명과학대사전, 초판 2008., 개정판 2014., 강영희). 그런데 현대의학은 단백질 의학에 너무 치중하는 바람에 여기서 등장하는 철(鐵)이 산성인 환원철(Fe^{2+})인지 알칼리인 산화철(Fe^{3+})인지 구분하지 못하고 있다. 산과 알칼리를 구분하는 동양의학에서는, 이 둘은 완전히 다른 물질이 된다. 결국, 현대의학에서 쓰고 있는 사혈 요법은 산성인 환원철을 제거하려는 것이다. 물론 현대의학은 이 사실을 까마득히 모르고 있다. C형간염의 핵심은 바이러스인데, 이 바이러스는 ROS가 만들어지는 환경이 되어야만 잠에서 깨어난다. 다시 말하자면, 산 과잉이 발생서 자유전자(Free electron:Free Radical)인 홑전자가 생겨나야만 비로소 바이러스의 활동이 가능해진다. 이 자유전자를 제일 많이 만들어내는 물질이 바로 산성인 환원철(Fe^{2+})이다. 우리는 이것을 펜톤 반응(fenton Reaction)이라고 한다. 철을 다루는 폐에서 코로나바이러스가 기승을 부리는 이유이기도 하다.

제2절

瘧脈滿大急, 刺背兪, 用中鍼, 傍伍胠兪各一, 適肥瘦出其血也.

학질에 걸려서 맥이 만맥이고 아주 급할 때는(瘧脈滿大急), 등에 있는 수혈에 침을 놓는데(刺背兪), 중침을 쓰며(用中鍼), 다섯 개의 갈비뼈 옆에 있는 수혈에 각 한 번씩 침을 놓는다(傍伍胠兪各一).

학질에 걸렸을 때, 만맥이고 아주 급하다는 말은(瘧脈滿大急), 심박출량이 많고 맥이 아주 빨리 뛴다는 뜻이다. 이 말의 의미는 심장이 과부하에 걸려있다는 뜻이다. 이제 심장을 풀어줘야 한다. 그런데 이 문제는 우 심장에 공급되는 전자 과잉의 문제이기 때문에, 이 전자를 없애줘야 한다. 아주 좋은 방법은 심장 박동의 원인인 전자를 인체 밖으로 빼내는 것이다. 즉, 열(熱)을 한(寒)으로 막자는 것이다. 다시 전자생리학으로 풀어서 말하자면, 심장이 중화시키는 전자(電子)를 신장을 통해서 염(鹽)으로 격리해서 방광을 통해서 체외로 배출하자는 것이다. 그런데 지금은 학질로 인한 열 때문에, 경(經)은 사용할 수가 없다. 그래서 체액 순환을 통해서 전자를 중화시키는 방법을 찾아야 한다. 그곳이 바로 등에 있는 방광경의 배수혈(背兪穴)들이다. 수혈들은 체액 순환을 위해서 만들어졌다는 사실을 상기해보자. 방광경의 배수혈은 갈비뼈 5개를 양쪽 옆으로(傍) 두고(伍胠) 각각 하나씩 자리하고 있는데, 여기에 자침한다(傍伍胠兪各一). 이 수혈들을 오거수(伍胠兪)라고 한다. 특히 중요한 수혈은 심수혈(心兪穴)인데 심수혈은 교감신경의 흥분을 줄이고 부교감 신경인 미주신경을 활성화하는 곳으로써, 미주신경의 항산화 효과를 통해서 과잉 산을 중화하고, 심장의 부담을 덜어주는 곳이다. 수혈은 간질액의 과잉 산을 중화시켜주는 곳이기 때문에, 이곳에서 과잉 산을 제거해주게 되면, 자연스럽게 교감신경의 작동은 줄고 교감신경과 길항하는 부교감신경인 미주신경이 작동하면서 오장은 안정된다. 그래서 오거수(伍胠兪)는 아주 아주 중요한 혈자리가 된다. 그러면 심장 박동이 준다. 게다가 살집이 있는지 없는지 여부를 따져서, 산성 체액(血)을 유출시켜주면 효과가 훨씬 더 크게 나타난다(適肥瘦出其血也). 마른 사람(瘦)은 사혈을 통해서 에너지인 산(酸)을 너무 많이 제거해버리면, 기력(氣)이 떨어져 버린다. 침은 중침을 사용한다(用中鍼). 적절한 선택이다.

瘧脈小實急, 灸脛少陰, 刺指井.

학질에 걸려서 맥이 소실맥이고 급할 때는(瘧脈小實急), 정강이 소음혈에 뜸을 뜨고(灸脛少陰), 침은 지정에 놓는다(刺指井).

맥이 소실이고 급하다는 말은(瘧脈小實急), 심박출량이 약하면서 급하다는 뜻이다. 이것은 심장에 공급되는 혈액의 양이 줄었다는 뜻이다. 즉, 체액의 정체가 일어나고 있다는 암시이다. 이제 체액의 정체를 풀어줘야 한다. 체액의 정체는 중력 작용 때문에, 하체에 집중된다. 특히 정강이(脛) 부분은 근육 세 개가 뭉쳐 있는 곳이기 때문에, 특히 취약한 부분이다. 그래서 이 부분에 있는 축빈(築賓)에서 뜸을 떠준다(灸脛少陰). 이 부분은 족소음 즉, 신장의 혈자리인데, 신장은 산성 정맥혈을 우심장으로 보내는 기관이다. 여기서 과부하를 줄여주면, 우 심장의 과부하가 줄어들고, 이어서 심장 전체의 과부하가 줄어든다. 지정(指井)은 족태음방광경의 지음혈(至陰穴)로써 새끼발가락 맨 끝이다. 즉, 혈액 순환의 변곡점이면서, 혈액의 정체가 일어날 때, 발바닥의 피부 저항성 때문에, 정체가 아주 심한 곳이다(刺指井).

瘧脈滿大急, 刺背兪, 用五胠兪, 背兪各一, 適行至於血也.

학질에 걸려서 맥이 만맥이고 아주 급할 때는(瘧脈滿大急), 등에 있는 배수혈에 침을 놓는데(刺背兪), 오거수의 배수혈을 모두 이용해서 각각 한 번씩 자침한다(用五胠兪, 背兪各一). 이렇게 해서 혈액 순환이 최적으로 되게 해준다(適行至於血也).

심박출량이 많고 맥이 아주 빨리 뛰는 경우에서, 앞에서 언급되었던 것에 추가로 혈액 순환의 대안을 제시하고 있다. 즉, 혈액 순환이 최적으로 이루어지게 한 다는 것이다(適行至於血也). 그러기 위해서 배수혈인 오거수(五胠兪)를 모두 이용하 라는 것이다(用五胠兪). 이렇게 해줘서 혈액(血) 순환(行)이 적정선(適)까지 도달(至) 하게 해주라는 것이다(適行至於血也). 이 구문은 굉장히 중요한 말을 하고 있다. 먼 저 수혈(兪)은 체액 순환을 위한 것이라는 암시와 지금은 경(經)을 사용할 수가 없 으므로 수혈(兪)을 사용하라는 암시이다.

瘧脈緩大虛, 便宜用藥, 不宜用鍼.

학질에 걸렸을 때, 맥이 완맥이면서 크게 약하면(瘧脈緩大虛), 바로 약을 써야지 침을 써서는 안 된다(便宜用藥, 不宜用鍼).

맥이 완맥이면서 크게 약하다는 말은(瘧脈緩大虛), 심장이 알칼리 동맥혈을 제대 로 박출시키지 못하고 있다는 뜻이다. 침은 철저히 알칼리를 이용하는 치료법인데, 알칼리 동맥혈이 제대로 공급이 안 된다면, 침 치료는 당연히 금기 사항이 된다(不宜 用鍼). 대신에 같은 효과를 내는 알칼리인 알칼로이드를 보유한 탕약을 처방한다(便 宜用藥). 탕약이 제공한 알칼리인 알칼로이드는 과잉 산을 수거해서 중화시켜준다.

凡治瘧, 先發如食頃, 乃可以治, 過之則失時也. 諸瘧而脈不見, 刺十指間出血, 血去必已. 先視身之赤如小豆者, 盡取之.

무릇 학질을 치료하는데 있어서(凡治瘧), 먼저 짧은 시간 안에 효과가 나타나면 치료가 가능하다(先發如食頃, 乃可以治). 시간이 지나면, 기회를 놓친다(過之則失時 也). 어떤 학질에서건 맥이 보이지 않으면(過之則失時也), 침으로 열 손가락 사이를 따서 피를 내준다(刺十指間出血). 혈이 제거되면, 반드시 낫는다(血去必已). 먼저 소 두처럼 신체에 붉은 곳이 보인다면(先視身之赤如小豆者), 침을 놔서 없애준다(盡取 之).

과잉 산이 일으키는 학질의 치료는(凡治瘧), 치료를 시작해서 빠른 시간(食頃) 안에 효과가 나타나면(先發如食頃), 당연히 쉽게 치료가 가능할 것이다(乃可以治). 그러나 시간이 경과 되어도 효과가 나타나지 않으면, 완치 기회를 놓친다(過之則失時也). 시간이 경과 되어도 효과가 나타나지 않는다는 말은 병이 깊어질 때로 깊어졌다는 뜻이다. 당연히 치료가 쉽지 않다. 학질을 치료하면서 맥이 보이지 않을 정도라면(諸瘧而脈不見), 체액의 정체가 아주 심하다는 암시를 준다. 그러면 체액의 정체가 아주 심한 손가락에서 산성 정맥혈을 제거해주면 체액의 정체가 풀리는 것은 당연하다. 그래서 침으로 체액의 변곡점인 열 손가락 사이에서 산성 정맥혈을 빼 내주라(刺十指間出血)는 것이다. 즉, 체액이 심하게 정체된 상태이기 때문에, 체액 순환의 변곡점인 손가락에서 산성 체액을 빼내 줘서 혈액 순환을 시키라는 뜻이다. 다시 말하자면, 사혈 요법이다. 산성 체액(血)이 제거(去)되면, 당연히 병은 낫는다(血去必已). 신체에 팥(小豆)처럼 검붉은 반점들이 맺혀 있는 곳들이 있으면(先視身之赤如小豆者), 이곳들은 체액이 뭉쳐 있는 곳들이기 때문에, 이곳들 모두(盡)에 침을 놓아서 이들을 제거해 준다(盡取之). 일종의 옹을 제거하는 것이다. 산성 체액이 뭉쳐 있는 곳이니까 제거하는 게 당연하다.

이 부분은 맥으로 학질을 판단해서 치료하는 방법을 말하고 있다. 맥을 만드는 것도 오장이기 때문에, 결국에 이는 오장 문제로 귀결된다. 단지 진단하는 방법이 다를 뿐이다. 이때 맥이 유용한 이유는 진맥은 병의 경중(輕重)을 파악하기가 아주 쉽기 때문이다.

제3절

十二瘧者, 其發各不同時, 察其病形, 以知其何脈之病也. 先其發時如食頃而刺之, 一刺則衰, 二刺則知, 三刺則已, 不已, 刺舌下兩脈出血, 不已, 刺郄中盛經出血, 又刺項已下俠脊者, 必已, 舌下兩脈者, 廉泉也.

　　앞에서 말한 12가지 학질은(十二瘧者), 그것이 발작하는 시기가 각각 다르다(其發各不同時). 병의 형태를 관찰함으로써(察其病形), 그 병맥이 어떤지 알 수 있다(以知其何脈之病也). 먼저 짧은 시간만 발병하면 침을 놓는다(先其發時如食頃而刺之). 이때는 한 번 침을 놓으면 쇠하고(一刺則衰), 두 번 침을 놓으면 병이 낫고(二刺則知), 세 번 침을 놓으면 병은 완치된다(三刺則已). 완치가 안 되면(不已), 설하 양맥에서 침으로 출혈시킨다(刺舌下兩脈出血). 그래도 완치가 안 되면(不已), 극중의 성한 경에서 피를 뽑는다(刺郄中盛經出血). 동시에 목이 끝나는 척수를 낀 아래에 침을 놓으면(又刺項已下俠脊者), 반드시 낫는다(必已). 설하 양맥은 염천이다(舌下兩脈者, 廉泉也).

　　학질의 종류가 12가지나 되다 보니(十二瘧者), 발병하는 시간도 다르고(其發各不同時), 병의 형태도 가지각색일 수밖에 없다(察其病形). 그래서 잘 관찰해서 병맥을 알아내야 한다(以知其何脈之病也). 먼저 병(其)이 발작(發)하는 시간(時)이 짧으면(食頃) 침을 놓는다(先其發時如食頃而刺之). 발작하는 시간이 길면, 그만큼 과잉 산이 많이 존재한다는 뜻이며, 그러면 알칼리를 기반으로 하는 침으로는 이를 낫게 하기가 쉽지 않기 때문이다. 정확히 침을 놨다면, 첫 번째 침을 놓으면, 병이 사그라 들고(一刺則衰), 두 번째 침을 놓으면, 어느 정도 나으며(二刺則知), 세 번째 침을 놓으면, 완치된다(三刺則已). 그래도 완치가 안 되면(不已), 침으로 혀 밑의 양맥에서 피를 뺀다. 즉, 염천(廉泉)에서 산성 체액을 빼낸다(刺舌下兩脈出血). 염천은 이하선(parotid gland:耳下腺)이 있는 부분으로써 안면 정맥이 관통하고 있다. 그래서 이 정맥에서 산성 정맥혈을 빼내 주라는 것이다. 침보다 효과가 더 크기 때문이다. 또, 염천(廉泉)은 미주신경이 갈라져 나오는 곳이다. 미주신경은 항산화 효과

가 있으므로 미주신경이 닿는 곳에서 산성 체액을 빼내 주면 미주신경은 활성화된
다. 미주신경은 항염증 치료에 이용되는 신경이다. 그래서 심지어는 미주신경 자
극 장치를 이 지점에 내장하는 수술을 하기도 한다. 그리고 염천(廉泉)은 아주 재
미있는 혈자리이다. 그리고 아주 중요한 혈자리이다. 염천(廉泉)은 갑상선을 통제
하는 혈자리이기 때문이다. 염천(廉泉)에서 염은 돌보다(廉)는 뜻이고, 천은 호르몬
이 분비되는 샘(泉)이라는 뜻이다. 즉, 염천(廉泉)은 목 부위에 있으므로, 여기에
있는 분비샘은 갑상선 샘이 된다. 그리고 지금의 학질은 염(鹽) 문제이다. 그리고
염의 최종 처리는 신장이 한다. 그리고 갑상선도 칼슘염을 통제한다. 그래서 신장
이 염 때문에 문제가 되면, 곧바로 갑상선은 자동으로 문제가 된다. 그래서 지금
학질 문제는 염 문제이므로 염천(廉泉)에 자침하라는 것이다. 다시 본문을 보자.
그래도 낫지 않으면(不已), 혈액 순환의 변곡점인 다리의 오금에 있는 극중(郄中)인
위중혈(委中穴)에서 산성 체액을 빼주면서, 동시에(又) 목이 끝나는 척수를 낀 아래
에 침을 놓으면(又刺項已下俠脊者), 반드시 낫는다(必已). 왜 이렇게 확신을 하는
것일까? 오금에 있는 극중은 하지 정맥류가 생기는 데 결정적인 역할을 하는 곳이
다. 이곳은 체액 순환에 문제가 생기면, 항상 부풀어(盛) 오르는 경맥(經)이다. 그
래서 표현도 '郄中盛經'이라고 했다. 여기서 산성 체액을 빼내 주면, 혈액 순환은
아주 잘 될 것이다. 그리고 동시에 목이 끝나는 척수를 낀 아래에 침을 놓으면(又
刺項已下俠脊者), 반드시 낫는다(必已)고 했다. 여기서 말하는 척추 부분은 방광경
의 오거수(五胠兪)를 말한다. 그 이유는 지금은 학질에 걸려서 온몸에 열이 있으므
로 경(經)은 사용할 수가 없고, 체액 순환에 필요한 수혈(兪) 종류만 사용할 수 있
기 때문이다. 그래서 수혈로써 극중(郄中)인 위중혈(委中穴)을 사용하고 있다. 그래
서 목이 끝나는 부분에서 아래로 척추 부근에 있는 수혈은 방광경의 오거수(五胠
兪)가 정확히 안성맞춤이다. 그 유명한 왕빙(王氷)은 '又刺項已下俠脊者' 여기서 말
하는 혈자리를 방광경의 대저(大杼)와 풍문(風門)이라고 했는데, 다른 것을 고려하
지 않고 문구를 그대로 해석하면, 정확히 맞는 혈자리이다. 대저(大杼)는 배수(背
兪)라고도 한다. 여기서 수(兪)는 이중적인 의미를 보유하고 있다. 하나는 수혈(兪)
이라는 뜻이고, 하나는 수부(兪府)라는 뜻이다. 여기서 수부는 족소음신경 수부(兪

府)를 말한다. 여기서 수(兪)는 대답한다, 반응한다는 뜻이다. 그리고 부(府)는 육부를 뜻한다. 물론 신장경에서 부(府)가 있을 리는 없다. 그러나 이는 하나의 육부(府)만큼 큰 역할을 한다는 뜻이다. 그래서 수부(兪府)를 글자 그대로 해석해보면, 반응(兪)하는 부(府)이다. 그리고 이 부분에서 부의 역할을 할 만큼 중요한 기관은 갑상선밖에는 없다. 수부의 바로 근처에 흉선(thymus:胸腺)이라는 아주 중요한 기관도 있지만, 이는 부정(府精) 또는 정부(精府)라고 칭한다. 즉, 흉선은 스테로이드라는 알칼리(精)를 만들어내기 때문이다. 그리고 흉선은 하나의 부(府)라고 해도 과언이 아니기 때문이다. 보통은 이를 고황(膏肓)이라고 칭한다. 이를 때로는 단중(膻中)이라고도 칭한다. 다시 본론으로 가보자. 그러면 수부(兪府)는 갑상선이므로, 신장에 반응(兪)하는 부(府)가 된다. 그러면, 배수(背兪)는 갑상선으로 통하는 체액을 통제하는 갑상선의 수혈(兪)이 된다. 그러면, 지금 문제는 염(鹽)이 문제인 학질이므로, 앞에서 이미 보았듯이, 갑상선은 염 문제와 직결된다. 그래서 지금은 대저(大杼)라는 혈자리 선택도 아주 좋은 선택이 된다. 그리고 풍문(風門)은 열부(熱府), 풍문열부(風門熱府), 열부수(熱府兪)라고도 한다. 풍문(風門)은 흉선의 수혈이다. 풍문(風門)을 열부(熱府)라고 하는 이유는 흉선은 부신처럼 스테로이드를 만들어내기 때문에, 자동으로 열도 많이 생산하기 때문이다. 스테로이드는 활동전위를 만들어서 간질로 산소 공급을 많게 해서, 산소로 간질에 정체한 자유전자를 중화하므로, 이때 자동으로 열이 생산된다. 그래서 스테로이드가 모이는 곳에서는 자동으로 열도 많이 생성된다. 이 중에서 하나가 스테로이드가 많이 모이는 뇌가 된다. 그래서 스테로이드를 만들어내는 부신도 열을 많이 만들어낼 수밖에 없다. 그리고 흉선은 인체 면역의 주요 기관이다. 그래서 학질과 같은 감염성 질환이 생기게 되면, 흉선은 곧바로 반응하면서 곧바로 과부하에 걸리고 만다. 그리고 이는 등에 있는 수혈이므로, 열부수(熱府兪)라고 부른다. 그러면, 왕빙(王氷)의 말도 치료 측면에서는 맞는 말이 된다.

제4장

刺瘧者, 必先問其病之所先發者. 先刺之, 先頭痛及重者, 先刺頭上及兩額兩眉間出血. 先項背痛者, 先刺之, 先腰脊痛者, 先刺郄中出血, 先手臂痛者, 先刺手少陰陽明十指間. 先足脛痠痛者, 先刺足陽明十指間出血.

   학질에 침을 놓을 때는(刺瘧者), 반드시 먼저 병이 처음 발병한 곳(所)을 물어봐야 한다(必先問其病之所先發者). 그래서 침을 놓기(刺) 전에(先) 처음 발병한 곳을 물어봐야 되는데(先刺之), 처음(先) 발병한 병이 두통이었는데 머리까지 무겁게 되었다면(先頭痛及重者), 먼저 두상, 양 이마와 양 눈썹 사이에서 침을 놓아 체액을 빼내 준다(先刺頭上及兩額兩眉間出血). 침을 놓기(刺) 전에(先) 처음 발병한 곳을 물어봤는데(先刺之), 처음(先) 발병한 병이 목과 등에 통증이었고(先項背痛者), 처음(先) 발병한 병이 허리에 통증이었던 사람은(先腰脊痛者), 먼저 극중에서 체액을 빼준다(先刺郄中出血). 처음(先) 발병한 병이 팔과 어깨에 통증이었다면(先手臂痛者), 먼저 수소음양명 10개 손가락 사이에 침을 놓는다(先刺手少陰陽明十指間). 처음(先) 발병한 병이 경산통이었다면(先足脛痠痛者), 먼저 족양명 10개 발가락 사이에서 체액을 빼내 준다(先刺足陽明十指間出血).

   학질에 침을 놓을 때(刺瘧者), 침을 놓기 전에 반드시 첫 발병 장소를 물어봐야 되는데(必先問其病之所先發者), 그 이유는 그래야 병의 형태를 알 수 있기 때문이다. 학질의 형태가 12가지나 되기 때문이다. 처음(先) 발병한 병이 두통이었는데 머리까지 무겁게 되었다면(先頭痛及重者), 이는 머리 부분의 체액 순환 문제이기 때문에, 당연히 머리 부분의 체액 순환을 위해서 두상, 이마와 눈썹 사이에서 침을 놓아서 산성 체액을 빼내 준다(先刺頭上及兩額兩眉間出血). 양쪽 이마와 양미간 사이는 뇌척수액에서 나온 체액이 순환하는 지점이다. 여기서 양 이마(兩額)라고 지칭하는 부분은 현로(懸顱)나 태양혈(太陽穴) 정도가 되는데, 관자놀이가 있는 부분으로써 머리에 쓰는 관자(망건:網巾)가 이 부분의 맥이 뛸 때 움직인다고 해서 붙여진 이름이 관자놀이이다. 즉, 이곳은 이마 쪽 체액 순환이 활발히 이루어지는 지점이기 때문에, 여기서 산성 체액을 빼내 주면 된다. 양미간은 찬죽(攢竹) 정도가 되는데, 눈썹 부위는 많은 혈관이 지나가는 곳이다. 이곳에서 산성 체액을 빼내 주면 된다. 그리고 두상(頭上)에서 출혈을 시켜주라고 하는데, 두상에서 산성 체액이 제일 잘 모이는 지점은 백회(百會)이다. 백회에는 Venous lacuna(정맥 주머니)가 있다. 이 정맥 주머니는 온몸에서 올라오는 전자를 신경을 통해서 받아서 중화하는 대뇌피질의 산성 정맥혈을 받아서 중화하는 지점이기 때문에, 아주 중요한 혈자리일 수밖에 없다. 그래서 백회는 온몸에 영향을 줄 수가 있는 것이다. 백회는 현대의학에서는 트롤라드 측면 호수(Lateral lakes of Trolard)라고 해서 뇌 수술할 때 특히 주목하는 부분이다. 여기서 산성 체액을 빼내 주면, 당연히 머리는 한결 가벼워지고, 이어서 두통도 사라질 것이다. 목과 등에 통증이 있고(先項背痛者), 허리에 통증이 있다(先腰脊痛者)는 말은 척추 전체에 통증이 있다는 뜻이다. 그러면 제일 좋은 방법은 방광경을 이용하는 것이다. 즉, 열의 원천인 전자를 염으로 격리해서 방광을 통해서 배출하는 것이다. 여기서도 경(經)은 쓸 수가 없다. 체액의 순환에 집중하거나 산성 체액을 빼내 줘야 한다. 그래서 극중(郄中)을 선택해서 출혈을 시켜준다(先刺郄中出血). 처음(先) 발병한 병이 손과 팔뚝 통증이라면(先手臂痛者), 상체 혈액 순환의 문제이기 때문에, 상체 혈액 순환의 변곡점인 손가락 10개 사이에 있는 수소음(手少陰), 수양명(手陽明)의 혈자리를 찾아서 침을 놓으면 된다(先刺手少陰陽明十指間). 먼저 수양명(手陽明)의 대장경에서 해당 혈자리를 찾아보면, 오수혈의 정혈(井穴)인 상양(商陽)과 형혈(滎穴)인 이간(二間)이다. 그리고 수소음(手少陰)의 심장경에서 해당 혈자리는 오수혈의 정혈(井穴)인 소충(少衝)이다. 이곳들은 면역을 직접 활성화하는 경(經)이 아니라, 체액 순환을 목적으로 하는 수(兪)이기 때문에, 이곳에서는 산성 체액(血)을 빼내지 않고, 직접 자침(刺)할 수 있는 것이다. 처음(先) 발병한 병이 정강이 통증이라면(先足脛痠痛者), 하체의 혈액 순환 문제이기 때문에, 하체 혈액 순환의 변곡점인 10개 발가락에서 산성 체액을 빼내 주면 되는데, 족양명을 선택한다(先刺足陽明十指間出血). 이곳은 위경 오수혈의 정혈(井穴)인 여태(厲兌)인데, 금(金)에 해당한다. 금(金)은 폐(肺)를 말하므로 여기서 체액(血)을 빼낸다는 말은 폐가 통제하는 산성 간질액을 빼내 주자는 것이다. 산성 간질액은 열의 원천인 전자(酸)가 정체되는 곳이기 때문이다. 이 혈자리는 꼭 체액을 빼내지 않고 그냥 자침해도 되는 지점이다. 그런데 체액을 빼내는 이유는 하체 발등은 중력 때문에 체액의 정체가 아주 심하게 나타나는 곳이기 때문에, 순환을 시키기보다는 아예 열의 근원인 전자가 정체해있는 산성 체액을 빼내서 침보다 더 좋은 효과를 노린 것이다.

風瘧, 瘧發則汗出惡風, 刺三陽經背兪之血者, 胕痠痛甚, 按之不可, 名曰胕髓病. 以鑱鍼, 鍼絶骨, 出血, 立已. 身體小痛, 刺至陰, 諸陰之井, 無出血, 間日一刺. 瘧不渴, 間日而作, 刺足太陽. 渴而間日作, 刺足少陽, 溫瘧汗不出, 爲五十九刺.

풍학이 발생하면 땀이 나고 바람을 싫어한다(風瘧, 瘧發則汗出惡風). 삼양경 배수혈에 침을 놓아서 체액을 빼낸다(刺三陽經背兪之血者). 행산통이 심하며 아파서 누르지 못하게 한다(胕痠痛甚, 按之不可). 이를 이르러 부수병이라고 한다(名曰胕髓病). 참침을 써서 침으로 골을 절개해서 체액을 빼낸다(以鑱鍼, 鍼絶骨, 出血). 그러면 낫는다(立已). 신체에 통증이 조금 있으면, 지음과 여러 음의 정에 침을 놓는다(身體小痛, 刺至陰, 諸陰之井). 체액은 빼내지 않는다(無出血). 격일로 한 번씩 침을 놓는다(間日一刺). 학질이면서 갈증이 나지 않으면서 격일로 발작하면(瘧不渴, 間日而作), 족태양에 침을 놓는다(刺足太陽). 갈증이 나면서 격일로 발작하면, 족소양에 침을 놓는다(渴而間日作, 刺足少陽). 온학이면서 땀이 안 나면 59침을 놓는다(溫瘧汗不出, 爲五十九刺).

이 부분의 해석은 다른 방식을 사용해 보았다. 즉, 문구에 맞추는 것이 아니라 논리의 흐름에 맞추는 해석이다. 그렇다고 문구를 빼먹은 것은 아니다. 모두 들어가 있는데 순서가 뒤바뀔 뿐이다. 풍학(風瘧)은 여름에 과잉 산을 제대로 중화하지 못하고 염(鹽)으로 저장해 뒀다가 가을까지 넘어온 경우이다. 가을이 되면 일조량이 줄면서 CRY 활동도 줄고, 이어서 점점 과잉 산 중화 능력도 줄어든다. 또, 정상적인 가을은 염으로 과잉 산을 저장하는 시기이다. 즉, 가을은 염의 재료인 알칼리가 필요한 시기이다. 그런데 그 염의 재료를 여름에 다 소모해버렸다. 방법은 염의 재료를 인체 어디에선가 빼내 와야 한다. 그곳은 바로 뼈이다. 이제 뼈가 문제를 일으키기 시작한다. 그리고 하중을 많이 받으면, 산(酸)도 많이 생긴다. 그리고 그곳이 바로 하퇴(下腿:胻:胻)이다. 지금 상황은 과잉 산이 많아서 혈액 순환도 잘 안 된다. 즉, 하퇴부는 더욱더 과잉 산 때문에 힘들어한다. 또, 하체는 중력 때문에 혈액 순환이 더욱더 힘들다. 그래서 하퇴부에 몰린 과잉 산은 뼈에서 알칼리를 빼내서 염으로 격리할 수밖에 없다. 그러면 하퇴부 뼈는 산의 공격 때문에 시큰거린다. '시큰거린다'의 본말은 '시다'이다. 바로 산이 신맛이 난다. 즉, 산의 공격 때문에 시큰거리는 것이다. 이렇게 과잉 산의 누적으로 인해서, 하퇴부에 시큰거림이 심해지면(胻痠痛甚), 이 부위는 만질 수도 없을 만큼 아플 수밖에 없게 된다(按之不可). 이 모든 현상은 전자를 격리한 염이 일으킨 문제이다. 그런데 염의 기능은 하나가 더 있다. 바로 삼투압이다. 즉, 염이 인체 안에 축적된다는 말은 물을 축적한다는 뜻과 같다. 그러면 뼈에서 알칼리를 보유하고 있는 골수에 염이 축적되면서, 자연스럽게 골수 부종이 유발될 것이다. 현대의학에서는 골수부종(骨髓浮腫:Bonemarrow edema:BME)을 골수수종(骨髓水腫)이라고도 하는데, 골수에 삼투압 기질인 염이 과잉 축적되면서, 그 부위가 부어오르는 병증이 골수부종이다. 황제내경은 이 병을 부수병(胕髓病)이라고 불렀다(名曰胕髓病). 별수 없이 참침으로 골수 부분에서 산성 체액을 빼내야 한다(以鑱鍼 , 鍼絶骨, 出血). 그래야 낫는다(立已). 현대의학은 이 병을 치료할 때 처음에는 통증 완화제를 투입하다가, 스테로이드제제도 투입하고, 정 안 되면 수술로 해결한다. 동양의학도 별반 다르지 않다. 그러나 동양의학은 조금 다를 뿐이다. 소화관은 정맥과 동맥 등등 모든 체액으로 서로 연결되어있는데, 쓸개까지도 연결되어있다. 그래서 소화관이 과잉 산 때문에 문제가 되면, 이 여파는 쓸개, 위장, 소장까지 미친다. 결국, 침 치료는 삼양경(三陽經) 모두에 해야 한다. 이제 이 삼양경에서 산성 체액을 뽑아내야 한다. 그 부분이 바로 등에 있는 수혈(兪)이다(刺三陽經背兪之血者). 수혈은 체액이 순환되는 곳이기 때문에, 산성 체액을 받아서 제거하기가 아주 적합한 곳이다. 과잉 산을 여름에 다 중화시키지 못하고 가을로 넘긴 결과가 이런 악순환을 만들어냈다. 과잉 산이 축적되어 있다 보니, 이를 중화시키면서 당연히 땀은 난다(汗出).

가을의 추운 바람은 과잉 산의 중화를 가로막고 더욱더 과잉 산을 염으로 저장되게 만든다. 당연한 순리로 환자는 차가운 가을바람을 싫어하게 된다(惡風). 인체 전체에 통증이 조금씩 있다면(身體小痛), 통증의 원인이 되는 전자를 염으로 격리해서 체외로 빼내 주면 된다. 그래서 족태양방광경(足太陽膀胱經)의 경혈로써 정금혈(井金穴)인 지음(至陰)에 자침한다(刺至陰). 금(金)은 인체 모든 산성 간질액을 통제하는 폐(金)이기 때문에, 정금혈(井金穴)인 지음(至陰)에 자침하는 것은 산성 간질액을 혈액 순환을 통해서 중화하자는 것이다. 그리고 모든 음경(陰)의 오수혈 중에서 경혈(井)에 침을 놓아서 혈액 순환을 돕는다(諸陰之井). 음경(陰經)의 오수혈에서 정혈(井穴)은 목(木)으로써 간(木)을 말한다. 간이 통제하는 체액은 정맥혈(筋)이다. 그래서 모든 음경의 정맥혈을 통제하자는 것은 간이 통제하는 산성 정맥혈을 체액 순환을 통해서 중화하자는 전략이다. 통증이 아주 심하지는 않기 때문에, 산성 체액을 빼내지는 않는다. 그래서 침도 매일 놓는 게 아니라 격일제로 놓는다(間日一刺). 학질을 앓으면서 갈증이 없다(瘧不渴)는 말은 과잉 산을 염으로 저장했기 때문에, 열이 안 나고 땀도 안 나면서 자연스럽게 갈증이 없게 된다. 그렇게 되면 염 때문에 고생하는 방광(足太陽)을 다스리는 것이 정석일 것이다(刺足太陽). 게다가 격일제로 문제를 일으킨다면, 방광 하나만 다스려도 될 것이다(間日而作). 그런데 갈증이 나면서 격일제 발작한다면(渴而間日作), 이는 반드시 열이 난다는 뜻이 된다. 열은 간에서 만들어낸다. 그러면 간을 돕고 있는 쓸개를 다스려주어야 한다(刺足少陽). 여기도 격일제로 문제를 일으키기 때문에 쓸개 하나만 다스려도 된다. 온학(溫瘧)이면서, 땀이 나지 않는다면(溫瘧汗不出), 59침법을 사용한다(爲五十九刺). 온학도 다른 온병처럼 날씨가 따뜻해지면 문제를 일으킨다. 즉, 온학은 과도하게 축적된 염이 일조량이 늘어나고 열이 공급되면서 문제를 일으키는 학질이다. 이렇게 과잉 산을 열의 도움을 받아서 중화한다면, 당연히 열이 날 것이고, 땀도 나야 한다. 그런데 온병(溫病)은 체온보다 약간 높은 열(熱)이기 때문에, 당연히 땀이 거의 안 난다. 이때는 침(針)으로 열병(熱病)을 치료하는 방광경과 독맥에 있는 주요 59개의 수혈(兪) 혈자리에 침을 놓는 59자법(五十九刺法)을 사용한다. 59자법(五十九刺法)은 32편 자열편刺熱篇) 제2장에서 설명했다. 이 59자법의 핵심은 열을 만드는 원천인 전자(電子)를 염(鹽)으로 격리하고, 이때 만들어진 염을 방광을 통해서 인체 외부로 배출시켜버리자는 것이다. 열의 원천이 인체 안에서 사라졌으니, 열이 내려가는(寒) 것은 당연하다. 그리고 수혈(兪)의 체액 순환 기능을 이용하자는 것이다. 체액 순환이 잘 되면, 당연히 간질액에 있는 과잉 산은 자동으로 중화되고, 이어서 열은 내려갈 것이다. 학질도 결국은 에너지 과잉이 핵심이다. 그래서 결국은 에너지인 전자를 염으로 만들어서 체외로 버리는 삼양과 에너지 조절의 핵심인 오장을 중심으로 치료하며, 특히 면역이 아닌 체액의 조절을 통해서 치료한다.

제37편. 기궐론(氣厥論)

제1장

黃帝問曰, 五藏六府, 寒熱相移者何. 岐伯曰, 腎移寒於肝, 癰腫少氣. 脾移寒於肝, 癰腫筋攣. 肝移寒於心, 狂隔中. 心移寒於肺, 肺消. 肺消者, 飮一溲二, 死不治. 肺移寒於腎, 爲涌水. 涌水者, 按腹不堅, 水氣客於大腸, 疾行則鳴濯濯, 如囊裹漿, 水之病也.

　황제가 질문한다(黃帝問曰). 오장육부에서(五藏六府), 한열이 어떻게 서로 이전되는지요(寒熱相移者何)? 기백이 말한다(岐伯曰). 신이 한을 간에 이전하면(腎移寒於肝), 그러면 옹종이 생기면서 알칼리를 소모한다(癰腫少氣). 비장이 한을 간에 이전시키면(脾移寒於肝), 옹종을 만들고 근련을 만든다(癰腫筋攣). 간이 한을 심장에 이전시키면(肝移寒於心), 횡격막이 난리가 난다(狂隔中). 심장이 한을 폐에 이전시키면(心移寒於肺), 폐는 알칼리를 소모하고(肺消), 알칼리가 소모된 폐는(肺消者), 음일수이하고(飮一溲二), 죽을 수밖에 없다(死不治). 폐가 한을 신장에 이전하면(肺移寒於腎), 용수가 생기고(爲涌水), 용수가 되면(涌水者), 배를 누르면 단단하지 않고(按腹不堅), 수기가 대장에 객으로 머문다(水氣客於大腸). 빨리 달리면 자루 안에 물이 든 것처럼 출렁거리는 소리가 난다(疾行則鳴濯濯, 如囊裹漿). 수병이다(水之病也).

　여기서 한(寒)은 염(鹽)을 말하는데, 이 염(鹽)은 전자를 격리해서 보유한 상태이므로, 산성 물질이다. 이 산성 물질은 조건만 되면, 언제라도 전자를 토해내면서 문제를 일으킨다. 이런 염의 전이(移)는 산성 물질을 전달하는 과정인데, 체액의 흐름도와 관계할 수밖에 없다. 신장은 산성 간질액을 동맥혈을 통해서 중화시키는데, 신장의 전문 분야는 염(鹽) 처리이다. 그래서 신장이 간질액에서 염 처리를 잘못하면, 이 산성(寒) 간질액은 비장을 통해서 결국 간으로 들어간다(腎移寒於肝). 아니면, 신장은 간이 주는 암모니아와 같은 염을 처리하는데, 신장이 문제가 되면, 이 염은 간이 혼자 처리해야 한다. 그러면 간은 과부하에 걸리고, 그러면 간이 책임지는 산성 정맥혈이 정체되고, 이어서 간질에 산성 간질액이 정체되면서 간질의 알칼리는 고갈되는데(少氣), 그러면 최후의 수단으로 간질에 있는 알칼리 콜라겐을 이용해서 간질에 쌓인 과잉 산을 중화시킨다. 이때 분해된 간질의 알칼리 콜라겐이 바로 옹종(癰腫)이 된다(癰腫少氣). 비장은 산성 간질액을 중화해서 간으로 보내는 기관인데, 비장이 과부하가 걸려서 산성 간질액을 제대로 중화 처리하지 못하면, 이 산성 간질액은 그대로 간으로 보내진다. 이 과정은 체액 흐름도에서 아주 정상적인 과정이다. 그러면 간은 당연히 과부하에 걸리고, 그러면 간문맥으로 모이는 정맥혈은 대혼란을 일으킨다. 이 산성 정맥혈이 정체되면, 그곳에서는 콜라겐으로 과잉 산을 중화시키면서 옹종이 발생하고(癰腫), 산성 정맥혈 때문에 정맥 혈관 근육이 위축되면서 주위의 근육까지 위축시킨다(筋攣). 여기서 근(筋)은 그냥 근육이 아니라 정맥 혈관의 근육을 의미한다. 만일에 간이 과부하에 걸려서 산성(寒) 정맥혈을 제대로 중화하지 못하고, 이를 체액 흐름도에 따라서 우 심장으로 보내면(肝移寒於心), 우 심장은 수축이 일어나면서 횡격막을 압박하고, 횡격막이 있는 주위는 난리가 난다(狂隔中). 이제 체액 흐름도에 따라서 우 심장은 이 산성(寒) 정맥혈을 산성(寒) 정맥혈의 최종 종착지인 폐로 보낸다(心移寒於肺). 이제 폐로 들어온 산성(寒) 정맥혈은 적혈구 헴에 붙어있는 알칼리 산화철(Fe^{3+})로 중화되고, 이제 철은 산성(寒)인 염(鹽)이 된다(肺消). 즉, 알칼리 산화철을 소모(消)한 것이다. 여기서 소(消)를 폐가 상한다(消)로 해석해도 된다. 이제 염(鹽)이 된 산성 환원철(Fe^{2+})은 배출되기 위해서 염(鹽)을 전문적으로 처리하는 신장으로 간다. 신장은 과잉 염을 당연히 인체 밖으로 내보낸다. 그러면 삼투압 기질인 염을 인체 밖으로 내보내므로 물은 당연히 따라 나간다. 즉, 소변(溲)으로 염을 내보내는 것이다. 그래서 폐가 안 좋아서 알칼리 산화철을 많이 소모(消)해서 철염(鐵鹽)을 많이 만들어낼수록(肺消者), 더 많은 수분이 인체 밖으로 빠져나가게 된다. 이때는 철염뿐만 아니라 다른 산성 물질들도 신장으로 몰린다. 즉, 폐가 처리하지 못한 이산화탄소가 변해서 만들어진 중조염들도 신장에서 처리된다. 그리고 산성 물질들은 전자를 보유하고 있으므로, 전해질이 되고, 동시에 삼투압 인자가 되면서 수분을 잔뜩 끌어모은다. 이 역시도 신장이 배출시키면서 수분은 빠져나간다. 결국, 수분 부족을 일으킨다. 즉, 인체가 한번 마신 물(飮一)의 두 배가 소변(溲二)으로 빠져나가는 것이다(飮一溲二). 다시 말하자면, 인체에서 과잉 산을 제대로 중화시키지 못하면서 삼투압 기질인 염(鹽)을 너무 과하게 만들었기 때문에, 수분을 과하게 인체 밖으로 내보낸 것이다. 인체는 당연히 수분 부족을 겪게 되고, 당연히 죽는다(死不治). 이 과정에서 인체 안에 삼투압 기질인 염(鹽)이 쌓이면서 수분이 적체된다. 즉, 부종이 시작되고 복수(ascites:腹水)가 차기 시작한다. 이 현상을 용수(涌水)라고 한다. 이때 배를 눌러보면, 당연히 적체된 수분 때문에 배는 물렁물렁하다(按腹不堅). 그리고 대장은 담즙을 최종 처리해서 흡수할 것인가 체외로 버릴 것인가를 결정하는 기관이다. 그런데 이 담즙은 수많은 염(鹽)을 보유하고 있으므로, 대장은 당연히 수기(水氣)로써 삼투압 기질인 담즙 때문에 수분을 잔뜩 끌어안게 된다. 즉, 수기가 객으로써 대장에 들어온 것이다(水氣客於大腸). 이때 빨리 걸으면, 복수 때문에 자루에 물이 든 것처럼, 인체 안에서 복수가 출렁거리는 소리를 만들어낸다(疾行則鳴濯濯, 如囊裹漿). 동양의학에서는 이 병(病)을 수병(水病) 또는 수독(水毒)이라고도 한다(水之病也). 이 부분은 생리학이기 때문에 여러 경로를 통해서 해설이 가능한 부분이다. 그래서 해석도 여러 가지로 나올 수가 있다.

제2장

脾移熱於肝, 則爲驚衄. 肝移熱於心, 則死. 心移熱於肺, 傳爲鬲消. 肺移熱於腎, 傳爲柔痓. 腎移熱於脾, 傳爲虛腸澼, 死, 不可治.

비장이 열을 간에 이전하면(脾移熱於肝), 경뉵이 일어난다(則爲驚衄). 간이 열을 심장으로 이전하면 죽는다(肝移熱於心, 則死). 심장이 열을 폐로 이전했는데, 전이되면 격소한다(心移熱於肺, 傳爲鬲消). 폐가 열을 신장으로 보냈는데 전이되면, 유치에 걸린다(肺移熱於腎, 傳爲柔痓). 신장이 열을 비장으로 보냈는데, 전이되면 허해지고 장벽에 걸린다(腎移熱於脾, 傳爲虛腸澼), 그러면 치료는 불가능하고 죽는다(死 不可治).

과부하에 걸린 비장이 간으로 열(熱)의 근원인 산성 체액을 보내버리면(脾移熱於肝), 간은 당연히 과부하에 걸린다. 그러면 간이 처리하는 산성 담즙 처리는 지연된다. 그러면 신경 간질액은 산성 담즙의 정체로 인해서 산성으로 기운다. 그러면 신경 간질액인 뇌척수액도 당연히 산성으로 기운다. 이때 뇌 신경도 과부하에 걸리면서, 사람을 깜짝깜짝 놀라게(驚) 만든다. 뇌척수액이 산성으로 변한 여파는 뇌척수액의 영향을 받는 코에 있는 정맥총까지 이어진다. 즉, 코 정맥총에 과잉 산이 모이면서, 이 산성 정맥혈이 코점막을 녹이면서 터져버린다. 즉, 코피가 나는 것이다(則爲驚衄). 이 부분은 다르게 해석할 수도 있다. 뇌척수액이 산성으로 변하게 되면, 이때 뇌척수액의 점도가 올라가게 되고, 이어서 뇌척수액의 압력이 높아지게 된다. 그러면, 뇌는 이 압력을 줄이기 위해서 대안을 찾게 되는데, 그 대안이 바로 코피이다. 그래서 이때 코피가 나오지 않게 되면, 뇌척수액의 압력으로 인해서, 뇌에서 뇌출혈이 일어나게 된다. 이 경우는 교통사고로 머리를 다친 경우에서도 나타나게 되는데, 이때 코피를 흘리지 않게 되면, 뇌를 많이 다치게 된다. 그래서 뇌척수액이 산성으로 기운 상태에서 코피는 인체가 살기 위한 대책인 것이다. 다시 본문을 보자. 이제 혈액 흐름도 때문에, 간이 과부하에 걸리면, 열(熱)의 근원인 산성 정맥혈은 당연히 간에서 우(右) 심장으로 보내진다(肝移熱於心). 그러면 우 심장에 갑자기 열(熱)의 근원인 산성 정맥혈이 도착하게 되고, 이어서 우 심장은 동방결절을 통해서 너무나 많은 과잉 전자를 받게 되고, 이어서 이 과잉 산으로 인해서 심근이 강하게 수축하면서, 심장은 정지돼 버린다. 즉, 이때는 심근경색(myocardial infarction:心筋梗塞)이 일어나는 것이다. 그러면 당연히 죽는다(則死). 이제 그러면, 우 심장이 열(熱)의 근원인 산성 정맥혈을 처리하지 못하고 폐로 보내면, 어떤 일이 일어날까(心移熱於肺)? 폐로 들어간 열(熱)의 근원인 산성 정맥혈은 갑자기 폐에 활동전위를 대량 공급하면서, 폐는 심하게 수축 이완하게 되고 횡격막도 똑같이 심하게 수축 이완하게 되고, 그러면 횡격막에 걸려 있는 기관들은 난리가 난다. 즉, 폐의 여파가 횡격막까지 전이(傳)가 되어서 횡격막이 고통(消)을 당하는 것이다(傳爲鬲消). 이렇게 열(熱)의 근원인 산성 정맥혈 때문에, 폐가 문제가 되면, 폐에서 철염이 대량 생산되면서, 이 철염은 염을 전문적으로 처리하는 신장으로 떠넘겨지게 된다(肺移熱於腎). 당연한 순리로 신장은 과부하에 걸려버린다. 그러면 신장이 처리하는 산성 뇌척수액의 처리가 지연된다. 물론 여기에는 뇌척수액의 일부인 관절활액도 포함되어 있다. 그러면 중추 신경은 이 과잉 산 때문에 과부하에 걸리고, 이어서 신경은 강하게 수축한다. 이로 인해서 나타나는 여러 현상을 종합해서 유치(柔痓)라고 표현한다. 즉, 신장으로 온 과잉 산의 여파가 중추 신경에까지 전이(傳)되면서, 유치를 만들어 낸 것이다(傳爲柔痓). 신장과 비장은 친구 사이이다. 즉, 둘은 같이 열(熱)의 근원인 산성 간질액을 중화한다. 그래서 신장은 비장에게 산성 간질액을 떠넘길 수가 있다. 즉, 신장이 직무 유기를 하는 것이다. 덕분에 비장이 죽는다고 소리친다. 이제 비장이 난리가 나면, 비장이 통제하는 소화관은 갑자기, 날벼락을 맞는다. 그러면 소화관에 산성 간질액이 정체된다. 그러면 산성 간질액과 접하고 있는 장점막은 알칼리 콜라겐을 만들어서, 이 과잉 산을 중화시킨다. 그리고 이 콜라겐은 소화관 안으로 내보내 진다. 우리는 이것을 보고 '곱'이라고 표현한다. 즉, 비장의 과부하가 소화관으로 전이(傳)되어서 소화관의 알칼리를 고갈(虛)시키면서, 이질(腸澼)을 만들어낸 것이다(傳爲虛腸澼). 이렇게 콜라겐을 만들어서 과잉 산을 중화했다는 말은 알칼리는 이미 고갈된 상태를 뜻한다. 물론 때로는 점막의 콜라겐을 녹이기도 한다. 그러면, 이때 점막의 모세혈관이 노출되면서, 대변에 혈이 보이기도 한다. 이 정도가 되면 아마 온몸은 엉망진창이 되어있을 것이다. 환자에게는 못할 말이지만, 이 환자는 더는 치료는 불가능하므로, 살 생각은 하지 말아야 한다(死, 不可治).

제3장

胞移熱於膀胱, 則癃溺血. 膀胱移熱於小腸, 鬲腸不便, 上爲口麋. 小腸移熱於大腸, 爲虙
瘕, 爲沈. 大腸移熱於胃, 善食而瘦入. 謂之食㑊. 胃移熱於膽, 亦曰食㑊. 膽移熱於腦,
則辛頞鼻淵. 鼻淵者, 濁涕下不止也. 傳爲衄衊瞑目. 故得之氣厥也.

　자궁이 열을 방광에 전달하면(胞移熱於膀胱), 융병과 익혈이 된다(則癃溺血). 방
광이 열을 소장에 전달하면(膀胱移熱於小腸), 장간막이 불편해지고(鬲腸不便), 위로
는 구미가 발생한다(上爲口麋). 소장이 열을 대장에 이전하면(小腸移熱於大腸), 복하
가 생기고(爲虙瘕), 월경이 끊긴다(爲沈). 대장이 열을 위로 이전하면(大腸移熱於
胃), 밥은 잘 먹으나 마른다(善食而瘦入). 이것을 식역이라고 한다(謂之食㑊). 위가
열을 담으로 이전하면(胃移熱於膽), 역시 식역이 생긴다(亦曰食㑊). 담이 열을 뇌로
이전하면(膽移熱於腦), 신알과 비연에 걸린다(則辛頞鼻淵). 비연은 탁체가 아래로 끝
없이 흐르는 것이다(鼻淵者, 濁涕下不止也). 그리고 뉵멸과 명목이 발생한다(傳爲衄
衊瞑目). 그래서 이렇게 얻은 것이 기궐이다(故得之氣厥也).

　포(胞)는 여자는 자궁이며, 남자는 고환이다. 생식기(胞)에서 생긴 열(熱)의 원천
인 과잉 산이 림프를 통해서 방광으로 떠넘겨지게(移) 되면(胞移熱於膀胱), 방광은
이 과잉 산으로 인해서 당연히 과부하에 걸린다. 그러면 당연히 소변을 보는 데
문제가 생기고(癃:융), 방광의 간질에 쌓인 과잉 산은 방광의 알칼리 콜라겐 점막
을 녹이면서, 이어서 점막의 모세 혈관을 노출시키고, 결국에 소변에 혈액이 섞여
나오게(溺血) 만든다(則癃溺血). 이제 방광도 살아야 하니까, 자기가 가진 열(熱)의
원천인 과잉 산을 림프를 통해서 소장으로 보내버린다(膀胱移熱於小腸). 소장은 유
미즙(chyme)이라는 영양성분을 흡수하는 통로이므로, 소장에는 림프가 아주 잘
발달해있다는 사실을 상기해보자. 그리고 신장과 방광은 뇌척수액이라는 림프액을
처리한다는 사실도 상기해보자. 여기서 방광과 소장의 또 다른 연결 고리는 멜라
토닌(Melatonin)이라는 염(鹽)이다. 즉, 멜라토닌은 염이므로, 방광을 통해서 배출

된다. 그런데, 이를 처리하는 방광이 문제가 되면, 자동으로 방광은 이들을 처리하지 못하게 되고, 결국에 소장은 이들을 도로 이전(移)받게 된다. 이 기전은 다르게도 설명은 가능하다. 즉, 스테로이드로 설명하는 것이다. 방광이 문제가 되면, 자동으로 신장이 문제가 되고, 그러면 신장을 통제하는 부신이 문제가 된다. 그러면, 부신은 자동으로 스테로이드를 제대로 생산하지 못하게 되고, 이어서 이 부담은 스테로이드를 생산하는 소장으로 가게 된다. 소화관도 많은 스테로이드를 생산한다는 사실을 상기해보자. 또 다른 기전도 있다. 신장은 염을 방광으로 보내게 되는데, 방광이 문제가 되면, 이 염은 처리가 안 되게 되고, 그러면, 인체는 이 염을 처리하기 위해서 설사를 택하게 된다. 설사는 염을 체외로 버리는 도구라는 사실을 상기해보자. 그래서 이를 생리학으로 풀게 되면, 다양한 기전이 나올 수가 있다. 다시 본문을 보자. 그런데 소장은 여러 장기(腸)의 칸막이(鬲) 역할을 하는 장간막(鬲腸)과 그물처럼 엮여있다. 즉, 소장 장간막은 인체에서 제일 큰 장간막이므로, 여러 장기와 그물처럼 엮여있다. 그래서 소장이 과부하에 걸리면, 장간막(鬲腸)이 불편(不便)해진다(鬲腸不便). 이렇게 소장이 과부하에 걸리면, 소화관을 통제하는 비장으로 문제가 거슬러 올라간다. 그러면 비장은 림프를 통제하기 때문에, 림프가 아주 잘 발달한 입(口)안에서 문제가 생긴다. 이때 입안에서 생기는 병이 구미(口糜:口蘪)이다. 소장의 문제가 위쪽(上)까지 올라온 것이다(上爲口蘪). 그리고 소장도 자기가 살아야 하니까, 림프나 소화관의 흐름도에 따라서 열(熱)의 원천인 이 과잉 산을 대장으로 보내(移) 버린다(小腸移熱於大腸). 소장은 과잉 산을 중화하는 능력이 탁월하다. 그런데 대장은 이 능력이 아주 약하다. 대장은 과잉 산을 중화시킬 때 주로 대장에 거주하는 미생물을 통해서 과잉 산을 처리한다. 그런데 대장에 사는 미생물들은 대장에 과잉 산이 도착하면, 이 과잉 산의 강한 환원력 즉, 분해력 때문에, 바로 죽어버린다. 이때 대장은 이 과잉 산을 그대로 간질로 흡수한다. 그러면 간질로 흡수된, 이 과잉 산은 당연히 알칼리 콜라겐이 동원되어서 중화된다. 즉, 대장 주위에 콜라겐이 쌓이는 것이다. 이렇게 만들어진 것이 복하(虙瘕:伏瘕)이다(爲虙瘕). 지금, 이 과잉 산은 생식기(胞)에서 시작해서, 중화가 안 되고, 결국에 소화관의 끝인 대장까지 왔다. 다시 말하면, 골반강과 하복부에 존재하는 모든 기관이 이 과잉 산 때문에 골머리를 앓고 있다. 산(酸)은 전해질이기 때문에, 삼투압 기질이다. 그래서 골반강에 이 삼투압 기질이 쌓여있게 되면, 자동으로 수분을 붙잡고 놓아주지 않게 되고, 그러면, 수분의 외부 배출이 필수인 월경은 당연히 막히고 만다(爲沈). 이렇게 소장과 대장이 과부하에 걸리고, 이어서 산성 림프액을 제대로 처리해주지 못하게 되면, 소화관의 맨 처음에 있는 림프액은 정체되고, 이는 림프액을 통제하는 비장의 문제로 가게 되고, 결국에 위산으로 이 과잉 산을 버릴 수밖에 없게 된다. 즉, 대장에서 생긴 열(熱)의 원천인 과잉 산이 위장으로 전이(移)가 된 셈이다(大腸移熱於胃). 이렇게 되면, 이 많은 위산을 중화시키기 위해서 식사(食)를 자주(善) 할 수밖에 없게 된다. 그러나 아무리 밥(食)을 잘(善) 먹는다고 해도, 소장과 대장의 문제 때문에, 알칼리 영양소를 흡수(入)할 수가 없게(瘦) 되고, 이어서 몸은 야위어(瘦)만 가게 된다(善食而瘦入). 여기서 수(瘦)는 이중적 의미를 보유하고 있다. 이것이 식역(食㑊)이라고 하는 것이다(謂之食㑊). 즉, 아무리 밥(食)을 잘(善) 먹어도 소장과 대장이 알칼리 영양소를 흡수(入)할 수가 없게(瘦) 되면서, 몸이 자꾸 야위어(瘦) 가는 것이 식역(食㑊)이다. 그런데 위장으로 공급되어서 위산이 되는 비장의 과잉 산은 위장 동맥을 통해서 담(膽)까지 영향을 미친다. 이제 위장의 과부하가 쓸개의 과부하로 이어진 것이다(胃移熱於膽). 그런데 쓸개는 십이지장으로 담즙을 분비시켜서 지방 성분을 소화하게 만든다. 이제 이런 담이 과부하에 걸렸으니, 당연히 소화가 잘 안 된다. 그래서 담이 문제가 되었을 때도 앞 경우와 똑같이(亦) 식역(食㑊)에 걸리고 만다(亦曰食㑊). 담은 담즙을 처리하는데, 담이 과부하에 걸렸으니 당연히 산성 담즙 중화 처리는 지연되고, 이어서 신경 간질액은 당연히 산성으로 기운다. 즉, 신경 간질액인 뇌척수액도 당연히 산성으로 기우는 것이다. 그래서 담이 열(熱)의 원천인 과잉 산을 뇌로 떠넘긴(移) 셈이 되어버렸다(膽移熱於腦). 이제 뇌척수액의 영향을 받는 곳들은 난리가 난다. 그래서 산성 뇌척수액의 영향을 받는 코와 비루관, 부비동 등에 있는 콜라겐 점막들은 이 산성 뇌척수액에 의해서 녹아내린다. 이 산성 뇌척수액이 코에 있는 알칼리 콜라겐 점막을 자극하면, 타는 듯한 또는 아픈 듯한 감각이 만들어진다. 즉, 점막의 알칼리 콜라겐이 산성 뇌척수액에 의해서 녹기 직전의 감각이 이

것이다. 바로 이 감각이 신알(辛頞)이라고 표현되는 매운맛의 감각이다. 이어서 코 부분의 알칼리 콜라겐 점막은 뇌척수액이 보내준 산성 체액을 중화하느라 서서히 녹아내린다. 이제 코가 헐고 아프다. 콧물이 누렇게 나온다. 이것이 비연(鼻淵)이고 탁체(濁涕)이다(則辛頞鼻淵). 그래서 산성 체액의 정체가 풀리지 않으면, 탁체는 계속해서 흘러나올 수밖에 없다(濁涕下不止也). 이 상태가 심해지면, 과잉 산은 전이(傳)가 일어난다. 그러면 산성 뇌척수액은 눈 근육에 영향을 미치게 되고, 이어서 눈이 어두워진다(瞑目). 이 상태가 될 정도면, 인체의 모든 간질액은 산성으로 심하게 기울었다는 암시를 준다. 그러면, 산성 뇌척수액의 영향을 받는 코에 있는 알칼리 콜라겐 점막은 심하게 파괴되면서, 모세 혈관이 노출되고, 이어서 코피(衄: 뉵)가 나오게 된다. 그리고 간질에 과하게 쌓인 산성 간질액도 피부에 있는 간질 알칼리 콜라겐을 녹이면서, 모세 혈관을 노출하게 되고, 이어서 땀을 흘리면 땀과 함께 피가 따라 나오게(衊:멸) 된다(傳爲衄衊瞑目). 이렇게 온몸의 간질액이 모두 꽉 막히면, 당연히 체액 순환도 막힌다. 그러면 당연히 체액 순환에 따라서 움직이는 에너지인 기(氣)도 막히게(厥) 된다. 이것이 기궐(氣厥)이다. 그래서 이때 얻은 병을 기궐이라(故得之氣厥也)고 한다. 이 편은 체액 순환을 통해서 에너지이면서 산(酸)인 기(氣)가 어떻게 흘러가는지를 자세히 보여주고 있다. 그래서 이 구문들의 해석은 상당한 내공을 요구한다. 그래서 이 편을 해석하기 위해서는 기(氣)의 정체가 무엇이며, 기(氣)는 어떻게 순환되며, 또, 기가 막혔을 때, 어떤 현상이 나타나는지를 알고 있어야 해석이 가능해진다. 이렇게 알고 있어도 인체는 아주 복잡하므로 해석이 만만치가 않고 상당히 어렵다.

제38편. 해론(欬論)

제1장

黃帝問曰, 肺之令人欬, 何也. 岐伯對曰, 五藏六府, 皆令人欬, 非獨肺也. 帝曰, 願聞其狀. 岐伯曰, 皮毛者, 肺之合也. 皮毛先受邪氣, 邪氣以從其合也. 其寒飲食入胃, 從肺脈上至於肺, 則肺寒, 肺寒則外內合邪, 因而客之, 則爲肺欬. 五藏各以其時受病, 非其時, 各傳以與之. 人與天地相參, 故五藏各以治, 時感於寒, 則受病, 微則爲欬, 甚者爲泄爲痛. 乘秋則肺先受邪, 乘春則肝先受之, 乘夏則心先受之, 乘至陰則脾先受之, 乘冬則腎先受之.

황제가 묻는다(黃帝問曰). 폐로 인해서 사람들이 해수가 걸리는데(肺之令人欬), 왜죠(何也)? 기백이 대답한다(岐伯對曰). 오장육부 모두는 해수를 일으킬 수 있다(五藏六府, 皆令人欬). 폐 혼자서만은 아니다(非獨肺也). 황제가 말한다(帝曰). 그 증상을 듣고 싶습니다(願聞其狀). 기백이 말한다(岐伯曰). 간질과 접한 피모는 폐와 화합한다(皮毛者, 肺之合也). 먼저 피모가 간질에서 사기를 받으면(皮毛先受邪氣), 사기는 체액을 따라서 폐에 합류한다(邪氣以從其合也). 찬 음식이 위로 들어오면(其寒飲食入胃), 폐맥을 따라서 폐에 도달한다(從肺脈上至於肺). 그러면 폐한이 된다(則肺寒). 폐한이 되면, 내외 합사가 되고(肺寒則外內合邪), 이로 인해서 객이 된다(因而客之). 즉, 폐에서 해수를 만드는 것이다(則爲肺欬). 오장은 각각 그 계절에 따라서 병을 얻는데(五藏各以其時受病), 그 계절이 아닌 계절에 병을 얻었다면(非其時), 각각은 전이를 받아서 얻는 병이다(各傳以與之). 인간은 천지와 더불어 서로 관계한다(人與天地相參). 그래서 오장은 각각 치유된다(故五藏各以治). 그 계절에 한에 감촉되면 병을 얻는다(時感於寒, 則受病). 한이 약하면 해수를 만든다(微則爲欬). 한이 심하면 설사가 오고 통증이 온다(甚者爲泄爲痛). 가을을 타면, 폐가 먼저 사기를 받고(乘秋則肺先受邪), 봄을 타면, 간이 먼저 사기를 받고(乘春則肝先受之), 여름을 타면, 심장이 먼저 사기를 받고(乘夏則心先受之), 지음을 타면, 비장이 먼저 사기를 받고(乘至陰則脾先受之), 겨울을 타면, 신장이 먼저 사기를 받는다(乘冬則腎先受之).

하나씩 설명해보자. 우리는 기침(欬)이 폐를 통해서 일어나기 때문에(肺之令人欬), 폐로 인해서만 기침이 일어난다고 착각한다. 그런데 기침은 폐포를 구성하고 있는 알칼리 콜라겐에 문제를 일으키는 과잉 산이나 폐가 의지하는 횡격막을 건드려도 일어나게 된다. 폐는 근육이 없으므로 인해서, 전적으로 횡격막에 의지한다는 사실을 상기해보자. 그래서 오장육부는 이런 일들이 일어나게 할 수 있으므로, 당연히 오장육부가 기침을 일어나게 할 수 있으며(五藏六府, 皆令人欬), 폐(肺)만 홀로(獨) 기침을 유발하는 것은 아니다(非獨肺也). 폐는 간질액을 담당하기 때문에, 간질액과 접하고 있는 피모를 통제할 수가 있다. 그리고 피모(皮毛)와 접하고 있는 간질에 모인 산성 간질액은 순환계를 거치고 거쳐서 최종 종착지인 폐(肺)에 합류(合)하게 된다. 그래서 피모는(皮毛者), 폐와 짝(合)을 이룬다(肺之合也). 그래서 간질에서 과잉 산이 발생하면, 먼저(先) 간질과 접한 피모(皮毛)가 사기(邪氣)인 과잉 산의 영향을 제일 먼저(先) 받는다(皮毛先受邪氣). 이 사기(邪氣)는 체액의 흐름을 따라서(從) 산성 간질액들의 최종 종착지인 폐에 합류(合)하게 된다(邪氣以從其合也). 찬(寒) 음식(飮食)이 위로 들어가면(其寒飮食入胃), 이 찬(寒) 기운은 위(胃) 점막은 수축시키게 되고, 이어서 염(鹽)이면서 한(寒)인 위산(胃酸) 배출은 막힌다. 여기서 중요한 것은 위산(胃酸)인 염산(鹽酸:HCl)이 염(鹽)이라는 사실과 열(熱)의 원천인 전자를 격리한 염(鹽)은 한(寒)이라는 사실을 아는 것이다. 이제 배출되지 못한 위산인 한(寒)은 정맥혈에 합류되고, 폐로 가는 맥을 따라서(終) 최종 종착지인 폐로 모인다(從肺脈上至於肺). 이렇게 폐(肺)에 위산인 한(寒)이 도착하면(肺寒), 폐 밖(外)에서 들어온 위산의 한(寒)과 폐 안(內)에 있던 알칼리가 결합(合) 되면서, 사기(邪)가 만들어지고(肺寒則外內合邪), 드디어 이 사기는 병의 근원(因)이 되고, 결국에 이들은 폐에서 문제를 일으키는 객(客)이 된다(因而客之). 즉, 이때 객이 만들어 낸 문제가 폐해(肺欬)이다. 즉, 이 사기가 폐에서 기침을 만들어 낸 것이다(則爲肺欬). 오장은 계절마다 자기가 담당하는 계절이 있는데, 그 계절에 오장에 과부하가 일어나면, 오장은 병을 얻는다(五藏各以其時受病). 그러나 자기가 담당하는 계절(時)에 상관없이(非) 병을 얻었다면(非其時), 그것은 다른 오장에서 과잉 산이 전이(傳)되어서 더불어(與) 얻은 병이다(各傳以與之). 여기서 전제는 오장은 자기가 맡은 계절에는 당연히 병을 얻을 수 있지만, 아닌 경우는 오장에서 병이 잘 안 나는데, 이때 오장이 병을 얻는다면, 다른 오장에서 보내준 과잉 산이 병의 근원이 된다는 뜻이다. 인간은 천지와 더불어 서로 참여(參)하고 도와가면서 살아가기 때문에(人與天地相參), 오장은 천지의 도움을 받아서 치유된다(故五藏各以治). 즉, 인체에서 일어나는 모든 병은 에너지(酸) 과부족의 문제인데, 천지는 이 에너지 문제를 통제하기 때문에, 인간은 천지가 주기도 하고 가져가기도 하는 에너지의 조절을 통해서 병을 치유할 수가 있다는 뜻이다(故五藏各以治). 그런데 그 계절에 한기(寒氣)에 노출(感)이 되면(時感於寒), 병을 얻는다(則受病). 한기(寒氣)는 간질을 수축시키고 체액 흐름을 막기 때문에, 과잉 산이 간질에 쌓이게 만들고, 결국에 병을 일으키기 때문에, 한기에 노출되면(時感於寒), 병을 얻는 것이다(則受病). 이 한기가 작으면, 기침 정도로 끝나고(微則爲欬), 심하면, 설사하고 통증도 찾아온다(甚者爲泄爲痛). 당연한 일이다. 즉, 한기(寒氣)가 만든 과잉 산이 약(微)하면, 이 과잉 산을 폐에서 모두 중화시키면서, 기침(欬)만 날 정도이지만(微則爲欬), 심(甚)하면, 이 과잉 산을 폐에서 모두 중화시키지 못하게 되고, 결국에 이 과잉 산 때문에, 산성 간질액은 정체되고, 이어서 산성 간질액이 정체되는 곳이 소화관이면 설사하고, 신경이면 통증을 만들어낸다(甚者爲泄爲痛). 그래서 한사(寒邪)가 가을에 편승(乘)하면, 오행의 원리 때문에 당연히 폐가 먼저 사기(邪氣)를 받는다(乘秋則肺先受邪). 나머지 계절도 마찬가지이다. 즉, 한사(寒邪)가 봄에 편승(乘)하면, 오행의 원리 때문에 당연히 간이 먼저 사기(邪氣)를 받는다(乘春則肝先受之). 한사(寒邪)가 여름에 편승(乘)하면, 오행의 원리 때문에 당연히 심장이 먼저 사기(邪氣)를 받는다(乘夏則心先受之). 한사(寒邪)가 장하에 편승(乘)하면, 오행의 원리 때문에 당연히 비장(至陰)이 먼저 사기(邪氣)를 받는다(乘至陰則脾先受之). 여기서 지음(至陰)이란 물(陰)이 과(至)하게 많다는 말이다. 즉, 여기서 지음(至陰)이란 늦여름 장마를 말한다. 즉, 오행에서는 비장을 말한다. 한사(寒邪)가 겨울에 편승(乘)하면, 오행의 원리 때문에 당연히 신장이 먼저 사기(邪氣)를 받는다(乘冬則腎先受之).

제2장

제1절

帝曰, 何以異之. 岐伯曰, 肺欬之狀, 欬而喘息有音, 甚則唾血. 心欬之狀, 欬則心痛, 喉中介介如梗狀, 甚則咽腫喉痺. 肝欬之狀, 欬則兩脇下痛, 甚則不可以轉, 轉則兩胠下滿. 脾欬之狀, 欬則右脇下痛, 陰陰引肩背, 甚則不可以動, 動則欬劇. 腎欬之狀, 欬則腰背相引而痛, 甚則欬涎.

　　황제가 말한다(帝曰). 어떻게 다른가요(何以異之)? 기백이 대답한다(岐伯曰). 폐가 일으키는 해는(肺欬之狀), 기침하면 숨을 헐떡이면서 소리를 내며(欬而喘息有音), 심하면 피가 있는 가래를 뱉는다(甚則唾血). 심장이 만들어내는 기침은(心欬之狀), 기침하면 심장에 통증이 있다(欬則心痛). 목구멍이 굳어 있고 굳은 모양이 느릅나무 모양 같다(喉中介介如梗狀). 심하면 기도가 붓고 목구멍에 마비가 온다(甚則咽腫喉痺). 간이 만들어내는 해는(肝欬之狀), 기침하면 양협하통이 생기며(欬則兩脇下痛), 심하면 옆으로 돌리지를 못한다(甚則不可以轉). 돌리면 양협 아래가 그득해진다(轉則兩胠下滿). 비장이 만들어내는 해는(脾欬之狀), 기침하면 우측 갈비 아래가 아프고(欬則右脇下痛), 등 쪽(陰)에 붙은 비장(陰)이 어깨와 등을 당기게 만든다(陰陰引肩背). 심하면 돌아다닐 수가 없다(甚則不可以動). 돌아다니면 기침이 극심해진다(動則欬劇). 신장이 만들어낸 해는(腎欬之狀), 기침하면 허리와 등이 서로 당겨서 아프다(欬則腰背相引而痛). 심하면 기침할 때 액이 나온다(甚則欬涎).

　　기침은 폐 자체에 문제가 있어서 하는 경우가 대부분이지만, 폐는 횡격막에 의존하기 때문에, 횡격막에 문제가 생기면, 기침한다. 폐 자체에 문제가 있는 경우는 폐포가 산성 체액에 녹아서 생기는 경우가 많으므로, 숨 쉴 때 기침하며(喘息), 녹은 폐포 사이로 숨을 쉬기 때문에, 기침할 때는 소리(音)가 난다(欬而喘息有音). 심하면 폐포의 혈관까지 녹여서 가래에 피가 섞여 나온다(甚則唾血). 심장이 안 좋으면, 기침하는데(心欬之狀), 그 이유는 심장이 횡격막과 연결되어있기도 하지만, 심장의 흉부가 목구멍 후두부와 연결되어있기 때문이다. 후두부는 흉곽을 고정하는 기능이 있으므로, 후두가 닫히면 흉곽이 고정되고, 또 숨을 모아 복압(腹壓)을 걸수도 있다. 여기서 복압이란 횡격막의 수축을 의미한다. 그래서 기침하면, 심장에 통증이 온다(欬則心痛). 이때 후두를 보면, 후두부 한가운데가 막혀있고(喉中介), 그 모습은 우둘투둘한 느릅나무 껍질처럼(介如梗狀) 생겼다(喉中介介如梗狀). 즉, 이곳에 염증이 있는 모습이다. 그래서 이때 기침이 심하면 후두부에 부종이 생기고 마비가 온다(甚則咽腫喉痺). 간이 만들어내는 기침은(肝欬之狀), 기침하면 양쪽 갈비뼈 아래에 통증이 온다(欬則兩脇下痛). 간은 횡격막 바로 아래에 있으면서 횡격막과 붙어있는 부분이 있다. 그리고 간은 인체에서 제일 큰 장기로서 양쪽 갈비뼈 사이에 자리하고 있다. 당연히 간이 비대해지면, 이 부분에 있는 갈비뼈를 압박하고 통증이 일어난다(欬則兩脇下痛). 그리고 횡격막을 압박하면서 이어서 폐를 압박하고 기침하게 만든다(肝欬之狀). 간비대가 심해지면, 옆으로 누울 수가 없다(甚則不可以轉). 즉, 돌아누우려고 하면, 비대한 간이 횡격막을 누르면서, 통증이 심하게 오기 때문이다. 비대해진 간 때문에 옆으로 누우면 양쪽 갈비뼈 아래가 그득해진다(轉則兩胠下滿). 비장이 만든 기침은(脾欬之狀), 기침하면, 비대해진 비장 때문에, 비장이 자리하고 있는 우측 갈비뼈 아래에 통증이 온다(欬則右脇下痛). 비장은 면역기관으로서 과잉 산을 중화하면서 일반적인 알칼리가 모두 고갈되면, 콜라겐을 만들어서 과잉 산을 중화하게 된다. 그런데 콜라겐은 삼투압 기질이기 때문에, 수분을 잔뜩 끌어모은다. 당연한 순리로 비장은 비대해질 수밖에 없다. 즉, 비장은 원래 음(陰)인데, 콜라겐이라는 음(陰)을 또 만들었다. 그래서 비장 비대를 음음(陰陰)이라고 표현했다. 이렇게 비장이 비대해지면(陰陰), 비장도 횡격막과 연이 있으므로, 폐에 영향을 주고, 이어서 기침하게 만든다. 또 비장은 등뼈와도 아주 가깝게 있으므로, 등의 근육도 잡아당겨서 수축하고, 그 영향은 어깨에까지 미친다(陰陰引肩背). 그래서 비장이 심하게 비대해지면, 등과 어깨와 횡격막과 폐, 그리고 위장을 누르기 때문에, 위까지 영향을 미쳐서 돌아다니게 되면, 통증이 아주 심해서 자유롭게 활동을 할 수 없게 된다(甚則不可以動). 또, 이런 상태에서 움직이면,

해론(欬論)

기침은 극단적으로 심해질 수밖에 없다(動則欬劇). 이번에는 신장이 만들어내는 기침을 보자(腎欬之狀). 신장은 아래쪽 복막 안(복막강)의 오른쪽과 왼쪽에 하나씩 위치하며, 등뼈(흉추) 11번에서 허리뼈(요추) 3번 사이에 위치하는데, 오른쪽 콩팥은 간 바로 아래에 위치하고, 왼쪽 콩팥은 가로막(횡격막) 아래 지라(비장) 근처에 자리한다. 간의 위치 때문에 오른쪽 콩팥은 왼쪽 콩팥에 비교해보면 아래쪽에 위치한다. 이런 위치 관계 때문에, 기침하면 횡격막이 움직이고, 이어서 신장을 건드리고, 이어서 등과 허리에 통증을 유발한다(欬則腰背相引而痛). 신장의 부종 상태가 아주 심해져서 신장이 기능을 제대로 하지 못하게 되면, 신장은 중조라는 염(鹽)을 처리하지 못하게 된다. 그러면 이산화탄소를 중조로 만들어서 신장으로 보내는 폐는 바로 과부하가 걸린다. 폐에서 이 상태가 심해져서 산성인 이산화탄소가 문제를 일으키면, 폐포를 구성하고 있는 콜라겐은 이 이산화탄소에 의해서 분해되면서, 가래를 만들어내게 된다(甚則欬涎). 당연히 기침하면 가래가 나온다.

제2절

帝曰, 六府之欬, 奈何. 安所受病. 岐伯曰, 五藏之久欬, 乃移於六府. 脾欬不已, 則胃受之. 胃欬之狀, 欬而嘔. 嘔甚則長蟲出. 肝欬不已, 則膽受之. 膽欬之狀, 欬嘔膽汁. 肺欬不已, 則大腸受之. 大腸欬狀, 欬而遺失. 心欬不已, 則小腸受之. 小腸欬狀, 欬而失氣, 氣與欬俱失. 腎欬不已, 則膀胱受之. 膀胱欬狀, 欬而遺溺. 久欬不已, 則三焦受之. 三焦欬狀, 欬而腹滿, 不欲食飲. 此皆聚於胃. 關於肺, 使人多涕唾, 而面浮腫, 氣逆也.

황제가 말한다(帝曰). 육부의 해는 무엇이며(六府之欬, 奈何), 어디에서 받나요(安所受病)? 기백이 말한다(岐伯曰). 오장의 오랜 해가 마침내 육부로 이전된다(五藏之久欬, 乃移於六府). 비장의 해가 완치되지 않으면, 위가 받는다(脾欬不已, 則胃受之). 위가 만든 해는 구토하게 하고 구토가 심하면 장충이 나온다(胃欬之狀, 欬而嘔, 嘔甚則長蟲出). 간에서 일어난 해가 완치가 안 되면, 담이 받는다(肝欬不已, 則膽受之). 담이 만든 해의 상태는 기침하면 담즙을 토한다(膽欬之狀, 欬嘔膽汁). 폐가 만든 기침을 완치하지 못하면, 대장이 받는다(肺欬不已, 則大腸受之). 대장이 만든 기침은 기침하면 대변이 조금씩 나온다(大腸欬狀, 欬而遺失). 심장이 만든 기침이 완치가 안 되면, 소장이 받는다(心欬不已, 則小腸受之). 소장이 만든 기침은 기침하면, 실기를 한다(小腸欬狀, 欬而失氣). 기와 해를 모두 잃는다(氣與欬俱失). 신장이 만든 기침이 완치가 안 되면, 방광이 받는다(腎欬不已, 則膀胱受之). 방광이 만든 기침은 기침하면, 유닉한다(膀胱欬狀, 欬而遺溺). 오랜 기침이 완치되지 않으면, 삼초가 받는다(久欬不已, 則三焦受之). 삼초가 만든 기침은 기침하면, 복부가 그득하고, 입맛이 없어지고, 이 모든 것들은 위에 쌓인다(三焦欬狀, 欬而腹滿, 不欲食飮. 此皆聚於胃). 폐에 막힘이 있으면, 눈물과 침을 많이 흘리고, 얼굴에 부종이 생긴다(關於肺, 使人多涕唾, 而面浮腫). 그리고 기가 역한다(氣逆也).

　오장의 오랜 해가(五藏之久欬) 육부로 이전된다(乃移於六府)는 말은 오장을 자극해서 기침하게 만든 과잉 산이 배출을 위해서 육부로 간다는 뜻이다. 예를 들면 비장의 과잉 산이 위산이 되어서 위로 가는 것처럼 말이다. 그래서 비장에서 기침을 만들었던 과잉 산이 완전히 중화가 안 되면(脾欬不已), 이 과잉 산은, 당연히 위산이 되어서 위장으로 들어가게 되고, 결국에 위장은 이 과잉 산을 받는다(則胃受之). 그러면 위장은 경직되고, 이어서 위장과 연결된 횡격막을 자극하게 되고, 당연히 기침이 나오며, 동시에 위장의 연동 운동이 막히면서, 구토하게 된다(欬而嘔). 이것이 위장이 만들어 낸 기침의 증상이다(胃欬之狀). 이때 기침이 심해질 수가 있는데, 혹시라도 위장에 기생충이 살고 있다면, 웬만한 구토에는 위장에 사는 기생충은 점막에 달라붙어서 쉽게 떨어지지 않을 것이고, 구토해도 나오지 않을 것이다. 그러나 지금 상황은 최악의 상황으로서, 위 점막은 상당히 상했을 것이고, 위점막에 사는 기생충은 달라붙을 위점막이 남아 있지 못할 것이고, 구토가 심해지면, 당연히 밖으로 나올 수밖에 없다(嘔甚則長蟲出). 이때 나오는 기생충은 헬리코박터(Helicobacter pylori) 정도가 될 것이다. 이번에는 간에서 기침을 만들었던 과잉 산이 완전히 중화가 안 되면(肝欬不已), 이 과잉 산은 당연히 담즙이 되어서 담으로 들어가게 되고, 결국에 담은 이 과잉 산을 받는다(則膽受之). 그러면 담도 결국에 횡격막을 자극해서 기침을 만들어내게 된다. 이때 담으로 인해서 나타나는 기침 증상은(膽欬之狀), 구토를 유발하는데, 이때 담즙이 나온다(欬嘔膽汁). 이때 구토는 횡격막과 연결된 위장을 심하게 자극하기 때문에 일어난다. 그런데 이때 나는 구토액에 담즙이 섞여 나온다. 이유는 담에서 처리가 안 된 담즙은 림프를 거쳐서 결국 비장으로 가고 이어서 위장으로 배출되기 때문이다. 그래서 담이 과부하에 걸리면, 담즙이 위산으로 나오는데, 이 현상은 흔히 나타나는 증상이기도 하다. 이번에는 폐에서 기침을 만들었던 과잉 산이 완전히 중화가 안 되면(肺欬不已), 이 과잉 산은 당연히 담즙이 되어서 대장으로 들어가게 되고, 결국에 대장은 이 과잉 산을 받는다(則大腸受之). 대장은 담즙을 최종 처리해서 체외로 배출하느냐 체내로 흡수하느냐를 결정한다. 그런데 이 산성 담즙이 너무 과잉되면, 이 산성 담즙은 대장에서 삼투압 기질로 작용해서 설사를 유발하게 되고, 이때 기침하면 복부를 압박하면서, 결국에 대변이 조금씩 새어 나오는 유실(遺失)을 만들어낸다(欬而遺失). 이 기전은 다르게 해석할 수도 있다. 즉, 폐가 문제가 되면, 폐는 이산화탄소를 처리하지 못하게 되고, 이어서 이 이산화탄소는 중조염이 되어서, 혈류로 방출된다. 그리고 대장은 대장 발효를 통해서 단쇄지방산(SCFA)을 만들게 되는데, 이 SCFA가 인체 안으로 흡수되면서, 반대로 중조염은 대장 공간으로 배출되어서, 대변을 통해서 체외로 버려진다. 즉, 중조염과 단쇄지방산이 대장에서 교환되는 것이다. 즉, 폐는 이산화탄소를 보유한 산성 쓰레기인 중조를 대장을 통해서 체외로 버리는 것이다. 즉, 대장은 폐가 보낸 쓰레기의 하치장이 된다. 그런데, 이 중조의 양이 많아지게 되면, 대장 공간으로 버려지는 중조의 양도 많아지게 되고, 그러면 중조는 삼투압 기질이므로, 수분을 잔뜩 끌어안고 다니게 되고, 그러면 이는 자동으로 설사를 만들게 되고, 그러면 설사로 인해서 대변이 조금씩 새어 나오는 유실(遺失)이 만들어진다(欬而遺失). 이번에는 심장에서 기침을 만들었던 과잉 산이 완전히 중화가 안 되면(心欬不已), 이 과잉 산은 당연히 세로토닌으로 변하고, 이 세로토닌은 혈류를 타고 흘러서 세로토닌을 멜라토닌으로 바꾸는 소장으로 가게 된다. 즉, 소장이 세로토닌이라는 과잉 산을 받게 된다(則小腸受之). 그리고 소장은 이 세로토닌을 중화해서 멜라토닌이라는 알칼리로 바꿔 놓는다. 이렇게 해서 소장은 항상 알칼리로 유지가 된다. 그래서 소장에서는 암(Cancer)이 거의 없다. 즉, 소장은 인체에서 항상 알칼리를 유지하는 유일한 기관이다. 그러나 산 과잉이 어마어마한 상태에서는 소장도 별수가 없다. 그러면 소장은 소화 흡수가 불가능하게 되고, 이어서 위산으로 환원된 기(氣)인 산(酸)의 흡수가 불가능해진다. 그러면 당연히 소장에서 산(酸)인 기(氣)를 잃어버린다(欬而失氣). 즉, 위장이 준 과잉 산을 흡수하지 못하고, 체외로 배출시키고 마는 것이다. 즉, 설사가 일어나는 것이다. 그러면 기침하게 하는 원인 인자가 산(酸)이기 때문에, 산(酸)인 기(氣)를 잃어버리면, 자동으로 기침(欬)도 잃어버린다(氣與欬俱失). 즉, 기침이 낫는 것이다. 이것이 설사의 효능이다. 그리고 한의학은 이를 철저히 이용한다. 즉, 인체 안에 산이 과잉되면, 이때는 강제로 설사를 시켜서, 과잉 산을 제거하는 것이다. 이번에는 신장에서 기침을 만들었던 과잉 산이 완전히 중화가 안 되면(腎欬不已), 이 과잉 산은 당연히 염이 되어서 방광으로 들어가게 되고, 결국에 방광은 이 과잉 산을 받는다(則膀胱受之). 그러면 방광은 과부하가 일어나면서 기능이 저하된다. 이때 기침하면 복부를 심하게 자극하게 되고, 이어서 방광 조임근은 쉽게 열리고 요실금을 유발한다(欬而遺溺). 이런 기침병이 낫지 않고 오래되면(久欬不已), 오장육부뿐만 아니라 오장육부 전체를 안고 있는 삼초라고 온전할까? 삼초에는 인체의 모든 체액을 유통하는 장간막이 있다. 그래서 온몸이 과잉 산으로 몸살을 앓고 있는 상황이 되면, 결국에 삼초도 과잉 산을 받게 된다(則三焦受之). 그러면 삼초의 장간막에 있는 섬유아세포는 과잉 산을 흡수할 것이고, 이때는 이미 일반적인 알칼리는 바닥이 났고, 방법은 섬유아세포가 콜라겐을 만들어서 과잉 산을 중화해야만 한다. 당연한 순리로 이렇게 만들어진 콜라겐은 복강에 쌓이게 되고, 그러면 기침을 할 때 무엇인가가 복부에 가득 찬 느낌을 줄 것이다(欬而腹滿). 이것이 삼초로 인해서 기침할 때 나타나는 증상이다(三焦欬狀). 섬유아세포는 과잉 산에 붙은 자유전자를 수거해서 콜라겐으로 중화한다는 사실을 상기해보자. 지금, 이 상태에서 밥맛이 좋으면, 그게 더 이상할 것이다(不欲食飮). 지금 이 모든 것은 과잉 산(氣逆)이 원인이다(氣逆也). 그런데 이 과잉 산이 모두(皆) 위장에서 적체(聚)가 일어난다면(此皆聚於胃), 위산으로 쏟아지는 간질액은 어마어마하기 때문에, 그 영향도 어마어마하게 된다. 즉, 위산으로 배출되지 못한 산성 간질액은 인체 안에 적체되고 만다. 그러면 적체된 이 산성 체액은 결국에 산성 간질액을 최종 중화 처리하는 폐로 향하게 되고, 결국에 폐의 기능을 막아(關) 버린다(關於肺). 그러면 머리에서 폐로 내려오는 간질액도 막히고 만다. 즉, 뇌척수액의 순환이 막히는 것이다. 그러면 뇌척수액이 정체되면서, 뇌척수액이 조절하는 눈물 콧물과 타액이 많이 나오게 된다(使人多涕唾). 당연한 순리로 얼굴에 부종이 생기는 것은 당연하다(而面浮腫). 지금 이 모든 것은 과잉 산(氣逆)이 원인이다(氣逆也).

제3절

帝曰, 治之奈何. 岐伯曰, 治藏者治其兪, 治府者治其合, 浮腫者治其經. 帝曰, 善.

황제가 묻는다(帝曰). 치료는 어떻게 하나요(治之奈何)? 기백이 말한다(岐伯曰). 장치료는 그 수를 치료하고(治藏者治其兪), 부 치료는 그 합을 치료하고(治府者治其合), 부종이 있으면 그 경을 치료한다(浮腫者治其經). 황제가 말한다(帝曰). 좋습니다(善).

이제 치료를 어떻게 하는지 알아보자. 오장을 치료할 때는 오수혈 중에서 수혈(兪穴)을 치료하고(治藏者治其兪), 육부를 치료할 때는 오수혈 중에서 합혈(合穴)을 치료하라고 한다(府者治其合). 이 둘의 공통점은 뭘까? 여기에 기술은 안 되었지만 지금 핵심은 부종이다. 즉, 체액 순환이 막혀있는 것이다. 체액 순환이 막히는 핵심은 체액 순환을 책임지고 있는 간질이 막혔다는 뜻이다. 이 간질이 막히는 경우는 대분자(大分子) 물질이 간질에 적체되어 있기 때문이다. 이 대분자 물질을 취급하는 기관은 바로 림프이다. 그리고 림프를 책임지는 기관은 비장이다. 음경(陰經)인 오장에서 오수혈의 수혈(兪穴)은 토(土)로써 산성 간질액을 받아서 처리하는 비장이다. 양경(陽經)에서 오수혈의 합혈(合穴)은 토(土)로써 산성 간질액을 받아서 처리하는 비장이다. 결론은 오장으로 인해서 기침하건, 육부로 인해서 기침하건, 기침 문제는 산성 간질액의 문제이기 때문에, 이때는 체액 순환이 핵심이 되고,

그래서 체액 순환의 핵심인 비장을 치료하라는 것이다. 경락에서 경(經)과 수(兪)의 구조와 기능을 모르면, 이 문장은 해석이 어렵게 된다. 이 구문은 치료하는 방법을 제시하기 때문에 아주 중요한 문장이다. 그러나 경락의 구조와 기능을 모르면, 무조건 따라서 할 뿐 응용할 수가 없게 된다. 또, 지금은 부종이 있으므로 면역이 온전한 곳이 없다. 그래서 이때는 경(經)은 사용이 불가하고, 오직 오수혈만 사용이 가능하다. 그럼 부종은 어떻게 할 것인가? 부종은 그(其) 경(經)에서 직접 치료하는 수밖에 뾰족한 수가 없다(浮腫者治其經). 즉, 부종도 체액 순환의 문제이기 때문에, 체액 순환을 위해서 만들어 놓은 오수혈에 자침하라는 것인데, 오수혈 중에서 경(經)에 자침하라는 것이다. 음경(陰經)에서 오수혈의 경(經)은 금(金)으로써 산성 간질액을 최종 처리하는 폐이다. 양경(陽經)에서 오수혈의 경(經)은 화(火)로써 심장이다. 결론적으로 말하자면, 폐에서 산성 체액을 중화해서 부종을 치료하고, 심장을 도와서 알칼리 동맥혈로 정체된 산성 간질액을 중화하자는 전략이다. 이 구문은 짧지만 많은 의미를 함축하고 있다. 황제가 말한다. 좋습니다.

제39편. 거통론(擧痛論)

제1장

黃帝問曰, 余聞善言天者, 必有驗於人. 善言古者, 必有合於今. 善言人者, 必有厭於已, 如此則道不惑而要數極, 所謂明也. 今余問於夫子, 令言而可知, 視而可見, 捫而可得, 令驗於已, 而發蒙解惑, 可得而聞乎. 岐伯再拜稽首對曰, 何道之問也.

  황제가 묻는다(黃帝問曰). 내가 듣기로는 하늘의 뜻을 잘 아는 사람은(余聞善言天者), 반드시 인간의 뜻도 잘 알며(必有驗於人), 선조들의 뜻을 잘 파악한 사람은(善言古者), 반드시 현재의 이치에도 잘 부합하게 행동하며(必有合於今), 사람의 뜻을 잘 아는 사람은(善言人者), 반드시 이미 이루어진 것에 만족한다(必有厭於已). 이처럼 세상의 원리를 의심하지 않고 중요한 원리를 잘 파악하면(如此則道不惑而要數極), 이 사람을 트인 사람이라고 한다(所謂明也). 지금 내가 선생님에게 묻고 싶은 것은(今余問於夫子), 문진으로 알아차릴 수 있고(令言而可知), 망진으로도 알아차릴 수 있고(視而可見), 절진으로도 알아차릴 수 있으므로(捫而可得), 병이 낮는 것을 체험해 보게 해줌으로써(令驗於已), 저의 몽매함을 깨우쳐주시고 의심을 풀어주셨습니다(而發蒙解惑). 세상 이치를 이해할 수 있는 말을 듣고 싶습니다(可得而聞乎). 기백이 절을 두 번 하고 머리를 숙여 반 배를 한 다음에 말한다(岐伯再拜稽首對曰). 어떤 원리를 묻고 있는가요(何道之問也)?

제2장

제1절

帝曰, 願聞人之五藏卒痛, 何氣使然. 岐伯對曰, 經脈流行不止, 環周不休. 寒氣入經而稽遲, 泣而不行, 客於脈外, 則血少, 客於脈中, 則氣不通. 故卒然而痛.

황제가 말한다(帝曰). 오장에 갑자기, 통증이 오는데(願聞人之五藏卒痛), 어떤 기운이 그렇게 하나요(何氣使然)? 기백이 대답한다(岐伯對曰). 경맥이라는 것은 끊임없이 흘러야 하고(經脈流行不止), 주기적으로 순환하면서 쉬지 않아야 한다(環周不休). 한기가 경락에 침입하면 순행은 지체되고(寒氣入經而稽遲), 뭉쳐서 순행이 안 되며(泣而不行), 이때 사기가 맥 밖에서 침입하면 혈소하며(客於脈外, 則血少), 맥 안으로 침입하면, 기가 불통이 되고(客於脈中, 則氣不通), 그러면 갑자기, 통증이 온다(故卒然而痛).

인체의 간단한 원리를 설명하고 있다. 인체 면역계(經)는 멈추면 안되며(經脈流行不止), 주기성(周)을 가지고 순환(環)하기 때문에 쉬어서도 안 된다(環周不休). 당연한 이야기이다. 면역이 멈추면 인체는 곧바로 죽는다. 이런 와중에 한기(寒氣)인 사기가 면역계(經)에 침입해서 머무르면(寒氣入經而稽遲), 사기인 한기와 면역이 반응해서 응집(凝泣:응읍) 물질을 만들어내고, 결국은 이 응집물이 체액 순환을 막는다(泣而不行). 이때 만들어진 응집물(凝泣)을 현대의학의 용어로 말하면, 항체(抗體:antibody)라고 표현한다. 이 한기(寒氣)인 사기가 간질액(外)에서 병인(病因)이 되면(客於脈外), 당연히 간질액에 있는 알칼리(血)를 소모하며(則血少), 그러나 면역계 안(脈中)으로 들어오게 되면(客於脈中), 면역계 안에서 면역과 반응하면서 응집(凝泣) 물질을 만들어내고, 이 응집물은 대분자이기 때문에, 체액(氣) 순환을 막아버린다(則氣不通). 그러면 이로 인해서 알칼리 동맥혈을 공급받지 못한 다른 곳에서는, 과잉 산을 중화하지 못하게 되고, 그 결과로 갑자기, 통증이 찾아온다(故卒然而痛).

제2절

帝曰, 其痛, 或卒然而止者, 或痛甚不休者, 或痛甚不可按者, 或按之而痛止者, 或按之無
益者, 或喘動應手者, 或心與背相引而痛者, 或脇肋與少腹相引而痛者, 或腹痛引陰股者,
或痛宿昔而成積者, 或卒然痛, 死不知人, 少間復生者, 或痛而嘔者, 或腹痛而後泄者, 或
痛而閉不通者, 凡此諸痛, 各不同形, 別之奈何.

　황제가 말한다(帝曰). 통증이(其痛), 갑자기, 일어나더니 멈추는 경우가 있고(或卒
然而止者), 통증이 계속해서 심하게 오는 경우가 있고(或痛甚不休者), 통증이 하도
심해서 안마도 할 수 없는 경우가 있고(或痛甚不可按者), 안마하면 통증이 가라앉
는 경우가 있고(或按之而痛止者), 안마해도 아무 소용이 없는 경우가 있고(或按之無
益者), 숨을 헐떡이면서 응수하는 경우가 있고(或喘動應手者), 심장과 등이 더불어
서로 당기면서 통증을 유발하는 경우가 있고(或心與背相引而痛者), 갈비뼈하고 닿은
옆구리와 골반강이 서로 당겨서 통증을 유발하는 경우가 있고(或脇肋與少腹相引而
痛者), 복통이 넓적다리를 당기는 경우가 있고(或腹痛引陰股者), 통증이 오래되어서
쌓이는 경우가 있고(或痛宿昔而成積者), 갑자기, 통증이 와서 사람을 못 알아보고
죽는 경우가 있고(或卒然痛, 死不知人), 잠시 후에 살아나는 경우가 있고(少間復生
者), 통증 때문에 토하는 경우가 있고(或痛而嘔者), 복통 후에 설사하는 경우가 있
고(或腹痛而後泄者), 통증이 오면서 혈액 순환이 막혀서 불통하는 경우가 있다(或痛
而閉不通者). 이 모든 것은 다 통증인데(凡此諸痛), 각각 형태가 다른데(各不同形),
어떻게 구별하나요(別之奈何)?

제3절

岐伯曰, 寒氣客於脈外則脈寒, 脈寒則縮踡, 縮踡則脈絀急, 縮踡則外引小絡. 故卒然而痛, 得炅則痛立止, 因重中於寒, 則痛久矣. 寒氣客於經脈之中, 與炅氣相薄, 則脈滿, 滿則痛而不可按也. 寒氣稽留, 炅氣從上, 則脈充大而血氣亂. 故痛甚不可按也.

기백이 대답한다(岐伯曰). 한기가 맥 밖에서 침입해서 맥한이 되면(寒氣客於脈外則脈寒), 맥한은 수축해서 굳어지게 만들고(脈寒則縮踡), 그러면 맥은 알칼리가 부족해서 경련이 오고(縮踡則脈絀急), 밖에서는 소경락들을 수축시키고(縮踡則外引小絡), 그래서 갑자기, 통증이 찾아온다(故卒然而痛). 열이 나면 통증이 멈춘다(得炅則痛立止). 맥 안(中)에서 한이 겹쳐서(重), 이들이 통증의 원인이 되면(因重中於寒), 그 통증은 오래간다(則痛久矣). 한기가 경맥 가운데까지 침입하면(寒氣客於經脈之中), 열과 기가 서로 싸우므로 인해서(寒氣客於經脈之中), 맥이 그득해지고(則脈滿), 그러면 통증이 오고 안마도 불가능해진다(滿則痛而不可按也). 한기가 지체(稽留:계류)하면(寒氣稽留), 열기는 위로 올라가며(炅氣從上), 그러면 맥은 충대하고 혈기는 혼란을 일으킨다(則脈充大而血氣亂). 그래서 통증이 심해지면, 안마도 불가능해진다(故痛甚不可按也).

한기(寒氣)란 염(鹽:화학용어)이다. 염은 홀수 개의 전자를 보유하고 있다. 즉, 염은 ROS(Reactive oxygen Species:활성산소)를 중화시킨 결과물이다. 이것은 나중에 또 활성산소로 돌아갈 수도 있다. 우리가 아주 자주 만나는 염은 철이다. 즉, 알칼리 산화철(Fe^{3+})은 전자를 하나 받아서 산성 환원철(Fe^{2+})이 되는 것이다. 그러나 산성이 된 철은 언제든지 전자 한 개를 내놓아서 사고를 칠 수 있는 가능성을 내포하고 있다. 그래서 염(鹽)은 언제나 경계의 대상이 된다. 여기서 말하는 한기(寒氣)는 바로 이 염(鹽:寒)을 말한다. 산소가 부족해서 과잉 전자(酸)를 모두 다 중화하지 못하고, 이들이 미토콘드리아에서 역류할 때 즉, 기역(氣逆)이 될 때 ROS가 발생하고, 이어서 인체는 대가를 치른다. 다른 말로 하면, 산(電子)이 과잉이라서 미토콘드리아가 과부하에 시달리고, 과잉 산은 다시 미토콘드리아 밖으로 나오면서 즉, 기(氣)가 역(逆)하면서 ROS가 발생하고, 이어서 인체는 난리가 난다. 핵심은 산(電子) 과잉이다. 그 대가는 간질을 구성하고 있는 콜라겐을 분해해서 염증을 만들어내는 것이다. 즉, 간질이라는 생살을 파내서 ROS를 체포하는 것이다. 그 결과는 염증이다. 동양의학에서 한을 굉장히 중요하게 다루고 있다. 그 대표가 상한론(傷寒論)이다. 이 상한론이 현대의학에서는 활성산소(ROS) 이론이다. 현대의학은 이 활성산소에 대해서 고민이 많다, 그러나 체액 이론을 외면한 대가로 활성산소 기전에 대해서 확실한 대답을 하지 못하고 있다. 본론으로 들어가 보자.

　모든 생리 활동은 처음에는 세포외 기질이 있는 간질에서 먼저 이뤄진다. 이 간질에 동맥혈도 공급이 되고, 신경도 뿌리를 내리고 있고, 호르몬 반응도 간질에서 일어난다. 동양의학에서는 이 간질을 밖(外)이라고 표현하고, 혈액을 안(內)이라고 표현한다. 그래서 모든 병은 간질(外感)에서 시작된다. 그러고 나서 혈액으로 침입한다(寒氣客於脈外則脈寒). 이것은 체액의 흐름도 때문에 당연한 일이다. 혈액으로 들어간 염은 맥한(脈寒)이 된다. 혈액 안으로 들어간 산(酸)인 맥한(脈寒)은 가만히 있을 리가 없다. 왜냐면 혈액은 알칼리이기 때문이다. 혈액의 알칼리 비밀은 바로 피브리노겐(Fibrinogen)이라는 알칼리 콜라겐 덕분이다. 이 알칼리 피브리노겐과 산(酸)인 맥한(脈寒)은 당연히 반응한다. 그 반응물이 축권(縮踡)이다. 이 말뜻은 수축(縮)해서 오그라들었다(踡)는 것이다. 이는 바로 혈액과 산의 응집(凝集)을 말하고 있다. 즉, 여기서 말하는 축권은 혈전(thrombus:血栓)이거나 항원항체 반응(antigen-antibody reaction:抗原抗體反應) 물질이다. 모든 항원(抗原:antigen)은 산(酸:脈寒)이다. 그리고 모든 항체(antibody:抗體)는 알칼리이다. 그리고 항원항체 반응의 대표는 바로 백신 반응이다. 백신(Vaccine)이 바로 산(酸:脈寒)이다. 그래서 부작용이 생긴다. 인체는 이 산(Vaccine)이 인체 외부에서 침입하면, 곧바로 알칼리로 대응한다. 우리는 이것을 보고 면역반응이라고 표현한다. 여기서 우리가 알 수 있는 암시는 면역이란 알칼리라는 것이다. 즉, 면역력을 높이려면, 인체의 '체액'을 pH7.45라는 알칼리로 바꿔주면 된다는 뜻이다. 말이 길어졌다. 본론으로 돌아가자. 이렇게 혈관 안에 응집물(縮踡)이 생기면서, 혈액에 있는 알칼리는 당연히 고갈되고, 맥박의 에너지인 전자

(酸)가 많아지게 되고, 맥은 당연히 빨리 뛴다(縮踡則脈紲急). 큰 혈관에서 알칼리가 고갈되면, 실핏줄(小絡)들은 즉, 모세혈관들은 알칼리 혈액을 공급받지 못해서 자동으로 위축된다(縮踡則外引小絡). 알칼리 동맥혈은 공급이 안 되고, 염은 존재하는 상황이므로, 이 염(酸:脈寒)을 다른 방법으로 중화시켜야 한다. 상황이 급하다. 별수 없이 자기 살(肉)을 깎아서 즉, 콜라겐을 녹여서, 이 지랄 같은 염을 중화해야 한다. 자기 살을 깎아낸 결과는 갑자기 오는 통증이다(故卒然而痛). 그러나 알칼리 동맥혈이 공급되면, 과잉 산을 미토콘드리아에서 중화하면서 열이 나고, 이어서 통증은 자연스럽게 없어진다(得炅則痛立止). 그러나 어떤 원인으로 인해서(因), 인체 안(中)에서 한(寒)이 가중(重)되면 즉, 산 과잉이 아주 심해지면(因重中於寒), 당연히 통증은 오래 간다(則痛久矣). 즉, 과잉 산을 모두 중화할 때까지 통증은 계속될 것이다. 이제 한기가 면역 활성화 지점인 경(經脈)으로 들어오게 되면(寒氣客於經脈之中), 이 한기는 바로 면역과 한판 대결을 벌인다. 즉, 열(炅)을 만들어내는 산(酸)인 한기와 면역인 위기(氣)가 서로(相) 치고받고(薄) 열심히 반응하면(與炅氣相薄), 결과물은 혈전 아니면 항원항체 반응물이 되어서 나온다. 이 물질들은 경(經脈)을 채울 것이고, 경(經脈)은 이들 물질로 가득(滿) 찰 것이다(則脈滿). 이렇게 경(經脈)이 가득 찰 정도로 응집물(縮踡)이 많아지게 되면, 경(經脈)의 알칼리는 이미 고갈되었으므로, 마지막 수단으로 콜라겐을 풀어서 과잉 산을 중화할 것이고, 이어서 통증은 계속되며, 이때는 안마 같은 것도 무용지물이 된다. 안마는 경락 마사지로써 염으로 격리된 전자를 체액으로 빼내고, 여기에 알칼리 동맥혈을 공급해서, 과잉 산을 중화시키거나 면역을 자극해서 통증을 없애는 방법이다. 그런데 지금 상황은 맥이 막혀서(滿) 알칼리 동맥혈과 면역의 소통이 막힌 상황이므로(則脈滿), 안마는 아무짝에도 쓸모가 없게 된다(滿則痛而不可按也). 이 한기가 경(經脈) 안에 머물게 되면(寒氣稽留), 이 한기는 경(經脈) 안에서 중화되면서 자동으로 열을 만들어낸다. 이제 한기는 경기(炅氣)로 바뀌고, 이 경기(炅氣)는 체액의 흐름을 타고 산성 체액의 최종 종착지인 폐를 향해서 위(上)로 올라간다(炅氣從上). 경맥 안에 이렇게 사기가 가득(充大)하면, 경맥 안에 있는 알칼리인 혈액(血氣)은 외부에서 들어온 사기와 한판 싸움을 벌이게 되고, 기혈은 혼란(亂)에 빠지게 된다(則脈充大而血氣亂). 이 과정에서 통증은 필수이며, 통증이 심해지

면 즉, 산 과잉 정도가 심하면, 안마는 무용지물이 된다(故痛甚不可按也).

寒氣客於腸胃之間, 膜原之下, 血不得散, 小絡急引. 故痛, 按之則血氣散. 故按之痛止. 寒氣客於俠脊之脈, 則深按之不能及. 故按之無益也.

한기가 장위 가운데 침입하면(寒氣客於腸胃之間), 횡격막 아래로 혈액의 발산이 불가능해지고(膜原之下, 血不得散), 그러면 소경락은 강하게 수축하고 통증이 온다(小絡急引, 故痛). 안마하면 혈기가 발산되고(按之則血氣散), 그래서 안마하면, 통증이 멈춘다(故按之痛止). 한기가 척수를 끼고 있는 맥에 침입하면(寒氣客於俠脊之脈), 아무리 세게 안마해도 닿을 수 없으므로(則深按之不能及), 안마는 아무짝에도 쓸모가 없어진다(故按之無益也).

　이제 한기가 소화관에 들어가면(寒氣客於腸胃之間), 소화관들이 수축하면서 경직된다. 그러면 소화관들과 연결된 장간막들도 따라서 긴장되면서 횡격막을 압박하게 된다. 횡격막도 장간막의 한 종류이다. 그런데 혈관뿐만 아니라 여러 순환계가 횡격막을 통과한다. 그래서 장간막(膜原)인 횡격막이 심하게 수축하면, 혈관이 막히면서, 심장의 동맥혈이 인체 아래로 분산되지 못하고(血不得散), 그러면 횡격막 아래에 자리하고 있는 기관들은(膜原之下), 동맥혈을 공급받지 못하게 된다. 그러면 모세 혈관들은 동맥혈을 공급받지 못해서 위축(引)되고(小絡急引), 그러면 간질액에 있는 과잉 산은 콜라겐으로 중화되고, 이어서 이로 인해서 통증이 찾아온다(故痛). 이때는 동맥혈이 문제가 아니라 소화관이 문제이기 때문에, 안마해서 소화관의 경직을 풀어주면, 장간막들의 경직이 풀리고, 이어서 횡격막의 수축도 풀리면서 동맥혈은 순환한다(按之則血氣散). 즉, 안마가 통증을 잡은 것이다(故按之痛止). 만일에 한기가 척수를 끼고(俠) 있는 맥에 침입한다면(寒氣客於俠脊之脈), 척수는 뼈로 감싸져 있으므로, 아무리 깊게(深) 안마한다고 해도 뼈 안까지 미치지는 못할 것이다(則深按之不能及). 그래서 이때도 당연히 안마는 쓸모가 없게 된다(故按之無益也).

寒氣客於衝脈, 衝脈起於關元, 隨腹直上, 寒氣客則脈不通, 脈不通則氣因之. 故喘動應手 矣. 寒氣客於背兪之脈, 則血脈澁, 脈澁則血虛, 血虛則痛. 其兪注於心. 故相引而痛, 按 之則熱氣至, 熱氣至則痛止矣.

한기가 충맥에 침입하면(寒氣客於衝脈), 충맥은 관원에서 시작해서 배를 따라서 직선으로 위로 올라가는데(衝脈起於關元, 隨腹直上), 한기가 병인으로 들어오면, 충맥은 불통한다 (寒氣客則脈不通). 맥이 불통하면 기인이 된다(脈不通則氣因之). 그래서 천동응수한다(故 喘動應手矣). 한기가 등에 있는 수혈맥에 침입하면(寒氣客於背兪之脈), 맥이 울체하고(則血 脈澁), 맥이 울체하면 허해진다(脈澁則血虛). 그러면 통증이 온다(血虛則痛). 그 수혈이 심장에 해당하면, 서로 당겨서 통증이 온다(其兪注於心, 故相引而痛). 안마해서 열기가 도달하면(按之則熱氣至), 열기가 도달한 즉시 통증은 멈춘다(熱氣至則痛止矣).

충맥(衝脈)은 관원(關元)에서 시작해서 복부를 따라서 위로 직선으로 올라간다(衝 脈起於關元, 隨腹直上). 여기서 관원(關元)은 정혈(精血)이 저장되는 곳을 말하는데, 정(精)은 알칼리를 의미하고, 혈(血)은 체액을 의미한다. 즉, 알칼리 체액이 저장된 곳이다. 알칼리 체액이란 바로 스테로이드(Steroid)를 의미한다. 스테로이드는 본 래 알칼리로 저장되어 있다가, 산(酸)에 붙은 자유전자를 환원받아서 스테로이드의 케톤기가 알콜기로 변하고, 이어서 산성 물질로 변한다. 예를 들면, 에스트로겐 (Estrogen)은 에스트론(Estrone)이라는 알칼리 케톤으로 저장되어 있다가, 과잉 산이 침입하면, 산에 붙은 자유전자(電子)를 환원받아서 에스트라디올(Estradiol)이 라는 산성 물질로 변한다. 그래서 관원은 스테로이드 호르몬을 만드는 성기관(性器 管)을 말한다. 이를 보통은 회음(會陰:Perineum)이라고 표현한다. 스테로이드 호 르몬은 산-알칼리 균형을 조절하는데 아주 아주 중요한 역할을 한다. 대표적인 스 테로이드가 스트레스 호르몬인 코티졸(Cortisol)이다. 이 산성 코티졸은 처음에는 알칼리 코티손(cortisone)으로 존재하다가, 과잉 산이 들어오면, 산을 받아서 코티 졸이 되면서 산성 물질로 변한다. 이 산성 물질은 중화가 안 되면, 문제를 일으키 는데, 대표적인 문제가 대사증후군(代謝症候群:metabolic syndrome)이다. 현대의학은 이 문제를 내분비 독성(endocrine toxicology)이라고 표현하기도 하는데, 내분비 물질은 예외 없이 모두 산(酸)을 함유한 산성 물질이기 때문에, 독성이 있을 수밖에 없다. 그래서 한기가 스테로이드 대사가 핵심인 충맥에 들어오면(寒氣客於衝脈), 즉, 과잉 산이 충맥을 침범하면, 이 맥(衝脈)은 불통하고 만다(寒氣客則脈不通). 그러면 과잉 산을 중화시키는 스테로이드의 순환이 막히면서 산성 간질액은 중화되지 못하고 만다. 그래서 충맥이 불통하면, 산(酸)인 기(氣)가 차곡차곡 쌓이게(因) 된다(脈不通則氣因之). 그러면 산성 간질액은 최종적으로 폐로 모이면서 당연한 순리로 폐포는 상하게 되고, 이어서 숨이 가빠지고(喘動), 그러면 가슴이 답답해지니까 손으로 가슴을 움켜(應手)잡는다(故喘動應手矣). 이때 만일에 등에 있는 수혈(兪)에 사기가 침범하면(寒氣客於背兪之脈), 이 맥(脈) 안에서 사기가 중화되면서 알칼리가 소모된다. 이 과정에서 산과 알칼리가 체액에서 서로 반응하면서 응집(泣) 반응이 일어나고(脈泣), 알칼리는 소모(虛) 된다(脈泣則血虛). 알칼리가 소모되면, 산은 자동으로 과잉되고, 이어서 산에 붙은 자유전자는 신경을 자극해서 근육에서 통증을 유발한다(血虛則痛). 이 경우가 등에 있는 심장 수혈에서 일어난다면(其兪注於心), 심장에 더 많은 산이 공급되고, 이 과잉 산은 심장 근육을 서로(相) 수축(引)시키면서 심통(心痛)을 일으킨다(故相引而痛). 지금은 면역과 동맥혈에는 문제가 없으므로, 이때 안마해주면, 심장으로 가는 과잉 산은 중화되고, 이어서 당연히 열이 발생한다(按之則熱氣至). 열이 발생(至)되었다는 말은 과잉 산을 중화했다는 뜻이므로, 당연한 순리로 통증은 멈춘다(熱氣至則痛止矣). 이 문장은 충맥이 조절하는 스테로이드의 중요성을 강조하고 있다. 충맥의 원리는 23편 선명오기편(宣明五氣篇)을 참고하면 된다.

寒氣客於厥陰之脈, 厥陰之脈者, 絡陰器, 繫於肝. 寒氣客於脈中, 則血澀脈急. 故脇肋與少腹相引痛矣. 厥氣客於陰股, 寒氣上及少腹, 血澀在下相引. 故腹痛引陰股.

한기가 궐음맥에 들어가면(寒氣客於厥陰之脈), 궐음맥은 음기에 연락하고(厥陰之脈者 . 絡陰器), 간에 이어진다(繫於肝). 한기가 맥 중에 침입하면(寒氣客於脈中), 혈액이 응고되고, 맥이 급해지며(則血澁脈急), 그러면 소복과 갈비가 서로 당기면서 통증이 온다(故脇肋與少腹相引痛矣). 궐기가 음고에 침입하면(厥氣客於陰股), 한기는 올라가서 소복에까지 이른다(寒氣上及少腹). 혈액의 응고가 존재하면, 아래가 서로 당긴다(血澁在下相引). 그래서 복통은 음고를 당긴다(故腹痛引陰股).

간은 간문맥을 통해서 골반강의 정맥혈을 받는다. 그래서 간경(厥陰之脈)은 골반강에 있는 성기관(性器官)인 음기(陰器)를 통(絡)하고, 간에 연계된다(絡陰器, 繫於肝). 그런데 한기가 간경(肝經)에 침입한다면(寒氣客於脈中), 당연히 산과 알칼리 반응으로 인해서 응집물(血澁)이 발생하고, 산 과잉으로 맥은 빨라진다(則血澁脈急). 이렇게 되면, 간이 문제가 되면서, 간이 자리하고 있는 갈비뼈 부근의 근육은 수축하고, 간에 정맥혈을 공급하는 골반강(少腹)은 산성 정맥혈 때문에, 주위 근육들이 수축하고, 이어서 이들은 서로 수축해서 잡아당기는 형국이 일어나면서, 통증이 유발된다(故脇肋與少腹相引痛矣). 만일에 한기가 간경(肝經) 중에서 넓적다리 안쪽 부위인 음고(陰股) 부분에 침입한다면(厥氣客於陰股), 이 기운은 당연히 위쪽으로 올라오게 되고, 골반강(少腹)에 도달한다(寒氣上及少腹). 골반강에는 수많은 정맥총이 자리하고 있다. 그래서 사기가 골반강에 도달한다면, 이 정맥총들에서 응집(血泣)이 일어나는 것은 필연적이다. 이제 골반강 주위에 있는 신경은 과잉 산으로 인해서 수축(引)한다. 당연히 이곳에서 통증이 발생한다. 골반(少腹)에서 통증을 일으킨 수축은 아랫부분 음고까지 근육 수축(引)을 유도한다(故腹痛引陰股). 즉, 과잉 산이 골반 혈액에서 일으킨 응집이 음고 근육까지 당기게 한 것이다(血泣在下相引). 현대의학은, 이 병증을 골반울혈증후군(pelvic congestion syndrome:骨盤鬱血症候群)이라고 부른다.

寒氣客於小腸, 膜原之間, 絡血之中, 血澀, 不得注於大經, 血氣稽留不得行. 故宿昔而成積矣.

한기가 소장에 침입하면(寒氣客於小腸), 장간막 사이와 낙혈의 가운데에 혈액이 응고되고(膜原之間, 絡血之中, 血澀), 그러면 대경에 주입이 불가하게 되고(不得注於 大經), 혈기 순환은 지체되고, 혈기는 순환 불능에 빠진다(血氣稽留不得行). 그래서 오래되면 쌓인다(故宿昔而成積矣).

소장은 파네스 세포(Paneth cell)를 보유하고 있으므로, 심장 다음으로 과잉 산을 많이 중화하는 기관이다. 그리고 소장은 소화 영양소의 대부분을 흡수하는 기관이다. 만일에 한기가 소장에 침입하면(寒氣客於小腸), 과잉 산 중화가 어렵게 되고, 이어서 이 과잉 산은 그대로 간 문맥으로 올라간다. 그 과정에서 응집(血泣)이 일어나게 되는데, 이 응집물들은 소장에서 올라오는 복부와 횡격막 사이에 있는(膜原之間), 작은 맥관들(絡血之中) 속에서 생긴다. 이 응집물은 작은 체액관에 있는 산성 체액들이 큰 체액관(大經)으로 들어가는 것을 막아버린다(不得注於大經). 지금 이것은 혈전색전증(血栓塞栓症:thromboembolism)을 말하고 있다. 심장 다음으로 과잉 산을 많이 중화시키는 소장이 과부하에 걸렸으니, 소장에서 정맥혈을 받는 혈관은 당연히 산 과잉으로 난리가 난다. 그래서 소장이 과부하에 걸려서 문제가 되면, 그 여파는 상당히 크다. 즉, 다리에 정맥류(varicose vein:靜脈瘤)가 형성되고, 폐동맥에서 문제를 일으키고, 장간막 정맥에서 문제를 일으키고, 뇌까지 정맥류를 발생시킨다. 소장이 과부하에 걸려서 문제를 일으켰는데, 왜 뇌까지 산 과잉으로 뇌정맥류를 일으켰을까? 수태양소장경(手太陽小腸經)을 보면 문제가 풀린다. 소장경은 양경(陽經)이므로, 신경을 기반으로 한다. 복부 신경은 대부분이 구심성 신경으로서 90%가 뇌를 향해서 달리고 있다. 즉, 소장은 그만큼 많은 전자(酸)를 구심 신경을 통해서 뇌로 올려보낸다. 그런데, 소장은 심장 다음으로 두 번째로 많은 과잉 산을 중화시키는 기관이다. 그만큼 소장으로 들어오는 과잉 산이 많다는 뜻이다. 그 이유는 위산으로 환원된 내용물을 받기 때문이다. 그런데 소장이 과부하에 걸리면, 소장은 이 과잉 산(電子)을 구심신경을 통해서 뇌로 보내버린다. 그러면 뇌 신경은 간질로 과잉 산을 버리게 되고, 결국 뇌정맥에 정맥혈전이 생기게 된다. 양경이 신경이 뿌리를 두고 있는 간질에서 활동하기 때문에 일어나는 현상이다. 결국, 이 응집물(血泣)로 인해서 혈액과 기가 정체되고 순행이 막혀버린다(血氣稽留不得行). 이 현상이 오래되면(宿昔), 이 응집물들은 혈관 안에 쌓이게 된다(故宿昔而成積矣). 즉, 이는 혈전색전증의 원인이 된다. 이에 대한 논문은 아주 많이 나와 있다(39-1, 39-2).

寒氣客於五藏, 厥逆上泄, 陰氣竭, 陽氣未入. 故卒然痛, 死不知人, 氣復反, 則生矣.

한기가 오장에 침입하면(寒氣客於五藏), 기역이 일어나서 위쪽으로 쏟아낸다(厥逆上泄). 그러면 음기는 고갈되고(陰氣竭), 양기는 들어올 수가 없다(陽氣未入). 그래서 갑자기 통증이 오고(故卒然痛), 인사불성이 되었다가(死不知人), 기가 돌아오면 바로 살아난다(氣復反, 則生矣).

한기가 오장에 침입하면(寒氣客於五藏), 오장이 있는 아래쪽에 체액의 정체가 일어나면서, 산성 체액들은 위쪽에서 정체가 일어나고(厥逆上泄) 즉, 막히고(厥), 역(逆)한 산성 체액들이 복부 쪽에서 정체되면서, 뇌 쪽에서 내려오는 산성 체액들은 순환하지 못하게 된다. 당연히 머리 쪽에 알칼리는 고갈되고(陰氣竭), 과잉 산을 콜라겐으로 중화시키면서, 하함(下陷)이 발생하고, 이어서 신경에 전자(陽氣) 공급이 막힌다(陽氣未入). 통증은 당연히 따라온다(故卒然痛). 이쯤 되면, 신경이 막히면서, 사람은 인사불성이 된다(死不知人). 그러다가 과잉 산이 중화되고, 이어서 알칼리가 회복되면, 이어서 하함이 풀리고, 이어서 신경에 전자(陽氣)가 다시 공급되면서(氣復反), 의식을 회복한다(則生矣). 신경 전달물질은 전-시냅스(Presynapse)에서 후-시냅스(Post-synapse)로 분비된다. 그런데 전-시냅스에서 너무나 많은 신경 전달 물질이 분비되면, 이 신경 전달 물질은 후-시냅스를 둘러싸고 있는 알칼리 콜라겐을 분해해버린다. 이때 분비되는 신경전달 물질은 무조건 산(酸)이라는 사실을 상기해보자. 즉, 이 산성인 신경전달 물질이 MMP를 작동시켜서 시냅스 주위에 있는 알칼리 콜라겐을 분해한다. 그러면 이 분해된 콜라겐은 시냅스를 파묻어버린다. 이

것이 하함(下陷)이다. 즉, 하함(下陷)이란 콜라겐이 후-시냅스(下)를 묻어(陷)버린 것이다. 당연한 결과로 시냅스는 신경전달을 하지 못하게 되고, 이곳에서 신경을 전달받는 신경은 죽어버리고, 당연히 해당 부분의 신체는 마비된다. 한마디로 하함은 무서운 것이다. 그런데 재미있는 것은 이 과정이 계속되면, MMP가 계속 작동하면서, 시냅스를 묻었던 콜라겐을 다시 분해해버린다. 그러면 시냅스는 다시 작동하면서 신경이 되살아나고, 인사불성이 되었던 사람도 다시 멀쩡하게 살아난다는 사실이다(死不知人, 氣復反, 則生矣). 이 하함(下陷)을 현대의학은 신경 흉터(Glial scar)라고 명명한다. 정확히 맞는 말이다. 재미있는 논문들이 많이 나와 있다(39-3).

寒氣客於腸胃, 厥逆上出. 故痛而嘔也. 寒氣客於小腸, 小腸不得成聚. 故後泄腹痛矣. 熱氣留於小腸, 腸中痛, 癉熱焦渴, 則堅乾不得出. 故痛而閉不通矣.

한기가 장위에 침입하면, 기가 역해서 위쪽에서 배출한다(寒氣客於腸胃, 厥逆上出). 그래서 통증이 일어나면, 구토한다(故痛而嘔也). 한기가 소장에 침입하면, 소장은 음식물을 채울 수가 없다(寒氣客於小腸, 小腸不得成聚). 그러면 식사 후에 설사하고 복통을 호소한다(故後泄腹痛矣). 열기가 소장에 머무르면(熱氣留於小腸), 장에서 통증이 일어나고, 지독한 열과 지독한 갈증이 찾아온다(腸中痛, 癉熱焦渴). 그러면 대변은 굳어지고, 말라서 나오지 않게 된다(則堅乾不得出). 그래서 통증은 막아서 불통을 만든다(故痛而閉不通矣).

한기가 소화관(腸胃)에 침입하면(寒氣客於腸胃), 소화관은 연동 운동을 멈추고 경직된다. 그러면 비장에서 산성 체액 즉, 위산을 받아서 아래 소화 기관으로 내보내는 위장은, 이 산성 체액을 즉, 위산을 아래로 내려보내지 못하게 되고, 이 여파로 인해서 소화관의 간질액은 정체(厥逆)되고, 그러면 소화관의 산성 간질액은 소화관의 구심성 신경을 통해서 머리 쪽(上)으로 몰린다(厥逆上出). 이때 통증이 오고 구토가 뒤따르는 것은 당연하다(故痛而嘔也). 한기가 소장에 침입하면(寒氣客於小腸), 소장은 경직되면서, 음식물을 체류시킬 수가 없게 된다. 즉, 소화 흡수를 할 수가 없게 된다. 그래서 소장이 경직되고 연동 운동이 멈춰버린 상태에서 식사하면, 식사 후(後)에 바로 설사하게 되고(泄), 동시에 복통을 호소하게 된다(故後泄腹痛矣). 만일에 소장에 과잉 산이 존재해서, 이 과잉 산을 중화하면서 열기가 모이게 되면 (熱氣留於小腸), 당연히 복부에 통증이 수반된다(腸中痛). 소장은 심장 다음으로 과잉 산을 많이 중화하는 기관이므로, 소장에서 열이 정체되었다는 말은 엄청난 양의 과잉 산이 소장에 존재한다는 뜻이 된다. 즉, 소장에서 열이 지독하게 그리고 강하게 날 것이며(癉熱), 이에 따라서 수분 고갈도 아주 심할 것(焦渴)이다(癉熱焦渴). 그러면 당연한 순리로 소장의 열 때문에, 수분이 증발하면서 대변은 굳고 마를 것이며, 이어서 잘 나오지 않을 것이다. 즉, 변비에 걸린다(則堅乾不得出). 과잉 산이 소장에서 일으킨 통증이 변비(閉不通)를 만들어 낸 것이다(故痛而閉不通矣).

제3장

帝曰, 所謂言而可知者也. 視而可見奈何. 岐伯曰, 五藏六府, 固盡有部, 視其五色, 黃赤爲熱, 白爲寒, 青黑爲痛, 此所謂視而可見者也.

황제가 말한다(帝曰). 지금까지는 문진으로 알 수 있는 것이었습니다(所謂言而可知者也). 망진으로 알 수 있는 것은 어떤 것인가요(視而可見奈何)? 기백이 말한다(岐伯曰). 오장육부는 본디(固) 모두 다(盡有) 색으로 분류(部)를 할 수가 있다(五藏六府, 固盡有部). 그래서 그 오색을 보고서, 병을 판단할 수 있는데(視其五色), 황적이면 열이 있다는 것이고(黃赤爲熱), 백이면 한이 있다는 것이고(白爲寒), 청흑이면 통증이 있다는 것이다(青黑爲痛). 이런 것을 가지고 망진으로 알 수 있다고 한다(此所謂視而可見者也).

황색은 과잉 산 때문에 비장에서 적혈구를 많이 파괴해서 노란 색소를 보유한 빌리루빈 때문에 생긴 안색인데, 이는 비장의 과부하를 의미한다. 그리고 비장의 과부하는 비장이 통제하는 면역을 작동시키지 못하고, 염증이나 감염이 방치된다는 의미가 된다. 그리고 염증이나 감염은 열 발생의 근원이 된다. 또 다른 면에서는, 비장은 림프를 통해서 간질액을 통제하는데, 산성 간질액을 비장이 처리하지 못하면, 간질에 접해있는 피부 갈색지방이나 면역 세포가 과잉 산을 처리하면서 열을 발생시킨다. 적색의 안색은 심장이 과부하에 걸려서 혈액이 모세혈관에서 과 잉 분출되면서 생긴 안색인데, 심장 동맥혈의 과잉 분출은 산소를 그만큼 많이 배출시켜서 더 많은 열을 만들어내게 된다. 그래서 황적색의 안색으로 열을 알아차 릴 수가 있게 된다(黃赤爲熱). 백색의 안색은 혈색소가 모자라서 생긴 안색이다. 이는 폐가 기능이 안 좋아서 환원철의 제거를 제대로 하지 못하면서, 적혈구의 헴 이 파괴되고, 혈색소가 제대로 공급이 안 된 것이다. 그러면 당연히 산소 공급을 제대로 하지 못하기 때문에, 인체에서 열을 만드는 산소 공급이 적어지고, 이어서 한기가 찾아온다(白爲寒). 그래서 백색의 안색을 보고서 한기를 알아차리는 망진을 가능케 한다. 통증은 신경의 문제이다. 청색과 흑색이 통증을 만드는 이유는, 흑색 은 신장의 기능이 저하되면서 검정 색소를 보유한 유로빌린을 처리하지 못해서 생 긴 문제이다. 그런데 신장은 뇌척수액을 책임지고 있다. 그래서 신장의 기능 저하 로 인해서 산성 뇌척수액이 처리되지 못하게 되면, 이어서 신경에 과부하가 걸리 고, 이어서 통증은 유발된다. 청색은 담즙의 색깔인데, 담즙의 필수 물질은 타우린 이다. 그런데 타우린은 뇌 신경세포에서 과잉 산을 배출시키는 필수 물질이다. 그 래서 담즙 처리가 안 되면, 뇌 신경세포는 과잉 산 처리하지 못하게 되고, 통증을 유발한다. 그래서 청흑색의 안색은 통증을 표현한다. 그래서 망진으로 청흑색의 안색을 본다면, 당연히 통증이 있을 것이라고 예측할 수 있다(青黑爲痛). 즉, 망진 (視)해서 오장의 상태를 알(見) 수 있는 것이다(此所謂視而可見者也).

帝曰, 捫而可得奈何. 岐伯曰, 視其主病之脈, 堅而血, 及陷下者. 皆可捫而得也.

황제가 말한다(帝曰). 촉진으로 얻을 수 있는 것은 무엇이나요(捫而可得奈何)? 기 백이 말한다(岐伯曰). 그것이 주도하는 병의 맥을 보는 것이다(視其主病之脈). 만약 에 맥이 견하다면, 체액이 가라앉았다(陷)는 뜻이다(堅而血, 及陷下者). 그래서 이 모 든 것은 촉진(捫)해서 얻을 수가 있다(皆可捫而得也). 특별히 설명할 내용은 없다.

제4장

帝曰, 善. 余知百病生於氣也, 怒則氣上, 喜則氣緩, 悲則氣消, 恐則氣下, 寒則氣收, 炅則氣泄, 驚則氣亂, 勞則氣耗, 思則氣結, 九氣不同, 何病之生.

황제가 말한다(帝曰). 좋습니다(善). 나는 모든 병이 에너지인 기에서 생긴다는 것을 알았다(余知百病生於氣也). 성질을 내면, 기가 상승하고(怒則氣上), 웃으면 기가 완화되고(喜則氣緩), 슬픔에 빠지면 기가 소모되고(悲則氣消), 놀라면 기가 아래로 내려가며(恐則氣下), 한은 기를 받아들이고(寒則氣收), 열기는 기를 배출하며(炅則氣泄), 놀라움은 기를 교란하며(驚則氣亂), 수고로움은 기를 소모하고(勞則氣耗), 고민은 기를 맺히게 한다(思則氣結). 지금까지 말한 9기는 모두 같지 않은데(九氣不同), 어떻게 병을 만드나요(何病之生)?

岐伯曰, 怒則氣逆, 甚則嘔血及飧泄. 故氣上矣.

기백이 말한다(岐伯曰). 노하면 기가 역하고(怒則氣逆), 그것이 심하면 피를 토하며 손설에까지 이른다(甚則嘔血及飧泄). 이것을 기상이다(故氣上矣).

성질을 과하게 내면(怒), 인체 대사 작용이 폭증하면서, 산성 물질인 호르몬이 간질에 과하게 분비되면서, 간질액은 순식간에 산(酸) 과잉으로 변해버린다. 이 과잉 산은 미토콘드리아로 들어가지만, 도로 간질로 역류(氣逆)하고 만다(怒則氣逆). 이 역류가 심하면 즉, 간질액의 산 과잉이 심하면, 이 산성 간질액은 정체되고, 그러면 간문맥에서 우 심장으로 보내는 산성 정맥혈도 정체되면서, 간은 압력을 받게 된다. 그러면 인체는 간에 정체한 산성 정맥혈을 처리하기 위해서 폐로 가는 우회로를 찾게 되고, 기정맥(azygos vein:奇靜脈)을 그 우회로로 이용하게 된다. 그런데, 이로 인해서 기정맥이 과부하에 걸리게 되면, 기정맥이 보내는 산성 정맥혈이 지나가는 식도 정맥총에 과부하가 심하게 걸리게 된다. 즉, 식도 정맥총에 산성 정맥혈이 과하게 모이는 것이다. 그러면 산성 정맥혈은 주위의 콜라겐을 녹이게 되고, 이어서 혈관은 식도 부분에서 터지게 되고, 이때 토혈(嘔血)하게 된다. 간질액의 산 과잉으로 인해서 이 상태가 되면, 간질액에 뿌리를 둔 교감신경은 최고조로 흥분하게 되고, 그러면 교감신경과 길항 관계를 맺고 있는 부교감 신경인 미주신경은 멈춘다. 이렇게 소화관을 지배하는 미주신경이 멈추면, 이어서 소화관의 연동 운동도 멈추게 되고, 소화관 점막은 수축하면서 흡수 불능이 된다. 그러면 소화관은 먹은 것을 그대로 인체 외부로 버리게 된다. 즉, 음식을 먹었다 하면, 무조건 설사로 이어지는 것이다(甚則嘔血及飧泄). 이것이 기상(氣上)이다(故氣上矣). 즉, 산성 간질액(氣)이 위쪽(上)으로 밀고 올라온 것이다.

喜則氣和, 志達, 榮衛通利. 故氣緩矣.

  기쁘면 기가 화합하는데(喜則氣和), 비장이 잘 통하고(志達), 영위가 잘 통한다(榮衛通利). 이것을 기완이다(故氣緩矣).

  기뻐서 웃으면 엔돌핀(endorphin)이 분비되는데, 이 엔돌핀은 중성 지방을 분해해서, 자유 지방산을 만들고, 이 자유 지방산은 인체에 있는 과잉 산을 수거해서, 심장으로 와서 과잉 산을 중화해버린다. 이 효과로 인해서 음기인 알칼리와 양기인 산이 서로 조화롭게 존재하게 된다(喜則氣和). 그러면 간질 체액에 과잉 산은 자유 지방산이 모두 수거해서 심장을 통해서 중화해 버렸기 때문에, 간질을 통제하는 비장(志)은 아무 문제가 없이 잘 지낸다(志達). 당연히 간질은 알칼리로 유지되면서, 영양분(榮)의 공급도 원활해지고, 간질에서 활동하는 비장의 위기(衛)도 잘 작동된다(榮衛通利). 이것이 기완(氣緩)이다(故氣緩矣). 즉, 산성 간질액(氣)의 산도(酸度)가 완화(緩)된 것이다.

悲則心系急, 肺布葉擧, 而上焦不通, 榮衛不散, 熱氣在中. 故氣消矣.

슬프면 심계가 항진되고(悲則心系急), 폐포 엽이 일어서면서(肺布葉擧), 상초가 불통 되고(而上焦不通), 영위가 확산되지 못하며(榮衛不散), 열기가 흉중에 쌓인다(熱氣在中). 이것을 기소이다(故氣消矣).

슬픔에 빠지면, 행복 호르몬인 도파민(Dopamine)의 분비가 멈춘다. 이 도파민도 중성지방을 녹여서 자유 지방산을 만들고, 이 자유 지방산을 통해서 과잉 산을 중화시키고, 이어서 인체를 알칼리화시키면서, 인체에 행복을 안겨준다. 그런데 도파민 분비가 멈추면, 자유 지방산 생성도 멈추게 되고, 이어서 자유 지방산을 주요 에너지원으로 쓰는 심장은 기능이 저하된다(悲則心系急). 인체에서 과잉 산을 최고로 많이 중화하는 심장의 기능이 저하되면, 우 심장으로 들어오는 산성 정맥혈은 중화가 안 된 채로 폐로 직진한다. 그러면, 폐에 들어온 산성 정맥혈은 폐포 엽을 수축(擧)시키고 숨을 헐떡이게 한다(肺布葉擧). 이제 상초에 자리한 폐와 심장이 모두 과부하에 걸린 상태가 되었다. 즉, 상초가 불통된 것이다(而上焦不通). 이제 산성 정맥혈을 알칼리 동맥혈로 바꿔서 좌 심장으로 보내는 폐의 기능이 저하되어 있고, 더불어 심장의 기능도 저하된 상태이다. 결과는 영양분의 공급과 면역을 위해서 필수인 알칼리 동맥혈이 아래로 분산 즉, 공급이 제대로 안된다(榮衛不散). 그러면 과잉 산은 흉중에 쌓이게 되고, 이것을 중화시키면서 열이 나는데, 그 열은 흉중(上焦)에 쌓인다(熱氣在中). 이것을 기소라고 한다(故氣消矣). 여기서 기소(氣消)라는 의미는 폐와 심장이 과잉 산을 중화시키지 못하기 때문에, 인체의 다른 부분에서 음기(陰氣)인 알칼리를 소모(消)하고 있다는 의미이다(故氣消矣).

恐則精却, 却則上焦閉, 閉則氣還, 還則下焦脹. 故氣不行矣.

공포에 떨면, 정기가 소모되고(恐則精却), 정기가 소모되면, 상초가 막히고(却則上焦閉), 상초가 막히면, 기는 돌려 보내지고(閉則氣還), 기가 돌려 보내지면, 하초가 팽창한다(還則下焦脹). 이것이 기불행이다(故氣不行矣).

공포가 닥치면, 인체는 Fight or Flight 전략을 쓴다. 즉, 이때 인체는 적과 막서서 싸울 것이냐(Fight) 아니면 도망쳐서(Flight) 목숨을 건질 것이냐를 결정하게 된다. 이때는 인체가 어느 쪽을 택하든 산성인 호르몬의 분비가 극에 달하면서, 에너지 소모는 극에 달한다. 에너지인 자유전자를 보유한 산성 물질은 에너지라는 사실을 상기해보자. 그리고 에너지 과다 소모는 반드시 과잉 산을 만들어내고, 이어서 이로 인해서 알칼리(精) 소모(却)도 극에 달한다(恐則精却). 이때 분비되는 공포 호르몬이 아드레날린(Adrenaline)이다. 이 공포 호르몬은 부신에서 분비가 된다. 그런데 이 아드레날린이 횡격막을 심하게 수축시킨다는 사실이다(39-4). 그리고 동맥과 정맥이 이 횡격막 가운데에 뚫린 구멍을 통해서 순행하는데, 횡격막이 심하게 수축하면, 이 통로가 막히면서, 상초는 순식간에 고립(閉)이 돼버린다(却則上焦閉). 그러면 혈액뿐만 아니라 모든 체액이 순환하지 못하게 되고, 거꾸로 아래로 환류(還)를 해버린다(閉則氣還). 그러면 당연한 결과로 하초에 체액들이 정체되면서 하초는 팽창한다(還則下焦脹). 이것을 기불행(氣不行)이라고 한다(故氣不行矣). 즉, 횡격막의 수축 때문에, 기(氣)를 보유한 체액의 순환(行)이 막혀버린 것이다.

寒則腠理閉, 氣不行. 故氣收矣.

한에 주리가 닫히면(寒則腠理閉), 기가 불행한다(氣不行). 이것이 기수이다(故氣收矣).

날씨가 추우면 피부가 수축한다. 그러면 피부와 접하고 있는 간질도 똑같이 수축한다. 그러면 근육으로 들어가는 체액의 순행도 막히게 되고, 간질에 존재하는 산(酸)은 근육에서 열로써 중화되지 못하고 간질에 머무르게 된다(氣不行). 그러면 인체는 이 간질에 머물고 있는 산을 처리해야만 한다. 이때 제일 먼저 찾는 도구가 산에 붙은 자유전자를 수거할 수 있는 알칼리 금속이다. 인체는 이 알칼리 금속에 산에 붙은 자유전자(電子)를 수거(收) 즉, 거두어들이는(收) 것이다. 이것이 기수(氣收)이다(故氣收矣). 즉, 겨울의 추운 날씨가 산에 붙은 자유전자를 수거해서 염(鹽)을 만들어 낸 것이다. 기수(氣收)를 한의학 대사전에서 찾아보면, '가슴이 싸늘한 감을 느끼면서 숨이 차고 배가 불러오면서 거북하다'라고 나온다. 싸늘함 감을 느끼는 이유는 열의 원천인 전자(酸)를 염(鹽)으로 격리했기 때문이고, 숨이 차는 이유는 폐는 철염(鐵鹽)을 처리하는데, 주리가 닫히면서 전자(酸)를 격리하면서 철로도 염을 만들었기 때문에, 이 산성 물질을 중화시키면서, 폐에 과부하가 걸린 것이다. 또, 배가 불러온다고 했는데, 그 이유는 염이 삼투압 기질이어서 수분을 끌어안고 있기 때문이다. 당연히 거북할 것이다. 이것이 기수(氣收)이다(故氣收矣).

炅則腠理開, 榮衛通, 汗大泄. 故氣泄.

열이 나면 주리가 열리고(炅則腠理開), 영위가 통하며 땀이 많이 난다(榮衛通, 汗大泄). 이것이 기설이다(故氣泄).

이번에는 반대로 열(炅)이 공급되면, 주리가 열린다. 열은 에너지를 공급해서 물체의 부피를 키우기 때문이다. 이제 간질은 이완되고 영양분과 면역은 소통이 아주 잘 된다(榮衛通). 그런데 열은 염을 깨뜨리거나 신진대사를 자극해서 호르몬의 분비를 늘게 되고, 이어서 산성인 호르몬의 분비가 많아진다. 당연히 간질액은 산성으로 변한다. 그러면 피부 간질에 접하고 있는 갈색지방에서, 이 과잉 산이 중화되면서 많은 땀이 나오게 된다(汗大泄). 이것은 기가 빠져나가는 것이다(故氣泄). 땀은 수분이 대부분이다. 물은 H_2O로써 분해해서 보면 '산소(O) 한 개, 전자(2e-) 두 개, 프로톤($2H^+$) 두 개'로 구성된다. 즉, 음기와 양기가 모두 체외로 배설되는 것이 땀이다. 그래서 땀은 기설(氣泄)이 된다. 그리고 땀은 수분인데, 이 수분은 절대로 혼자서는 움직일 수가 없다. 그래서 수분이 모이는 곳에는 반드시 삼투압 기질인 전해질이 있게 된다. 이때 전해질을 만드는 자유전자를 용매화 전자라고 한다. 그래서 땀으로 수분을 배출하게 되면, 자동으로 간질에 있는 삼투압 기질인 산성 물질도 따라서 나가게 된다. 즉, 땀이 산성인 기(氣)를 배출(泄)한 것이다. 여기서 기(氣)는 산성 물질이 보유한 자유전자를 말한다.

驚則心無所倚, 神無所歸, 慮無所定. 故氣亂矣.

놀라면 심장은 의지할 데가 없다(驚則心無所倚). 신이 돌아갈 장소가 없고(神無所歸), 마음은 안정이 안 된다(慮無所定). 이것이 기란이다(故氣亂矣).

놀라는 것은 뇌 신경의 문제이다. 신경을 작동시키는 것은 전자(神)이다. 그래서 전자(酸:神)가 과잉되면, 신경은 과잉 전자를 분산시켜서 중화시킨다. 즉, 신경은 과잉 전자 중화에서 아주 중요한 역할을 한다. 대신 통증이라는 결과를 얻는다. 그리고 뇌 신경이 문제를 일으키면, 뇌에서 분비되는 호르몬도 문제를 일으킨다. 심장은 자유 지방산을 주요 에너지원으로 사용하므로, 자유 지방산 공급 때문에 뇌 신경에 많은 의지를 한다. 즉, 뇌는 엔돌핀이나 도파민 등등을 공급해서 중성 지방을 자유 지방산으로 만들어주기 때문에, 심장은 뇌에 상당한 의지를 하고 살아간다. 그런데 놀라서 뇌 신경에 대혼란이 오면, 심장은 자유 지방산을 제때 공급받을 수가 없게 된다. 즉, 심장이 의지(倚)할 곳(所)을 잃은(無) 것이다(驚則心無所倚). 이렇게 신경(神經)이 대혼란을 겪으면, 신경을 따라 움직이는 신(神:電子:酸)은 오갈 데가 없어진다(神無所歸). 다른 해석도 가능하다. 심장이 문제가 되면, 심장으로 모여드는 과잉 산(神)은 중화되지 못한다. 즉, 신(神:電子:酸)은 돌아갈 곳을 잃은 것이다(神無所歸). 결과는 신경이 안정이 안 되고 있으므로, 마음(慮)이 불안해지고 안정이 안 된다(慮無所定). 이것이 기란(氣亂)이다(故氣亂矣). 즉, 기(氣:神:電子:酸)가 신경을 따라서 제대로 흐르지도 못하고, 또한, 심장에서 중화도 안 되면, 이때 심신(心身)은 당연히 불안정한 상태가 되는데, 이것이 기란(氣亂)이다(故氣亂

矣). 즉, 인체를 움직이는 에너지인 기가 혼란을 겪는 것이 기란이다.

勞則喘息汗出, 外內皆越. 故氣耗矣.

노동이 과하면, 숨을 가쁘게 쉬고 땀이 난다(勞則喘息汗出). 그러면 내외 모두
넘쳐난다(外內皆越). 이것이 기모이다(故氣耗矣).

과로(overwork:過勞)하면 무슨 현상이 일어날까? 먼저 호르몬 분비가 많아지고,
이어서 자유전자가 공급되고, 이어서 신경 활동이 증가하면서 신경전달물질의 분
비가 과다해진다. 이 두 물질의 특징은 모두 산성이라는 사실이다. 즉, 간질은 곧
바로 과잉 산으로 가득 차게 된다. 이 과잉 산은 미토콘드리아에서 산소를 이용해
서 제거된다. 즉, 이때는 산소 요구량이 많아진다. 당연한 순리로 폐는 과부하에
걸리게 되고, 이어서 숨을 헐떡인다(喘息). 이제 간질액의 과잉 산은 간질액 바로
옆에 있는 피부 갈색지방 미토콘드리아에서 산소로 중화되면서 땀을 만들어낸다.
그리고 산 과잉에 비례해서 땀의 양도 정해진다. 즉, 과잉 산이 심하면 땀도 심하
게 흘린다(汗出). 이 현상은 폐(內)와 피부(外) 갈색지방의 미토콘드리아 양쪽 모두
에서 과부하(越)가 일어난 것이다(外內皆越). 다시 말하면, 폐(內)와 피부(外)에 접한
간질 모두에서 과잉 산이 넘쳐((越))나는 것이다. 이것을 기모(氣耗)라고 한다(故氣
耗矣). 즉, 이 과정에서 과잉 산을 중화하면서, 알칼리인 음기(陰氣:精)를 소모(消
耗)한 것이다. 물론 이때 에너지로서 자유전자인 기(氣)도 물로 변하면서 소모된다.

思則心有所存, 神有所歸, 正氣留而不行. 故氣結矣.

고민하면 심장이 의존할 데가 있다(思則心有所存). 신은 돌아올 곳이 있다(神有所
歸). 정기가 지체되면, 불행한다(正氣留而不行). 이것이 기결이다(故氣結矣).

스트레스(思)가 과하면, 각종 호르몬이나 신경 전달물질 등의 분비가 과해지면서

간질액은 곧바로 산성으로 변해버린다. 그러면 간질액을 책임지고 있는 비장은 곧바로 과부하에 걸리고, 비장의 면역력(衛氣)은 곧바로 고갈된다. 그러면 그 여파는 같이 간질액을 중화하는 신장까지 미친다. 신장은 부신을 이용해서 코티졸을 분비시키고, 코티졸은 한편으로는 신장을 통해서 산성 물질을 체외로 배출시키고, 한편으로는 콜라겐을 녹여서 과잉 신을 중화시킨다. 이게 소위 스트레스 기전(Stress mechanism)이다. 그래서 현대의학은 코티졸을 스트레스 호르몬의 대명사로 꼽는다. 그러나 이는 실제로는 비장의 면역력과 부신의 코티졸이 합작해서 만들어낸 결과물이다. 동양의학에서는 이 두 가지를 합쳐서 정기(正氣)라고 표현한다. 그런데 스트레스가 과하게 되면, 이제 이 두 놈도 힘들어한다. 즉, 현대의학이 말하는 부신피로(副腎疲勞:Adrenal fatigue)가 온다. 실제는 비장 피로와 부신 피로가 동시에 온 것이다. 이것을 동양의학에서는 정기가 정체되었다고 표현한다(正氣留). 이제 이 두 놈이 일하지 못하면, 간질에 쏟아진 산성 체액은 중화되지 못하고, 체액은 정체되면서 인체의 모든 순환은 막히고(不行) 만다(正氣留而不行). 이것을 기결(氣結)이라고 한다(故氣結矣). 즉, 간질 체액이 정체되면서 음기(陰氣:알칼리)건 양기(陽氣:酸)건 모두 소통이 멈춰버린(結) 것이다. 이 상태를 기결(氣結)이라고 표현한다.

사실, 이 구문들을 알면, 황제내경의 진수를 맛볼 수 있는 부분이지만, 모르면 빛 좋은 개살구에 불과한 부분이다. 즉, 이곳은 황제내경의 진수를 볼 수 있는 부분이다.

제40편. 복중론(腹中論)

제1절

黃帝問曰, 有病心腹滿, 旦食則不能暮食, 此爲何病. 岐伯對曰, 名爲鼓脹.

황제가 묻는다(黃帝問曰). 심장과 복부가 그득한 병이 있는데(有病心腹滿), 아침밥을 먹으면 저녁밥을 먹을 수가 없는데(旦食則不能暮食), 어떤 병이 이렇게 만듭니까(此爲何病)? 기백이 대답한다(岐伯對曰). 이병은 고창이라고 한다(名爲鼓脹(臌脹)).

인체가 팽창하려면 반드시 수분이 필요하고, 수분을 모으려면 반드시 삼투압 기질이 필요하다. 삼투압 기질은 전해질을 뜻하며, 전해질은 반드시 전자(酸)가 필요하다. 즉, 삼투압 기질은 산성 물질이다. 그래서 과잉 산은 반드시 수분을 저류시킨다. 그런데 이 구문에서는 식사와 연결 짓고 있다. 아침밥을 먹으면, 저녁밥 생각이 없다는 것이다(旦食則不能暮食). 왜 그럴까? 식사하면, 식사 내용물은 소장에서 흡수되어서 간질을 따라서 가다가 비장을 통과하고 또, 간에서도 모인다. 즉, 지금은 이 과정이 순탄치 못하다는 뜻이다. 그래서 간질 체액에서 더는 진행하지 못하고 머물러 있는 것이다. 즉, 비장과 간에서 특히 간문맥에서 체액을 소통시키지 못하고 있다. 이것은 복수와는 관계없이 간질액이 정체된 것이다. 그러다 보니 소장에서 더는 흡수하지 못한다. 당연히 밥을 한 번 먹으면, 소화관에서 더는 흡수시킬 간질 공간이 없는 것이다. 흡수할 공간이 없으니, 밥을 먹을 생각이 없어지고, 간질 공간은 간질로 가득 차게 된다. 간과 비장은 소화관 체액을 통제하기 때문에 당연한 일이다. 밖에서 보면 피부 사이가 붓는다. 즉, 피부 사이에 간질액이 정체되는 것이다. 이것을 고창이라고 한다(名爲鼓脹(臌脹)).

帝曰, 治之奈何. 岐伯曰, 治之以雞矢醴, 一劑知, 二劑已.

　황제가 말한다(帝曰). 어떻게 치료하나요(治之奈何)? 기백이 말한다(岐伯曰). 치료는 계시례를 사용해서 치료합니다(治之以雞矢醴). 한 번 처방하면, 치료(知)되기 시작하고(一劑知), 두 번 처방하면 완치된다(二劑已).

　여기서 계시(雞矢)는 닭똥을 말한다. 닭똥은 소 사료로도 사용된다. 특히 공장식 축산에서 닭똥을 많이 사용한다. 그러면 이를 먹은 소가 건강해진다. 그 이유는 소는 본래 초식 동물이기 때문이다. 그래서 소에게 산이 많은 옥수수나 콩과 같은 곡물 사료를 먹이면, 소의 체액에 산 과잉이 심해져서 소에게 항생제를 쓸 수밖에 없게 된다. 그래서 공장식 축산에서는 항상 항생제 문제가 튀어나온다. 계시(雞矢)는 닭똥의 하얀 부분이다. 이 하얀 부분은 요산(uric acid:尿酸)이다. 이 요산은 케톤이 3개나 붙은 강알칼리이다. 그래서 이 요산 때문에, 오줌 요법을 하는 이유이기도 하다. 계시례(雞矢醴)도 일종의 오줌 요법이다. 그런데 알칼리 케톤인 요산은 소화관에서 흡수가 잘 안 되기 때문에, 술(醴)과 섞어서 먹으면, 요산이 흡수가 잘 된다. 그리고 계시(雞矢)는 알칼리이기 때문에 흡수가 안 되고, 똥으로 배설이 되는 이유이기도 하다. 지금 고창(鼓脹(臌脹))은 간문맥이 과부하가 걸려서 간질 체액이 정체되면서 생긴 현상이다. 그래서 간을 치료하면 된다. 즉, 간에 알칼리를 공급해주는 것이다. 그런데 왜 술일까? 요산이라는 강알칼리는 알콜기가 없어서 흡수가 잘 안 된다. 그래서 닭에서 흡수가 안 되고 배설물로 나온 것이다. 그래서 흡수가 잘되게 하기 위해서는 알콜기를 붙여줘야 한다. 알칼리인 케톤과 산인 알콜기는 화학 반응의 원리 때문에, 이 둘은 서로 반응을 아주 잘 하므로, 둘을 섞으면 케톤이 알콜기로 변하면서 흡수가 아주 잘 된다. 이렇게 계시례로 간에 있던 과잉 산을 중화해주면, 간은 자연히 정상 기능을 찾고, 간질액의 정체는 풀린다. 이것을 두 번하라고 한다. 따질 필요 없이, 병이 없어질 때까지 복용하면 된다. 이 부분은 몇 문장 안 되지만, 많은 지식을 담고 있다.

帝曰, 其時有復發者, 何也. 岐伯曰, 此飮食不節. 故時有病也, 雖然其病且已時. 故當病, 氣聚於腹也.

황제가 말한다(帝曰). 그 병이 때에 따라서는 재발을 하는데(其時有復發者), 왜입니까(何也)? 기백이 말한다(岐伯曰). 이것은 음식 부절 때문이다(此飮食不節). 그래서 때에 따라서는 병이 된다(故時有病也). 이병은 치료가 되었다 할지라도 또 나타나는 이유는(雖然其病且已時), 이병은 복부에 기가 쌓이게 되면, 또다시 나타나기 때문이다(故當病, 氣聚於腹也).

이 병의 문제는 간이 핵심이다. 간은 소화 기관에서 들어오는 작은 분자의 영양소를 간문맥을 통해서 받는다. 그런데 우리가 먹는 모든 영양소는 소장이나 소화관에서 흡수되려면, 반드시 알콜기(Hydroxyl group)를 보유하여야만 한다. 그래야 세포막의 인지질이 이들 영양소를 세포 안으로 들여보내 준다. 그렇다. 이 알콜기는 바로 산(酸)이다. 그래서 간이 이 산을 중화시켜서 알칼리 케톤으로 만들어서 혈류로 유통시킨다. 그래서 식사를 절제 없이 과식하면, 간이 중화할 수 있는 한도를 넘게 되고, 술을 많이 먹는 것과 똑같은 현상이 일어난다. 그래서 음식을 절제하지 않으면(此飮食不節), 병은 재발한다고 말한다(故時有病也). 즉, 이 병은 이런 이유로 언제라도 또다시 재발할 수 있는 병인 것이다(雖然其病且已時). 그래서 이 병이 생기는 이유는(故當病), 과식하면 간이 과부하에 걸리고, 이어서 복부 소화관 간질에 산(氣)이 쌓이기(聚) 때문이다(氣聚於腹也). 그래서 과식은 만병의 근원이 된다. 즉, 과식은 과음과 똑같은 현상이 일어나는 것이다.

제2절

帝曰, 有病胸脇支滿者, 妨於食, 病至則先聞腥臊臭, 出淸液, 先唾血, 四支淸, 目眩, 時時前後血, 病名爲何, 何以得之. 岐伯曰, 病名血枯, 此得之年少時, 有所大脫血, 若醉入房中, 氣竭, 肝傷. 故月事衰少不來也 .

황제가 말한다(帝曰). 흉협이 그득한 병은(有病胸脇支滿者), 식사에 방해가 된다(妨於食). 그렇게 되면 먼저 구린내가 난다는 말을 듣는다(病至則先聞腥臊臭). 파란색의 액을 쏟아낸다(出淸液). 그리고 먼저 가래에 피가 섞여나오며(先唾血), 그 전후로 때때로(時時前後血), 사지가 파랗고(四支淸), 눈도 어두워진다(目眩). 이병은 어떤 병인가요(病名爲何). 그리고 이 병은 어떻게 얻나요(何以得之)? 기백이 대답한다(岐伯曰). 이병은 혈고이다(病名血枯). 이병은 젊었을 때 얻는다(此得之年少時). 술 취한 상태에서 성관계를 해서(若醉入房中), 기를 고갈시키고(氣竭), 간을 상하게 해서(肝傷), 알칼리의 큰 손실이 있었기 때문이다. 그래서 월사가 쇠해지고 적어지면서 마침내는 멈춘다(故月事衰少不來也).

이 증상들은 모두 간 때문에 일어나는 증상들이다. 지금 간의 상태는 간비대(hepatomegaly:肝腫大:간종대)이다. 간종대는 왜 생길까? 과잉 산이 간으로 들어오면, 간에서 산소 부족이 유발되고, 그러면 간은 과잉 산을 다른 방법으로 중화시켜야 한다. 즉, 이때 간은 콜라겐을 만들어서 과잉 산을 중화시켜야 한다. 이것을 현대의학은 간의 섬유화(콜라겐:肝纖維化:Hepatic Fibrosis)라고 부른다. 이 콜라겐은 삼투압 기질이기 때문에 수분을 잔뜩 끌어모은다. 그러면 자연스럽게 간은 팽창(腫)한다. 간은 갈비 밑에 있으므로 조금만 움직여도 갈비뼈와 부딪치고, 비대해져 있으므로 그득해진다(胸脇支滿). 그러면 간이 위(胃)를 누르기 때문에 밥(食)을 먹을 때 방해(妨)가 된다(妨於食). 그럼 왜? 간에 과잉 산이 생기게 되었을까? 원인은 많다. 그러나 위쪽 구문에 따라서 보자. 이 병은 젊었을 때 얻는다고 했다. 이유는 과음과 성관계이다. 과음은 당연히 간을 망친다. 간은 알콜을 전문적으로 중화하는 기관이기 때문이다. 성관계는 건강과 무슨 관계가 있을까? 먼저 남녀 성기관에는 정맥총들이 아주 잘 발달해있다. 그래서 성행위를 할 때, 이 정맥총들로 산성 정맥혈들이 아주 많이 모여든다. 그러면, 이 산성 정맥혈을 중화하기 위해서 알칼리 동맥혈도 바로 공급된다. 즉, 성관계를 하면 산성 정맥혈이 알칼리 동맥혈로 중화되는 것이다. 그래서 성관계에 집착하는 경우도 있다. 그러면, 과잉 산이 중화되면서 기분은 아주 좋아진다. 이때 알칼리 동맥혈이 간질로 공급되게 하는 도구가 바로 성호르몬인 스테로이드이다. 이미 전에 설명했듯이, 스테로이드는 간질로 알칼리 동맥혈을 나오게 만든다. 그래서 성관계를 너무 많이 하다 보면, 자동으로 강알칼리인 성호르몬도 고갈되고, 알칼리인 동맥혈도 소모된다. 그래서 과도한 성행위는 이 요인들이 건강에 단점으로 작용하게 된다. 또, 마지막 오르가즘에서 남녀 모두 사정하게 되는데, 이때 알칼리가 체외로 배출된다. 남자는 정액이고 여자는 질액이다. 이 액체가 산을 중화한 결과물이기 때문이다. 그래서 적당한 성관계는 건강에 좋지만, 과하면 그만큼 알칼리와 에너지인 산(酸)을 많이 소모한다(氣竭). 그래서 술을 과하게 먹고, 성관계를 과하게 하면(若醉入房中), 간은 이중으로 개고생을 한다. 당연히 간은 상한다(肝傷). 여기서 '有所大脫血' 이 문장은 잘 해석해야 한다. 혈(血)은 알칼리를 의미한다. 그래서 대탈혈(大脫血)이란 알칼리 대량 배출이다. 즉, 남녀 성관계에서 과도한 알칼리 방출 즉, 오르가즘, 사정 등등을 말하고 있다. 당연히 알칼리가 체외로 대량 배출되면, 간은 그만큼 고생한다(肝傷). 이제 간비대는 생리적으로 어떤 문제를 일으킬까? 간은 담즙을 만들어서 배출하는 기관이다. 그러나 간이 과부하가 걸리면, 파란색의 담즙은 혈류로 역류한다. 그때 사지를 보면, 사지는 파란색의 담즙 때문에 파래져 있다(四支清). 더불어 간이 통제하는 파란색을 띠고 있는 산성 정맥혈 때문에도 피부가 파랗게 보인다. 사지는 체액 순환이 제일 안 되는 부분이기 때문에, 이 문제가 사지에 잘 나타나게 될 수밖에 없다. 담즙으로 인해서 담이 이렇게 과부하에 걸리면, 그 정체된 담즙은 위(胃)로 역류한다. 그러면 위는 이를 구토를 통해서 배출한다. 이때 파란색의 담즙(清液)이 구토액에서 보인다(出清液). 간에서 중화하지 못한 산성 정맥혈은 폐로 직진해서 폐포의 알칼리 콜라겐을 녹이면서 출혈을 유발하고, 피가 섞인 가래가 되어서 밖으로 나온다(先睡血). 또, 간은 산성 정맥혈을 책임지고 있으므로, 간이 과부하에 걸리면, 모세 정맥혈관은 터져버린다. 이 현상을 제일 잘 볼 수 있는 부분이 눈이다. 그래서 자연스럽게 눈이 잘 안 보인다(目眩). 간은 하는 일이 하도 많아서 열거하기조차 어렵다. 그중에 하나는 각종 호르몬의 분해이다. 왜 그럴까? 모든 호르몬은 산(酸:알콜기 보유)이기 때문이다. 그래서 호르몬은 내분비 독성인 자인 것이다. 이들 호르몬 중에 스테로이드 호르몬이 있다. 이 호르몬도 간에서 분해된다. 그런데 지금 간은 과부하가 걸린 상태이다. 그런데 설상가상으로 지금 상황은 스트레스가 극단적으로 있는 상태이다. 즉, 스트레스 호르몬인 코티졸 등등 스테로이드 호르몬이 엄청나게 분비가 되고 있다. 이 스테로이드 호르몬의 냄새가 바로 노린내(臊), 비린내(腥) 등등을 만들어 낸다(病至則先聞腥臊臭). 간이 과부하에 걸려서 정맥혈 순환이 막히면, 골반에 자리하고 있는 정맥총들은 빠짐없이 모두 과부하에 걸리고 만다. 그중에서도 특히 자궁 정맥총과 난소 정맥총이 월경(月事)에서 핵심을 차지하고 있다. 이것을 현대의학은 골반울혈증후군(pelvic congestion syndrome:骨盤鬱血症候群)이라고 표현한다. 이 정맥총들이 과부하에 걸리면, 서서히 월경이 중단된다(故月事衰少不來也). 자궁이나 난소는 혈관 덩어리이다. 즉, 알칼리 동맥혈의 역할이 굉장히 중요하다는 것을 암시하고 있다. 그래서 혈액 순환이 잘 안 되면, 착상도 잘 안 된다. 즉, 임신이 불가하게 된다. 이만큼 자궁에서 혈액 순환은 아주 아주 중요하다. 간은 엄청나게 중요한 기관이기 때문에, 여기서 나온 것 외에도 엄청나게 많은 일을 한다. 이 모든 일을 하기 위해서는 알칼리 동맥혈이 아주 많이 필요하다. 간은 혈액을 저장한다고 한다. 그러나 그것은 틀린 추측이다. 간은 엄청난 양의 과잉 산을 중화하기 때문에, 엄청난 양의 알칼리 동맥혈이 필요하다. 그래서 엄청나게 많은 양의 혈액이 간을 '지나가면서' '체류'한다. 즉, 간은 혈액을 저장하는 것이 아니라 체류시키는 것이다. 그래서 질병의 이름도 알칼리(血) 고갈(枯)이라고 했다(病名血枯). 즉, 이것이 혈고(血枯)이다. 즉, 간에서 알칼리 동맥혈이 고갈되고, 산성 정맥혈만 정체된 것이 혈고(血枯)이다.

帝曰, 治之奈何, 復以何術. 岐伯曰, 以四烏鰂骨, 一蘆茹, 二物并合之, 丸以雀卵, 大如小豆, 以五丸爲後飯, 飮以鮑魚汁, 利腸中, 及傷肝也.

황제가 말한다(帝曰). 치료는 어떻게 합니까(治之奈何)? 어떤 치료술을 이용해서 회복시킵니까(復以何術)? 기백이 말한다(岐伯曰). 네 개의 갑오징어 뼈와 한 개의 꼭두서니를 합쳐서 만드는데(以四烏鰂骨, 一蘆茹, 二物并合之), 참새 알을 사용해서 환을 만들고(丸以雀卵), 크기는 녹두만 하게 한다(大如小豆). 식후에 5개의 환을 먹고(以五丸爲後飯), 포어즙과 같이 마시면(飮以鮑魚汁), 장에 효과가 좋아서 쉽게 상처 입은 간에 도달한다(利腸中, 及傷肝也).

이렇게 간이 망가진 상태에서 치료법은 오적골(烏鰂骨) 4개, 꼭두서니 1개 즉, 4:1 비율로 참새 알을 넣고 팥 크기로 환(丸)을 만들어서 식후에 5개씩 먹으라고 한다(以五丸爲後飯). 여기에 전복죽(鮑魚汁)과 같이 먹으면(飮以鮑魚汁), 장에서 흡수가 잘 되므로(利腸中), 병든 간에 쉽게 전달된다고 한다(及傷肝也). 오적골은 갑오징어 뼈를 말하는데, 이것은 진주나 분필의 주성분이기도 한 탄산칼슘(calcium carbonate:CaCO$_3$)을 80~85% 함유하고 있으며, 제산제(antacid:制酸劑)로서 유명하다. 제산제란 산을 중화시키는 것이므로, 과잉 산 때문에 고생하는 간에는 아주 좋을 것이다. 꼭두서니(蘆茹:려여:茜草:천초:Madder)는 염료(染料) 재료이다. 염료 재료의 특징을 보면, 대개 알칼리가 많은데, 꼭두서니 뿌리에 있는 푸르푸린(Purpurin:1,2,4-Trihydroxyanthraquinone)이라는 배당체 색소가 핵심인데, 푸르푸린은 케톤을 두 개나 보유한 아주 좋은 알칼리이다. 또, 꼭두서니에는 푸르푸린과 비슷한 문지스틴(Munjistin), 루베리산(Ruberythric acid) 등이 함유되어 있다. 그래서 이는 과잉 산 때문에 고생하는 간에는 아주 좋은 선택이다. 참새 알(雀卵)은 알칼리 단백질이 많기로 유명하다. 전복죽(鮑魚汁)의 효능은 무엇보다도 콜라겐이 핵심이다. 콜라겐은 대표적인 알칼리이다. 또한, 타우린도 중요한 요소이다. 이렇게 모두 알칼리 위주로 해서 간을 치료하면, 병에 걸린 간은 당연히 낫는다. 이것을 응용해서 보통 식사 때도 알칼리 위주로 식사하면 좋다.

제3절

帝曰, 病有少腹盛, 上下左右皆有根, 此爲何病, 可治不. 岐伯曰, 病名曰伏梁. 帝曰, 伏梁何因而得之. 岐伯曰, 裹大膿血, 居腸胃之外, 不可治, 治之每切, 按之致死. 帝曰, 何以然. 岐伯曰, 此下則因陰, 必下膿血, 上則迫胃脘, 生鬲 俠胃脘內癰, 此久病也. 難治, 居臍上爲逆, 居臍下爲從, 勿動亟奪, 論在刺法中.

　　황제가 말한다(帝曰). 소복이 성하는 병이 있으면(病有少腹盛), 상하좌우 모두에 뿌리가 있는 것 같은 느낌을 주는데(上下左右皆有根), 어떤 병이 그렇게 만듭니까(此爲何病)? 낫기가 어렵습니다(可治不). 기백이 말한다(岐伯曰). 병명은 복량이다(病名曰伏梁). 황제가 말한다(帝曰). 복량은 어떤 것이 원인이 되며, 어떻게 해서 얻게 되나요(伏梁何因而得之)? 기백이 말한다(岐伯曰). 안에 농혈이 크게 있는 것인데(裹大膿血), 장위의 밖에 있어서 치유가 어렵다(居腸胃之外, 不可治). 치료하려고 손을 댈 때마다 그리고 누르면 통증이 심해서 죽는다(治之每切, 按之致死). 황제가 묻는다(帝曰). 왜 그렇나요(何以然)? 기백이 말한다(岐伯曰). 아래 소복에서 음이 원인이 된 것인데(此下則因陰), 필히 아래 소복에서 농혈이 생기며(必下膿血), 위로는 위완을 압박하고(上則迫胃脘), 격막을 만든다(生鬲). 위완을 끼고 있는 사이에 옹종을 만들고(俠胃脘內癰), 병은 오래간다(此久病也). 불치병이다(難治). 배꼽 위에 있으면 역을 만들고(居臍上爲逆), 배꼽 밑에 있으면 종을 만든다(居臍下爲從). 움직이게 해서 빠르게 처리하려고 하면 안된다(勿動亟奪). 논의는 침법에 있다(論在刺法中).

　　이 편(篇)은 지금까지 간(肝)에 대해서 논의를 해왔다. 이 절(節)도 역시 간하고 연관시켜도 문제가 없을 듯하다. 소복(少腹)은 골반강(pelvic cavity:骨盤腔)을 말한다. 이 골반강에 정맥총들이 많이 자리하고 있으므로, 간문맥에서 정맥이 정체되면, 이 부분은 산성 정맥혈로 인해서 난리가 난다. 이 부분에 있는 과잉 산이 간으로 들어가서 중화가 안 되면, 이제 이 과잉 산은 골반강에서 정체된다. 그러면 골반강에 있는 장간막 섬유아세포가 이 과잉 산을 감지하면서, 콜라겐을 만들어서 과잉 산을 중화시킨다. 현대의학에서는 이것을 복강 섬유화(콜라겐)라고 표현한다. 동양의학에서는 이 콜라겐이 알칼리이기 때문에 음(陰)이라고 표현한다. 그런데 장간막은 복부의 상하좌우(上下左右) 모두(皆)에 뿌리(根)를 두고 있다(上下左右皆有根). 그래서 병명도 쌓여있는(伏) 줄기(梁)라고 해서 복량(伏梁)이라고 했다(病名曰伏梁). 모두 다 간이 문제가 되어서 생긴 것들이다. 그런데, 이런 상태가 계속되면, 골반강에 쌓였던 콜라겐을 과잉 산이 녹이기 시작한다. 즉, 장간막의 섬유아세포가 한계에 다다른 것이다. 방법은 전에 쌓아둔 알칼리 콜라겐을 녹여서 과잉 산을 중화하는 것이다. 이것이 염증이다. 이 염증이 오래되면, 장간막에 있는 콜라겐까지 녹이면서 농혈(膿血)로 바뀐다(裏大膿血). 즉, 이 농혈은 골반강(下)에 있는 콜라겐(陰)이 원인(因)인 것이다(此下則因陰). 그리고 현대의학은 이것을 복막염(腹膜炎:peritonitis)이라고 표현한다. 동양의학은 이를 복량이라고도 표현하지만, 복량적(伏梁積)이라고도 표현한다. 즉, 하복부에 섬유소인 콜라겐(梁)이 쌓이면서(積) 문제가 된 것이다. 이 염증이 소화관의 바깥인 복막에 생긴 것이다(居腸胃之外). 이것은 치료가 상당히 어렵다(不可治). 이렇게 복막염이 발생하면, 심한 통증을 느끼면서 아예 만질 수조차 없게 만든다(治之每切, 按之致死). 이 상태에서 시간이 오래되면, 이 농혈이 배꼽을 기준으로 위(上)로 올라오면(居臍上爲逆), 위(胃)를 압박(迫)하게 되고(上則迫胃脘), 그러면 이때 농이 모이면서 횡격막과 위완 사이(俠)에 옹종을 만들어(生) 낸다(生鬲 俠胃脘内癰). 이 정도가 된 상태는 병이 아주 오래된 경우이다(此久病也). 이 병은 몇천 년 전에는 수술 요법이 잘 발달 된 시기가 아니었으므로, 난치병이었다(難治). 아무튼, 이 병이 배꼽 위쪽으로 치고 올라오면, 횡격막을 막으면서, 알칼리 동맥혈의 공급을 막게 되고, 결국에 인체는 산 과잉(逆)에 시달리게 된다(居臍上爲逆). 다행히, 이 병이 아래쪽 하복부에서 생기면, 체액순환은 어느 정도 이루어(從) 진다(居臍下爲從). 그런데 빨리(亟) 치료(奪)하려고 하는 행동(動)은 금기(勿)시 된다(勿動亟奪). 그 이유는 지금, 이 상태는 체액의 순환이 제대로 안 되고 있으므로, 오수혈을 쓰는 것도 마땅치가 않고, 복막염이라는 염증 때문에, 면역은 이미 고갈되어 있으므로, 경(經)을 쓸 수도 없기 때문이다. 또, 탕제를 쓰려고 해도 소화관과 간이 문제를 안고 있으므로, 어려운 상황이다.

결국에 병이 어느 정도 진정되면, 그때 치료를 시도하라는 암시이다. 자세한 논의
는 자법에 있다(論在刺法中)고 한다.

帝曰, 人有身體髀股胻皆腫, 環臍而痛, 是爲何病. 岐伯曰, 病名伏梁, 此風根也. 其氣溢
於大腸, 而著於肓, 肓之原在臍下. 故環臍而痛也. 不可動之, 動之爲水溺濇之病.

　황제가 말한다(帝曰). 환자의 넓적다리 안쪽과 바깥쪽 모두에 부종이 있고(人有
身體髀股胻皆腫), 배꼽 주위에 통증이 있다면(環臍而痛), 어떤 병이 그렇게 만드나
요(是爲何病)? 기백이 말한다(岐伯曰). 이병은 복량이다(病名伏梁). 이병은 풍이 근
본 원인이다(此風根也). 그 기운이 대장에서 넘쳐흘렀기 때문이다(其氣溢於大腸). 이
결과는 고황에서 나타난다(而著於肓). 이 고황의 근원은 배꼽 아래이다(肓之原在臍
下). 그래서 배꼽 주위에 통증이 있다(故環臍而痛也). 통증 때문에 움직일 수가 없
다(不可動之). 움직이면 수닉을 색하게 만드는 병이다(動之爲水溺濇之病).

　복량의 근본 원인은 간이 제공했지만, 골반강에 있는 정맥총들이 산성 정맥혈을
제공한 까닭에 생긴 것이다. 여기서 배꼽을 자주 언급하는 이유는 배꼽에는 두 개
의 힘줄이 있다. 이 힘줄은 방광에 직접 닿고 있으며, 그 외에도 골반 근육과 연
결되어있다. 또, 이 힘줄은 대장과 소장의 장간막에도 닿아 있다. 하체에서 올라오
는 체액의 병목 지점인 골반강에서 혈액 순환이 안 되어서, 이 난리를 치고 있는
데, 하체에 혈액 순환이 될 리가 없다. 당연히 넓적다리뿐만 아니라 발도 붓는다
(人有身體髀股(胻)皆腫). 그리고 골반강의 영향 때문에, 골반강과 힘줄로 연결된
배꼽 주위((環)에 통증은 당연하다(環臍而痛). 이 모든 것들은 풍(風)이 근본(本) 원
인이다(此風根也). 여기서 풍(風)은 간(風)으로 해석해도 되고, 간질액에서 간이 취
급하는 정맥혈 속으로 들어간 산(風)으로 해석해도 된다. 즉, 산성 정맥혈을 말하
고 있다. 이 구문에서는 대장에 있는 정맥총에서 과잉 산이 넘쳐(溢)난다고 했다
(其氣溢於大腸). 즉, 대장과 간이 교류하는 장간 순환이 막혔기 때문에, 대장에서
과잉 산이 넘쳐나는 것이다. 그리고 그것이 나타난(著) 곳은 황(肓)이라고 했다. 여

기서 황(肓)은 흉선(thymus:胸腺)인 고황(膏肓)을 말한다. 산성 림프액을 통제하는 흉선은 배꼽 밑에 있는 유미조(乳糜槽:Cisternal Chyli)와 연결된 기해(氣海)에서 출발(原)한다(肓之原在臍下). 즉, 대장이 있는 하복부의 과잉 산이 림프를 거쳐서 유미조에 모이고 흉관을 따라서 흉선에 모인 것이다. 그래서 유미조 부근인 배꼽 주위에 통증이 생기는 것이다(故環臍而痛也). 그러면 결국에 복부 전체에 통증이 퍼지게 되고, 움직이면 장간막이 자극을 받으면서 심한 통증을 경험하기 때문에, 제대로 돌아다닐 수가 없게 된다(不可動之). 또, 배꼽은 방광과 힘줄로 직접 연결되어있으므로, 움직이면 이 힘줄이 방광을 조이면서 소변에서 문제가 발생한다(動之爲水溺濇之病). 여기서 우리는 황제내경의 품격을 볼 수가 있다. 바로 '而著於肓' 이 부분이다. 이런 결과들이 고황(肓)에서 나타난다(著)는 것이다(而著於肓). 지금 복막염이 걸려서 문제가 심각하다. 이 염증 물질들은 분자 크기가 크기 때문에, 체액을 타고 흘러가다가 결국에 림프로 진입한다. 그리고 이 림프 물질들은 배꼽 부근에 있는 유미조(乳糜槽)로 모두 모여서 흉관을 따라서 가다가 결국에 최종적으로 고황인 흉선에 모인다. 흉선은 림프 기관으로써 인체 최대 면역기관 중에서 하나이다. 이 사실들을 가지고 미루어 보았을 때, 황제내경 저자들은 면역을 완벽하게 알고 있었다는 것이다. 동양의학이 왜 면역의학인지 알 수 있는 부분이다. 그리고 여기에서 나오는 복량은 나중에 또 다른 문헌에서 나오게 된다. 그래서 복량(伏梁)의 핵심은 콜라겐이 된다. 이 콜라겐은 분자 크기가 크므로, 당연히 림프로 진입하게 되고, 이들은 유미조에 모여서 흉관을 거쳐서 흉선에 도달한 다음에 정맥혈관을 통해서 우 심장으로 들어가서 사고를 치게 되는데, 이때 이들이 치는 사고를 복량적(伏梁積)이라고 한다. 또는 이들이 우 심장에 쌓이므로, 이를 심적(心積)이라고도 부른다. 그래서 복량은 때에 따라서 다양한 해석을 만들 수밖에 없다. 콜라겐이라는 물질은 원래 인체 전체를 그물망처럼 연결하고 있다. 그래서 콜라겐이 문제가 되면, 인체 전체가 영향을 받게 되고, 이런 이유로 모든 병의 90% 이상은 콜라겐에서 시작된다. 이 콜라겐 단백질은 양자역학을 기반으로 한 전자생리학에서 아주아주 중요한 인자가 된다. 그리고 이 콜라겐 단백질이 복량을 만든다. 그래서 복량은 콜라겐과 연결짓게 되면, 복량의 병리는 쉽게 풀리게 된다.

제4절

帝曰, 夫子數言, 熱中消中, 不可服高梁, 芳草石藥, 石藥發瘨, 芳草發狂. 夫熱中消中者, 皆富貴人也, 今禁高梁. 是不合其心, 禁芳草石藥. 是病不愈, 願聞其説. 岐伯曰, 夫芳草之氣美, 石藥之氣悍, 二者其氣急疾堅勁. 故非緩心和人, 不可以服此二者.

　황제가 말한다(帝曰). 선생님께서 자주 말씀하셨듯이(夫子數言), 열중소중에는(熱中消中), 고량, 방초, 석약은 쓸 수 없다고 했습니다(不可服高梁, 芳草石藥). 석약을 쓰면 발진을 하고(石藥發瘨), 방초를 쓰면 발광한다고 했습니다(芳草發狂). 무릇 열중과 소중은(夫熱中消中者), 모두 부귀인들의 병입니다(皆富貴人也). 그런데 고량을 금한다면(今禁高梁), 이것은 그들의 심정에 맞지 않을 것이며(是不合其心), 방초와 석약을 금한다면(禁芳草石藥), 이것은 그 병을 치유할 수가 없습니다(是病不愈). 그 설명을 듣고 싶습니다(願聞其説). 기백이 대답한다(岐伯曰). 무릇 방초의 기는 아름답고(夫芳草之氣美), 석약의 기는 난폭하다(石藥之氣悍). 이 두 가지의 기운은 급질견경하므로(二者其氣急疾堅勁), 심장을 완화하지 못하며 사람에게 조화를 못 준다(故非緩心和人). 그래서 이 두 가지는 복용이 불가하다(不可以服此二者).

　열중소중(熱中消中)이란 열중과 소중인데, 열중은 열병이고, 소중은 소모성 질환이다. 둘 다 같은 의미이다. 열이 난다는 것은 과잉 산으로 인해서, 과잉 산을 중화시키면서 열이 난다는 것이고, 소모한다는 것은 과잉 산이 존재하기 때문에, 알칼리를 계속해서 소모한다는 것이다. 이 과정에서 알칼리 물질이 과잉 산을 격리해서 즉, 과잉 산과 알칼리 물질이 반응해서 염(鹽)이 형성되면서, 이 염을 배출시키느라 소변이 자주 마렵게 된다. 이때는 당연히 열이 없으므로, 목이 마르지는 않는다. 또, 체내에는 과잉 산이 존재하기 때문에, 과잉 산을 중화하느라 계속 배가 고프다. 과잉 산의 존재는 병적인 이유도 있겠지만, 핵심은 음식이다. 산해진미 앞에서 과식은 필수이며, 여기에 기름진 고기가 빠지면 서운하다. 고기는 말 그대로 고기(高氣)이다. 그래서 우리는 고기 보고 열량(熱)이 높다고 말한다. 즉, 고기는 열의 근본이 된다. 그래서 열중소중은(夫熱中消中者), 부자들의 병이라고 한다(皆富貴人也). 여기서 고량(高粱)은 수수를 말하고, 방초(芳草)는 방향족 풀이며, 석약(石藥)은 알칼리 금속 물질이다. 원래 수수인 고량의 맛은 아주 쓰다. 그래서 식용으로 쓸 때는 품종 개량종을 쓴다. 쓴맛은 사포닌으로서 다량의 알콜기를 보유하고 있다. 이 많은 알콜기를 간에서 알칼리 케톤으로 바꿔주면, 거꾸로 약성이 아주 강한 알칼로이드가 된다. 그런데, 이것이 과하면, 식도암을 유발한다. 그래서 나온 방법이 술이다. 이 술은 우리가 잘 알고 있는 고량주(高粱酒)이다. 즉, 약성이 좋은 수수를 발효시켜서 술로 만들어 먹은 것이다. 그래서 여기서 고량(高粱)은 고량주(高粱酒)를 말한다. 좋은 음식에 술이 빠지면 서운하다(是不合其心). 그런데, 지금 상황은 간 상태가 과부하이다. 즉, 간이 과잉 산을 중화하지 못해서 열이 나고 소모성 질환이 일어났다. 이때 술(高粱)을 먹으면, 당연히 안 된다. 그러면 간은 바로 타격을 입는다. 그래서 고량을 먹어서는 안된다(不可服高粱)는 것이다. 방초는 방향족 약초로서, 방향족도 알콜기가 붙어있는데, 간을 거치면서, 이 알콜기가 알칼리 케톤으로 바뀌고, 이 케톤이 혈류를 따라다니면서, 과잉 산을 수거해서 미토콘드리아에서 중화시켜준다. 이것은 간이 정상인 상태에서 하는 말이다. 그래서 지금처럼 간이 문제가 있을 때는, 이것도 금기 사항이 된다. 석약은 광물성 알칼리 금속인데, 염(鹽)이기 때문에, 복용하면 당연히 신장에서 작용한다. 그러나 일종의 당뇨인 소중(消中)이 걸린 상태에서는 신장은 이미 과부하이다. 이 모두를 종합해 보면, 평소에는 약이 되었던 것들이 병이 나서는 독이 되는 경우들이다. 그래서 이들을 금지하지 않으면, 이 병은 치유되지 않는다(禁芳草石藥, 是病不愈)는 것이다. 그래도 복용하면 어떻게 될까? 방초의 방향족 성분은 과잉 산을 잡아서 미토콘드리아로 들어가서 중화시키면서 열(熱)을 만들어낸다. 지금 열중(熱中)이라서 열이 많아서 환장하겠는데, 여기에 추가로 열을 공급하면, 이 사람은 미쳐(狂) 버릴 것이다(芳草發狂). 석약의 주성분인 염(鹽)은 신장에서 처리되는데, 지금 신장은 소중(消中) 때문에 과부하에 걸려 있다. 이런 상태에서 석약을 복용하면, 머리가 혼미(瘨)해진다(石藥發瘨). 그 이유는 신장은 뇌척수액을 책임지고 있기 때문이다. 즉, 석약이 염을 추가하면서, 신장은 과부하로 인해서 아예 기능이 정지되고, 이어서 뇌척수액을 처리하지 못하게 되고, 그 여파는 뇌에 미치게 된다. 당연히 머리가 혼미해진다(石藥發癲). 그래서 석약을 사납다(悍)고 표현했다(石藥之氣悍). 그리고 방초는 향 때문에 아름답다고 표현했다(夫芳草之氣美). 그러나 방초는 산을 수거해서 심장 미토콘드리아에도 공급하기 때문에 맥을 아주 빠르게 하고(急疾), 석약의 염은 신장을 과부하시켜서 신경을 수축(堅勁)시킨다(二者其氣急疾堅勁). 결과는 심장을 힘들게 하고(非緩心), 수축한 신경은 인체를 조화롭지 못하게 한다(故非緩心和人). 이런 이유로, 이 둘을 복용하지 말라는 것이다(不可以服此二者).

帝曰, 不可以服此二者, 何以然. 岐伯曰, 夫熱氣慓悍, 藥氣亦然. 二者相遇, 恐內傷脾, 脾者土也, 而惡木. 服此藥者, 至甲乙日更論.

　황제가 말한다(帝曰). 이 두 가지 약물을 복용하지 말아야 하는(不可以服此二者), 이유가 뭔가요(何以然)? 기백이 말한다(岐伯曰). 무릇 열기란 사나운 기운이다(夫熱氣慓悍). 약 기운 역시 똑같다(藥氣亦然). 이 둘이 서로 만난다면(二者相遇), 공포스러울 정도로 비장을 망쳐버린다(恐內傷脾). 비장은 땅이다(脾者土也). 그러면 목을 싫어한다(而惡木). 이 약들을 복용한다면(服此藥者), 갑을 일에 이르러 문제가 발생한다(至甲乙日更論).

　열기는 환자 입장으로 보면 당연히 횡폭한 놈이다(夫熱氣慓悍). 이때 방약을 추가하면, 방약도 열을 만들어내므로, 방약도 역시 횡폭한 놈이 돼버린다(藥氣亦然). 이 두 놈이 이렇게 열을 만들어낸다는 말은 간질액에 과잉 산이 존재한다는 사실을 암시한다. 여기서는 두 열(熱)이 서로 만난다는 표현을 썼다(二者相遇). 이 과잉 산은 비장을 완전히 망쳐버린다(恐內傷脾). 비장은 토(土)이다. 땅(土)은 땅 위에 있는 모든 생명체를 돌본다. 즉, 비장은 인체의 모든 살아 있는 세포들을 면역으로 돌본다. 그래서 비장이 토(土)이다(脾者土也). 그런데 이런 비장이 망가지면, 산성 간질액은 중화가 안 되고, 그대로 간으로 향한다. 그런데 지금 간도 과부하에 걸려 있는 상황이다. 그러면 비장의 입장으로 보면, 산성 간질액을 간으로 보낼 수가 없으므로 간(木)이 되게 밉게(惡) 느껴질 것이다(而惡木). 이것을 다르게 해석할 수도 있다. 간이 과부하에 걸리면, 간에서 엄청나게 많은 산성 림프액을 만들어낸다. 그러면 이 산성 림프액을 받아서 처리하는 비장은 죽어난다. 결국에 비장의 입장으로 보면, 간(木)이 되게 미울(惡) 것이다(而惡木). 그런데 이런 약을 복용하면(服此藥者), 갑을일이 닥치면 문제가 된다고 한다. 갑을(甲乙)은 간(肝)을 말한다. 즉, 약을 먹고 조금 지나서 60갑자로 따져서 간에 해당하는 갑을일(甲乙日)이 되면, 간(肝)에 문제가 생긴다는 뜻이다(至甲乙日更論). 즉, 갑을일은 간에 해당하므로, 이때는 간이 과부하에 걸리게 되고, 이어서 간은 산성 림프액을 만들어서 비장으로 보내게 되고, 그러면 이미 힘들어서 죽을상이 된 비장은 곧바로 기능이 정지될 것이다. 이 편(篇)은 계속 간(肝)을 말하고 있다.

제5절

帝曰, 善. 有病膺腫頸痛, 胸滿腹脹, 此爲何病, 何以得之. 岐伯曰, 名厥逆. 帝曰, 治之奈何. 岐伯曰, 灸之則瘖, 石之則狂, 須其氣并, 乃可治也. 帝曰, 何以然. 岐伯曰, 陽氣重上, 有餘於上, 灸之則陽氣入陰, 入則瘖, 石之則陽氣虛, 虛則狂, 須其氣并而治之, 可使全也.

황제가 말한다(帝曰). 좋습니다(善). 가슴에 부종이 있고, 목에 통증이 있고(有病膺腫頸痛), 가슴이 그득하고, 배가 불러오는데(胸滿腹脹), 어떤 병이 그렇게 만듭니까(此爲何病)? 또 이 병은 어떻게 얻습니까(何以得之)? 기백이 말한다(岐伯曰). 궐역입니다(名厥逆). 황제가 말한다(帝曰). 치료는 어떻게 합니까(治之奈何)? 기백이 말한다(岐伯曰). 뜸을 뜨면 목소리가 안 나와서 말을 못하고(灸之則瘖), 폄석을 쓰면 미치고(石之則狂), 모름지기 그 기(氣)가 합쳐져야 치료가 된다(須其氣并, 乃可治也). 황제가 말한다(帝曰). 왜 그런가요(何以然)? 기백이 말한다(岐伯曰). 양기는 중상해서(陽氣重上), 유여가 위에 있게 된다(有餘於上). 뜸을 뜨면 양기가 음으로 들어가며(灸之則陽氣入陰), 그러면 말을 하지 못하고(灸之則陽氣入陰), 폄석은 양기를 허하게 하고(石之則陽氣虛), 허하면 미쳐버린다(虛則狂). 모름지기 두 기가 합쳐지면, 치료가 된다(須其氣并而治之). 온전히 돌아온다(可使全也).

여기서 궐(厥)은 간(肝)이나 심포(心包)를 말한다. 그러나 대개는 간을 말한다. 간은 간문맥을 통해서 온몸의 정맥혈을 통제한다. 그래서 간이 막히면, 동맥과 정맥이 만나서 교차하는 지점 즉, 순환의 전환 지점에서 순환이 막혀버린다. 이때 제일 취약한 부분이 손과 발이다. 즉, 간의 과부하로 인해서 빠져나가는 정맥이 막히면, 들어오는 동맥도 당연히 막힌다. 결국에 혈액 순환은 막힌다. 그래서 혈액 순환에서 정맥이 차지하는 위치가 크다. 그래서 간의 영향을 제일 먼저 받는 곳이 손발이다. 당연히 손발은 싸늘해진다. 여기서 궐역을 언급한다. 궐은 간이다. 역(逆)이란 산(電子) 과잉이 심해서 미토콘드리아에서 산(電子)이 역류(逆)하는 경우이다. 즉, 산 과잉이다. 그래서 궐역(厥逆)은 간에 산이 과잉이라는 뜻이며, 다른 말로 표현하면, 간이 과부하에 걸렸다는 뜻이다. 그러면 당연히 인체 곳곳에서 혈액 순환이 막혀버린다. 그리고 간에서 산성 정맥혈을 중화하지 못하면, 이 산성 정맥혈은 우 심장과 폐로 직진하고, 이 두 곳은 과부하에 걸린다. 그러면 이 여파로 인해서 가슴에 응종(膺腫)이 찾아오고, 흉만(胸滿)이 찾아오고, 이어서 흉부와 연결된 경추를 자극하게 되고, 목에 통증이 찾아오고(頸痛), 복부의 정맥혈이 막히면서 복부 팽만감이 찾아온다(腹脹). 이것이 궐역이다(名厥逆). 그런데 황제가 치료를 어떻게 해야 하냐고 묻고 있다(治之奈何). 기백이 대답한다. 뜸을 뜨면 목소리가 안 나오고(灸之則瘖), 침석 치료를 하면 미쳐버린다(石之則狂)고 한다. 이게 무슨 말일까? 지금 상태는 복막염에 걸려있고 간이 과부하에 걸려있다. 그리고 림프의 최종 처리 기관인 흉선도 과부하에 걸려있다. 그래서 림프의 순행도 막힌 상태이고, 더불어 면역도 최악인 상태이다. 이때 뜸(灸)을 뜨면, 뜸은 필히 간질의 콜라겐을 녹이면서 대분자 물질을 만들어내게 된다. 뜸이 만들어낸 이 대분자 물질은 반드시 림프액 순환에 부담을 주는데, 림프액을 최종 처리하는 흉선까지 과부하에 걸린 상태이다. 그러면 간질액을 최종 처리하는 폐가 그 부담을 고스란히 떠안는다. 그러면, 이 여파로 기도에 문제가 생기면서 목소리가 제대로 나오지 않게 된다. 그래서 현 상태에서 뜸을 뜨면, 목소리가 안 나온다(灸之則瘖)고 한 것이다. 이 부분에 대해서 부연 설명을 한다. 즉, 뜸을 뜨면 뜸이 제공한 콜라겐이 전자를 흡수해서 양기(陽氣)가 되고, 이 양기는 최종적으로 폐인 음(陰)으로 들어간다(灸之則陽氣

入陰). 그러면 이 여파로 인해서 목소리가 안 나온다(入則瘖). 그다음에 폄석은 침(鍼)으로 생각하면 된다. 침은 반드시 알칼리와 면역이 기반이 되어야 가능하다. 그런데 지금은 면역이 완전히 고갈된 상태이며, 알칼리도 고갈된 상태이다. 그래서 이때 침을 놓으면, 침이 공급한 전자는 그대로 산성 상태인 간질로 공급된다. 그러면 침이 공급한 전자는 산성인 간질에서 중화가 안 되고, 간질에 뿌리를 둔 구심신경을 따라서 자연스럽게 뇌 신경으로 보내진다. 그렇지 않아도 산성 간질액 때문에 힘들어하는 뇌 신경에, 침이 추가로 전자를 공급해줬으니, 안 미치면 그게 더 이상할 것이다(石之則狂). 이 부분도 추가로 부연 설명을 한다. 즉, 침을 놓아서 전자인 양기를 제공하면, 이 양기(陽氣)는 뇌에서 알칼리를 고갈(虛)시키게 되고(石之則陽氣虛), 이렇게 알칼리가 고갈되면, 뇌 신경에는 과잉 산이 넘쳐나면서 미치게 된다(虛則狂). 이 상태가 왜 일어나냐고 황제가 묻는다(何以然). 기백이 대답해준다. 원래 산성 간질액에 있던 과잉 산이 공급한 양기(陽氣)인 전자와 침이 추가로 공급한 양기(陽氣)인 전자가 이중(重)으로 뇌 신경(上)으로 올라가면서(陽氣重上), 뇌 신경(上)이 과잉 산(有餘)으로 인해서 과부하가 일어난 것이다(有餘於上). 정확히 맞는 말이다. 그래서, 미친 것이다(石之則狂). 그런데 이 두 가지를 같이 쓰면(須其氣幷), 치료가 가능하다고 한다(乃可治也). 이게 무슨 말일까? 황제내경의 생리학은 찬탄을 자아내게 한다. 풀어보자. 원리는 간단하다. 일단 뜸은 콜라겐을 분해한다. 그리고 침은 전자를 공급한다. 그리고 콜라겐은 알칼리이다. 그리고 침이 공급한 전자는 산(酸)이다. 이제 침과 뜸 이 둘을 동시에 사용하면, 자연스럽게 산과 알칼리는 서로 반응하게 된다. 즉, 알칼리 콜라겐이 산인 전자를 자연스럽게 흡수하는 것이다. 그런데, 이 알칼리 콜라겐에서 전자를 흡수하는 인자가 프롤린(Proline)이다. 전자를 흡수한 콜라겐은 이 프롤린을 통해서 미토콘드리아로 전자를 보낼 수가 있다. 그래서 미토콘드리아에서 산(酸)인 전자를 중화시킬 수가 있게 된다. 즉, 침의 부작용과 뜸의 부작용을 동시에 줄이면서, 산(酸)인 전자도 중화시킬 수가 있는 것이다. 그러면 이 콜라겐은 미토콘드리아에서 전자를 완전히 중화했기 때문에 전자를 받을 수 있는 상태로 변한다. 이제 이 콜라겐이 힘을 발휘하면서 계속해서 전자를 미토콘드리아로 운반해서 중화해준다. 당연히 병은 치유되기에 이른다(須其

氣幷而治之). 즉, 인체를 전처럼 온전(全)하게 만들 수 있게(使) 된다(可使全也). 사실, 이 부분의 온전한 설명은 엄청난 분량을 요구한다. 콜라겐의 구성 요소인 프롤린이 스트레스 상태 즉, 산이 과잉인 상태에서는 에너지원이 된다는 논문은 많이 나와 있다(40-1). 이에 관한 논문을 보면서 주의해야 할 점은, 에너지 대사가 과잉 전자를 중화하는 과정이라는 사실만 명심하면 된다.

제6절

帝曰, 善. 何以知懷子之且生也. 岐伯曰, 身有病而無邪脈也.

황제가 말한다(帝曰). 좋습니다(善). 회자(임신:pregnancy:姙娠)가 또 생기는 것을 어떻게 압니까(何以知懷子之且生也)? 기백이 대답한다(岐伯曰). 신체가 병이 있는 듯 보이나, 맥을 보면 사맥(邪脈)이 아니다(身有病而無邪脈也).

이 이야기는 굉장히 많은 지면을 요구한다. 지면 관계로 아주 간단하게 설명해보자. 식물이건 동물이건 모든 세포 분열은 산(電子:酸)을 요구한다. 임신(懷子)이라는 것은 세포 분열을 의미한다. 즉, 임신하면 인체는 산을 밖으로 배출하지 않고 인체 안에 모은다. 그래야 아기의 인체를 만들 수 있기 때문이다. 물론 그 도구는 산성인 에스트로겐이다. 또, 에스트로겐이 산성이어야만 하는 이유이다. 그래서 에스트로겐을 과잉 처방하면 암이 생긴다. 암은 산성 조건이 필수이니까! 또, 아기의 배아가 분열하는 모습이 암의 분열 모습과 같은 이유이기도 하다. 이 현상을 제일 잘 감지할 수 있는 것이 과잉 산이 원인인 임신성 당뇨와 임신성 고혈압이다. 기백이 바로 이 부분을 말한 것이다. 분명히 신체에 병이 있는 것과 같은데, 맥을 보면 정상이다(身有病而無邪脈也). 왜 맥이 정상일까? 그 이유는 맥은 압전기를 이용해서 산이 움직이는데, 임신 때 과잉 산은 탯줄을 통해서 아기에게로 가버린다. 그래서 출산하고 나면, 임신성 당뇨나 임신성 고혈압이 없어진다. 낫는 게 아니라 없어지는 것이다. 여성의 인체는 더는 과잉 산을 인체 안에 보유할 이유가 없으므로, 인체 밖으로 과잉 산을 배출시켜버린다. 당연히 임신성 당뇨나 고혈압은 없어진다. 그래서 아이를 키우기 위해서 산이 과잉으로 임신부의 몸 안에 존재하므로, 이를 겉으로 보면, 무슨 병이 있는 것처럼 보인다. 그러나 맥상을 보면, 맥상의 에너지인 산은 아이에게로 가버리므로, 당연히 맥상은 정상으로 나오게 된다. 그래서 가임기 여성의 모습이 병이 있는 것처럼 보일 경우에는 반드시 맥상을 잘 측정해봐야 한다. 이때 잘못 처방하면, 태아가 잘못될 수도 있으니까!

제7절

帝曰, 病熱而有所痛者, 何也. 岐伯曰, 病熱者陽脈也. 以三陽之動也. 人迎一盛少陽, 二盛太陽, 三盛陽明, 入陰也. 夫陽入於陰. 故病在頭與腹, 乃䐜脹而頭痛也. 帝曰, 善.

황제가 말한다(帝曰). 병열이 있으면 통증이 있는데(病熱而有所痛者), 왜죠(何也)? 기백이 말한다(岐伯曰). 병열이라는 것은 양맥이다(病熱者陽脈也). 삼양이 작동하는 것이다(以三陽之動也). 인영맥이 일 단계 성하면 소양이고(人迎一盛少陽), 이 단계 성하면 태양이고(二盛太陽), 삼 단계 성하면 양명이다(三盛陽明). 그다음으로 성하면 음으로 들어간다(入陰也). 무릇 양이 음에 들어간다는 것은(夫陽入於陰), 병이 복부와 더불어 머리에 있다는 것이다(故病在頭與腹). 황제가 말한다(帝曰). 좋습니다(善).

인영(人迎)의 왕성(盛)함을 세 가지로 나눈 이유는 양(陽)은 산(酸:電子)을 의미하는데, 처리하는 산의 양에 따라서 3단계로 구분했기 때문이다. 삼양(三陽) 중에서 담이 인체 외부로 배출시키는 산의 양이 제일 적다. 그리고 위는 산을 인체 외부로 배출시키는 양이 엄청나다. 방광은 중간 정도이다. 이 양의 기관들이 문제가 생기면 즉, 산을 인체 외부로 배출시키지 못하고 문제를 일으키면, 이 과잉 산은 간질에서 혈액으로 진입하게 되고, 결국에 오장으로 들어가며, 동시에 구심신경을 따라서 뇌로 집중된다. 또, 복부에 정체한 과잉 산들은 심장을 자극해서 맥을 만들어내는데, 맥을 자극하는 정도가 산의 강도와 관계가 있으며, 이 맥의 강도는 인영맥에서도 감지할 수가 있다. 그래서 양이 음에 들어간다는 말은(夫陽入於陰), 간질(陽)에서 생긴 과잉 산이 오장(陰)으로 들어간다는 뜻이다. 그러므로 병은 머리와 더불어 복부에까지 존재하게 된다(故病在頭與腹). 그래서 병이 심하면 복부에 부종을 만들어내게 되고, 결국에 두통에까지 이른다(乃䐜脹而頭痛也). 산(酸)은 부종을 만들어내는 삼투압 기질이라는 사실을 상기해보자. 여기서 열병이 양맥이라고(病熱者陽脈也) 한 이유는 열병은 피부와 접한 간질의 과잉 산이 만들어내기 때문에, 간질의 간질액과 관계를 갖는 양맥(陽脈)들은 당연히 열병과 관계할 수밖에 없기 때문이다. 그리고 인영(人迎)은 간질액인 뇌척수액의 저항성을 나타내기 때문에, 뇌척수액이 얼마나 산성화되었느냐에 따라서 인영맥은 세기가 다르게 나타난다. 그래서 삼양이 외부로 버릴 수 있는 산의 정도에 따라서 뇌척수액의 산성도가 결정된다. 위(陽明)는 비장을 통해서 간질액을 통제하기 때문에, 간질에 뿌리를 둔 신경을 통제하고 이어서 뇌척수액도 통제한다. 담(少陽)은 담즙을 통해서 뇌척수액을 통제한다. 방광(太陽)은 신장을 통해서 뇌척수액을 통제한다. 그래서 이 삼양들이 모두 인영맥에 영향력을 가진다. 그래서 인체의 산성도를 조절할 수 있는 능력에 따라서, 인영맥에 미치는 영향력도 결정이 되기 때문에, 인영맥이 첫 단계 정도 왕성하면, 이것은 담에 문제가 있는 것이고(人迎一盛少陽), 두 단계 정도가 되면 방광에 문제가 있는 것이고(二盛太陽), 삼 단계 정도가 되면 위장에 문제가 있는 것이고(三盛陽明), 과잉 산이 이 단계들을 넘어서면, 과잉 산은 이제 양(陽)인 간질에서 처리가 안 되었기 때문에, 체액을 따라서 음(陰)인 오장으로 진입(入)하게 된다(入陰也). 이렇게 과잉 산이 양에서 음으로 진입하게 되면(夫陽入於陰), 병은 당연히 머리와 오장이 있는 복부(陰)에서 동시에 일어난다(故病在頭與腹). 그래서 병이 심하면, 복부에 부종을 만들어내게 되고 결국 두통에까지 이른다(乃䐜脹而頭痛也). 황제가 수고했다고 한다. 이 부분의 해석은 전자생리학을 조금만 알고 있으면, 아주 쉬운 문제이나, 모르면 많이 헷갈릴 것이다.

제41편. 자요통(刺腰痛)

제1장

足太陽脈, 令人腰痛, 引項脊尻背如重狀. 刺其郄中, 太陽正經出血, 春無見血.

족태양경맥이 허리를 아프게 할 때(足太陽脈, 令人腰痛) 즉, 척추전반이 부종이 있어서 당기듯이 아프면(引項脊尻背如重狀), 극중에 침을 놓고(刺其郄中), 방광 정경에서 체액을 빼낸다(太陽正經出血). 봄에는 체액이 보이지 않는다(春無見血).

방광은 척수와 교감신경 두 부분에서 신경을 받고 있으므로, 방광이 과부하에 걸리면, 당연히 허리 전반이 아프다(令人腰痛). 척추가 아프다는 말은 신경이 근육을 강하게 수축(引)시키고 있다는 뜻이다. 그래서 당긴다(引). 부종(重(腫)狀)이 있을 때도 당기기 때문에 허리가 아프면 부종이 있다는 느낌을 준다(引項脊尻背如重(腫)狀). 또한, 방광은 신장을 통해서 뇌척수액이라는 림프액을 다룬다. 그래서 방광이 문제가 되면, 방광은 하체 쪽에서 올라오는 림프 체액의 영향을 받기 때문에, 하체 쪽에서 산성 림프액이 최고로 많이 모인 지점에서 과잉 산을 중화시켜주면, 방광의 기능이 좋아진다. 이곳은 바로 극중(郄中)인 위중혈(委中穴)이다(刺其郄中). 극중(郄中)은 방광이 처리하는 산성 림프액이 굉장히 많이 모이는 지점이다. 또, 극중이 자리하고 있는 오금은 굽어져있고 관절이 있는 곳이므로, 체액 순환의 병목 지점이 된다. 이렇게 과잉 산이 많이 모인 지점에 자침해서 과잉 산을 중화해주면, 해당 장부는 당연히 과잉 산 중화의 부담에서 벗어날 수가 있다. 평소에는 방광 정경에 자침하면 출혈이 보인다(太陽正經出血). 그러나 기온이 쌀쌀한 봄에는 간질의 수축으로 인해서, 림프액이 제대로 소통이 안 되기 때문에, 방광 정경에는 침을 놓아도 혈이 안 보인다(春無見血). 그래서 림프액의 병목 지점인 극중에 침을 놓아도 봄에는 출혈이 없을 것이다.

少陽, 令人腰痛, 如以鍼刺其皮中, 循循然不可以俛仰, 不可以顧. 刺少陽成骨之端出血, 成骨在膝外廉之骨獨起者, 夏無見血.

소양이 허리를 아프게 할 때는 침으로 허리 피부를 찌르는 것과 같다(少陽, 令人腰痛, 如以鍼刺其皮中). 조금씩 움직일 수는 있으나 목을 앞뒤로 젖힐 수도 없고, 앞뒤로 돌아볼 수도 없다(循循然不可以俛仰, 不可以顧). 양릉천에 침을 놓고 출혈을 시킨다(刺少陽成骨之端出血). 양릉천은 무릎 바깥쪽 각이진 곳에서 시작되는 성골에 존재한다(成骨在膝外廉之骨獨起者). 여름에는 체액이 보이지 않는다(夏無見血).

담(膽)은 담즙을 통해서 신경을 통제하고 이어서 근육을 통제한다. 근육이 굳어지면 체액 순환은 막힌다. 그래서 뭉친 근육을 풀어주려면, 신경을 풀어줘야 한다. 담경(膽經)은 양경으로써 신경을 통해서 피부(皮) 쪽을 통제한다. 또, 담은 허리 쪽 척수 신경과 연계되어 있다. 그래서 담이 과부하에 걸리면, 당연히 허리가 아프게 된다(少陽, 令人腰痛). 또, 담경(膽經)은 양경이기 때문에, 이때 통증이 있는 부위도 당연히 허리의 피부 쪽이 된다(如以鍼刺其皮中). 목 부분도 척수 신경이 통제하기 때문에 당연히 문제가 생길 수가 있다. 담은 담즙을 통해서 신경을 통제하고 이어서 뇌척수액도 통제한다. 그래서 담이 과부하에 걸려서 뇌척수액이 정체되면, 뇌척수액 소통의 병목 지점인 목 부분에서 산성 뇌척수액은 심하게 정체된다. 그래서 담이 문제가 되면, 목과 관련된 부분을 제대로 돌릴 수가 없게 된다(循循然不可以俛仰, 不可以顧). 그런데 치료 혈자리로 양릉천(陽陵泉)을 말하고 있다. 왜 양릉천일까? 이 혈자리는 양지릉천(陽之陵泉), 양릉(陽陵), 근회(筋會)라고도 말하는데, 근(筋)의 회혈(會穴)이며 담경(膽經)의 합혈(合穴)이고 토(土)에 속한다. 근(筋)의 회혈(會穴)이라는 말은 담이 담즙을 통해서 통제하는 근육(筋)이 모여(會) 있는 곳이라는 뜻이다. 즉, 양릉천은 신경의 과부하로 인해서 근육이 뭉치기가 아주 쉬운 곳이다. 그래서 뭉친 근육을 풀어주려면, 신경을 풀어줘야 하고, 그러려면 근육을 통제하는 담경을 이용해야 한다. 그것도 근육(筋)이 모여 있는 곳(會穴)이면 아주 좋다. 또 이곳은 담경(膽經)의 합혈(合穴)이고 토(土)에 속하기 때문에, 체액 순환의 핵심인 림프를 동시에 조절할 수가 있다. 이곳은 아주 좋은 혈자리이다. 담이 과부하에 걸려 있는 상태에서 여름에 양릉천에 자침하면, 혈이 나오지 않는다(夏無見血). 여름은 극심한 일조량 덕분에 산성인 호르몬 분비가 극에 달하면서 간질은 순식간에 산성 간질액으로 채워진다. 그러면 당연히 이 산성 간질액을 받는 림프는 그대로 정체가 되고 만다. 그래서 담이 과부하가 걸린 상태에서, 이런 여름에 양릉천에 자침하면, 양릉천은 혈액 순환이 막혀있기 때문에, 혈이 나올 리가 없다(夏無見血).

陽明, 令人腰痛, 不可以顧, 顧如有見者, 善悲. 刺陽明於骭前三痏, 上下和之出血, 秋無見血.

양명으로 인해서 허리가 아플 때는(陽明, 令人腰痛), 앞뒤로 돌릴 수가 없고(不可以顧), 돌리면 신경에 자극을 주어서 헛것이 보인다(顧如有見者). 그래서 자주 슬퍼진다(善悲). 이때는 족삼리에 침을 3번 놓는다(刺陽明於骭前三痏). 이렇게 해서 상하가 소통되면, 체액이 나온다(上下和之出血). 가을에는 혈이 안 보인다(秋無見血).

양명(陽明)인 위(胃)는 비장을 통해서 림프를 통제하고 이어서 간질액을 통제한다. 그래서 위는 간질에 뿌리를 두고 있는 신경을 통제할 수가 있다. 또, 위는 이렇게 림프를 통제할 수 있으므로, 뇌척수액인 림프도 당연히 통제할 수가 있다. 위도 허리 신경과 연계가 돼 있다. 그래서 위가 과부하에 시달리면, 당연히 허리가 아프다(陽明, 令人腰痛). 또, 위는 뇌척수액을 통제할 수 있으므로, 위가 과부하에 걸리면, 뇌척수액이 과부하에 걸리면서, 목인 병목 지점에서 문제를 일으키게 되고, 이어서 목에 관련된 부분을 돌릴 수가 없게 된다(不可以顧). 이때 억지로 목을 돌리면, 신경은 더욱더 과부하가 일어나고, 이어서 뇌척수액은 더욱더 산성으로 기울면서, 뇌 신경을 강하게 자극하게 되고, 결국에 눈에서 헛것이 보이게 된다(顧如有見者). 다시 말하면, 목은 경추에서 신경을 받는다. 그런데 이 경추는 12 뇌 신경 중에서 삼차 신경과 연결되어있다. 이 삼차 신경은 눈을 포함해서 안면을 다스린다. 당연히 눈에서 헛것이 보일 수밖에 없다(顧如有見者). 또, 경추는 폐와 연결되어있다. 폐는 슬픔(悲)을 담당하고 있다. 그래서 위장 때문에도 자주 슬픈 감정이

든다(善悲). 또, 환자가 이런 상태가 되면, 어느 누가 슬프지 않겠는가(善悲)! 자침은 족삼리에 하라고 한다(刺陽明於䯏前三痏). 족삼리(足三里)는 삼리(三里), 하릉(下陵), 귀사(鬼邪)라고도 하며, 족양명위경(足陽明胃經)의 혈자리로서 합혈(合穴)이고 위(胃)의 하합혈(下合穴)이며 토(土)에 속한다. 족삼리도 림프를 담당하는 위경(胃經) 중에서 정체가 제일 심한 곳이다. 이곳에 자침해서 과잉 산을 중화해주면, 위는 한층 부담을 던다. 침을 제대로 놓았다면, 정체된 림프액이 상하로 소통되면서 당연히 혈이 보일 것이다(上下和之出血). 그러나 가을에는 혈이 안 보인다(秋無見血). 가을의 쌀쌀한 날씨는 간질을 수축시키면서 체액 순환을 더디게 하므로 쉽게 혈이 보이지는 않는다. 즉, 침을 놓자마자 바로 혈이 보이지는 않는다는 뜻이다.

足少陰, 令人腰痛, 痛引脊內廉. 刺少陰於內踝上二痏, 春無見血, 出血太多, 不可復也.

족소음 때문에 허리가 아프면(足少陰, 令人腰痛), 이 통증으로 인해서 척수 안쪽이 땅긴다(痛引脊內廉). 복류혈(復溜穴:부류혈)에 2번 침을 놓는다(刺少陰於內踝上二痏). 봄에는 출혈이 안 보이는데(春無見血). 만약에 나온다면, 크게 나오게 되는데(出血太多), 막기가 쉽지 않다(不可復也).

신장은 뇌척수액을 책임지고 있다. 그리고 신장은 허리에서 신경을 받기 때문에, 신장이 과부하에 걸리면, 당연히 허리가 아프다(足少陰, 令人腰痛). 방광이 문제가 될 경우는 방광은 양경으로써 피부 쪽을 책임지고 있으므로, 피부 쪽에 통증이 있다. 그러나 신장은 안쪽(內)을 책임지고 있으므로, 척수에 통증이 있을 때도 안쪽(內)에서 당기게 된다(痛引脊內廉). 침은 복류혈(復溜穴:부류혈)에 놓는데, 음경(陰經) 오수혈에서 류(溜)는 심장(火)을 의미한다. 복(復)은 거듭된다는 말이다. 즉, 복류혈(復溜穴)은 동맥혈(溜)이 쌓이는(復) 동맥 모세혈관을 의미한다. 신장은 산성 간질액을 중화하는데, 심장의 동맥혈을 아주 많이 이용한다. 그래서 동맥혈이 모이는 복류혈을 택한 것이다(刺少陰於內踝上二痏). 여기서 알칼리 동맥혈을 이용해서 신장으로 들어가는 산성 체액을 중화해주면, 신장은 과잉 산의 부담에서 어느 정도 벗어날 수가 있다. 또한, 복류혈(復溜穴:부류혈)은 신장의 오수혈 중에서 경혈(經穴)이며 금(金)에 속한다. 즉, 복류혈은 폐의 체액을 통제하는 곳이다. 폐는 이산화탄소를 처리하다가 과부하에 걸리게 되면, 이를 중조염으로 만들어서, 염을 전문으로 처리하는 신장으로 보낸다. 그래서 여기에 자침하게 되면, 폐가 신장으로 보내는 산성 체액도 통제할 수 있게 된다. 그러면, 신장은 산성 체액의 부담에서 벗어나게 된다. 다시 본문을 보자. 봄은 일조량이 적기 때문에, 혈압을 높게 만들지는 않는다. 그래서 봄에 이곳에 침을 놓더라도 혈이 잘 안 나온다(春無見血). 그런데 신장은 심장이 중화시키는 전자를 염으로 격리해서 체외로 내보내 줌으로써 심장의 부담을 덜어준다. 그래서 신장이 문제가 심각해지면, 그 대가는 심장이 톡톡히 치른다. 즉, 고혈압이 되는 것이다. 그래서 봄에는 이 복류혈에 침을 놓아도 혈이 보이지 않으나, 신장으로 인해서 심장이 문제가 심각하다면, 이때 복류혈에 침을 놓으면, 동맥혈의 압력은 아주 거셀 것이고, 당연히 출혈이 많아질 것이다(出血太多). 그러면 고혈압의 압력 때문에 출혈을 멈추기가 쉽지 않을 것이다(不可復也).

厥陰之脈, 令人腰痛, 腰中如張弓弩弦. 刺厥陰之脈, 在腨腨踵魚腹之外, 循之累累然, 乃刺之. 其病令人善言, 默默然, 不慧, 刺之三痏.

궐음으로 인해서 허리가 아프면(厥陰之脈, 令人腰痛), 허리를 당기는 것이 활시위를 걸어 놓은 것과 같다(腰中如張弓弩弦). 궐음에 침을 놓는다(刺厥陰之脈). 중도(中都)에 침을 놓는다(在腨腨踵魚腹之外). 혈액 순환이 누적되는 이곳에 침을 놓는다(循之累累然, 乃刺之). 이때 병에 걸리면, 말을 자주 하게 된다(其病令人善言). 아무 말이 없이 있으면, 말하지 못하게 된 것이다(默默然 不慧). 침을 3번 놓는다(刺之三痏).

간도 허리 척수 신경과 연결되어있다. 그래서 간이 과부하에 걸리면, 허리가 아프다(厥陰之脈, 令人腰痛). 그리고 간은 담즙을 통해서 신경도 통제하지만, 암모니아 대사를 통해서 근육도 통제한다. 물론 신경을 통해서도 근육을 통제한다. 그래서 허리 부분이 아프기도 하지만, 허리 부분의 근육도 강하게 수축시키면서, 활시

위를 걸어놓은 느낌을 주게 된다(腰中如張弓弩弦). 여기서 말하는 혈자리 위치로 봐서는, 극혈(郄穴)인 중도(中都)와 낙혈(絡穴)인 여구(蠡溝)가 해당하는데, 극혈(郄穴)인 중도(中都)는 산성 체액이 아주 많이 모이는 부분이다. 그리고 낙혈(絡穴)인 여구(蠡溝)는 담의 체액과 간의 체액이 만나서 소통하는 지점이다. 그래서 지금 상태로 봐서는 극혈(郄穴)인 중도(中都)를 택하는 게 정상인 것 같다. 그리고 바로 뒤 문장에서 체액 순환(循)이 누적(累) 된다(循之累累然)고 했다. 그리고 여기에 침을 놓으라고 했다(乃刺之). 그러면 중도가 맞다. 그런데, 이를 다른 각도에서 분석해볼 수가 있다. 극혈(郄穴)인 중도(中都)와 낙혈(絡穴)인 여구(蠡溝)는 아주 재미있는 혈자리이다. 지금은 간의 문제를 논하고 있으므로, 여기서 극혈(郄穴:隙穴)은 간과 상극(隙) 관계에 있는 폐의 체액과 간의 체액이 만나는 지점이다. 즉, 폐가 산성 담즙을 만들어서 간으로 보내는 통로 중에서 최고로 취약한 지점이 바로 이 지점이다. 그리고 낙혈(絡穴)은 간이 산성 담즙을 담으로 보내는 통로 중에서 최고로 취약한 지점이 바로 이 지점이다. 그리고 지금 병인 허리 문제와 말 문제를 보게 되면, 이는 뇌척수액의 문제가 된다. 그래서, 간과 연관시켜서, 이 두 문제를 바라보게 되면, 이는 뇌척수액을 통제하는 산성 담즙의 문제로 귀결된다. 그러면, 자침해야 하는 혈자리는 당연히 간이 보낸 담즙을 처리하는 담의 문제로 귀결한다. 그러면 자침해야 할 혈자리는 자동으로 낙혈(絡穴)인 여구(蠡溝)가 된다. 그러면, 이 문장(循之累累然)의 해석도 달라져야만 한다. 즉, 담즙의 순환이 잘 안 되어서 누적된 곳이 된다(循之累累然). 물론 이도 가능한 해석이다. 그러면, 여기서 문제의 중심은 산성 담즙이 된다. 그러면, 폐도 산성 담즙을 간으로 보낸다. 그리고, 산성 담즙은 뇌척수액도 통제한다. 그러면, 극혈(郄穴)인 중도(中都)도 맞는 혈자리가 된다. 그래서 필자의 생각으로는, 이 문장에서 특정 혈자리의 지정이 없는 이유가, 지금 필자가 설명한 이유 때문인 것 같다. 즉, 두 혈자리 중에서 어느 혈자리를 선택해도 결과는 산성 담즙이라는 똑같은 결과로 나오기 때문이다. 그러면, 여기서 정답은 두 개가 된다. 그래서, 원문의 저자가 의도하는 바는 두 혈자리 중에서 어느 하나만 선택해서 자침하라는 뜻인 것 같다. 즉, 어느 혈자리를 선택해도 효과는 같게 나오기 때문이다. 물론 나머지 판단은 독자 여러분의 몫이다. 지금까지

중론은 극혈(郄穴)인 중도(中都)라고 굳어져 내려왔다. 그러나 침과 경락의 원리 그리고 체액 이론을 이용해서 이를 분석해보면, 여기서 필요한 혈자리가 꼭 중도(中都)일 필요는 없다는 결론에 다다른다. 그리고 지금까지는 극혈(郄穴:隙穴)의 개념을 정확히 알고 있는 사람이 없었다. 즉, 극혈은 상극 관계로 맺어진 장기의 체액을 통제하는 혈자리라는 사실을 사실상 모르고 있었다. 그래서 극혈의 개념을 정확히 정립한 상태에서, 지금 상황을 분석해보면, 원문의 저자가 왜 특정 혈자리를 지정하지 않고, 이 두 혈자리 부근만 지정했을까? 라는 의문이 자동으로 풀리게 된다. 그리고 이 두 혈자리는 매우 가까이 인접하고 있다. 그리고 실제 치료에서도, 이 두 혈자리는 치료 효과를 거의 모두 공유하고 있다. 나머지 판단은 독자 여러분의 판단으로 넘긴다. 다시 본문을 보자. 간은 담즙을 통해서 뇌 신경을 통제한다. 그래서 간이 문제가 심각해지면 간성혼수(肝性昏睡)가 일어나는 이유이기도 하다. 그래서 간이 심하게 과부하에 걸리게 되면, 말을 자주 하게 된다(其病令人善言). 그런데 말을 갑자기 멈추고, 하지 못하게 되면, 문제가 심각한 것이다(默默然, 不慧). 그러면 산성 체액이 아주 많이 모이는 극혈(郄穴)인 중도(中都)에 자침을 3번 해서 더욱더 많은 과잉 산을 중화해서 간을 빨리 회복시켜주라는 것이다(刺之三痏). 아니면, 낙혈(絡穴)인 여구(蠡溝)에 3번 자침하라는 것이다.

解脈, 令人腰痛, 痛而引肩, 目䀮䀮然, 時遺溲. 刺解脈, 在膝筋肉分間, 郄外廉之橫脈出血, 血變而止.

해맥 때문에 허리가 아프고(解脈, 令人腰痛), 통증이 오면 어깨가 당긴다(痛而引肩). 눈이 침침해지고(目䀮䀮然), 소변도 문제가 된다(時遺溲). 침은 해맥에 놓는데(刺解脈), 무릎 근육이 갈라지는 극외 모서리 쪽으로 있는 횡맥에서 체액을 빼낸다(郄外廉之橫脈出血). 체액의 색이 변하면 그만둔다(血變而止).

해맥(解脈)의 의미를 찾아보면. 낙맥(絡脈)의 다른 이름이라고 나온다. 보통 혈자리를 경락(經絡)이라고 말한다. 경(經)과 락(絡)은 하나의 정경(正經)을 만든다. 경

(經)은 면역을 통제하는 혈자리이고, 락(絡)은 체액을 통제하는 혈자리이다. 그래서 경락(經絡)으로 구성된 정경(正經)은 면역과 체액을 조절해서 인체의 에너지 대사를 조절하고 이어서 병을 조절한다. 여기서 낙(絡)은 보통 낙혈(絡穴)이라고 하는데, 이 낙혈(絡穴)은 12정경에 있는 낙혈(絡穴)뿐만 아니라 수혈(兪)과 오수혈(五輪穴)도 포함한다. 낙혈(絡穴)에서 락(絡)은 연결한다는 말이다. 즉, 체액을 통해서 다른 장기와 연결한다는 의미를 보유하고 있다. 그래서 낙혈(絡穴)은 모두 다른 장기와 체액으로 연결되는 혈자리이다. 그래서 이들은 당연히 락병(絡病)을 치료할 때도 쓰인다. 이 낙병(絡病) 부분은 뒤에 차차 나온다. 이제 본론으로 가서 보면, 해맥(解脈)은 낙맥(絡脈)인데, 허리가 아픈 것과 연계되어야 한다. 그리고 뒤에 나오는 병증도 고려해서 결정해야 한다. 그러면, 결국에 방광경밖에는 없다. 그래서 방광경에서 해맥(解脈)은 방광경의 각종 수혈(兪穴)이 된다. 즉, 해맥(解脈)은 방광경의 수혈(兪穴)이다. 방광은 허리에서 신경을 받기 때문에, 방광이 문제가 되면, 당연히 허리가 아프다(解脈, 令人腰痛). 또, 방광은 뇌척수액을 책임지기 때문에, 척수를 통제하게 되고, 이어서 척수와 바로 연결된 어깨를 당기게 할 수도 있다(痛而引肩). 또, 뇌척수액은 눈에 체액을 공급하기 때문에, 방광이 문제가 되면, 눈이 침침해질 수도 있다(目脘脘然). 방광이 문제가 되면, 당연히 소변 문제도 발생한다(時遺溲). 이때 자침은 당연히 해맥에 한다(刺解脈). 즉, 방광경에 있는 수혈에 자침하라는 뜻이다. 여기서 말하는 해맥의 혈자리는 위양혈(委陽穴)이다. 위양혈(委陽穴)도 극혈인 극양(郄陽)이다. 즉, 위양혈(委陽穴)은 산성 체액이 아주 많이 모이는 곳이라는 의미를 담고 있다. 즉, 위양혈(委陽穴)은 체액을 통제하는 곳이며, 락혈(絡穴)이다. 다시 말하면 위양혈(委陽穴)은 방광경의 해맥(解脈) 중에서 하나인 것이다. 체액의 색이 변하면, 그만둔다(血變而止)고 한다. 이곳은 산성 체액이 많이 모이는 곳이기 때문에, 방광이 문제가 되고 있는 상황에서는 과잉 산으로 인해서 체액의 색이 일반 체액과 당연히 다르다. 체액에 있는 콜라겐은 정상일 때는 하얀색이나 산을 흡수하면 할수록 검어진다. 그래서 침으로 체액을 빼내는데, 체액의 색깔이 변한다는 말은 과잉 산을 머금은 체액이 외부로 모두 배출되었다는 의미를 담고 있다. 그러면 해맥에서 과잉 산의 제거로 인해서 방광은 과잉 산의 부담에서

어느 정도 벗어날 수가 있게 된다. 당연히 허리 통증도 낫게 된다.

解脈, 令人腰痛如引帶, 常如折腰狀, 善恐, 刺解脈, 在郄中結絡如黍米, 刺之血射以黑, 見赤血而已.

　해맥 때문에, 허리가 띠로 두른 것과 같이 아프고(解脈, 令人腰痛如引帶), 항상 허리가 끊어질 듯하며(常如折腰狀), 자주 공포를 느낀다(常如折腰狀). 침은 해맥에 놓으며(刺解脈), 극중을 만져 보아서 쌀알처럼 된 곳이 있으면(在郄中結絡如黍米), 이곳에서 침으로 피를 빼내면, 검은 피가 나오는데(刺之血射以黑), 혈액의 색이 빨간색으로 정상이 되면, 자침을 완료한다(見赤血而已).

　해맥(解脈)의 바로 앞 설명과 많이 겹친다. 자주 공포가 찾아오는(善恐) 이유는 방광은 신장과 연결되어있고, 방광이 문제가 되어서 신장을 자극하면 부신을 자극하기 때문에 일어나는 현상 때문이다. 즉, 이때는 아드레날린이 문제를 일으키기 때문이다. 이때 자침은 극중(隙中)인 위중(委中)에 놓는데, 이 지점은 산성 체액들이 아주 많이 모이는 지점이기 때문에, 그리고 지금 방광이 문제가 되고 있는 상황이기 때문에, 분명히 산성 체액의 정체가 심하게 되어있을 것이고, 이때 이 극중인 위중을 보면, 체액의 정체가 심해서, 이 부분에 당연히 쌀알처럼 맺혀 있는 곳이 나타날 것이다(結絡如黍米). 이때 여기에 자침해보면, 당연히 과잉 산을 머금은 검은 피가 흘러나올 것이다(刺之血射以黑). 그래서 이 검은 피를 모두 빼내 주어야 하므로, 검은 피가 다 빠지고 정상적인 빨간 피가 나오면, 침놓기를 그만둔다(見赤血而已). 극중(隙中)으로써 위중(委中)은 방광경의 낙혈(絡穴)인 오수혈이며 합혈(合穴)이고 토(土)에 속한다. 즉, 위중(委中)은 방광경의 해맥(解脈) 중에서 하나인 것이다. 그리고 합혈(合穴)이고 토(土)는 비장의 체액을 통제하므로, 방광이 통제하는 뇌척수액이라는 림프액을 같이 통제하는 혈자리이다. 즉, 이곳은 신장을 상극하는 비장이 신장을 거쳐서 방광으로 산성 체액을 보내는 것을 막아주는 혈자리이다.

同陰之脈, 令人腰痛, 痛如小錘居其中, 怫然腫, 刺同陰之脈, 在外踝上絶骨之端, 爲三痏

　동음지맥 때문에 허리가 아프면(同陰之脈, 令人腰痛), 통증이 작은 추를 허리에 걸어 놓은 것과 같다(痛如小錘居其中). 갑자기 부종이 생긴다(怫然腫). 동음지맥에 침을 놓는데 (刺同陰之脈), 바깥 복사뼈 위쪽 절골의 끝에 3번 놓는다(在外踝上絶骨之端, 爲三痏).

　동음(同陰)이란 앞에서 거론한 것과 같은데(同) 음(陰)이라는 뜻이다. 양(陽)인 방광의 음(陰)은 당연히 신장(腎)이 된다. 결국 동음지맥(同陰之脈)은 신경(腎經)이 된다. 그래서 동음지맥인 신장경이 문제가 되면, 당연히 허리가 아파진다(同陰之脈, 令人腰痛). 방광경은 양경이기 때문에, 피부(外) 쪽을 책임지고, 신장은 음경이기 때문에 안쪽(中)을 책임진다. 그래서 이때 통증이 오는데 조그만 추(小錘)를 허리 안쪽 가운데(中)에 걸어 놓은 것처럼 온다(痛如小錘居其中). 또, 신장은 삼투압 기질인 염(鹽)을 취급하기 때문에, 당연히 갑작스런 연유로 인해서(怫然) 부종이 올 수도 있다(怫然腫). 자침은 신장경인 곤륜(崑崙)에 한다. 이 곤륜은 오수혈의 경혈(經穴)로써 화(火)인 심장에 해당한다. 즉, 심장과 신장은 똑같이 전자를 가지고 놀기 때문에, 신장이 힘들 때 심장을 이용하자는 것이다. 즉, 심장의 알칼리 동맥혈로, 여기서 과잉 산을 제거해서 신장을 돕자는 것이다. 또한, 심장이 신장으로 보내는 자유전자를 중간에서 없애버리자는 의도이다.

陽維之脈, 令人腰痛, 痛上怫然腫, 刺陽維之脈, 脈與太陽合 腨下間, 去地一尺所.

　양유맥으로 인해서 허리가 아플 경우에는(陽維之脈, 令人腰痛), 통증이 있는 부위(上)가 갑자기 붓는다(痛上怫然腫). 침은 양유맥에 놓는데(刺陽維之脈), 장딴지의 족태양혈과 만나는 지점인 담경인 양교(陽交)에 놓는다(脈與太陽合, 腨下間). 이 지점은 땅에서 한 척 정도 떨어져 있다(去地一尺所).

　양유맥(陽維脈)은 작은 독맥(督脈)이다. 이는 23편 선명오기편(宣明五氣篇)을 참고하면 된다. 그런데 담경이 11개로써 압도적으로 많다. 당연하다. 그래서 양유맥이 문제가 되면, 당연히 허리가 아프다(陽維之脈, 令人腰痛). 간과 담은 삼투압 기질인 담즙염을 처리하기 때문에, 양유맥이 문제가 되면, 당연히 통증 부위(上)에 담즙이 정체되면서, 갑작스럽게(怫然) 부종이 올 수도 있다(痛上怫然腫). 자침은 양교(陽交)에 한다. 이 양교는 극혈(郄穴)이며, 족소양과 양유맥의 회혈(會穴)이다. 즉, 산성 체액이 아주 많이 모이는 지점이다. 앞의 경우들처럼 아주 좋은 선택이다.

衡絡之脈, 令人腰痛, 不可以俛仰, 仰則恐仆 得之擧重傷腰, 衡絡絶, 惡血歸之. 刺之在 郄陽筋之間, 上郄數寸, 衡居爲二痏出血.

형락의 맥으로 인해서 허리가 아플 때는(衡絡之脈, 令人腰痛), 머리를 위아래로 돌리기가 불가능하고(不可以俛仰), 머리를 뒤로 젖히면 넘어질 것 같은 느낌이 든다(仰則恐仆). 이 병은 무거운 것을 들다가 허리를 다친 것인데(得之擧重傷腰), 횡락맥이 끊어지면(衡絡絶), 나쁜 피가 모여든다(惡血歸之). 침을 놓는데 극양 근육 사이에 있는 혈자리이고(刺之在郄陽筋之間), 또, 이 틈에서 위로 수 촌 올라가서 있는 혈자리에 침을 놓는다(上郄數寸). 그 자리에 거주하고 있는 두(二) 개의 혈자리 침 구멍(痏)에서 체액을 빼낸다(衡居爲二痏出血).

여기서 형(衡)은 권형(權衡)이라는 말로써 저울을 말한다. 바로 신장이다. 양쪽 신장이 천칭(天秤) 저울처럼 매달려 있다. 신장맥을 석맥(石脈)이라고 하는 이유도 석(石)이 저울이라는 뜻이 있기 때문이다. 그래서 형락지맥(衡絡之脈)은 신장과 체액으로 연락(絡)하고 있는 맥(脈)이 된다. 신장과 체액으로 곧바로 연락하는 맥은 바로 방광경이다. 즉, 방광경의 낙혈(絡穴) 중에서 이 낙맥을 찾으면 된다. 방광은 신장과 연결되고, 허리 신경과 연결되기 때문에, 방광에 문제가 생기면, 당연히 허리에 통증이 온다(令人腰痛). 이 병은(令人腰痛) 처음에는 무거운 것을 들다가 허리를 다치면서 시작이 되는데(得之擧重傷腰), 허리가 아프면 척추에 무리가 가면서 허리를 구부리게 될 수밖에 없게 되고, 그러면 자연스럽게 고개를 쳐들게 되고, 이어서 목에 자연적으로 힘이 들어간다. 그러면 목을 위아래로 돌리기가 불가능해진다 (不可以俯仰). 이때 목을 뒤로 제치려고 하면, 허리에 하중이 실리기 때문에, 제대로 움직이지를 못해서 넘어질 것과 같은 느낌이 든다(仰則恐仆). 이때 자침하는데 극양(郄陽)이 있는 근육 사이에 하라고 한다(刺之在郄陽筋之間). 여기서 극양(郄陽)은 족태양방광경의 낙혈(絡穴)인 위양(委陽)이다. 이 위양(委陽)은 낙혈이기 때문에 체액이 소통하는 지점이다. 그래서 형낙(衡絡)인 극양(郄陽)에서 체액의 소통이 끊겨(絶)버리면(衡絡絶), 당연한 순리로 나쁜 체액인 오혈(惡血)이 모여들게(歸) 된다 (惡血歸之). 즉, 산성 체액이 이 지점에서 소통하지 못하고 정체되는 것이다. 그러면 당연히 여기서 나쁜 체액을 빼내 주면, 체액은 정상으로 소통이 일어난다. 또, 이 극양(郄)에서 위(上)쪽으로 수촌 떨어진(居) 혈자리에도 침을 놓는다. 그러면 침 구멍은 두 개가 된다. 이 두(二) 개의 침 구멍(痏)에서 나쁜 오혈을 빼주라(衡居爲二 痏出血)는 것이다. 이 혈자리는 방광경의 은문(殷門) 정도가 될 것이다.

會陰之脈, 令人腰痛, 痛上漯漯然汗出, 汗乾令人欲飮, 飮已欲走, 刺直陽之脈上三痏, 在 蹻上郄下五寸橫居, 視其盛者出血.

회음맥에 문제가 있어서 허리가 아프면(會陰之脈), 통증 부위에서 땀이 비가 오듯이 흐르고(痛上漯漯然汗出), 땀이 마르면 갈증이 나며(汗乾令人欲飮), 물을 먹고 나면 뛰고 싶다(飮已欲走). 양맥 위에 직접 침을 세 번 놓는데(刺直陽之脈上三痏), 그 위치는 음교맥(陰蹻脈) 위에 있는 극혈(郄穴)인 교신(交信) 아래에서 오촌을 옆으로 가면(在蹻上郄下五寸橫居), 양교맥(陽蹻脈)의 극혈(郄穴)인 부양(跗陽)이 있는 곳이다. 그곳이 성하면 출혈을 시킨다(視其盛者出血).

부양(跗陽)은 족태양방광경(足太陽膀胱經)의 혈자리로서, 양교맥(陽蹻脈)의 극혈(郄 穴)이며, 족태양과 양교맥의 교회혈(交會穴)이다. 모두 회음부(會陰部)와 관계를 맺고 있다. 산(陽)과 알칼리(陰)라는 관점에서 회음부는 아주 중요한 지점이다. 바로 스테로이드 호르몬의 핵심을 쥐고 있는 곳이기 때문이다. 스테로이드는 보통 알칼리 케톤으로 보관되어 있다가, 과잉 산이 나타나면, 곧바로 수거해서 알콜인 산(酸)으로 변한다. 이것이 스테로이드의 항염증(抗炎症) 효과이다. 여성 스테로이드의 핵심은 에스트로겐이다. 그런데 여성들은 남성들보다 스테로이드 생성 능력이 먼저 끊기다시피 한다. 이것을 폐경기(更年期:閉經期:Menopause)라고 한다. 폐경기가 되면, 폐경기증후군(climacterium:閉經期症候群)이 나타나는데, 얼굴에 홍조가 올라오고, 땀이 나며 허리가 아프고 나른해진다. 그동안 과잉 산을 처리해주던 도구인 에스트로겐의 생성이 멈추었기 때문에, 당연한 일이다. 땀은 과잉 산을 중화한 결과물이다. 즉, 에스트로겐이 중화시키던 과잉 산을 땀으로 중화시키면서 땀이 많이 나오는 것이다(痛上漯漯然汗出). 얼굴에 홍조가 나타나는 이유는 과잉 산이 동맥 모세 혈관을 수축시키면서 많은 동맥혈이 간질로 나왔기 때문이다. 당연한 순리로 갈증이 나며, 이렇게 땀을 쏟고 나면(汗乾令人欲飲), 그때야 조금씩 움직이고 싶어진다(飲已欲走). 즉, 땀으로 과잉 산을 충분히 중화했기 때문에, 기분이 좋아진 것이다. 당연한 결과이다. 자침은 부양에 하라고 한다(刺直陽之脈上三痏, 在蹻上郄下五寸橫居). 이때 부양(跗陽)은 양교맥(陽蹻脈)의 극혈(郄穴)로서 아주 좋은 혈자리이다. 극혈은 산성 체액들이 아주 많이 모이는 곳이다. 그래서 이 자리에서 산성 체액을 뽑아내 주면 된다(視其盛者出血). 산성 체액을 배내 주는 것이 그냥 침을 놓는 것보다 훨씬 더 효과적이다.

飛陽之脈　令人腰痛, 痛上怫怫然, 甚則悲以恐. 刺飛陽之脈, 在內踝上五寸, 少陰之前, 與陰維之會.

비양맥에 이상이 있으면, 허리에 통증이 있고(飛陽之脈　令人腰痛), 통증 부위에 부종이 생긴다(痛上怫怫然). 이것이 심하면 공포스러운 슬픔이 찾아온다(甚則悲以恐). 자침은 축빈(築賓)에 한다(刺飛陽之脈, 在內踝上五寸, 少陰之前, 與陰維之會).

축빈(築賓)은 극혈(郄穴)이다. 신장을 대표하는 혈자리이다. 허리를 뜻하는 요(腰)자는 신장을 뜻하기도 한다. 그래서 신장이 안 좋으면, 허리가 아픈 것은 상식이다(令人腰痛). 비양(飛陽)은 궐양(厥陽)이라고도 하는데, 양이 극단적으로 많다는 뜻이다. 즉, 산이 극단적으로 많다는 뜻이다. 그래서 지금 경우는 산이 극단적으로 많아서 신장에 무리가 가고, 이어서 허리가 아프고 통증이 온 경우이다. 그래서 신장이 취급하는 염이 삼투압 기질로 작용하면서 수분을 끌어모은다. 즉, 산이 적체되어서 일어난 통증 부위는 적체된 염 때문에 자연적으로 붓는다(痛上怫怫然). 그리고 신장 때문에 부신에서 공포 호르몬인 아드레날린이 분비된다. 신장은 폐가 만들어준 철염(鐵鹽)을 중화 처리하는 기관이다. 즉, 신장 때문에 폐까지 영향을 받는다는 말이다. 폐는 행복 호르몬인 도파민의 조절을 통해서 슬픔을 조절하는 기관이다. 그래서 신장 문제가 심각해지면, 공포와 슬픔이 같이 밀려온다(甚則悲以恐). 축빈은 신장의 극혈(郄穴)로서 산성 간질액이 제일 많이 모이는 지점이다. 그리고 신장 질환을 대표하는 혈자리이다. 적절한 치료점이다.

昌陽之脈, 令人腰痛, 痛引膺, 目䀮䀮然, 甚則反折, 舌卷不能言. 刺內筋爲二痏, 在內踝上大筋前, 太陰後上踝二寸所.

창양지맥은 허리를 아프게 하는데(昌陽之脈, 令人腰痛), 통증이 있으면, 가슴을 당기게 하며(痛引膺), 눈이 어두워지며(目䀮䀮然), 심할 경우는 반절이 일어나며(甚則反折), 혀가 굳어서 말하지 못하게 된다(舌卷不能言). 자침은 내근(內筋)인 부류혈(復溜穴)에 2번 하며(刺內筋爲二痏), 이 부류혈은 안쪽 복사뼈 위쪽에 있는 대근의 앞이면서(在內踝上大筋前), 태음 위 복사뼈에서 2촌 떨어진 곳에 있다(太陰後上踝二寸所).

창양지맥(昌陽之脈)은 음교맥(陰蹻脈)의 다른 이름이다. 음교맥(陰蹻脈)은 독맥(督脈)을 강하게(蹻) 해주는 맥이다. 다시 말하자면 양맥(陽)인 독맥(督脈)을 번창(昌)하게 해주는 맥이다(昌陽之脈). (23편 선명오기편(宣明五氣篇) 참조). 그래서 창양지맥은 뇌척수액과 관계하므로, 당연히 뇌척수액을 통제하는 신장경이 핵심이 된다. 그래서 창양지맥에 문제가 생기면, 당연히 허리에 통증이 온다(昌陽之脈, 令人腰痛). 신장은 과부하에 걸리면, 산성 정맥혈을 우 심장으로 보내버릴 수가 있으므로, 신장이 문제가 되면, 가슴(膺) 부분을 당기게(引) 할 수 있다(痛引膺). 그리고 신장은 뇌척수액을 다루기 때문에, 당연히 뇌척수액의 영향을 받는 눈에 문제를 일으켜서 눈이 침침하게 만들 수가 있다(目䀮䀮然). 이 상태가 심해지면 즉, 신장에 산 과잉 상태가 심해져서 산성 뇌척수액을 중화 처리하지 못하게 되면, 당연히 척추에서 반절(反折)이 일어날 수가 있다(甚則反折). 그리고 혀는 특수 세포로 인해서 심장과 같이 동조하므로, 신장이 우 심장으로 산성 정맥혈을 보내버리면, 심장이 문제가 되면서, 동시에 혀에서도 문제가 생기면서 혀가 꼬일 수가 있고, 그러면 말을 할 수가 없게 된다(舌卷不能言). 이 기전은 다르게 설명할 수도 있다. 신장은 염을 통제하므로, 신장이 문제가 되면, 곧바로 칼슘염을 통제하는 갑상선이 문제가 된다. 그리고 갑상선은 혀에 직격탄을 날린다. 갑상선에서 문제가 나타나게 되면, 먼저 혀가 붓는다는 사실을 상기해보자. 그래서 갑상선을 돌보는 혈자리인 염천혈(廉泉穴)을 설본(舌本)이라고 하기도 한다. 다시 본문을 보자. 자침은 부류혈(復溜穴)에 2번한다(刺內筋爲二痏). 그런데 필자가 보기에는 부류혈(復溜穴)은 잘못된 혈자리이다. 부류혈은 달리 복백(伏白), 창양(昌陽), 외명(外命)이라고도 일컫는데, 족소음신경(足少陰腎經)의 혈자리로서 신경(腎經)의 경혈(經穴)이며 금(金)에 속한다. 금(金)은 폐(肺)를 말하는데, 지금 상황은 폐와는 거리가 멀다. 물론 오장은 체액으로 서로 연결되어있으므로 전혀 관계가 없는 것은 아니지만, 그래도 직접적인 관계는 약하다. 그리고 앞의 예들에서 보았던 것처럼, 주로 산성 체액들이 많이 모이는 극혈과 회혈을 많이 이용해왔다. 그래서 정확한 혈자리는 교신혈(交信穴)이 된다. 교신혈은 족소음신경(足少陰腎經)의 혈자리로서 족소음과 음교맥(陰蹻脈)의 회혈(會穴)이며 음교맥의 극혈(郄穴)이다. 즉, 교신혈은 지금 병증에 따라서 정확히 필요로 하는 혈자리이다. 창양지맥(昌陽之脈)은 음교맥(陰蹻脈)의 다른 이름이라는 사실을 상기해보면, 교신혈이 정확히 맞다. 그리고 부류혈의 다른 이름인 창양(昌陽)은 혈자리이지, 맥은 아니다. 즉, 부류혈의 다른 이름인 창양(昌陽)은 창양지맥(昌陽之脈)이 아니다. 그리고 부류와 교신은 거의 붙어있어서 착각하기가 쉽다.

散脈, 令人腰痛而熱, 熱甚生煩, 腰下如有橫木居其中, 甚則遺溲, 刺散脈, 在膝前骨肉分間, 絡外廉束脈爲三痏.

산맥은 허리에 통증을 유발하면서, 열이 나게 만든다(散脈, 令人腰痛而熱). 열이 심해지면, 번이 생긴다(熱甚生煩). 허리 아래쪽 부분에 횡목이 그 안에 들어있는 것과 같은 느낌을 준다(腰下如有橫木居其中). 이것이 심해지면, 유수를 한다(甚則遺溲). 자침은 산맥에 한다(刺散脈). 맥의 위치는 무릎 앞 뼈와 살이 분리되는 곳이며(在膝前骨肉分間), 바깥 모서리와 연락된 속맥이며, 자침은 여기에 3번 한다(絡外廉束脈爲三痏).

산맥(散脈)은 비장에 속한다. 비장은 허리 요추와 연결되어있으므로, 허리 통증을 유발할 수가 있다. 비장은 간질액을 책임지고 있다. 그래서 비장이 과부하에 걸려있다는 말은 허리 통증을 유발할 수가 있다는 뜻이 되며, 또, 간질액의 과부하를 의미하기 때문에, 갈색지방을 자극해서 열을 만들어 낼 수도 있다. 이 열이 심해진다는 말은 산 과잉이 아주 심하다는 뜻이고, 비장이 처리하지 못한 이 과잉산은 체액을 따라서 림프액의 최종 종착지인 흉선에 모이게 되고, 이어서 흉선이 과부하에 걸리면서, 흉선이 자리한 가슴 부분을 불편하게 만든다(熱甚生煩). 이렇게 산성 림프액을 처리하는 비장과 흉선이 과부하에 시달리게 되면, 하체에서 올라오는 산성 림프액은 자동으로 정체되어버린다. 그러면 하체의 산성 림프액이 유미조에서 정체되고, 이어서 허리 양쪽에서 유미조로 흘러드는 산성 림프액도 그대로 정체되면서, 정체한 림프액이 허리 아래로 축 처지면서 횡목(橫木)을 걸쳐놓은 느낌을 준다(腰下如有橫木居其中). 이 상태가 심하면, 요실금을 유발한다(甚則遺溲). 그 이유는 비장과 신장은 똑같이 림프액을 처리한다. 그래서 비장이 문제에 걸리면, 이어서 신장이 과부하에 걸리고, 이어서 자연스럽게 방광도 과부하에 걸린다. 방광의 산성화는 요로를 감싸고 있는 방광 정맥총의 산성화를 의미하며, 이어서 요실금을 유발한다(甚則遺溲). 치료는 속맥(束脈)인 지기혈(地機穴)에 해당하는 청근(靑筋)이 결속된 부위에 한다. 지기혈(地機穴)은 달리 비사(脾舍)라고도 일컫는데, 족태음비경(足太陰脾經)의 혈자리로써 족태음비경의 극혈(郄穴)이다. 극혈은 산성 체액이 아주 많이 모이는 장소이다. 그래서 치료하기에 아주 적합한 혈자리이다. 이 지기혈은 당뇨병 환자들의 복음혈(福音穴)이라고도 한다. 왜일까? 비장은 당뇨병하고 인연이 있기 때문이다. 비장은 인슐린을 만들어내는 베타세포(β-cell)의 전구체 세포를 만들어내기 때문이다. 그래서 비장을 절제하면 당뇨병에 잘 걸린다 (23-1). 여기에 침을 세 번 놓으라고 한다(絡外廉束脈爲三痏). 그리고 극혈은 상극하는 장기와 체액이 만나는 지점이므로, 간이 비장으로 보내는 산성 림프액을 중간에서 가로채서 없애주는 곳이다.

肉裏之脈, 令人腰痛, 不可以欬, 欬則筋縮急. 刺肉裏之脈爲二痏, 在太陽之外, 少陽絶骨之後.

육리지맥에 문제가 생기면, 허리에 통증을 유발하며(肉裏(里)之脈, 令人腰痛), 기침을 제대로 할 수가 없다(不可以欬). 기침하면 근육이 수축한다(欬則筋縮急). 자침은 육리지맥에 2번 한다(刺肉裏之脈爲二痏). 혈자리의 위치는 태양경 바깥 소음의 절골 뒤에 있다(在太陽之外, 少陽絶骨之後).

육리(肉裏)는 근육(肉)을 다스린다(裏)는 뜻이다. 근육을 다스리는 것은 간(肝)과 담(膽)이다. 그리고 간과 담은 허리 신경과 연결되어있다. 그래서 간과 담이 문제가 되면, 당연히 허리에 통증이 온다(肉裏之脈, 令人腰痛). 그리고 간은 횡격막과 연계되어 있으므로, 간이 문제가 되면, 이어서 횡격막이 문제가 되고, 그러면 횡격막에 의지해서 숨을 쉬는 폐는 당연히 문제에 직면하게 되고 당연히, 기침하면 횡격막을 건드리기 때문에 기침하기가 어려워진다(不可以欬). 그 이유는 기침하면, 횡격막의 근육이 수축하면서 횡격막이 통증을 유발하기 때문이다(欬則筋縮急). 자침은 양보혈(陽輔穴)에 한다. 양보혈은 달리 분육(分肉), 절골(絶骨), 육리지맥(肉裏之脈)이라고도 하며, 족소양담경(足少陽膽經)의 혈자리로써 담경(膽經)의 경혈(經穴)이며 화(火)에 속한다. 화(火)는 심장을 말한다. 간은 우 심장으로 산성 정맥혈을 보낸다. 그래서 우 심장을 도와서 간을 돕자는 전략을 암시하고 있다. 그런데 이 문장들을 다른 각도에서 해석할 수가 있다. 육리지맥(肉裏之脈)은 양유맥(陽維脈)의 다른 이름이다. 양유맥은 작은 독맥(督脈)이다(23편 선명오기편(宣明五氣篇) 참조). 독맥은 중추 신경을 통제하기 때문에, 당연히 근육을 통제(肉裏)할 수가 있다. 그러면 치료 혈자리도 달라진다. 당연히 혈자리 위치는 비슷하다. 바로 양교(陽交)이다. 양교(陽交)는 달리 양유극(陽維郄), 족료(足髎), 월양(月陽)이라고도 부르는데, 족소양담경(足少陽膽經)의 혈자리로써 양유맥(陽維脈)의 극혈(郄穴)이며, 족소양과 양유맥의 회혈(會穴)이다. 정확히 우리가 원하는 극혈이며 회혈이다. 그리고 양유맥 안에는 당연히 담경이 포함되어 있어서 근육을 다스리는 간과도 연계가 되어있다. 그래서 필자는 이 부분의 해석을 더 지지한다.

제2장

腰痛, 俠脊而痛至頭几几然, 目䀮䀮欲僵仆. 刺足太陽郄中出血. 腰痛上寒, 刺足太陽陽明. 上熱, 刺足厥陰. 不可以俛仰, 刺足少陽. 中熱而喘, 刺足少陰, 刺郄中出血.

요통이 척추를 끼고 머리까지 올라가면, 올라가는 도중에서 목까지 뻣뻣해지고 구부리거나 펴지 못하여 부자연스럽게 된다(腰痛, 俠脊而痛至頭几几然). 그러면 눈이 어두워지고 눕고 싶어진다(目䀮䀮欲僵仆). 족태양 극중에서 체액을 빼준다(刺足太陽郄中出血). 요통 부위에 한이 있으면(腰痛上寒), 족태양 양명에 침을 놓는다(刺足太陽陽明). 요통 부위에 열이 있으면(上熱), 족궐음에 침을 놓는다(刺足厥陰). 고개를 돌릴 수 없으면(不可以俛仰), 족소양에 침을 놓는다(刺足少陽). 흉중에 열이 있고 숨을 헐떡이면(中熱而喘), 족소음에 침을 놓는다(刺足少陰). 그리고 극중에서 체액을 빼낸다(刺郄中出血).

요통은 신장병의 상징이다. 방광에 문제가 있으면, 당연히 신장 문제와 연결된다. 신장은 뇌척수액을 책임지고 있으므로, 신장 문제가 심각해지면, 요통이 점점 위로 올라간다. 즉, 뇌척수액의 산성화가 점점 심해지는 것이다. 즉, 뇌척수액의 산성화가 진행되면서 요통에서부터 전체 척수로 통증이 퍼져서 결국에 머리까지 올라가는 것이다(俠脊而痛至頭几几然). 뇌에서까지 뇌척수액이 산성화가 진행되면,

삼차신경의 영향을 받는 눈은 당연히 침침해지고, 몸은 피곤해지면서 자꾸 눕고 싶어진다(目眤眤欲僵仆). 이제 이 산성화된 간질액인 뇌척수액을 중화시켜줘야 한다. 즉, 신장의 부담을 줄여줘야 한다. 그러기 위해서는 병목 지점을 찾아야 하는데, 그곳이 바로 위중혈(委中穴)이다. 위중혈은 합혈(合穴)로서 토(土)이다. 즉, 토(土)는 비장을 의미하고, 비장은 림프를 통제하기 때문에, 위중혈은 림프액이 제일 많이 모이는 곳이다. 즉, 산성 체액이 아주 많이 모이는 극(隙)이다. 다시 말하면, 산성 림프액의 정체가 아주 심한 곳이 위중혈이다. 여기서 많은 산성 림프액을 제거해주면, 뇌척수액이라는 림프를 처리하는 신장은 편해진다(刺足太陽郄中出血). 요통이 있으면서, 요통 부위에 냉(寒)이 있다면(腰痛上寒), 이는 신장의 염 처리에 문제가 있기 때문이다. 염이 냉을 만들어내기 때문이다. 그래서 염 처리를 해야 하는데, 인체에서 염을 처리하는 곳이 세 군데가 있다. 바로 신장(腎)과 연결된 방광과 위(胃)와 담이다. 위에서 처리하는 염은 위산(胃酸)이다. 그래서 족태양과 족양명을 동시에 다스려준다(刺足太陽陽明). 여기서 혈자리를 언급은 안 했지만, 앞의 예들에서 본 것처럼 극혈(隙)을 택해야 한다. 방광경에서는 부양(跗陽)인데, 부양은 족태양방광경(足太陽膀胱經)의 혈자리로써 양교맥(陽蹻脈)의 극혈(郄穴)이며, 족태양과 양교맥의 교회혈(交會穴)이다. 그리고 위경에서는 양구(梁丘)인데, 양구는 달리 학정(鶴頂), 과골(跨骨)이라고도 하며 족양명위경(足陽明胃經)의 혈자리로서 위경(胃經)의 극혈(郄穴)이다. 요통이 있으면서 요통 부위에 열(熱)이 있다면(上熱), 열은 간에서 과잉 산을 중화시키지 못해서 생긴 것이기 때문에, 간경에 침을 놓는다(刺足厥陰). 그리고 목을 돌릴 수가 없다면(不可以俛仰), 이는 간에서 만들어친 담즙이 제대로 처리되지 못하면서, 신경이 과부하에 걸려서 생긴 것이다. 즉, 담즙은 신경 세포에서 과잉 산을 조절하는 타우린을 처리하는 도구인데, 쓸개가 안 좋으면, 담즙을 처리하지 못하게 된다. 그래서 이때는 족소양을 다스려준다(刺足少陽). 여기서도 혈자리를 언급은 안 했지만, 앞의 예들에서 본 것처럼 극혈(隙)을 택해야 한다. 담경의 극혈은 외구(外丘)이다. 가슴에 열이 있고 숨을 헐떡이면(中熱而喘), 이는 폐 문제이다. 폐는 간질액에 있는 환원철을 처리하는 기관이다. 이 환원철을 처리하는 기관이 하나가 더 있다. 바로 신장이다. 환원철은 염(鹽)의 일종이기 때문에,

당연한 일이다. 그래서 이때는 족소음을 다스려준다(刺足少陰). 여기서 혈자리를 언급은 안 했지만, 앞의 예들에서 본 것처럼 극혈(隙)을 택해야 한다. 즉, 신장경의 극혈인 수천(水泉)에 자침한다. 동시에 위중혈(委中穴)에서 산성 림프액을 제거해주면 산성 간질액 처리가 아주 쉬워진다(刺郄中出血). 여기서 언급된 극혈(隙:郄)들의 특징은 산성 체액의 정체가 심한 곳들이다. 특히, 극혈(隙)은 해당 장기를 상극(隙)하는 장기가 산성 체액을 보내는 길목이므로, 극혈에는 많은 산성 체액이 정체할 수밖에 없다. 그래서 극혈은, 경락의 원리를 제대로 파악하고 있다면, 참으로 쓸모가 많은 혈자리이다. 그러나 지금까지는 극혈(隙:郄)의 원리를 모르고 있었다.

腰痛, 上寒不可顧, 刺足陽明. 上熱, 刺足太陰. 中熱而喘, 刺足少陰. 大便難 刺足少陰. 少腹滿, 刺足厥陰. 如折不可以俛仰 不可擧, 刺足太陽. 引脊內廉, 刺足少陰. 腰痛引少腹控䏚, 不可以仰, 刺腰尻交者, 兩髁(踝)胂上. 以月生死爲痏數, 發鍼立已, 左取右, 右取左.

요통이 있으면서, 요통 부위에 한이 있고, 허리를 돌리지 못한다면(腰痛, 上寒不可顧), 족양명에 침을 놓는다(刺足陽明). 요통 부위에 열이 있다면, 족태음에 침을 놓는다(上熱, 刺足太陰). 가슴에 열이 있고, 숨을 헐떡이면, 족소음에 침을 놓는다(中熱而喘, 刺足少陰). 대변 보기가 어려우면, 족소음에 침을 놓는다(大便難 刺足少陰). 골반강이 그득하면, 족궐음에 침을 놓는다(少腹滿, 刺足厥陰). 허리가 끊어질 것 같고, 머리를 돌릴 수가 없으며, 손을 들어 올릴 수도 없으면 족태양에 침을 놓는다(如折不可以俛仰 不可擧, 刺足太陽). 척수 안쪽이 당기면, 족소음에 침을 놓는다(引脊內廉, 刺足少陰). 요통이 있으면서 골반이 당기고 허구리가 당기며(腰痛引少腹控䏚), 머리를 돌릴 수가 없다면(不可以仰), 허리와 꼬리뼈가 교차하는 곳에 침을 놓는데(刺腰尻交者), 양쪽 엉덩이 근육 위이다(兩髁(踝)胂上). 달이 차고 달이 비는 데 따라 침을 놓는 횟수를 정한다(以月生死爲痏數). 침이 효과를 발휘하면, 낫는다(發鍼立已). 침은 아픈 곳의 반대편을 취한다(左取右, 右取左). 하나씩 설명해보자.

요통은 신장 문제의 상징이다. 신장에 문제가 있으면, 염인 한(寒)이 생긴다. 이 때쯤 되면, 신장이 책임지는 뇌척수액은 산성화된다. 그래서 이 상태가 심해지면, 요통 때문에 허리를 뒤로 돌릴 수가 없다(上寒不可顧). 그러면 인체에서 염을 최고로 많이 체외로 배출하는 위(胃)을 다스려서 한(寒)을 다스린다(刺足陽明). 즉, 위경의 극혈인 양구(梁丘)에 자침한다. 요통이 있으면서 통증 부위에 열이 있으면, 비장을 다스린다. 열은 간질에 산이 과잉일 때 발생하므로, 간질을 다스리면 된다. 즉, 간질을 책임지고 있는 비장을 다스리면 된다(刺足太陰). 즉, 비장의 극혈인 지기(地機)에 자침한다. 가슴에 열이 있으면서 숨을 헐떡이면, 폐에 문제가 있다는 말로써, 폐가 책임지고 있는 환원철의 처리를 신장이 맡아주면 된다. 신장은 염을 처리하는 기관이기 때문이다(中熱而喘, 刺足少陰). 즉, 신장경의 극혈인 수천(水泉)에 자침한다. 대변을 보려면 허리를 써야 한다. 그래서 신장이 나쁘면 허리가 아프고, 이어서 대변 보기가 힘들어진다. 당연히 치료는 신장경에서 한다(大便難 刺足少陰). 즉, 신장경의 극혈인 수천(水泉)에 자침한다. 골반강은 많은 정맥총을 보유하고 있는데, 이를 통제하는 간이 안 좋아서 산성 정맥혈이 이곳에 저류되면, 골반강이 그득해진다(少腹滿). 당연히 치료는 간경에서 한다(刺足厥陰). 즉, 간의 극혈인 중도(中都)에 자침한다. 허리 병의 상징은 신장이다. 허리가 끊어질 듯 아프고(折), 머리를 앞뒤로 돌릴 수도 없고(不可以俛仰), 손을 들어 올릴 수도 없다면(不可擧), 이는 뇌척수액의 산성화가 아주 심한 경우이다. 방광을 치료해서 신장을 돕는 게 원칙이다(刺足太陽). 즉, 방광경의 극혈인 부양(跗陽)에 자침한다. 척수 안에서 문제가 생긴다면(引脊內廉), 이는 척수액의 산성화 문제가 자명하다. 당연히 산성 뇌척수액을 책임지고 있는 신장을 다스리는 게 순리이다(刺足少陰). 즉, 신장경의 극혈인 수천(水泉)에 자침한다. 요통이 있으면서 골반이 당기고 허구리가 당기고 고개를 뒤로 젖힐 수가 없다면(腰痛引少腹控胁, 不可以仰), 이것은 뇌척수액도 문제이고, 골반강에 산성 정맥혈도 문제이다. 이 두 문제를 동시에 풀어야 한다면, 어디를 찾아야 할까? 바로 족태양방광경(足太陽膀胱經)의 하료혈(下髎穴)이다(刺腰尻交者). 하료혈은 꼬리뼈 구멍에 자리하고 있다(兩髁(踝)胂上). 그래서 이 두 가지 문제를 동시에 해결할 수가 있다. 여기서 료(髎)는 체액 순환을 돕는 수혈(兪)이다.

즉, 료(髎)는 산성 체액의 유통이 많은 곳이다. 극혈(隙)보다는 못하지만, 그래도 많은 산성 체액이 유통되는 지점이다. 보름달과 그믐달은 지구 중력에 각각 다른 영향을 미친다. 그믐달은 지구, 달, 태양이 일직선 위에 놓인다. 즉, 이때는 달과 태양이 합세해서 지구의 중력을 약화시킨다. 보름달은 그 정반대이다. 중력이 약화되면 과잉 산을 중화하는 CRY 활동이 줄고, 인체는 과잉 산 때문에 힘들어한다. 침은 철저히 알칼리를 이용하는 치료법이다. 그래서 침 치료는 인체 안에 알칼리를 봐가면서 치료해야 한다. 즉, 달이 차고 비는 시간에 따라서 침 치료도 달라져야 한다(以月生死爲痏數). 이렇게 해서 침 치료가 효과를 발휘하면 낫는다(發鍼立已). 이에 대한 자세한 설명은 26편 팔정신명론편(八正神明論篇) 제1장 제1절을 참고하면 된다. 이때 침을 놓는데, 아픈 곳의 반대쪽에 놓는다(左取右, 右取左). 즉, 침법은 면역이 건강한 쪽에서 면역을 자극해서 면역이 고갈된 병소로 이 면역을 보내기 때문에 당연한 일이다. 침으로 체액 순환을 시킬 때도 같은 원리가 적용된다. 즉, 무자법(繆刺法)을 말하고 있다. 달리 교경무자(交經繆刺)라고도 말한다. 이 원리는 침법의 원리가 아니라 침법이라는 자체가 면역과 체액 순환을 다루기 때문에 당연히 그렇게 해야 한다.

제42편. 풍론(風論)

제1장

제1절

黃帝問曰, 風之傷人也. 或爲寒熱, 或爲熱中, 或爲寒中, 或爲癘風, 或爲偏枯, 或爲風也. 其病各異, 其名不同, 或內至五藏六府, 不知其解, 願聞其說. 岐伯對曰, 風氣藏於皮膚之間, 內不得通, 外不得泄. 風者善行而數變, 腠理開則洒然寒, 閉則熱而悶. 其寒也則衰食飮, 其熱也則消肌肉. 故使人怢慄而不能食, 名曰寒熱.

황제가 묻는다(黃帝問曰). 풍은 사람을 상하게 만든다(風之傷人也). 혹은 한열을 만들고(或爲寒熱), 혹은 열중을 만들고(或爲熱中), 혹은 한중을 만들고(或爲寒中), 혹은 여풍을 만들고(或爲癘風), 혹은 편고를 만들고(或爲偏枯), 혹은 풍을 만든다(或爲風也). 그 병은 각기 다르고(其病各異), 이름도 다르다(其名不同). 혹은 안으로 들어가서 오장육부에 이르고(或內至五藏六府), 그 해법을 모른다(不知其解). 설명을 듣고 싶습니다(願聞其說). 기백이 말한다(岐伯對曰). 풍기가 피부 사이에 있으면(風氣藏於皮膚之間), 안으로도 못 들어가고(內不得通), 밖으로도 못 나간다(外不得泄). 풍이라는 것은 잘 돌아다니고 자주 변한다(風者善行而數變). 주리가 열려 있으면, 씻겨나가고 한이 생기며(腠理開則洒然寒), 주리가 닫혀 있으면, 열이 나서 불편하다(閉則熱而悶). 풍이 한으로 되면, 밥맛이 없어지고(其寒也則衰食飮), 풍이 열로 되면, 기육을 소모한다(其熱也則消肌肉). 그래서 사람을 춥게 하면, 밥맛이 없다(故使人怢慄而不能食). 이름하여 한열이라고 한다(名曰寒熱).

원래 풍(風)은 정맥혈로 들어간 산(酸)을 말한다. 또, 차가운 바람(風)을 말하기도 한다. 그런데 여기서, 풍기(風氣)는 과잉 산(酸)을 말한다. 이 과잉 산이 피부 사이 즉, 간질액에 머물고 있으면, 산(酸)은 삼투압 물질이기 때문에, 수분을 잔뜩 끌어안고서 저류된다. 그래서 간질액의 이동을 막아버린다. 즉, 혈액 속으로 흡수도 안 되고(内不得通), 피부를 통해서 밖으로 배출도 안 된다(外不得泄). 그러나 과잉 산은 주변에 있는 면역 세포나 알칼리와 반응(行)을 잘하기 때문에, 수시로 변한다(風者善行而數變). 이 상태에서 간질 조직(腠理:interstitial tissue:間質]組織)이 소통이 잘 되면(腠理開), 이 과잉 산은 간질을 따라서 돌아다니는 알칼리 물질과 반응하면서 염(鹽)으로 수거(洒)된다. 즉, 염(鹽)은 열의 원천인 산에 붙은 전자를 수거했기 때문에, 한(寒)이라고 하며, 결과는 열의 원천인 전자를 없애버렸기 때문에, 당연히 한기(寒)가 생긴다(腠理開則洒然寒). 그러나 간질 조직이 소통이 안 되면(腠理閉), 이 산성 간질액에 있는 풍(風)은 간질액에 있는 면역 세포를 자극하거나 갈색지방을 자극해서 중화되면서 열을 발생시키고 인체를 불편(悶)하게 만든다(閉則熱而悶). 간질 조직이 소통되었을 때 만들어진 한(寒)인 염(鹽)은 위(胃)에서 위산(鹽酸)으로 배출되거나 신장에서 여러 가지 염(鹽)으로 배출된다. 그러나 이때 위산으로 배출되는 한(寒)인 위산의 양이 과하게 되면, 위장이 수축하면서 소화가 잘 안 되고, 결국에 밥맛(食飲)이 서서히 떨어지게(衰) 된다(其寒也則衰食飲). 이번에는 간질 조직이 소통이 안 되어서, 간질에서 과잉 산이 중화되면서 열이 나면, 간질 조직(肌肉)이 소모되고 만다(其熱也則消肌肉). 간질 조직(肌肉)은 콜라겐이다. 그리고 이 간질 조직의 콜라겐에는 면역 세포가 잡혀서 꼼짝도 못 하고 있다. 그런데 과잉 산이 간질에 정체되면, 이 과잉 산은 MMP를 작동시켜서 간질 조직(肌肉)인 콜라겐을 분해해서 중화된다. 그리고 동시에 구속되어 있던 면역 세포도 석방이 된다. 이제 이 면역 세포가 간질에 있는 과잉 산을 중화하면서 열을 발생시키고 동시에 병이 나기 시작한다. 그래서 간질에 과잉 산이 존재해서 열이 나면, 간질 조직은 당연히 소모된다(其熱也則消肌肉). 이 결과들을 보면, 열의 원천인 전자를 염(鹽)으로 격리해서 한(寒)을 만들어내면, 인체의 체온은 당연히 내려가게 되고, 추워서 떨며, 이때 만들어진 염(鹽)을 위산으로 배출하면서 밥맛이 떨어지게 된다(故使人悗慄而不能食). 이것이 한열(寒熱)의 기전이다(名曰寒熱). 물론 다른 한열의 기전도 있다. 그러나 이 문장에서 말하는 한열의 기전은 이것이다.

風氣與陽明入胃, 循脈而上至目內眥, 其人肥則風氣不得外泄, 則爲熱中而目黃, 人瘦則外泄而寒, 則爲寒中而泣出.

　　풍기가 양명경을 따라서 위장으로 들어오면(風氣與陽明入胃), 순환계를 따라서 눈의 내자에 이른다(循脈而上至目內眥). 그 사람이 살이 쪘으면, 풍기는 밖으로 배설이 안 되고(其人肥則風氣不得外泄), 열중을 만들어서 목황을 만든다(則爲熱中而目黃). 그 사람이 말랐으면, 밖으로 배출시켜서 한을 만들어 낸다(人瘦則外泄而寒). 그래서 한중을 만들고 읍출한다(則爲寒中而泣出).

　　과잉 산이 인체로 흡수되면, 인체는 이 과잉 산을 중화하든지 체외로 버리든지 선택해야 한다. 그런데 이 선택은 인체의 성질에 따라서 달라진다. 살이 찐 사람(人肥)과 마른 사람(人瘦)은 인체에서 과잉 산을 처리하는 방식이 다르다. 인체는 과잉 산을 만나면, 일단 적혈구가 날라준 산소를 이용해서 물로 중화시키면서 열을 만들어낸다. 여기서도 과부하가 걸리면, 인체가 선택하는 방법은 두 가지이다. 하나는 인체 내부에서 중화하는 것이고, 하나는 인체 밖으로 버리는 것이다. 인체 내부에서 처리하는 방법은 바로 중성지방을 만들어서 축적하는 것이다. 우리는 이 것을 보고 비만이라고 한다. 지방산을 만드는 과정을 보면 무슨 말인지 바로 이해가 갈 것이다. 즉, 중성지방을 축적하는 비만이라는 것은 과잉 산을 중화한 결과물이다. 현대의학은 원인은 제쳐두고서 결과물만 가지고, 이 결과물이 만병의 근원이라고 외친다. 그러나 틀렸다. 만병의 근원은 바로 중성지방을 만들어내는 과잉 산이다. 그래서 살이 찐 사람들은 과잉 산을 중화하는 데 있어서, 이들을 위산의 형식으로 외부로 버리는 게 아니라(其人肥則風氣不得外泄), 인체 내부에서 중성지방으로 처리한다. 즉, 비만인 사람들은 과잉 산을 중화하는 능력이 탁월한 사람들이다. 대신, 이 과정에서 인체 내부에서 열을 만들어 낼 수밖에 없다. 또, 이때 당연히 산소라는 알칼리도 소모한다. 알칼리를 소모해야 산을 중화할 수 있기 때문이다. 이렇게 계속 알칼리를 소모하는 질병을 소모성 질환(消耗性疾患)이라고 말한다. 당뇨가 대표적이다. 동양의학에서는 이것을 열중(熱中)이라고 표현한다. 인체 안에서(中) 과잉 산을 계속 중화시키면서 열(熱)이 만들어지기 때문이다. 그래서 병명이 열중(熱中)이다. 즉, 과잉 산을 중화하면서 인체 안에서 계속해서 열이 나는 것이다. 그런데 열중 때 목황(目黃)은 왜 일어날까? 목황은 황달처럼 눈 색깔이 노래지는 것이다. 실제로는 눈뿐만 아니라 피부도 노랗게 된다. 간질액의 과잉 산이 림프를 따라서 비장으로 들어오면, 비장은 과부하에 걸린다. 비장은 혈관 덩어리로써 알칼리 동맥혈을 이용해서 과잉 산을 중화시킨다. 그런데 비장이 과부하에 걸리면, 일반적인 동맥혈만 가지고는 과잉 산을 중화할 수가 없게 된다. 이때 비장이 하는 선택은 동맥 모세 혈관을 세게 쥐어짜서 적혈구를 빼내서 과잉 산을 중화하는 것이다. 그러면 강알칼리 덩어리인 적혈구는 과잉 산으로 인해서 환원되면서 깨진다, 이때 생성되는 깨진 적혈구의 조각이 노란 색소를 보유한 빌리루빈(Bilirubin)이다. 이게 과도하면, 이들은 간에서 다 처리가 안 되고, 혈액을 따라서 순환하게 되는데, 이들이 피부를 노랗게 만들고 눈도 노랗게 만든다(則爲熱中而目黃). 이렇게 많은 산을 중화했으니, 열이 많이 날 것은 당연하다. 즉, 이때 열중(熱中)에 걸리는 것이다. 이제 마른 사람으로 가보자. 마른 사람은 살집이 없다. 즉, 마른 사람은 과잉 산을 중성지방으로 중화시킬 능력이 없다. 이제 남은 전략은 과잉 산을 염(寒:胃酸:鹽)으로 만들어서 인체 밖으로 내보내는 것이다. 그 방식은 위산(鹽:寒)이나 신장의 염(鹽)이다. 당연히 열의 원천인 산(電子)을 인체 밖으로 내보내기 위해서 염(鹽)을 만들어냈으니까, 한(寒)을 만들어 낸 것이다(人瘦則外泄而寒). 즉, 열의 원천인 전자를 없애버렸으니까, 체온이 내려가는 것은 당연한 일이다. 이것을 한중(寒中)이라고 한다. 이렇게 한중이 만들어지면, 인체 안에는 당연히 염(鹽)이 쌓일 수밖에 없다. 그러면 염을 처리하는 신장은 과부하에 걸리고, 신장은 산성 뇌척수액도 중화 처리하기 때문에, 결국에 산성 뇌척수액은 정체되고 만다. 눈은 뇌척수액에서 체액을 받기 때문에, 뇌척수액이 산성으로 기울면, 눈의 간질액도 산성으로 기울면서, 이 산은 눈에서, 중화되면서 결국에 물이 생성되는데, 이것이 읍(泣)이다. 즉, 눈물이다. 이 눈물은 슬퍼서 나오는 눈물이 아니라 과잉 산을 중화시킨 결과물인 물(水)이다. 그래서 풍기가 위장으로 들어오면(風氣與陽明入胃), 결국에 순환계를 따라서 눈 부분(目內眥)까지 도달(至) 한다(循脈而上至目內眥)

고 한 것이다. 그리고 위장은 비장과 함께 림프액을 처리하는데, 뇌척수액도 림프
액이다. 그래서 림프액을 처리하는 위장이 문제가 되면, 자동으로 뇌척수액도 문
제가 될 수밖에 없기도 하다. 그래서 위장 문제가 눈까지 간 것이다.

風氣與太陽俱入, 行諸脈兪, 散於分肉之間, 與衞氣相干. 其道不利. 故使肌肉憤䐜而有
瘍, 衞氣有所凝而不行. 故其肉有不仁也.

풍기가 태양경맥 모두에 침입하면(風氣與太陽俱入), 태양경맥 모든 맥의 수혈을
따라서 순행하면서(行諸脈兪), 분육 사이에 퍼진다(散於分肉之間). 위기와 더불어 서
로 상관한다(與衞氣相干). 그러면 길이 막힌다(其道不利). 그렇게 되면, 기육은 심히
부풀고 양을 가진다(故使肌肉憤䐜而有瘍). 위기가 응집하는 곳이 생기고, 소통이 막
힌다(衞氣有所凝而不行). 그러면 기육은 막힌다(故其肉有不仁也).

풍기(風氣)인 과잉 산은 어떤 경우이건 체액 순환에 편승하기 때문에, 어느 경맥
에 침입하건 무조건 체액을 소통시키는 수혈(兪)로 진입한다(風氣與太陽俱入, 行諸
脈兪). 일단 이렇게 경맥에 침입한 과잉 산은 당연히 경맥의 간질에 분산된다(散於
分肉之間). 그러면 경(經)은 과잉 산을 중화시켜야 하는 책임이 있는 면역 세포(衞
氣)가 상주하는 곳이기 때문에, 자연스럽게 과잉 산과 면역 세포가 서로(相) 한판
전쟁(干)을 벌이게 된다(與衞氣相干). 이때 과잉 산이 중화되면서 만들어진 응집물
이 바로 항체(抗體:antibody)나 콜라겐 덩어리이다. 즉, 면역이 과잉 산에 대항
(抗)해서 만들어낸 물질(體)이 바로 항체(抗體:antibody)인 것이다. 그러면, 이 대
분자들은 당연히 경맥 안에 쌓이게 되고, 이제 경맥(道)은 불통되고 만다(其道不
利). 이제 결과를 보자. 이 응집물들은 산을 흡수했기 때문에 당연히 삼투압 물질
이 되고, 이어서 수분을 잔뜩 끌어안으면서 당연한 순리로 경맥의 간질에 부종(憤
䐜)을 만들어낸다. 그리고 과잉 산이 중화되면서, 당연히 경맥에 있는 간질의 콜라
겐도 소모되고, 이어서 콜라겐의 분해물인 양(瘍)인 염증도 만들어낸다(故使肌肉憤
䐜而有瘍). 즉, 면역(衞氣)이 응집물(凝)을 만들어내면서, 경맥의 소통을 막아버린

것이다(衛氣有所凝而不行). 그러면 그 경맥의 간질(肉)은 막히면서 소통이 멈춰버린다(故其肉有不仁也). 이 부분도 황제내경 면역의 정수를 볼 수 있는 부분이다. 황제내경은 면역반응을 현대의학 못지않게 정확하게 알고 있었던 것이다. 그것도 몇천년 전에 말이다. 역시 동양의학은 면역의학이다.

癘者, 有榮氣, 熱胕, 其氣不清. 故使其鼻柱壞而色敗. 皮膚瘍潰, 風寒客於脈而不去. 名曰癘風, 或名曰寒熱.

려(癘)는 영기가 장부에서 열을 만들게 한다(癘者, 有榮氣, 熱胕). 과잉 산이 제거되지 못하면(其氣不清), 코가 내려앉고, 피부가 썩는다(故使其鼻柱壞而色敗). 피부에 양궤가 생긴다(皮膚瘍潰). 풍한이 맥에 침입해서 제거되지 않은 것이다(風寒客於脈而不去). 이를 여풍이라고 하며(名曰癘風), 한열이라고 부르기도 한다(或名曰寒熱).

영기(榮氣)란 알칼리 영양분(榮)과 산(氣:酸)을 말한다. 부(胕)는 오장육부를 말한다. 여기서 려(癘)는 한센병(leprosy:Hansen's disease)을 말한다. 한센병의 특징은 말초 신경과 점막과 피부를 공격한다. 이 세 부분의 특징은 뭘까? 바로 알칼리 콜라겐이 많다는 사실이다. 코 부분이 심하게 당하는 이유도 코를 구성하고 있는 알칼리 콜라겐 때문이다. 신경은 사실상 알칼리 콜라겐 덩어리이다. 점막은 그 자체가 알칼리 콜라겐 덩어리이다. 그래서 과잉 산이 원인인 한센병은 당연히 과잉 산을 중화하면서 알칼리 콜라겐을 소모한다. 그래서 알칼리 콜라겐이 있는 곳이면 어디나 할 것 없이 공격해서 콜라겐을 녹여버린다. 그래서 한센병은 알칼리 콜라겐이 있는 인체 어디에서나 일어난다. 그래서 한센병(癘)은 산과 알칼리(榮氣)가 서로 반응을 하면서 오장육부(胕)에서 열(熱)을 만들어 낸다(癘者, 有榮氣, 熱胕). 그래서 려(癘)는 과잉 산이 완전히 제거(清)가 안 되면서(其氣不清), 문제를 일으킨 결과물이다. 물론 결과는 온몸의 알칼리 콜라겐을 녹이면서 문제를 발생시킨다. 그래서 알칼리 콜라겐이 많은 코가 내려앉는다든가(鼻柱壞), 알칼리 콜라겐이 많은 피부는 썩는다(色敗) 든지(故使其鼻柱壞而色敗), 알칼리 콜라겐이 많은 피부에 아예 궤양(瘍

潰)이 생기기도 한다(皮膚瘍潰). 이 모든 원인은 과잉 산(風寒)인데, 이 과잉 산이 경맥까지 침입했으나 제거되지 못하면서 생긴 것이다(風寒客於脈而不去). 당연하다. 즉, 과잉 산을 중화시키는 면역이 고갈되어 버린 것이다. 그래서 면역 대신 인체의 알칼리 콜라겐이 희생된 것이다. 한센병 같은 이런 종류의 병을 여풍이라고도 하고(名曰癘風), 한열이라고도 한다(或名曰寒熱). 그 근원은 당연히 과잉 산이다.

제2절

以春甲乙傷於風者, 爲肝風. 以夏丙丁傷於風者, 爲心風. 以季夏戊己傷於邪者, 爲脾風. 以秋庚辛中於邪者, 爲肺風. 以冬壬癸中於邪者, 爲腎風.

봄에 풍에 상하면, 간풍이 되고(以春甲乙傷於風者, 爲肝風), 여름에 풍에 상하면, 심풍이 되고(以夏丙丁傷於風者, 爲心風), 장하에 사기에 상하면, 비풍이 되고(以季夏戊己傷於邪者, 爲脾風), 가을에 사기에 중풍이 되면, 폐풍이 되고(以秋庚辛中於邪者, 爲肺風), 겨울에 사기에 중풍이 되면, 신풍이 된다(以冬壬癸中於邪者, 爲腎風).

풍(風)은 과잉 산(酸)이다. 봄은 간(甲乙)이 과부하에 걸리는 시기이다. 이때 사기인 과잉 산(風)이 추가되면서 간에 부담(傷)을 주면, 간은 당연히 과부하가 심하게 걸린다. 이때 생기는 병증이 간풍(肝風)이다(以春甲乙傷於風者, 爲肝風). 간풍(肝風)에 걸리면, 간 기능이 현저히 저하되면서, 간이 통제하는 부분들의 기능도 현저히 떨어지게 되고, 이어서 병을 만들어낸다. 여름은 심장(丙丁)이 과부하에 걸리는 시기이다. 이때 사기인 과잉 산(風)이 추가되면서 심장에 부담(傷)을 주면, 심장은 당연히 과부하가 심하게 걸린다. 이때 생기는 병증이 심풍(心風)이다(以夏丙丁傷於風者, 爲心風). 심풍(心風)에 걸리면, 심장 기능이 현저히 저하되면서, 심장이 통제하는 부분들의 기능도 현저히 떨어지면서 병을 만들어낸다. 장하(季夏)는 비장(戊己)이 과부하에 걸리는 시기이다. 이때 사기인 과잉 산(邪)이 추가되면서 비장에 부담(傷)을 주면, 비장은 당연히 과부하가 심하게 걸린다. 이때 생기는 병증이 비풍(脾風)이다(以季夏

戊己傷於邪者, 爲脾風). 비풍(脾風)에 걸리면, 비장 기능이 현저히 저하되면서, 비장이 통제하는 부분들의 기능도 현저히 떨어지면서 병을 만들어낸다. 가을은 폐(庚辛)가 과부하에 걸리는 시기이다. 이때 사기인 과잉 산(邪)이 추가되면서, 폐에 부담(中)을 주면, 폐는 당연히 과부하가 심하게 걸린다. 이때 생기는 병증이 폐풍(肺風)이다(以秋庚辛中於邪者, 爲肺風). 폐풍(肺風)에 걸리면, 폐 기능이 현저히 저하되면서, 폐가 통제하는 부분들의 기능도 현저히 떨어지면서 병을 만들어낸다. 겨울은 신장(壬癸)이 과부하에 걸리는 시기이다. 이때 사기인 과잉 산(邪)이 추가되면서 신장에 부담(中)을 주면, 신장은 당연히 과부하가 심하게 걸린다. 이때 생기는 병증이 신풍(腎風)이다(以冬壬癸中於邪者, 爲腎風). 신풍(腎風)에 걸리면, 신장 기능이 현저히 저하되면서, 신장이 통제하는 부분들의 기능도 현저히 떨어지면서 병을 만들어낸다. 이 부분은 오장에 풍(風)이 침입을 했을 때 오장의 기능을 망치는 것을 말하고 있다.

風中五藏六府之兪, 亦爲藏府之風, 各入其門戶所中, 則爲偏風.

풍(風)이 오장육부의 수혈에 침입하면(風中五藏六府之兪), 역시 장부에 풍을 만든다(亦爲藏府之風). 장부에 쌓인 과잉 산이 들어가는 곳이 중추 신경이면(各入其門戶所中), 편풍을 만든다(則爲偏風).

여기서 풍(風)은 정맥혈로 들어간 과잉 산(酸)을 말한다. 이 과잉 산인 풍은 이제 혈액 순환을 타고 전신을 돌아다닌다. 그러다가 이 풍(風)이 모세 체액관을 막아버리면, 알칼리 혈액 순환이 멈추면서 병이 생긴다. 수혈(兪)은 체액 순환이 목적이다. 그래서 이들 수혈로 풍이 들어오면, 전신을 순환하게 된다. 그런데, 그 수혈이 오장육부와 관련이 되면(風中五藏六府之兪), 오장육부에서 풍을 만들어내는 것은 당연하나(亦爲藏府之風). 그런데 오장육부에서 나온 풍(各)이 체액을 순환하다가 중추 신경(中)과 연결되어있는(所) 수혈(門戶)로 진입(入)하면, 중추 신경의 시냅스를 묻어버린다. 그 결과로 편고(偏枯)가 일어난다. 이것을 편풍(偏風)이라고 한다(則爲偏風). 과잉 산인 풍이 혈액으로 들어가면, 혈전(thrombosis:血栓)을 만들어낸다. 이 혈전이 풍(風)의 핵심이다. 이 혈전 덩어리들이 모세 체액관을 막아버리면 풍을 맞는 것이다. 즉, 이때 풍병이 생기는 것이다. 이것이 머리에서 제일 많이 나타나는 이유는 뇌에 모세 혈관이 많이 모여 있기 때문이다. 이 혈전이 모세 혈관을 막아버리면, 그 주위에 알칼리 동맥혈의 공급은 끊기게 되고, 주위에 있는 세포는 계속 호흡하므로 산을 계속 만들어내게 되고, 이로 인해서 그 주위에 과잉 산은 중화가 안 되고 간질에 차곡차곡 쌓이게 된다. 그러면 이 과잉 산은 간질에서 콜라겐을 만들거나 분해해서 중화된다. 이 상황이 신경 간질에서 일어나면, 신경전달의 핵심인 시냅스를 콜라겐이 파묻어버린다. 그러면 신경 마비로 인해서 편고(偏枯)가 일어난다. 이것을 편풍(偏風)이라고 한다.

風氣循風府而上, 則爲腦風. 風入係頭, 則爲目風眼寒. 飮酒中風, 則爲漏風. 入房汗出中風, 則爲內風. 新沐中風, 則爲首風. 久風入中, 則爲腸風飧泄. 外在腠理, 則爲泄風. 故風者百病之長也. 至其變化, 乃爲他病也. 無常方然, 致有風氣也.

풍기(風氣) 즉, 과잉 산이 풍부를 거쳐서 위로 올라가면 뇌풍이 된다(風氣循風府而上, 則爲腦風). 풍이 머리에 있는 순환계를 따라 들어오면 목풍이 되고, 눈이 한기를 느낀다(風入係頭, 則爲目風眼寒). 음주로 인해서 풍에 상하면, 누풍이 된다(飮酒中風, 則爲漏風). 방사하고 땀을 흘려서 중풍이 되면, 내풍이 된다(入房汗出中風, 則爲內風). 목욕해서 풍에 상하면, 수풍이 된다(新沐中風, 則爲首風). 오래된 풍이 복중(腹中)에 들어오면, 장풍이 되고 손설한다(久風入中, 則爲腸風飧泄). 오래된 풍이 주리에 존재하면, 설풍이 된다(外在腠理, 則爲泄風). 그래서 풍이라는 것은 백병의 우두머리이다(故風者百病之長也). 그것이 변화에 이르러서 미치면, 다른 병을 만든다(至其變化, 乃爲他病也). 그래서 항상 방지책을 세우지 않으면(無常方然), 풍기를 보유하게 된다(致有風氣也).

풍기(風氣)가 풍부(風府)를 거쳐서(循) 위(上)로 올라간다는 말은(風氣循風府而上), 풍기가 만들어 낸 혈전이 혈액 순환(循)을 타고 머리로 들어간다는 뜻이다. 그러면 이 혈전은 당연히 뇌의 모세 체액관들의 흐름을 가로막으면서 뇌풍을 일으킨다(則

爲腦風). 이렇게 머리로 들어온 풍(風)이 머리(頭)에 있는 순환계(係)로 퍼지면(風入係頭), 알칼리 동맥혈의 순환은 막히게 되고, 이어서 산이 쌓이면서 뇌척수액은 산성으로 변하게 되고, 이어서 뇌척수액에서 간질액을 받는 눈(目)이 문제를 일으킨 것이 목풍(目風)이다. 또, 눈에서 풍이 혈액 순환을 막으면서 알칼리 동맥혈의 공급이 안 되고, 이어서 산을 중화하지 못하면서 열을 만들지 못하고, 염(鹽)으로 과잉 산을 중화하면서, 한(寒)을 만들어 낸 것이 안한(眼寒)이다(則爲目風眼寒). 술은 알콜기(Hydroxy group) 덩어리이다. 즉, 알콜은 산(酸) 자체인 것이다. 이 알콜은 간을 거치면서 케톤으로 변한다. 정확히 말하면, 아세트알데히드(Acetaldehyde)로 변한다. 그러나 과음하면, 문제는 달라진다. 즉, 간이 혹사당하는 것이다. 그러면 산(酸)인 알콜은 간에서 알칼리 케톤으로 바뀌지를 못하고 그대로 인체의 체액으로 합류되고, 이때 인체는 풍을 맞는 것이다(飮酒中風). 이때 나타나는 병증이 누풍이다(則爲漏風). 누풍의 핵심은 땀이다. 간이 나쁜데 왜 땀을 흘릴까? 간은 산성 간질액을 소화관 정맥과 비장을 통해서 간문맥에서 받는다. 간이 나쁘면, 이 산성 간질액을 받지 못한다는 뜻이다. 그러면 간질액은 정체되고, 간질 바로 옆에 있는 피부의 갈색지방이 작동하면서 과잉 산을 중화시키고, 땀을 만들어낸다. 갈증은 당연히 따라올 것이다. 그런데 왜 밥을 먹을 때 땀을 흘릴까? 식사하면, 모든 영양소는 위산으로 인해서 알콜기를 갖게 된다. 이 알콜기를 보유한 작은 영양소는 소화관에서 흡수가 되면, 무조건 간 문맥으로 들어간다. 그러면 간에서는 이 알콜기를 중화시켜서 케톤으로 만들어준다. 이 과정에서 체온이 만들어진다. 그런데 간 기능이 저하되어 있으면, 간문맥에서 산성 간질액을 중화하지 못하게 되고, 이어서 간질액의 정체가 일어나고 당연한 순리로 갈색지방이 작동하면서 땀을 만들어내게 된다. 그래서 간이 안 좋으면, 밥 먹을 때마다 땀을 흘리는 것이다. 간이 안 좋은 정도에 따라서 땀도 그만큼 많이 흘리게 된다. 누풍(漏風)은 간이 워낙 안 좋으므로 땀을 더욱더 많이 흘린다. 그래서 과음해서 중풍에 걸리면, 누풍이 만들어진다(飮酒中風, 則爲漏風). 핵심은 산성 간질액의 정체이다. 성생활을 하면서 땀을 과도하게 흘린다는 것은 성생활 도중에 간질로 쏟아진 산성 호르몬을 제 때에 처리하지 못했기 때문이다. 그러면 간질액의 과잉 산은 그대로 오장으로 흘러 들어가고, 오장은 풍에 상하게 되는데, 이것이 내풍(內風)이다(則爲內風). 머리를 감고 나서 풍에 상하면(新沐中風), 머리에 수풍을 만든다(則爲首風). 머리를 감고 나서 풍에 상했다(新沐中風)는 말은 머리 감기가 머리를 차갑게 만들어서 머리의 간질을 수축시키고, 이어서 머리 간질에 산성 체액이 정체되면서, 이 과잉 산이 정맥혈로 들어가고, 이어서 풍이 만들어지면서 머리에 있는 기관들이 풍에 상한 것을 뜻한다. 머리는 인체 총 에너지의 20~25%를 소비한다. 이 조그만 뇌가 이 정도의 에너지를 소비한다는 말은 뇌는 엄청난 양의 과잉 산을 만들어낸다는 뜻이다. 그래서 머리에서 체액을 순환시키는 머리 간질이 수축하면, 바로 간질에 과잉 산이 정체되고, 이 과잉 산은 곧바로 정맥혈로 들어가고, 이어서 수풍(首風)을 만들어낸다. 오래된 풍이 소화관(中)으로 들어가면(久風入中), 장풍(腸風)이 되고 설사(飧泄)하게 만든다(則爲腸風飧泄). 소화관에 풍이 침입해서 소화관의 기능을 떨어뜨리면, 소화관은 당연히 기능을 제대로 하지 못하게 되고, 이어서 소화 흡수 기능이 멈추게 되고, 이어서 설사하며 장풍(腸風)을 만들어낸다. 그러면 소화관의 산성 간질액은 간문맥으로 유입되고, 간은 그대로 과부하에 걸리고 만다. 그러면 간과 연결된 복부 정맥총들은 과잉 산이 넘쳐 흐르게 되고, 이어서 복부에 있는 정맥총들은 모조리 과부하에 걸린다. 특히 직장 정맥총은 간문맥과 직접 교통한다. 그래서 직장 정맥총은 간문맥의 과부하 효과를 제일 먼저 느끼게 된다. 결국에 정맥총에 산성 정맥혈들이 과잉으로 모이고, 이들이 체류하는 시간이 길게 되면, 정맥총 부근의 콜라겐들은 이 과잉 산에 의해서 녹아버린다. 즉, 점막이 터지면서 출혈을 하게 만드는 것이다. 이 상황이 직장 정맥총에서 일어나면, 치질이 되고, 이것이 터지면서 혈변을 보게 되는 것이다. 이것이 장풍(腸風)이다. 그런데 이 상태가 되면 소화관의 간질액과 정맥혈이 동시에 정체되면서 소화 흡수를 할 공간이 없어져 버린다. 즉, 소화관이 소화 흡수를 제대로 하지 못하는 것이다. 이는 정체한 체액 때문에 흡수할 공간이 없으니까 당연한 결과이다. 이제 밥만 먹으면, 먹는 대로 체외로 배설시킬 수밖에 없다. 이것이 손설(飧泄)이다. 그래서 오래된 풍이 혹시라도 소화관에 진입하게 되면, 장풍과 손설을 만들어낸다(久風入中, 則爲腸風飧泄). 그런데 이 산성 간질액이 정맥으로 흘러들지 못하고, 간질(腠理) 자체에서 문제를 일으키면(外在腠理), 간질액 바로 옆에 있는 갈색지방에서 과잉 산을 처리해야 한다. 당연히 땀이 난다. 문제는 이 땀도 한계가 있다. 즉, 갈색지방이 과잉 산을 중화할 수 있는 한계가 있다. 그러면 이제 콜라겐을 이용해서 과잉 산을 중화시키면서 염증을 만들어낸다. 이 정도가 심하면, 과잉 산이 정체한 간질과 접한 진피의 알칼리 콜라겐이 피해를 보게 되고, 결국에 피부를 괴사를 일으킬 것이다. 이것이 설풍(泄風)이다(則爲泄風). 지금까지 보았듯이, 풍은 만병(百病)의 근원(長)이 된다 (故風者百病之長也). 또, 이 풍은 변화를 거듭하면서(至其變化), 여러 가지 다른 병 (他病)을 만들어내기에 이른다(乃爲他病也). 그래서 항상, 풍에 대비(方)하지 않으면 (無常方然), 인체는 풍기(風氣)를 가질 수밖에 없다(致有風氣也). 즉, 항상 풍에 대비하지 않게 되면, 풍이 인체 안에 존재하게 된다. 즉, 체액을 항상 pH7.45로 유지하라는 뜻이다. 즉, 항상 체액을 알칼리로 유지하라는 뜻이다.

제2장

帝曰, 五藏風之形狀不同者何. 願聞其診, 及其病能. 岐伯曰, 肺風之狀, 多汗惡風. 色胼然白, 時欬短氣, 晝日則差, 暮則甚, 診在眉上, 其色白.

황제가 묻는다(帝曰). 오장의 풍의 병 상태가 같지 않은데 왜 그러죠(五藏風之形狀不同者何)? 진단법과 병태를 알고 싶습니다(願聞其診, 及其病能). 기백이 말한다 (岐伯曰). 폐풍의 병태는 땀이 많고 악풍이다(肺風之狀, 多汗惡風). 안색은 희멀건 해서 하얗다(色胼然白). 때때로 기침하면 숨이 거칠어지고 짧아 진다(時欬短氣). 낮에는 차도를 보이다가 저녁이 되면 심해진다(晝日則差, 暮則甚). 진단할 때는 눈썹 위를 보면 눈썹 색이 하얗다(診在眉上, 其色白).

폐는 산성 정맥혈을 최종적으로 중화시켜서 알칼리 동맥혈로 만들고, 이것을 좌심장에 공급한다. 그래서 폐가 과잉 산(風)으로 인해서 고생하면 알칼리 동맥혈의 공급에 막대한 차질을 빚게 된다. 즉, 인체 전체에 알칼리 부족을 가져온다. 그래서 폐로 인해서 생긴 풍을 악풍(惡風)이라고 한다. 즉, 폐풍은 그만큼 폐해가 지독하다는 뜻이다. 그리고 폐는 인체 전체의 산성 간질액을 최종 처리하기 때문에, 폐가 나빠지게 되면, 간질에 과잉 산이 쌓이면서 당연히 땀을 흘리게 된다. 그런데 산성 체액의 최종 처리 기관인 폐가 과잉 산 때문에 나빠졌다는 말은 산 과잉이 심각하다는 암시를 주므로, 그에 따라서 당연히 땀도 많이 난다(多汗惡風). 폐에 과잉 산이 존재하면, 과잉 산이 알칼리 콜라겐인 폐포를 녹여버린다. 그 결과로 기침하게 되고 숨이 짧아진다(時欬短氣). 이 상태가 되면, 적혈구의 혈색소가 과잉 산에 의해서 파괴되면서 혈색소 부족이 유도된다. 즉, 이때 빈혈이 일어나는 것이다. 당연히 빨간색의 혈색소 부족으로 인해서, 안색은 하얗게 된다(色皏然白). 눈썹 부근에는 안륜근(眼輪筋), 추미근(雛眉筋), 전두근(前頭筋) 등 근육들이 아주 잘 발달해있다. 그래서 이곳에서 혈액의 순환 상태를 제일 잘 볼 수가 있다. 즉, 이 부분은 근육이 항상 팽팽하게 긴장이 되어있는 부분이다. 그래서 폐가 안 좋아서 혈색소가 부족해지면, 눈썹 위쪽 부분이 하얗게 되는 이유이다(診在眉上, 其色白). 그리고 낮에는 차도가 있다가 해가 떨어지기 시작하면 심해진다. 그 이유는 낮에는 일조량 덕분에 CRY가 활동하면서 과잉 산을 어느 정도 중화해준다. 그러나 날이 저물면(暮) 일조량의 도움을 받지 못해서 CRY 활동이 줄고 과잉 산의 중화도 줄면서 병은 더 심해진다(晝日則差, 暮則甚).

心風之狀, 多汗惡風, 焦絶善怒嚇, 赤色, 病甚則言不可快, 診在口, 其色赤.

심풍의 병리 상태는 땀이 많이 나고 악풍이며(心風之狀, 多汗惡風), 애태워하며 화를 잘 내고 안색이 붉다(焦絶善怒嚇, 赤色). 병이 깊어지면, 말을 명쾌하게 하지 못한다(病甚則言不可快). 진단은 입안에서 하는데, 색이 붉다(診在口, 其色赤).

심장에 과잉 산이 쌓여서 심풍(心風)이 되면(心風之狀), 땀이 많고 지독한(惡) 풍증(風)이 된다(多汗惡風). 심장은 알칼리 동맥혈을 공급하는 기관이다. 그래서 심장이 풍 때문에 문제가 되면, 온몸은 난리가 난다. 그래서 심풍은 악풍(惡風)이 될 수밖에 없다. 심장은 우리 몸에서 과잉 산을 제일 많이 중화하는 기관이다. 그래서 심장이 문제가 되면, 심장이 중화하던 과잉 산은 간질액에 정체되는데, 그 양이 많게 되고, 이어서 당연히 땀도 많아진다(多汗). 이렇게 알칼리 동맥혈 공급에 문제가 생기면, 몸은 산성화가 진행되는데, 이때 제일 타격을 많이 받는 곳은 뇌이다. 뇌는 인체 에너지의 20~25%를 쓰기 때문에, 엄청난 양의 산을 만들어낸다. 그런데 지금 상황은 심장 문제로 인해서 알칼리 동맥혈의 공급이 적어졌기 때문에 뇌에서 생긴 과잉 산은 산성 담즙으로 처리되고 이 산성 담즙은 그대로 간으로 가서 간을 과부하로 몰아넣게 되고, 그 결과로 성질을 자주 내게 된다(善怒嚇). 또, 심열(心熱)이 심하므로, 매우 힘들어 한다(焦絶). 산은 과잉인데 알칼리 동맥혈은 부족한 상태여서, 모자란 알칼리 동맥혈로 과잉 산을 중화하느라 동맥 모세 혈관을 쥐어짠다. 그 결과 적혈구까지 간질로 나오면서 안색뿐만 아니라 피부가 빨개진다(赤色). 심장 세포는 아주 특수한 세포인데 인체에서 심장 세포와 같은 세포가 혀(舌) 세포이다. 그래서 심장이 아프면, 혀도 똑같이 아프다. 그래서 심풍이 심해지면, 심장이 심열로 인해서 굳어지듯이, 혀도 굳어지고, 이어서 말을 명쾌하게 하지 못한다. 즉, 이때는 말을 더듬는다(病甚則言不可快). 진단할 때는 당연히 구강을 보는데(診在口), 그 색깔은 빨갛다. 특히 혀가 더 빨갛다. 구강도 피부에 불과하다. 그래서 구강도 피부색과 별반 다르지 않다(其色赤).

肝風之狀, 多汗惡風, 善悲, 色微蒼, 嗌乾, 善怒, 時憎女子, 診在目下, 其色青.

간풍의 병리 상태는 땀이 많이 나며 악풍이다(肝風之狀, 多汗惡風). 잘 슬퍼하고 안색이 약간 창백하다(善悲, 色微蒼). 입안이 마르고 성질을 잘 낸다(嗌乾, 善怒). 때로는 여자를 미워한다(時憎女子). 진단은 목하에서 하며(診在目下), 그 색깔이 파랗다(其色青).

간은 사실상 풍(風)의 진원지나 다름이 없다. 이유는 위산의 환원 때문에 산 공급의 핵심인 소화관에서 흡수된 산을 맨 처음 받아서 중화시키는 곳이 간이기 때문이다. 그래서 간은 오장의 산 조절을 책임지고 있는 셈이다. 이런 간이 과잉 산(風)으로 몸살을 앓는다면, 후유증은 아주 심해진다. 즉, 인체의 최대 해독 기관인 간이 문제가 생겼으니, 악풍(惡風)이 되는 것은 당연하다. 그러면 간이 중화하지 못한 과잉 산이 간질에 엄청나게 많은 양이 정체되면서, 이 과잉 산이 간질에서 중화되면서 많은 땀을 만들어내는 것은 당연하다(多汗). 간은 담즙을 통해서 폐에서 깨진 적혈구를 처리해준다. 그래서 간 기능이 나빠지면, 이 폐기 적혈구를 처리하지 못하면서, 적혈구를 다루는 폐는 과부하에 걸리게 되고, 이어서 행복 호르몬인 도파민을 만들지 못하게 되고, 이어서 슬픔이 찾아온다(善悲). 몇천 년 전에 이 사실을 어떻게 알았는지 모르겠다. 또, 간은 담즙을 만드는데, 간이 안 좋으면, 파란색의 담즙이 역류해서 혈류를 순행한다. 그래서 이때는 안색이 창백해 보인다(色微蒼). 이 담즙은 신경의 과잉 산 중화를 책임지고 있는 타우린(Taurine)의 대사를 책임지고 있다. 즉, 담즙 처리가 제대로 안 된다는 말은 신경의 과잉 산 조절이 안 된다는 뜻과 같다. 따라서 신경은 과잉 산 때문에 날카로워진다. 그래서 조금만 스트레스를 받아도 곧바로 신경질을 낸다(善怒). 간이 산성 정맥혈을 중화하지 못하면, 이 산성 정맥혈은 정맥총에서 정체되고, 이어서 산성 간질액도 정체된다. 그런데 각종 분비선(secretory gland:分泌腺)들은 간질과 직접 접촉하고 있다. 즉, 산성 간질액이 정체되면, 산성 간질액은 분비선을 이루고 있는 콜라겐을 건드린다. 즉, 이때는 분비선들이 막혀버린다. 이 경우가 구강에서 일어나면, 구강이 건조해지는 것이다(嗌乾). 그래서 간이 문제가 되면, 많은 분비선들이 닫혀서 온몸이 건조해지는 느낌을 받는다. 성관계를 많이 하면, 알칼리의 고갈로 인해서 간이 엄청나게 힘들어한다. 즉, 간은 정력의 상징인 것이다. 그래서 산성 정맥혈을 통제하는 간문맥이 막히면, 정계 정맥총에서 산성 정맥혈이 정체하게 되고, 이어서 문제가 일어나는데, 이것이 불임이다. 즉, 간이 문제가 되면, 남자로서 구실을 제대로 하지 못하는 것이다. 그래서 지금은 간이 문제가 심각하므로, 여자를 좋아할 리가 없다(時憎女子). 간은 정맥혈(筋)을 책임지고 있으므로, 간이 과부하에 걸리면, 정맥 모세혈관이 막히면서 혈액 순환이 막히다시피 한다. 이 현상을 제일 잘 볼 수 있는 부분이 눈 밑이다. 흔히 다크서클(dark circle)이 생기는 부분이다. 이 부분의 특징은 이 부분을 지나가는 정맥혈관인데, 이 부분은 피부가 아주 얇아서 정맥혈의 상태가 아주 잘 나타난다. 즉, 정체된 담즙이 잘 모이는 곳이라는 뜻이다. 당연히 색이 파랗다(診在目下, 其色青). 이 목하(目下)를 다르게 해석할 수도 있다. 목(目)은 무엇을 베어내고 남은 그루터기라는 뜻이 있다. 인체에서는 탯줄을 베어낸 배꼽이 목(目)이 된다. 그래서 목하(目下)는 배꼽 밑이 된다. 이 배꼽은 간의 세로 인대와 직접 연결되어있다. 그리고 배꼽의 혈관은 간과도 직접 연결이 되어있다. 그래서 간의 상태를 제일 잘 알 수 있는 곳이 배꼽 밑(目下)이 된다. 그리고 혈관에 간이 처리하지 못한 담즙이 순행하고 있으므로, 배꼽 밑(其)의 색(色)이 파랗게(青) 보인다(其色青).

脾風之狀, 多汗惡風, 身體怠墮, 四支不欲動, 色薄微黃, 不嗜食, 診在鼻上, 其色黃.

비장에 풍이 생기면, 그 병리 상태는 땀이 많이 나고 악풍이 되며(脾風之狀, 多汗惡風), 신체를 움직이기가 싫고(身體怠墮), 사지를 움직이는 것도 싫어지고(四支不欲動), 안색은 약간 노랗고(色薄微黃), 밥 생각이 없어 진다(不嗜食). 진단은 콧등을 보는데(診在鼻上), 색깔이 노랗다(其色黃).

비장은 산성 간질액을 받는 기관이며, 체액의 흐름도에서 신장 다음으로 마지막으로 과부하가 걸리는 곳이다. 즉, 비장이 과부하가 걸렸다는 말은 간질액 전체가 정체되었다는 뜻이다. 그러면 온몸은 이미 부종에 시달릴 것이다. 영양분을 전달하고 노폐물을 교환해 주는 간질이 과부하에 걸리면, 온몸의 에너지 전달 통로는 막히고 만다. 결과는 인체 전체가 나른해진다. 즉, 간질에 산성(酸性) 체액이 정체하면, 온몸이 나른해진다. 그래서 산(酸)이라는 뜻에는 나른하다(酸)는 뜻도 있다. 그러면 사람은 자동으로 타율적이 된다(身體怠墮). 간질이 막혀서 에너지 대사가 제대로 안 되니까 당연한 결과일 것이다. 그러니 사지를 움직이고 싶지 않은 것은 당연한 결과이다(四支不欲動). 즉, 비풍도 지독한(惡) 풍증(風)이 된다(惡風). 그리고 과잉 산 때문에 땀이 많이 나는 것은 당연하다(多汗). 비장에 풍(風)이 들었다는 말은 비장에 과잉 산이 존재한다는 뜻이다. 비장은 이 과잉 산을 중화하느라, 비장을 통과하는 알칼리를 보유한 동맥 모세혈관을 쥐어짜게 되고, 이어서 적혈구까지 간질로 나오게 되고, 이것이 간질에서 깨지면서 노란 색소를 보유한 빌리루빈이 대량으로 만들어진다. 이 빌리루빈은 비장에서 처리해야 하는데, 지금 비장은 문제가 심각하다. 그래서 비장은 이 노란 빌리루빈을 처리하지 못하게 되고, 이 물질은 혈류를 타고 흐르게 되고, 이어서 안색을 노랗게 만들어 버린다(色薄微黃). 과부하가 걸린 비장은 소화관으로 과잉 산을 떠넘기면서 소화관은 경직되고, 당연히 밥 입맛이 없어진다(不嗜食). 코는 림프액인 뇌척수액의 영향을 받는다. 그래서 림프를 처리하는 비장이 문제가 되어서 간질액이 정체되면, 뇌척수액도 정체되고 이어서 코점막의 간질액까지 정체가 일어난다. 이 정체된 코점막 간질액은 코 등까지 밀려 나온다. 그 결과로 코 등이 노랗게 보인다(診在鼻上, 其色黃).

腎風之狀, 多汗惡風, 面痝然浮腫, 脊痛不能正立. 其色炲(炲), 隱曲不利, 診在肌上, 其色黑.

신장에서 일어나는 풍증은 땀을 많이 흘리게 하며 악풍이며(腎風之狀, 多汗惡風), 술 먹은 얼굴처럼 부종이 생기고(面痝然浮腫), 척수에 통증이 있어서 똑바로 서지 못하며(脊痛不能正立), 안색은 시커멓고(其色炲), 소변이 잘 안 나온다(隱曲不利). 진단은 피부에서 하는데, 피부색이 꺼멓다(診在肌上, 其色黑).

신장은 염을 전문적으로 처리하며, 동시에 뇌척수액도 처리한다. 염(鹽)은 삼투압 기질이기 때문에, 수분을 잔뜩 붙잡고 있다. 즉, 신장에 풍(酸)이 모이면, 온몸은 부종에 시달린다. 부종은 간질액의 순환을 막아버리기 때문에 에너지 대사가 제대로 안 되고 사람을 아주 힘들게 한다. 즉, 심풍은 지독한(惡) 풍증(風)이 된다(惡風). 과잉 산이 존재하니까 중화하면서 땀을 많이 흘린다(多汗). 그리고 이때 얼굴을 보면, 전날 술을 잔뜩 먹어서 얼굴이 부은 것처럼, 얼굴에 부종이 생긴다(面痝然浮腫). 즉, 신장이 풍에 걸려서 삼투압 기질인 염을 처리하지 못한 결과이다. 이때는 얼굴뿐만 아니라 전신에 부종이 생긴다. 신장은 산성 뇌척수액의 중화를 책임지고 있으므로, 신장이 망가지면 척추가 아파서 제대로(正) 서 있지를 못하는 것은 당연지사이다(脊痛不能正立). 담즙은 배설되어서 대장에서 최종 분해되는데,

대장에서 일부가 흡수되고, 이들은 신장으로 유입된다. 이 담즙 분해 물질이 검은 색을 띠고 있는 우로빌리노겐(Urobilinogen)이다. 그래서 신장이 과부하에 걸리면, 이 물질을 처리하지 못하게 되고, 이 물질은 혈류에서 순환한다. 당연히 안색은 시커멓게 변한다(其色炱(炲)). 삼투압 물질인 염(鹽)이 인체 안에 쌓이다 보니, 수분의 외부 배출을 허용하지 않는다. 결과는 소변을 볼 수가 없다(隱曲不利). 이때 진단은 피부를 보고 하는데(診在肌上), 당연히 피부색은 꺼멓다(其色黑).

胃風之狀, 頸多汗, 惡風, 食飮不下, 鬲塞不通, 腹善滿, 失衣則䐜脹, 食寒則泄, 診形瘦而腹大.

위장에 풍이 생기면 목에 땀이 많이 나며 악풍이며(胃風之狀, 頸多汗, 惡風), 식사 내용물이 아래로 내려가지 않으며(食飮不下), 횡격막이 당겨져서 불통이며(鬲塞不通), 배가 잘 불러온다(腹善滿). 옷을 벗겨보면 진창이 보인다(失衣則䐜脹). 찬 음식을 먹으면 설사한다(食寒則泄). 진단은 몸이 말랐는지와 배가 불러있는지를 본다(診形瘦而腹大).

위(胃)에 풍(風)이 있다는 말은 즉, 위가 과잉 산에 시달린다는 말은 위(胃)와 음양 관계에 있는 비장도 문제가 심각하다는 것을 암시하고 있다. 즉, 지금 상황은 비와 위가 동시에 문제가 되고 있는 상황인 것이다. 비와 위는 횡격막과 연계되어 있다. 이 두 놈이 과잉 산으로 인해서 비대해지면, 횡격막을 잡아당긴다. 당연히 횡격막은 수축하고, 이어서 순환계들의 맥관이 지나가는 횡격막 공이 막혀버린다. 이렇게 되면 상초와 중초의 순환이 막혀버린다(鬲塞不通). 이제 복부에서는 체액의 정체가 일어나고, 배가 불러온다(腹善滿). 즉, 복부에 부종이 생기는 것이다. 이때 옷을 벗겨보면, 복부에 부종이 있다(失衣則䐜脹). 이 상태가 되면, 과잉 산 때문에 소화 기관들도 경직되어 있다. 그래서 연동 운동이 안 되고, 음식물이 아래로 내려가지 못한다(食飮不下). 더군다나 이때 찬 음식을 먹으면, 소화관의 점막은 아예 수축해 버리고, 곧바로 설사로 이어진다(食寒則泄). 이렇게 소화가 안 되다 보니 살이 안 찐다(形瘦). 배는 불러오고 몸은 말라가고 제대로 먹지도 못하고, 위풍(胃風)은 악풍(惡風) 중에 최고의 악풍(惡風)이다. 횡격막은 경추에서 신경을 받는다. 그래서 횡격막이 힘들다 보니 당연히 목에서 땀이 난다(頸多汗). 결국에 진단은 아주 쉽다. 몸이 말랐는지를 보고, 복부가 팽창되어 있는지를 보면 된다(診形瘦而腹大).

首風之狀, 頭面多汗惡風, 當先風一日, 則病甚, 頭痛不可以出內, 至其風日, 則病少愈.

수풍이 들면, 머리와 얼굴에서 땀이 많이 나고 악풍이며(首風之狀, 頭面多汗惡風), 풍이 되기 하루 전날에(當先風一日), 병이 심해져서(則病甚), 머리가 심하게 아프고 출타를 못한다(頭痛不可以出內). 풍이 든 날은 병세가 조금 호전된다(至其風日, 則病少愈).

이 구문들을 이해하려면 풍(風)이라는 개념을 알아야 한다. 풍(風)은 산(酸)이기는 하지만, 혈액 안으로 들어간 산(酸)을 말한다. 그리고 수풍이 들면 머리 부분에 과잉 산이 존재하니까, 당연히 머리와 얼굴에서 땀이 많이 난다(頭面多汗). 그리고 머리에 정체된 과잉 산 때문에, 머리도 지독하게 아플 것이다. 그래서 두풍(首風)도 악풍(惡風)이라고 부른다. 풍(風)은 간질에 존재하던 과잉 산이 알칼리 혈액이 있는 혈관 안으로 들어가야 형성된다. 그래서 간질에 있는 과잉 산은 아직 풍이 아니다. 그래서 진짜 풍(風)이 되기 하루 전날(當先風一日) 즉, 간질에 과잉 산이 넘쳐흐르던 날, 병은 극에 달하고(則病甚), 머리는 심하게 아프고, 출타가 불가하게 되는 것은 당연하다(頭痛不可以出內). 즉, 이때는 간질에 과잉 산이 넘쳐나는 것이다. 이때는 간질액을 받는 림프도 이미 과부하를 암시하고 있다. 그러면 체액의 흐름도 때문에, 과잉 산이 흘러 들어갈 다음 순서는 당연히 혈액이 된다. 그래서 간질액의 과잉 산이 혈액 안으로 들어가서 풍(風)으로 변신하게 되면, 이 풍은 혈액 안에 있는 알칼리 콜라겐인 피브리노겐과 반응하면서 깨끗이 중화되고, 이 결과로 혈전 덩어리가 만들어진다. 이제 간질의 과잉 산은 서서히 중화되기 시작한다. 그래서 풍이 되는 해당 일에(至其風日), 과잉 산으로 인한 병이 조금씩(少) 치유(愈)가 된다(則病少愈)고 한 것이다. 즉, 과잉 산이 혈액 속에 있는 알칼리 콜라겐인 피브리노겐으로 중화된 것이다. 당연히 병은 누그러진다.

漏風之狀, 或多汗, 常不可單衣, 食則汗出, 甚則身汗, 喘息惡風, 衣常濡, 口乾善渴, 不能勞事.

　누풍에 걸리면, 때로는 땀을 많이 흘리기도 하고(漏風之狀, 或多汗), 항상 홑옷은 못 입는다(常不可單衣). 밥을 먹으면 땀이 나고(食則汗出), 심하면 온몸이 땀으로 젖는다(甚則身汗). 천식을 앓으며 악풍이다(喘息惡風). 옷은 항상 젖어 있다(衣常濡). 입안은 자주 건조해진다(口乾善渴). 땀 때문에 일을 할 수가 없다(不能勞事).

　누풍(漏風)은 말 그대로 땀을 줄줄 흘리는 풍이다. 땀이란 과잉 산 중화의 결과물이다. 그래서 땀을 줄줄 흘린다는 말은 과잉 산이 과일이 열리듯이 줄줄이 열려 있다는 뜻이다. 바로 앞에서도 설명했지만, 술은 산 그 자체이다. 그래서 과음하면 과잉 산이 축적되는 것은 당연하다. 그리고 몸에 과잉 산이 많이 존재하면, 인체는 이 과잉 산을 제거하기 위해서 쉼 없이 중화하면서 항상 땀으로 젖어 있게 된다. 즉, 심할 경우에는 인체 전체에 땀이 흥건해진다(甚則身汗). 그래서 입는 옷에 항상 땀이 배어 있게 된다(衣常濡). 또, 식사하면 위산의 환원으로 인해서 산이 인체로 흡수되면서 땀을 흘리게 된다(食則汗出). 땀을 많이 흘리니까 갈증은 당연히 따른다(口乾善渴). 이렇게 땀을 많이 흘리다 보니, 조금만 움직여도 땀을 흘리기 때문에, 일을 제대로 할 수가 없다(不能勞事). 또, 땀을 많이 흘리다 보니, 옷은 간편하게 입을 수도 없다. 즉, 땀을 흡수할 수 있는 두꺼운 옷을 입을 수밖에 없다(常不可單衣). 이 문제는 간의 과부하를 의미한다. 간이 산성 정맥혈을 제대로 중화하지 못하면, 그 부담은 고스란히 폐로 간다. 체액의 흐름도 때문에 별다른 도리가 없다. 폐가 산성 정맥혈을 받으면, 알칼리 콜라겐을 보유한 폐포는 바로 타격을 받는다. 결과는 당연히 호흡 불안과 기침이다(喘息). 이것은 사람을 너무 힘들게 한다. 그래서 누풍은 당연히 악풍(惡風)이 된다.

泄風之狀, 多汗, 汗出泄衣上, 口中乾, 上漬, 其風, 不能勞事, 身體盡痛則寒. 帝曰, 善.

설풍의 증상은 땀을 많이 흘리고(泄風之狀, 多汗), 땀을 흘리면, 땀이 옷 위로 흘러 나온다(汗出泄衣上). 입안이 마르고(口中乾), 땀이 많아서 온몸이 땀에 젖으며 (上漬), 이 풍 때문에 일을 할 수가 없고(其風, 不能勞事), 인체에 통증이 극에 달하면, 한이 든다(身體盡痛則寒). 황제가 말한다(帝曰). 좋습니다(善).

설풍(泄風)의 핵심은 땀이다. 땀이 나려면, 간질에 산성 체액이 정체해있어야 한다. 또한, 간질에 체액의 정체는 오장이 기능을 제대로 하지 못하고 있다는 암시이다. 체액의 흐름도에서 간질액의 정체가 일어나려면, 비장부터 나머지 오장이 막혀야 가능하다. 이것은 100% 부종을 의미하며, 체액 흐름도의 마지막 관문인 신장도 과부하가 걸려있을 것이다. 즉, 삼투압 기질인 염(鹽)이 인체 안에 정체해 있을 것이다. 이제 과잉 산 중화의 마지막 보루인 피부 갈색지방밖에 대안이 없다. 결과는 땀이다. 넘쳐나는 과잉 산 때문에 당연히 땀이 많이 날 것이며(多汗), 땀을 하도 많이 흘리다 보니 온몸은 땀으로 젖어서(漬) 흥건하며(上漬), 그 땀이 옷 밖으로 흘러나올 것은 당연하다(汗出泄衣上). 땀을 많이 흘리기 때문에, 갈증이 나고, 입안이 마르는 것은 당연하다(口中乾). 과잉 산 때문에 통증이 당연히 있을 것이고, 통증은 과잉 산의 중화를 의미하므로, 통증이 멈추려면, 과잉 산이 모두 중화가 되어야 할 것이다. 피부 갈색지방 미토콘드리아가 작동하면서 땀이 만들어지는 상황에서는, 체온을 만들어내는 근육의 미토콘드리아는 작동을 멈추고 체온은 떨어질 것이고, 당연한 순리로 한(寒)이 찾아온다. 즉, 인체 통증이 극(盡)에 달하면, 한(寒)은 당연히 찾아온다(身體盡痛則寒). 그만큼 근육의 미토콘드리아는 극단적으로 기능을 멈춰서 체온을 만들지 못하기 때문이다. 이런 상태에서 일상 업무를 한다고 상상하는 것은 어불성설일 것이다(不能勞事).

제43편. 비론(痺論)

제1장

黃帝問曰, 痺之安生. 岐伯對曰, 風寒濕三氣雜至, 合而爲痺也. 其風氣勝者, 爲行痺, 寒氣勝者, 爲痛痺. 濕氣勝者, 爲著痺也.

황제가 묻는다(黃帝問曰). 비는 어떻게 생깁니까(痺之安生)? 기백이 대답한다(岐伯對曰). 풍한습 세 가지 기가 합쳐지면 비가 된다(風寒濕三氣雜至, 合而爲痺也). 풍기가 이기면 행비가 되고(其風氣勝者, 爲行痺), 한기가 이기면 통비가 되고(寒氣勝者, 爲痛痺), 습기가 이기면 착비가 된다(濕氣勝者, 爲著痺也).

풍(風), 한(寒), 습(濕)이라는 세 가지의 정의부터 해보자. 풍(風)은 과잉 산이 혈액으로 들어간 상태이다. 당연히 풍은 전신을 순환할 것이다. 한(寒)은 염(鹽)으로써 알칼리 금속이나 케톤에 결합한 산(酸)이다. 그래서 한(寒)은 알칼리 금속이나 케톤이 많은 뇌척수액에서 작동을 잘한다. 습(濕)은 물이 뭉친 것이다. 물이 모이려면 반드시 삼투압 기질이 있어야 한다. 인체에서 물을 제일 잘 모으는 삼투압 기질은 콜라겐이다. 인체가 과잉 산을 중화시킬 때, 제일 마지막 수단으로 사용하는 것이 콜라겐이다. 그리고 비(痺)는 순환이 막혀서 저리다는 뜻이다. 이제 이 정의들을 참고해서 이 구문을 해석해보자.

풍기(風氣)는 혈액 안으로 들어간 산이므로, 전신을 순환(行)하면서 인체를 괴롭힌다. 그래서 행비(行痺)이다. 행비란 과잉 산이 전신을 돌아다니면서 체액의 순환을 막아서 저리게 만드는 것이다. 과잉 산이 혈액으로 들어가면, 어떤 현상이 일어날까? 맥(脈)은 기항지부(奇恒之府)이다. 즉, 혼자서도(奇) 인체의 항상성(恒)을 책임질 수 있는 부(府)이다. 즉, 혈액이 들어있는 혈관인 맥은 과잉 산을 중화시킬 수 있는 기관이라는 뜻이다. 혈관 안에는 피브리노겐(Fibrinogen:피브리노겐)이라는 알칼리 콜라겐과 각종 단백질이 들어있다. 이들은 과잉 산이 침입하면, 곧바로 반응하게 되고, 당연히 응고된다. 다시 말하면, 이때 혈전(thrombus:血栓)이나 항체(antibody:抗體)가 만들어진다. 그리고 이들은 전신을 순환하다가 체액 순환이 어려운 곳을 만나면, 그곳을 아예 막아버린다. 그러면, 이곳은 혈액 순환이 막혀버리니까 당연히 저리고 아프다. 이것이 행비(行痺)이다(其風氣勝者, 爲行痺). 증상은 수없이 많이 나타날 것이다. 한기(寒氣)는 염(鹽)이 원인이다. 이 염(鹽)은 산(電子)을 임시로 격리해 놓은 것이다. 그래서 조건이 맞으면, 언제라도 산을 내뱉는다. 이 염들은 신장이 처리하게 되는데, 신장은 뇌척수액을 처리한다. 그래서 신장이 문제가 되면, 산성 뇌척수액을 처리하지 못하게 되고, 이어서 뼈나 관절에서 문제가 발생한다. 이때 아주 쉽게 문제를 일으키는 곳이 바로 관절이다. 관절의 활액(synovia:滑液)은 뇌척수액의 일부이다. 현대의학적으로 말하자면 통풍(痛風:Gout)이다. 조건만 맞으면 염(鹽) 안에 격리되어 있던 산이 불쑥 튀어나와서 문제를 일으킨다. 그래서 한기가 기승을 부리면(寒氣勝者), 통비가 만들어진다(爲痛痺)고 하는 것이다. 습기(濕氣)는 삼투압 기질인 콜라겐의 문제이다. 그런데 콜라겐은 삼투압 기질 외에 또 다른 특성이 있다. 바로 점성(viscosity:粘性)이다. 즉, 잘 달라붙는다(著). 그래서 병명이 착비(著痺)이다. 이것도 역시 체액 순환의 장애를 일으킨다. 즉, 이들이 아무 데나 달라붙어서 순환 장애를 초래한다. 이곳은 정의를 정확히 알고 있으면, 쉽게 풀리는 문장들이다.

帝曰, 其有五者, 何也. 岐伯曰, 以冬遇此者, 爲骨痺. 以春遇此者, 爲筋痺. 以夏遇此者, 爲脈痺. 以至陰遇此者, 爲肌痺. 以秋遇此者, 爲皮痺.

황제가 말한다(帝曰). 그것은 다섯 가지인데(其有五者), 어떻게 되나요(何也)? 기백이 말한다(岐伯曰). 풍을 겨울에 만나면 골비가 되고(以冬遇此者, 爲骨痺), 봄에 만나면 근비가 되고(以春遇此者, 爲筋痺), 여름에 만나면 맥비가 되고(以夏遇此者, 爲脈痺), 지음에 만나면 기비가 되고(以至陰遇此者, 爲肌痺), 가을에 만나면 피비가 된다(以秋遇此者, 爲皮痺).

이 문장들은 5가지 체액과 계절의 관계를 말하고 있다. 겨울은 신장이 과부하에 걸리는 시기이다. 그리고 신장은 뇌척수액을 담당하고 있다. 그래서 겨울에는(以冬遇此者), 뼈와 관련된 골비(骨痹)에 걸린다(爲骨痹). 즉, 이때는 뼈와 관련된 곳에서 문제가 발생하는 것이다. 봄은 간이 과부하가 걸리는 시기이다. 그리고 간은 근육(筋)을 통제한다. 그래서 봄에는(以春遇此者), 근비(筋痹)에 걸린다(爲筋痹). 그래서 근비에 걸리면, 근육에서 문제가 발생한다. 여름은 심장이 과부하가 걸리는 시기이다. 그리고 심장은 동맥혈(脈)을 담당하고 있다. 그래서 여름에는(以夏遇此者), 맥비(脈痹)를 만들어 낸다(爲脈痹). 즉, 이때는 혈액 순환 장애가 일어나는 것이다. 지음(至陰)은 장하(長夏)를 말하며, 장부는 비장이 된다. 비장은 림프액(肌:肌肉)을 담당하고 있다. 그래서 장하에는(以至陰遇此者), 기비(肌痹)가 걸린다(爲肌痹). 즉, 간질액의 정체가 일어나는 것이다. 간질은 영양분과 노폐물을 교환해서 에너지를 잘 만들게 해주는 곳이다. 즉, 간질이 막히면 에너지 대사가 모두 중단된다. 이 결과는 쉽게 상상할 수 있을 것이다. 가을은 폐가 과부하에 걸리는 시기이다. 그리고 폐는 간질액을 담당하고 있고, 그래서 간질을 통해서 피부를 통제한다. 그래서 가을에는(以秋遇此者), 간질액에 접하고 있는 피부가 문제를 일으킨다. 즉, 피비(皮痹)가 발생하는 것이다(爲皮痹). 이 상태에서 가을이 되면, 당연히 피부가 거칠어지거나 문제를 만들어 낼 것이다.

帝曰, 内舍五藏六府, 何氣使然. 岐伯曰, 五藏皆有合病, 久而不去者, 内舍於其合也. 故骨痹不已, 復感於邪, 内舍於腎, 筋痹不已, 復感於邪, 内舍於肝. 脈痹不已, 復感於邪, 内舍於心, 肌痹不已, 復感於邪, 内舍於脾, 皮痹不已, 復感於邪, 内舍於肺, 所謂痹者, 各以其時, 重感於風寒濕之氣也.

황제가 말한다(帝曰). 오장육부 안에 거주하는데(内舍五藏六府), 어떤 기가 그렇게 합니까(何氣使然)? 기백이 말한다(岐伯曰). 오장 모두는 합병을 갖는다(五藏皆有合病). 오래되도록 제거되지 않으면(久而不去者), 그 합병이 안에 거주하게 된다(内舍於其合也). 그래서 골비가 낫지 않으면(故 骨痹不已), 사기가 이중 감작해서(復感於邪), 신장 안에 거주한다(內舍於腎). 근비가 낫지 않으면(筋痺不已), 사기가 이중 감작해서(復感於邪), 간 안에 거주한다(內舍於肝). 맥비가 낫지 않으면(脈痺不已), 사기가 이중 감작해서(復感於邪), 심장 안에 거주한다(內舍於心). 기비가 낫지 않으면(肌痺不已), 사기가 이중 감작해서(復感於邪), 비장 안에 거주한다(內舍於脾). 피비가 낫지 않으면(皮痺不已), 사기가 이중 감작해서(復感於邪), 폐 안에 거주한다(內舍於肺). 비라는 것은 계절과 연관이 있고(所謂痺者, 各以其時), 풍한습의 기에 이중 감작하는 것이다(重感於風寒濕之氣也).

　　오장은 책임지는 계절이 따로 있는데, 이 계절이 오면 병이 없는 평소에도 해당 오장은 과부하에 걸리게 된다. 그런데 해당 계절에 해당 장기에 비증이 낫지 않고 있다면, 당연한 결과로 합병증이 발생한다(五藏皆有合病). 즉, 비증이 오래되어서 완치가 안 된 상태에서는(久而不去者), 계절이 일으키는 병증과 완치가 안 된 비증이 합쳐져서(合) 해당 오장에 안(內)에 거주(舍)하게 된다(內舍於其合也). 이것이 복감(復感)이다. 그래서 신장 문제인 골비(骨痺)가 다 낫지 않은 상태에서(骨痺不已), 신장이 책임지는 겨울의 기운이 사기로써 추가로 들어와서 복감이 된다면(復感於邪), 병은 합병증이 되고, 이는 신장 안에 머무르게 된다(內舍於腎). 간 문제인 근비(筋痺)가 다 낫지 않은 상태에서(筋痺不已), 간이 책임지는 봄의 기운이 사기로써 추가로 들어와서 복감이 된다면(復感於邪), 병은 합병증이 되고, 이는 간 안에 머무르게 된다(內舍於肝). 심장 문제인 맥비(脈痺)가 다 낫지 않은 상태에서((脈痺不已), 심장이 책임지는 여름의 기운이 사기로써 추가로 들어와서 복감이 된다면(復感於邪), 병은 합병증이 되고 이는 심장 안에 머무르게 된다(內舍於心). 비장 문제인 기비(肌痺)가 다 낫지 않은 상태에서((肌痺不已), 비장이 책임지는 장하의 기운이 사기로써 추가로 들어와서 복감이 된다면(復感於邪), 병은 합병증이 되고, 이는 비장 안에 머무르게 된다(內舍於脾). 폐 문제인 피비(皮痺)가 다 낫지 않은 상태에서((皮痺不已), 폐가 책임지는 가을의 기운이 사기로써 추가로 들어와서 복감이 된다면(復感於邪), 병은 합병증이 되고, 이는 폐 안에 머무르게 된다(內舍於肺). 그래서 비증이라는 것은(所謂痺者), 각각 계절과 연관되며(各以其時), 각 계절이 주는 풍한습의 사기에 이중으로 반응하게 된다(重感於風寒濕之氣也). 즉, 오장은 풍한습의 사기에 이중 부담을 안게 된다.

제2장

凡痺之客五藏者. 肺痺者, 煩滿喘而嘔. 心痺者, 脈不通, 煩則心下鼓, 暴上氣而喘, 嗌乾善噫, 厥氣上則恐. 肝痺者, 夜臥則驚, 多飮數小便, 上爲引如懷. 腎痺者, 善脹, 尻以代踵, 脊以代頭. 脾痺者, 四支解墮, 發欬嘔汁, 上爲大塞. 腸痺者, 數飮而出不得, 中氣喘爭, 時發飱泄. 胞痺者, 少腹膀胱按之內痛, 若沃以湯, 澁於小便, 上爲淸涕.

　무릇 비는 사기로써 오장에 침입한다(凡痺之客五藏者). 폐비는 번만과 천식과 구토를 유발하고(肺痺者, 煩滿喘而嘔), 심비는 맥을 불통시키고(心痺者, 脈不通), 번민을 만들고 심장 이하를 부풀게 만들고(煩則心下鼓), 기가 갑자기, 위로 올라오면 천식을 일으키고(暴上氣而喘), 입안이 마르며 한숨을 자주 쉬며(嗌乾善噫), 궐기가 위로 올라오면 놀라기도 한다(厥氣上則恐). 간비는 밤에 자면서 놀라고(夜臥則驚), 물을 많이 마시고 소변을 자주 보며(多飮數小便), 임신한 것처럼 배가 위로 올라온다(上爲引如懷). 신비는 자주 배가 부르고(腎痺者, 善脹), 발꿈치 대신 꼬리뼈를 이용하고(尻以代踵), 머리 대신 척추를 이용한다(脊以代頭). 비비는 사지가 해타하고(脾痺者, 四支解墮), 기침하며 즙을 토해내고(發欬嘔汁), 위쪽이 크게 막힌다(上爲大塞). 장비는 물을 자주 마시나 배출은 못한다(腸痺者, 數飮而出不得). 중기가 천쟁하면(中氣喘爭), 때때로 손설을 일으킨다(時發飱泄). 포비는 소복이나 방광을 누르면 안에서 통증이 느껴지는데(胞痺者, 少腹膀胱按之內痛), 살짝만 스쳐도 세게 누르는 것과 같다(若沃以湯). 소변 보기가 불편하고(澁於小便), 위로는 콧물이 나온다(上爲淸涕).

　폐에서 비증이 일어나면(肺痺), 폐는 과잉 산을 중화하면서 당연히 열이 나고 부종이 일어나며, 기침한다. 그리고 폐가 횡격막까지 압박하게 되면서, 가슴이 답답해진다(煩滿). 당연히 숨을 헐떡(喘)인다. 그러면 폐가 건드린 횡격막이 위(胃)를 자극하면서 구토(嘔)를 하게 만든다(煩滿喘而嘔).

　심비(心痺)는 심장이 과부하가 걸리는 것이기 때문에, 당연히 심장이 통제하는

맥이 불통한다(脈不通). 심장의 과부하는 열을 과다 생성하므로, 당연히 번만(煩滿)
해진다. 이 상태가 되면, 심장 아래쪽은 혈액 순환 장애로 인해서 체액이 정체되
면서 부풀어(鼓) 오른다(心下鼓). 이때 갑자기(暴) 과잉 산(氣)이 우 심장 쪽(上)으로
올라오면(暴上氣), 우 심장은 이미 과부하이기 때문에, 이 과잉 산을 폐로 보낼 수
밖에 없게 되고, 그러면 폐가 과부하에 걸리면서 기침하고(暴上氣而喘), 숨쉬기가
어려우므로, 자주 한숨을 쉰다(善噫). 심장 세포와 혀 세포는 같은 성격의 세포이
기 때문에, 심장이 과부하로 열이 심하면, 혀도 같이 열이 심해진다. 결국에 입안
은 건조해진다(嗌乾). 우 심장은 간에서 정맥혈을 받는다. 그런데 지금, 이 상태에
서 우 심장이 간(厥)에서 올라(上)오는 산성 정맥혈(氣)을 받는다면(厥氣上), 우 심
장의 과부하가 극도로 심해지면서, 신장이 보내는 산성 정맥혈을 받지 못하게 되
고, 결국에 신장도 과부하가 걸리게 되고, 이어서 부신에서 공포 호르몬인 아드레
날린이 과다 분비되면서 공포를 느끼게 된다(厥氣上則恐).

간비(肝痺)로 인해서 담즙을 통제하는 간이 과부하에 걸리면, 간은 담즙을 통제
할 수가 없게 되고, 이어서 산성 담즙은 처리가 안 되면서 신경이 과흥분한다. 그
런데 이때 일조량이 없는 밤이 되면, 낮에 일조량에 의지해서 CRY의 도움을 받아
서 간질의 과잉 산을 어느 정도 중화했던 효과가 없어지게 되고, 이어서 과잉 산
은 간질에 더욱더 쌓이면서, 신경은 더욱더 과민 반응하게 되고, 밤에 잠을 자면
서 깜짝깜짝 놀라게 된다(夜臥則驚). 이 상태가 되면, 삼투압 기질인 담즙염이 정
체되면서 수분을 요구하는 바람에 물을 많이 마시게 되고, 당연히 소변도 자주 보
게 되며(多飮數小便), 간은 소화관의 산성 체액들을 받아서 처리하고, 동시에 하복
부의 산성 정맥혈들을 통제하므로, 간이 문제가 되면, 이들의 정체가 심해지고 결
국에 하복부 체액의 정체로 인해서 임신한 것처럼 배가 불러온다(上爲引如懷).

신장이 과부하가 걸리는 신비(腎痺)가 되면, 신장은 뇌척수액을 책임지고 있으므
로, 바로 뇌척수액과 신경에 영향을 준다. 그래서 신비가 되면, 관절활액을 포함해
서 뇌척수액은 산성으로 변한다. 또, 신장은 염(鹽)을 처리하는 기관이기 때문에, 염

이 정체되면 부종이 온다. 즉, 이때는 복부에 팽만감이 오는 것이다(善脹). 신장의 과부하로 인해서 관절활액이 산성으로 변하면, 인체는 관절을 쓸 수가 없게 된다. 결국에 무릎 관절을 쓸 수 없게 되면서, 앉은뱅이처럼 엉덩이로 기어 다닌다(尻以代踵). 즉, 발(踵) 대신(代)에 엉덩이(尻)를 쓰는(以) 것이다(尻以代踵). 같은 원리로 목도 제대로 가누지 못하게 되면서, 목 대신에 척추로 머리를 가눈다(脊以代頭). 즉, 목 관절이 아파서 힘을 못 쓰니까, 다른 척추를 이용해서 머리를 가누는 것이다.

비장의 과부하인 비비(脾痺)에 걸리면, 비장은 간질액을 책임지고 있으므로, 비장의 과부하는 간질액의 과부하를 의미한다. 간질이 막히면 에너지 대사는 막히고 온몸은 힘이 없어진다. 특히, 사지는 혈액 순환의 정체가 더 심하므로 타격이 더 크다. 결국에 사지가 나른해지면서(解墮), 움직이기가 싫어진다(四支解墮). 비장이 간질액을 처리해주지 못하기 때문에, 간질을 책임지고 있는 폐는 자동으로 과부하에 걸리고, 당연히 기침한다(發欬). 비장이 과부하에 걸리면, 비장은 과잉 산을 위(胃)로 보낸다. 그래서 이때는 당연히 구토가 유발된다(嘔汁). 지금은 비장과 위장 둘 다 과부하에 걸린 상태이다. 즉, 둘 다 비대해졌다는 뜻이다. 불행하게도 이 둘은 횡격막과 연계돼 있다. 결국에 비대해진 이 둘이 횡격막을 아래로 잡아당기면서 각종 순환계가 지나가는 횡격막 공을 막아버린다. 그러면 위쪽은 완전히(大) 폐쇄가 돼버린다(上爲大塞).

소화관에 과부하가 걸리는 장비(腸痺)가 되면, 열이 나니까 물은 자주 마신다(數飮). 그러나 소화관의 열은 소화관의 수분을 고갈시키면서 대변이 굳어버린다. 결국에 변비가 되는 것이다(數飮而出不得). 소화관은 비장에서 산성 체액을 받는다. 그래서 소화관의 문제는 비장의 문제와 직결된다. 지금 상황은 소화관과 비장이 서로 싸우는 형국이다. 즉, 중초의 기(中氣)가 숨을 헐떡이면서 서로 싸우고 있는 것이다(中氣喘爭). 이 상태가 되면, 당연히 소화관의 연동 운동은 멈춘다. 즉, 설사로 이어지는 것이다(時發飧泄).

포비(胞痺)는 회음부의 문제를 유발한다. 즉, 포비는 골반강(少腹)에 있는 장기들을 압박하게 된다. 이들 중에서 방광이 제일 크다. 당연히 포비는 방광을 압박(按)

하면서 통증을 유발한다(少腹膀胱按之內痛). 이 통증은 뜨거운 물(湯)에 손을 담그는(沃) 것처럼 아프다(若沃以湯). 이 상태가 되면, 소변이 제대로 나올 리가 없다(澁於小便). 회음부가 문제가 되어서 스테로이드 호르몬의 분비에 혼란이 오면 곧바로 스테로이드를 분비하는 부신과 흉선이 문제가 된다. 이 두 기관은 림프를 다루는 기관이다. 특히 신장은 뇌척수액이라는 림프를 다룬다. 결국에 회음부 문제가 뇌척수액까지 영향을 미치게 되고, 결국에 뇌척수액의 영향을 받는 코점막은 산성 뇌척수액 때문에 혼란이 온다. 그 결과로 멀건 콧물이 나온다(上爲淸涕). 에스트로겐의 문제가 코점막에 영향을 미치는 연구 논문들은 많이 나와 있다(43-1). 이 논문이 아니더라도, 설명은 쉽게 가능하다. 뇌는 뇌하수체나 시상하부 그리고 송과체, 해마에서도 많은 스테로이드를 만든다. 그래서 회음부에서 스테로이드를 제대로 만들지 못하게 되면, 뇌는 곧바로 스테로이드 부족에 시달리게 되고, 이어서 뇌에서는 대혼란이 일어난다. 그래서 스테로이드를 과도하게 소모하는 성생활이 과도해지면, 당연히 두통을 호소하게 된다. 그리고 이때는 뇌의 영향을 받는 눈에서도 문제가 발생하게 된다. 그리고 스테로이드와 관련된 콜레스테롤 저하제를 복용하면, 그 부작용으로 단기 기억 상실증이 나타나게 되는데, 그 이유는 기억의 핵심인 해마에서 스테로이드가 만들어지는 것을, 이 약이 방해하기 때문이다.

제3장

陰氣者, 靜則神藏, 躁則消亡, 飮食自倍, 腸胃乃傷, 淫氣喘息, 痺聚在肺, 淫氣憂思, 痺聚在心, 淫氣遺溺, 痺聚在腎, 淫氣乏竭, 痺聚在肝, 淫氣肌絶, 痺聚在脾, 諸痺不已, 亦益內也, 其風氣勝者, 其人易已也.

음기는 조용할 때는 신장하고, 요동치면 소모된다(陰氣者, 靜則神藏, 躁則消亡). 음식을 많이 먹으면, 장위를 상하게 한다(飮食自倍, 腸胃乃傷). 음기가 천식을 만들면, 비는 폐에 모인다(淫氣喘息, 痺聚在肺). 음기가 우사를 만들면, 비는 심장에 모인다(淫氣憂思, 痺聚在心). 음기가 유닉하면, 비는 신장에 모인다(淫氣遺溺, 痺聚在腎). 음기가 핍갈을 만들면, 비는 간에 모인다(淫氣乏竭, 痺聚在肝). 음기가 기절하면, 비는 비장에 모인다(淫氣肌絶, 痺聚在脾). 모든 비는 낫지 않으면, 역시 안에 쌓인다(諸痺不已, 亦益内也). 풍기가 이기면, 그 사람은 쉽게 낫는다(其風氣勝者, 其人易已也).

음기(陰氣)는 알칼리를 말한다. 신(神)은 산성 물질에 붙은 전자(酸:電子)를 말한다. 인체가 조용하면(靜), 호르몬의 분비로 인한 산성 물질이 만들어지지 않게 되고, 이어서 산성 물질에 붙은 신(神:酸:電子)도 조용히 저장(藏)되어 있다(靜則神藏). 세포가 간질에 산(神:酸:電子)을 내보내는 때는 고민을 한다거나 극한 노동을 할 때이다. 세포가 산을 간질 체액으로 내보내는 원리를 알면 이해가 갈 것이다. 세포가 산을 체액으로 내보내는 이유는 세포의 삼투압 조절 때문이다. 산은 삼투압 기질이기 때문에 세포 안으로 들어가면 수분을 안고 들어간다. 당연히 세포는 팽창한다. 이 상태가 과하면 세포는 파열되고 죽는다. 그래서 세포는 산이 들어온 만큼 내보내야 한다. 이때 내보내는 도구가 바로 호르몬이다. 그래서 호르몬은 무조건 모두가 산(酸:神)이다. 고민을 심하게 한다거나 고된 노동을 하게 되면, 호르몬 분비가 많아지고, 이어서 간질액은 산성으로 변한다. 그러나 반대로 명상이나 하면서 조용히 지내면, 호르몬은 세포 안에 있는 세포소기관(organelle)이나 수포(Vesicle)에 저장된 채로(藏) 가만히 있다(神藏). 즉, 인체가 특별한 자극이 없이 조용히(靜) 지내면, 호르몬(酸:神)은 분비가 안 되고, 세포 안에 저장(藏)된 채로 가만히 있다(靜則神藏). 그러나 그 반대가 되면, 호르몬은 분비되고, 이들은 간질을 산성으로 만들고, 이어서 중화되면서 알칼리를 소모한다(躁則消亡). 과식(飮食自倍)은 간을 과부하시키기 때문에, 간이 통제하는 정맥혈을 정체시킨다. 그래서 과식하게 되면, 산성 정맥혈은 소화 기관에 정체되고, 이어서 주위에 있는 콜라겐들을 녹여버린다. 당연히 위장은 상한다(腸胃乃傷). 음기(淫氣)란 알칼리 음기(陰氣)를 소모하는 사기(邪)이다. 이런 음기가 알칼리를 소모해서 폐에서 천식을 만들어 낸다면(淫氣喘息), 간질에 있던 비증(痺)은 폐에서도 생긴다(痺聚在肺). 이런 음기가 간질에서 알칼리를 모두 소모해서 비장(思)을 과부하(憂)시킨다면(淫氣憂思), 간질로 동맥혈을 뿜어내서 산성 간질액을 중화시키는 심장은 과부하에 시달리게 된다. 그러면 간질에 있던 비증(痺)은 심장에서도 생긴다(痺聚在心). 이런 음기가 신장에서 알칼리를 고갈시켜서 요실금을 만들어 내면(淫氣遺溺), 간질에 있던 비증(痺)은 신장에서도 생긴다(痺聚在腎). 이런 음기가 신경의 간질에서 알칼리를 소모했다면(淫氣乏竭), 간질에 있던 비증(痺)은 간에서도 생긴다(痺聚在肝). 이런 음기가 간질(肌)의 알칼리를 고갈(絶)시켜버린다면(淫氣肌絶), 간질에 있던 비증(痺)은 비장에서도 생긴다(痺聚在脾). 그래서 치료되지 않고 간질에 있던 모든 비증은(諸痺不已), 결국에(亦) 풍(風)이 되어서 오장(內)으로 들어와서 쌓이게(益) 된다(亦益內也). 간질액에 있던 비기(痺氣)가 혈액 속으로 들어와서 풍기(風氣)가 되고, 이 풍기가 혈액 안에서 기승을 부리면서(其風氣勝者), 알칼리 콜라겐인 피브리노겐으로 중화된다면, 간질에 있던 과잉 산은 서서히 없어지게 되고, 비증에 걸려있던 환자는 쉽게 낫게 된다(其人易已也). 즉, 간질의 과잉 산 때문에, 생겼던 비증은 간질의 과잉 산이 혈액 안으로 들어가서 중화되었기 때문에 당연히 치유된다.

帝曰, 痺其時有死者, 或疼久者, 或易已者, 其故何也. 岐伯曰, 其入藏者死, 其留連筋骨間者, 疼久, 其留皮膚間者, 易已.

황제가 말한다(帝曰). 비병에 걸리면 때에 따라서 죽기도 하고(痺其時有死者), 오랫동안 아프기도 하고(或疼久者), 쉽게 낫기도 한다(或易已者). 무슨 이유로 그런가요(其故何也)? 기백이 말한다(岐伯曰). 장에 들어가면 죽는다(其入藏者死). 근골 사이에 있으면, 통증이 오래간다(其留連筋骨間者, 疼久). 피부 사이에 머물면, 쉽게 낫는다(其留皮膚間者, 易已).

과잉 산이 혈액까지 통과해서 장까지 왔다는 말은 심각한 중병이 되었다는 것을 암시한다. 과잉 산은 풍(風) 수준에서 잘 완치가 된다. 그러나 기항지부인 혈액에서 완치가 안 되었다면, 혈액은 이미 과잉 산으로 인해서 혈전 덩어리가 되었을 것이고, 혈액 순환은 거의 멈춰 있을 것이다. 이때는 안 죽으면 그게 더 이상할 것이다(其入藏者死). 이 병(病)이 근육(筋)이나 골수(骨)에 머물러 있다면, 간질이 있는 피부보다 더 깊숙이 자리하고 있으므로, 쉽게 제거가 안 되고, 결국에 당연히 통증도 오래 갈 것이다(疼久). 그래서 이 병(病)이 피부 사이에 머물면, 땀을 뺀다 거나 해서 쉽게 고칠 수가 있게 된다(其留皮膚間者, 易已).

제4장

帝曰, 其客於六府者, 何也. 岐伯曰, 此亦其食飲居處, 爲其病本也. 六府亦各有兪, 風寒濕氣中其兪, 而食飲應之, 循兪而入, 各舍其府也.

황제가 말한다(帝曰). 육부에 침입하면(其客於六府者), 어떻게 되나요(何也)? 기백이 말한다(岐伯曰). 이것 역시 음식과 거처가 병을 만든다(此亦其食飲居處, 爲其病本也). 육부 역시 각각 주입구를 가지고 있다(六府亦各有兪). 풍한습기가 그 주입구를 통해서 들어간다(風寒濕氣中其兪). 음식에 응해서 순환 주입구로 들어온다(而食飲應之, 循兪而入). 각각은 부에 거처하게 된다(各舍其府也).

이 병도 역시(亦) 다른 병들처럼 음식(食飲)과 일상생활(居處)이(此亦其食飲居處), 병의 근원이 된다(爲其病本也). 당연하다. 육부도 역시(亦) 오장처럼 각각 자기 수혈(兪)을 가지고 있다(六府亦各有兪). 물론이다. 그래서 음식이 반응을 일으켜서(而食飲應之), 사기가 수혈(兪)을 순환(循)하면, 육부로 들어(入)오게 된다(循兪而入). 즉, 음식이 사기를 제공하면, 이 사기는 육부의 수혈을 통해서 육부로 들어온다.

帝曰, 以鍼治之奈何. 岐伯曰, 五藏有兪, 六府有合, 循脈之分, 各有所發, 各隨其過, 則病瘳也.

황제가 말한다(帝曰). 침으로는 어떻게 치료합니까(以鍼治之奈何)? 기백이 말한다(岐伯曰). 오장에는 수혈이 있고(五藏有兪), 육부에는 합혈이 있다(六府有合). 맥이 갈라져서 순환하는데(循脈之分), 각각은 출발 장소가 있고(各有所發), 각각이 그 과정을 따른다면(各隨其過), 병은 낫는다(則病瘳也).

오장의 오수혈 중에서 수혈(兪穴)은 비장을 대표하는 림프(兪)이고(五藏有兪), 육부의 오수혈 중에서 합혈(合穴)도 비장을 대표하는 림프(合)이다(六府有合). 비증(痺)은 간질에 과잉 산이 쌓여서 생기는 병증이다. 즉, 비증의 치료는 체액 순환이 핵심이 된다. 그래서 체액 순환을 목적으로 하는 오수혈을 선택했다. 그래서 체액 순환의 핵심은 림프이기 때문에, 림프를 소통시켜서 체액 순환을 활성화하고, 이어서 비증을 치료하라는 것이다. 맥이란 갈라져서 순환하지만(循脈之分), 각각은 그 출발점이 있고(各有所發), 각각 그 과정을 따르면(各隨其過), 병은 낫는다(則病瘳也). 즉, 경락의 원리에 따라서 치료하면 병은 낫는다는 뜻이다.

제5장

帝曰, 榮衛之氣, 亦令人痺乎. 岐伯曰, 榮者, 水穀之精氣也. 和調於五藏, 灑陳於六府, 乃能入於脈也. 故循脈上下, 貫五藏, 絡六府也. 衛者, 水穀之悍氣也. 其氣慓疾滑利, 不能入於脈也. 故循皮膚之中, 分肉之間, 熏於肓膜, 散於胸腹, 逆其氣則病, 從其氣則愈, 不與風寒濕氣合. 故不爲痺.

황제가 말한다(帝曰). 영위의 기도(榮衛之氣), 비증을 만듭니까(亦令人痺乎)? 기백이 말한다(岐伯曰). 영이란 수곡의 정기이다(榮者, 水穀之精氣也). 오장에서 조화를 맞춰주고(和調於五藏), 육부를 타고 내려가면서 간질에서 흡수된다(灑陳於六府). 그리고 다음에 혈액에 유입되게 된다(乃能入於脈也). 그래서 혈관 상하로 순환하면서(故循脈上下), 오장을 관통하고 육부에 연계된다(貫五藏, 絡六府也). 위는 수곡의 한 기이다(衛者, 水穀之悍氣也). 한기는 빠르고 활리해서 맥에 들어갈 수가 없고(其氣慓疾滑利, 不能入於脈也), 피부 사이와 간질을 순환하다가(故循皮膚之中), 황막에 흡수되고 흉복에서 분산된다(熏於肓膜, 散於胸腹). 면역이 역하면 병이 일어나고(逆其氣則病), 면역이 순조로우면 병이 치유되며(從其氣則愈), 풍한습과 합쳐지는 것을 허용하지 않는다(不與風寒濕氣合). 그래서 비를 만들지 않는다(故不爲痺).

비론(痺論)

여기서 영(榮)은 알칼리 영양성분을 말하고, 위(衛)는 인체를 호위(護衛)하는 면역(immunity:免疫)을 말한다. 당연히 영양성분(榮)은 음식물(水穀)이 가진 알칼리(精氣)이다(榮者, 水穀之精氣也). 이 알칼리 영양성분은 오장에서 조화를 만들어낸다(和調於五藏). 즉, 이 영양성분은 과잉 산을 조절하는 오장에서 오장을 도와서 과잉 산을 중화해준다. 이 영양성분은 당연히 육부에서 배출(灑)되기도 하고, 육부를 통해서 전달(陳)되기도 한다(灑陳於六府). 그다음에 혈관으로 흡수된다(乃能入於脈也). 이 영양성분은 혈액(脈)을 따라서 전신(上下)을 순행하면서(故循脈上下), 오장을 지나가고(貫五藏), 육부와도 연결된다(絡六府也). 위기(衛氣)란 음식 영양성분(水穀)보다 빠른 기운이다(水穀之悍氣也). 그리고 여기서 말하고 있는 위기(衛氣)는 주로 면역 세포(免疫細胞:immunocyte)를 말한다. 그래서 면역 세포는 천천히 흡수되는 영양성분보다 당연히 빠르게(悍) 움직인다. 면역 세포는 간질의 과잉 산을 중화시키고 대분자를 먹어 치워서 제거해주기 때문에, 체액을 빠르고(慓疾) 부드럽게(滑利) 흐르게 만들어 준다(其氣慓疾滑利). 그래서 이 상태에서는 대분자를 먹은 덕분에 면역 세포의 크기가 아주 크게 커져있으므로, 면역 세포는 모세혈관의 작은 구멍으로는 들어갈 수가 없게 된다(不能入於脈也). 그래서 부피가 커진 면역 세포는 피부(皮膚) 사이나 간질(分肉) 사이를 순행하다가(故循皮膚之中, 分肉之間), 인체에서 최대의 면역기관 중에서 하나인 흉선(肓膜:thymus:胸腺)으로 흘러든다(熏於肓膜). 그리고는 가슴 부분의 대정맥에 흡수되어서 사라진다(散於胸腹). 황막(肓膜)이란 뭘까? 황막(肓膜)은 고황(膏肓)이다. 고황에서 고(膏)는 지방이라는 뜻이다. 황(肓)은 명치끝이라는 뜻도 있고, 또한, 삼각형인 비둘기 꼬리를 뜻하기도 한다. 이 둘의 공통점은 뭘까? 명치끝을 검상돌기(processus xiphoideus:劍狀突起)라고 한다. 칼끝처럼 삼각형이기 때문에 붙여진 이름이다. 비둘기 꼬리도 삼각형이다. 결국, 황(肓)이 말하는 뜻은 삼각형이라는 것이다. 그러면 고황(膏肓)은 뭘까? 즉, 인체 기관 중에서 지방 덩어리이면서 삼각형인 것을 찾으면 된다. 그러면 과연 그게 뭘까? 바로 흉선(thymus:胸腺)이다. 골수(bone marrow:骨髓)와 더불어 인체 최고의 면역기관인 흉선을 말한다. 그래서 고황에 병이 들면 낫기가 어렵다고 하는 이유가 고황이 인체의 면역을 책임지고 있기 때문이다. 동양의학은 면역이 핵심이다. 즉, 경락(經絡)이 동양의학의 핵심이다. 이 경락에서 경

(經)이 바로 면역이 상주하는 곳이다. 그런데 이 흉선이 왜 고황일까? 흉선은 어린 시절에 너무 과잉 산에 혹사당하다 보니, 한쪽은 지방(膏)으로 변해버린다. 지방은 과잉 산을 중화한 결과물이라는 사실을 상기해보다. 또, 흉선의 모양을 보면 삼각형(肓)으로써 양쪽으로 붙어있다. 그래서 흉선이 고황이다. 말이 나온 김에 좀 더 나가 보자. 단중(膻中)이 있다. 이 단어의 정확한 발음은 전중(膻中)이다. 이 전(膻)자는 '누린내'라는 뜻의 전이다. 인체에서 가슴 부위에 있으면서 누린내를 풍기는 곳은 어디일까? 그리고 도대체 어떤 물질이 인체에서 누린내를 풍기는가? 그것은 바로 스테로이드(Steroid) 호르몬이다. 야외에서 키운 돼지에서 누린내가 나는데, 그 이유는 성호르몬인 스테로이드 호르몬 때문이다. 또, 스테로이드를 과잉 사용하는 사람들 옆에 가면 누린내가 난다. 가슴 부위에서 스테로이드 호르몬을 분비하는 곳이 어디일까? 바로 흉선(thymus:胸腺)이다. 흉선은 스테로이드를 많이 만들어내서 과잉 산을 중화시킨다. 임맥(任脈)은 특히 임신(pregnancy:姙娠)을 책임지는 맥이다. 임신에서 아주 중요한 것이 성호르몬인 스테로이드 호르몬의 정상 분비이다. 임맥은 바로 이 스테로이드 호르몬과 연관된 림프계를 따라서 만들어진 경혈이다. 즉, 회음에서 시작해서 유미조(乳糜槽)를 지나서 거의 직선으로 뻗은 가슴관(thoracic duct:胸管)을 따라서 흉선에 도달하고 편도선(tonsil:扁桃[腺])에 이른다. 임맥은 면역에서도 그만큼 중요한 맥이다. 좀 더 나가 보자. 이번에는 독맥(督脈)을 보자. 독맥은 왜 독맥(督)일까? 무엇을 감독한단 말인가? 골수는 인체에서 제일 큰 림프계 면역기관이다. 즉, 인체 전체의 면역을 감독하는 기관이다. 그래서 맥의 이름이 독맥이다. 독맥은 엄청나게 중요한 맥이다. 사실 독맥 하나만 잘 다스리면 건강은 만사형통이다. 그래서 임맥과 독맥이 음양경의 해(海)를 담당한다. 다시 본론으로 돌아가자. 그래서 면역이 문제가 된다면(逆), 병이 들 것은 당연한 사실이다(逆其氣則病). 거꾸로, 이 면역기관이 잘 다스려진다면(從), 병이 든다고 해도 병은 쉽게 치유될 것이다(從其氣則愈). 그리고 건강한 면역이 존재한다면, 풍한습이라는 사기들이 모두 합세(合)해서 달려들게 허용하지도 않게 되고(不與風寒濕氣合), 당연히 비병도 걸리지 않을 것이다(故不爲痺).

帝曰, 善. 痺或痛, 或不痛, 或不仁, 或寒或熱, 或燥或濕, 其故何也. 岐伯曰, 痛者, 寒氣多也.
有寒故痛也. 其不痛不仁者, 病久入深, 榮衛之行濇, 經絡時疏. 故不通, 皮膚不營. 故爲不仁.
其寒者, 陽氣少, 陰氣多, 與病相益. 故寒也. 其熱者, 陽氣多, 陰氣少, 病氣勝, 陽遭陰. 故爲
痺熱. 其多汗而濡者, 此其逢濕甚也. 陽氣少, 陰氣盛, 兩氣相感. 故汗出而濡也.

　　황제가 말한다(帝曰). 좋습니다(善). 비는 혹은 통증이 있기도 하고(痺或痛), 없기
도 하고(或不痛), 혹은 불인이기도 하고(或不仁), 혹은 열이 있기도 하고 한이 있기도
하고(或寒或熱), 혹은 조하기도 하고 혹은 습하기도 하는데(或燥或濕), 그 연고가 무
엇인가요(其故何也)? 기백이 말한다(岐伯曰). 통증이란 것은 한기가 많은 것이다(痛
者, 寒氣多也). 한기가 있으면, 그것 때문에 통증이 있다(有寒故痛也). 불통 불인하면
병이 오래되고 깊이 들어간 것이다(其不痛不仁者, 病久入深). 그러면 영위의 순행이
막힌 것이고(榮衛之行濇), 경락이 때때로 소통한다(經絡時疏). 그래서 불통된다(故不
通). 피부는 영양성분을 못 받고(皮膚不營), 그래서 불인한다(故爲不仁). 한기라는 것
은 양기가 적고, 음기가 많은 것이며(其寒者, 陽氣少, 陰氣多), 병과 더불어 서로 쌓
인다(與病相益). 그래서 한이 된다(故寒也). 열이라는 것은 양이 많고 음이 적은 것이
다(其熱者, 陽氣多, 陰氣少). 병기가 이기면, 양이 음을 만나서 비열을 만든다(病氣勝,
陽遭陰. 故爲痺熱). 땀이 많아서 흥건히 적신다는 것은 습을 심하게 만났다는 것이다
(其多汗而濡者, 此其逢濕甚也). 양기가 적고 음기가 성하고(陽氣少, 陰氣盛), 양기(兩
氣)가 서로 감응하면(兩氣相感), 땀이 많이 나서 흥건히 적신다(故汗出而濡也).

　　통증(痛證)은 과잉 산이 콜라겐을 녹이는 것이다. 즉, 콜라겐을 분해해버리는 것
이 통증이다. 생살을 녹여버리니 아프지 않으면, 그게 더 이상할 것이다. 이 원인
을 동양의학은 한(寒)이라고 말하고, 현대의학은 ROS(활성산소)라고 말한다. 여기
서 핵심은·짝없는 전자(Lone pair electron)이다. 즉, 홀전자이다. 이 짝없는 전
자가 MMP(matrix metalloprotease)를 작동시켜서 신경 말단에 붙은 콜라겐을
녹이면서 통증은 시작된다. 이때 대신 과잉 산은 중화된다. 그래서 통증이 있다는
것은 한기가 많다는 말이다(痛者, 寒氣多也). 한(寒)이란 전자를 격리한 염(鹽)이다.

그래서 한이 많다는 말은 염이 많다는 뜻이다. 전자를 격리한 염의 특징은 주위에서 열(熱)에너지만 공급되면 언제라도 전자를 내어준다는 사실이다. 그러면 염에서 나온 전자는 MMP를 작동시켜서 간질의 콜라겐을 분해하면서 통증을 만들어낸다. 이것이 상한론(傷寒論)이다. 그래서 한(寒)인 염(鹽)이 존재하면 통증은 당연히(故) 따른다는 것이다(有寒故痛也). 한이 있는데 통증은 없고 피부 감각이 마비되었다면(其不痛不仁者), 병이 오래되어서 깊어진 것이다(病久入深). 통증은 신경 문제이다. 그런데 한(寒)인 염(鹽)이 오래 존재하면서 MMP를 계속 작동시키면 MMP가 분해한 콜라겐이 신경 시냅스를 파묻어버린다. 그러면 신경은 마비된다. 그래서 병이 오래되고 깊어지면(病久入深), 신경이 불통하면서 통증을 느끼지 못하게(不痛) 되고 그 주위는 마비(不仁)가 온다(其不痛不仁者). 그러면 간질에 쌓인 콜라겐 때문에 간질이 막히면서 간질을 통해야만 하는 영양성분(榮)의 공급도, 면역(衛)의 활동도 막히고(澁) 만다(榮衛之行澁). 그러면 간질과 접하고 있는 경락도 항상 소통하는 게 아니라 때때로(時) 소통(疏)만 할 뿐이다(經絡時疏), 즉, 콜라겐에 간질이 막혔다(不通)는 것이다(故不通). 이제 간질과 접해있는 피부도 영양(營) 공급을 받지 못하게 되면서(皮膚不營), 작동을 멈춰버린다(故爲不仁). 한이라는 것은(其寒者), 양기가 적고 음기가 많은 것이다. 한(寒)은 염(鹽)이다. 즉, 전자(酸)를 임시로 격리해 놓은 것이다. 이 전자를 격리하려면 반드시 알칼리 물질(陰氣)이 존재해야 한다. 그래서 과잉 산보다 알칼리 금속이 많지 않으면, 염을 만들 수가 없다(陽氣少, 陰氣多). 이렇게 해서 병을 만드는(與病) 요인이 서로 쌓이는(相益) 것이다(與病相益). 즉, 한(寒)인 염(鹽)이 만들어지는 것이다(故寒也). 다시 말하면, 산과 알칼리가 반응해서 염이 쌓여가는 것이다. 열이라는 것은(其熱者), 산은 과잉인데(陽氣多), 알칼리 물질은 적은 상태여서(陰氣少), 과잉 산을 염으로 격리하지 못하고 미토콘드리아에서 산소로 중화시키는 것이다. 이때는 당연히 병기(病氣) 즉, 과잉 산이 주도(勝)하는 상황이며(病氣勝), 과잉 산이 알칼리를 소모(遭)하면서(陽遭陰), 당연히 비열을 만들어낸다(故爲痺熱). 비(痺)는 간질에서 과잉 산을 의미한다. 그래서 갈색지방의 미토콘드리아에서 과잉 산을 중화하면서 비열(痺熱)을 만들어 낸다(故爲痺熱). 땀이 아주 많이 나서 옷이 젖을 정도가 되었다는 말은(其多汗而濡者), 과잉 산을 중화하는 정도가 아주 심하다는 것을 암시한다. 이 말은 인체가 습(濕:汗)을 심하게 많이 만났다는 것이다(此其逢濕甚也). 여기서 습(濕)은 수분을 흡수한 물질을 말한다. 수분을 흡수하려면, 반드시 삼투압 물질이 요구된다. 바로 콜라겐과 염이 삼투압 물질이다. 그래서 습(濕)을 심하게(甚) 만났다(逢)는 말은 염(鹽)을 많이 만났다는 뜻으로써, 염이 많이 존재한다는 뜻이다. 그러면 이 염에 격리해 둔 전자를 중화하면서 당연히 땀을 많이 흘리게 된다. 이 상황을 다른 말로 하자면, 음기(陰氣)인 염은 많고 양기(陽氣)인 산(酸)은 적으나(陽氣少, 陰氣盛), 음기인 염에서 계속 전자를 공급해줌으로 인해서, 음기인 산소와 양기인 전자라는 두 개(兩氣)의 기운이 서로 반응해서(相感), 아주 많은 땀을 만들어 낸 것이다(故汗出而濡也).

帝曰, 夫痺之爲病, 不痛何也. 岐伯曰, 痺在於骨, 則重. 在於脈, 則血凝而不流. 在於筋, 則屈不伸. 在於肉, 則不仁. 在於皮, 則寒. 故具此五者, 則不痛也. 凡痺之類, 逢寒則蟲, 逢熱則縱. 帝曰, 善.

황제가 말한다(帝曰). 무릇 비가 병이 되었을 때(夫痺之爲病), 어찌 불통(不痛)이냐요(不痛何也)? 기백이 말한다(岐伯曰). 비가 골에 존재하면, 무겁다(痺在於骨, 則重). 비가 맥에 존재하면, 혈이 응고되고 불통한다(在於脈, 則血凝而不流). 비가 근에 존재하면, 굴신이 어렵다(在於筋, 則屈不伸). 비가 육에 존재하면, 불인하고(在於肉, 則不仁), 피에 존재하면, 한이 된다(在於皮, 則寒). 이 다섯 가지 모두는 통증이 없다(故具此五者, 則不痛也). 무릇 비라는 병의 종류는(凡痺之類), 한을 만나면, 충이다(逢寒則蟲). 열을 만나면, 종이 된다(逢熱則縱). 황제가 말한다(帝曰). 좋습니다(善).

여기서 골(骨)은 림프인 골수(bone marrow:骨髓)를 의미한다. 그래서 비병이 골수에 존재하면(痺在於骨), 면역에 문제가 생기면서 간질에서 과잉 산과 대분자를 처리하지 못하게 되고, 이어서 간질액이 정체되면서 몸이 천근만근 무거워진다(則重). 이번에는 비병이 혈관에 존재하면(在於脈) 혈관 안에 상주하고 있는 알칼리 콜라겐인 피브리노겐과 비병이 반응하면서 혈전(血凝)이 만들어지고, 이어서 혈액

의 흐름을 막아버린다(則血凝而不流). 비병이 근육에 존재하면, 근육을 수축시키게
되고 굽히면 통증이 있으므로 굴신이 불가능하게 된다(在於筋, 則屈不伸). 또, 비병
이 림프(肉)에 존재하면(在於肉), 간질이 막히면서 영양분의 공급이 끊기고 마비가
찾아온다(則不仁). 비병이 피부에 존재하면(在於皮), 폐의 통제에 따라서 철염으로
비병을 처리하기 때문에 철염인 한(寒)이 만들어 진다(則寒). 앞에 열거한 이 다섯
가지는 당연히 통증이 없다(故具此五者, 則不痛也). 즉, 통증은 간질에 뿌리를 둔
신경 문제인데, 골수는 뼈 안에 있으므로 신경과 연결이 없고, 혈관 안에도 신경
이 없고, 근육 자체에도 신경이 없고, 림프 안에도 신경이 없고, 피부에서는 비병
을 염인 한으로 처리했기 때문에, 신경을 건드리지 않게 되고, 이어서 통증이 없
게 된다. 그래서 이 5가지의 경우 모두에 통증이 없다. 비병(痺病)의 종류(類)들은
한(寒)을 만나면 벌레(蟲)가 된다. 이 말의 뜻은 뭘까? 비병은 과잉 산이다. 이 비
병인 과잉 산은 알칼리 물질을 만나면(凡痺之類) 염(寒)이 되면서, 벌레처럼 알칼리
금속 안으로 숨어버린다(逢寒則蟲). 이제는 거꾸로 열(熱)을 만나면, 염에서 풀여
(縱) 나온다(逢熱則縱). 열은 에너지를 공급해서 염(鹽)에서 전자(酸)를 풀어주기(縱)
때문이다.

제44편. 위론(痿論)

제1장

黃帝問曰, 五藏使人痿, 何也. 岐伯對曰, 肺主身之皮毛, 心主身之血脈, 肝主身之筋膜, 脾主身之肌肉, 腎主身之骨髓. 故肺熱葉焦, 則皮毛虛弱, 急薄著則生痿躄也. 心氣熱, 則下脈厥而上, 上則下脈虛, 虛則生脈痿, 樞折挈, 脛縱而不任地也. 肝氣熱, 則膽泄口苦, 筋膜乾, 筋膜乾, 則筋急而攣, 發爲筋痿. 脾氣熱, 則胃乾而渴, 肌肉不仁, 發爲肉痿. 腎氣熱, 則腰脊不擧, 骨枯而髓減, 發爲骨痿.

　황제가 묻는다(黃帝問曰). 오장이 사람을 위축시키는데(五藏使人痿), 어떻게 그럴 수 있나요(何也)? 기백이 대답한다(岐伯對曰). 폐는 피모를 주관하고(肺主身之皮毛), 심장은 혈맥을 주관하고(心主身之血脈), 간은 근막을 주관한다(肝主身之筋膜). 비장은 간질과 림프를 주관하고(脾主身之肌肉), 신장은 골수를 주관한다(腎主身之骨髓). 그래서 폐에 열이 있으면, 엽을 태우고(故肺熱葉焦), 피모가 허약해진다(則皮毛虛弱). 박저가 강하면 위벽을 만든다(則皮毛虛弱). 심열이 있으면(心氣熱), 하맥이 막히고 상맥만 돈다(則下脈厥而上). 그러면 하맥은 허해진다(上則下脈虛). 그러면 맥위를 만든다(虛則生脈痿). 그러면 관절이 끊어질 것 같아서 들 수가 없고(樞折挈), 정강이가 풀려서 땅을 디딜 수가 없다(脛縱而不任地也). 간에 열이 있으면(肝氣熱), 담설 구고하며(則膽泄口苦) 근막이 마르고(筋膜乾), 그러면(筋膜乾), 근육은 당기고 연축하며(則筋急而攣), 근위를 만든다(發爲筋痿). 비가 열이 나면(脾氣熱), 위는 건조해지고 갈증이 나며(則胃乾而渴), 간질과 림프가 마비된다(肌肉不仁). 림프를 위축시킨다(發爲肉痿). 신장에서 열이 나면(腎氣熱), 요추를 들 수가 없고(則腰脊不擧), 뼈가 상하고 골수가 감소한다(骨枯而髓減). 골위를 만든다(發爲骨痿).

　오장이 주관하는 인체 부위는 앞에서 수없이 많이 나왔다. 그래서 간단히 설명한다. 여러 가지 방법으로 설명도 가능하다. 면역 세포를 가지고 설명도 가능하고

5가지 영양소를 가지고도 설명은 가능하다. 그리고 이 둘은 서로 연결되어있다. 폐는 적혈구에 있는 철(鐵)을 통제한다. 그래서 피부에서 과잉 산이 발생하면, 폐는 과잉 산을 철염으로 처리를 해서 피부를 보호한다. 더불어 피부에 뿌리를 둔 체모(毛)도 보호된다. 다른 기전으로 다르게 설명할 수도 있다. 즉, 폐는 이산화탄소(carbon dioxide:CO_2:二酸化炭素)를 처리한다. 이 이산화탄소는 피부에 산소 공급을 촉진시켜서, 이 산소로 과잉 산을 중화해서 피부와 체모를 건강하게 해준다(44-1). 이에 대한 논문도 많이 나와 있으며 실제로도 미용에 많이 이용되고 있다. 또 다르게 해석할 수도 있다. 폐에는 수지상 세포가 존재하면서 폐를 보호한다. 이 수지상 세포는 피부에 존재하면서 철(Fe^{3+}) 대사를 통해서 피부를 보호하고 체모도 보호해준다. 다른 기전도 있다. 폐는 호흡을 통해서 이산화탄소 대사를 하게 되는데, 피부도 피부 호흡을 통해서 이산화탄소 대사를 한다. 그래서 폐는 이산화탄소 대사를 통해서 피부를 통제할 수가 있다. 그래서 폐는 이런 여러 과정을 통해서 피모를 주관한다(肺主身之皮毛). 그러나 폐가 나빠서 이산화탄소가 과잉되면, 이제 거꾸로 이산화탄소는 피부를 망친다. 심장은 당연히 동맥혈을 통해서 심혈관을 통제한다. 면역으로 설명할 수도 있다. 즉, T-세포(T-Cell)를 통해서 심혈관을 강하게 할 수도 있다. 그래서 심장은 혈맥을 주관한다(心主身之血脈). 간은 단백질을 다루는 기관이다. 그래서 당연히 암모니아를 처리한다. 이 암모니아는 근육을 수축시킨다. 다르게 설명하자면, 간은 담즙을 통해서 신경을 통제하고 이어서 근육을 통제한다. 면역으로 설명하자면, 성상 세포를 통해서 신경 간질의 과잉 산을 중화해서 신경의 흥분을 막고 근육을 통제할 수가 있다. 간에 상주하고 있는 쿠퍼세포는 성상 세포의 일종이라는 사실을 상기해보자. 그래서 간은 근막을 통제한다(肝主身之筋膜). 근막(筋膜)은 정확히 신경이 전달되는 위치에 있다. 또, 간은 단백질 대사를 하므로, 단백질로 구성된 근막을 조절할 수가 있다. 비장은 림프액을 처리하는 기관이다. 그래서 당연히 림프(肉)를 통제한다. 그래서 림프는 간질의 과잉 산을 받아서 중화 처리하기 때문에, 간질(肌)을 보호해준다. 면역으로도 설명은 가능하다. 비장은 림프구들을 통해서 간질에 과잉 산을 중화해줘서 간질을 보호해주고 림프절도 보호해준다. 그래서 비장(脾)은 간질(肌)과 림프(肉)를 주관한다

위론(痿論)

(脾主身之肌肉). 신장은 자체에 골수가 있다. 그래서 골수를 통제하는 것은 당연하다. 염(鹽)으로도 설명은 가능하다. 신장은 뇌척수액에 있는 $MgCl_2$(염화마그네슘)라는 염(鹽)을 통해서 뇌척수액의 산도(酸度)를 조절하고 이어서 골수를 통제할 수가 있다. 그래서 신장은 골수를 통제할 수가 있다(腎主身之骨髓). 당연히 골수를 통제하면 뼈(骨)의 통제는 따라온다. 이상이 오장이 통제하는 인체 부위에 대한 간단한 설명이다. 이는 약 2,000년 전에 존재했던 최첨단 과학이다.

폐에 열이 있다는 말은 폐에 과잉 산이 존재해서 이 과잉 산을 중화하고 있다는 뜻이다. 폐에 과잉 산이 존재하면, 이 과잉 산이 중화되면서 당연히 알칼리 콜라겐으로 구성된 폐포(葉)는 녹아(焦) 내린다(故肺熱葉焦). 여기서는 탄다(焦)는 표현을 썼다. 이렇게 되면 폐가 전담하는 환원철의 처리가 정체되고, 간질액에 있는 산성 환원철은 피부에 존재하는 수지상 세포가 처리하면서 피부 콜라겐을 건드리고, 자연적으로 피모는 허약해진다(則皮毛虛弱). 그리고 이 부분은 피부 호흡을 통한 이산화탄소의 대사로도 설명은 가능하다. 이산화탄소는 산이라는 사실을 상기해보자. 이렇게 피모의 약해짐이 심해지면(急), 피부는 얇아지고(薄), 뼈에 달라붙은(著) 모습을 보인다. 이것이 위벽(痿躄)이다(急薄著則生痿躄也). 이 과정에서 당연히 근육의 콜라겐도 소모된다. 즉, 근육의 손실이 뒤따른다. 그래서 팔다리의 근육에 문제를 일으키고 피부도 거칠게 만들어버린다. 이 과정도 폐가 조절하는 이산화탄소로 설명해도 된다. 이것은 완벽한 과학이다.

심장에 열이 있다(心氣熱)는 말은 심장이 과잉 산으로 인해서 심근의 위축이 심하다는 것을 암시하고 있다. 그러면 심장과 연결된 횡격막이 수축하면서 체액관들이 통과하는 횡격막 공을 막아버린다. 그러면 인체 하부(下)로 가는 체액은 순환이 막히고(厥), 상체(上)로만 체액 순환이 이루어진다(則下脈厥而上). 그러면 당연히 상체는 문제가 없으나, 하체(下)의 체액관들(脈)은 과잉 산이 정체되면서 알칼리를 소모하게 되고, 자동으로 허약(虛)해질 수밖에 없다(上則下脈虛). 즉, 이때 맥위(脈痿)를 만들어내는 것이다(虛則生脈痿). 맥위가 만들어지게 되면, 인체에서 제일 멀리 떨어져 있는 하체는 곧바로 타격을 받는다. 즉, 하체에 혈액 순환이 막히면서 과잉 산이 쌓이는 것이다. 이 과잉 산은 근육의 콜라겐과 뼈의 골수에서 중화된다. 그 결과로 하체의 근육은 위축되어서 힘을 쓸 수가 없게 되고, 골수의 파괴로 관절의 활액은 산성화된다. 그러면 관절이 끊어질 것 같아서 물건을 들 수가 없고(樞折挈), 정강이가 풀려서 땅을 디딜 수가 없게 된다(脛縱而不任地也). 한마디로 제대로 걸을 수가 없게 된 것이다. 이것이 심장으로 인한 맥위(脈痿)이다.

간에 열이 있으면(肝氣熱) 즉, 간이 과잉 산으로 인해서 과부하에 걸리면, 담즙(膽)은 제대로 처리가 안 되고 혈류로 역류(泄)할 수밖에 없다(膽泄). 이 역류한 담즙이 입안의 분비선을 통해서 나오면서 입안에서 쓴맛(苦)을 만든다(則膽泄口苦). 다르게 설명도 가능하다. 간은 암모니아를 취급한다. 그런데 간이 나빠서 암모니아를 제대로 처리하지 못하면, 이 암모니아가 구강으로 나오면서 쓴맛(苦)을 만들어낸다(則膽泄口苦). 이렇게 간이 문제가 되면, 신경 간질에 산성 담즙이 쌓이면서 신경 간질과 접하고 있는 근육은 이 산성 담즙 때문에 알칼리를 소모하게 되고 당연히 약해(乾)진다(筋膜乾). 이렇게 근막이 약해질 정도가 되면(筋膜乾), 신경은 과하게 흥분하면서 근육(筋)을 강하게(急) 수축시키고, 이어서 근육에 경련(攣)을 만들어낸다(則筋急而攣). 이것이 근위이다(發爲筋痿). 결과는 근육이 뻣뻣하게 굳는다.

비장에 열이 있으면(脾氣熱), 간질(肌)과 림프(肉)에 문제가 생기면서 간질액도 동시에 문제가 생긴다. 즉, 둘 모두에서 체액의 정체가 일어난다. 그러면 간질액과 접하고 있는 알칼리 콜라겐으로 이루어진 점막들은 산성 간질액에 의해서 녹는다. 즉, 점막이 상하면서 분비선이 작동하지 못하는 것이다. 위(胃)의 분비선도 마찬가지이다. 즉, 위가 마르는 것이다(胃乾). 위뿐만 아니라 다른 분비선도 막히면서 갈증을 유발한다(則胃乾而渴). 이것이 육위(肉痿)이다(發爲肉痿). 즉, 간질(肌)과 림프(肉)의 기능이 멈춰버린(不仁) 것이다(肌肉不仁).

위론(痿論)

신장은 뇌척수액을 책임진다. 그래서 신장에 열이 있으면(腎氣熱), 뇌척수액은 자동으로 산성으로 변한다. 그 결과로 척추에 통증을 유발하고 허리를 들 수가 없게 만든다(則腰脊不擧). 특히 신장은 허리 척추에서 신경을 받기 때문에, 신장이 안 좋으면 당연히 통증 때문에 허리 척추를 들어 올릴 수가 없게 된다. 이 통증을 만들어내는 과잉 산은 뼈에 있는 알칼리 콜라겐을 녹이면서, 뼈(骨)를 고사(枯)시키고, 뼈 안에 든 알칼리 골수를 분해하면서 골수(髓)를 소모(減)한다(骨枯而髓減). 이것이 골위(骨痿)이다(發爲骨痿).

제2장

帝曰, 何以得之. 岐伯曰, 肺者藏之長也, 爲心之蓋也. 有所失亡, 所求不得, 則發肺鳴, 鳴則肺熱葉焦. 故曰, 五藏因肺熱葉焦, 發爲痿躄, 此之謂也.

황제가 말한다(帝曰). 병은 어떻게 얻나요(何以得之)? 기백이 말한다(岐伯曰). 폐는 장의 대장이다(肺者藏之長也). 심장을 덮고 있다(爲心之蓋也). 실망하거나 얻어야 할 것을 얻지 못했을 때(有所失亡 . 所求不得), 마음고생 때문에 폐가 나빠진다(則發肺鳴). 그러면 폐열로 인해서 폐포가 상한다(鳴則肺熱葉焦). 옛말에 이르기를 오장으로 인해서 폐열이 나고 폐포가 상하면(故曰, 五藏因肺熱葉焦), 위벽이 생긴다고 했다(發爲痿躄, 此之謂也).

폐(肺)는 오장의 핵심이다. 그 이유는 폐는 알칼리 동맥혈을 만들어서 공급하기 때문이다. 인체는 알칼리 동맥혈로 다스려진다. 알칼리 동맥혈의 공급이 끊기면 인체는 곧바로 죽는다. 그런데 그 동맥혈을 폐가 만들어준다. 그래서 폐는 오장의 대장(長)인 것이다(肺者藏之長也). 해부학적으로 보면, 폐는 심장을 덮고(蓋) 있는 형국이다(爲心之蓋也). 즉, 심장이 폐 뒤에 있다. 무엇인가에 대해서 실망을 하거나(有所失亡), 꼭 얻어야만 하는 것을 얻지 못하면(所求不得), 그에 따른 스트레스에 의해서 인체의 오장은 많은 문제를 유발한다. 즉, 오장이 과잉 산에 시달리는 것이다. 그러면 그 과잉 산은 체액의 흐름도에 따라서 최종적으로 폐에 도달한다.

이제 폐는 이 과잉 산을 중화하느라 죽어난다(則發肺鳴). 즉, 폐는 오장이 만들어준 과잉 산을 중화시키면서 열이 나고 폐포(葉)의 알칼리 콜라겐이 녹아버린다(鳴則肺熱葉焦). 그래서 옛말에(故曰), 오장으로 인해서 폐에서 열이 나고 폐포가 녹아버리는 것을 위벽(痿躄)이라고 했다(故曰, 五藏因肺熱葉焦, 發爲痿躄, 此之謂也). 즉, 폐가 최종 처리해야만 하는 산성 간질액이 폐의 기능 저하로 인해서 전신에 정체되면서 사지를 제대로 쓸 수가 없게 되는 것이다. 즉, 이것이 위벽이다.

悲哀太甚, 則胞絡絶, 胞絡絶則陽氣內動, 發則心下崩, 數溲血也. 故本病曰, 大經空虛, 發爲肌痺, 傳爲脈痿.

슬픔이 아주 심하면(悲哀太甚), 포락이 끊긴다(則胞絡絶). 그러면 양기가 안에서 발동하고(胞絡絶則陽氣內動), 그러면 심하붕이 일어나고(胞絡絶則陽氣內動), 자주 혈뇨를 본다(數溲血也). 그래서 본병을 이르기를(故本病曰), 대경이 공허해서 기비가 만들어진 것이라고 했다(大經空虛, 發爲肌痺). 이것이 전이되면 맥위가 된다(傳爲脈痿).

인간이 심하게 슬퍼하면, 산성인 호르몬의 분비가 폭증한다. 그러면 간질은 곧바로 산성 간질액으로 가득 찬다. 그러면 이 간질의 산성 간질액을 비장이 받아서 처리한다. 그러나 지금은 너무나 많은 산성 간질액이 간질에 정체하고 있으므로, 비장이 이들 모두를 처리하지 못하고, 결국에 이들은 비장이 상극하는 신장으로 떠넘겨진다. 이제 신장은 부신을 발동시켜서 스트레스 호르몬인 코티졸이라는 스테로이드를 분비해서 비장에서 넘겨받은 과잉 산을 중화 처리한다. 그런데, 이 스테로이드 호르몬은 서로 연결되어있다. 그래서 스테로이드 문제가 발생하게 되면, 성 기관(會陰), 부신(adrenal gland:副腎), 흉선(thymus:胸腺) 등 아주 큰 스테로이드 생성 기관들이 총동원된다. 이 세 기관을 이어 놓으면 바로 임맥(任脈)이 만들어진다. 바로 이것이 포락맥(胞絡脈)이다. 그래서 심하게 고민해서 과잉 산이 넘쳐흐르게 만들어 놓으면, 스테로이드도 고갈되면서 포락맥이 끊기게 된다(則胞絡絶). 만일에 포락맥이 끊기게 되면, 이제 과잉 산(酸)인 양기(陽氣)는 인체 안(內)에서 요동(動)치게 된다(胞絡絶則陽氣內動). 강알칼리인 스테로이드가 고갈되었으니, 과잉 산이 날뛰는 것은 당연한 일이다. 이렇게 되면, 심장을 기준으로 인체 아래 (下)쪽 부분에서 과잉 산을 중화하던 핵심들이 문제가 생겼기 때문에, 인체 아래쪽 부분의 산-알칼리 균형은 무너져(崩) 버린다(發則心下崩). 결국에 비장에서 과잉 산을 떠안은 신장은 부신의 스테로이드 도움을 받지 못하게 되면서, 당연히 과부하에 시달리게 되고, 이어서 신장 사구체의 모세혈관에 과잉 산이 모이게 되고, 이어서 이 과잉 산은 모세혈관을 쥐어짜게 되고 그러면 적혈구까지 신장으로 나오게 되고, 이것이 소변으로 나오면서 혈뇨(溲血)가 된다(數溲血也). 그래서 본병에서는 다음과 같이 말한다. 이런 상황이 되면 대경이 공허해진다(大經空虛). 이 말은 무슨 말일까? 여기서 대경(大經)은 임맥(任脈)인 포락맥(胞絡脈)의 경(經)을 말한다. 이 대경들은 스테로이드라는 알칼리를 교통시키는 경(經)들인데, 산이 과잉되면서 알칼리인 스테로이드가 완전히 고갈(虛)되어서 텅 비어(空)버린 것이다(大經空虛). 그러면 이제 스트레스로 인해서 간질에 가득 찬 과잉 산은 간질에서 스스로 중화 처리되어야 한다. 그러면 당연히 간질에 있는 콜라겐은 과잉 산으로 인해서 분해되고, 이어서 기비(肌痺)가 발생하게 된다(發爲肌痺). 즉, 혈액 순환의 핵심인 간질이 막혀버린 것이다. 그러면 이 상황은 간질로 동맥혈을 힘차게 뿜어내는 심장에 무리를 주고 만다. 결국에 기비가 전이(傳)되면서 맥위를 만들어낸다(傳爲脈痿). 참고로 임맥(任脈) 안에 들어있는 포락맥(胞絡脈)을 구체적으로 추정해보면, 포(胞)는 남여의 생식기를 의미한다. 생식기가 작동하기 위해서 성호르몬인 스테로이드 호르몬이 아주 중요하다. 그리고 생식기 특히 자궁은 혈관 덩어리이기 때문에, 심장이 공급하는 동맥혈이 아주 중요하다. 그래서 포락맥(胞絡脈)은 스테로이드 호르몬의 생성과 관련되는 3곳 즉, 생식기의 회음(會陰), 신장에 통하는 석문(石門), 심포인 단중(膻中)을 반드시 포함해야 한다. 그다음에 심장에 연결되어야 하므로, 심경(心經)의 모혈(募穴)인 거궐(巨厥)을 포함해야 한다. 마지막으로 심장의 상태를 외부에서 측정할 수 있는 혀(舌)와 관련된 경락인 염천(廉泉)도 포함해야 한다. 여기서 염천은 갑상선을 돌본다는 사실도 상기해보자. 그리고 갑상선은 요오드를 통해서 심장이 전문으로 중화하는 자유전자를 중화한다는 사실도 상기해보자. 그래서 갑상선의 대사와 심장의 대사는 서로 겹치게 된다. 또, 참고해야 할 것이 심하붕(心下崩)의 해석인데, 이것은 성기가 아닌 소변에 피가 섞여나오는 것(溲血)으로 해석하는 것이 합리적인 것 같다. 이는 물론 성기도 만드는 스테로이드 대사와 연결되므로, 성기로 해석해도 문제는 없다.

思想無窮, 所願不得, 意淫於外, 入房太甚, 宗筋弛縱, 發爲筋痿, 及爲白淫. 故下經曰. 筋痿者, 生於肝, 使內也.

사모하는 마음이 끝이 없어서(思想無窮), 얻어도 만족하지 못하고(所願不得), 성욕이 차올라서(意淫於外), 성관계를 심하게 하면(入房太甚), 종근이 늘어지고(宗筋弛縱), 근위를 만든다(發爲筋痿). 이것은 백음에까지 이른다(及爲白淫). 그래서 하경에서 말하기를(故下經曰), 근위는 간에서 생겨나서(筋痿者, 生於肝) 뱃속에서 작동한다고 했다(使內也).

일단 성관계를 심하게 하는 데서부터 문제가 발생했다(入房太甚). 여기서부터 풀어보자. 이전에서 언급했지만, 성관계를 너무 심하게 하면, 알칼리를 많이 소모한다. 그러면 성 기관이 있는 부분의 체액은 산성으로 바뀐다. 그리고 성 기관이 있는 하복부의 체액은 간으로 모인다. 성관계에서 제일 많이 동원되는 체액은 성 기관 정맥총에서 아주 중요한 역할을 하는 정맥혈이다. 즉, 성관계를 심하게 하면, 하복부 정맥혈이 산성으로 바뀐다. 그러면 이 산성 정맥혈들을 처리하는 간은 자동으로 기능 저하에 빠지면서 근위(筋痿)를 만들어낸다. 즉, 이때 간이 통제하는 근육에서 문제가 발생한다는 뜻이다. 이 근육이 성기에서 일어나면, 발기 불능이 된다. 그래서 옛날부터 성관계를 심하게 하면, 간이 상한다고 했다. 이제 하나씩 풀어보자. 욕정이 차올라서 성관계를 너무 심하게 하면(入房太甚), 하복부의 알칼리가 고갈되면서 하복부의 정맥혈은 산성으로 기울게 되고, 그러면 하복부의 정맥혈을 받아서 처리하는 간은 기능 저하에 빠지고 이어서 근위(筋痿)가 발생한다(發爲筋痿). 즉, 이때 근육에서 문제가 발생하는 것이다. 그러면 오장육부를 지탱하고 있는 장간막 근육인 종근(宗筋)도 이상을 일으킨다. 이 여파가 성기에까지 미치게 되고, 이어서 성기에 연결된 장간막 근육인 종근(宗筋)도 문제가 발생하면서 발기 불능(弛縱)에 빠지고 만다(宗筋弛縱). 이 상태가 심해지면, 성 기관의 조임근(括約筋:괄약근:sphincter)들이 풀리면서, 정액이 새어 나오는 백음(白淫)까지 간다(及爲白淫)는 것이다. 충분히 가능한 일이다. 그래서 하경에서는 다음과 같이 말했다. 간 기능 저하 때문에 만들어지는 근위(筋痿)는 만들기는 간이 만들지만(生於肝), 간이 근위(筋痿)를 만들게 강요(使)한 것은 간이 아니라 내방(內房)에서 일어난 너무 심한 성 관계이다(使內也). 즉, 근위(筋痿)는 간이 만들어내지만, 그 원인 제공은 성 기관(內)이 한 것이다. 이 부분은 사실상 스테로이드의 중요성을 암시하고 있다.

有漸於濕, 以水爲事, 若有所留, 居處相濕, 肌肉濡漬, 痺而不仁, 發爲肉痿. 故下經曰, 肉痿者, 得之濕地也.

물이 체류한 곳에 있거나(有漸於濕), 물을 가지고 일을 한다거나(以水爲事), 항상 습기에 노출되거나(若有所留), 거처까지 습기가 있다면(居處相濕), 기육은 항상 습기에 젖어 있게 된다(肌肉濡漬). 그러면 기비가 발생하고 불인이 되면서(痺而不仁), 육위가 발생한다(發爲肉痿). 하경에서 말하기를(故下經曰), 육위는 습지에서 얻는다고 했다(肉痿者, 得之濕地也).

이 문제를 풀려면 인체 수분 대사를 알아야 한다. 인체 수분 대사에서 주요 책임자는 신장이다. 신장은 하루에 1,000㎖의 수분을 체외로 배출한다. 그런데 피부로 배출되는 수분량은 상상 이상으로 많다. 하루에 피부로 배출되는 수분량은 800㎖나 된다. 신장의 수분 배출에 버금가는 양이다. 그런데 환경적인 요인 때문에 피부에 수분이 저류되면, 이 수분이 피부 호흡을 막아버리면서, 피부의 수분 배출은 막히고 만다. 이렇게 해서 피부에서 수분 배출이 막힌다면, 피부 바로 아래에 있는 간질에 수분이 저류된다. 이 저류된 수분은 그대로 림프(肉)로 들어가거나 간질(肌)에 저류된다. 결국에 수분 배출 부담을 림프와 간질이 진다. 그래서 습(濕)이 많거나(有漸於濕), 물이 있는 곳에서 일을 하거나(以水爲事), 거처하는 곳에까지 습이 많으면(居處相濕), 하루 24시간 내내 수분이 피부를 적시게 된다. 그러면 피부는 간질에 있는 수분을 배출시키지 못한다. 그 부담은 고스란히 림프와 간질이 진다. 그 결과로 간질(肌)과 림프(肉)는 수분에 적셔져 있게 된다(肌肉濡潰). 그런데 왜 이것이 인체 건강에 문제를 일으킬까? 핵심은 삼투압 기질인 과잉 산에 있다. 수분이 있는 곳에는, 반드시 삼투압 기질인 산(酸)이 버티고 있다. 그래서 피부 호흡을 통해서 수분이 인체 밖으로 빠져나가지 못했다는 말은 과잉 산(酸)이 인체 외부로 배출되지 못했다는 암시를 준다. 그러면 피부 호흡이 막혀서 인체 밖으로 배출하지 못한 과잉 산은 그대로 간질에 머물게 되고, 이어서 간질과 림프에 부담을 주고 만다. 이제 림프는 당연히 과부하를 일으키고, 이어서 기능이 저하되면서 드디어 비증(痺)을 일으키기에 이르고, 그러면 간질과 접한 피부는 불인(不仁)된다(痺而不仁). 즉, 육위(肉痿)가 일어나는 것이다(發爲肉痿). 다시 말하면, 림프 기능이 위축되는 것이다. 그래서 하경에서 말하기를(故下經曰), 육위는(肉痿者) 습지에서 얻는다고 했다(得之濕地也). 습기가 많고 통풍이 잘 안 되는 지하실에서 오래 살면 병에 잘 걸리는 이유이다. 그리고 한국식 주택에서 남향집을 선호하는 이유이기도 하다. 이는 바람이 잘 통하게 해서 거주하는 곳의 습기를 조절하기 위함이다. 또, 습(濕)이란 물인데, 물이 모이려면 반드시 삼투압 기질이 있어야 한다. 삼투압 기질은 산(酸)이다. 당연히 건강에 안 좋다. 또, 피부가 수분을 외부로 배출할 때도 삼투압 기질과 같이 수분을 배출하기 때문에, 이는 산(酸)을 배출하는 효과가 있다. 신장에서 배출되는 수분도 마찬가지로 산(酸)을 배출한다. 인체에서 수분 대사의 중요성은 pH 균형이다. 인체는 수분 대사를 통해서 산-알칼리 균형(pH 균형)을 맞추는 것이다. 이만큼 수분 대사는 인체에서 아주 중요하다. 그리고 참고로 요즘에는 학교 급식실 근무자들이 많은 질환에 시달린다는 통계도 나와 있는데, 이는 지금 설명한 기전 때문이다. 이 문제는 전자생리학으로 풀어야만 풀린다. 최첨단 현대의학의 기반인 단백질 생리학으로 이 문제를 풀면 오리무중이 되고 만다. 그래서 이 문제의 결과는 혐의없음으로 판정이 나오게 된다. 이런 면에서 보면, 최첨단 현대의학의 기반인 단백질 생리학은 면죄부 생리학으로 너무나 많이 쓰이게 된다. 그 대표가 광우병이다. 물론 이외에도 너무나 많다. 그중에서도 특히 재미있는 것이 백신 사고이다. 백신은 에너지를 보유한 생물체를 인체 안으로 주입하는 행위이므로, 이 백신이 보유한 에너지는 100% 인체의 알칼리 물질과 반응하게 된다. 즉, 백신은 산성 물질을 인체 안으로 주입시키는 것이다. 그러면, 이때 인체의 산성도를 책임지고 있는 면역이 벌떼처럼 들고 일어나는 것은 자명한 일이다. 그래서 백신은 면역을 만든다고 홍보한다. 그러나 백신은 면역을 만들지 못하고, 단지 자극만 할 뿐이다. 그래서 이번 코로나에서 보았듯이, 그 효과는 길어야 몇 달이다. 그 이유는 백신이 자극한 면역 세포는 그 수명이 정해져 있기 때문이다. 물론 면역이 자극한 비 세포(B-Cell)는 생존 기간이 아주 길다고 선전하고 있는데, 이도 상황에 따라서 아주 유동적이다. 그래서 백신은 면역의 근본은 건드리지 않고, 단지 면역 세포만 자극하는 일과성에 불과한 치료법이다. 대신에 백신을 자주 맞아야 하므로, 제약회사 입장으로 보면, 백신은 돈 버는 기계가 된다. 즉, 이는 정원사가 정원에 있는 잡초의 뿌리는 그대로 놔둔 채 위쪽으로 올라온 풀만 제거하는 것과 똑같은 원리이다. 그래야 또 정원사를 부를 테니까! 그래야 또 백신을 맞을 테니! 이런 억지 수법도 수명이 얼마 안 남았다. 이제 우리는 최첨단 현대의학의 기반인 고전물리학의 시대가 저물고, 이보다 몇 배는 더 첨단인 양자역학의 시대에 접어들고 있다. 이 양자역학을 기반으로 한 생리학이 전자생리학이다. 즉, 이제 단백질 생리학이 아닌 전자생리학이 의학을 주도할 것이라는 뜻이다. 그러면, 최첨단이라고 으스대는 최첨단 현대의학은 수술과 같은 응급의학을 제외하면 아무짝에도 쓸모가 없게 될 것이다. 물론 최첨단 현대의학도 이 사실을 너무나 잘 알고 있다. 그래서 최첨단 현대의학은 양자역학을 의료기기에는 이용하고 있으나, 생리학에는 절대로 도입하고 있지 않고 있다. 지금처럼 돈을 긁어모으고 있는데, 자기 무덤을 스스로 팔 일이 없기 때문이다. 그러나 세상일은 반드시 사필귀정(事必歸正)이다. 단지, 시간이 조금 걸릴 뿐이다. 중세 시대의 교회들이 면죄부를 판 일을 상기해보자. 세상일은 사필귀정이다. 최첨단 현대의학에 전자생리학을 들이대면, 고혈압약, 당뇨약, 콜레스테롤 저하제, 항생제, 백신 등등은, 심하게 말하면, 애들 장난에 불과하다. 전자생리학은 무서운 생리학이다.

有所遠行勞倦, 逢大熱而渴, 渴則陽氣內伐, 內伐則熱舍於腎, 腎者水藏也. 今水不勝火, 則骨枯而髓虛. 故足不任身, 發爲骨痿. 故下經曰, 骨痿者, 生於大熱也.

　무거운 짐을 지고 머나먼 길을 가다 보면(有所遠行勞倦), 열이 나고 땀이 나면서 갈증을 일으킨다(逢大熱而渴). 그러면 인체 안에서는 산이 축적되면서 문제를 일으킨다(逢大熱而渴). 이렇게 되면 신장에 열이 모인다(渴則陽氣內伐). 신장은 물을 저장하는 곳이다(腎者水藏也). 그런데 열이 아주 심해서 물로 이 열을 중화시키지 못하면(今水不勝火), 뼈가 상하고 골수가 허해진다(則骨枯而髓虛). 그래서 발로 신체를 유지시킬 수가 없게 된다(故足不任身). 즉, 골위를 만든 것이다(發爲骨痿). 하경에서 말하기를(故下經曰), 골위는 대열에서 얻는다고 했다(骨痿者, 生於大熱也).

　중노동은(有所遠行勞倦) 뼈를 심하게 자극하면서 동시에 산성인 호르몬의 과잉 분비를 자극하고, 근육을 과잉 사용하기 때문에, 인체 안에서 과잉 산(陽氣)을 축적한다. 뼈는 신장이 담당하기 때문에, 열의 원천인 과잉 산은 신장에 모인다(內伐則熱舍於腎). 그러면 인체는 이 과잉 산을 중화시키면서 열을 만들어내고, 그 결과로 갈증을 유발한다(逢大熱而渴). 그러면 결국에 이 과잉 산(陽氣)은 인체 안(內)에서 인체를 공격(伐)한다(渴則陽氣內伐). 이렇게 과잉 산이 인체 안(內)에서 인체를 공격(伐)하면, 신장은 산(酸)인 전자를 알칼리 금속이나 케톤을 이용해서 염(鹽)으로 만들어서 체외로 배출시킴으로써, 열의 원천인 전자(酸)를 인체에서 줄여준다. 그러면 당연히 열은 내린다. 그런데 열이 과하면 즉, 산이 과하면, 신장은 한계를 느낀다. 즉, 신장(水)이 열(火)을 제대로 처리(勝)하지 못한다(今水不勝火). 즉, 신장은 열을 만들어내는 과잉 산을 제대로 처리하지 못한다. 즉, 신장에 염을 만들 재료가 부족한 것이다. 그런데 신장은 염(水)을 이용해서 과잉 산을 중화(藏)한다(腎者水藏也). 그래서 신장은 염의 재료가 부족해서 과부하에 걸리면, 당장 필요한 염의 재료를 창고에서 반출해서 과잉 산을 중화해야 한다. 이 창고는 뼈이다. 당연히 뼈에 골다공증이 생긴다. 즉, 뼈가 썩는(枯) 것이다. 뼈 안에 든 알칼리인 골수도 당연히 소모(虛)될 수밖에 없다(則骨枯而髓虛). 이렇게 뼈가 골다공증에 걸리면,

뼈로 지탱하는 발(足)은 신체를 유지할 수가 없게 된다(故足不任身). 즉, 이때 골위 (骨痿)가 발생한다(發爲骨痿). 그래서 하경에서 말하기를, 골위는 대열(大熱)에서 생긴다고 했다(骨痿者, 生於大熱也). 즉, 노동을 심하게 하면, 간질에 과잉 산이 쌓이게 되고, 이 과잉 산을 중화하면서 많은 열을 만들어낸다. 그래서 이 대열의 원천인 과잉 산이 골위를 만들어낸다는 것이다.

帝曰, 何以別之. 岐伯曰, 肺熱者, 色白而毛敗. 心熱者, 色赤而絡脈溢. 肝熱者, 色蒼而爪枯. 脾熱者, 色黃而肉蠕動. 腎熱者, 色黑而齒槁.

황제가 말한다(帝曰). 어떻게 구별합니까(何以別之)? 기백이 말한다(岐伯曰). 폐열은 안색을 하얗게 만들고, 피모를 썩게 만든다(肺熱者, 色白而毛敗). 즉, 폐는 빨간 색소를 보유한 적혈구를 통제하고, 이산화탄소를 통해서 피부를 통제하기 때문이다. 즉, 폐가 문제가 되면, 빨간 혈색소를 보유한 적혈구를 많이 유통시키지 못하게 되고, 그러면 이때 안색은 혈색소 부족으로 인해서 하얗게 변한다. 이 경우는 폐병 환자에서 많이 볼 수 있다. 즉, 폐병이 들면 안색이 하얗다. 그리고 폐가 문제가 되면, 이산화탄소를 체외로 배출하지 못하게 되고, 그러면 이 부담은 피부 호흡을 통해서 이산화탄소를 체외로 배출하는 피부로 전가된다. 이때 당연히 피부는 상하게 된다. 혈액을 유통시키는 심장이 과부하에 걸리면서 나타나는 심열은 안색을 붉게 만들고, 혈액이 정체되면서 락맥에 체액이 쌓이게 만든다(心熱者, 色赤而絡脈溢). 즉, 심장은 빨간 색소를 가진 동맥혈을 취급하고, 동맥 모세혈관도 통제하기 때문이다. 간열은 안색이 창백해지게 하고, 손톱이 빠지게 한다(肝熱者, 色蒼而爪枯). 즉, 간은 정맥혈을 통제해서 혈액 순환을 통제하기 때문에, 간이 문제가 되면, 혈액 순환이 안 되면서, 안색이 창백해지고 손톱도 혈액 순환이 안 되면서 빠지게 된다. 비열은 안색을 노랗게 만들고, 림프의 과부하를 유도해서 림프관이 연동 운동을 하게 한다(脾熱者, 色黃而肉蠕動). 즉, 비장은 노란 색소를 보유한 빌리루빈을 취급하고 림프를 통제하기 때문에, 림프를 꿈틀거리게 한다. 신열은 안색을 검게 하고, 치아를 빠지게 한다(腎熱者, 色黑而齒槁). 즉, 신장은 검정 색소를 보유한 유로빌린을 취급하고,

뇌척수액을 통해서 뼈를 통제하기 때문이다.'오장과 안색에 대해서는 이미 많은 곳에서 반복적으로 많이 설명했기 때문에, 자세한 설명은 피했다. 여기서는 오장이 통제하는 물질이 안색을 바꾸는 것을 말하고 있다. 추가로 이 물질로 인해서 각각의 오장이 통제하는 인체 부분도 상해를 입는 과정을 설명하고 있다.

제3장

帝曰. 如夫子言可矣. 論言, 治痿者獨取陽明, 何也. 岐伯曰, 陽明者, 五藏六府之海, 主閏(潤)宗筋, 宗筋主束骨而利機關也. 衝脈者, 經脈之海也. 主滲灌谿谷, 與陽明合於宗筋, 陰陽總(摠:揔)宗筋之會. 會於氣街, 而陽明爲之長, 皆屬於帶脈, 而絡於督脈. 故陽明虛, 則宗筋縱, 帶脈不引. 故足痿不用也.

황제가 말한다(帝曰). 선생님의 말씀이 옳은 것 같습니다(如夫子言可矣). 논언에서 말하기를(論言), 위병을 치료하는 데는 양명하나만 취한다고 했는데(治痿者獨取陽明), 이유가 뭔가요(何也)? 기백이 말한다(岐伯曰). 양명은 오장육부의 해이다(陽明者, 五藏六府之海). 양명은 종근을 길러주고 윤택하게 해준다(主閏(潤)宗筋). 종근은 골을 묶어주고 기관이 잘 돌아가게 해준다(宗筋主束骨而利機關也). 충맥은 경맥의 해이다(衝脈者, 經脈之海也). 계곡에 물을 대는 것을 주관한다(主滲灌谿谷). 더불어 양명이 종근에서 합해진다(與陽明合於宗筋). 음양은 종근의 회에서 모인다(陰陽總(摠:揔)宗筋之會). 기가에서 회하면(會於氣街), 양명이 하는 것은 장이다(而陽明爲之長). 모두 대맥에 속한다(皆屬於帶脈). 독맥에 연락하고 있다(而絡於督脈). 그래서 양명이 허하면(故陽明虛), 종근이 허해지고(則宗筋縱), 대맥은 불인하고(帶脈不引), 족은 위축되어서 사용할 수 없게 된다(故足痿不用也).

여기서 양명(陽明)은 위(胃)를 말한다. 그런데 위증(痿)을 치료(治)하는데, 왜 양명 하나만 가지고도 치료가 가능할까(治痿者獨取陽明)? 어차피 위증(痿)도 산 과잉에 불과하다. 위는 3부9후에서 핵심이다. 그 이유는 위(胃)가 인체 내외부의 산

(酸)인 기순환(氣循環)을 책임지고 있기 때문이다. 즉, 위장이 산-알칼리 균형을 맞춰주는데 핵심이라는 뜻이다. 하루에 위산으로 쏟아지는 산의 양은 엄청나다. 말 그대로 위는(陽明者) 오장육부의 기(氣)인 산(酸)의 바다(海)이다(五藏六府之海). 즉, 위장은 오장육부에서 만들어 낸 과잉 산이 모두 모이는 바다(海)이다. 그래서 쏟아지는 위산의 양도 아주 많은 것이다. 그런데 만일에 위산 배출이 멈추면, 어떤 현상이 일어날까? 당연히 인체 안에서 위산만큼의 과잉 산이 축적될 것이다. 이 과잉 산이 콜라겐을 녹일 것은 뻔하다. 근육은 콜라겐이다. 즉, 위산 분비가 멈춘다면, 근육이 온전히 남아날 리가 없다는 의미이다. 그래서 위는 근육들을 윤택하게 해준다. 여기에는 오장육부를 지탱해주는 장간막(mesentery:腸間膜)의 근육도 포함되어 있다. 이 근육들을 종근(宗筋)이라고 한다. 그래서 위장이 위산 조절을 통해서 인체의 과잉 산을 조절하기 때문에, 종근도 윤택(閏)하게 해줄 수 있다(主閏宗筋)는 것이다. 이 장간막은 말 그대로 종근으로 이루어져 있다. 그리고 이 장간막은 뼈와 연결(束)되어 있고, 동시에 오장육부라는 인체의 기관(機關)을 지탱해주고 있으며(宗筋主束骨而利機關也), 혈관, 림프관, 신경 다발 등등이 지나간다. 즉, 장간막이 문제가 생기면, 오장육부는 끝이다. 충맥은(衝脈者), 경(經)과 맥(脈)의 바다(海)이다(經脈之海也). 정확히 맞는 말이다. 이 기전은 23편 선명오기편(宣明五氣篇)을 참고하면 된다. 그런데, 이런 충맥(衝脈)이 계곡(谿谷)에 물을 대주기(灌)도 하고 받기(滲)도 한다(主滲灌谿谷)고 한다. 이 말을 이해하려면, 충맥(衝脈)의 구성을 보면 된다. 충맥은 주로 척수와 회음부와 신경(腎經)으로 구성된다. 그리고 기충(氣衝)이라는 위경(胃經)이 하나 포함된다. 위(胃)는 비장과 음양 관계이고, 비장은 림프를 통제하는데, 신장도 뇌척수액이라는 림프를 통제한다. 그래서 신장경으로 구성된 충맥에 위경이 따라붙을 수밖에 없다. 그리고 계(谿)는 뼈에서 뇌척수액과 체액이 뼈를 빠져나오는 작은 줄기이고, 곡(谷)은 큰 줄기이다. 물론, 이 줄기들은 뼈로 체액을 들여보내기(灌)도 하고, 내보내기(滲)도 한다. 그런데 이것을 통제하는 오장이 바로 신장이다. 그런데 충맥은 신장경이 많은 부분을 차지하고 있다. 그래서 충맥이 계곡에 물을 대주기(灌)도 하고, 받기(滲)도 하는 기능을 주도할 수가 있는 것이다(主滲灌谿谷). 충맥을 구성하고 있는 경들 중에서 기충(氣衝)이

라는 위경(胃經)이 하나 포함되는데, 이 위경이 바로 장간막이 제공한 근육인 종근에서 충맥과 만난다. 이 기충(氣衝)을 기가(氣街)라고도 부른다. 여기서 음(陰)인 충맥과 양(陽)인 위경이 서로 만나게(總) 된다. 그런데 이 혈자리는 종근이 만나(會)는 자리이기도 하다. 그래서 기가(氣街)는 음양이 종근의 회에서 만나게(總) 되는 혈자리이다(陰陽總宗筋之會). 그리고 기가(氣街)에서 충맥(衝脈)과 위경(胃經)이 만나게 되면(會於氣街), 위경(陽明)은 신장과 척수와 회음이라는 혈자리와 연결되기 때문에, 위경(陽明)이 연장(長)되는 효과를 얻을 수가 있다(而陽明爲之長). 이렇게 되면 충맥(衝脈)과 위경(胃經)은 모두 대맥(帶脈)과 연결(屬)된다. 대맥(帶脈)은 제2·3 요추 사이에서 시작하기 때문에, 자연스럽게 척수와 연결된 충맥과 연결된다. 그러면 결국에 충맥, 위경, 대맥이 모두(皆) 서로 연결(屬)되게 된다(皆屬於帶脈). 또, 척수 때문에 척수를 통제하는 독맥과도 자연스럽게 연결(絡)되게 된다(而絡於督脈). 지금, 이 과정은 위(胃)가 경맥의 바다(經脈之海)가 되는데 어떻게 여러 경맥과 연결이 되는지를 설명하고 있다. 그래서 위경인 기가(氣街)는 종근(宗筋)이 만나(會)는 지점이므로, 양명인 위가 문제(虛)가 되면(故陽明虛), 이어서 기가가 문제가 되면서 종근이 풀려(縱)버리고 즉, 기능을 잃게 되고(則宗筋縱), 위경과 연결된 대맥까지도 기능하지 못하게 된다(帶脈不引). 그래서 이 결과로 나타난 것이 족위(足痿)이며, 그러면 다리를 쓸 수가 없게 된다(故足痿不用也). 여기서 족위(足痿)의 핵심은 근육(筋)인데, 위경인 기가(氣街)는 종근(宗筋)이 만나(會)는 지점이므로, 이 종근이 결국에 다리까지 연결되고, 족위가 발생해서 발을 쓸 수가 없게 된다(故足痿不用也)는 것이다. 결국에 위가 기능이 저하되면, 발까지 쓸 수가 없다는 사실을 설명하려는 의도이다. 핵심은 위가 위산으로 통제하는 과잉 산이다. 그래서 위가 문제가 되면, 위산 조절이 문제가 되면서, 인체 안에 산(酸)이 쌓이게 되고, 이 과잉 산은 근육의 콜라겐을 분해해서 중화되면서, 결국에 다리 근육도 풀리면서 족위(足痿)를 만들어 낼 수밖에 없다. 그러나 실제로는 다른 근육들도 문제가 되기 때문에, 여러 병증이 생겨나게 한다. 이 구문은 몇 문장 안 되지만 엄청나게 중요한 사실들을 암시하고 있다. 즉, 경락의 혈자리들이 어떻게 지정이 되며, 어떻게 영향을 미치며, 어떤 경로를 따르는지를 말해주고 있다. 그리고 경락의 생리학도 암시해주고 있다. 즉, 경락은 최첨단 과학이다는 사실을 말하고 있다. 그리고 위장의 문제는 이런 경락의 원리가 아니더라도, 체액 이론으로 풀어도 잘 풀린다. 어차피 경락도 체액 이론의 기반 위에서 만들어지기 때문이다. 위장은 림프와 간질을 통제하는 비장과 음양 관계를 맺고 있다. 그래서 위장이 문제가 되면, 이어서 비장이 문제가 되고, 그러면 체액 소통의 핵심인 간질이 문제가 되고, 그러면, 체액 순환에 제일 취약한 하체에서 제일 먼저 문제가 발생한다. 그러면 하체에서 체액을 받는 기가 자리하고 있는 서혜부는 자동으로 난리가 난다. 그래서 위장은 림프액과 간질액을 통해서 하체와 연결이 될 수밖에 없다. 그래서 위장경은 발까지 영향력을 미치게 된다. 이는 체액 이론을 알 때만, 경락의 이용을 자유자재로 할 수 있다는 암시를 준다. 그래서 한의학에서 체액 이론은 아주아주 중요하다.

帝曰, 治之奈何. 岐伯曰, 各補其滎而通其兪, 調其虛實, 和其逆順, 筋脈骨肉. 各以其時受月, 則病已矣. 帝曰, 善.

황제가 말한다(帝曰). 치료는 어떻게 하나요(治之奈何)? 기백이 말한다(岐伯曰). 각각 그 영양을 보해주고, 그 수혈을 통하게 해준다(各補其滎而通其兪). 그렇게 해서 허실을 조절해준다(調其虛實). 역과 순 그리고 근맥과 골육 조화시켜주고(和其逆順, 筋脈骨肉), 각각 때를 맞춰서 매월 치료받으면 병은 낫는다(各以其時受月, 則病已矣). 황제가 말한다(帝曰). 좋습니다(善). 모두 다 원론적인 이야기이기 때문에, 특별한 해설은 필요치 않다. 여기서 위증(痿)의 핵심은 체액 순환이기 때문에, 수혈(兪)을 치료하라고 한 것이다. 또, 시기를 맞추라는 것(以其時)은 각각 오장들이 책임지는 계절의 중요성을 말하고 있다.

제45편. 궐론(厥論)

제1장

黃帝問曰, 厥之寒熱者, 何也. 岐伯對曰, 陽氣衰於下, 則爲寒厥, 陰氣衰於下, 則爲熱厥.

황제가 묻는다(黃帝問曰). 궐이 만들어내는 한열이라는 것은(厥之寒熱者), 무엇인가요
(何也)? 기백이 대답한다(岐伯對曰). 아래에서 양기가 쇠하면(陽氣衰於下), 한궐을 만든다
(則爲寒厥). 아래에서 음기가 쇠하면(陰氣衰於下), 열궐을 만들어 낸다(則爲熱厥).

양기(陽氣)는 산(酸:電子)으로써 열(熱)을 만들어내고, 음기(陰氣)는 알칼리로써 염
(寒:鹽)을 만들어낸다. 당연한 결과로써 음기와 양기를 비교해서 양기가 많으면, 열
이 만들어지고, 음기가 많으면, 한이 만들어진다. 하체를 기준으로 보았을 때, 양
기가 부족하면, 당연히 음기가 작동할 것이고, 이어서 염이 형성되면서 한이 만들
어지고(陽氣衰於下, 則爲寒厥), 음기가 부족하면 양기가 작동할 것이고, 이어서 열
이 만들어 진다(陰氣衰於下, 則爲熱厥). 결국은 양쪽 다 과잉 산이 원인이기 때문
에, 궐(厥)이 형성된다. 즉, 혈액 순환이 잘 안 되는 것이다. 결국에 궐이 되면. 간
질에 과잉 산이 정체하면서 자동으로 한열이 발생한다(厥之寒熱者).

帝曰, 熱厥之爲熱也. 必起於足下者, 何也. 岐伯曰, 陽氣起於足五指之表. 陰脈者, 集於
足下, 而聚於足心. 故陽氣勝, 則足下熱也.

황제가 말한다(帝曰). 열궐은 열을 만들어 내는데(熱厥之爲熱也), 반드시 족하에
서 일어난다(必起於足下者). 왜 그러나요(何也)? 기백이 대답한다(岐伯曰). 양기는
발의 다섯 발가락 표면에서 일어난다(陽氣起於足五指之表). 음맥은 발밑에 집중된다
(陰脈者, 集於足下). 그래서 발의 가운데에 몰린다(而聚於足心). 그래서 양기가 이기
면(故陽氣勝), 족하에서 열이 난다(則足下熱也).

양기는 과잉 산으로써 간질에 존재한다. 즉, 양기는 상대적으로 피부 표면에 존재한다. 또, 궐이 발생할 때 발에서 문제가 되는 이유는 발은 중력 때문에 체액 순환이 제일 잘 정체가 되는 곳이기 때문이다. 그래서 하체(下)에서 체액 순환이 정체되면, 과잉 산(陽氣)은 발등(足五指之表)에 몰릴(起) 수밖에 없다(陽氣起於足五指之表). 즉, 발바닥은 저항성이 강한 피부를 보유하고 있으므로, 체액을 발등으로 밀어 올리고, 종아리는 세 개의 근육이 뭉쳐 있으므로, 체액의 흐름이 강한 저항을 받는다. 그래서 궐의 최대의 피해자는 위아래에서 저항을 받는 발등이 된다. 즉, 발등은 위아래에서 밀려오는 체액이 정체하는 곳이 된다. 여기서 음맥은 양맥과 다르게 피부 표면이 아닌 피부 깊숙이 파묻혀 있다. 그래서 발에 있는 음맥은(陰脈者), 당연히 발등보다는 발아래에 집중된다(集於足下). 그리고 이 음맥은 족심(足心) 부분에 많이 몰려(聚)있다(而聚於足心). 그래서 이 부분에서 양기(陽氣)인 산이 과(勝)하게 되면(故陽氣勝), 이곳에서, 이 과잉 산이 중화되게 되고, 결국에 이곳(足下)에서 열이 나게 된다(則足下熱也). 즉, 음맥에는 알칼리가 상대적으로 많으므로, 여기서 양기가 기승을 부리면, 양기는 알칼리로 중화되면서, 열이 나게 된다.

帝曰, 寒厥之爲寒也, 必從五指而上於膝者, 何也. 岐伯曰, 陰氣起於五指之裏. 集於膝下, 而聚於膝上. 故陰氣勝, 則從五指至膝上寒. 其寒也, 不從外, 皆從內也.

황제가 말한다(帝曰). 한궐은 한을 만드는데(寒厥之爲寒也), 반드시 다섯 발가락에서 시작해서 위로 올라와서 무릎까지 온다(必從五指而上於膝者). 왜 그러나요(何也)? 기백이 말한다(岐伯曰). 음기는 다섯 발가락 속에서 일어난다(陰氣起於五指之裏). 그리고 무릎 아래에서 모인다(集於膝下). 그러면 무릎 위에서 축적된다(而聚於膝上). 그래서 음기가 이기면(故陰氣勝), 한이 발가락을 따라서 위로 올라오고 무릎 위까지 온다(則從五指至膝上寒). 한은(其寒也), 밖으로 표출되는 것이 아니라(不從外), 모두 안으로 표출된다(皆從內也).

이번에는 한(寒:鹽)에 관한 것이다. 한은 염의 문제이기 때문에, 과잉 산을 알칼리 금속이나 케톤으로 중화하는 것을 의미한다. 지금은 궐(厥) 문제를 다루고 있으므로, 혈액 순환의 문제를 말하고 있다. 그래서 바로 앞 문장에서 말했던 것처럼, 발에 과잉 산이 존재하면, 발의 속(裏)인 음맥에서 중화되면서, 열(熱)을 만들어낸다. 그래서 음기(陰氣)로써 염(鹽)인 한(寒)은 알칼리를 보유한 음맥이 있는 발가락 속(裏)에서 과잉 산에서 전자를 격리하면서 만들어지기 시작한다(陰氣起於五指之裏). 특히 여기서 한인 염이 많이 만들어지는 이유는 발가락 끝이 알칼리 동맥혈이 산성인 정맥혈로 변하는 지점이기 때문이다. 그래서 이곳은 위치 문제 때문에, 한인 염이 많이 만들어질 수밖에 없다. 다시 본문을 보자. 이 한(寒)인 염(鹽)은 체액 순환을 따라서 당연히 위쪽으로 올라오게 되고, 체액의 병목 지점인 무릎(膝) 아래(下)에 차곡차곡 쌓이게(集) 된다(集於膝下). 그러면 염(鹽)인 한(寒)은 당연히 정체된 체액의 압력으로 인해서 무릎 위에까지 밀려서 올라오게 되고, 이어서 무릎 위에 쌓이게(聚) 된다(而聚於膝上). 그래서 한(寒)으로써 염(鹽)인 음기(陰氣)가 발에서 기승(勝)을 부리면(故陰氣勝), 이 음기로써 한(寒)은 발가락을 타고 무릎까지 올라오게 된다(則從五指至膝上寒). 그런데 양기는 알칼리로 중화되면서, 열을 만들고, 이어서 땀을 만들어서 인체 외부로 배출되지만, 한(寒)인 염(鹽)은 전자를 알칼리로 중화한 상태가 아니라, 격리한 상태이기 때문에, 밖으로 땀과 열로 표출이 안 되고(不從外), 인체 안에서 체액과 함께 순행하게 된다(皆從內也).

帝曰, 寒厥何失而然也. 岐伯曰, 前陰者, 宗筋之所聚, 太陰陽明之所合也. 春夏則陽氣多而陰氣少. 秋冬則陰氣盛而陽氣衰. 此人者質壯, 以秋冬奪於所用, 下氣上爭, 不能復, 精氣溢下, 邪氣因從之而上也. 氣因於中, 陽氣衰, 不能滲營其經絡, 陽氣日損, 陰氣獨在. 故手足爲之寒也.

황제가 말한다(帝曰). 한궐이 어떻게 실(失)하며 그 연유는 무엇인가요(寒厥何失而然也)? 기백이 말한다(岐伯曰). 전음은(前陰者), 종근이 모이는 곳이다(宗筋之所聚). 태음과 양명이 합쳐지는 곳이기도 하다(太陰陽明之所合也). 봄과 여름은 양기가 많고 음기가 적으며(春夏則陽氣多而陰氣少), 가을과 겨울은 음기가 성하고 양기가 쇠하는 시기이다(秋冬則陰氣盛而陽氣衰). 이 상태가 뜸의 장(壯) 개수를 결정한다(此人者質壯). 그러나 가을과 겨울에 필요가 있어서 뺏기게 되면(以秋冬奪於所用), 하기는 전보다 모자라게 된다(下氣上爭), 그러면 복구는 불가능하다(不能復). 정기는 밑에서 넘쳐나게 되고(精氣溢下), 사기와 만나서 합세하면 많아진다(邪氣因從之而上也). 도중에 알칼리와 만나면(氣因於中), 양기는 쇠하고(陽氣衰), 그러면 양기는 경락을 운영하는데, 참여는 불가능하게 되고(不能滲營其經絡), 양기는 매일 없어지고(陽氣日損), 음기가 홀로 존재하면서(陰氣獨在), 수족이 한을 만들어 낸다(故手足爲之寒也).

종근(宗筋)을 좀 더 세부적으로 말하자면, 종근은 장간막에 붙은 힘줄(筋)이다. 이 종근은 아래쪽에서는 하복부로 모아(聚)진다. 그리고 이 종근이 모여서 서혜부의 서혜부 인대(샅고랑 인대:inguinal ligament)와 연결된다. 이 서혜부 인대는 엄청나게 중요한 역할을 한다. 그리고 서혜부 인대 안쪽 부분의 바로 위에는 서혜관(샅굴:inguinal canal:鼠蹊管)이 지나간다. 서혜관 안에는 종근(宗筋)인 남성은 정삭, 여성은 자궁원인대(자궁내삭)가 있다. 그리고 서혜부는 림프절이 잘 발달되어있다. 그래서 음경암의 경우 서혜부 림프절이 최초의 전이 장소가 된다. 즉, 서혜관은 종근(宗筋)인 남성의 정삭, 여성은 자궁원인대의 통로이며, 림프절의 통로이기도 하다. 또, 이 부분은 하체로 통하는 다른 체액관의 통로이기도 하다. 이제 이 부분을 동양의학 관점에서 보자. 서혜부에는 위경(胃經)의 기충(氣衝)이 있고, 비경(脾經)의 충문(衝門)이 있다. 위경과 비경은 림프절을 기반으로 경(經)을 구성하기 때문에, 림프절이 잘 발달한 서혜부에 기충과 충문이 있을 수밖에 없다. 충(衝)은 요충지(衝)라는 뜻이다. 즉, 서혜부는 기(氣)가 통과하는 요충지이다. 그래서 서혜부에서 비장인 태음(太陰)과 위장인 양명(陽明)이 만나(合)는 것이다(太陰陽明之所合也). 그리고 서혜부는 남성은 정삭, 여성은 자궁원인대(자궁내삭)인 종근(宗筋)이 모아(聚)지는 장소(所)이다(宗筋之所聚). 그래서 서혜부가 바로 전음(前陰)이다(前陰者). 해부학과 생리학의 정수를 볼 수 있는 부분이다. 이것이 전음(前陰)의 명확한 정의이다. 앞으로 사전에서 전음(前陰)의 정의를 바꿔줘야 할 것이다. 다시 본문을 보자. 봄과 여름은 양기가 많고 음기가 적으며(春夏則陽氣多而陰氣少), 가을과 겨울은 음기가 성하고 양기가 쇠하는 시기이다(秋冬則陰氣盛而陽氣衰). 너무나 당연한 말이다. 계절의 이(此) 상태(人)가 뜸의 장(壯) 개수를 결정(質)한다(此人者質壯). 뜸은 양기를 공급하기 때문이다. 여기서는 특히 한자를 잘 해석해야 한다. 가을과 겨울은 음기는 많으나 양기(陽氣)가 부족한 계절인데, 어떤 연유로 인해서(所用), 가을과 겨울에 양기(陽氣)를 뺏겨(奪) 버린다면(以秋冬奪於所用), 서혜부에서 기(氣)를 소통시키는 위경(胃經)의 기충(氣衝)과 비경(脾經)의 충문(衝門)에서 기(氣)의 소통이 막히면서, 하체의 기운(下氣)은 전보다(上) 모자라게(爭) 된다(下氣上爭). 여기서도 한자를 잘 해석해야 한다. 이렇게 한번 빼앗긴(奪) 양기는 양기가 부족한 가을과 겨울에는 회복(復)이 불가능(不能)해진다(不能復). 그러면 하체(下)는 양기는 부족하고 정기(精氣)인 음기(陰氣)는 넘쳐(溢) 난다(精氣溢下). 이때 양기는 양기(陽氣)인 사기와 만나서(因) 합세(從)하면, 당연히 많아(上)진다(邪氣因從之而上也). 그러나 이러는 도중(中)에 알칼리를 만난(因)다면(氣因於中), 양기는 알칼리로 중화되면서 또다시 약해(衰)지고 만다(陽氣衰). 그러면 양기는 위경(胃經)의 기충(氣衝)과 비경(脾經)의 충문(衝門)을 운영(營)하는데 참여(滲)가 불가능(不能)하게 된다(不能滲營其經絡). 당연하다. 그러면 지금은 겨울이기 때문에, 시간이 가면 갈수록 열(熱)을 만들 수 있는 양기는 계속 소모(損) 되고(陽氣日損), 결국에 한(寒)인 음기(陰氣)만 홀로(獨) 남게(存) 된다(陰氣獨在). 그래서 수족은 한기(寒)를 만들 수밖에 없다(故手足爲之寒也). 해석이 상당히 까다로운 부분이다.

帝曰, 熱厥何如而然也. 岐伯曰, 酒入於胃, 則絡脈滿而經脈虛, 脾主爲胃行其津液者也. 陰氣虛則陽氣入, 陽氣入則胃不和, 胃不和則精氣竭, 精氣竭則不營其四支也. 此人必數醉 若飽, 以入房, 氣聚於脾中, 不得散, 酒氣與穀氣相薄, 熱盛於中. 故熱徧於身, 內熱而溺 赤也. 夫酒氣盛而慓悍, 腎氣有衰, 陽氣獨勝. 故手足爲之熱也.

황제가 말한다(帝曰). 열궐은 어떠하며, 그 연유는 무엇이냐요(熱厥何如而然也)? 기백이 말한다(岐伯曰). 술은 위로 들어 간다(酒入於胃). 그러면 낙맥은 차오르고 경맥은 허해진다(則絡脈滿而經脈虛). 비장은 위가 진액을 순행시키게끔 주도한다(脾主爲胃行其津液者也). 음기가 허할 때 양기가 들어 오면(陰氣虛則陽氣入), 위는 불화를 일으킨다(陽氣入則胃不和). 그러면 정기가 고갈된다(胃不和則精氣竭). 그러면 사지를 운용할 수가 없다(精氣竭則不營其四支也). 이 사람은 반드시 자주 만취 상태로 입방하고(此人必數醉若飽, 以入房), 비장 안에 기가 모인다(氣聚於脾中). 그것을 분산시키기가 불가능하다(不得散). 곡기와 주기가 서로 싸우면(酒氣與穀氣相薄), 인체 내부에서 열이 성한다(熱盛於中). 그래서 신체에 열이 두루미치고(故熱徧於身), 내열은 뇨적을 만들어 낸다(内熱而溺赤也). 무릇, 주기가 성하면 표한한다(夫酒氣盛而慓悍). 신기는 쇠해진다(腎氣有衰). 양기가 홀로 강해진다(陽氣獨勝). 그래서 이때 수족이 만드는 것은 열이다(故手足爲之熱也).

알콜(酒)은 산(酸)이다. 알콜기(Hydroxyl group:OH:알콜기:수산기)는 기본적으로 산이다. 술을 마시면, 이 알콜이 위장으로 들어간다(酒入於胃). 그런데 알콜기는 분자 크기가 작아서 곧바로 간질(絡脈)로 흡수된다. 그다음에 림프(經脈)로 진입한다. 이때 일어나는 현상은 뭘까? 당연히 알콜은 자유전자를 보유한 삼투압 기질이므로, 물을 잔뜩 끌고 들어가기 때문에, 간질은 그득해지고(絡脈滿), 산(酸)인 알콜을 받은 림프는 알칼리를 소모(虛) 시킨다(經脈虛). 비장은 위장의 위산 분비를 조절해서 위가 알콜(其津液)을 순행시키는 것을 주도한다(脾主爲胃行其津液者也). 위장에 알칼리(陰氣)가 부족한(虛) 상태에서(陰氣虛), 산(酸)으로써 알콜인 양기(陽氣)가 위장으로 들어오면(陽氣入), 위는 더는 견디지 못하고(胃不和), 위에서 알칼리(精氣)는 고갈(竭)되고 만다(精氣竭). 그러면 전신에 영양분을 공급하는 위는 제 기능을 하지 못하게 되고, 결국에 사지는 제대로 운용되지 못한다(精氣竭則不營其四支也). 만약에 어떤 사람이든, 만취한 상태에서 자주 성생활을 한다면(此人必數醉若飽, 以入房), 반드시 산인 알콜은 비장 안으로 들어가서 쌓이고 분산(散)되지 못한다(氣聚於脾中, 不得散). 즉, 비장은 간질의 산을 받아서 중화하는 기관이기 때문에, 과음하면 알콜은 비장에 쌓일 수밖에 없다. 그리고 과음은 과잉 산을 만들어내고, 성생활은 알칼리를 소모한다. 그래서 이때 비장은 이중으로 고생하게 된다. 그러면 이제 비장에서 알칼리와 산인 알콜이 한판 전쟁을 벌인다. 위장에서 흡수된 알콜인 산과 위장에서 흡수된 음식물인 알칼리가 서로 치고받고 싸우는 것이다(酒氣與穀氣相薄). 즉, 과잉 산을 알칼리가 중화시키는 것이다. 그러면 인체 안에서는 당연히 열이 발생한다(熱盛於中). 이런 현상이 인체 전체에서 일어나기 때문에, 온몸(身)은 열로 가득(偏) 찬다(故熱偏於身). 술을 먹으면, 열이 나는 것을 표현한 것이다. 이 말은 인체 전체에서 알칼리를 소모하고 있다는 것을 암시하고 있다. 이 현상을 눈으로 확인할 수 있는 것이 바로 소변이다. 비장과 신장은 산성 간질액을 책임지고 있다. 그런데 비장은 이미 과부하이다. 그 부담은 고스란히 신장으로 떠넘겨진다. 그러면 신장은 과잉 산을 중화시키느라 과부하가 걸린다. 이제 신장은 이 과잉 산을 중화시키기 위해서 모세 동맥혈관을 쥐어짠다. 결과는 적혈구까지 간질로 따라나와서 과잉 산을 중화시킨다. 그러면 깨진 적혈구 즉, 과잉 산에 환원된 적혈구로 인해서 소변은 붉은색과 노란색을 동시에 띠게 된다. 결국에 중화되면서 인체 안(內)에서 열(熱)을 만들어냈던 알콜은 소변(溺)까지 붉게(赤) 만들어 놨다(內熱而溺赤也). 즉, 이때 뇨적(溺赤:尿赤:요적:小便黃赤:소변황적)이 만들어진 것이다. 그리고 알콜의 특징은 흡수가 아주 빠르고, 또한, 알콜은 전자(酸)를 NAD$^+$(Nicotinamide Adenine Dinucleotide:NAD)에게 공여해서 미토콘드리아에서 중화되는 능력도 아주 탁월하다. 그래서 과음해서 알콜 기운(酒氣)이 강(盛)하게 되면(酒氣盛), 이 알콜 기운은 아주 빠르고 강하게(慓悍) 반응을 일으킨다(夫酒氣盛而慓悍). 이때 신장은 죽어난다(腎氣有衰). 그래서 과음하게 되면, 알콜인 과잉 산(陽氣)이 홀로(獨) 기승(勝)을 부리는 상태가 되어 버린다(陽氣獨勝). 수족도 이 범위에서 벗어나지 못하고, 당연히 열을 만들어 낸다(故手足爲之熱也). 그런데, 왜 열궐(熱厥)일까? 이유는 손발이 체액 순환의 전환점이기 때문에, 과잉 산이 아주 많이 모이기 때문이다. 그래서 실제로는 몸의 다른 부위보다 손발에 더 많은 과잉 산이 정체되고, 이어서 이 과잉 산이 중화되면서, 많은 열을 만들어낸다. 이것이 열궐(熱厥)이다.

궐론(厥論)

帝曰, 厥或令人腹滿, 或令人暴不知人, 或至半日, 遠至一日, 乃知人者, 何也. 岐伯曰, 陰氣盛於上, 則下虛, 下虛則腹脹滿. 陽氣盛於上, 則下氣重上, 而邪氣逆, 逆則陽氣亂, 陽氣亂則不知人也.

황제가 말한다(帝曰). 궐이 어떤 사람에게는 복만을 초래하고(厥或令人腹滿), 어떤 사람에게는 사람을 몰라보게 하고(或令人暴不知人), 어떤 경우는 반나절이 지나서(或至半日), 어떤 경우는 하루가 지나서(遠至一日), 그제야 사람을 알아보게 된다(乃知人者). 왜 그런가요(何也)? 기백이 말한다(岐伯曰). 위에서 음기가 성하면 아래에서는 허하고(陰氣盛於上, 則下虛), 그러면 복창만이 일어난다(下虛則腹脹滿). 위에서 양기가 성하면 하기는 중상한다(陽氣盛於上, 則下氣重上). 그러면 사기는 역한다(而邪氣逆). 그러면 양기가 혼란을 초래한다(逆則陽氣亂). 그러면 사람을 알아보지 못한다(陽氣亂則不知人也).

음기(陰氣)는 산을 중화시키는 알칼리를 말한다. 온몸을 순환하는 알칼리가 위쪽에서 왕성(盛)하게 활동하면 즉, 위쪽에서 과잉 산을 중화하느라 알칼리의 소비가 심하면(陰氣盛於上), 인체 아래쪽에서는 당연히 알칼리가 부족해진다(則下虛). 그러면, 산성 체액은 인체 아래쪽(下)에서 정체가 일어나게 되고, 이 산성 체액은 삼투압 물질이기 때문에, 수분을 저류시키게 되고, 결국에 당연한 순리로 배는 불러오고(脹滿) 불편해질 것은 뻔하다(下虛則腹脹滿). 이번에는 위쪽에서 양기인 산이 과잉이면(陽氣盛於上), 위쪽은 이미 알칼리가 고갈된 상태가 된다. 그런데 체액의 순환은 아래쪽에서 위쪽으로 올라온다. 그래서 위쪽이 과잉 산이라면, 아래쪽은 훨씬 전에 알칼리가 이미 고갈되었다는 사실을 암시한다. 즉, 아래쪽은 이미 과잉 산이 주도하고 있다. 그래서 이제 아래쪽에서 산은 두 배(重)로 많아(上)진다(則下氣重上). 그러면 이제 양기인 사기는 기를 역하게 만들어버리고(而邪氣逆) 당연히 병을 유발한다. 이렇게 과잉 산이 두 배로 되면서 과잉 산(陽氣)은 인체를 혼란(亂)에 빠뜨리고, 병은 깊어지면서 환자는 사람을 몰라보게 된다(陽氣亂則不知人也). 이건 무슨 말일까? 여기서 위쪽은 머리 부분을 말한다. 머리 부분으로 산이 어떻게 그렇게 많이 올라갈 수가 있을까? 바로, 신경이다. 신경은 산(電子)을 분산시켜서 중화시키는 도구이다. 즉, 신경은 산(電子)을 수송하는 산(電子) 수송관이다. 복부 신경의 90%는 구심신경이다. 그래서 아래쪽이 산 과잉이 되면, 머리 쪽은 당연히 과잉 산으로 대혼란을 겪는다. 그래서 배가 아프면 머리도 아프고, 머리가 아프면 토한다. 즉, 머리 신경이 과잉 산을 처리하는데, 위장을 이용해서 구토로써 인체 외부로 과잉 산을 버리는 것이다. 이것이 구토이다. 이렇게 머리 쪽에 과잉 산이 집중되면, 당연한 결과로 뇌 신경은 대혼란을 일으킨다. 이 상태에서 사람을 알아 보면 그게 더 이상할 것이다(陽氣亂則不知人也).

第2장

帝曰, 善. 願聞六經脈之厥狀病能也. 岐伯曰, 巨陽之厥, 則腫首頭重, 足不能行, 發爲眴仆.

황제가 말한다(帝曰). 좋습니다(善). 육경맥의 궐한 상태와 그 병태를 알고 싶네 요(願聞六經脈之厥狀病能也)? 기백이 말한다(岐伯曰). 거양의 궐은(巨陽之厥), 머리에 부종이 오고, 머리가 무겁다(則腫首頭重). 다리로 걷기가 불가능하다(足不能行). 현 부를 유발한다(發爲眴仆).

황제가 육경맥(六經脈)을 묻고 있다. 즉, 삼양삼음맥을 묻고 있다. 그래서 여기서 거양(巨陽)은 태양(太陽)인 방광(膀胱)이다. 방광은 신장을 통해서 뇌척수액을 조절 한다. 이런 방광이 문제가 된다면, 당연히 뇌척수액은 산성으로 기울게 되고, 정체 되면서 뇌는 당연히 뇌수종(腫首:首腫)에 걸린다. 이 상태에서 머리가 무거운 것(頭 重)은 당연지사이다(則腫首頭重). 관절활액은 뇌척수액의 연장선이다. 즉, 뇌척수액 이 산성 쪽으로 기울었다면, 관절활액도 당연히 산성 쪽으로 기울었을 것이다. 이 제 관절을 쓸 수가 없게 된다. 당연히 걷기가 불가능하다(足不能行). 또, 뇌척수액 에서 림프를 받는 중이(中耳)도 당연히 산성 림프로 가득 찰 것이고, 이어서 알칼 리로 되어있는 이석(耳石)은 깨지고, 이어서 현기증을 일으킨다(發爲眴仆).

陽明之厥, 則癲疾欲走呼, 腹滿不得臥, 面赤而熱, 妄見而妄言.

양명의 궐은(陽明之厥), 전질을 유발해서 달리고 소리치게 만든다(則癲疾欲走呼). 배가 차올라서 제대로 누울 수가 없다(腹滿不得臥). 얼굴색이 붉어지고 열이 난다(面赤而熱). 헛것이 보이고 헛소리를 한다(妄見而妄言).

양명(陽明)은 위장이다. 위장이 문제가 되면, 위장과 음양 관계로 연결된 비장이 곧바로 과부하에 걸린다. 그러면 비장과 함께 림프액을 처리하는 신장으로 과잉 산은 자연스럽게 떠넘겨진다. 신장은 뇌척수액이라는 림프액을 처리한다. 그러면 신장의 과부하 때문에, 뇌척수액은 산성으로 기울면서 정체가 일어나고 이어서 뇌에 과잉 산이 쌓이면서, 당연히 전질(癲疾)이 일어나고, 그러면 뇌는 이 과잉 산인 에너지를 소모해서 없애야 하므로, 환자를 냅다 달리게(走) 하고, 소리치게(呼) 만든다(則癲疾欲走呼). 당연히 뇌척수액의 정체 때문에, 뇌척수액의 정체에 영향을 받는 얼굴에도 체액이 정체되면서 간질에서 동맥혈이 정체되고 이어서 얼굴은 붉어(赤)지게 되고, 이 과잉 산을 중화시키면서 열(熱)도 발생한다(面赤而熱). 이 정도로 뇌척수액이 정체되면, 이제 신경의 밥인 과잉 산은 뇌 신경을 과흥분시키게 되고 이어서 헛것이 보이고, 아무 말이나 지껄여댄다(妄見而妄言). 그리고 위장이 과부하에 걸리면, 소화관의 연동 운동은 멈춘다. 그러면 소화관의 체액은 정체된다. 그 결과로 속이 그득해지는 복만(腹滿)이 찾아오고, 이어서 이 복만 때문에 제대로 누울(臥) 수가 없게(不得) 된다(腹滿不得臥).

少陽之厥, 則暴聾頰腫而熱, 脇痛, 䯒不可以運.

소양이 막히면(少陽之厥), 갑자기 귀가 안 들리고 얼굴이 붓고 열이 있다(則暴聾頰腫而熱). 협통이 있고(脇痛), 정강이의 운행이 불가능하다(䯒不可以運).

여기서 소양은 담(膽)을 말한다. 담은 담즙을 10배 이상 농축시켜서 알칼리로 만든다. 담즙의 핵심은 타우린(Taurine)이다. 즉, 담은 담즙을 통해서 타우린 대사를 책임지고 있다. 타우린은 신경의 과잉 산을 조절하는 핵심이다. 그래서 담에 문제가 생기면, 신경은 곧바로 영향을 받는다. 특히 신경 덩어리인 뇌는 즉각 반응한다. 지금 이런 담이 과부하가 걸린 것이다(少陽之厥). 그러면 자연스럽게 신경 간질에는 산성 담즙이 쌓이게 되고, 뇌척수액은 곧바로 산성 쪽으로 기운다. 이제 뇌척수액의 영향을 받는 곳들은 즉각 반응한다. 먼저 뇌척수액을 받는 중이(中耳)의 림프가 산성으로 변하면서 귀가 잘 들리지 않는다(聾). 뇌척수액의 압력으로 얼굴이 붓는다(頰腫). 그리고 과잉 산을 중화시키면서 열이 난다(則暴聾頰腫而熱). 그리고 담이 자리하고 있는 옆구리(脇)에 당연히 통증이 따라온다(脇痛). 뇌척수액이 문제가 되면, 관절활액도 문제가 되는 것은 당연하고, 이어서 무릎 부분에 문제가 생기면서, 무릎 바로 밑의 정강이(胻:骭)를 운행하는 데도 문제가 생긴다(骭不可以運).

太陰之厥, 則腹滿䐜脹, 後不利, 不欲食, 食則嘔, 不得臥.

태음이 막히면(太陰之厥), 복만진창이 되며(則腹滿䐜脹), 후불리하고(後不利), 밥 생각이 없으며(不欲食), 밥을 먹으면(不欲食), 구토한다(食則嘔). 똑바로 누울 수가 없다(不得臥).

비장은 과잉 산으로 인해서 과부하에 걸리면, 아주 크게 비대해진다. 이런 비장은 산성 체액을 소화관으로 공급해서 신장, 췌장, 위, 간까지 영향을 미친다. 그러다 보니 비장이 비대해지면, 내장 기관을 압박하면서 복부를 그득하게 한다(腹滿). 그리고 비장이 비대해져서 위장과 횡격막을 자극하는 바람에 똑바로 눕지를 못한다(不得臥). 또, 비장은 림프액을 받아서 처리하는 기관이므로, 비장이 막히면 림프가 정체되고, 이어서 간질액이 정체되고, 이어서 피부에서 부종이 생긴다(䐜脹). 비장은 소화관을 통제하기 때문에, 소화관에 문제가 생기면, 당연히 대변을 잘 못 본다(後不利). 그리고 비장은 과잉 산을 소화관에 공급하기 때문에, 비장이 과부하에 걸리면, 소화관의 연동 운동은 멈춘다. 그래서 자연스럽게 밥 입맛이 떨어진다(不欲食). 그리고 이때 밥을 먹으면, 경직된 위장 때문에 곧바로 토해버린다(食則嘔).

少陰之厥, 則口乾溺赤, 腹滿心痛.

소음이 막히면(少陰之厥), 입이 건조해지고 뇨적이 오며(則口乾溺赤), 복만이 오고 심통이 있다(腹滿心痛).

신장이 과부하에 걸리면, 신장은 과잉 산을 정맥혈을 통해서 우 심장으로 보내버린다. 그러면 특수 세포 때문에 심장의 영향을 받는 혀는 수축하고, 이어서 분비선이 막히면서 구강은 건조해진다(口乾). 그리고 신장에 과잉 산이 몰리면서 이 과잉산은 사구체의 모세혈관을 쥐어짜면서 뇨적(溺赤)이 생긴다(則口乾溺赤). 신장은 삼투압 기질인 염(鹽)을 통제하기 때문에, 신장이 문제가 되면, 당연히 복부는 그득해지고(腹滿), 신장이 우 심장에 공급한 과잉 산은 심장에 통증을 유발한다(腹滿心痛).

厥陰之厥, 則少腹腫痛, 腹脹, 涇溲不利, 好臥屈膝, 陰縮腫, 胻內熱, 盛則寫之, 虛則補之, 不盛不虛, 以經取之.

궐음이 막히면(厥陰之厥), 소복에 부종이 오고 통증이 생긴다(則少腹腫痛). 복부가 창만하고(腹脹), 경수가 불리하며(涇溲不利), 앉기를 좋아하고 눕기를 좋아하며(好臥屈膝), 고환이 수축하고 부종이 생기며(陰縮腫), 무릎뼈 바로 아래 정강이 부분에서 열이 난다(胻內熱). 성하면 사해주고(盛則寫之), 허하면 보해준다(虛則補之). 불성불허하면 경을 잡아서 치료한다(不盛不虛, 以經取之).

간은 정맥혈을 담당한다. 그래서 산성 정맥혈을 통제하는 간문맥이 과부하에 걸려서 산성 정맥혈을 처리하지 못하게 되면, 간과 연결된 하복부 정맥총들은 난리가 난다. 이 정맥총들은 골반강에 많이 자리하고 있다. 그래서 간이 문제가 되면, 골반강에 산성 정맥혈이 저류되면서 골반강인 소복(少腹)에서는 부종이 생기고, 통증이 뒤따르며, 팽창이 일어난다(則少腹腫痛, 腹脹). 방광의 요도는 방광 정맥총이 휘감고 있다. 그래서 간의 과부하로 인해서 방광 정맥총에 과부하가 일어나면, 요도는 자극을 받게 되고, 이어서 배뇨에 문제를 일으킨다. 직장 정맥총은 흔히 치질을 생각하게 하는 정맥총이다. 이도 당연히 간 과부하의 영향권에 있으며, 대변을 보는데 많은 지장을 준다. 그래서 간이 문제가 되면, 대변과 소변에 문제를 일으킨다(涇溲不利). 정계 정맥총은 고환으로 들어가는 정맥을 통제한다. 그런데, 이 정맥총에 산성 정맥혈이 정체되면, 고환(陰)은 바로 수축(縮)해 버린다. 그리고 혈액 순환이 막히면서 당연히 부종(腫)도 따라온다(陰縮腫). 정계 정맥총은 남성 불임의 핵심 지점이기도 하다. 이런 상태가 되면, 혈액 순환은 극도로 막혀버린다. 결국에 온몸에 힘이 없으므로 자꾸 눕고만 싶고 앉고만 싶어진다(好臥屈膝). 이렇게 간 때문에, 하복부에서 체액의 정체가 일어나면, 하체에서 올라오는 체액은 당연히 정체된다. 이 산성 체액 정체의 병목 지점이 무릎이다. 그래서 무릎 바로 아래에서, 이 과잉 산을 중화하면서 열이 난다(骺內熱). 치료는 산이 과하면 중화시켜주고(盛則寫之), 알칼리가 부족하면 보충해 준다(虛則補之). 이것도 저것도 아니면(不盛不虛), 간의 오수혈 중에서 경(經)을 잡아서 치료한다(以經取之). 음경(陰經)의 오수혈에서 경(經)은 금(金)이기 때문에 폐(肺)를 의미한다. 지금은 담즙을 처리하는 간이 과부하가 걸려있기 때문에, 담즙을 통해서 폐기 적혈구를 처리하는 폐를 도와주라는 것이다.

太陰厥逆, 骺急攣, 心痛引腹, 治主病者.

태음이 막혀서 역하면(太陰厥逆), 무릎 아래 장딴지 부분에 갑자기 연이 오고(骺急攣), 심통이 있으며 배가 당긴다(心痛引腹). 주병을 치료한다(治主病者).

여기서 태음은 비장이다. 산성 간질액을 받아서 중화 처리하는 비장에 과부하가 일어나서 과잉 산이 넘쳐(逆)나서 흐르면(太陰厥逆), 간질은 산성 간질액의 정체로 인해서 막히고 만다. 그러면 간질로 동맥혈을 뿜어내는 심장은 곧바로 고통을 받는다. 즉, 심장에 통증이 생기는 것이다(心痛). 이 상태가 되면, 비장은 당연히 비대해졌을 것이다. 이 비대해진 비장이 복부를 당기게 하는 것은 당연하다(引腹). 비장은 림프액을 통제한다. 그런데 이 림프액이 최고로 많이 정체되는 곳이 오금

부분이다. 그래서 오금 아래쪽 부분에 과잉 산이 정체되면서 강한(急) 근련(攣)이 일어난다(骭急攣). 치료는 주병(主病)을 치료한다(治主病者). 이는 병의 근본 원인을 비장이 제공했기 때문에, 비장을 치료하라는 뜻이다.

少陰厥逆, 虛滿嘔變, 下泄淸, 治主病者.

소음이 막히면서 역하면(少陰厥逆), 헛배가 부르고 토하게 한다(虛滿嘔變). 그리고 맑은 하설을 한다(下泄淸). 주병을 치료한다(下泄淸).

여기서 소음은 신장이다. 신장에 과부하가 걸리면서 과잉 산이 넘쳐(逆)나서 흐르면(少陰厥逆), 같이 림프액을 중화시키는 비장이 죽어난다. 그러면 비장의 과잉 산은 소화관으로 보내지고, 이어서 소화관은 홍역을 치른다. 일단 소화관이 과잉 산으로 인해서 경직되면서 구토하게 되고(嘔變), 아래로는 소화가 전혀 안 된 멀건 설사를 하게 만든다(下泄淸). 비장도 과부하가 걸렸기 때문에, 복부를 압박하면서 헛배가 부르게 한다(虛滿). 여기도 마찬가지로, 원인은 신장이 제공했는데, 비장과 소화관이 된서리를 맞았다. 치료는 원인을 제공한 곳을 하는 것이 원칙이다(治主病者). 즉, 이때는 신장을 치료하는 것이다.

厥陰厥逆, 攣腰痛虛滿, 前閉譫言, 治主病者.

궐음이 막혀서 역하면(厥陰厥逆), 연과 요통이 오고 헛배가 부르고(攣腰痛虛滿), 전폐 섬언한다(前閉譫言). 주병을 치료한다(治主病者).

간에 과부하가 걸리면서 과잉 산이 넘쳐(逆)나서 흐르면(厥陰厥逆), 간은 담즙을 통해서 신경을 통제하고 이어서 근육을 통제하기 때문에, 근육에 연축(攣)이 일어나고, 간에 공급되는 신경이 허리 척추 신경과 연결되기 때문에, 허리 통증(腰痛)이 일어나고, 간의 비대 때문에 헛배(虛滿)가 부르게 한다(攣腰痛虛滿). 간은 하복

궐론(厥論)　257

부의 정맥총을 지배하기 때문에, 간이 문제가 되면, 방광 정맥총 때문에 소변 문제를 일으키는 것은 당연하다(前閉). 간은 담즙을 통해서 뇌척수액을 다스리기 때문에, 섬언을 유발할 수가 있다(譫言). 여기서도 간이 원인을 제공했기 때문에, 치료는 당연히 원인 제공자를 한다(治主病者). 즉, 이때는 간을 치료하는 것이다.

三陰俱逆, 不得前後, 使人手足寒, 三日死.

만일에 앞에서 언급한 삼음이 모두 산 과잉에 걸려서 역하면(三陰俱逆), 소변도 대변도 못 보게 되고(不得前後), 수족은 차가워지고(使人手足寒), 3일 만에 죽는다(三日死).

비장, 신장, 간이 과잉 산으로 인해서 과부하가 동시에 걸리면(三陰俱逆), 간질 자체가 완전히 막히면서, 에너지 공급 및 노폐물 배출이 완전히 막혀버린다. 그러면 체액 순환이 막히면서 체액 순환에 가장 취약한 수족은 당연히 차가워진다(使人手足寒). 비장은 소화관을 통제하면서 대변에 문제를 일으키고, 신장은 삼투압 기질인 염(鹽)을 통해서 소변을 통제하면서 소변에 문제를 일으키고, 이 문제가 심각(逆)해지면, 당연히 소변과 대변을 볼 수 없게 된다(不得前後). 지금 삼음이 과잉 산으로 인해서 문제가 생겼기 때문에, 음양으로 연결되는 삼양은 당연히 문제가 생겼을 것이다. 결국에 인체의 생리가 거의 멈췄다는 이야기이다. 기다리는 것은 죽음뿐이다. 체액이 오장을 순환하는데 한 장기마다 하루씩 걸리므로, 삼일 안에 죽는다(三日死).

太陽厥逆, 僵仆嘔血善衄, 治主病者.

태양이 막혀서 과잉 산이 넘쳐나면(太陽厥逆), 강부하고 구혈하며 자주 코피를 쏟는다(僵仆嘔血善衄). 주병을 치료한다(治主病者).

방광이 막히면서 방광에 과잉 산이 넘쳐(逆)나서 흐르면(太陽厥逆), 당연한 순리로 뇌척수액이 산성으로 기울면서 정체가 일어난다. 그러면 뇌척수액의 압력을 받는 코점막이 터지면서 자주 코피가 터진다(善衄). 또, 방광은 뇌척수액을 통해서 신경을 다스리기 때문에, 뇌 신경과도 연계된다. 그러면 신경에 이상이 생기면서 근육에 힘이 없어지고 갑자기 쓰러진다(僵仆). 이렇게 뇌 신경에 문제가 심각해지면, 신경을 통해서 위산으로 과잉 산을 체외로 버리게 되면서, 구토(嘔)하게 되는데, 근육에 힘이 없어서 갑자기, 쓰러질(僵仆) 정도로 문제가 심각하므로, 구토도 아주 심하게 하게 되고, 결국에 구토할 때 피가 섞여 나오게 된다(嘔血). 원인 제공자인 방광을 치료하면 된다(治主病者).

少陽厥逆, 機關不利, 機關不利者, 腰不可以行, 項不可以顧, 發腸癰, 不可治, 驚者死.

소양이 막혀서 과잉 산이 역하면(少陽厥逆), 기관이 불리하고(機關不利), 기관이 불리하면(機關不利者), 허리를 돌릴 수가 없고(腰不可以行), 목도 돌릴 수가 없고(項不可以顧), 장옹이 생긴다(發腸癰). 치료는 불가하며(不可治), 놀라는 일이 생기면 죽는다(驚者死).

담이 막혀서 과잉 산이 역류한다면(少陽厥逆), 당하는 기관은 간이다. 간이나 담은 담즙을 다스린다. 담즙은 신경의 산성도를 결정한다. 즉, 담즙은 뇌척수액의 산성도를 결정한다. 그러면 뇌척수액의 연장선인 관절활액은 산성화되고, 이어서 관절을 쓸 수가 없게 되고, 신경 과부하 때문에 근육도 쓸 수가 없게 된다(機關不利). 그리고 담은 허리에서 신경을 받기 때문에, 담이 문제가 되면 허리가 아파서 움직일 수도 없고(腰不可以行), 간이 문제가 되면서, 간을 매달고 있는 횡격막이 문제가 되고, 이어서 횡격막에 신경을 공급하는 경추가 문제가 되면서, 이어서 목을 돌릴 수가 없게 된다(項不可以顧). 이렇게 간과 담이 문제가 되면, 간은 소화관의 산성 체액을 처리하기 때문에, 소화관은 산성 정맥혈을 간문맥으로 보내지 못하게 된다. 그러면 소화관에 있는 산성 정맥혈은 소화관 점막에 있는 콜라겐으로 중화되면서, 곧바로 장옹(腸癰)이 발생한다. 이 장옹(腸癰)은 담을 다스리지 않는 한 치료가 불가능하다. 이렇게 옹이 생길 정도로 간과 담의 문제가 심각하다면, 산성 담즙은 제대로 처리가 안 될 것이고, 이어서 뇌의 과부하도 극에 달해있을

것이다. 이때 뇌의 과부하가 너무 심해서 깜짝깜짝 놀란다면, 뇌의 과부하는 극단
에 달한 상태이기 때문에, 죽을 수밖에 도리가 없다(驚者死).

陽明厥逆, 喘欬身熱, 善驚, 衄嘔血.

양명이 막혀서 역류하면(陽明厥逆), 천해가 생기고 신열이 나며(喘欬身熱), 잘 놀
라고(善驚), 코피가 나고 피를 토한다(衄嘔血).

위(胃)가 문제가 생기면, 과잉 산을 위장으로 떠넘기는 비장도 당장 문제가 된다.
비장이 문제가 되면, 간질액의 처리가 문제가 된다. 그러면 이제 산성 간질액을 최종
책임지는 폐가 문제가 된다. 그 결과로 폐가 문제가 되면서, 기침하게 된다(喘欬). 당
연한 결과로 간질액에 쌓인 과잉 산은 중화되면서 체열을 만들어낸다. 즉, 온몸에서
열이 나는 것이다(身熱). 비장이 과부하에 걸리면, 비장에서 산성 정맥혈을 받는 간
은 자동으로 과부하에 걸린다. 그러면, 뇌 신경은 당연히 영향을 받게 되고, 결국에
자주 놀라게 된다(善驚). 이 영향으로 산성 뇌척수액이 정체되면서, 이 압력 때문에
코피(衄)가 난다. 위장에 과잉 산이 넘쳐(逆) 흐를 정도가 되면, 자동으로 구토하게
되고, 지금은 문제가 심각하므로 이때는 구토할 때 피까지 섞여서 나온다(嘔血). 여
기서 언급은 없지만, 여기서도 원인을 제공한 위장을 치료해야 한다(治主病者).

手太陰厥逆, 虛滿而欬, 善嘔沫, 治主病者.

수태음이 막혀서 역하면(手太陰厥逆), 헛배가 부르고 기침하며(虛滿而欬), 자주 구
말을 한다(善嘔沫). 치료는 주병을 한다(治主病者).

폐는 산성 간질액을 최종 중화 처리하는 책임을 지고 있다. 그래서 폐가 과부하
에 걸리면서, 폐에 과잉 산이 넘쳐흐르면(手太陰厥逆), 산성 간질액의 처리가 비장
으로 과하게 떠넘겨진다. 그리고 폐가 과부하에 걸렸으니, 기침은 당연히 날 것이

고(欬), 비장이 과부하가 걸려서 비장이 비대해졌으니, 헛배는 불러올 것이고(虛滿), 비장의 과잉 산은 위장으로 떠넘겨지면서, 자주 구토를 유발한다. 그런데 지금은 상황이 심각하다. 즉, 산성 간질액을 최종 중화 처리하는 폐가 문제가 되었기 때문에, 산성 체액의 정체는 아주 심하다. 그래서 구토도 아주 심하게 하게 되고 결국에 알칼리 거품인 포말(沫)까지 토하게 된다(善嘔沫). 여기서도 당연히 원인 제공자를 치료해야 한다(治主病者).

手心主少陰厥逆, 心痛引喉, 身熱, 死不可治.

수소음과 수궐음이 막혀서 역하면(手心主少陰厥逆), 심통이 생기고 목구멍이 당기고(心痛引喉), 신열이 있다(身熱). 치료는 불가능하고 죽는다(死不可治).

심장과 심막이 막혀서 과잉 산이 역류한다면(手心主少陰厥逆), 이 말은 심근의 극단적 수축을 유도한다는 뜻이다. 그러면 심장에 통증은 당연한 일이고(心痛), 심장이 과잉 산을 제대로 중화하지 못하면, 과잉 산은 심장 대신에 인체의 다른 곳에서 중화되면서 온몸에서 열이 발생한다(身熱). 그러면 우 심장은 폐로 과잉 산을 떠넘길 것이다. 그러면 폐는 과잉 산에 의해서 수축하고, 인후부의 기도(喉)까지 수축한다(引喉). 폐는 산성 정맥혈을 최종적으로 중화해서 좌 심장에 알칼리 동맥혈을 공급한다. 즉, 이제 폐는 자신의 과잉 산을 떠넘길 대상이 없다. 다시 말하면, 폐가 알칼리 동맥혈을 만들지 못한다는 뜻이다. 그러면, 알칼리 동맥혈이 없는 인체는 죽음밖에 선택권이 없다(死不可治). 또, 심장의 과잉 산을 완충해주는 역할을 하는 심막까지 문제가 되었다면, 문제는 아주 심각해지고, 환자는 죽음을 기다릴 수밖에 없다.

手太陽厥逆, 耳聾泣出, 項不可以顧, 腰不可以俛仰. 治主病者.

수태양이 막혀서 역하면(手太陽厥逆), 귀가 잘 안 들리고 눈물이 나며(耳聾泣出), 목을 돌려서 돌아볼 수 없으며(項不可以顧), 허리가 아파서 위아래를 자유스럽게 볼 수 없다(腰不可以俛仰). 치료는 주병을 한다(治主病者).

소장은 인체에서 심장 다음으로 과잉 산을 많이 중화하는 아주 중요한 기관이다. 그래서 소장에서 문제가 생기면, 그 여파는 곧바로 심장에 미친다. 이로 인해서 심장에서 과부하가 일어나면, 우 심장으로 산성 정맥혈을 보내는 신장은 곧바로 영향을 받는다. 신장은 뇌척수액을 책임지고 있으므로, 신장이 문제가 되면, 뇌척수액과 관련된 기관들은 모조리 문제를 일으킨다. 그래서 뇌척수액에서 림프를 받는 귀는 당연히 잘 안 들리고(耳聾), 뇌척수액에서 체액을 받는 눈은 산성 뇌척수액을 중화하면서 자기도 모르게 눈물을 흘린다(泣出). 심장은 경추에서 신경을 받기 때문에, 심장이 문제가 되면, 목을 돌려서 돌아볼 수도 없고(項不可以顧), 소장은 허리 척추에서 신경을 받기 때문에, 소장이 문제가 되면, 허리가 아파서 허리를 마음대로 돌려서 위아래를 잘 볼 수도 없게 된다(腰不可以俛仰). 당연히 치료는 근원을 한다(治主病者).

手陽明少陽厥逆, 發喉痺嗌腫痓, 治主病者.

수양명 수소양이 막혀서 역하면(手陽明少陽厥逆), 후비가 발병하고, 목 안에 부종이 생기고, 치증이 생긴다(發喉痺嗌腫痓). 주병을 치료한다(治主病者).

대장은 대장 발효를 통해서 SCFA(short chain fatty acid:SCFA:단쇄지방산)를 만들어서 폐가 환원철을 수거하는 데 도움을 준다. 이런 대장이 제 기능을 못 한다면, 폐는 과잉 산을 기도를 통해서 밖으로 내보낸다. 그러면 폐가 내보내는 과잉 산에 노출된 인후부는 난리가 난다. 즉, 이때 후비와 익종이 발생한다(喉痺嗌腫). 삼초(三焦)는 복막과 장간막을 통해서 오장육부를 끌어안고 있는 거대한 부

궐론(厥論)

(府)이다. 또, 삼초는 장간막을 통해서 신경, 혈액, 림프를 통제한다. 그런데 만일에 이런 장간막의 기능이 삼초에 문제가 생겨서 막힌다면, 삼초를 통해서 오장육부로 신경을 공급하는 척주는 과잉 산을 중화하지 못하게 되고, 그러면 척주는 과잉 산 때문에, 근육을 강하게 수축(痙:치)시킬 것이다(痙:치). 즉, 이때 경증(痙證)이 생긴다. 당연히 치료는 근원을 찾아서 한다(治主病者).

제46편. 병태론(病能論)

제1절

黃帝問曰, 人病胃脘癰者, 診當何如. 岐伯對曰, 診此者, 當候胃脈, 其脈當沈細, 沈細者氣逆, 逆者人迎甚盛, 甚盛則熱. 人迎者, 胃脈也, 逆而盛, 則熱聚於胃口而不行. 故胃脘爲癰也.

황제가 묻는다(黃帝問曰). 위완옹은(人病胃脘癰者), 어떻게 진단하나요(診當何如)? 기백이 대답한다(岐伯對曰). 이것을 진단하려면 당연히 위맥을 본다(診此者, 當候胃脈). 위맥은 당연히 침세하다(其脈當沈細). 침세하면, 기역이다(沈細者氣逆). 역하면 인영이 심하게 성하고(逆者人迎甚盛), 심하게 성하면 열이 있다(甚盛則熱). 인영은 위맥이다(人迎者, 胃脈也). 역하면 성한다(逆而盛). 그러면 위 입구에 열이 모이고 그러면 불행한다(則熱聚於胃口而不行). 그래서 위완이 옹을 만든다(故胃脘爲癰也).

옹(癰)은 곪는 것이다. 곪는다는 것은 알칼리 부족으로 과잉 산이 콜라겐으로 중화되는 경우이다. 이 콜라겐은 체액의 흐름을 막아버린다. 그래서 옹이 있는 곳은 언제나 예외 없이 체액 순환이 정체하면서 외부에서 산소 공급이 안 되고, 결국에 국소빈혈(ischemia:乏血:핍혈)이 발생하면서 옹이 생겨난다. 핵심은 체액 순환의 정체이다. 체액 순환의 정체는 림프와 정맥이 원인으로 작용한다. 그중에서도 림프의 정체가 체액 순환에 더 큰 영향을 준다. 그래서 위에 생기는 위옹(胃脘癰)은 해당 경락의 심한 정체를 암시한다. 그러면 당연히 이 경락의 순환은 활발하지 못하고 당연히 약할(沈細) 것이다(其脈當沈細). 이 말을 다시 표현하자면, 경락의 순환이 활발하지 못하다(沈細)는 말은 산이 과잉(氣逆)이라는 뜻이다(沈細者氣逆). 위장경에서, 이 상황을 알아보기 위해서, 목 부근의 인영(人迎)을 이용한다. 위경인 인영은 동맥이 지나가는 자리이기도 하다. 인영의 상태는 뇌척수액의 정체로 인한 머리로 공급되는 동맥혈의 저항성의 정도를 나타낸다. 또, 뇌척수액은 림프액이기 때문에 신장을 통해서 위장과 비장과 서로 교통을 한다. 그래서 위경은, 44편 痿

論篇(위론편) 제3장에서 보았듯이, 뇌척수액과 연결이 되고, 위경의 상태를 제일 잘 알 수 있는 혈자리가 인영(人迎)이 된다. 그래서 위장에 과잉 산이 아주 심하게 적체되어서 위옹(胃脘癰)이 될 정도라면, 다른 위맥은 림프액의 심한 저항성 때문에 당연히 힘이 없고 약하게 나올 수밖에 없다(其脈當沈細). 물론 원인은 과잉 산이다(沈細者氣逆). 이때 인영에서 맥을 측정하면, 산성 쪽으로 변한 뇌척수액의 심한 저항성 때문에, 맥이 아주(甚) 강하게(盛) 나온다(逆者人迎甚盛). 즉, 이 인영맥이 세게 뛰면 뛸수록 뇌척수액의 정체는 그만큼 심하다는 암시이며, 산 과잉 심하다는 뜻이다. 당연히 인체는 이 과잉 산을 중화하면서 열(熱)을 만들어 낸다(甚盛則熱). 이 맥(脈)은 위경에 속해 있으므로 위맥이다(人迎者, 胃脈也). 여기서 열(熱)이 위 입구(胃口)에 몰려서(聚) 체액 순환이 되지 않는다(不行)는 말은(則熱聚於胃口而不行), 열을 만들려면 반드시 과잉 산이 존재해야 하므로, 이 부분에 과잉 산이 쌓여서 중화가 안 되고 있다는 뜻이다. 결과는 이 과잉 산이 주위의 알칼리 콜라겐을 녹이면서 중화가 되고, 당연히 위옹(胃脘癰)을 만들어 낸다(故胃脘爲癰也).

제2절

帝曰善. 人有臥而有所不安者, 何也. 岐伯曰, 藏有所傷, 及精有所之寄則安. 故人不能懸其病也.

황제가 말한다(帝曰). 좋습니다(善). 잠을 자도 편안하지 않은 이유는 뭔가요(人有臥而有所不安者, 何也)? 기백이 말한다(岐伯曰). 장이 상한 곳이 있으면(藏有所傷), 알칼리가 그 장소에 도달해서 임무를 수행하면 편안해 진다(及精有所之寄則安). 그래서 사람이 이 병을 고치기는 어렵다(故人不能懸其病也).

잠은 왜 올까? 당연히 피곤하면 잠이 온다. 피곤하다는 말은 과잉 산이 체액 안에 존재한다는 뜻이다. 그래서 인체는 잠을 이용해서 인체의 과잉 산을 중화시킨다. 이때 인체가 이용하는 방법은 대략 두 가지로 모아진다. 하나는 성장 호르몬(Growth Hormone:GH)인데, 이는 수면 때 분비된다. 영아들이 잠을 많이 자는 이유이다. 즉, 영아는 잠에 비례해서 성장한다. 그래서 영아들이 잠을 잘 자지 못하게 되면, 영아들은 잘 안 큰다. 이 성장 호르몬은 콜라겐을 만들어서 과잉 산을 중화시킨다. 이게 성장이다. 즉, 콜라겐을 만들어내는 사실 자체가 성장이다. 인체가 맨 처음 성장 과정에서는 무조건 콜라겐부터 합성한다. 그리고 인간은 나이를 먹어 갈수록 잠이 없어지기 때문에, 분비되는 GH의 양도 적어진다. 나이를 먹어서 분비되는 GH는 키를 크게 한다거나 성장시키지는 못하지만, 과잉 산을 중화시키는 효과는 크다. 그리고 수면 때 분비되는 다른 하나는 멜라토닌(melatonin)이다. 멜라토닌은 송과체(pineal body, epiphysis:松果體)가 핵심이다. 멜라토닌은 송과체에서 과잉 산을 중화시키면서 만들어 낸 결과물이다. 이 송과체는 일주기 리듬을 만들어낸다. 그런데 재미있는 것이 밤에만 작동한다. 왜 그럴까? 답은 송과체가 보유한 광센서(Light sensor)에 있다. 즉, 송과체는 빛을 감지해서 빛이 없으면서 과잉 산이 존재하면, 작동하게 된다. 여기서 송과체가 인지하는 빛은 대개는 청색광이다. 그래서 낮에 잠을 잘 때 안대를 쓰는 이유이다. 그리고 컴퓨터 모니터를 오래 보고 있으면, 일주기 리듬이 깨지는 이유도 모니터의 청색광 때문이다. 그러면, 송과체는 인체에서 유일하게 멜라토닌을 만드는 기관일까? 당연히 아니다. 멜라토닌은 소화관에서도 만들어지는데, 소화관에서 만들어진 멜라토닌의 양은 송과체에서 만들어지는 양보다 약 400배가 더 많다. 그래서 잠을 잘 자는 조건은 소화관에도 있게 되므로, 소화관이 편해야 잠도 잘 잘 수가 있게 된다. 그런데, 이 멜라토닌은 참으로 재미있는 물질이다. 멜라토닌은 세로토닌이 수거한 자유전자를 중화하면서 멜라토닌으로 변한다. 즉, 멜라토닌은 알칼리라는 뜻이다. 이제 이 멜라토닌이 묘기를 부린다. 어떻게 부릴까? 답은 유황에 있다. 잠을 자면, 인체의 대사가 최저로 떨어지면서 과잉 산을 전문으로 중화하는 오장도 따라서 잠을 잔다. 그래서 잠을 자면, 인체의 최대 해독기관인 간도 따라서 자버린다. 그런데, 인체의 약 60조 개의 세포는 일분일초도 쉬지 않고 호흡하면서 산성 노폐물을 간질로 쏟아낸다. 그런데, 낮에는 이를 담즙이 수거해서 처리해준다. 그런데, 밤이 되면, 간도 자버린다. 이제 이 쓰레기는 누가 처리할까? 바로 멜라토닌이다. 여기서 묘수를 부리는 인자가 유황이다. 담즙에는 타우린(Taurine)이 대부분인데, 이 타우린의 핵심은 유황이다. 즉, 담즙에서 실제로 산성 노폐물을 수거해오는 인자가 유황이라는 뜻이다. 그래서 인체에서 유황은 굉장히 중요한 인자이다. 즉, 간이 해독을 실행하는데, 핵심이 유황이라는 뜻이다. 그리고 멜라토닌도 이 유황을 이용해서 산성 노폐물을 수거해서 신장으로 가져간다. 그래서 낮에는 담즙에 붙은 유황을 보유한 타우린이 산성 노폐물을 수거해가고, 밤에는 멜라토닌이 유황을 이용해서 산성 노폐물을 수거해간다. 즉, 멜라토닌은 밤에 활동하는 담즙인 셈이다. 즉, 멜라토닌은 우리 몸에서 이만큼 중요한 인자이다. 그리고, 송과체에서는 추가로 스테로이드도 만든다. 그리고 스테로이드는 우리가 너무나도 잘 아는 산성 쓰레기 청소부이다. 즉, 송과체는 쓰레기 청소부 2개를 생산한다. 즉, 송과체는 뇌에서 엄청나게 중요한 기관이다. 즉, 송과체는 뇌의 산성 쓰레기 청소부이다. 뇌는 60kg 성인 기준으로 약 1.5kg에 불과하다. 그런데, 이 작은 뇌가 인체 총에너지의 20~25%를 소비한다. 그러면, 이때 만들어지는 산성 쓰레기의 양도 이에 비례한다. 즉, 뇌는 엄청난 양의 산성 노폐물을 쏟아낸다. 그리고, 이 산성 쓰레기의 많은 부분을 송과체가 책임지고 있다. 그래서 데카르트는 송과체를 일컬어서 영혼의 중심이라고 했다. 말이 되는 이야기이다. 멜라토닌의 중요성을 말하려다가 여기까지 와버렸다. 아무튼, 멜라토닌은 엄청나게 중요하다. 그러면, 멜라토닌의 역할은 이것이 전부일까? 물론 아니다. 하나가 더 있다. 즉, 멜라토닌은 소화관의 독재자이다. 즉, 소화관은 멜라토닌이 없으면, 아무 일도 하지 못하게 된다. 그래서 멜라토닌은 뇌에서 뿐만 아니라. 그리고 수면에서 뿐만 아니라, 소화관에서도 엄청나게 중요한 인자이다. 그래서 소화관을 위해서 멜라토닌이 많은 음식을 섭취하게 되면, 당연히 소화관을 돕게 된다. 그러면, 소화관뿐만 아니라 뇌도 그 영향을 받게 된다. 이때 나타나는 기전을 장-뇌 축(Gut-Brain Axis) 기전이라고 말한다. 이왕 말이 나왔으니 좀 더 가보자. 그러면, 우리가 자주 쉽게 접할 수 있는 음식 중에서 멜라토닌이 많은 음식은 뭐가 있을까? 그리고 음료는 뭐가 있을까? 제일 쉽게 접할 수 있는 음식은 묵힌 발효 김치이다. 이 묵힌 발효 김치는 약간 신맛이 난다. 여기에는 멜라토닌이 아주 많이 들어있다. 그 이유는 발효의 원리 때문이다. 즉, 발효 미생물도 인간처럼 에너지로 살아가는 생명체이므로, 에너지 관리를 위해서 인간의 송과체나 소화관처럼 멜라토닌을 만들어낸다. 그래야 에너지가 과잉되었을 때 미생물도 살아남게 된다. 즉, 양자역학으로 태양계를 바라보게 되면, 인간도 미생물과 다를 바가 없다는 뜻이다. 그러면, 여기서 자동으로 대장 발효를 떠올리게 된다. 그렇다. 대장 균총도 멜라토닌을 만들어낸다. 즉, 대장 발효가 인간 건강에 엄청나게 중요하다는 뜻이다. 그런데, 멜라토닌이 만들어지는 과정에서 아세트산이 필요하다. 이 아세트산은 익힌 약간 신김치에 넘쳐난다. 즉, 신김치의 맛이 이 맛이다. 그래서 신김치는 멜라토닌도 많이 보유하고 있지만, 소화관에서 세로토닌이 멜라토닌으로 바뀔 때 아세트산이라는 재료도 공급해준다. 그러면, 소화관은 이를 이용해서 더 많은 멜라토닌을 만들 수가 있게 되고, 소화관과 뇌는 편안해지게 되고, 인간은 행복을 경험할 수가 있게 된다. 한마디로, 익힌 발효 김치는 보약 중에서 이런 보약이 없다. 이것이 전통의 과학이다. 물론, 이 기전은 전자생리학으로 풀 때만 풀리게 된다. 즉, 단백질 생리학으로는 이 기전을 절대로 풀 수 없다는 뜻이다. 그리고 멜라토닌 음식이 한 가지가 더 있다. 바로 참기름이다. 참기름에는 멜라토닌이 아주 많이 들어있다. 그리고 참기름에는 스테로이드와 똑같은 효과를 내는 리그난(lignan)도 많이 들어있다. 즉, 송과체가 스테로이드와 멜라토닌을 동시에 만들어서 쓰레기 청소부 역할을 하듯이, 참기름도 송과체와 똑같은 역할을 한다는 뜻이다. 즉, 참기름은 이만큼 좋은 음식이다. 그래서 음식에 관한 한의학 고전을 보면, 해독에는 빠짐없이 참기름이 반드시 들어간다. 그것도 아주 자주 들어간다. 그 이유는 참기름에 들어있는 쓰레기 청소부인 멜라토닌과 리그난 덕분이다. 이와 비슷한 식용유가 바로 올리브 오일(olive oil)이다. 왜 중동과 유럽에서 오랜 전통 기간 동안에 올리브 오일을 상식했는지 이해가 가는 대목이다. 물론, 올리브 오일의 기전도 단백질 생리학으로 풀면 절대로 안 풀리는 관계로 인해서, 최첨단 현대의학은 이 기전을 정확히 설명하지 못하게 되고, 이상한 말만 잔뜩 늘어놓게 된다. 전자생리학을 공부한 사람으로서, 이 광경을 보고 있노라면, 가관도 이런 가관이 없다. 점점 더 이야기가 길어지는데, 이왕 말이 나왔으니 조금만 더 보자. 그러면, 음료는 뭐가 있을까? 국내에서는 아직 이런 음료를 찾지 못했다. 그래서 해외로 눈을 돌려보면, 바로 타트 체리(tart cherry, sour cherry, dwarf cherr)가 있다. 이 타트 체리는 앵두의 일종이다. 그래서 국내산의 앵두에도 멜라토닌이 많이 들어있다. 그런데, 이상하게 국내에서는 앵두를 대량 재배하는 곳이 한 곳도 없다. 그래서 별수 없이 해외로 눈을 돌리게 된다. 타트 체리 주스는 100% 무첨가 원액이어야 한다. 그리고 이 주스는 엄청나게 시다. 즉, 신김치와 효과가 같다. 즉, 타트 체리 주스는 신김치 음료 버전이다. 그래서 타트 체리 100% 원액 주스도 소화관에 아주 유익하고 물론 뇌 건강에도 좋다. 그래서 이것을 집에서 실행하기 위해서는 묵힌 발효 김치를 기름 없이 볶아서 충분히 익힌 다음에 여기에 참기름을 듬뿍 넣어서 먹으면 맛도 있고 영양도 만점이 된다. 그러고 나서 타트 체리 100% 원액 주스를 조그만 컵으로 한 컵을 마시게 되면, 밤에 잠이 아주 잘 온다. 잠은 어떤 보약보다도 최고의 보약이 된다. 결국에 잠을 이야기하다가 여기까지 와버렸다. 그런데, 여기서 주의해야 할 것이 하나가 있다. 즉, 참기름은 열을 가하면 안 된다. 그래서 참기름을 음식에 추가할 때는 절대로 끓여서는 안 된다. 즉, 음식이 다 되어서 먹을 때 참기름을 추가하라는 뜻이다. 즉, 참기름은 음식을 먹을 때 토핑(Topping)하라는 뜻이다. 그래서 옛날에 어머니들이 참기름은 항상 토핑용으로 썼다. 이것이 삶의 지혜이다. 그리고 이것이 과학으로 쉽게 설명이 안 되는 전통의 과학이다. 참기름에 열을 가해서는 안 되는 이유는 참기름의 성질에 있다. 아무튼, 이 이야기는 너무 긴 이야기이므로, 여기서 줄인다. 이 이야기는 책으로 한 권은 써야 할 것이다. 그래서 일반적으로 밤에는 성장 호르몬과 멜라토닌이라는 이 두 인자가 나서서 과잉 산을 중화해준다. 그러면 당연한 의문이 생긴다. 그러면 낮에는 누가 송과체를 대신해서 과잉 산을 중화해줄까? 바로 CRY이다. 이 인자는 일조량의 청색광을 받아서 과잉 산을 중화시킨다. 그래서 당연히 CRY도 일주기 리듬을 만든다. 즉, 낮에는 CRY가 일주기 리듬을 만들고, 밤에는 송과체가 일주기 리듬을 만든다. 일조량이 적은 겨울에는 잠을 많이 자고, 일조량이 많은 여름에는 잠을 덜 자는 이유이기도 하다. 여기서 재미있는 현상을 하나 볼 수가 있다. 바로 트립토판(tryptopahn)이다. 이 트립토판은 과잉 산을 수거해오는 역할을 한다. 이 트립토판은 인체 생리에서 아주아주 중요한 존재이다. 이 트립토판이 송과체와 CRY에서 굉장히 중요한 역할을 한다. 트립토판이 없다면, 송과체나 CRY 모두 무용지물이 되고 만다. 잠이 안 오면, 트립토판을 복용하라고 한다. 트립토판은 육류에 아주 풍부하게 들어있다. 담론이 너무 길었다. 다시 본론으로 들어가 보자. 장에 상해가 있다는 말은(藏有所傷), 장은 산을 중화하는 기관이기 때문에, 장이 과잉 산을 중화하지 못하고 있다는 암시를 한다. 즉, 이때는 인체가 과잉 산에 시달린다는 뜻이다. 인체가 과잉 산에 시달리면 인체 안에 있는 알칼리(精)가 체액의 흐름을 타고 와서(及), 이 과잉 산을 중화시켜주면(寄) 인체는 편안(安)해진다(及精有所之寄則安). 이것은 장이 상해를 입은 상태에서는 인간이 어떻게 쉽게 해결(懸)할 수 있는 문제는 아니다(故人不能懸其病也). 추가로 복부의 신경은 90%가 구심신경이다. 그래서 과잉 산으로 인해서 오장육부의 상태가 나빠지면, 오장육부는 이 과잉 산을 모조리 신경을 통해서 머리로 보내버린다. 그러면 뇌 신경은 심한 과부하에 시달리게 되고, 당연히 잠이 올 리가 없다. 즉, 장(腸) 건강은 수면 문제와 직결되어 있다. 그래서 이때는 장을 먼저 치료하지 않으면, 인간이 어떻게 해볼 수가 없다(故人不能懸其病也)는 것이다. 소화관과 수면의 문제는 앞에서 멜라토닌과 연결시켜서 잠깐 언급했다. 지금 이 문장이 말하고 있는 말뜻을 정확히 알면 소름이 돋는다. 즉, 황제내경은 약 2,000년 전에 이미 장-뇌 축(Gut-Brain Axis)의 기전을 알고 있었다는 뜻을 암시하고 있기 때문이다. 최첨단이라고 으스대는 최첨단 현대의학은 이 기전을 안 지가 얼마 안 되었다. 그리고 지금도 최첨단 현대의학은 이 기전을 보고 신기해하고 있다. 그런데, 이런 최첨단 현대의학이 한의학을 인증해주고 있는 해괴망측한 일이 현재에도 진행 중이다. 왜 우리는 한의학의 시험 답안을 최첨단 현대의학에게 인증을 받아야 하나! 이것이 황제내경의 진정한 품격인데 말이다, 황제내경의 품격에 무슨 말을 더 보태겠는가! 이 문장을 보고 있노라면, 한의학이 최첨단 현대의학의 답안을 인증해 줘야 옳다. 이 사실은 인간의 무지가 만들어낸 한 편의 블랙 코미디 쇼이다. 그런데, 이 쇼에 관중이 너무 많다. 이는 인간 무지의 또 다른 한 장면이다.

병태론(病能論)

제3절

帝曰, 人之不得偃臥者, 何也. 岐伯曰, 肺者, 藏之蓋也. 肺氣盛則脈大, 脈大則不得偃臥, 論在奇恒陰陽中.

황제가 말한다(帝曰). 인간이 편안히 누워 자지 못하는 이유가 뭔가요(人之不得偃臥者, 何也)? 기백이 말한다(岐伯曰). 폐는 장의 덮개이다(肺者, 藏之蓋也). 폐기가 성하면 맥이 대하고(肺氣盛則脈大), 맥이 대하면 편안히 잘 수가 없다(脈大則不得偃臥). 기항음양에서 논한다(論在奇恒陰陽中).

맥동은 압전기에 의한 공진이다. 즉, 심장이 힘차게 박동하면 맥동도 힘차다. 맥동이 힘차다는 말은 심장이 수축과 이완을 잘한다는 뜻이다. 그런데 대맥(大脈)은 파동 폭이 평소의 2배이다. 파동의 폭이 작다는 말은 심장이 너무 힘차게 뛰는 것이고, 파동의 폭이 크다는 말은 심장이 너무 힘이 없이 뛰는 것이다. 이 말은 심장 근육의 수축이 너무 강해서 제대로 수축하지 못하는 경우이다. 즉, 인체 안에 과잉 산이 존재한다는 뜻이다. 우 심장은 과잉 산이 간에서 올라오면, 이를 폐로 보내서 자신을 보호한다. 즉, 심장이 문제가 심각하다면, 폐도 문제가 심각하다는 뜻이다. 폐는 산성 정맥혈을 최종적으로 중화시켜서 좌 심장을 통해서 오장으로 보낸다. 또, 폐는 해부학적으로 보면 심장을 덮고 있다. 즉, 폐는 심장의 덮개(蓋)이다(藏之蓋也). 다르게 해석하면, 폐는 심장을 보호하는 덮개처럼 동맥혈을 만들어서 심장을 보호한다. 즉, 여기서 덮개라는 개념은 보호한다는 개념이 된다. 이런 폐가 문제가 생겨서, 심장 박동에 문제가 생긴다면(肺氣盛則脈大), 온몸에 알칼리 동맥혈의 공급은 막히게 된다. 잠을 통제하는 송과체에서 과잉 산을 중화시키는데, 알칼리 동맥혈의 풍부한 공급은 필수이다. 이것은 폐와 심장이 문제가 되는 상황에서는 불가능한 것이다. 즉, 몸에 과잉 산이 존재하는데, 그것을 중화시키지 못한다면, 과잉 산은 인체 여기저기를 괴롭힐 것이고, 잠이 잘 오면 그게 더 이상할 것이다(脈大則不得偃臥).

제4절

帝曰, 有病厥者, 診右脈沈而緊, 左脈浮而遲, 不然, 病主安在. 岐伯曰, 冬診之, 右脈固
當沈緊. 此應四時, 左脈浮而遲. 此逆四時, 在左當主病在腎, 頗關在肺, 當腰痛也.

　　황제가 말한다(帝曰). 궐병을 가진 사람들은(有病厥者), 진맥을 해보면 우맥은 침
하고 긴한데(診右脈沈而緊), 좌맥은 부하고 지하다(左脈浮而遲). 주병이 어디에 존재
하는지 모르겠네요(不然, 病主安在)? 기백이 말한다(岐伯曰). 겨울에 진단을 하면(冬
診之), 우맥은 당연히(固當) 침긴하고(右脈固當沈緊), 이것은 사계절의 원리와 맞다
(此應四時). 그런데 좌맥이 부지하는 것은(左脈浮而遲), 사계절의 원리에 맞지 않는
다(此逆四時). 병은 좌맥에 있고, 당연히 주병은 신장에 있다(在左當主病在腎). 상당
한 연관성이 폐에도 존재한다(頗關在肺). 당연히 허리가 아프다(當腰痛也).

　　진단을 겨울에 했다(冬診之). 사시맥[(四時脈)을 말하고 있다. 겨울은 일조량이 적
기 때문에 에너지의 공급도 적어서 우측(右)에서 재는 겨울의 폐맥은 당연히(固當)
침(沈)하고 긴(緊)하다(右脈固當沈緊). 이 맥은 정확히 사계절에 맞는 맥이다(此應四
時). 그런데 좌측에서 재는 신장맥이 부(浮)하고 지체(遲)되는 맥(脈)이라면(左脈浮而
遲), 이 맥은 겨울의 신장맥이 아니라 폐맥이다. 그래서 이 맥은 사계절에 맞는 맥
이 아니다(此逆四時). 진단 당시가 겨울이기 때문에 신장맥이 나와야 정상이다. 그
래서 당연히 좌측에 주병(主病)에 있으므로, 신장(腎)에 병이 있는 것이다(在左當主
病在腎). 그러나 폐맥이 나왔기 때문에, 폐도 상당히(頗) 관련(關)이 있다(頗關在肺).
그럴 수밖에 없는 것이, 폐가 만들어 낸 철염(鐵鹽)이나 중조염을 신장이 처리하기
때문이다. 그래서 이 둘은 서로 연관된다. 어쨌든 신장에 문제가 있으므로, 당연히
요통이 있을 것이다(當腰痛也). 신장은 허리에서 신경을 받기 때문이다.

帝曰, 何以言之. 岐伯曰, 少陰脈, 貫腎絡肺. 今得肺脈, 腎爲之病. 故腎爲腰痛之病也.

황제가 말한다(帝曰). 어째서 그렇죠(何以言之)? 기백이 말한다(岐伯曰). 신장맥은(少陰脈), 신장을 관통하고 폐와 연결된다(貫腎絡肺). 지금 폐맥을 얻었다(今得肺脈). 신장이 병을 만들었다(腎爲之病). 그래서 신장이 요통을 만든 것이다(故腎爲腰痛之病也).

신장맥은 신장이 주관하고 폐는 낙맥 정도이다(貫腎絡肺). 즉, 신장맥에서 폐가 차지하는 비중은 낙맥으로써 그다지 크지 않다. 그런데 맥을 측정해 보니, 주맥인 신장맥은 온데간데없고, 주변부의 맥인 폐맥이 나타나고 있는 것이다(今得肺脈). 이는 신장에 문제가 있으므로 인해서, 신장에 연결된 경맥에 힘이 없다는 것을 말하고 있다. 즉, 신장에서 체액의 흐름이 원활하지 못함을 말하고 있다. 즉, 신장이 병을 만든 것이다(腎爲之病). 그래서 신장이 담당하고 있는 허리가 아플 수밖에 없다(故腎爲腰痛之病也). 앞 문장을 다시 설명하고 있다. 이것을 생리학적으로 풀면, 신장은 염을 취급한다. 그리고 폐는 철염(鐵鹽)과 중조염을 만들어낸다. 그래서 신장에 문제가 있으면, 폐가 만들어 낸 산성인 철염과 중조염은 처리가 지연되고, 이어서 폐는 문제를 일으키게 되고, 그러면 겨울인데도 불구하고, 폐맥이 나타나는 것이다. 이것은 분명히 신장에서 문제가 시작되었다. 그래서 신장이 주병자가 되고, 그래서 신장 때문에 허리가 아프게 된 것이다. 물론 폐에서도 문제가 발생했다.

제5절

帝曰, 善. 有病頸癰者, 或石治之, 或鍼灸治之, 而皆已, 其眞安在. 岐伯曰, 此同名異等者也. 夫癰氣之息者, 宜以鍼開除去之. 夫氣盛血聚者, 宜石而寫之. 此所謂同病異治也.

황제가 말한다(帝曰). 좋습니다(善). 경옹에 걸리면(有病頸癰者), 혹은 침석으로 치료하고(或石治之), 혹은 침구로 치료하는데(或鍼灸治之), 모두 낫는다(而皆已). 진실은 어디에 있나요(其眞安在)? 기백이 말한다(岐伯曰). 병명은 같으나 증상이 다르기 때문이다(此

同名異等者也). 무릇 옹기가 심하지 않으면(夫癰氣之息者), 옹기를 우선 침으로 열어서
제거해주고(宜以鍼開除去之), 무릇 옹기가 성해서 혈액이 뭉쳐있으면(夫氣盛血聚者), 우
선 폄석을 사용해서 없애준다(宜石而寫之). 이것을 이르러 병은 같으나 치료법은 다르다
고 한다(此所謂同病異治也). 이 구문은 특별한 설명을 요구하지는 않는다.

제6절

帝曰, 有病怒狂者, 此病安生. 岐伯曰, 生於陽也.

　황제가 말한다(帝曰). 노광병에 걸리는데(有病怒狂者), 이병은 어떻게 생기나요(此
病安生)? 기백이 말한다(岐伯曰). 양에서 생긴다(生於陽也).

　분노와 광기는 모두 뇌 신경의 문제인데, 뇌 신경의 문제는 모두 양(陽)으로서
산(酸)인 전자(電子)의 문제이다. 신경은 자유전자의 통로임을 상기해보자.

帝曰, 陽何以使人狂. 岐伯曰, 陽氣者因暴折而難決. 故善怒也. 病名曰陽厥.

　황제가 말한다(帝曰). 양은 어떻게 해서 사람을 미치게 합니까(陽何以使人狂)? 기
백이 말한다(岐伯曰). 양기는 갑자기, 끊어지는 원인이 되고 해결을 어렵게 한다(陽
氣者因暴折而難決). 그래서 자주 노한다(故善怒也). 병명은 양궐이다(病名曰陽厥).

　양궐(陽厥)도 어차피 산 과잉이 핵심이다. 양궐은 담(膽)의 문제이다. 담은 담즙을
처리한다. 담즙의 특징은 타우린에 있다. 타우린은 신경의 과잉 산을 조절해준다. 그래서
담즙 처리가 제대로 안 되면, 신경은 바로 과부하가 걸리고, 신경이 극도로 민감해져서
조그만 자극에도 갑자기 화를 낸다(故善怒也). 즉, 과잉 산(陽氣)이 갑자기 폭증하면서(因
暴), 정상적인 신경전달을 단절시켜버리고(折), 대혼란이 일어난다(難決). 이것을 양궐이라
고 한다(病名曰陽厥). 담의 기능 부전이 신경의 과부하를 일으킨 것이다.

帝曰, 何以知之. 岐伯曰, 陽明者常動, 巨陽少陽不動, 不動而動大疾. 此其候也.

황제가 말한다(帝曰). 어떻게 알 수 있나요(何以知之)? 기백이 말한다(岐伯曰). 양명은 항상 움직인다(陽明者常動). 거양과 소양은 움직이지 않는다(陽明者常動). 움직이지 않다가 움직이면 크고 빠르게 움직인다(不動而動大疾). 이것이 그 후이다(此其候也).

양명(陽明)은 위를 말하는데, 양명이 항상 움직인다는 말은 소화관의 연동 운동을 뜻하는데, 위는 이 연동 운동을 하면서 3부9후의 기능을 수행한다. 즉, 인체 내부와 외부의 과잉 산을 조절 즉, 기(氣:酸)를 조절하는 것이다. 위는 위산으로 과잉 산을 조절한다. 그래서 양명은 항상 움직인다(陽明者常動). 그러나 방광(巨陽)과 담(少陽)은 둘 다 움직이는 기관은 아니다(巨陽少陽不動). 그런데 머리에 과잉 산이 존재하면, 이 두 기관은 대혼란이 일어난다. 즉, 평소에 움직임이 별로 없던, 이 두 곳은 뇌척수액이 산성으로 변하면, 산성 뇌척수액을 중화시키기 위해서 빠르게 움직이는 것이다(不動而動大疾). 이것은 두 기관의 상태(候)이다.

帝曰, 治之奈何. 岐伯曰, 奪其食即已. 夫食入於陰, 長氣於陽. 故奪其食即已. 使之服以生鐵洛爲飮. 夫生鐵洛者, 下氣疾也.

황제가 말한다(帝曰). 치료는 어떻게 합니까(治之奈何)? 기백이 말한다(岐伯曰). 음식을 절제하면 바로 낫는다(奪其食即已). 무릇 음식이란 들어가기는 음으로 들어가나 양기로 작용해서 기를 신장시킨다(夫食入於陰, 長氣於陽). 그래서 음식을 절제하면 바로 낫는다(故奪其食即已). 또, 생철 가루 물을 마시게 한다(使之服以生鐵洛爲飮.). 무릇 생 철 가루 물은 하기를 바르게 한다(夫生鐵洛者, 下氣疾也).

이 부분은 상당한 지식을 요구한다. 현대의학과 동양의학을 자유롭게 넘나들 수 있어야 풀 수 있는 문장이다. 일단 우리가 먹는 대부분 음식은 알칼리이다. 그래서 위장으로 음식이 들어갈 때는 대부분이 알칼리(陰) 상태에서 진입한다(夫食入於

陰). 이 알칼리가 위산(胃酸)을 받으면 환원이 되면서 분해 즉, 소화된다. 그래서 소화된 음식물은 당연히 산성 물질로 변환된다. 즉, 음식으로써 알칼리인 음(陰)이 위산을 환원받으면서 산(酸)인 양(陽)으로 바뀐 것이다. 이것이 소화관을 통해서 흡수된다. 이렇게 해서 음식물인 알칼리가 양을 공급하는 도구가 된다. 여기서 양(陽:酸)은 에너지인 기(氣:酸)이다. 즉, 인체 내부로 들어간 산(陽)은 에너지인 기(氣)를 신장(長)시키는 것이다(長氣於陽). 종합하면, 위산은 에너지 공급원이 된다. 그래서 식사하지 않게 되면, 위산은 흡수가 안 된다. 결국, 과잉 산은 체외로 버려지고 만다. 즉, 위산이 인체로 흡수가 안 되는 것이다. 이때 인체는 당연히 알칼리로 변한다. 그래서 이때 과잉 산이 원인이었던 병세들이 호전되는 것이다. 이것이 금식(禁食)이나 단식(斷食)의 효과이다. 그래서, 이 문장에서는 금식(奪其食)을 시키면 바로 낫는다고 했다(故奪其食即已). 그리고 치료하는데, 생 철 가루(生鐵)를 물에 담가서 웃물(洛)만 마시라고 한다(使之服以生鐵洛爲飮). 생 철이란 대장간에서 나온 쇳가루이다. 대장간은 쇠를 불에 달군다. 그리고 두들겨 팬다. 이 과정에서 철 가루가 나오는데, 이 철 가루는 불에 달궜기 때문에, 알칼리인 산화철(Fe^{3+})이다. 이 알칼리 산화철을 먹이라고 한다. 그러면 하기(下氣)가 빠르게 움직인다고 한다(下氣疾也). 여기서 하기는 신장의 기를 말한다. 신장은 염(鹽)을 처리하는 기관이다. 즉, 몸에 들어간 알칼리 산화철은 인체 안에 과잉 산을 수거해서, 염이 되고, 이어서 신장을 통해서 배출된다(下氣疾也). 그래서 금식으로 위산을 통해서 과잉 산을 배출시키고, 이어서 신장을 통해서 산화철로 과잉 산을 또다시 배출시키는 전략이다. 이론상으로 완벽한 전략이다. 최첨단 현대의학은 이 처방을 두고, 동양의학을 극단적으로 미신(迷信) 취급한다. 그러나 과학적으로 정확히 맞는 이론이다. 현대의학도 철분제를 사용하고 있다. 현대과학은 자기가 모르면 무조건 미신이다. 그래야 자기들의 무식함을 덮을 수 있으니까! 이것에 대한 궁극적인 책임은 물론 동양의학에 있다. 이런 구문들을 명확히 과학적으로 해석해 주었다면, 동양의학이 미신 취급을 당하지는 않았을 것이다. 즉, 동양의학을 전공한 사람들이 자기들의 영역에 너무 안주하고 있었다.

제7절

帝曰, 善. 有病身熱解墮, 汗出如浴, 惡風少氣. 此爲何病. 岐伯曰, 病名曰酒風.

　황제가 말한다(帝曰). 좋습니다(善). 신열 해타의 병은(有病身熱解墮), 목욕한 것처럼 땀을 흘린다(汗出如浴). 악풍 소기인데(惡風少氣), 이 병은 어떻게 생기나요(此爲何病)? 기백이 말한다(岐伯曰). 이 병은 주풍이다(病名曰酒風).

　앞에서 이미 설명했던 부분이다. 산으로써 알콜인 술은 과음하면 간에서 해독이 안 되고 당연히 몸 안에 과잉 산으로써 축적된다. 인체는 이 과잉 산(惡風)을 중화하기 위해서 알칼리를 소모하고(少氣), 당연한 순리로 온몸에서 열이 나고(身熱), 그 결과로 몸은 힘이 없어지며(解墮), 땀을 줄줄 흘린다(汗出如浴). 즉, 과음은 지독(惡)한 풍(風)의 한 종류를 만들어낸다(惡風). 이것이 술이 일으키는 주풍이다(病名曰酒風).

帝曰, 治之奈何. 岐伯曰, 以澤瀉(瀉澤)朮各十分, 麋銜五分合, 以三指撮爲後飯.

　황제가 말한다(帝曰). 어떻게 치료하나요(治之奈何)? 기백이 말한다(岐伯曰). 택사(澤瀉), 백출(白朮) 각 10푼(以澤瀉(瀉澤)朮各十分)과 미함(麋銜:노루발 풀) 5푼을 합해서(麋銜五分合), 세 손가락으로 잡을 만큼의 양을 식후에 먹는다(以三指撮爲後飯). 특별한 설명을 요구하지는 않는다. 세 가지 약재 모두 다 이뇨제이다. 즉, 술이 만든 산을 염으로 만들어서 신장을 통해서 방광으로 배출시키자는 의도이다.

제8절

所謂深之細者, 其中手如鍼也. 摩之切之, 聚者堅也, 博者大也. 上經者, 言氣之通天也. 下經者, 言病之變化也. 金匱者, 決死生也. 揆度者, 切度之也. 奇恒者, 言奇病也. 所謂奇者, 使奇病不得以四時死也. 恒者, 得以四時死也. 所謂揆者, 方切求之也. 言切求其脈理也. 度者, 得其病處, 以四時度之也.

　맥이 침체해 있고 가늘다는 말은(所謂深之細者), 맥을 재는 중수(손목의 다섯 개의 뼈가 존재하는 곳으로써 맥을 재는 곳)에서 체액이 지나가는 체액관의 직경이 침처럼 작다는 뜻이다(其中手如鍼也). 그러면 그곳을 문질러서(摩) 맥이 움직이게 한 다음 절진(切)을 한다(摩之切之). 이곳이 뭉쳐 있으면, 맥은 당연히 굳어 있게 된다(聚者堅也). 이곳이 얇으면 즉, 뭉쳐 있지 않으면, 맥이 크게 뛴다(博者大也). 상경은 기가 인간과 자연과 통하는 관계를 말하고 있다(上經者, 言氣之通天也). 하경은 병의 변화를 말하고 있다(下經者, 言病之變化也). 금궤는 생사를 결정하는 것을 말하고 있다(金匱者, 決死生也). 규탁은 맥의 절진 법칙을 말하고 있다(揆度者, 切度之也). 기항은 기병을 말하고 있다(奇恒者, 言奇病也). 소위 기라는 것은 기병이 사계절의 법칙을 얻지 못해서 죽게 만든다(所謂 奇者, 使奇病不得以四時死也). 기(奇)는 짝이 없는 상태를 말한다. 그래서 병이 계절과 짝을 하지 못해서 죽는 것이다. 즉, 어떤 질병이 사계절과 짝을 맺어서 사계절의 기운을 얻으면 낫는다는 것이다. 예를 들면, 겨울에 쌓인 염은 여름의 무더위로 소비해버리면 된다. 항이라는 것은 사계절의 법칙을 얻어서 죽게 만든다(恒者, 得以四時死也). 항(恒)은 항진을 의미한다. 즉, 오장이 너무 과하게 가동되는 것이다. 예를 들면, 염이 인체 안에 쌓인 상태에서, 염을 만들어내는 겨울을 맞이하면, 염은 더 많이 쌓이게 되고, 이어서 병은 극단에 이르게 되며, 결국에 환자는 죽는다. 소위 규라는 것은 절진으로 알아보는 방법이다(所謂揆者, 方切求之也). 절진으로 병을 알아본다는 것은, 맥의 원리를 말한다(言切求其脈理也). 탁은 사계절의 법칙으로 병이 든 곳을 알아내는 것이다(度者, 得其病處, 以四時度之也). 사계절과 오장은 서로 에너지로써 연결되어

있으므로, 에너지라는 연결 고리를 이용해서 병의 진단이 가능하다. 대부분 병은 대개 에너지 과잉이 원인이다.

제47편. 기병론(奇病論)

제1절

黃帝問曰, 人有重身, 九月而瘖. 此爲何也. 岐伯對曰, 胞之絡脈絶也. 帝曰, 何以言之. 岐伯曰, 胞絡者, 繫於腎, 少陰之脈, 貫腎繫舌本, 故不能言. 帝曰, 治之奈何. 岐伯曰, 無治也. 當十月復, 刺法曰, 無損不足, 益有餘, 以成其疹, 然後調之, 所謂無損不足者, 身羸瘦, 無用鑱石也. 無益其有餘者, 腹中有形而泄之, 泄之則精出, 而病獨擅中. 故曰疹成也.

황제가 묻는다(黃帝問曰). 임신해서(人有重身), 9개월이 되었을 때, 목소리가 안 나오는데(九月而瘖), 무엇이 이렇게 만들었나요(此爲何也)? 기백이 대답한다(岐伯對曰). 자궁에 연결하는 낙맥이 끊어진 것이다(胞之絡脈絶也). 황제가 말한다(帝曰). 그게 왜 그렇죠(何以言之)? 기백이 말한다(岐伯曰). 포락은(胞絡者), 신장에 연결되고(繫於腎), 신장맥은(少陰之脈), 신장을 관통해서 혀뿌리에 연결되어 있다(貫腎繫舌本). 그래서 말을 하지 못하는 것이다(故不能言). 황제가 말한다(帝曰). 치료는 어떻게 하나요(治之奈何)? 기백이 말한다(岐伯曰). 치료법이 없다(無治也). 당연히 10개월이면 복구된다(當十月復). 자법에서 말하기를(刺法曰), 알칼리가 부족하다고 손해 볼 것 없으며(無損不足), 산이 과잉이면 이익이다(益有餘). 피부에 발진이 조금 일어나고(以成其疹), 후에 조절된다(然後調之). 소위 무손부족하면(所謂無損不足者), 신체가 마르고 수척해지는데(身羸瘦), 참석을 쓸 필요가 없다(無用鑱石也). 유여하다고 무익하다는 것은(無益其有餘者), 뱃속에 태아가 있으므로, 태아에게로 새어 나간다(腹中有形而泄之). 새어 나가면 정기도 유출이 되고(泄之則精出), 병은 혼자 안에 남게 되면서(而病獨擅中), 우리가 말하는 진을 만든다(故曰疹成也).

이 부분도 황제내경의 진수를 볼 수 있는 부분이며, 최첨단 현대의학도 감히 따라잡을 수 없는 부분이다. 이 구문들을 정확히 해석하려면 동양의학과 현대의학을 자유자재로 넘나들 수 있어야 가능하다. 현대의학 개념으로는 임신의 원리에 대해서 알아야 하며, 동양의학 개념으로는 경맥(經脈)의 개념과 원리를 알아야 한다. 황제가 어떤 사람이 임신 9개월인데 목소리가 안 나오는데, 그 이유가 무엇인가라고 묻자, 기백이 대답하기를 자궁에 연결된 맥이 끊겼다고 말한다(胞之絡脈絶也). 이번에는 황제가 말의 의미를 묻자, 자궁에 연결된 맥들은 신장과 연계되어 있다고 한다(胞絡者, 繫於腎). 이 족소음맥들은(少陰之脈), 신장을 관통해서 혀뿌리까지 연계되어 있다고 한다(貫腎繫舌本). 그래서 말을 하지 못한다는 것이다(故不能言). 포락맥은 44편 痿論篇(위론편) 제2장에 언급되어 있다. 경맥(經脈)의 개념과 원리를 알아야 이해가 가는 부분이다. 경맥(經脈)은 인체 기관들의 생리(生理)를 묶어 놓은 가상의 네트워크(網)이다. 여기서 임신해서 만삭이 되었는데, 갑자기, 말이 안 나온다. 그런데 갑자기, 신장이 등장한다. 동양의학은 체액 순환의 의학이다. 인체는 체액 순환의 노예이다. 즉, 체액 순환이 안 되면 인체는 바로 기능을 멈춘다. 자궁은 혈관 덩어리이다. 그래서 자궁은 특히 체액 순환에 아주 민감하다. 먼저 임신부터 알아보자. 임신은 아기를 뱃속에서 성장시키는 것이다. 성장(成長)이란 물체가 커지는 것이다. 식물이건 동물이건 무생물이건 성장이란 무조건 물체의 크기가 커지는 것이다. 그럼 물체는 무슨 원리로 커질까? 바로 여러 의미를 보유한 산(酸:氣:神:陽:電子)의 축적 작용이다. 먼저 전자가 쌓이고, 그다음에 전자를 가진 물질과 물질이 서로 축합(condensation:縮合:Ester)하면서 조그만 물체가 큰 물체로 변하는 것이 성장이다. 그래서 성장에는 반드시 에너지인 전자(酸:陽)가 요구된다. 즉, 성장에는 산(酸)이 요구된다. 왜 암(癌)이 산성 환경에서 성장하는지 설명이 되는 부분이며, 왜 태아의 성장이 암의 성장과 닮아있는지 설명이 되는 부분이다. 위에 있는 문장들이 이 개념을 말해주고 있다(無益其有餘者, 腹中有形而泄之). 즉, 인체는 임신이 되면 아기를 성장시키기 위해서 산(酸)이 필요해진다. 그래서 이때 인체는 산(酸)의 외부 배출을 막는다. 산의 인체 밖 배출을 막는 도구는 바로 에스트로겐(Estrogen)이다. 에스트로겐은 에스트론(Estrone)이라는 알칼리 케톤으로 있다가 산이 나타나면 수거해서 에스트라디올이 된다. 산성인 에스트라디올은 자신이 수거한 산을 가지고 증식을 유도한다. 자궁벽이 증식하고 아기가 성장하는데 에스트로겐이 필요한 이유이다. 또, 산성인 에스트로겐을 과다 처방하면, 암이 발생하는 이유이기도 하다. 에스트로겐이 인체 밖으로 산 유출을 막다 보니, 위산은 에스트로겐의 표적이 돼버린다. 위산은 산을 외부로 버리기 때문이다. 그래서 에스트로겐은 위산 분비를 막아버린다(47-1). 임신하면 구토한다. 이유는 뭘까? 소화가 안 되기 때문이다. 위산이 나와야 음식물을 환원시켜서 분해 즉, 소화를 시키는데, 에스트로겐이 위산 분비를 막아 버렸기 때문이다. 음식이 소화가 안 되니까 구토해서 음식물을 인체 밖으로 버릴 수밖에 없다. 그래서 임신하면 구토가 나온다. 또, 임신하면, 신(酸:Acid) 것을 찾는다. 신맛을 내는 물질은 산(酸)이다. 인체는 아기를 성장시키기 위해서 산(酸)이 필요하기 때문이다. 그리고 신맛은 산이기 때문에 음식의 소화 즉, 분해를 돕는다. 이렇게 산을 끌어모으다 보니, 인체 안에는 산이 넘쳐난다. 산은 만병의 근원이다. 그래서 임산부는 산 과잉 때문에 잠을 많이 잔다거나, 산이 원인인 임신성 당뇨에 걸린다거나, 산이 원인인 임신성 고혈압에 걸린다. 그러나 출산하고 나면, 여성 호르몬의 분비량이 줄면서, 이 병들은 치료할 필요도 없이 깨끗이 없어진다(無治也, 當十月復). 특히 임신성 고혈압이 생기는 이유는 아기를 성장시키기 위해서 혈압을 만드는 에너지인 산(酸)을 인체 안에 저류시키기 때문이다. 그래서 임신 때나 월경 때나 출산 때, 자발적관상동맥절개(自發的冠狀動脈切開-Spontaneous coronary artery dissection, SCAD)라는 현상이 나타난다. 이는 엄청난 고혈압이 있었다는 암시이다. 자라고 있는 생명체인 아기를 위해서 충분한 산(酸)을 보내야만 하기 때문이다. 이제 임신성 당뇨를 보자. 당뇨는 잘 알다시피 주로 신장의 문제이다. 신장이 당뇨의 원인인 전자를 염으로 격리해서 외부로 버리기 때문이다. 이 구문에 나오는 경우에 해당한다. 일단 임신하면서 신장이 과부하에 걸리면, 신장은 산성 간질액을 제대로 중화시키지 못하고 정맥혈로 보내버린다. 그러면 신장에서 보낸 산성 정맥혈은 우 심장으로 직행한다. 이제 우 심장은 죽어난다. 이제 심장이 과부하에 걸린다. 심장은 전자(전기)를 가지고 활동하는 기관이기 때문에, 세포 구조가 아주 특이하다. 그런데 인체에서 심장의 특이한 세포와 똑같은 세포가 있는 곳이 있다. 바로 혀(舌) 세포이다. 그래서 심장이 과부하에 걸리는 조건이면, 혀(舌)도 똑같이 과부하에 걸린다. 목소리는 허파와 목구멍, 혀 등등이 작동해서 나온다. 즉, 혀도 목소리에 한몫한다. 이렇게 해서 임신이 목소리에 영향을 미치게 된다. 그 과정들을 보면 임신으로 인한 자궁에서 신장으로, 신장에서 심장으로, 다시 혀로 갔다. 이것이 신장맥의 생리이다. 이것을 설명한 문장이 이 문장(胞絡者, 繫於腎, 少陰之脈, 貫腎繫舌本, 故不能言)이다. 이런 식으로 십이정경(十二正經)은 생리학의 정수이다. 최첨단 현대의학도 임신에서 목소리까지 연결하라고 하면 설명을 못 할 것이다. 그래서 현대의학을 의학의 기초로 하고서 동양의학을 배우면, 같이 벙어리가 된다. 이제는 체액을 배워야 한다. 그리고 이 구문들(胞絡者, 繫於腎, 少陰之脈, 貫腎繫舌本, 故不能言)을 다른 측면에서 해석해도 된다. 즉, 임신 문제는 스테로이드인 에스트로겐이라는 성호르몬의 문제이므로, 이를 스테로이드 기전으로 풀어도 된다는 뜻이다. 포락은(胞絡者), 당연히 스테로이드를 만드는 음부에서 출발한다. 그리고 이 스테로이드 문제는 신장에 붙어서 스테로이드를 만드는 부신으로 옮겨간다(繫於腎). 그리고서 신장 경락은(少陰之脈), 신장을 관통해서 설본으로 간다(貫腎繫舌本). 여기서 설본(舌本)은 갑상선(thyroid gland:甲狀腺)을 말한다. 그리고 구체적인 혈자리는 임맥(任脈)의 염천(廉泉:舌本)을 말한다. 즉, 염천은 갑상선(泉)을 돌보는(廉) 혈자리이다. 그래서 염천(廉泉)이다. 그리고 갑상선을 설본이라고 하는 이유는 갑상선이 문제가 되면, 갑상선은 신경과 근육을 통해서 혀에 직격탄을 날리기 때문이다. 그래서 갑상선이 문제가 되면, 혀에서 부종이 생기면서 말을 할 수가 없게 된다(故不能言). 그러면, 갑상선은 어떻게 스테로이드와 연계가 될까? 갑상선은 바로 아래에 있으면서 스테로이드를 만들어내는 흉선의 기능을 간섭한다. 그리고 갑상선은 칼슘염을 통제하므로, 염을 통제하는 신장과는 자동으로 연결된다. 즉, 부신과 갑상선은 서로 대화를 할 수밖에 없다. 그래서 갑상선은 스테로이드를 직접 만들지는 않지만, 스테로이드를 만드는 두 개의 기관을 간섭하게 되므로, 갑상선은 임신을 통제하는 임맥의 안에 들어있게 된다. 그래서 임맥의 염천은 갑상선을 돌보는 혈자리가 된다. 이 기전은 경락 생리학과 체액 생리학을 완벽하게 알아야 풀 수 있는 기전이다. 아마도 독자 여러분은 이런 기전을 처음 접해볼 것이다. 다시 본문을 보자. 이제 황제가 치료법을 묻는다. 그런데 기백은 태연히 치료가 필요 없다고 한다(無治也). 10개월이 되어서 아기를 출산하면 낫는다고 한다(當十月復).

생리학을 정확히 알고 있었다는 얘기이다. 그것도 몇천 년 전에 말이다. 그 이유를 뒤 문장에서 설명한다. 임신했을 때는 알칼리가 부족해도 손해가 아니라고 한다(無損不足). 왜냐면, 산은 아기를 성장시키는 인자이기 때문이다. 그래서 과잉 산(有餘)은 이익(益)을 준다고 한다(益有餘). 그래서 몸에 알칼리가 부족(不足)해서 몸이 마른다(身羸痩)해도 손해(損) 볼 것이 없으니까(無損不足者, 身羸痩), 침석 치료는 쓸데가 없다는 것이다(無用鑱石也). 과잉 산(有餘)이 산모에게는 무익(無益)할지 몰라도(無益其有餘者), 이 과잉 산은 뱃속(腹中)에 있는 태아(形)에게로 흘러가기(泄之) 때문에, 문제가 안 된다는 것이다(腹中有形而泄之). 그러나 이 과정(泄)에서 알칼리(精)도 어느 정도 태아에게로 흘러가기 때문에(泄之則精出), 산모의 인체는 산과 알칼리의 균형이 조금 깨지면서 병이 생기게 되는데(而病獨擅中), 그것이 피부 발진이다(以成其疹). 그러나 출산하고 나면(然後) 없어진다(然後調之). 이 구문은 몇 문장 안 되지만, 엄청난 생리학이 숨겨져 있다. 이것이 황제내경의 품격이다.

제2절

帝曰, 病脇下滿氣逆, 二三歲不已, 是爲何病. 岐伯曰, 病名曰息積. 此不妨於食, 不可灸刺, 積爲導引, 服藥, 藥不能獨治也.

황제가 말한다(帝曰). 옆구리가 그득하고 기가 역하는 병은(病脇下滿氣逆), 2-3년이 되어도 낫지 않으면(二三歲不已), 어떤 병을 일으키나요(是爲何病)? 기백이 말한다(岐伯曰). 이 병은 식적이다(病名曰息積). 이것은 식사하는 데 방해가 되지는 않는다(此不妨於食). 침구로도 치료가 불가능하다(不可灸刺). 도인을 하면서 약을 먹는다(積爲導引, 服藥). 약만 가지고는 치료가 불가능하다(藥不能獨治也).

식적(息積)은 폐 문제이다. 폐는 산성 체액을 최종적으로 처리해서 알칼리 동맥혈로 바꿔주는 아주 중요한 기관이다. 이런 폐가 2~3년 동안 문제가 있었다면, 그동안 폐가 산성 체액을 너무 많이 받았다는 뜻이다. 다른 말로 하면, 체액의 흐름도에서 폐 이하의 오장들은 이미 망가졌다는 것을 의미한다. 그래서 옆구리 밑이 그득하고 온몸에 과잉 산이 그득한 것이다(病脇下滿氣逆). 그리고 병이 이미 아주 깊어진 것이다. 이 경우는 인체의 알칼리가 거의 고갈된 상태이기 때문에 알칼리를 기반으로 하는 침구 치료는 당연히 금기 사항이 되어버린다. 그래서 침구로는 치료가 불가능하고(不可灸刺), 온몸을 다스릴 방책을 찾아야 한다. 다행히 식사하는 데는 특별히 방해를 받지 않기 때문에(此不妨於食), 탕약의 복용은 가능하다(服藥). 그래서 탕약을 쓰는데 몸이 많이 망가진 상태이기 때문에, 탕약만 가지고는 안 되니까 도인술이라는 운동도 병행하라는 것이다. 약을 복용해야 하지만, 약 하나만 가지고는 당연히 완치는 불가능하다. 그래서 나온 것이 도인법(導引法)이다. 도인법도 간단한 것이 아니다. 도인법은 호흡과 운동과 섭식을 포함해서 명상까지 포함한다. 먼저 명상은 정신을 집중시켜서 교감신경을 안정시키고, 부교감신경인 미주신경을 작동시키는 치료법이다(47-2). 미주신경은 아세틸콜린을 동원해서 항산화 작용을 한다(47-3). 즉, 미주신경은 과잉 산을 중화해준다. 호흡법은 복식 호흡을 말하는 것으로, 복식 호흡을 하면 복부에 있는 미주신경을 자극하는 효과가 있다(47-4). 즉, 복식 호흡도 명상과 같은 효과가 있는 것이다. 다음에는 건강 체조가 있는데, 이것은 온몸의 근육을 자극해서 체액의 순환을 돕자는 것이다. 특히 림프 순환과 정맥의 순환을 돕자는 것이다. 그다음으로 도인법에는 안마가 포함된다. 안마의 대표적인 효과는 림프 순환이다. 림프의 자극은 단순히 림프액의 순환에 그치지 않는다. 림프는 인체 최대의 면역기관이다. 골수를 포함해서 흉선 등이 대표적인 림프 기관이며, 대표적인 인체 면역기관이다. 즉, 안마는 면역을 활성화하자는 것이다(47-5). 마지막으로 섭생을 지키는 것이다. 섭생은 바로 알칼리의 유지이다. 먹는 것과 말 하나하나까지 조절하는 것이다. 식사는 알칼리 보충의 원천이다. 즉, 식약동원(약식동원)을 이용하는 것이다. 또, 마음의 다스림은 스트레스를 줄임으로써 명상과 같은 효과를 노린다. 스트레스는 교감신경을 심하게 자극한다. 대신 이때 항산화 효과를 발휘하는 미주신경은 철저히 배제된다. 이 정도의 도인법이면, 어떤 병이든 모두 치료가 가능할 것이다. 즉, 식적(息積)은 온몸의 병이기 때문에, 온몸을 다스리라는 것이다.

제3절

帝曰, 人有身體髀股胻皆腫, 環齊(臍)而痛. 是爲何病. 岐伯曰, 病名曰伏梁. 此風根也. 其氣溢
於大腸, 而著於肓, 肓之原在齊(臍)下. 故環齊(臍)而痛也. 不可動之, 動之爲水溺濇之病也.

　황제가 말한다(帝曰). 사람은 하체 부종과(人有身體髀股胻皆腫), 배꼽 주위가 통
증이 있으면(環齊(臍)而痛), 이것은 무슨 병인가요(是爲何病)? 기백이 말한다(岐伯
曰). 이 병은 복량이다(病名曰伏梁). 풍이 근본 원인이다(此風根也). 그 기가 대장에
서 넘치면(其氣溢於大腸), 고황에서 표현된다(而著於肓). 고황의 근원은 배꼽 밑에
있다(肓之原在齊下). 그래서 배꼽 부근에 통증이 있다(故環齊而痛也). 움직일 수가
없다(不可動之). 움직이면 수뇨가 거북하게 되는 병이다(不可動之).

　복량(伏梁)은 심적(心積)이다. 복량(伏梁)을 직역해 보면, 대들보(梁)가 엎드려(伏)
있는 것이다. 무슨 대들보가 엎드려 있을까? 그것도 심장하고 관련이 있다. 우 심
장에 무엇이 쌓이는 것이 심적(心積)이다. 그리고 우 심장에 쌓일 수 있는 것은 혈
전(thrombus:血栓)뿐이다. 혈전은 왜 생길까? 혈전은 알칼리 콜라겐인 피브리노겐
(Fibrinogen:피브리노젠)이 산을 만나서 반응한 결과물이다. 심장은 두 개이다. 폐
순환계와 연결된 좌 심장과 정맥 순환계에 연결된 우 심장이 있다. 뒤에 문장으로
볼 때 지금 상태는 우 심장의 문제이다. 즉, 우 심장에 혈류의 정체가 생긴 상태
이다. 현대의학적으로 말하면 울혈성 심부전이 생긴 것이다. 즉, 혈전이 문제가 된
것이다(心積). 이렇게 되면, 혈전으로 인해서 전신의 혈액 순환이 막히면서 당연히
온몸 여기저기가 모두(皆) 붓는다(身體髀股胻皆腫). 그리고 혈전이 생기려면, 혈액
에까지 과잉 산이 침투해야만 한다. 혈액에 침투한 과잉 산을 풍(風)이라고 한다.
혈액에 과잉 산이 들어갔으니, 혈전이 형성되는 것은 당연하다. 그래서 여기서도
심적(心積)인 복량(伏梁)의 원인을 풍(風)이라고 했다(此風根也). 그러면, 이 풍은 도
대체 어디에서 시작되었을까? 뒤 문장에서 대장(大腸)이 나온다. 심장의 짝은 소장
이다. 왜 소장이 심장과 짝이 되었을까? 바로 지금 같은 상황이 일어나기 때문이

다. 소장은 심장 다음으로 과잉 산을 많이 중화시키는 곳이다. 그렇다. 소장이 과부하가 걸리면, 과잉 산을 중화하지 못하고, 곧바로 혈전이 형성되면서, 심장에 부담을 주는 것이다(47-6). 과잉 산이 처음에는 소장의 간질에서 문제를 일으키고, 이 산성 간질액은 림프로 들어가고, 림프가 가득 차면 드디어 정맥혈로 역류하면서 혈전을 만들어낸다. 소장의 림프는 대장에서 끝난다. 즉, 대장에서 나온 림프는 (其氣溢於大腸), 배꼽 밑에 있는 유미조(乳糜槽:Cistern)에 모인다(肓之原在齊下). 이 유미조는 바로 흉선(肓:膏肓)의 근원이 된다. 즉, 림프액들은 유미조에 모인 다음에 흉관을 따라서 흉선(肓)에 모이고(而著於肓), 림프액에 있는 과잉 산을 흉선이 중화시켜서 정맥으로 보낸다. 그런데 이 흉선이 과부하에 걸리면, 산성 림프액은 중화가 안 된 상태로 그대로 정맥으로 보내지면서, 드디어 혈전을 만들어낸다. 즉, 우 심장에 혈전이 쌓이는 것이다. 이것이 심적(心積)이다. 이 상태가 되면 흉관을 따라서 올라오던 림프액들이 모두 정체되고 만다. 이 정체된 림프가 꽉 차 있는 흉관(胸管:thoracicduct)이 량(梁)이다. 즉, 흉관이 건물의 대들보(梁)처럼 아래 배에서 가슴까지 타고 올라온다. 이 상태가 계속되면 복량(伏梁)이 된다. 즉, 정체된 림프액이 흉관에서 엎드려서(伏) 움직이지를 않는 것이다. 이때 유미조는 과부하에 걸리고, 유미조와 복막으로 연결된 배꼽 주위에 통증이 일어난다(故環齊而痛也). 이제 복부 쪽의 모든 림프를 받는 유미조가 과부하에 걸렸으니, 당연한 순리로 복부는 부풀어 올라 있다. 즉, 복부 부종이 생긴 것이다. 이제 움직이면 통증이 심해서 움직일 수가 없다(不可動之). 움직이면 방광을 압박하면서 소변(溺)을 볼 때 문제가 생긴다(動之爲水溺濇之病也). 여기서 황(肓)이 고황(膏肓)이라는 사실과 고황이 흉선(thymus:胸腺)이라는 사실을 모르면, 이 문장들은 해석은 불가능해진다. 그리고 복량(伏梁)은 이미 앞에서 나왔던 개념인데, 이 문제의 핵심은 알칼리 콜리겐이다. 이 구문에서는 알칼리 콜라겐인 피브리노겐이 만들어낸 혈전이 복량의 근원이 된다. 이 콜라겐은 아주 강한 삼투압 기질이라서 수분을 잔뜩 끌어모으면서, 동시에 점성이 있어서 잘 달라붙는다. 즉, 엎드려서(伏) 움직이지를 않는 것이다. 복량의 개념은 나중에 또 나온다.

제4절

帝曰, 人有尺脈數甚, 筋急而見. 此爲何病. 岐伯曰, 此所謂疹筋. 是人腹必急, 白色黑色見, 則病甚.

황제가 말한다(帝曰). 척맥이 자주 심하게 뛰고(人有尺脈數甚), 근이 수축하는 증상이 보이면(筋急而見), 이것은 어떤 병입니까(此爲何病)? 기백이 말한다(岐伯曰). 이것은 소위 진근이라고 한다(此所謂疹筋). 이 병은 복부를 당기게 하고(是人腹必急), 안색이 백색과 흑색이면(白色黑色見), 병은 심해진 것이다(則病甚).

척부맥의 핵심은 신장과 삼초이다. 그래서 척맥이 심하게 빨리 뛴다는 것(人有尺脈數甚)은 신장과 삼초에 문제가 있다는 뜻이다. 그리고 근육이 수축한다(筋急而見)는 것은 간의 문제를 암시한다. 이제 병은 신장, 삼초, 간에서 찾으면 된다. 복막과 장간막을 품고 있는 삼초에 과잉 산이 존재하면, 산이 신경을 자극하면서 복막과 장간막이 수축하는 것은 자연스러운 일이다. 즉, 복부가 당길 것이다(是人腹必急). 또, 신장에 문제가 생기면, 안색이 검게 변하는 것도 당연하다(黑色). 간에도 문제가 있으므로(筋急而見), 간문맥은 과부하가 걸렸을 것이고, 간질액을 정맥혈을 통해서 받는 간문맥의 과부하는 산성 간질액의 정체를 의미한다. 또, 신장도 간질을 중화하기 때문에, 신장의 과부하는 산성 간질액의 정체를 암시한다. 이래저래 간질액은 산성으로 유지된다. 정체된 산성 간질액은 당연히 피부의 콜라겐을 공격하고, 피부에 발진을 일으킬 것이다(疹). 이 정도가 되면, 신장과 간이 상당한 과부하에 시달린다는 것을 암시한다. 이제 과부하에 걸린 이 두 기관은 폐가 보내준 철염과 폐기 적혈구가 담긴 담즙을 처리하지 못할 것이고, 이제 폐가 죽어난다. 그 결과로 폐로 인한 빨간 혈색소 부족으로 안색은 하얗게 변한다(白色). 이 말은 병이 상당히 심해져서(則病甚), 폐까지 왔다는 것을 암시한다. 이것이 진근(疹筋)이다. 즉, 산성 간질액의 정체로 인해서 피부에 문제가 생기고, 근육에도 문제가 생긴 것이다.

제5절

帝曰, 人有病頭痛, 以數歲不已, 此安得之. 名爲何病. 岐伯曰, 當有所犯大寒, 內至骨髓, 髓者以腦爲主, 腦逆. 故令頭痛, 齒亦痛, 病名曰厥逆. 帝曰, 善.

　황제가 말한다(帝曰). 두통이 있는데(人有病頭痛), 시간이 지나도 낫지를 않는다(以數歲不已). 이 병은 어떻게 얻나요(此安得之)? 병명은 무엇이나요(名爲何病)? 기백이 말한다(岐伯曰). 당연히 큰 한을 범했을 것이고(當有所犯大寒), 안으로 들어가서 골수에 이르렀다(內至骨髓). 골수는 뇌를 주관한다(髓者以腦爲主). 뇌가 역하면(腦逆), 두통을 만든다(故令頭痛). 역시 치통도 만든다(齒亦痛). 병명은 궐역이다(病名曰厥逆). 황제가 말한다(帝曰). 좋습니다(善).

　통증은 당연히 신경 문제이다. 그런데 머리에 통증이 있다면, 이것은 반드시 뇌 신경의 문제일 것이다. 뇌 신경은 뇌척수 즉, 골수의 통제를 받는다. 이 골수는 알칼리 물질의 창고이다. 대한(大寒)이 인체에 침입하면, 간질은 수축하고 체액 순환이 막히면서 간질에 과잉 산이 쌓이기 시작한다. 그러면 혈액 순환 장애로 인해서 간질에 쌓인 과잉 산은 열로 중화되지 못하고, 알칼리 물질을 이용해서 염(鹽)으로 처리된다. 그런데 지금은 대한(大寒)이 인체에 침입했기 때문에(當有所犯大寒), 산 과잉 정도가 아주 심해서 염을 많이 만들어야 한다. 염을 만드는데 필요한 알칼리 물질을 뼈 안에 있는 골수에서 빼 올 수밖에 없다. 즉, 인체 밖에서 일어난 대한의 영향이 인체 안(內)의 골수(骨髓)에까지 미친(至) 것이다(內至骨髓). 그러면, 뇌 신경이 쓸 수 있는 알칼리 금속은 고갈되고, 뇌(腦)는 당연히 산 과잉(逆)을 겪게 된다(腦逆). 당연한 순리로 두통이 따라온다(故令頭痛). 골수는 뼈 안에 있으므로 뼈를 건드린다. 치아도 뼈이다. 그래서 치통을 유발한다(齒亦痛). 과잉 산이 열(熱)로 중화되지 않으면서(厥), 과잉 산을 염으로 저장하느라 뼈 골수에서 알칼리 물질을 너무 많이 빼 오게 되고, 이어서 뇌에 산 과잉(逆)을 일으킨 것이다. 이것이 궐역(厥逆)이다. 이 정도가 되면, 간질은 과잉 산으로 가득할 것이고, 이어서 체액 순환은 막힌다. 그러면 체액 순환의 최대 취약 지점인 사지는 당연히 싸늘해진다.

제6절

帝曰, 有病口甘者, 病名爲何, 何以得之. 岐伯曰, 此五氣之溢也, 名曰脾癉. 夫五味入口,
藏於胃, 脾爲之行其精氣, 津液在脾. 故令人口甘也. 此肥美之所發也. 此人必數食甘美而
多肥也. 肥者令人內熱. 甘者令人中滿. 故其氣上溢, 轉爲消渴, 治之以蘭, 除陳氣也.

　　황제가 말한다(帝曰). 구감병은(有病口甘者), 병명은 무엇이며(病名爲何), 어떻게
얻나요(何以得之)? 기백이 말한다(岐伯曰). 이것은 오기가 넘쳐서인데(此五氣之溢也),
병명은 비단이다(名曰脾癉). 무릇 오미가 입으로 들어가면(夫五味入口), 위에 저장
이 되고(藏於胃), 비장은 그 정기의 운행을 맡는다(脾爲之行其精氣). 이 진액이 비장
에 존재하면(津液在脾), 입에서 단내가 나게 한다(故令人口甘也). 이것은 살이 찌게
하는 원인이 된다(此肥美之所發也). 이것은 반드시 단 음식을 자주 먹음으로써 살
을 많게 한다(此人必數食甘美而多肥也). 살이라는 것은 사람들에게 열을 만들게 하
고(肥者令人內熱), 단것은 사람들에게 중만을 만들어서(甘者令人中滿), 그 기운이 위
쪽으로 올라오게 한다(故其氣上溢). 이것이 전이되면, 소갈이 된다(轉爲消渴). 치료
는 난으로 한다(治之以蘭). 진기를 제거해 준다(除陳氣也).

　　단맛을 내는 포도당이나 과당은 6탄당으로써 5개의 알콜기와 1개의 케톤기를
보유하고 있다. 그런데 우리가 먹는 단맛들의 성분은 대부분이 Ester 상태로 구성
되어 있으므로, 전자를 환원받을 수 있는 알칼리이다. 이 알칼리 당(甘)이 위산으
로 분해되면서 Ester가 환원되고, 이어서 포도당(Glucose)이 되면서, 5~6개의 알
콜기를 가진 산성으로 변한다. 즉, 이때 단맛의 에스터가 에너지 덩어리로 변하는
것이다. 일단 흡수된 당은 미토콘드리아에서 에너지원으로 쓰인다. 나머지는 간에
글리코겐(glycogen)으로 저장된다. 그러나 간에 저장된 글리코겐의 양은 인체가
30분 정도 쓸 만큼만이다. 그래도 산을 흡수한 포도당이 남는다면, 인체는 이를

지방으로 저장한다. 지방은 과잉 산을 중화한 결과물이다. 즉, 산성화된 당을 지방으로 저장하는 것은 당연한 일이다. 그런데, 지방으로 저장하는 데는 시간이 조금 걸린다. 이 사이에 산성화된 당은 알칼리를 소모하는 것이다. 일단 단맛을 포함해서 오미(五味)가 입으로 들어가면(夫五味入口), 바로 위로 직행한다(藏於胃). 이어서 소화가 되어서 간질로 흡수되면, 림프를 거쳐서 비장으로 들어간다. 비장은 체액을 저장한다(津液在脾). 실제로는 비장은 혈관 덩어리이기 때문에 체액(津液)이 저장되는 게 아니라 자연스럽게 체류하는 것이다(津液在脾). 비장은 과잉 산을 중화해서 알칼리(精氣)로 바꾼 다음, 이 알칼리를 순환시킨다(脾爲之行其精氣). 그런데 산이 너무 과잉이면, 림프와 비장은 간질액을 모두 흡수하지 못하고 자연스럽게 간질은 정체된다. 즉, 단것을 너무 많이 먹었다면, 간질에 남은 단맛 성분이 정체되는 것이다. 이 정체된 단맛이 분비선을 통해서 역류하면, 입안에서 단맛이 느껴진다(故令人口甘也). 당뇨병 환자의 경우는 혈액의 단맛이 간질로 분비된 혈액을 따라서 간질에 쌓이게 되고, 분비선으로 역류하면서 입안에서 단맛을 느끼게 만든다. 간질액에 존재하는 단맛은 산을 흡수한 상태이기 때문에, 산성(酸) 물질이다. 그래서 중화되면서 당연히 중성지방을 만들어내게 되고, 결국에 살을 찌게 한다(此肥美之所發也). 다시 말하면, 산이 너무 과잉이라서 미토콘드리아에서 모두 열과 물로 중화가 안 되고, 대신에 지방으로 중화된 것이다. 그래서 단것을 너무 자주 먹게 되면, 반드시 살이 찔 수밖에 없다(此人必數食甘美而多肥也). 단맛인 포도당은 산(酸)을 수거해서 배달하는 도구이기 때문이다. 단맛은 살도 찌게 하지만, 산(酸)이기 때문에, 인체 안에서 중화되면서 열을 만들어낸다. 그래서 살(肥)이 찐 사람들은 인체 안에 열(內熱)이 있을 수밖에 없다(肥者令人內熱). 단것은 산을 흡수하는 도구이므로, 과식하게 되면, 과잉 산이 만들어지고, 비장은 이 과잉 산 때문에, 비장 비대를 만들어낸다. 이것이 복중(腹中)을 그득하게 한다. 즉, 과잉 산을 수거한 단맛(甘)이 비장 비대를 만들어서 복중(腹中)을 그득하게(滿) 만든 것이다(甘者令人中滿). 만일에 그 정도가 심해지면, 과잉 산(其氣)은 넘쳐흐르게 되고(故其氣上溢), 인체는 이 과잉 산을 중화하느라 알칼리를 계속 소모하면서 소모성 질병인 소갈(消渴)로 전이(轉)가 된다(轉爲消渴). 즉, 과잉 산을 수거한 포도당이 지방으로 중화가 안 되고 있는 것이다. 그러면 인체는 산을 흡수한 과잉 포도당을 산-알칼리 평형을 맞추기 위해서 신장을 통해서 인체 외부로 버려버린다. 산-알칼리 평형을 맞추기 위해서 신장이 염(鹽)을 체외로 버리는 것과 같은 원리이다. 단지, 그 도구가 염이 아닌 포도당일 뿐이다. 이때 포도당은 산을 보유하고 있으므로, 삼투압 물질이 된다. 그래서 포도당을 인체 외부로 버리면 당연히 물도 같이 빠져나가게 되고, 인체는 수분 부족에 시달리면서 물을 자주 먹게 된다. 당뇨가 심하면, 수도꼭지가 되는 이유이다. 이것이 당뇨의 기전이다. 문제는 단맛이 문제가 아니라 오장에 문제가 있어서 과잉 산을 제대로 중화 처리하지 못했기 때문이다. 그래서 동양의학은 당뇨를 오장에 따라서 분류를 하는 것이다. 그래서 당뇨병은 당이 문제가 아니라 오장이 처리하지 못한 과잉 산이 문제이다. 당은 과잉 산을 수거한 결과물에 불과하지 원인 물질은 아니기 때문이다. 그래서 치료도 당을 줄이는 것이 아니라 과잉 산을 중화하는 약(藥)으로 한다. 그래서 치료는 난(蘭)으로 하는데(治之以蘭), 난은 비장에 체류하는 과잉 산(陳氣)을 제거해 준다(除陳氣也). 난의 성분들은 Ferulic acid, p-coumaric acid, sinapic acid로써 단쇄지방산들이다. 즉, 비장으로 흡수가 잘 된다. 이것이 오장이 중화시키지 못한 과잉 산인 오기(五氣)가 넘쳐흘러서(溢) 만드는(此五氣之溢也), 비단이다(名曰脾癉). 이 두 문장이 이 구문의 핵심이 된다. 즉, 과잉 산이 당과 비만과 소갈과 연결되어있다는 암시를 준다. 그래서 오장에 문제가 있어서 오장에서 과잉 산을 중화시키지 못한 결과가 비단(脾癉)이다. 즉, 소모성 질환을 만들어 낸 원인은 당(甘)이 아니라 오장이 중화시키지 못한 과잉 산인 오기(五氣)라는 것이다. 그리고 단것을 많이 먹는 이유는 인체 안에 과잉 산이 존재하기 때문에, 이 과잉 산을 수거해서 중화해야 하므로, 단것이 당기기 때문이다. 이것이 황제내경의 품격이다.

제7절

帝曰, 有病口苦, 取陽陵泉. 口苦者, 病名爲何. 何以得之. 岐伯曰, 病名曰膽癉. 夫肝者中之將也, 取決於膽, 咽爲之使. 此人者, 數謀慮不決. 故膽虛. 氣上溢, 而口爲之苦. 治之以膽募兪, 治在陰陽十二官相使中.

　　황제가 말한다(帝曰). 쓴맛이 나는 병은(有病口苦), 양릉천을 취해서 치료하는데(取陽陵泉), 병명은 무엇이며(病名爲何), 어떻게 얻나요(何以得之)? 기백이 말한다(岐伯曰). 병명은 담단이다(病名曰膽癉). 무릇 간은 복부의 장이다(夫肝者中之將也). 담에서 해결책을 찾는다(取決於膽). 인두를 사용하게 한다(咽爲之使). 이 사람은 결정을 빨리 내리지 못한다(此人者, 數謀慮不決). 그래서 담이 허한 것이다(故膽虛). 기가 넘쳐나서 흘러서 넘치면(氣上溢), 입안이 써지는 것이다(而口爲之苦). 치료는 담의 모혈과 수혈을 잡아서 한다(治之以膽募兪). 치료법은 음양십이관상사에 있다(治在陰陽十二官相使中).

　　담즙도 산이기 때문에 정체되면 역류해서 위장을 통해서 위산으로 배출된다. 이 담즙산이 위산 역류를 통해서 입안으로 나오면서 쓴맛을 느끼게 한다. 그 대신 역류 때문에 인후에 문제를 일으킨다(咽爲之使). 간은 복부(中)의 장(將)이다(夫肝者中之將也). 즉, 간이 복부에서 하는 역할은 아주 크다는 뜻이다. 그런데 간이 담즙을 만들어주기는 하지만, 간이 만든 담즙은 알칼리가 아니라 산성이다. 그래서 담즙의 최종 알칼리화는 쓸개가 결정한다(取決於膽). 이런 담에 문제가 생기면, 간이 과잉 산을 중화하지 못한다. 그러면 산성 담즙은 신경을 흥분시킨다. 그러면 어떤 결정을 내릴 때, 신경의 과흥분 때문에 결정을 쉽게 내리지 못하게 된다. 즉, 신경이 날카로워진 상태에서 어떤 결정을 쉽게 내리지는 못할 것이다(數謀慮不決). 이 결정적 요인은 담의 알칼리 부족(虛) 때문에 산성인 담즙을 중화하지 못했기 때문이다(故膽虛). 간 큰 남자라는 말이 있다. 또, 간이 부었다는 말도 있다. 이 모두는 간이 커서 과잉 산을 쉽게 중화시킬 수 있어서 신경이 안정되고 침착한 자세를 유지할 수 있다는 뜻이다. 간담이 서늘하다고 한다. 이 말은 간은 원래 과잉 산을 중화시키면서 열을 생산하는 기관인데, 엄청난 긴장이나 놀람으로 간과 담에 순식간에 많은 양의 과잉 산이 쏟아지면서 두 기관이 기능을 멈추면서 열을 생산하지 못한 상태를 뜻한다. 당연히 간담이 서늘해지는 것이다. 또, 간이 콩알만 해졌다고 하는데, 이 말은 갑작스레 과잉 산으로 인해서 간 근육이 급격한 수축을 일으킨 경우이다. 아무튼, 담이 과부하로 담즙이 역류(上溢)하면(氣上溢), 위산으로 나와서 역류하고 입안까지 도달한다. 그래서 입안에서 쓴맛이 난다(而口爲之苦). 치료는 담경의 모혈과 수혈에서 한다(治之以膽募兪). 모혈(募穴)은 해당 장기로 체액이 순환하는 핵심 지점이다. 담경의 모혈은 일월(日月)이다. 그리고 양경(陽經)인 담경의 오수혈 중에서 수혈(兪穴)은 족임읍(足臨泣)으로써 목(木)이기 때문에 간(肝)이다. 이 두 혈자리는 체액 순환의 핵심 지점이다. 그리고 담경의 수혈에 자침하라는 말은 간으로 들어가는 산성 체액을, 이 혈자리에서 중화시켜서 간을 돕고, 결국에 담을 치료하라는 뜻이다.

제8절

帝曰, 有癃者, 一日數十溲, 此不足也. 身熱如炭, 頸膺如格, 人迎躁盛, 喘息氣逆. 此有餘也. 太陰脈, 微細如髮者. 此不足也. 其病安在, 名爲何病. 岐伯曰, 病在太陰, 其盛在胃, 頗在肺, 病名曰厥, 死不治. 此所謂得五有餘, 二不足也.

황제가 말한다(帝曰). 융병은 소변을 하루에 수십 번을 보는데(有癃者, 一日數十溲), 이것은 모자란다(此不足也). 숯을 태우는 것 같은 신열이 있고(身熱如炭), 목과 가슴에 무엇을 달아 놓은 것 같고(頸膺如格), 인영이 아주 빠르고 성하고(人迎躁盛), 천식이 있고 기가 역하며(喘息氣逆), 이것은 유여이다(此有餘也). 태음맥이 털 만큼 미세한 것은(太陰脈, 微細如髮者), 부족한 것이다(此不足也). 이 병은 어디에 있으며(其病安在), 병명이 무엇인가요(其病安在)? 기백이 말한다(岐伯曰). 병은 태음에 있다(病在太陰). 그것의 성함은 위에 있다(其盛在胃). 폐도 상당히 성하다(頗在肺). 병명은 궐이다(病名曰厥). 치료는 불가능하며 죽는다(死不治). 이것은 소위 5개 기관이 과잉 산을 얻었다고 말한다(此所謂得五有餘). 둘이 부족하다(二不足也).

병증들을 정리해보자. 먼저 소변에 문제가 있다. 그러면 방광과 신장이 개입된다. 천식이 있고 기가 역한다고 했다. 그러면 폐와 간이 개입된다. 태음맥이 약하다고 했다. 그리고 비장에 병이 있고 위가 문제가 된다고 했다. 그러면 비장과 위가 개입한다. 기백이 궐증이라고 한다. 궐증은 간과 담이 개입한다. 알칼리가 부족한 것은 두 개이다. 즉, 방광과 비장이다(二不足也). 산이 넘쳐나는 유여(有餘)는 다섯 개이다. 목과 가슴에 무엇을 걸어 놓은 것처럼 불편하다. 목은 신경 문제이다. 즉, 이는 담즙으로 연결되고 담 문제가 된다(頸). 가슴이 답답한 것은 폐를 제외하면 심장이 있다. 방광이 문제가 있으므로, 신장은 자동으로 과부하에 걸리고, 이어서 산성 간질액은 중화가 안 되고 그대로 우 심장으로 들어간다. 즉, 이때 가슴이 답답한 원인을 신장이 제공한 것이다(膺). 인영맥이 문제가 되는 것은 위장과 신장의 문제이다(人迎躁盛). 천식은 폐 문제이다(喘息). 기역은 간 문제이다(氣逆). 이것이 다섯 개의 산 과잉 문제이다. 즉, 산 과잉 때문에 과부하가 걸린 기관은 간, 담, 폐, 신장, 위장이다. 또, 알칼리가 부족해서 문제를 일으킨 기관은 방광과 비장이다. 오장육부 중에서 총 7개 기관이 과부하가 걸렸다. 즉, 기능이 막힌 것이다(厥). 특히, 오장 중에서 과부하가 안 걸린 것이 하나도 없다. 심장도 신장 때문에 과부하에 걸렸다. 이 상태를 두고, 치료가 가능하다고 한다면, 아마도 제정신이 아닐 것이다(死不治). 본문을 순서에 따라서 풀어보자. 융병에 걸려서 하루에 소변을 수십 번 본다는 것(有癃者, 一日數十溲)은 인체 안에 그만큼 산 과잉이 심해서, 이것을 인체 외부로 버리는 것이다. 그러면 전자를 염으로 격리해야 하는데, 이 염의 재료는 당연히 알칼리 물질들이다. 그래서 이 경우는 알칼리가 부족한 상태가 유도된다(此不足也). 이번에는 인체 안에서 과잉 산을 중화시키면서 엄청난 열을 발생시킨다는 것(身熱如炭)은 인체 안에 그만큼 산이 많다는 뜻이다. 목과 가슴에 무엇을 달아 놓은 것과 같다(頸膺如格)는 말은 산 과잉이 횡격막을 자극하면서 가슴을 불편하게 하고, 이어서 횡격막에 신경을 공급하는 경추에 문제가 발생하면서 목이 문제가 생겼다는 뜻이다. 인영맥이 빠르고 성하다는 말은 뇌척수액이 산성으로 기울면서 뇌척수액이 정체가 일어나고 저항성이 생기면서 인영맥에 영향을 준다는 뜻이다. 그리고 기침하고 기가 역하다(喘息氣逆)는 말은 폐로 산성 간질액이 모여든다는 뜻이다. 이 네 가지는 모두 신장과 관계하고 있다. 그리고 모두 원인은 산 과잉(有餘)이다(此有餘也). 그리고 림프를 통제하는 비장맥(太陰脈)이 극도로 약하다는 말은 산성 림프액의 정체가 아주 심하다는 뜻이다. 즉, 비장에 알칼리가 부족해서 산성 림프액을 중화시키지 못하고 정체시킨 것이다(此不足也). 이 모든 결과의 원인은 간질액의 정체에 있고, 이어서 그 간질액을 처음 처리하는 비장에 문제가 생긴 것이다. 즉, 비장에 병이 있는 것이다(病在太陰). 그러면 비장은 과잉 산을 위장으로 보내서 처리하기 때문에, 당연히 위장에 과잉 산이 존재하게 된다(其盛在胃). 그리고 폐도 인체의 모든 산성 간질액을 최종 처리하기 때문에, 폐에도 어느 정도(頗) 문제가 있다(頗在肺). 결국에 간질액의 정체로 인해서 체액 순환이 안 되면서 궐(厥)이 생긴 것이다(病名曰厥). 이상을 종합해 보면, 간, 담, 폐, 신장, 위장이라는 5개(五) 기관이 과잉 산을 만나면서(得) 문제를 일으킨 것이다(此所謂得五有餘). 그리고 방광과 비장(二)은 알칼리가 부족(不足)해서 문제를 일으킨 것이다(二不足也). 이제 정리를 해보자. 오장육부 중에서 총 7개 기관이 과부하에 걸렸다. 즉, 기능이 막힌 것이다(厥). 특히, 오장 중에서 과부하에 안 걸린 오장이 하나도 없다. 심장도 신장 때문에 과부하에 걸렸다. 이 상태를 두고, 치료가 가능하다고 한다면, 아마도 제정신이 아닐 것이다(死不治).

帝曰, 何謂五有餘二不足. 岐伯曰, 所謂五有餘者, 五病之氣有餘也, 二不足者 . 亦病氣之不足也. 今外得五有餘, 內得二不足. 此其身不表不裏, 亦正死明矣.

황제가 말한다(帝曰). 어째서 오유여 이부족이라고 합니까(何謂五有餘二不足)? 기백이 말한다(岐伯曰). 소위 다섯 가지 유여라는 것은(所謂五有餘者), 오병의 기가 유여한 것이다(五病之氣有餘也). 두 가지 부족도(二不足者), 역시 병기의 부족 문제이다(亦病氣之不足也). 오유여는 외부에서 얻고(今外得五有餘), 이 부족은 내부에서 얻는다(內得二不足). 이것들은 표증도 아니고 이증도 아니다(此其身不表不裏). 역시 반드시 죽는 것이 명확하다(亦正死明矣).

오유여라는 것은(所謂五有餘者), 과잉 산(有餘)이 5가지(五) 장기에 병의 기운(病之氣)으로 작용했다는 뜻이다(五病之氣有餘也). 두 가지 부족(二不足)도 역시(亦) 알칼리 부족(不足)이 2가지(二) 장기에 병의 기운(病之氣)으로 작용했다는 것이다(亦病氣之不足也). 오유여는 즉, 산 과잉은 언제나 노폐물을 처리하고 산성 호르몬의 분비 장소인 간질(外)에서 얻게(得) 된다(今外得五有餘). 두 가지 부족은 즉, 알칼리 부족은 오장에서(內) 과잉 산을 중화하면서 얻게(得) 된다(內得二不足). 이 상태는 표증(外) 하나만의 문제도 아니고(不表), 이증(內) 하나만의 문제도 아닌(不裏), 이증과 표증이 동시에 나타난 것이다(此其身不表不裏). 즉, 간질(表:外) 문제와 오장육부(裏:內)의 문제가 혼합된 것이다. 앞 문장에서 분석했듯이, 오장은 이미 모두 과부하에 걸렸다. 이것만 가지고도 죽는 것은 명확하다(亦正死明矣).

제9절

帝曰, 人生而有病巔疾者, 病名曰何. 安所得之. 岐伯曰, 病名爲胎病. 此得之在母腹中時, 其母有所大驚. 氣上而不下, 精氣并居. 故令子發爲巔疾也.

황제가 말한다(帝曰). 사람이 태어나면서 전질이라는 병을 얻는다(人生而有病巔疾者). 병명을 어떻게 부르며(病名曰何), 병을 얻는 곳이 어디인가요(安所得之)? 기백이 말한다(岐伯曰). 병명은 태병이다(病名爲胎病). 이 병은 엄마의 뱃 속에 있을 때 얻는다(此得之在母腹中時). 산모가 많이 놀랄 때 얻는다(其母有所大驚). 기가 올라왔으나 내려가지 못할 때 얻는다(氣上而不下). 정기가 산과 병거한 것이다(精氣并居). 그 결과 자식한테 발병한 것이 전질이다(故令子發爲巔疾也).

임신하면 에스트로겐의 분비가 폭증하면서 인체의 산을 모조리 잡아서 아기에게로 보낸다. 그래서 임신성 고혈압과 당뇨가 발생하고, 위산 분비가 억제되고, 구토하고, 신 것을 좋아하게 된다. 즉, 인체에 있는 산은 모두 태아에게로 간다. 그러나 산이 태아에게 너무 과다하게 들어가면 문제가 발생한다. 임신 때 산모가 너무 놀라 대경실색(大驚失色)하면(其母有所大驚), 과잉 스트레스 때문에 간질에 산성 체액이 폭증한다. 이 폭증한 산성 간질액이 중화되지 않으면(氣上而不下), 정기(精:알칼리)는 기(氣:酸)와 상호 반응(并居)하면서 알칼리는 고갈된다(精氣并居). 태아에게 산을 보내면서 알칼리도 같이 보낸다. 그런데 엄마 체액의 알칼리가 고갈된 상태에서는 오직 산(酸)만 태아에게로 간다. 산은 콜라겐을 만들어서 성장시키는 기능도 하지만, 산이 과잉이면 ROS(Reactive oxygen species:활성산소)가 만들어지고 콜라겐을 분해해버린다. 이 과정에서 콜라겐 단백질로 구성된 오장육부의 정상적인 발달을 막아버린다. 즉, 과잉 산을 조절하는 태아의 오장 기능에 문제가 생긴다. 즉, 이 병은 엄마 뱃속에서 얻는 것이다(此得之在母腹中時). 엄마의 태(胎) 안에서 병(病)을 얻기 때문에, 그래서 병명이 태병이다(病名爲胎病). 이 상태로 태어나면 산성 간질액을 조절할 수 있는 오장의 능력이 저하되기 때문에, 조금만 스트레스를 받아도 산성 간질액은 축적되고, 간질에 뿌리를 둔 구심성 신경은 과잉 산을 그대로 뇌로 보내버린다. 그 결과로 전질(巓疾)이 일어난다(故令子發爲巓疾也). 결국에 이 환자는 태생적으로 과잉 산을 중화시킬 수 있는 오장의 능력이 떨어져 있는 상태이다. 즉, 이 병은 평생을 안고 살아야 하는 질병이다. 그래서 전질(巓疾)을 천질(天疾)이라고도 한다. 참고로 현대의학에서 비슷한 사건이 하나 있다. 이 것도 태아에게 과잉 산을 공급해서 일어난 사건이다. 태어난 2세가 기형을 갖거나 청소년기에 오장이 과잉 산을 중화하는 능력이 떨어져서 암에 걸리거나 많은 부작용을 나타냈던 사례이다. 바로 합성 에스트로겐인 DES(diethylstilbestrol:디에틸스틸베스트롤:DES)이다. 이 합성 에스트로겐은 강산(強酸)이다. 임신 유지제 그러니까 유산 방지제로 쓰였었다. 나중에 3세까지 후유증이 갔다. 엄청난 파장을 일으켰었다. 이렇게 강산을 산모에게 투여하면, 이 강산은 당연히 태아에게 흘러간다. 황제내경은 이 사실을 이미 알고 있었다는 것을 암시한다.

기병론(奇病論)

제10절

帝曰, 有病疿然如有水狀, 切其脈大緊, 身無痛者, 形不瘦, 不能食, 食少, 名爲何病. 岐伯曰, 病生在腎. 名爲腎風. 腎風而不能食, 善驚, 驚已心氣痿者死. 帝曰, 善.

　황제가 말한다(帝曰). 얼굴이 부어서 수증이 있는 것 같으며(有病疿然如有水狀), 절진하면 맥은 대긴하고(切其脈大緊), 신체에 통증이 없으면(身無痛者), 육체는 마르지 않으며(形不瘦), 음식을 못 먹고(不能食), 먹는 양이 적어진다(食少). 이 병명은 무엇인가요(名爲何病)? 기백이 말한다(岐伯曰). 병이 생기면 신장에 존재한다(病生在腎). 신풍이라고 부른다(名爲腎風). 신풍은 먹지를 못하고(腎風而不能食), 자주 놀래며(善驚), 놀라서 심기가 위축되면 죽는다(驚已心氣痿者死). 황제가 말한다(帝曰). 좋습니다(善).

　신장은 염을 전문적으로 다룬다. 염은 삼투압 기질로써 수분을 붙잡는다. 그래서 신장이 문제가 되면, 부종이 생기는 것은 당연하다(有病疿然如有水狀). 긴맥(緊脈)은 한(寒) 즉, 염(鹽)이 핵심이다. 신장은 염을 다룬다. 지금 신장이 과부하가 걸려서 염을 배출하지 못하고 있다. 당연히 긴맥이 나타난다(切其脈大緊). 이 상태에서 신체에 통증이 없다(身無痛者)는 말은 과잉 산을 염으로 잘 처리는 하고 있다는 뜻이다. 단지 배출하지 못하고 있을 뿐이다. 그러면 과잉 산이 피부 콜라겐이나 근육을 분해하지는 않기 때문에, 몸(形)이 삐쩍 마르지는 않는다(形不瘦). 신장과 같이 간질액을 중화하는 기관이 비장이다. 그래서 신장이 문제가 되면, 비장은 죽어난다. 당연한 순리로 소화관의 연동 운동은 막히고, 소화가 안 되니까 밥맛이 없어진다(不能食). 그러다 보니, 점점 밥 먹는 양이 적어진다(食少). 신장은 뇌척수액을 책임지고 있다. 그래서 신장이 과부하에 걸리면, 뇌척수액이 산성으로 기울면서, 뇌 신경을 자극하게 되고, 이어서 환자는 깜짝깜짝 놀라게 된다(善驚). 이렇게 놀란 다음에 심기(心氣)가 위축되면 죽는다(驚已心氣痿者死). 왜 신장이 잘못되어서 놀라는데 심기가 위축될까? 그 이유는 체액 흐름도 때문이다. 신장의 과부하는 산성 간질액을 중화시키지 못하게 되고, 이어서 신장은 산성 정맥혈을 바로 우 심장으로 보내버린다. 그러면 이 산성 간질액을 받은 우 심장은 바로 직격탄을 맞는다. 그리고 놀란 다음에(驚已) 심기가 위축된다는 말은 신장의 상태가 상당히 심각하다는 것을 암시한다. 즉, 그만큼 많은 과잉 산을 신장이 우 심장으로 보낸다는 뜻이다. 당연히 우 심장은 위축된다. 즉, 이때 심근경색이 일어나는 것이다. 결과는 죽음이다(驚已心氣痿者死). 이것이 신풍(腎風)의 기전이다.

제48편. 대기론(大奇論)

제1장

제1절

肝滿, 腎滿, 肺滿, 皆實 , 即爲腫. 肺之雍, 喘而兩胠滿. 肝雍, 兩胠滿, 臥則驚, 不得小便. 腎雍, 脚下至少腹滿, 脛有大小, 髀䯒大, 跛, 易偏枯.

　　간만, 신만, 폐만이면서 모두 실하면 곧바로 부종이 생긴다(肝滿, 腎滿, 肺滿, 皆實 , 即爲腫). 폐에 옹이 있으면 기침하면서 양쪽 옆구리가 그득하다(肺之雍, 喘而兩胠滿). 간에 옹이 있으면 양쪽 옆구리가 그득하며, 누우면 기침하며 소변 보기도 어렵다(肝雍, 兩胠滿, 臥則驚, 不得小便). 신장에 옹이 있으면(腎雍), 다리 아래에서 소복까지 그득하며(脚下至少腹滿), 정강이 양쪽 크기가 같지 않으며(脛有大小), 넓적 다리와 정강이가 커지고 절뚝거리면(髀䯒大跛), 편고가 오기 쉽다(易偏枯).

　　만(滿)은 무엇인가가 가득 차야 가능하다. 인체에 무엇이 가득 차려면, 반드시 수분을 끌어당겨야 가능하다. 이것을 병과 연계시키면, 콜라겐이라는 결론이 나온다. 즉, 과잉 산을 콜라겐으로 중화시킨 결과가 만(滿)이다. 그러면 간만(肝滿), 신만(腎滿), 폐만(肺滿), 이 모두(皆)는 과잉 산(實)의 존재를 암시한다(皆實). 간의 과부하는 정맥혈의 정체를, 신장의 과부하는 삼투압 기질인 염(鹽)의 정체를, 폐는 간질액을 책임지고 있으므로, 폐의 과부하는 간질의 정체를 암시한다. 이들 모두 는 간질액의 정체를 의미하기 때문에, 당연히 온몸에서 부종(腫)이 유발될 것이다(即爲腫). 옹(雍)은 막힌다는 뜻이다. 폐옹은 폐로 드나드는 체액의 맥관들이 막혔다는 것을 말한다. 그러면 당연히, 기침할 것이다. 그리고 폐는 횡격막과 연결되어 있으므로, 기침하게 되면 횡격막을 심하게 수축시키면서 양쪽 옆구리를 당겨서 그득하게 만든다(喘而兩胠滿). 간은 갈비뼈 바로 아래에 자리하고 있으므로, 간만(肝

滿)은 양쪽 옆구리(兩胠)를 압박하면서 그득하게 만든다(兩胠滿). 또, 간은 신경의 과잉 산을 조절하는 담즙을 책임지고 있으므로, 간비대는 즉, 간 기능 저하는 잘(臥) 때 담즙이 정체되면서 잘 놀라게 만든다(臥則驚). 간은 정맥혈을 책임지고 있으므로, 정맥총에 영향을 미친다. 즉, 간은 방광 정맥총의 과부하를 유도하고, 이어서 소변(小便)보는데 영향을 미친다(不得小便). 신장은 골수액(뇌척수액)을 책임지고 있으며, 염의 조절을 책임지고 있으므로, 염 조절에 실패하면 곧바로 부종을 유발하고, 골수액의 산(酸) 조절에 실패하면서 곧바로 뼈에 문제를 일으킨다. 그리고 신장이 염 조절에 실패하면 부종이 생기면서 체액 순환에 취약한 하체는 붓는다. 그래서 신장의 과부하는 다리 아래(脚下)에서부터 골반(少腹)까지 그득하게 만든다(脚下至少腹滿). 그리고 양쪽 다리의 체액 정체의 정도에 따라서, 양쪽 다리(脛)의 크기를 다르게 만든다(脛有大小). 이로 인해서 하체 다리에 문제가 발생해서 절름발이가 되면, 즉, 산성 체액의 정체로 인해서 하체의 뼈에서 골수와 콜라겐을 모조리 소비해 버려서 절름발이가 되면, 편고(易偏枯)에 걸리기 쉽다(易偏枯). 편고는 말 그대로 인체 한쪽이 마비되는 것인데, 이것은 뼈와 관련이 있다. 산성 체액이 정체되었을 때, 이들이 중화되지 못하면, 인체는 뼈에 있는 알칼리를 빼내서 이들을 중화시킨다. 이 과정은 뼈의 골수를 모조리 소모해 버리고, 신경을 마비시켜 버린다. 그 결과는 골수가 상한 쪽의 편측 마비로 온다.

제2절

心脈滿大, 癎瘛筋攣. 肝脈小急, 癎瘛筋攣. 肝脈鶩暴, 有所驚駭, 脈不至, 若瘖, 不治自已. 腎脈小急, 肝脈小急, 心脈小急不鼓, 皆爲瘕. 腎肝并沈, 爲石水, 并浮, 爲風水. 并虛, 爲死, 并小絃, 欲驚.

심맥이 만대하면, 간계와 근연이 생긴다(心脈滿大, 癎瘛筋攣). 간맥이 소급하면, 간계와 근연이 생기며(肝脈小急, 癎瘛筋攣), 몹시 놀라서(有所驚駭), 간맥이 폭주하면(肝脈鶩暴), 맥이 통하지 않아서(脈不至), 벙어리처럼 말이 잘 안 나오며(若瘖),

대기론(大奇論)

치료하지 않아도 스스로 치유된다(不治自己). 신맥이 소급하고(腎脈小急), 동시에 간맥이 소급하며(肝脈小急), 그리고 심맥은 소급하면서 아주 공격적이지 않으면(心脈小急不鼓), 이 모두는 가를 만든다(皆爲瘕). 신간의 맥이 서로 침하면(腎肝并沈), 석수를 만든다(爲石水). 같이 부하면(并浮), 풍수를 만든다(爲風水). 같이 허하면, 죽는다(并虛, 爲死). 같이 소현하면, 놀라기 시작한다(并小絃, 欲驚).

심장으로 통하는 체액관에 뭔가 가득 차 있고(滿), 파동이 크다면(大), 동맥혈의 순환이 상당히 막혀있는 상태를 암시한다. 이렇게 되면, 간질의 산성 간질액은 심장이 공급하는 알칼리 동맥혈로 중화되지 못하고, 자동으로 정체되어버린다. 이는 자동으로 혈액 순환 장애를 유발한다. 이때 제일 타격을 받는 곳이 알칼리 동맥혈을 제일 많이 소비하는 곳일 것이다. 뇌는 평상시에도 인체 전체 에너지의 20~25%를 소비한다. 그렇다. 이때는 뇌가 제일 먼저 직격탄을 맞는다. 이 과정에서 생기는 것이, 바로 간(癎)이라고 말하는 전간(癲癎)이다. 즉, 과잉 산이 뇌 신경에 과부하를 유도하면서 신경과 연결된 근육이 과잉 수축하면서 근육에 경련이 일어나는 것이다. 이 과잉 산이 근육과 근육이 접한 간질에서 중화가 끝나면 신경의 과잉 흥분은 끝나고 수축이 풀리면서 경련도 끝나고 인체도 제자리로 되돌아온다. 이게 전간(癲癎)의 기전이다. 즉, 전간의 핵심은 과잉 산이 뇌 신경을 과흥분시키면서 근육을 강하게 수축시킨 것이다. 즉, 전간이 일어나면 계(瘈:瘲)는 자동으로 따라온다. 즉, 이때 근련(筋攣)은 자동으로 일어나는 것이다. 그래서 간계근련(癎瘈筋攣)이 한 문장으로 나온 것이다. 간맥 소급의 경우에도(肝脈小急), 심맥 만대(心脈滿大) 때와 똑같은 증상(癎瘈筋攣)이 일어나는 이유는 바로 간이 담즙으로 신경을 통제하기 때문에, 심장이 문제가 있을 때와 똑같은 증상을 유발한 것이다(癎瘈筋攣). 사람은 갑자기 크게 놀라면(有所驚駭), 산성인 호르몬 분비가 과해지면서 간질액은 순식간에 산성으로 변해버린다. 그리고 이 산성 간질액은 비장을 통해서 간 정맥으로 들어가고, 이어서 산성 정맥혈을 받은 간은 과부하가 일어난다(肝脈驚暴). 이제 간의 과부하로 인해서 간문맥도 과부하가 일어나면서, 정맥혈은 정체되고(脈不至), 정체된 정맥혈은 우회로를 찾는다. 이 우회로는 식도에 있는 정맥총을 압박한다. 즉, 목소리를 내게 만드는 기도를 압박하는 것이다. 당연히 말하기가 불편해진다(若瘖). 이 기전은 다르게 설명할 수도 있다. 즉, 간은 근육을 통제하므로, 간이 문제가 되면, 근육이 경직되고, 이어서 혀 근육도 경직되게 되고, 이어서 말을 할 수가 없게 된다. 다시 본문을 보자. 그래서 정체된 산성 정맥혈은 시간이 지나면서 서서히 중화되고, 이어서 간 기능도 정상으로 되돌아오고, 이어서 목소리도 되돌아온다. 그래서 그냥 놔두면(不治) 스스로 낫는다(不治自已)고 한 것이다. 그리고 신장, 간, 심장이 모두 소급하다(腎脈小急, 肝脈小急, 心脈小急不鼓)는 말은 위급하지는 않지만, 기능이 상당히 떨어진 상태를 암시한다. 그러나 심장의 기능이 아주 심각하지는 않다(不鼓). 신장은 산성 간질액의 중화를 담당한다. 간은 정맥혈을 통제한다. 심장은 이들 산성 체액을 중화시키는 알칼리 동맥혈을 공급한다. 그런데 이 세 기관 모두가 기능 저하(小急)에 빠져있다. 그 결과로 산성 체액이 정체될 것이다. 그러면 인체는 이 산성 체액을 중화시키기 위해서 콜라겐을 동원한다. 뱃속에서 콜라겐을 제일 잘 만든 곳은 바로 장간막이다. 장간막은 오장육부의 산성 체액이 지나가는 통로이다. 또, 장간막에는 섬유아세포가 아주 많이 살고 있다. 그래서 산성 체액이 정체되면, 장간막의 섬유아세포는 콜라겐을 만들어서 산성 체액을 중화시킨다. 이제 복부에 콜라겐이 쌓인다. 그런데 이것이 오래되면 굳어서 괴(癥:징)를 만든다. 그리고 굳지 않은 콜라겐은 림프로 보내져서 분해된다. 이것이 가(瘕:하)의 정체이다. 즉, 이 세 기관이 문제가 되어서 가(瘕:하)를 만든 것이다(皆爲瘕). 이번에는 신장과 간이 침맥(沈)을 만든다(腎肝幷沈). 침맥은 신장맥이다. 즉, 둘 다 기능 저하에 빠져있지만, 신장에 더 큰 영향을 준 경우이다. 간의 기능 저하는 담즙염(鹽)의 정체를 의미하고, 신장의 기능 저하는 염(鹽)의 정체를 의미한다. 즉, 두 기관 모두 다 과부하에 걸린 것이다. 석(石)은 신장을 의미한다. 특히 신장의 사구체를 의미한다. 신장 사구체를 잘라 놓으면 석류(石榴)를 잘라 놓은 것과 아주 흡사하게 생겼다. 염(鹽)들의 최종 처리는 신장의 책임이다. 그래서 신장에 침맥이 나타나면, 삼투압 기질인 염이 정체되면서 당연히 부종을 유발한다. 그래서 석수(石水)란 신장(石)이 최종 처리해야 하는 염(鹽)을 처리하지 못해서 수분(水)이 저류되면서 부종을 유발한 것을 말한다. 결국에 염(鹽)을 처리하는 간과 신장 기능이 저하되면서, 신장이 일으킨 부종인 석수가 발생한 것이다(腎肝并沈, 爲石水). 이때 맥은 당연히 신장맥인 침맥으로 나온다. 이번에는 간과 신장이 맥을 부(浮)하게 만든다(并浮). 부맥은 폐맥이다. 간과 신장이 안 좋은데, 왜 폐맥이 나왔을까? 체액 흐름도 때문이다. 간과 신장의 기능 부전으로 인해서 산성 체액을 중화하지 못하면, 산성 체액을 최종 처리하는 폐가 그 부담을 몽땅 떠안는다. 그러면 당연한 순리로 산성 간질액은 정체되고, 당연히 부종이 온다. 즉, 간과 신장이 안 좋아서 폐에 부담을 주게 되고, 그 여파로 생긴 부종이 풍수(風水)이다(并浮, 爲風水). 이 기전은 다르게 설명할 수도 있다. 폐가 문제가 되면, 폐는 두 가지 산성 물질을 만들어낸다. 하나는 깨진 적혈구가 만들어내는 담즙이고, 하나는 폐가 처리하는 이산화탄소가 만들어내는 중조염이다. 그리고, 담즙은 간이 처리해주고, 중조염은 신장이 처리해준다. 그런데, 지금은 간과 신장이 모두 과부하 상태이다. 이때 폐는 당연히 문제에 직면한다. 다시 본문을 보자. 이번에는 산성 간질액을 중화하는 신장과 간이 알칼리가 부족(虛)하다면(并虛), 간질의 과잉 산은 중화되지 않을 것이고, 결과는 아주 심한 부종으로 인해서 인체의 체액 순환은 멈춰버릴 것이다. 당연히 죽을 수밖에 없다(爲死). 또, 두 기관의 맥이 약간 팽팽하다면 즉, 약간 현맥(絃脈)이라면(并小絃), 이는 간맥(肝脈)이다. 즉, 간에 문제가 더 있다는 뜻이다. 간은 신경의 산도(酸度)를 결정하는 담즙을 조절한다. 그래서 간이 나쁘면 당연한 결과로 산성 담즙의 정체로 인해서 과잉 산이 뇌 신경을 과잉 자극하면서 놀라는 현상이 나타나기 시작(欲)한다(欲驚).

제3절

腎脈大急沈, 肝脈大急沈, 皆爲疝. 心脈搏滑急, 爲心疝. 肺脈沈搏, 爲肺疝. 三陽急, 爲瘕. 三陰急, 爲疝. 二陰急, 爲癎厥. 二陽急, 爲驚.

신장맥이 대급침하고(腎脈大急沈), 간맥이 대급침하면(肝脈大急沈), 이는 모두 산을 만든다(皆爲疝). 심장맥이 박활급하면(心脈搏滑急), 심산을 만든다(爲心疝). 폐맥이 침박하면(肺脈沈搏), 폐산을 만든다(爲肺疝). 삼양이 급하면, 하를 만든다(三陽急, 爲瘕). 삼음이 급하면, 산을 만든다(三陰急, 爲疝). 이음이 급하면, 간궐을 만든다(二陰急, 爲癎厥). 이양이 급하면, 놀라게 된다(二陽急, 爲驚).

신맥(腎脈)이 아주 침체(大急沈) 되어 있다(腎脈大急沈)는 말은 염을 처리하는 신장의 기능 저하가 심하다는 뜻이다. 그러면 간이 처리하라고 보내주는 암모니아와 같은 염(鹽)은 처리가 안 되고, 결국에 간이 과부하에 시달린다. 그러면 간이 책임지는 정맥혈은 정체되고, 이어서 간이 통제하는 하복부의 정맥총들은 일제히 과부하에 시달린다. 이들 정맥총 중에 정계 정맥총이 있다. 이 정맥총이 고환과 직접 연결되어있다. 이 정맥총은 남성 불임의 상징이다. 즉, 이 정맥총은 고환의 혈액순환에 직접 개입하는 정맥총이다. 이 정맥총에 정맥혈이 정체되어서, 부풀어 오르면 고환은 자동으로 부풀어 오를 수밖에 없다. 산증(疝症)의 핵심은 한습사(寒濕邪)와 간의 문제이다. 한습사에서 한(寒)은 염(鹽)의 문제이며, 염은 삼투압 기질이기 때문에 습(濕)을 자동으로 동반하다. 그래서 신맥(腎脈)이 아주 침체(大急沈)되어있으면(腎脈大急沈), 당연히 산증(疝症)에 걸린다. 신장맥이 대급침해서(腎脈大急沈), 산증(疝症)에 걸린 것은 간맥의 대급침(肝脈大急沈)을 통해서였다. 결국에 간맥이 대급침하면(肝脈大急沈), 당연히 산증(疝症)에 걸린다. 그래서 두 경우 모두 산증에 걸린다(皆爲疝). 이제 심산(心疝)으로 가보자. 심산도 핵심은 한사(寒邪)가 심경(心經)에 침입해서 생긴 것이다. 한사는 염(鹽)이라는 한(寒)을 처리하는 신장의 문제이다. 신장이 산성 간질액을 중화하지 못하고, 우 심장으로 그대로 보내버린 경우이다. 체액의 흐름도 때문에 자연스런 현상이다. 또, 담즙염(鹽)과 같은 염(鹽)을 처리하는 간도 체액의 흐름도 때문에 자연스럽게 산성 정맥혈을 우 심장으로 보내버린다. 즉, 간과 신장이 모두 우 심장을 산성 정맥혈로 압박한다. 결과는 우 심장의 심한 수축으로 인한 가슴 통증과 혈액 순환의 정체이다. 그래서 팔다리가 싸늘해지고 혈액 순환이 정체되면서 입술에 정맥혈이 정체되면서 입술이 파랗게 변한다. 이것이 심산(心疝)의 기전이다. 이때 맥을 측정하면 박활급(搏滑急)이다. 활(滑)은 미끄럽다는 뜻으로써, 액체 안에 염(鹽)이 섞여 있으면, 액체의 경도가 올라가게 되고, 액체가 미끄러워(滑)진다. 식수로 말하면 경수(硬水:hard water)이다. 그래서 활맥은 염과 관계가 있는 신장맥이 된다. 즉, 박활급의 맥(搏滑急)은 신장이 심한 과부하에 걸린 것이다. 그래서 심장맥이 박활급하면(心脈搏滑急), 심산을 만든다(爲心疝). 여기서 실제 원인 제공은 신장이 한 것이다. 이제 폐산(肺疝)으로 가보자. 폐는 산성 간질액을 최종 통제한다. 그래서 간질액이 정체되면 즉, 간질액이 산성으로 변하면, 폐는 즉각 반응한다. 그런데 만일에 삼투압 기질인 염을 처리하는 방광이 문제가 된다면, 간질액의 정체는 불 보듯 뻔하다. 즉, 이때 폐산(肺疝)이 만들어지는 것이다. 그래서 폐산일 때 맥은 당연히 신장맥인 침맥(沈脈)이 나타나는데, 이때는 당연히 신장의 과부하(沈搏)로 나타난다. 이것이 폐산(肺疝)의 기전이다. 그래서 폐맥이 침박하면(肺脈沈搏), 폐산을 만든다(爲肺疝). 여기서도 실제 원인 제공은 신장이 한 것이다. 삼양(三陽)과 삼음(三陰)이 나오는데, 삼양 삼음의 순서를 알아보자. 삼음은 궐음(厥陰), 소음(少陰), 태음(太陰)의 순서이고 차례대로 일음(一陰), 이음(二陰), 삼음(三陰)이 되고, 의미는 간(肝), 신장(腎), 비장(脾)이다. 삼양은 소양(少陽), 양명(陽明), 태양(太陽)의 순서이고 차례대로 일양(一陽), 이양(二陽), 삼양(三陽)이 되고, 의미는 담(膽), 위(胃), 방광(膀胱)이다. 이것을 가지고 본문을 풀어보자. 삼양이 급하다(三陽急)는 말은 태양인 방광이 과부하(急)에 걸렸다는 뜻이다. 방광이 과부하에 걸리면 염(鹽)을 처리하지 못하게 되고, 당연히 신장이 피해를 본다. 그러면 한(寒)인 염(鹽)은 상한(傷寒)을 만들어내게 되고, 이 과정에서 공급된 자유전자(Free Radical)는 콜라겐을 분해하면서, 가(瘕)를 만들어낸다(爲瘕). 삼음이 급하다(三陰急)는 말은 비장이 과부하(急)에 걸렸다는 뜻이다. 그러면 비장은 산성 정맥혈을 간으로 보내서 위기를 모면하게 되고, 이대는 간이 된서리를 맞는다. 그러면 간이 통제하는 하복부의 정맥총들은 난리가 나고, 이어서 정계 정맥총도 난리가 나면서, 산증에 걸린다(爲疝). 이음이 급하다(二陰急)는 말은 신장이 과부하(急)에 걸렸다는 뜻이다. 그러면 신장이 처리하는 산성 뇌척수액은 처리가 지연되면서 뇌신경이 과흥분하게 되고, 간질 발작(epileptic seizure)인 간궐(癎厥)이 일어난다(爲癎厥). 이양이 급하다(二陽急)는 말은 위장이 과부하(急)에 걸렸다는 뜻이다. 림프를 기반으로 하는 위경은 당연히 림프인 뇌척수액과 연관된다. 그래서 위가 문제가 되면, 뇌 신경의 과부하로 인해서 깜짝깜짝 놀라는 병에 걸리게 된다(爲驚).

제4절

脾脈外鼓沈, 爲腸澼, 久自已. 肝脈小緩, 爲腸澼, 易治. 腎脈小搏沈, 爲腸澼下血, 血温身熱者死. 心肝澼, 亦下血, 二藏同病者可治. 其脈小沈濇, 爲腸澼. 其身熱者死, 熱見七日死.

비맥이 외고침하면, 장벽이 되며(脾脈外鼓沈, 爲腸澼), 오랜 시간이 흐르면, 스스로 낫는다(久自已). 간맥이 소완하면, 장벽에 걸리는데(肝脈小緩, 爲腸澼), 쉽게 낫는다(易治). 신맥이 소박침하면(腎脈小搏沈), 장벽을 만들고 하혈한다(爲腸澼下血). 혈액이 덥고 신열이 있으면, 죽는다(血温身熱者死). 심간벽이면, 역시 하혈하며(心肝澼, 亦下血), 이 두 개의 장이 같은 병이면, 치료가 가능하다(二藏同病者可治). 그 맥이 소침색하면, 장벽이 된다(其脈小沈濇, 爲腸澼). 이때 그곳에 신열이 있으면, 죽는다(其身熱者死). 열이 보이면, 7일 만에 죽는다(熱見七日死).

촌관척에서 맥을 측정할 때도 체액의 흐름과 연관이 있다. 그리고 이는 장기가 주관하는 기관과도 연계된다. 촌부에서 심장맥을 재는 이유는, 손목에서 촌 부분은 손바닥의 심한 피부 저항성과 손목의 아주 약한 피부 저항성을 이용할 수 있기 때문이다. 그리고 이 부분에서 동맥혈의 정체를 제일 잘 볼 수가 있다. 그리고, 이 동맥혈은 폐가 제공한다. 그래서 폐와 좌 심장이 보내는 동맥혈은 자동으로 연계된다. 결국에 폐와 심장의 맥동은 같은 곳에서 잴 수밖에 없다. 관이라는 말은 빗장이라는 뜻이다. 즉, 빗장은 문에 가로지르는 장치이다. 손목에는 가로지르는 근육이 있다. 바로 이 근육 위에서 간의 맥동을 측정한다. 간은 근육을 주관한다. 그래서 간맥은 실제로는 근육의 반사 박동을 측정는 것이다. 즉, 간맥은 근육의 유연성을 측정는 것이다. 비장은 간질액을 통제하기 때문에, 간질에 뿌리를 둔 신경도 간접 통제할 수가 있다. 그래서 비장맥과 간맥은 같은 지점에 있다. 척맥은 저항성이 낮은 팔에서 혈액이 흘러나오다가 처음 마주치는 관(關)에서 저항을 만난다. 이 부분에서는 혈액의 점도가 아주 중요한 역할을 한다. 혈액의 점도는 신장의 염(鹽)이 결정한다. 신장은 염을 통해서 체액의 수분을 통제한다. 인체에서 또 다른 체액의 수분 통제 기관은 삼초이다. 그래서 신장과 삼초는 같은 지점에서 맥을 측정한다. 맥에 대해서 이렇게 장황하게 설명하는 이유는 이 구문(脾脈外鼓沈) 때문이다. 이 구문의 해석을 여러 가지로 한다. 외(外)는 표면이라는 뜻이다. 고(鼓)는 맥박이라는 뜻이다. 종합하면 외고(外鼓)는 표면 맥박이라는 뜻이다. 그래서 외고는 바로 손목을 가로지르는 근육의 유연성을 말하고 있다. 그래서 관(外鼓)에서 측정하는 비맥이 침하다(脾脈外鼓沈)는 말은 비장 기능이 침체되어있다는 뜻이다. 그러면 비장은 산성 체액을 소화관으로 보내버린다. 그러면 소화관의 연동 운동은 멈추고, 이어서 소화관의 산성 간질 체액은 자동으로 정체가 일어나고, 이 과잉 산은 소화관의 알칼리 콜라겐으로 구성된 점막을 분해하면서 이질인 장벽(腸澼)을 발병시킨다. 이 문제의 핵심은 간질액의 과잉 산으로 인한 비장의 과부하이다. 그래서 간질액의 소통만 원활해지면, 이 병은 곧바로 스스로 낫는다. 그러나 간질액은 서서히 소통이 풀리기 때문에, 시간이 걸린다. 그래서 스스로 낫기는 하는데, 오랜 시간이 걸리는 것이다(久自已). 이번에는 간맥이 소완(小緩)이다(肝脈小緩). 간맥은 원래 팽팽한 현맥(弦)이다. 그런데 약간 느슨한 소완((小緩))이면, 간 기능이 떨어진 것이다. 그러면 간문맥은 소화관의 산성 정맥혈을 받지 못하게 되고, 이어서 소화관에서 산성 정맥혈이 정체되면서, 소화관에 산성 체액이 넘쳐나게 되고, 이어서 비장의 기능 저하 때처럼 장벽(腸澼)을 만들어낸다. 간이 심하게 문제가 된 경우는 아니므로, 쉽게 치료가 가능하다(易治). 이번에는 신장맥이 문제가 심한 경우이다(腎脈小搏沈). 소박(小搏)은 혈전을 의미한다. 신장이 처리하지 못한 염(鹽)이 상당히 과해서, 이들이 자기들이 보유한 자유전자를 간질로 공급하면서, 상한(傷寒)을 일으켜서 프리 라디칼(Free Radical)을 만들어냈고, 이것이 혈전을 만들어 낸 것이다. 신장이 이렇게 문제가 심각하게 되면, 신장은 체액 흐름도 때문에 당연히 비장과 간을 괴롭히게 된다. 이 두 기관은 소화관을 통제하기 때문에, 그리고 지금 상태가 심각하므로, 장벽을 만들어내는데 아주 심각하게 만들어 낸다. 이렇게 장벽이 심하면, 장점막의 콜라겐 분해도 심하게 일어나게 되고, 이어서 혈관이 노출되면서 혈액이 유출되고, 이어서 혈변을 본다. 이것이 하혈(下血)이다(爲腸澼下血). 그런데 이때 하혈만 한다면, 소화관에만 산성 체액이 정체된 것인데, 전신에 신열(身熱)이 있다면, 전신의 간질액이 산성으로 변한 것을 암시한다. 그러면 이 산성 간질액은 당연히 혈액 안으로 들어가서 풍(風)이 되고, 이어서 혈관 안에서 중화되면서 열이 만들어지고, 이어서 혈액은 뜨거워(溫)진다. 혈액에까지 과잉 산이 침투했고, 전신에 과잉 산이 없는 곳이 없다면, 그다음 순리는 체액 순환의 정지이다. 그러면 당연히 죽는다(血溫身熱者死). 폐는 산성 간질액을 최종 중화 처리하는 기관이고, 심장은 간질에 알칼리 동맥혈을 공급해서 산성 간질액을 중화 처리하는 기관이다. 또, 우 심장은 간과 신장에서 산성 정맥혈을 받아서 처리한다. 그래서 이 두 기관이 문제가 되어서 장벽이 생겼다면(心肝澼), 장벽이 아주 심하게 일어나는 것은 당연하고, 이어서 하혈을 하는 것도 당연하다(亦下血). 이때 심장과 간(二藏)이 같은 병인으로 인해서 같은 병에 걸렸다면, 이 한 가지 병인(病因)만 잡으면, 두 기관의 병은 자동으로 잡힌다. 그래서 치료가 가능하다(二藏同病者可治)고 한 것이다. 그런데 이 두 기관(其)의 맥이 약간(小) 침체(沈)해 있고 막혀(澀) 있다면(其脈小沈澀), 이 두 기관이 아주 심한 기능 저하는 아니므로, 하혈할 정도의 장벽이 아닌 일반적인 장벽에만 걸린다(爲腸澼). 그러나 장벽이 있으면서 전신에 신열이 있다면, 신장의 소박침(腎脈小搏沈)에서 보았던 것처럼, 죽을 수밖에 없다(其身熱者死). 이렇게 신열이 보이면, 7일이면 죽는다(熱見七日死). 12종(12從)에 따라서 7일이 걸린다. 12종은 7편 음양별론편(陰陽別論篇) 제1장을 참고하면 된다.

제5절

胃脈沈鼓濇, 胃外鼓大, 心脈小堅急, 皆鬲偏枯. 男子發左, 女子發右, 不瘖舌轉, 可治, 三十日起. 其從者瘖, 三歲起, 年不滿二十者, 三歲死.

위맥이 침고색하고(胃脈沈鼓濇), 위가 외고대하고(胃外鼓大), 심맥이 소견급하면(心脈小堅急), 모두 격편고이다(皆鬲偏枯). 남자는 좌에서 발생하고(男子發左), 여자는 우에서 발생한다(女子發右). 혀를 돌리지 못해서 말을 못한다(不瘖舌轉). 치료가 가능하다(可治). 30일이면 일어난다(三十日起). 그것이 종하면, 말을 하지 못하고(其從者瘖), 3년 만에 일어난다(三歲起). 20살 미만이면(年不滿二十者), 3년 만에 죽는다(三歲死).

이 문장에서 핵심은 색맥(濇脈)이다. 하나씩 풀어보자. 위맥(胃脈)을 재는 부위는 간과 비장까지 포함된다. 그래서 이 부분에서 맥의 문제는 당연히 간과 비장까지 개입시킨다. 또, 위는 비장과 표리관계이기 때문에 더욱더 그렇다. 그래서 이 문장 (胃脈沈鼓濇)에서 잘 봐야 할 부분이 고색(鼓濇)이다. 이는 상당한 혈전을 의미한다. 색(濇)은 막힌다는 뜻이다. 체액에서 순환이 막히는 경우는 혈전이나 항체밖에는 없다. 둘 다 혈전으로 불러도 큰 무리가 없다. 그 이유는 둘 모두 음(알칼리 콜라겐)과 양(酸)의 응집체에 불과하기 때문이다. 이 응집체들의 원인 제공은 산성 간질액이 하므로, 산성 간질액을 책임지는 비장과 신장의 개입은 필연이다. 그래서 신장맥인 침맥(沈)은 필수 항목이다. 그런데 뒤 문장에 더 심각한 문제가 제기된다. 바로 이 문장(胃外鼓大)이다. 그리고 간맥(外鼓)이 문제가 심각하다. 즉, 대맥이다. 파동이 아주 크다는 말은 힘이 없다는 뜻이다. 즉, 간의 극단적 과부하를 암시하고 있다. 이 정도가 되면, 우 심장은 당연히 영향을 받는다. 그러나 심장은 약간 견급해서 간과 비장보다 형편이 조금 낫다(心脈小堅急). 이제 비장, 신장, 간, 우 심장 모두 기능이 정체되었다. 그런데 이 혈전은 누가 처리할까? 이 덩어리를 누군가가 분해해서 혈액에서 제거해야 한다. 그 도구는 면역이다. 즉, 대식세포나 단핵구가 먹어 치워야 한다. 그 핵심은 림프 기관인 흉선과 골수이다. 이 두 림프

기관이 혈전을 해결해야 한다. 그런데 병명이 격편고(鬲偏枯)이다. 즉, 횡격막과 연관된 편고이다. 횡격막 위쪽은 심장이 바로 옆에 있으므로, 알칼리 동맥혈을 공급받기가 쉬워서 혈전이 덜 생긴다. 그러나 심장과 거리가 먼 하체 부분에서는 체액 순환 문제 때문에, 혈전이 아주 쉽게 생긴다. 횡격막 아래에서 활동하는 림프 면역기관은 바로 흉관이다. 이 흉관(胸管:thoracicduct)은 복부와 하체의 림프액을 유미조(乳糜槽:cisterna)에서 받아서 흉선(thymus:胸腺)에서 깨끗이 처리한 후에 좌대정맥으로 보내준다. 그런데 왜 여성은 격편고가 우측에서 나타나고, 남성은 좌측에서 나타날까? 그 이유는 바로 흉선과 흉관의 림프액을 처리하는 부분이 좌우로 다르기 때문이다. 흉관과 흉선은 좌측 정맥각으로 들어가고, 우측으로 모아지는 림프액은 직접 우 심장 정맥으로 들어간다. 즉, 우측 부분의 림프액 통제는 흉선과 흉관은 관여하지 않는다. 그런데 여성은 에스트로겐(Estrogen)이라는 아주 강한 과잉 산 처리 도구를 보유하고 있다. 남성도 안드로겐(Androgen)이라는 스테로이드 호르몬이 있기는 하지만, 에스트로겐만큼 강하지는 않다. 지금 상태는 온몸의 체액이 정체된 상태이다. 에스트로겐이라는 스테로이드는 과잉 산 중화 능력이 강하기 때문에, 흉관으로 들어가는 산성 림프액을 어느 정도 중화시켜 줄 수 있다. 즉, 포락맥(胞絡脈)이 관여하는 것이다. 그러나 위쪽에서 내려오는 오른쪽의 산성 림프액은 왼쪽 산성 림프액만큼 중화를 못 시켜준다. 결국에 여성의 경우는 횡격막 아래에서 원인이 되는 편고는 즉, 흉선과 관계해서 일어나는 편고는 오른쪽에서 일어날 수밖에 없다(女子發右). 그러나 남성의 경우는 흉선과 흉관이 산성 림프액을 몽땅 끌어안고 있다. 그래서 남성의 경우는 우 심장으로 직접 들어가는 우측 림프액보다 훨씬 더 많은 림프액을 끌어안고 있으므로, 산성도가 좌측이 훨씬 더 심하게 되고, 좌측에서 편고가 발생한다(男子發左). 그리고 심장이 문제가 되기 때문에, 세포 특성으로 인해서 혀가 문제를 일으키는 것은 당연하다(不瘖舌轉). 치료는 가능하나 림프액의 정체가 풀리기까지는 30일이라는 상당한 시간이 걸린다(可治, 三十日起). 그러나 병 상태가 혀가 꼬여서 말을 하지 못할 정도가 된다면(其從者瘖), 이는 심장의 상태가 상당히 안 좋다는 암시이기 때문에, 알칼리 동맥혈의 공급은 지연되고, 치료에 걸리는 시간은 3년이나 걸린다(三歲起). 또, 환자가 20살이 안 되었다면, 3년 안에 죽는다(年不滿二十者, 三歲死). 왜 그럴까? 답은 면역력 때문이다. 지금, 이 상태는 흉선과 흉관이 완전히 과부하에 걸린 상태이다. 그러나 청소년 시기에는 흉선에서 차지하는 면역 비중이 아주아주 높다. 그이유는 또 다른 면역기관인 골수의 형성이 완성되지 않았기 때문이다. 성장판이닫히고 뼈가 성장을 멈춰야 드디어 골수가 안정되면서 면역이 완성된다. 이때쯤되면, 흉선의 상당 부분은 지방(膏)으로 차 있게 된다. 그동안 그만큼 과잉 산을많이 중화시켜서 지방으로 만들었다는 암시이다. 즉, 이때 흉선은 드디어 기름이찬 고황(膏肓:흉신)이 되는 것이다. 이 시기가 18세에서 21세 사이이다. 즉, 18세에서 21세 사이에 면역이 완성되는 것이다. 그래서 아직 면역이 완성되지 않아서골수 면역이 없는 상태에서, 흉선이 과부하에 걸렸으니, 면역은 완전히 작동을 멈추고 당연히 죽게 되는데(年不滿二十者), 3년 안에 죽는다(三歲死)는 것이다. 개인적인 생각으로는 3년도 길다. 그래서 옛말에 고황(膏肓:흉선)에 병이 들면, 불치병이라고 했다. 그 이유는 고황은 인체에서 굉장히, 큰 면역기관이기 때문이다. 특히고황은 아주 힘이 강한 T-세포(T-Cell)를 증식시킨다. 그래서 청소년 시기에는 고황인 흉선이 아주아주 중요하다. 이 문장 해석도 상당히 까다로운 부분이 많다.

제6절

脈至而搏, 血衄身熱者死. 脈來懸鉤浮, 爲常脈, 脈至如喘, 名曰暴厥. 暴厥者, 不知與人言, 脈至如數, 使人暴驚, 三四日自已.

　맥이 극에 달한 상태에서 박이 있고 코피가 나고 신열이 있으면 죽는다(脈至而搏, 血衄身熱者死). 맥의 현구부 상태는 상맥이다(脈來懸鉤浮, 爲常脈). 맥이 헐떡이는 것처럼 극에 달하면 폭궐이다(脈至如喘, 名曰暴厥). 폭궐은 사람 말을 분간하지못한다(暴厥者, 不知與人言). 맥이 액면 그대로(如數), 극에 달하면(脈至如數), 사람을 아주 많이 놀라게 한다(使人暴驚). 3~4일이면 저절로 낫는다(三四日自已).

맥 상태가 아주 안 좋은데(至), 거기다가 혈전이 있어서 혈관을 때린(搏)다면(脈 至而搏), 이 자체만으로도 심각한 상태이다. 그런데 코피가 나고 신열까지 있다면 죽는다. 코피가 나는 이유는 코안에 존재하는 정맥총이 정체된 산성 체액의 압력 때문에, 녹아서 터진 것이다. 이 말은 체액 정체가 아주 극심하다는 것을 암시한 다. 추가로 온몸 천체에 신열이 있다면, 이것은 온몸 전체에 과잉 산이 꽉 차 있 다는 암시이다. 이때는 안 죽으면, 그게 더 이상할 것이다(血衄身熱者死). 현맥(懸 脈), 구맥(鉤脈), 부맥(浮脈)은 사실상 부종맥(浮腫脈)이다(脈來懸鉤浮). 이 맥들은 부 종이 올 때 항상(常) 따라붙는 맥이다(爲常脈). 맥이 극에 달했는데(至), 게다가 헐 떡이면서 힘들어하는 것처럼 느낌을 받는다면(脈至如喘), 맥의 측정을 불가능하게 만들 것이다. 이 경우는 폭궐(暴厥)인데(名曰暴厥), 이 정도가 되면, 뇌 신경은 극도 의 과부하에 걸린다. 당연히 사람 말을 제대로 인지하지 못하는 상태가 올 것이다 (不知與人言). 폭궐보다 한 단계 낮은 즉, 말 그대로(如數) 맥이 극에 달했으면, 간 질에 쌓인 과잉 산 때문에, 뇌 신경도 극도의 긴장 상태가 되어있을 것이다. 그러 면, 신경이 아주 날카로워진 상태이기 때문에, 당연히 조그만 자극에도 많이 놀랄 것이다(使人暴驚). 이 경우는 산성 간질액 때문에 맥(脈)만 극에 달했고, 다른 추가 적인 문제는 없으므로, 간질액의 과잉 산만 제거되면, 3~4일이면 저절로 낫는다.

제2장

脈至浮合, 浮合如數, 一息十至以上. 是經氣予不足也. 微見, 九十日死.

맥이 부합한데(脈至浮合), 말 그대로(如數) 부합하다면(浮合如數), 한 번 숨에 맥 은 10번 이상 뛴다(一息十至以上). 이것은 경기가 같이 부족한 것이다(是經氣予不足 也). 아주 약함이 보인다면(微見), 9~10일 안에 죽는다(九十日死).

맥이 부맥(浮脈)이면서(脈至浮合), 다른 맥을 동반하는 말 그대로(如數) 합맥(合脈) 이면서(浮合如數), 한번 호흡에 맥이 열 번 이상 뛴다면(一息十至以上), 이는 부종

(浮) 외에 또 다른 질병이 있음을 암시한다. 맥(脈)이란 혈액과 혈관의 움직임을 기본으로 하는 것이다. 그런데 합맥(合脈)은 혈액과 혈관 이외에 다른 곳의 문제를 암시한다. 즉, 혈맥(血脈)으로 흘러드는 경맥(經脈)에도 문제가 있다는 뜻이다. 경맥(經脈)은 면역계를 말한다. 면역계(經氣)도 같이(予) 알칼리가 부족(不足)하다는 것이다(是經氣予不足也). 즉, 지금 상황은 총체적 난국이다. 이제 면역까지 극단에 달했으니, 인체는 어디 기댈 데가 없다. 그런데, 이 맥조차도 미약(微)하게 반응한다면(微見), 머지않아 죽을 것이다. 즉, 9~10일 안에 죽는다(九十日死). 여기서 90일로 해석을 할 수도 있지만, 맥 상태를 기반으로 판단한다면, 90일은 너무 길다. 9~10일로 해석하는 것이 합리적일 것 같다.

脈至如火薪(新)然. 是心精之予奪也. 草乾而死.

맥이 섶이 타는 것 같다면(脈至如火薪(新)然), 이것은 심정이 같이 탈취당하는 것이다(是心精之予奪也). 풀이 말라서 죽는 시기가 되면 죽는다(草乾而死).

맥이 엄청나게 뜨겁다면(脈至如火薪(新)然), 체액에 과잉 산이 엄청나게 많아서, 이것을 중화시키고 있다는 사실을 암시한다. 당연히 심장은 이 뜨거운 혈액을 순환시키면서, 심장에 존재하는 알칼리(心精)를 빼앗길(奪) 것이다(是心精之予奪也). 그런데 가을이 되어서 풀이 말라 죽는 시기가 되면, 일조량이 줄면서 이어서 CRY 활동도 줄고, 이어서 과잉 산의 중화가 안 될 것이다. 그러면 과잉 산은 인체 안에 쌓일 것이고, 그러면, 그렇지 않아도 죽겠는데, 추가로 과잉 산이 쌓이기 때문에 당연히 죽을 수밖에 없을 것이다. 그래서 풀이 말라 죽는 시기가 되면, 환자도 과잉 산에 의해서 죽는다(草乾而死)는 것이다.

脈至如散葉,. 是肝氣予虛也. 木葉落而死.

맥이 가을에 흩어지는 낙엽 같다면(脈至如散葉), 이것은 간기가 같이 허한 것이다(是肝氣予虛也). 낙엽이 지는 시기가 되면 죽는다(木葉落而死).

간은 봄을 담당한다. 봄은 일조량이 늘면서 가을과 겨울에 쌓아 둔 과잉 산을 서서히 중화시키는 계절이다. 그런데 간이 알칼리 부족(虛)에 시달린다는 말은(是肝氣予虛也), 가을과 겨울에 너무나 많은 산을 축적했다는 뜻이 된다. 맥이 과잉 산으로 인해서 그렇지 않아도 흩날리는(散) 낙엽(葉)처럼 힘이 없는데(脈至如散葉), 낙엽이 지는 가을은 일조량이 줄면서 CRY 활동도 줄고, 이어서 과잉 산은 더욱더 쌓이게 된다. 이 결과는 죽음뿐이다(木葉落而死).

脈至如省客. 省客者, 脈塞而鼓. 是腎氣予不足也. 懸去棗華而死.

맥이 손님을 모시는 것 같으면(脈至如省客), 그것은 맥이 막히고 팽팽한 것을 말하는데(省客者, 脈塞而鼓), 이것은 신장의 알칼리가 같이 부족한 것이다(是腎氣予不足也). 현이 가고 대추가 꽃 피는 시기가 되면 죽는다(懸去棗華而死).

주인은 집에 손님이 오면 항상 극진히 모시려고 긴장되어 있다. 이것을 맥에 비유하면 맥이 팽팽하게 긴장(鼓)되어 있고 즉, 혈관이 과잉 산에 의해서 굳어 있는 것이다. 결과는 당연히 맥이 막힌다(塞). 신장은 삼투압 기질인 염을 다루는 기관이다. 신장이 자기 기능을 제대로 하지 못하면, 염의 체내 정체로 인해서 부종이 만들어진다. 맥은 당연히 부풀어서 긴장(鼓)되어 있고, 체액이 정체되어 있으니, 맥은 막혀(塞) 있다. 즉, 신장에 알칼리가 부족(不足)해서 같이(予) 문제를 일으킨 것이다(是腎氣予不足也). 또, 신장은 겨울을 담당한다. 그래서 겨울에 있는 성객맥(省客脈) 즉, 힘이 없는 현맥(懸脈)의 시기가 지나고 나서(懸去), 대추꽃이 피는 6~7월이 되면 죽는다. 왜? 지금 상태는 산 과잉 상태이다. 그런데 무더운 여름이 오면, 무더위가 인체를 자극하면서 체액에 산은 더욱더 쌓인다. 그러면 이때는 아예 맥이 막히는(塞) 정도가 아니라 끊어져(絶) 버릴 것이다. 당연히, 이 시기에 죽을 것이다(懸去棗華而死).

脈至如丸泥. 是胃精予不足也. 楡莢落而死.

맥이 흙덩어리처럼 굳어 있다는 것은(脈至如丸泥), 위정도 같이 부족하다는 것인데(是胃精予不足也), 느릅나무 열매가 떨어지면 죽는다(楡莢落而死).

맥이 흙덩어리와 같다(脈至如丸泥)는 말은 굳어 있다는 뜻이다. 즉, 응집물도 있다는 뜻이다. 즉, 산의 과잉으로 존재해서 혈전을 만들어 낸 것이다. 위(胃)는 위산을 통해서 과잉 산을 체외로 배출한다. 그런데 위가 알칼리가 부족해서 제 기능을 하지 못한다면, 과잉 산은 인체 안에 정체될 것이다. 그러면 체내에 정체된 이 과잉 산은 당연히 혈전을 만들어 낼 것이다. 즉, 혈전이 만들어져서 맥이 흙덩어리와 같은 것은(脈至如丸泥), 알칼리(精)가 부족(不足)한 위장도 한몫했다는 것이다(是胃精予不足也). 그런데 느릅나무 열매(楡莢)가 떨어지면 죽는다고 한다(楡莢落而死). 왜? 느릅나무 열매는 5~6월에 열매가 익는다. 그러면 떨어지는 시기는 7~8월이 될 것이다. 답은 7~8월에 있다. 이때는 더위가 기승을 부리는 계절인 여름이다. 그렇다. 일조량이 최고로 많아지면서 체액으로 과잉 산이 쏟아지는 시기이다. 그렇지 않아도 과잉 산 때문에 혈전이 생성되면서, 맥상이 진흙 덩어리(丸泥) 같은데, 여기에 과잉 산이 추가된다면, 결과는 너무나 뻔하다. 당연히 죽는다(楡莢落而死).

脈至如橫格. 是膽氣予不足也. 禾熟而死.

맥이 빗장을 질러 놓은 듯하면(脈至如橫格), 이것은 담기도 같이 부족한 것이다(是膽氣予不足也). 벼가 익는 시기가 되면 죽는다(禾熟而死).

맥을 측정해 보니, 빗장(關:橫格)을 질러 놓은 것 같다(脈至如橫格)는 말은 지금

맥을 재고 있는 부위가 관부(關部)라는 것을 암시한다. 관부는 손목을 가로질러서 (關) 근육이 빗장((關:橫格))처럼 지나가는 부분이다. 그래서 맥이 빗장처럼 느껴진 다는 말은 손목 관부의 근육이 아주 세게 굳어 있다는 뜻이다. 간은 근육을 통제 한다는 사실을 상기하자. 즉, 간과 담의 기능(膽氣)이 알칼리 부족(不足)으로 인해 서 극도로 저하되어 있다는 암시이다(是膽氣予不足也). 그러면 지금 상태는 과잉 산이 엄청나게 많다는 것을 뜻한다. 그런데 벼(禾)가 익어가는(熟) 가을은 일조량이 적어서 과잉 산을 중화하지 못하는 계절이다. 그러면 이제 이 과잉 산은 아예 인 체를 점령해버릴 것이고, 인체는 당연히 죽는다(禾熟而死).

脈至如弦縷. 是胞精予不足也. 病善言, 下霜而死, 不言可治.

맥이 현루하다면(脈至如弦縷), 이것은 포정도 같이 부족하다(是胞精予不足也). 이 병은 말을 자주 하면(病善言), 서리가 내릴 때 죽고(下霜而死), 말을 자주 안 하면 치료가 가능하다(不言可治).

맥이 현맥(弦脈)이고 가늘다면 즉, 힘이 없다면(縷), 간에 문제가 아주 심각하다 는 사실을 말한다(脈至如弦縷). 즉, 간에 산 과잉이 아주 심하다는 것을 암시한다. 자궁에서 알칼리 역할을 하는 것은 성호르몬인 에스트로겐이다. 이 에스트로겐은 과잉 산을 아주 잘 중화한다. 그런데 자궁이 있는 하복부의 산성 정맥혈을 간이 책임지고 있다. 그래서 자궁의 성호르몬 역할이 간에는 아주 중요하다. 그래서 자 궁은 간을 도와주게 되는데, 자궁의 기능이 저하되어 있으면(是胞精予不足也), 자궁 은 간을 도울 수가 없게 된다. 이렇게 간 기능이 과도하게 저하되어 있으면, 간이 처리하는 담즙을 제대로 처리하지 못하게 되고, 신경은 과잉 담즙으로 인해서 과 부하에 걸린다. 당연히 뇌 신경은 극도의 흥분 상태에 돌입하고, 환자는 횡설수설 (善言)한다(病善言). 서리가 내리는 가을이 되면, 일조량 부족으로 과잉 산 중화는 더욱더 어려워지면서 거꾸로 과잉 산은 더욱더 쌓여만 간다. 결과는 죽음뿐이다(下 霜而死). 그러나 다행히 산 과잉이 횡설수설(善言)할 정도가 아니면(不), 치료가 가능하다(不言可治). 즉, 산 과잉이 죽을 정도는 아니라는 뜻이다.

脈至如交漆. 交漆者, 左右傍至也. 微見, 三十日死.

맥이 옻칠을 만나는 것 같다(脈至如交漆). 이것은 옻칠이 좌우로 흘러내리는 것이다(交漆者, 左右傍至也). 아주 약해지면(微見), 30일 안에 죽는다(三十日死).

옻칠(漆)은 점성이 있다. 그런데 옻칠을 발라 놓으면 좌우로 흘러내린다. 이것을 맥으로 표현하면, 맥을 짚으려고 손을 대면 체액의 흐름이 양쪽 옆으로 흐른다는 것이다. 즉, 체액의 점도가 높아서, 체액이 양쪽 옆으로 흐른다는 것이다(左右傍至也). 체액의 점성이 높아진 상태이기 때문에, 당연히 맥은 약(微)하게 나올 것이다. 이 상태가 된다면(微見), 30일 안에 죽는다(三十日死)는 것이다. 30일도 오래 산 것일 것이다.

脈至如涌泉, 浮鼓肌中, 太陽氣予不足也. 少氣, 味韭英而死.

맥이 기중에서 샘물이 세차게 나와서 있는 것처럼 부하고 고하면(脈至如涌泉, 浮鼓肌中), 태양의 기도 같이 부족한 것이다(太陽氣予不足也). 그러면 소기하고 부추꽃을 맛볼 때쯤 되면 죽는다(少氣, 味韭英而死).

맥이 용천혈에서 힘차게 뛰고(脈至如涌泉), 간질(肌中)은 산성 체액으로 가득해서 간질과 접하고 있는 피부가 팽팽(浮鼓)하다면(浮鼓肌中), 이것은 당연히 방광이 기능 저하로 인해서(太陽氣予不足也), 삼투압 인자인 염을 제대로 처리하지 못해서 산성 체액에 수분이 저류된 것이다. 당연히 산성 간질로 인해서 알칼리는 소모된다(少氣). 부추는 꽃을 여름에 피운다. 여름은 과도한 일조량 덕분에 과잉 산이 간질에 쌓이는 계절이다. 즉, 이 환자는 여름이 되면 설상가상이 된다. 당연히 부추꽃이 피는 여름이 되면 죽는다(味韭英而死).

脈至如頹土之狀, 按之不得. 是肌氣予不足也. 五色先見黑, 白壘發死.

맥이 흙덩이가 무너지는 느낌을 주면서(脈至如頹土之狀), 세게 누르면 맥이 없어진다(按之不得). 이것은 기기도 같이 부족한 것이다(是肌氣予不足也). 오색 중에서 흑색이 먼저 보이면(五色先見黑), 등나무가 싹을 틔우는 때가 되면 죽는다(白壘發死).

맥을 재보니까 흙덩어리가 무너지는 듯하다(脈至如頹土之狀)는 말은 체액이 뭉쳐 있다는 것을 암시한다. 당연히 눌러보면 혈전 때문에, 맥이 잡히지 않을 것이다(按之不得). 이 정도가 되면, 당연한 결과로 간질액(肌)의 알칼리(氣)도 이미(予) 고갈(不足)되었을 것이다(是肌氣予不足也). 그런데 다섯 가지의 안색 중에서 신장에 해당하는 흑색이 먼저 보인다면(五色先見黑), 이것은 신장이 과부하에 걸렸다는 것을 뜻한다. 그러면 염(鹽) 과잉으로 인한, 부종은 필수이다. 그러면 등나무가 만발(發)할 때쯤 되면 죽는다고 한다(白壘發死). 등나무가 만발하는 시기는 5~6월 정도이다. 즉, 이때는 일조량이 폭증하면서 겨울에 쌓아 둔 염이 체액으로 한꺼번에 몽땅 쏟아지는 시기이다. 그러면 설상가상으로 부종은 더 심해지고, 이어서 체액 순환은 막히고 만다. 당연히 이때쯤이면 죽는다(白壘發死).

脈至如懸雍. 懸雍者, 浮揣. 切之益大. 是十二兪之予不足也. 水凝而死.

맥이 부풀어 올라 막혀있는 것과 같다(脈至如懸雍). 이것은 부풀어 오르고 뭉쳐 있어서(浮揣.), 절진하려고 만지면 더 커진다(切之益大). 이것은 12경맥의 수혈에도 똑같이 알칼리가 부족하다(是十二兪之予不足也). 얼음이 어는 겨울이 되면 죽는다(水凝而死.).

현(懸)은 들고 일어나 있는 상태이며, 옹(雍)은 막혀있다는 뜻이다. 즉, 부풀어 있고 막혀있다는 것이다(懸雍). 그래서 현옹(懸雍)의 뜻은 부단(浮揣)과 같은 뜻이다. 즉, 똑같이 부풀고 뭉쳐(揣) 있으므로 막혀있다는 것이다. 이것이 지금의 맥상이다. 그래서 눌러서 절진(切)해보면 피부가 더 부풀어(益大) 오른다(切之益大). 부풀어 올라서 막힌 맥을 절진하면서 손으로 누르면 당연히 그 부분은 더 크게 부풀어 오를 것이다. 이 경우의 처방은 체액 순환을 빨리 시켜줘야 하며, 뭉친 것을 분해해 줘야 한다. 체액 순환의 핵심은 동맥이 아니라 정맥과 림프이다. 위에서 아무리 세게 밀어 넣어도 아래 하수구가 막혀있으면, 순환은 절대로 안 된다. 그래서 체액 순환의 문제는 정맥과 림프가 핵심이다. 그래서 체액 순환이 막혀있으므로, 체액 순환을 위해서 만들어 놓은 오수혈을 보면, 당연히 알칼리는 이미(予) 고갈(不足)되어 있을 것이다(是十二兪之予不足也). 혈액 순환의 핵심은 정맥과 림프이기 때문에 그중에서도 특히 수혈(兪穴)이 특히 더 심할 것이다. 음경(陰經) 오수혈에서 수혈(兪穴)은 토(土)로써 림프를 통제하는 비장이 되고, 양경(陽經) 오수혈에서 수혈(兪穴)은 목(木)으로써 정맥을 통제하는 간이다. 그래서 12 정경의 오수혈 중에서 특히 수혈(兪穴)이 알칼리가 이미(予) 고갈(不足)된 것이다(是十二兪之予不足也). 이 문장에서 나온 12수혈을 방광경에서 찾는데, 방광경의 수혈은 12개가 훨씬 넘는다. 설사 방광경의 12수혈이라고 하더라도 어떤 수혈을 포함하고, 어떤 수혈을 빼야 하는지 기준이 없다. 그래서 여기서 말하는 수혈은 방광경의 수혈이 아니다. 그냥 12정경의 수혈이다. 여기서 양경의 수혈과 음경의 수혈은 의미가 다르다는 것이다. 음경(陰經)의 수혈(兪穴)은 토(土)로써 비장을 대표하는 림프를 말하고, 양경(陽經)의 수혈(兪穴)은 목(木)으로써 간을 대표한다. 간은 정맥혈을 주도하고, 비장은 림프를 주도한다. 그래서 체액 순환과 뭉친 혈전류를 푸는 데는 12수혈이 적격인 것이다. 또, 거꾸로 말하면, 이 수혈들이 막히면, 체액 순환이 막히고, 혈전류들이 풀리지 않는다. 즉, 이때는 현옹(懸雍)이나 부단(浮揣)의 맥들이 나타나는 것이다. 경락(經絡)의 구조와 구성, 기능을 알면, 이런 혼란은 없다. 그런데 몹시 추운 겨울이 돌아오면 왜 죽을까? 겨울은 축적의 계절이다. 이미 뭉쳐 있는 것들이 아예 더 뭉쳐버리는 것이다. 그러면 체액 순환은 완전히 막혀버리고, 당연히 죽는다(水凝而死).

脈至如偃刀. 偃刀者, 浮之小急. 按之堅大急. 五藏菀熟. 寒熱獨幷於腎也. 如此, 其人不得坐. 立春而死.

맥이 언도와 같다(脈至如偃刀). 이것은(偃刀者), 부풀어 올라 있고 약간 팽팽하다(浮之小急). 그러나 누르면 단단하고 아주 팽팽해진다(按之堅大急). 오장은 울혈이 있다(五藏菀熟). 한열이 신장에서 홀로 병합한 것이다(寒熱獨幷於腎也). 이와 같으면(如此), 사람이 앉지를 못한다(其人不得坐). 입춘에 죽는다(立春而死).

맥이 언도와 같다는 말은(脈至如偃刀. 偃刀者), 부종이 있는 상태이고(浮之小急), 누르면 단단하고 크게 팽창한다(按之堅大急)는 뜻이다. 즉, 부종과 함께 혈전도 있다는 뜻이다. 그러면 이 혈전이 오장에서 혈액 순환을 막아버리기 때문에 울혈(菀熟)을 만드는 것은 당연하다(五藏菀熟). 또, 부종(浮)이 있다는 말은 신장의 삼투압 기질인 염(鹽)의 배출에 문제가 있다는 것을 암시한다. 그러면 한(寒)인 염(鹽)은 신장에 쌓이게 되고, 그러면 부신은 이 쌓인 염을 배출시키기 위해서 스테로이드를 분비하면서 열(熱)을 발생시키기 때문에, 신장에 한열이 동시에 있게 된다(寒熱獨幷於腎也). 이 정도의 부종이 있게 되면(如此), 체액 순환에 제일 취약한 하체에도 부종이 극심할 것이다. 당연히 쪼그려 앉는다(坐)는 것은 불가능하다(其人不得坐). 봄이 찾아오면(立春) 봄의 일조량이 준 에너지 덕분에, 겨울에 쌓아둔 염에서 전자가 나오면서 인체를 완전히 망쳐버릴 것이다. 이때는 한마디로 설상가상이 되는 것이다. 그래서 이 환자는 당연히 봄이 돌아오면 죽는다(立春而死).

脈至如丸滑, 不直手. 不直手者, 按之不可得也. 是大腸氣予不足也. 棗葉生而死.

맥이 환 같고 활하면서(脈至如丸滑) 직접 누를 수가 없다(不直手), 이것은(不直手者), 누르면 맥이 없어지는 병증(按之不可得也)이다. 대장도 같이 알칼리가 부족한 것이다(是大腸氣予不足也). 대추나무 잎이 피어날 때가 되면 죽는다(棗葉生而死).

맥이 환(丸)과 같다는 말은 체액 안에 혈전이 들어있다는 것을 암시한다. 그리고 활(滑)한 것은 체액의 점도가 있으므로 미끄러운 것이다(脈至如丸滑). 그리고 수직으로 누르면 맥이 없어지는 것(不直手者, 按之不可得也)은 체액의 점도가 엄청나다는 것이다. 이 병은 대장도 같이 알칼리 부족이라고 한다(是大腸氣予不足也). 체액의 점도와 대장의 알칼리 부족과는 무슨 관계가 있는 것일까? 대장은 발효를 통해서 SCFA(Short Chain Fatty Acid:SCFA:단쇄지방산)를 만들고, 폐는 이것을 가지고 폐의 환원철을 처리한다. 그런데 대장의 기능이 좋지 않아서 SCFA를 만들지 못하면 대장은 환원철을 처리하지 못하게 되고, 체내로 흡수해버린다. 이런 경우 직장암에 많이 걸린다(48-1, 48-2). 이 환원철은 염(鹽)이기 때문에, 체액을 미끄럽게 (滑) 만들며, 산성이기 때문에 혈전(丸)을 만들어낸다(48-3, 48-4). 그래서 체액의 점도를 높여서 맥을 세게 누르면, 체액의 점도 때문에 맥이 없어져 버린다(按之不可得也). 대장의 알칼리 부족은 이렇게 체액에 영향을 준다(是大腸氣予不足也). 체액의 점도가 이 정도가 되었다면, 과잉 산은 극에 달했을 것이다. 대추나무가 잎을 피우는 봄이 되면, 일조량이 늘면서 간질에 산은 더욱더 축적될 것이고, 체액의 점도는 더 올라갈 것이다. 그러면 이제 체액 순환은 아예 멈출 것이다. 그리고 다음 차례는 죽는 것이다(棗葉生而死).

脈至如華者, 令人善恐, 不欲坐臥, 行立常聽. 是小腸氣予不足也. 季秋而死.

맥이 화하면(脈至如華者), 사람을 잘 공포에 빠지게 하며(令人善恐), 앉아 있거나 누워있지 못하고(不欲坐臥), 돌아다니거나 서 있는데, 귀에서 환청이 들린다(行立常聽). 이것은 소장도 같이 알칼리가 고갈된 것이다(是小腸氣予不足也). 계추에 죽는다(季秋而死).

화(華)는 중국어 사전을 찾아보면 '샘물의 광물질이 침적되어 생긴 물질'이라고 나온다. 즉, 화(華)는 금속 침전물이다. 다시 말하면 화는 염(鹽)이다. 염이 침전되어서 맥에 잡힐 정도가 되었다면, 신장은 아주 강한 과부하에 걸렸을 것이다. 단연히 공포 호르몬인 아드레날린(adrenaline)이 부신에서 분비될 것이고, 환자는 자주 공포감을 느낄 것이다(脈至如華者, 令人善恐). 이 상태에서는 마음이 불안해서 조용히 앉아 있거나 누워있지를 못 하고(不欲坐臥), 서성(行)이거나 서(立) 있게 되는데, 귀에서는 자꾸 환청이 들린다(行立常聽). 신장은 뇌척수액을 책임지는데, 신장이 나빠서 뇌척수액이 산성으로 변하면, 뇌척수액에서 림프를 받는 귀는 혼란을 일으키고 환청을 경험한다. 그런데 이런 신장의 문제는 소장과 연결이 된다(是小腸氣予不足也). 신장은 산성 뇌척수액을 중화시켜서 뇌 신경을 조절한다. 그런데 소장은 멜라토닌을 통해서 심장을 조절하고 이어서 뇌에 알칼리 동맥혈의 공급을 조절해서 뇌 신경을 조절한다. 그래서 소장의 기능이 저하되면, 뇌 신경에 많은 부담을 준다(是小腸氣予不足也). 다른 기전도 있다. 소장은 멜라토닌이라는 염을 만들어낸다. 그것도 아주 대량으로 만들어낸다. 그리고 이 염은 신장이 처리해준다. 그래서 소장과 신장은 멜라토닌이라는 염이 연결 고리가 된다. 다시 본문을 보자. 계(季)는 끝이라는 뜻이므로, 추계(季秋)는 가을의 마지막 달인 9월이다. 9월은 겨울로 접어드는 시기이며, 사실상 겨울 느낌이 나는 시기이다. 정상적인 신장도 겨울에는 과부하가 걸린다. 그런데 신장은 이미 아주 강한 과부하에 시달리고 있다. 그러면 가을의 끝(季秋)인 겨울에 접어들자마자 죽을 것이다(季秋而死).

제49편. 맥해(脈解)

제1장

太陽所謂腫腰脽痛者, 正月太陽寅, 寅太陽也. 正月陽氣出在上, 而陰氣盛, 陽未得自次也. 故腫腰脽痛也.

   태양 소위 부종과 요통과 엉덩이 통증(太陽所謂腫腰脽痛者). 정월 태양 인(正月太陽寅). 인 태양이다(寅太陽也). 정월은 양기가 나와서 위에 있다(正月陽氣出在上). 그래서 음기가 여전히 성하다(而陰氣盛). 양은 아직 자기 차례를 못 얻었다(陽未得自次也). 그래서 부종, 요통, 엉덩이 통증이 있다(故腫腰脽痛也).

   태양과 병증을 논하고 있는데, 때는 정월(正月)이고, 월건(月建)은 정월인 인(寅)이다. 즉, 음력 일월(一月)이다. 그러면 압축해서 인(寅)과 태양(太陽)의 문제가 된다. 즉, 정월과 태양의 문제가 되는 것이다(寅太陽也). 쌀쌀한 정월 달에 태양인 방광에 문제가 있어서 부종과 요통과 엉덩이에 통증이 있다(太陽所謂腫腰脽痛者)는 사실을 말하고 있다. 정월은 아직 많이 춥다. 그래서 정월에는 따뜻한 양기가 나오기는 했으나 아직 하늘(上)에 있고(正月陽氣出在上), 여전히 땅에서는 한기인 음기가 있어서 상당히 춥다(而陰氣盛). 즉, 땅에서는 따뜻한 양기가 아직 자기 자리를 잡지 못한 것이다(陽未得自次也). 그래서 이때는 과잉 산을 여전히 염(鹽)으로 처리를 하는데, 지금 태양인 방광에 문제가 있으므로, 이 염을 체외로 배출하지 못하고 이 염이 인체 안에서 상한(傷寒)을 일으키고 있다. 그래서 신장이 과부하에 시달리면서, 신장이 처리하는 산성 뇌척수액을 처리하지 못하게 되었고, 이어서 척수와 연결된 엉덩이와 허리에 통증이 있고, 정체된 삼투압 기질인 염 때문에, 부종도 있다(故腫腰脽痛也).

病偏虛爲跛者. 正月陽氣凍解地氣而出也. 所謂偏虛者, 冬寒頗有不足者. 故偏虛爲跛也.

한쪽이 허해서 절름발이가 되는 것은(病偏虛爲跛者), 정월은 양기가 땅을 해빙시키고, 지기가 나오는 계절이다(正月陽氣凍解地氣而出也). 소위 한쪽이 허하다는 것은(所謂偏虛者), 동한은 꽤 많고, 양기는 부족한 것이다(冬寒頗有不足者). 그래서 한쪽이 허해서 절름발이가 된다(故偏虛爲跛也).

정월은 일조량이 서서히 늘기 시작하면서, 햇빛인 양기(陽氣)가 얼었던 대지를 해빙시키기 시작하고(陽氣凍解), 땅의 중력인 지기(地氣)도 일조량을 받아서 서서히 활동을 시작한다(正月陽氣凍解地氣而出也). 이게 정월(正月)의 모습이다. 다른 말로 하자면, 일조량이 적어서 CRY 활동이 저조하므로, 겨울에 쌓인 과잉 산을 충분히 중화하지는 못한다. 즉, 겨울의 한기가 꽤(頗) 많이 있고, 따뜻한 양기는 아직 부족한 시기가 정월인 것이다(冬寒頗有不足者). 한기를 담당하는 기관은 신장이다. 그래서 한기가 있는 정월에는 신장이 알칼리 부족에 시달리는 것이다. 그 결과로 신장이 뇌척수액 중들에 하나인 관절활액(滑液)을 제대로 처리하지 못하게 되고, 그래서 정월은 관절에 무리가 가는 계절이다. 이때 한쪽(偏)이 허(虛)하면(所謂偏虛者) 즉, 한쪽(偏)이 유독 알칼리가 부족(虛)하면, 당연히 그쪽은 관절에 이상이 생기면서 다리를 절뚝(跛)거리게 된다(故偏虛爲跛也).

所謂強上引背者, 陽氣大上而爭. 故強上也.

소위 등이 강하게 위로 당기는 것은(所謂強上引背者), 양기가 위로 크게 올라가서 싸우는 것이다(陽氣大上而爭). 그래서 등을 위로 강하게 수축시키는 것이다(故強上也).

등(背)은 척주의 문제이기 때문에, 뇌척수액의 산성화 문제와 관계가 깊다. 뇌척수액의 산성화는 뇌 신경의 과부하와 직결된다. 뇌는 전신에서 올라오는 산(酸)을 구심신경을 통해서 받는다. 그래서 몸통에서 양기(陽氣)인 과잉 산이 존재하면, 과잉 산(陽氣)은 머리로 몽땅(大) 올라가서(上) 머리에서 중화를 위한 전쟁(爭)을 벌이는 것이다(陽氣大上而爭). 그러면 뇌도 살아야 하니까, 이 과잉 산을 척수를 통해서 아래로 보내버린다. 그 결과로 뇌척수액이 산성화되고, 이어서 척수 신경을 과흥분시키고, 이어서 척주의 근육을 당기면서(引) 등(背) 근육을 위쪽(上)으로 강하게 수축시킨다(强上引背).

所謂耳鳴者, 陽氣萬物盛上而躍. 故耳鳴也.

소위 이명이라는 것은(所謂耳鳴者), 양기가 만물을 성장시켜서 위로 올리듯이 양기가 위로 올라간 것이다(陽氣萬物盛上而躍). 그래서 이명이 생긴다(故耳鳴也).

여러 가지로 표현되는 양기(酸:陽氣:電子:氣:Energy:神)는 만물을 성장시킨다. 그래서 양기인 산이 넘쳐나면, 산천초목과 인간은 성장한다. 즉, 위쪽으로 성장하는 것이다(陽氣萬物盛上而躍). 그런데 성년기가 되어서 성장판이 닫히면, 이제 양기는 성장 대신 신경을 자극한다. 그러면 이 신경은 산을 뇌로 전달하고, 그러면 당연한 순리로 뇌척수액은 산성화되고, 뇌척수액에서 림프액을 받는 귀는 림프액의 산성화로 인해서 청각에 이상이 생기면서, 이명(耳鳴)을 경험한다(故耳鳴也).

所謂甚則狂巓疾者, 陽盡在上, 而陰氣從下, 下虛上實. 故狂巓疾也. 所謂浮爲聾者, 皆在氣也.

소위 심해지면, 광전질이 된다는 말은(所謂甚則狂巓疾者), 양이 모두 다 위에 존재하는 것이다(陽盡在上). 그러면서 음기는 아래에 있는 것이다(而陰氣從下). 즉, 아래는 허하고, 위는 실한 것이다(下虛上實). 그래서 광전질이 된다(故狂巓疾也). 소위 부하면, 농한다는 것은(所謂浮爲聾者), 모두 기에 존재한다(皆在氣也).

광(狂)이나 전질(巓疾)은 모두 뇌 신경의 과부하 문제이다. 뇌 신경이 과부하에 걸리려면, 몸통에서 과잉 산을 중화시키지 못해서, 과잉 산이 구심신경을 따라서 뇌로 올라와야 가능하다. 즉, 몸통의 과잉 산 중화 능력이 전질이나 광을 결정한다. 그래서 몸통에서 과잉 산 중화 능력이 약하게 되면, 과잉 산은 몽땅 뇌로 올라가 버린다. 즉, 양기인 산이 모두(盡) 머리(上)에 집중된다(陽盡在上). 즉, 이때 몸통(下)은 알칼리가 완전히 고갈(虛)된 상태가 되고, 머리(上)는 산이 완전히 점령(實)한 상태가 된다(下虛上實). 이 결과로 광이나 전질이 생겨난다(故狂巓疾也). 이렇게 양(陽)이 떠올라서(浮) 즉, 산이 머리 위로 올라와서, 농(聾)이 되는 것(所謂浮爲聾者)도 광이나 전질처럼 마찬가지 원리이다. 즉, 뇌척수액의 산성화가 핵심이다. 이 모든 것의 원인은 산(酸:氣)에 있다(皆在氣也).

所謂入中爲瘖者, 陽盛已衰. 故爲瘖也.

소위 흉중에 기가 들어가면, 목소리가 안 나온다는 말은(所謂入中爲瘖者), 양기가 성하다가 서서히 쇠해가면서(陽盛已衰), 목소리가 안 나오는 것이다(故爲瘖也).

흉중(中)에 양기가 들어(入)간다는 말은(入中), 폐와 심장에 과잉 산이 들어간다는 것을 뜻한다. 심장은 혀를 통해서, 폐는 기도를 통해서, 목소리를 통제한다. 즉, 폐는 기도를 통제해서 목소리를 통제하고, 심장은 심장 특유의 세포를 통해서 혀를 통제하고, 이어서 목소리를 통제한다. 그래서 흉중에서 과잉 산(陽盛)을 중화(已衰)해가는 과정에서(陽盛已衰), 목소리가 안 나오는 것이다(故爲瘖也).

內奪而厥, 則爲瘖俳. 此腎虛也. 少陰不至者, 厥也.

내부에서 탈취당하면 궐이 된다(內奪而厥). 그러면 바로 음배가 된다(則爲瘖俳). 이것은 신장이 허한 것이다(此腎虛也). 소음이 닿지 못해서 궐이 된 것이다(少陰不至者, 厥也).

인체 안에 과잉 산이 존재하면, 인체 안(內)의 알칼리는 뺏겨서(奪) 곧바로 고갈되고, 이어서 체액 순환이 막히면서, 그 결과로 궐(厥)이 생긴다(內奪而厥). 여기에 연결되어서 목소리까지 안 나오는 것이다. 즉, 궐(厥)과 음(瘖)이 동시에 나타나는 음배(瘖俳)가 되는 것이다(則爲瘖俳). 과잉 산이 인체 안에 존재하는 이유는 간질에서 일어나는 호르몬의 작용 때문이다. 그래서 간질액이 과잉 산 축적의 핵심이 된다. 그런데 신장은 림프액이라는 간질액을 중화하는 핵심이다. 즉, 간질의 산 과잉은 신장에 직격탄을 날리는 것이다. 그리고 신장은 과잉 산이 밀려오면, 자기도 살아야 하니까, 자기가 감당하지 못한 과잉 산은 체액의 흐름도에 따라서 우 심장으로 바로 보내버린다. 그러면 우 심장은 갑자기, 된서리를 맞는다. 그러면 심장의 과부하로 인해서 혈액 순환은 정체되고 궐증(厥)이 나타난다(內奪而厥). 그런데 심장 근육의 특수 세포는 혀에도 존재하기 때문에, 심장이 고통받는 조건에서는 혀도 고통받으면서, 말을 제대로 하지 못하는 것이다(瘖). 궐증(厥)과 음증(瘖)을 합쳐서 음배(瘖俳)라고 부른다. 그래서 음배라는 것은 간질의 과잉 산으로 인해서 신장의 기능이 저하되면서(此腎虛也), 이어서 심장(少陰)의 알칼리 동맥 혈액이 수족까지 도달하지 못하게 되고(不至), 이어서 궐이 된 것이다(厥也)(少陰不至者, 厥也).

제2장

少陽所謂心脇痛者, 言少陽盛也. 盛者心之所表也. 九月陽氣盡, 而陰氣盛. 故心脇痛也.

소양 소위 심협통은(少陽所謂心脇痛者), 소양이 성하다는 것을 말한다(言少陽盛也). 소양이 성하면, 심장에서 표출된다(盛者心之所表也). 9월에 양기가 끝나면(九月陽氣盡), 음기가 성하게 되고(而陰氣盛), 심협통이 생긴다(故心脇痛也).

흉협부(心脇)는 가슴 부분과 갈비뼈 부분이다. 이 부분은 심장과 폐, 횡격막, 간 등 많은 장기가 존재하는 부분이다. 소양(少陽)인 담(膽)은 간(肝)과 연결된다. 그래서 소양인 담이 산 과잉 때문에 왕성하다는 말은(言少陽盛也), 간이 과부하를 겪는다는 뜻과 같다. 간에서 과부하가 일어나면, 간은 체액의 흐름도에 따라서 과잉 산을 우 심장으로 보내버린다. 즉, 소양의 왕성함이(盛者), 심장에서 표출된 것이다

(心之所表也). 이렇게 되면, 당연히 이 두 기관이 자리한 흉협부(心脇)에서 통증이 발생할 수밖에 없다. 그래서 소양 때문에 흉협통이 있다는 말은(少陽所謂心脇痛者), 소양이 성하다는 사실을 뜻하는 것이고(言少陽盛也), 그리고 이 문제의 표출은 심장에서 된다(盛者心之所表也)는 것이다. 9월(九月)은 일조량이 밑바닥을 보이면서 햇빛(陽氣)은 약해(盡) 지고(九月陽氣盡), 추위(陰氣)가 기승(盛)을 부리는 계절이다 (而陰氣盛). 이때 추위인 음기(陰氣)가 기승(盛)을 부리면(陰氣盛), 염(鹽)이 과하게 쌓이면서 당연한 순리로 신장이 과부하에 걸린다. 그러면 과부하에 걸린 신장은 체액의 흐름도에 따라서 우 심장으로 산성 체액을 보내게 되고, 이어서 우 심장을 과부하로 몰아간다. 즉, 이때 심협통(心脇痛)이 생기는 것이다(故心脇痛也).

所謂不可反側者, 陰氣藏物也. 物藏則不動. 故不可反側也.

소위 반측이 어렵다는 것은(所謂不可反側者), 음기가 물체를 저장하고 있기 때문이다(陰氣藏物也). 물체가 저장되면, 움직이기가 힘들다(物藏則不動). 그래서 불가반측이 된다(故不可反側也).

과잉 산이 인체 내에 존재하면, 인체는 무조건 과잉 산을 중화시키려고 든다. 아니면, 과잉 산에 의해서 인체는 죽게 되니까! 그러나 일반적인 알칼리가 고갈되면, 마지막 수단으로 콜라겐이라는 알칼리 음기(陰氣)를 이용해서 과잉 산을 중화시킨다. 이 콜라겐 알칼리 음기는 하나의 물질(物)로써 인체 안에 저장(藏)된다(陰氣藏物也). 이는 주로 복부에 저장된다. 그 이유는 장간막에 섬유아세포가 과잉 산을 만나면, 이 과잉 산을 중화하면서 콜라겐을 잘 만들어내기 때문이다. 게다가 콜라겐은 삼투압 기질이기 때문에, 수분을 잔뜩 끌어안는다. 이제 이 콜라겐의 적체 때문에, 부종이 오면서, 몸을 제대로 움직일 수가 없게 된다(物藏則不動). 그래서 잠을 자면서 몸을 마음대로 뒤척이지(反側) 못하는 것이다(故不可反側也).

所謂甚則躍者, 九月萬物盡衰. 草木畢落而墮, 則氣去陽而之陰, 氣盛而陽之下長. 故謂躍.

소위 심해지면, 도약한다는 말은(所謂甚則躍者), 9월에 만물이 다해서 쇠해지면 (九月萬物盡衰), 만물은 필히 잎을 떨어뜨리고 게을러진다(草木畢落而墮). 즉, 기가 양을 제거해서 음이 된 것이다(則氣去陽而之陰). 기가 성하면, 양기의 성장이 떨어진다(氣盛而陽之下長). 이것을 약이라고 한다(故謂躍).

가을의 마지막 달인 9월의 차가운 음기(陰氣)가 따뜻한 양기(陽氣)를 없애버리는 것이 약(躍)이다. 즉, 9월은 추운 음기(氣)가 성(盛)하면서 따뜻한 양기(陽)는 없어지는(下長) 시기인데, 이것을 이르러 한기가 도약(躍)했다고 해서 약(躍)이라고 부른다(氣盛而陽之下長, 故謂躍). 양기는 산천초목을 자라게 하므로, 음기가 양기를 없애버리면, 자연스럽게 낙엽이 지고, 초목은 성장 휴지기(墮)에 들어간다(草木畢落而墮). 즉, 차가운 음기가 성장을 유도하는 양기를 제거해서, 땅은 차가운 음기로 가득 찬다(則氣去陽而之陰). 그래서 음기가 심하면, 도약한다는 말은(所謂甚則躍者), 차가운 9월에 만물이 성장을 멈추고 쉬는 것을 말한다(九月萬物盡衰).

제3장

陽明所謂灑灑(洒洒)振寒者, 陽明者午也. 五月盛陽之陰也. 陽盛而陰氣加之. 故灑灑振寒也.

양명 소위 쇄쇄 진한은(陽明所謂灑灑(洒洒)振寒者), 양명은 오이다(陽明者午也). 오월은 양인데 음이 성한다(五月盛陽之陰也). 양이 성한데 음기가 더해진다(陽盛而陰氣加之). 그래서 쇄쇄 진한이다(故灑灑振寒也).

월건(月建)에서 오(午)는 5월을 말한다. 즉, 이때를 양명이라고 한다(陽明者午也). 5월은 여름이면서 일교차도 아주 심하다. 즉, 5월은 따뜻한(陽) 시기인 것만은 분명하나 쌀쌀한(陰) 기운도 있다. 그래서 5월(五月)은 따뜻한 가운데(盛陽) 추위(陰)

가 섞여 있다고 한다(五月盛陽之陰也). 그래서 5월은 따뜻한 양기(陽)가 성(盛)하지만, 아직도 차가운 음기가 있으므로, 이때 인체에 음기(陰氣)를 추가(加) 시키면(陽盛而陰氣加之), 당연히 인체는 추워서 벌벌 떤다(故灑灑振寒也).

所謂脛腫而股不收者. 是五月盛陽之陰也. 陽者衰於五月, 而一陰氣上, 與陽始爭. 故脛腫而股不收也.

소위 정강이가 부어서 넓적다리를 수축할 수 없다는 것은(所謂脛腫而股不收者), 오월은 양이 성하는 가운데 음이 있는 것이다(是五月盛陽之陰也). 양이 오월에 쇠하면(陽者衰於五月), 하나의 음기가 올라가서(而一陰氣上), 양과 싸우기 시작한다(與陽始爭). 그래서 정강이가 부으면, 넓적다리를 수축할 수 없다(故脛腫而股不收也).

만일에, 정강이에 부종이 생긴다면, 이것은 정강이에 과잉 산이 존재한다는 사실을 암시한다. 그리고 정강이가 이 과잉 산을 중화하지 못하고 있다는 사실도 암시하고 있다. 그러면 이 과잉 산은 체액을 타고 위로 올라오면서 넓적다리에 있는 알칼리를 소모한다. 그래서 정강이(脛)에 부종(腫)이 생기면서, 이 여파로 인해서 넓적다리(股)를 수축(收)시킬 수가 없게 된다(脛腫而股不收者). 이것을 5월에 비유해 보면, 5월은 분명히 양이 성하는 시기인데, 반면 음도 상당히 많이 남아 있다(是五月盛陽之陰也). 그래서 어떤 일이 있어서 5월에 양기가 쇠하면(陽者衰於五月) 즉, CRY를 작동시켜서 과잉 산을 중화시키는 일조량인 양기가 부족하게 되면, 과잉 산은 당연히 염(鹽)인 음(陰)으로 격리된다. 그러면 염(鹽)인 하나의 음기(陰氣)가 불쑥 도드라져서 부상(上)하게 된다(而一陰氣上). 그러면 이 염인 음기는 일조량인 양기로 중화되면서 서로 전쟁을 벌이기 시작한다(與陽始爭). 그러면 염(鹽) 때문에, 정강이(脛)에 부종(腫)이 일어나고, 이 부종은 넓적다리까지 번지게 되고, 결국에 넓적다리(股)를 수축(收)시킬 수가 없게 된다(脛腫而股不收者).

所謂上喘而爲水者, 陰氣下而復上, 上則邪客於藏府間. 故爲水也.

소위 상천은 수를 만든다(所謂上喘而爲水者). 음기가 내려가면, 다시 위로 올라온다(陰氣下而復上). 그러면 장부 사이에 사가 객으로 온다(上則邪客於藏府間). 그래서 물을 만든다(故爲水也).

상천(上喘)이란 과잉 산이 폐로 올라와서(上) 숨을 헐떡이게(喘) 하는 것이다. 폐는 산성 체액의 마지막 중화 장소이다. 그래서 폐가 문제가 되면, 체액은 당연히 복부에서 정체되어버린다. 이 말은 이미 알칼리(陰氣)는 고갈(下)되었고, 과잉 산이 거듭(復)해서 올라(上)오는 것이다(陰氣下而復上). 지금 상황은 산성 체액의 최종 처리자인 폐가 문제가 있으므로, 오장육부 모두가 산으로 몸살을 앓고 있다. 이렇게 되면, 과잉 산은 오장육부 사이(間)를 연결하고 있는 장간막으로 침투한다(上則邪客於藏府間). 이제 장간막은 과잉 산을 중화하기 위해서, 자기가 보유하고 있는 섬유아세포를 동원해서 콜라겐을 만들기 시작한다. 이렇게 콜라겐은 복부에 쌓이게 되고, 삼투압 기질인 콜라겐은 수분을 잔뜩 끌어안는다. 즉, 물을 만드는 것이다(故爲水也). 이렇게 상천이 물을 만든다(所謂上喘而爲水者)는 것이다.

所謂胸痛少氣者, 水氣在藏府也. 水者陰氣也. 陰氣在中. 故胸痛少氣也.

소위 흉통이 있고 소기하면(所謂胸痛少氣者), 수기가 장부에 존재한다(水氣在藏府也). 수는 음기이다(水者陰氣也). 음기가 가운데 존재하면(陰氣在中), 흉통 소기가 된다(故胸痛少氣也).

흉통(胸痛)을 포함해서 무슨 통증이건 간에 통증은 무조건 과잉 산을 암시한다. 이 과잉 산은 당연히 알칼리를 소모한다. 그리고 알칼리가 소모되어서 과잉 산을 중화하는데, 어려움을 겪는 상태를 소기(少氣)라고 한다. 즉, 알칼리 부족 상태를 소기(少氣)라고 한다. 수기(水氣)는 수분을 붙잡고 있는 삼투압 기질을 말한다. 삼투압 기질은 콜라겐이나 알칼리 금속염 등이다. 당연히, 이들은 음기(陰氣)이다. 물 자체도 산소로 산을 중화시킨 결과물로써 당연히 음기(陰氣)이다. 또, 물은 양기인 불(火)과 정반대이기 때문에 음기이다(水者陰氣也). 그래서 과잉 산 때문에 흉통이 생겼는데, 알칼리가 부족하다면(所謂胸痛少氣者), 과잉 산을 중화할 마지막 보루는 콜라겐밖에 없다. 흉통은 폐와 심장을 상징한다. 그리고 우 심장과 폐는 산성 체액 중화의 마지막 장소들이다. 그런데, 이 두 기관이 과부하에 걸려서 흉통이 있다면, 나머지 장부(藏府)에는 이미 과잉 산이 존재할 것이다. 그리고 이들 장부에 있는 알칼리는 이미 소진되었을 것이다(少氣). 이제 과잉 산을 중화할 마지막 방법은 콜라겐뿐이다. 그래서 오장육부는 과잉 산을 콜라겐으로 중화하면서, 오장육부에 콜라겐이 축적되고 이 콜라겐은 수분을 붙잡고 있으므로, 수기(水氣)인 콜라겐이 당연히 장부(藏府)에 존재(在)하게 된다(水氣在藏府也). 결국에 과잉 산을 중화한 수기(水氣)인 콜라겐(陰氣)이 인체 안에(中) 존재한다(陰氣在中)는 사실은 흉통과 소기가 일어날 수밖에 없는(故胸痛少氣也) 조건인 것이다.

所謂甚則厥, 惡人與火. 聞木音則惕然而驚者, 陽氣與陰氣相薄, 水火相惡. 故惕然而驚也.

소위 심하면 궐이 되며(所謂甚則厥), 불과 사람을 싫어하며(惡人與火), 목음을 들으면, 두려워하며 놀랜다는 것은(聞木音則惕然而驚者), 양기가 음기와 더불어 싸우는 것이다(陽氣與陰氣相薄). 즉, 수와 화가 서로 미워하는 것이다(水火相惡). 그래서 두려워하며 놀랜다(故惕然而驚也).

간에 산 과잉이 심해서, 간이 과부하에 걸리면, 궐(厥)이 되면서(所謂甚則厥), 간은 과잉 산을 열심히 중화하면서 열을 만들어낸다. 물론 간뿐만 아니라 인체 다른 곳에도 과잉 산이 존재하기 때문에, 이 과잉 산을 중화시키면서 열을 만들어낸다. 이제 온몸은 열로 가득 찬다. 그렇지 않아도 더워서 미치겠는데, 불을 좋아할 리가 없다(惡火). 또, 간은 담즙을 통해서 신경을 통제한다. 즉, 간이 과부하에 걸리면 잘 놀랜다. 그만큼 신경이 곤두서 있다는 뜻이다. 이때는 조금만 자극을 받아도 짜증이 곧바로 올라온다. 그러면 사람 만나기를 좋아할 리가 없다(惡人). 즉, 불과 사람을 멀리하는 것이다(惡人與火). 목음(木音)은 간에 해당하는 소리이다. 그래서 목음은 간의 과부하를 유도한다. 당연히, 목음을 들으면, 간에서 과부하가 일어나고 두려워하면서 놀랜다(聞木音則惕然而驚者). 이 상태는 과잉 산(陽氣)이 알칼리(陰氣)를 소모하면서 알칼리와 서로(相) 싸우고(薄) 있는 것이다(陽氣與陰氣相薄). 상박(相薄)을 정확히 해석한다면, 산과 알칼리가 서로 반응하면서 중화되고, 그 결과로 산과 알칼리가 서로(相) 양이 줄고(薄) 있는 것이다. 이 싸우는 형국을 다른 말로 표현하면, 음기(陰氣)인 수(水)와 양기(陽氣)인 화(火)가 서로(相) 증오(惡)하고 있는 것이다(水火相惡). 인체 안에서 이렇게 치열한 한판승이 벌어지고 있는 상황에서, 환자가 두렵고 놀라는 것은 당연하다(故惕然而驚也). 즉, 간은 암모니아와 같은 간이 만든 염(鹽)을 신장으로 보내면, 신장은 부신을 작동시켜서 두려움의 호르몬인 아드레날린을 분비시켜서 과잉 염을 처리하기 때문에, 이때는 두려움(惕)이 생기며, 간이 산성 담즙을 처리하지 못하면서, 뇌 신경은 과흥분하게 되고, 결국에 놀라는 일(驚)이 생긴다.

所謂欲獨閉戶牖而處者, 陰陽相薄也. 陽盡而陰盛. 故欲獨閉戶牖而居.

소위 두문불출하려고 하는 것은(所謂欲獨閉戶牖而處者), 음양이 서로 싸우는 것이다(陰陽相薄也). 양이 다하고 음이 성하면(陽盡而陰盛), 두문불출하려고 한다(故欲獨閉戶牖而居).

두문불출(欲獨閉戶牖而處)은 자발적인 것이 아니라, 몸이 아파서 몸져누웠다는 뜻이다. 이는 그만큼 중병에 걸렸다는 뜻이다. 당연히 인체는 병의 원인인 과잉 산을 중화하기 위해서 노력할 것이고, 음과 양은 서로 싸울 것이다(陰陽相薄也). 그러면 과잉 산(陽)은 줄어들고(盡), 과잉 산을 중화하느라 알칼리(陰)는 많이(盛) 동원될 것이다(陽盡而陰盛). 그런데 왜 몸져누웠을까? 답은 음성(陰盛)에 있다. 여기서 음성(陰盛)은 과잉 산이 너무 많아서 일반적인 알칼리는 모두 소진되고 마지막 수단으로 콜라겐이 동원되었다는 뜻이다. 이는 한마디로 과잉 산의 정도가 아주 심하다는 것을 암시하고 있다. 그러면 이때 환자는 당연히 문을 걸어 잠그고, 앓아 눌 수밖에 없다(故欲獨閉戶牖而居).

所謂病至則欲乘高而歌, 棄衣而走者, 陰陽復爭, 而外幷於陽. 故使之棄衣而走也.

소위 병이 극에 달해서 높은 곳에 올라가서 노래를 부르고(所謂病至則欲乘高而歌), 옷을 벗고 뛰고 싶은 것은(棄衣而走者), 음양이 반복해서 싸우는 것이다(陰陽復爭). 밖에서 양에 병합한 것이다(而外幷於陽). 그래서 옷을 벗고 뛰게 만든다(故使之棄衣而走也).

지금, 이 상황은 광기를 말한다. 광기는 인체 안에 과잉 산이 많아서 열이 나니까 차가운 곳을 찾는다. 그래서 높은 곳에 올라가는 이유는 지상에서 높이 올라갈수록 기온이 떨어지기 때문이다. 또, 노래를 부르는 이유는 과잉 산은 에너지 과잉이기 때문에, 이 과잉 에너지를 소모하기 위한 전략이다. 옷을 벗는 것도 온몸에서 나는 열을 식히기 위함이다. 뛰는 이유는 과잉 에너지를 소모하기 위함이다(所謂病至則欲乘高而歌, 棄衣而走者). 이때 열이 나는 이유는 간질(外)에서 과잉 산을 알칼리가 반복적(復)으로 계속해서 중화(爭)시키기 때문이다(陰陽復爭). 여기서는 음양이 반응해서 반복적(復)으로 계속해서 과잉 산이 중화된다(陰陽復爭)는 개념을, 간질인 외부(外)에서 알칼리인 음이 산인 양과 병합된다(而外幷於陽)는 표현을 썼다. 이런 과정에서 열이 발생하는 것은 당연하기 때문에, 열을 식히기 위해서 옷을 벗고 달리고, 과잉 산인 과잉 에너지를 소모하기 위해서 냅다 달리는 것이다.

所謂客孫脈, 則頭痛鼻衄腹腫者, 陽明幷於上. 上者則其孫絡太陰也. 故頭痛鼻衄腹腫也.

소위 손락에 사기가 들어 오면(所謂客孫脈), 두통, 콧물, 복종이 생기는데(則頭痛鼻衄腹腫者), 이것은 양명경이 위에서 병합한 것이다(陽明幷於上). 이때 손락은 태음이 된다(上者則其孫絡太陰也). 그래서 두통, 콧물, 복종이 생긴다(故頭痛鼻衄腹腫也).

여기서 핵심은 간질액이다. 손락(孫脈)은 간질을 말한다. 두통이 오려면, 뇌척수액이라는 간질액이 산성으로 기울어야만 하며, 콧물도 나오려면, 뇌척수액이 산성으로 기울어야만 한다. 마찬가지로 복부에 부종이 오려면, 복부에 간질액이 차야 한다. 이 조건에 맞는 경락을 찾으면 되는데, 복부에 부종이 오게 하려면, 간질액이 복부에 정체되어야 하므로, 결국에 간질액을 처리하는 비장과 위장이 된다. 그런데 위경(胃經)은 대맥(帶脈)과 충맥(衝脈)과 독맥(督脈)과 연계되기 때문에, 당연히 뇌척수액에 관여하게 된다. 또한, 위장은 림프액을 처리하므로, 뇌척수액이라는 림프액의 대사에 관여할 수밖에 없다. 그래서 양명경은 머리(上)에까지 연결(幷)된다 (陽明幷於上). 즉, 생리학적으로 말하자면, 비장을 통해서 림프액의 과잉 산을 처리하는 위장이 과부하에 걸리면, 림프액인 뇌척수액도 정체되고, 머리에까지 영향을 미친다는 것이다. 좀 더 구체적으로 말하자면, 위장이 과부하에 시달리면서, 비장이 과잉 산을 위산으로 처리하지 못하면, 비장은 자기가 보유한 과잉 산을 상극하는 신장으로 보내버린다. 그러면 신장이 과부하에 걸리면서, 신장이 통제하는 뇌척수액은 정체가 되고 만다. 그리고 그 결과는 두통과 콧물이다. 이것이 양명경(陽明經)의 생리학이다. 물론 다른 경락들도 이런 식으로 통한다. 그래서 머리(上)에서 뇌척수액이 정체되는 것도 결국은 간질(孫絡)을 통제하는 비장(太陰) 때문이다(上者則其孫絡太陰也). 즉, 비장에 문제가 있어서 처리하지 못한 과잉 산을 위장이 처리하면서, 결국에 뇌척수액까지 영향을 미치게 되었고, 이어서 두통이 오고 콧물을 흘리게 된 것이다. 그리고 복부에 부종까지 일으키게 되었다(故頭痛鼻衄腹腫也). 이 문장들은 경락을 생리학적으로 풀 수 있으면, 쉽게 해석된다. 그러나 경락 생리학을 모르면, 해석은 산으로 간다. 이 편(篇)의 제목이 맥해(脈解)라는 사실을 말해주고 있는 문장이다. 즉, 경락(脈)을 생리학적으로 풀어서 해석(解)해 주고 있다.

제4장

太陰所謂病脹者, 太陰子也. 十一月萬物氣皆藏於中. 故曰病脹.

태음 소위 창병은(太陰所謂病脹者), 태음의 아들이다(太陰子也). 11월은 만물의 기가 모두 가운데 저장된다(十一月萬物氣皆藏於中). 그래서 창병이 생긴다(故曰病脹).

창(脹)은 배가 불러오는 것인데, 이는 간질액이 복부에 차기 때문이다. 즉, 창은 간질액을 책임지고 있는 태음인 비장의 결과물(子)인 것이다(太陰子也). 겨울인 11월은 일조량이 줄면서, 모든 생명체는 대사에서 발생한 과잉 산을 생명체 안(中)에 염(鹽)으로 저장(藏)하게 된다(十一月萬物氣皆藏於中). 그런데 이 염들은 삼투압 기질이기 때문에, 수분을 끌어모으면서, 인체에서 창병을 만들어 낸다(故曰病脹).

所謂上走心爲噫者, 陰盛而上走於陽明. 陽明絡屬心. 故曰上走心爲噫也.

소위 위로 주행시키면, 심장은 한숨을 만들어 낸다(所謂上走心爲噫者). 음이 성하면, 양명에서 위로 주행한다(陰盛而上走於陽明). 양명은 심장에 연락하고 속해있다(陽明絡屬心). 그래서 양명이 위에서 주행하면, 심장이 한숨을 만들어낸다(陽明絡屬心).

위(上)에서 주행(走)한다(上走)는 말은 양명인 위장이 과부하에 걸려서 머리(上)에서 문제를 일으킨다(走)는 뜻이다. 그러면 뇌척수액은 산성으로 기울면서, 신장은 곧바로 과부하에 걸려버린다. 그러면 신장은 과잉 산을 체액 흐름도에 따라서 우심장으로 보내버린다. 그러면 우 심장은 과부하에 걸리게 되고, 결국에 횡격막을 건드리면서 한숨을 만들어내게 된다(所謂上走心爲噫者). 즉, 비장에서 산의 과잉 정도가 너무 과해서, 이 과잉 산을 중화하느라 알칼리의 활동이 왕성(陰盛)하면, 결국에 알칼리는 부족하게 되고, 이 과잉 산은 위장으로 떠넘겨지게 되고, 이어서 위장은 양명경을 통해서 머리에서 문제를 일으키게 된다(陰盛而上走於陽明). 이렇게 해서 양명경은 심장에까지 연락(絡屬)되는 것이다(陽明絡屬心). 이 부분은 이 구문이 기술하고 있는 문장에 따라서 해석하면서, 복잡하게 기술되고 있으나. 여기에 전자생리학을 적용하면, 해석은 아주 간단해진다. 즉, 위장은 신경과 심장이 주로 다루고 있는 자유전자를 위산을 통해서 체외로 버려준다. 그래서 위장이 이 자유전자를 체외로 버리지 못하게 되면, 이 부담은 신경과 심장으로 떠넘겨지게 된다. 그래서 위장 문제는 신경 문제와 심장 문제로 비화한다. 이 문장도 이 편(篇)의 제목이 맥해(脈解)라는 사실을 말해주고 있는 문장이다. 그래서 소위 위에서 주행하면, 심장은 한숨을 만들어낸다(所謂上走心爲噫者)고 말한 것이다(故曰上走心爲噫也).

所謂食則嘔者, 物盛滿而上溢. 故嘔也.

소위 먹기만 하면, 토한다는 것은(所謂食則嘔者), 물질이 성하고 가득 차서 위로 넘치는 것이다(物盛滿而上溢). 그래서 구토한다(故嘔也).

구토의 핵심은 소화관의 경직이다. 즉, 소화관의 연동 운동이 멈추면서 음식물을 아래로 내려보내지를 못하는 것이다. 당연히 역류시켜서 토하게 만든다. 즉, 위장에 음식물(物)이 가득 차면(盛滿), 소화관의 경직 때문에, 이 음식물은 아래로 내려가지를 못하고, 결국에 위쪽으로 넘쳐 흐르는 것(上溢)이 구토(嘔)이다(物盛滿而上溢. 故嘔也).

所謂得後與氣, 則快然如衰者, 十二月陰氣下衰, 而陽氣且出. 故曰得後與氣, 則快然如衰也.

소위 얻은 후에 기와 더불어(所謂得後與氣), 쇠하기 때문에, 기분이 좋은 것은(則快然如衰者), 12월 음기가 쇠하면서, 양기가 출현하기 때문이다(十二月陰氣下衰, 而陽氣且出). 그래서 기를 얻은 후에 쇠하기 때문에, 기분이 좋다는 것이다(故曰得後與氣, 則快然如衰也).

매서운 추위를 가져다주는 겨울이 지나가면서 추위는 물러가고 따뜻한 봄이 오면서 기분이 좋아지는 것은 당연한 사실이다. 추위인 음기(氣)와 더불어(與) 양기인 따뜻함을 얻(得)은 후(後)에는(所謂得後與氣), 음기인 추위가 사라지(衰)면서 따뜻함 때문에, 당연히(然) 기분이 좋아지는(快) 것이다(則快然如衰者). 겨울의 마지막 달인 12월은 음기(陰氣)인 추위가 서서히 사라지기 시작하고(十二月陰氣下衰), 봄기운인 따뜻한 양기(陽氣)가 서서히 올라오는 시기이다(而陽氣且出). 그래서 추위인 음기(氣)와 더불어(與) 양기인 따뜻함을 얻(得)은 후(後)에는(得後與氣), 음기인 추위가 사라지(衰)면서 따뜻함 때문에, 당연히(然) 기분이 좋아진다(快)고 말한 것이다(故曰得後與氣, 則快然如衰也).

제5장

少陰所謂腰痛者, 少陰者腎也. 十月萬物陽氣皆傷. 故腰痛也.

소위 소음이 요통에 개입하는데(少陰所謂腰痛者), 소음은 신장이다(少陰者腎也). 10월은 만물 모두 양기가 상하는 시기이다(十月萬物陽氣皆傷). 그래서 요통이 온다(故腰痛也).

신장은 뇌척수액을 책임지고 있으므로, 요통 문제가 신장(少陰)과 연계되는 것은 당연하다. 그리고 신장은 신경을 허리 척수에서 받는다(少陰所謂腰痛者). 10월은 겨울의 시작이다. 겨울에는 과잉 산(陽氣)이 모두 염(鹽)으로 저장된다. 즉, 10월은 추위로 인해서 양기가 염으로 저장되기 때문에, 힘을 발휘하지 못하는(傷) 시기이며, 만물도 추위 때문에, 상처(傷)를 입는 시기이다. 그래서 10월은 양기와 만물이 모두(皆) 힘을 쓰지 못하는(傷) 시기이다(十月萬物陽氣皆傷). 그래서 인체도 10월에는 과잉 산을 염으로 저장하면서, 염을 다루는 신장이 과부하에 걸리고, 이어서 신장에 신경을 공급하는 허리 신경에도 과부하가 일어나면서 요통을 일으킨다(故腰痛也).

所謂嘔欬上氣喘者, 陰氣在下, 陽氣在上, 諸陽氣浮, 無所依從. 故嘔欬上氣喘也.

소위 구해, 상기, 천식은(所謂嘔欬上氣喘者), 음기는 아래 존재하고(陰氣在下), 양기는 위에 존재하면서(陽氣在上), 모든 양기가 부상하면서(諸陽氣浮), 순리는 의지할 곳이 없어진 것이다(無所依從). 그래서 구해, 상기, 천식을 만든다(故嘔欬上氣喘也).

산이 너무 과하게 존재하게 되면, 인체는 음기(陰氣)인 콜라겐을 만들어서 과잉 산을 중화하게 된다. 이 콜라겐은 당연히 심장에서 멀리 떨어진 곳에서 더 많이 만들어지고, 이동성이 더디므로, 심장보다 아래쪽(下)에서 존재하게 된다(陰氣在下). 그리고 중화되지 않은 과잉 산(氣)은 체액 흐름도 때문에, 최종 종착지인 폐를 향해서 위(上)로 상기(上氣)한다. 즉, 양기가 위(上)로 몰린 것이다(陽氣在上). 다시 말하면, 모든 과잉 산(陽氣)이 위쪽으로 부상(浮)한 것이다(諸陽氣浮). 그러면 폐는 산성 체액을 최종적으로 중화하는 곳이기 때문에, 올라오던(從) 산성 체액은 더는 의지(依)할 곳(所)이 없어진다(無所依從). 즉, 폐에 도달한 산성 체액은 더는 갈 곳이 없게 된다. 그러면 이제 과잉 산은 폐와 우 심장을 과부하로 몰고 간다. 그러면 횡격막도 같이 과부하에 걸린다. 그 결과는 이 횡격막이 위장을 자극해서 구토하게 만들고, 폐를 자극해서 기침하게 만든다. 이것이 상기(上氣)의 결과물이다. 그래서 구해, 상기, 천식이 같이 일어나는 것이다(故嘔欬上氣喘也).

所謂色色(邑邑)不能久立久坐, 起則目𥊑𥊑無所見者, 萬物陰陽不定, 未有主也. 秋氣始至. 微霜始下, 而方殺萬物, 陰陽內奪. 故目𥊑𥊑無所見也.

소위 별이 보여서, 오래 서 있지도, 오래 앉아 있지도 못하며(所謂色色(邑邑)不能久立久坐), 일어서면, 눈이 침침해지면서 잘 안 보인다(起則目𥊑𥊑無所見者). 만물은 음양이 제대로 정립되지 못하면(萬物陰陽不定), 혼란이 일어난다(未有主也). 추기가 시작될 때 극에 달하면(秋氣始至), 미세한 서리가 내리기 시작한다(微霜始下). 그러면 사방팔방의 곡식들이 설해를 입는다(而方殺萬物). 음양이 내부에서 서로 전쟁을 벌이면(陰陽內奪), 눈이 어둡고 앞이 안 보인다(故目𥊑𥊑無所見也).

정확히 기립성저혈압(orthostatic hypotension:起立性低血壓)을 말하고 있다. 이 증상이 있는 사람은 오래 서 있거나 오래 앉아 있으면, 하지에 부종이 온다. 그래서 오래 서 있지도, 오래 앉아 있지도 못한다(不能久立久坐). 갑자기, 일어서면 눈이 핑핑 돌면서 어지럽고 안 보이면서, 눈에서 별(色色)이 보인다(起則目晄晄無所見者). 이것이 기립성저혈압이다. 한마디로, 과잉 산이 몸 안에 꽉 차 있다는 암시이다. 그래서 평상시에도 인체 총에너지의 20~25%를 쓰고 있는 뇌는 아주 쉽게 산성화될 수 있다. 그 여파로 기립성저혈압이 생긴다. 모든 만물은 음양이 균형을 잡지 못하면 즉, 산과 알칼리의 균형이 정립(定)되지 못하면(萬物陰陽不定), 자기 자신의 주인(主人)이 될 수 없고(未有主也), 과잉 산에 휘둘린다. 자연계에서 보면 추기(秋氣) 즉, 가을의 기운이 시작될 때 극(至)에 달하면, 미세한 서리(微霜)가 내리기 시작한다(微霜始下). 원래는 가을이 시작될 때는 아직도 덥기 때문에, 서리가 안 내리는데, 이상 기온 현상이 일어나서 가을 기운이 극(至)에 달하면, 강한 서리는 아니지만, 아주 미세(微)한 서리(霜)가 내리기(下) 시작(始)한다. 그러면 사방팔방(方)의 만물(萬物)은 이 서리 때문에 다 죽어(殺) 버린다(而方殺萬物). 이것은 서리로 인해서 개체 내부(內)에서 음양의 균형이 깨지면서(奪) 혼란을 일으켰기 때문이다(陰陽內奪). 서리는 가을 초기에 내리지는 않는다. 서리(霜)란 옛날부터 농사를 짓는 사람들의 한 해 작황을 예상하는 지표이다. 왜냐면, 서리가 일찍 내리면 곡식은 여물기 전에 죽고 만다(而方殺萬物). 이는 서리로 인해서 곡식의 체액에서 음양의 균형이 깨졌기 때문이다(陰陽內奪). 서리가 형성되는 원리는 기립성저혈압의 원리와 비슷하다. 하나는 인체 안에서 일어나는 현상이고, 하나는 대기에서 일어나는 현상이지만, 인체나 우주나 똑같이 자연의 일부이기 때문이다. 인간이 소우주(小宇宙)라는 이야기를 하고 있다. 서리가 만들어지려면, 전날 오후에 땅 위나 산천초목에 이슬이 맺혀야 한다. 그러면 밤새 추위에 이 이슬이 언다. 이것이 서리이다. 그래서 서리 피해의 근원은 이슬에 있다. 이슬이란 물방울이 모이는 것이다. 이때 물이 모이려면, 반드시 삼투압 기질이 있어야 한다. 삼투압 기질은 반드시 산(酸)이다. 그래서 이슬이 맺히려면, 대기가 산성 조건이 되어야만 한다. 즉, 우리 인간이 숨 쉬고 있는 대기가 산성 환경이 조성되어야만 서리가 내리는 것이다. 아니 이때는 서리가 자동으로 만들어지는 것이다. 대기도 인간처럼 대기(인간의 간질액)에 과잉 산이 존재하면, 만물을 죽인다. 즉, 죽음은 만물의 산과 알칼리의 균형을 깨뜨려버린 결과이다. 인

간도 자연의 대기처럼 간질(공기 중의 대기)이 산성으로 변하면 즉, 간질에서 산과 알칼리의 균형이 깨지면, 기립성저혈압 같은 병이 생기면서, 눈이 침침해지고 앞이 안 보이는 것이다(故目睌睌無所見也). 참고로, 그러면 대기의 산성화는 어떻게 만들어지는 것일까? 산(酸)은 반드시 전자(electron:電子)를 포함하고 있다. 전자는 에너지(energy)의 근원이다. 즉, 산은 에너지이다. 그래서 산 과잉은 에너지 과잉이다. 그런데 이 에너지는 항상 순환한다. 즉, 없어지거나 만들어지지 않고 순환만 할 뿐이다. 어떻게 순환할까? 바로 식물들과 동물들 간의 순환이다. 동물은 산인 에너지를 대기로 방출한다. 그러면 식물은 이 산을 받아서 성장 재료로 이용해서 성장한다. 인간은 이 식물을 먹고서 에너지를 방출한다. 이렇게 에너지는 순환한다. 그런데, 에너지 즉, 산을 방출하는 게 하나가 더 있다. 바로 문명(文明)이다. 에너지가 없는 문명은 없다. 즉, 문명이 발달하면 할수록 대기에 과잉 산 즉, 에너지가 쌓이는 것이다. 즉, 이때 대기가 산성화된다는 뜻이다. 이것을 해소하는 도구가 식물이다. 아마존 우림의 난개발이 문제가 되는 이유이다. 숨이 턱턱 막히는 여름에 산에 가면 기분이 좋아진다. 그 이유는 식물은 인간이 내뿜은 산을 가져다가 성장의 재료로 소비하기 때문이다. 그중에서 하나가 피톤치드(phytoncide)이다. 피톤치드는 식물이 내뿜는 알칼리인 케톤이다. 이 케톤은 산을 수거해서 알콜이 되고, 이는 식물의 성장 원료로 쓰인다. 즉, 누이 좋고 매부 좋은 것이다. 즉, 서로 상생인 셈이다. 문명의 대가가 바로 대기의 산성화이다. 그리고 그 결과가 코로나와 같은 질병이다. 감염성 질환의 절대적 조건은 산성 환경이다. 그래서 에너지를 덜 쓰고, 식물이 많은 시골보다, 에너지를 많이 쓰면서 식물이 적은 대도시에서, 그리고 에너지를 소비하는 공장이 많거나 매연이 많은 산업 지역에서 코로나가 훨씬 더 기승을 부린다. 즉, 코로나와 같은 질환은 인재라는 것을 말하고 있다. 인간이 자연을 함부로 대한 대가라는 뜻이다. 여담이 너무 길었다.

所謂少氣善怒者. 陽氣不治, 陽氣不治, 則陽氣不得出. 肝氣當治而未得. 故善怒. 善怒者, 名曰煎厥.

소위 소기하면, 성질을 잘 낸다는 것은(所謂少氣善怒者), 양기가 다스려지지 않았기 때문인데(陽氣不治), 그러면(陽氣不治) 양기가 배출구를 찾지 못한다(則陽氣不得出). 이때 당연히 간은 이들 양기를 다스리는데, 그러나 완전히 다스리지 못한다(肝氣當治而未得). 그러면 성질을 잘 낸다(故善怒). 성질을 잘 내는 것을 전궐이라고 한다(善怒者, 名曰煎厥).

소기(少氣)란 알칼리 부족을 말한다. 인체 안에서는 매 순간 산성인 호르몬 작용이 일어나기 때문에, 간질은 항상 산이 넘쳐난다. 그래서 알칼리가 부족하게 되면, 간질의 과잉 산은 중화되지 않고, 이 과잉 산은 간질에 뿌리를 두고 있는 구심성 신경에 의해서 뇌로 올려보내진다. 그 결과로 뇌 신경이 과부하에 걸리고, 이어서 신경이 과활성화되면서 신경이 날카로워진다. 이때는 조금만 자극을 주어도 버럭 화를 낸다(所謂少氣善怒者). 이것은 과잉 산(陽氣)이 중화(治)되지 못하고(陽氣不治), 이 중화되지 못한 과잉 산(陽氣)이 배출구(出)를 찾지 못했기 때문이다(則陽氣不得出). 산을 제일 많이 흡수하는 곳은 소화관이다. 이 소화관에서 정맥을 통해서 올라오는 산은 무조건 간문맥을 거친다. 그러면 간문맥(肝氣)은 이 과잉 산을 당연히 (當) 중화(治)시키는데, 그러나 산이 너무 과잉이면, 간도 한계에 다다르면서, 과잉 산을 모두 처리(得)하지 못하게(未) 된다(肝氣當治而未得). 즉, 간이 과부하에 걸리는 것이다. 간은 타우린이 주성분인 담즙을 만들어서 신경을 통제한다. 그래서 간이 과부하에 걸리면, 담즙의 조절이 안 되면서, 신경은 과부하를 일으키고 날카로워진다. 즉, 이때는 조그만 자극에도 성질을 낸다(善怒). 이 정도가 되면, 간이 통제하는 정맥혈이 정체되면서 혈액 순환이 정체되고, 이어서 손발이 차가운 궐증(厥)을 넘어서 뇌까지 영향을 미치는 전궐(煎厥)에 걸린다(名曰煎厥).

所謂恐如人將捕之者, 秋氣萬物未有畢去. 陰氣少, 陽氣入, 陰陽相薄. 故恐也.

소위 체포당해서 잡혀가는 것 같은 공포는(所謂恐如人將捕之者), 추기에 만물이 미성숙한 상태에서 완전히 죽는 것과 같다(秋氣萬物未有畢去). 음기가 적을 때(陰氣少), 양기가 들어오면(陽氣入), 음양이 서로 싸운다(陰陽相薄). 그러면 공포가 온다(故恐也).

죄를 지은 사람이 경찰에 체포당해서 끌려가면서 공포를 느낀다면(所謂恐如人將捕之者), 인체에서 진행되는 정상적인 신진대사는 멈춰버릴 것이다. 이것을 자연과 비교한다면, 아직 미성숙(未)한 만물이 가을의 쌀쌀한 기운(秋氣) 때문에, 정상적인 신진대사를 하지 못해서, 결국에 완전히(畢) 죽는(去) 것과 같다(秋氣萬物未有畢去). 즉, 둘 다 정상적인 신진대사를 하지 못하고, 심각한 문제에 직면한다는 뜻이다. 알칼리가 거의 고갈(少)된 상태에서(陰氣少), 과잉 산(陽氣)이 침입(入)한다면(陽氣入), 당연히 양기와 음기는 한판 전쟁을 벌일 것이다(陰陽相薄). 그러면 알칼리가 부족한 상황이기 때문에, 당연히 과잉 산이 이기게 된다. 그러면, 인체는 이 과잉 산 때문에 극심한 스트레스에 직면하게 된다. 그러면, 당연한 순리로 스트레스 호르몬인 코티졸이 분비된다. 이 코티졸은 부신에서 분비가 된다. 이때 부신에서는 공포 호르몬인 아드레날린도 같이 분비된다. 결국에 인체는 이로 인해서 공포를 경험하게 된다(故恐也). 이것이 경찰에 체포되어서 잡혀갈 때 인체 안에서 일어나는 현상이다. 그리고 만물이 가을의 추위 때문에 스트레스를 받는 상태에서 경험하는 현상이기도 하다. 물론 이는 인간의 생각에서 추정한 것이기는 하다.

所謂惡聞食臭者, 胃無氣. 故惡聞食臭也.

소위 음식 냄새를 맡기 싫어한다는 것은(所謂惡聞食臭者), 위에 기가 없기 때문이다(胃無氣). 그래서 음식 냄새를 맡기 싫어한다(故惡聞食臭也).

위장도 알칼리가 부족하면(胃無氣), 제대로 기능하지 못한다. 그러면 연동 운동이 막히면서, 소화가 안 되고 밥 입맛이 뚝 떨어지고 음식 냄새조차 맡기 싫어한다(故惡聞食臭也). 다르게 해석할 수도 있다. 위산이 분비가 안 되면(胃無氣), 소화가 안 되기 때문에, 음식 냄새를 맡는 것조차 싫어한다(故惡聞食臭也).

所謂面黑如地色者, 秋氣內奪. 故變於色也.

소위 안색이 땅 색처럼 검으면(所謂面黑如地色者), 추기가 안에서 반란을 일으킨 것이다(秋氣內奪). 그래서 안색이 변한 것이다(故變於色也).

추기(秋氣)를 담당하는 것은 폐이다. 폐는 철염(鐵鹽)을 처리한다. 즉, 폐는 산성인 환원철을 처리하는 것이다. 그런데 가을의 기운이 문제가 되어서 인체 안(內)에서 알칼리를 빼앗겨(奪) 버리면(秋氣內奪), 가을을 담당하는 폐는 기능이 저하되면서 산성인 환원철의 처리는 염을 전문적으로 처리하는 신장의 부담으로 떠넘겨진다. 당연히 신장은 과부하가 일어나고 안색은 신장의 과부하는 상징하는 검은색으로 변한다(故變於色也). 이는 폐가 만들어내는 중조염으로 설명해도 된다.

所謂欬則有血者, 陽脈傷也. 陽氣未盛於上, 而脈滿, 滿則欬. 故血見於鼻也.

소위 기침했는데 혈흔이 보이면(所謂欬則有血者), 양맥이 상처를 입은 것이다(陽脈傷也). 양기가 위에서 성하지 못하면(陽氣未盛於上), 맥은 가득 차고(而脈滿), 그러면 기침한다(滿則欬). 그러면 코에서 피가 보인다(故血見於鼻也).

기침했는데 가래에서 피가 보인다면(所謂欬則有血者), 폐포의 모세혈관이 터졌다는 것을 암시한다. 양이란 표면을 말한다. 그래서 상피의 모세혈관(陽脈)이 과잉산으로 인해서 상처를 입었다는 뜻이다(陽脈傷也). 이것은 표면(陽)에 있는 산(酸)인 양기가 표면(上)에서 순환을 활발히(盛) 하지 못했다(未)는 것이다(陽氣未盛於上). 그래서 양맥이 정체(滿)되면서(而脈滿), 그 정체(滿)가 기침을 유발한 것이다(滿則欬).

이런 양기 즉, 간질액의 정체는 코에서도 나타나게 되는데, 코에 있는 정맥총이 간질의 정체를 극복하지 못해서 터지면, 코에서 피가 나오게 된다(故血見於鼻也). 즉, 산성 간질액을 최종 처리하는 폐에 심한 과부하가 걸리면서, 가래에서 피가 나올 정도가 되면, 간질액인 뇌척수액도 당연히, 정체되면서 코에 압력을 가하게 되고, 코피가 나오는 것이다. 즉, 코피는 뇌척수액의 압력을 줄이는 도구이다.

제6장

厥陰所謂癩疝. 婦人少腹腫者, 厥陰者辰也. 三月陽中之陰, 邪在中. 故曰癩疝少腹腫也.

궐음이란 소위 퇴산을 만든다(厥陰所謂癩疝). 부인의 소복에 부종을 유발한다(婦人少腹腫者). 궐음은 진이다(婦人少腹腫者). 3월은 양 중에 음이다(三月陽中之陰). 사기가 인체 안에 있으면(邪在中), 퇴산과 소복에 부종이 생긴다(故曰癩疝少腹腫也).

간은 하복부의 정맥총들을 통제한다. 간은 3월(辰)인 봄을 담당한다(厥陰者辰也). 3월은 따뜻한 양기가 있는 봄이기는 하지만, 아직도 쌀쌀한 겨울 기운이 남아 있다. 즉, 3월은 양이기는 하지만, 겨울인 음에 걸쳐져 있다(三月陽中之陰). 3월인 이때 사기가 인체 안(中)으로 들어오면(邪在中), 당연히 봄을 담당하는 간에서 문제가 생긴다. 그러면 간이 통제하는 하복부 정맥총에서 과부하가 일어난다. 여성의 경우는 난소 정맥총이나 자궁 정맥총에 산성 정맥혈이 정체되면서, 당연히 하복부에 부종을 만들어낸다(婦人少腹腫者). 남성의 경우는 정계 정맥총에 산성 정맥혈이 정체되면서, 퇴산이 생겨나고 당연히 부종이 따른다(故曰癩疝少腹腫也).

所謂腰脊痛不可以俛仰者, 三月一振榮華, 萬物一俛而不仰也.

소위 허리 통증으로 머리를 돌릴 수 없는 때가(所謂腰脊痛不可以俛仰者), 3월인데, 3월은 초목이 꽃을 피울 수 있게 한 발짝 다가섰지만(三月一振榮華), 만물은 이제 막 노력을 할 뿐이지, 힘을 쓸 수 있는 때는 아니다(萬物一俛而不仰也).

허리 통증은 뇌척수액의 산성화 문제로써 겨울에 해당하는 신장의 책임이다. 3월은 봄으로써 겨울을 지났지만, 아직 일조량이 적은 탓에 CRY 활동이 저조하고, 과잉 산 중화를 많이 하지 못한다. 그래서 3월은 겨울에 얻은 허리 통증을 약간(一) 개선(俛)할 수는 있어도(一俛), 완전히 낫게는 못한다(不仰). 여름이나 되어야 CRY 활동이 활발해지면서 과잉 산은 해소되고, 이어서 허리 통증이 낫는다는 것이다(可以俛仰). 그래서 3월에는 여전히 겨울에 얻은 허리 통증이 남아 있게 된다(所謂腰脊痛不可以俛仰者).

所謂癩癃疝膚脹者, 曰陰亦盛, 而脈脹不通, 故曰癩癃疝也.

소위 퇴륭산과 부창은(所謂癩癃疝膚脹者), 역시 음기가 성해서(所謂癩癃疝膚脹者), 맥이 팽창해서 불통하는 것이다(而脈脹不通). 이를 퇴륭산이라고 부른다(而脈脹不通).

퇴륭산(癩癃疝)이나 부창(膚脹)은 모두 부종으로써 간질 산성 체액의 정체가 원인이다. 그런데 이들은 모두 음기이면서 삼투압 기질인 염(鹽)이 과다(盛)해서(曰陰亦盛), 부종이 생기고, 이어서 맥이 부풀어 오르고, 결국에 불통한 것이다(而脈脹不通). 이것이 퇴륭산(癩癃疝)이다. 퇴륭산(癩癃疝)이 퇴산(癩疝)과 다른 점은 삼투압 기질인 염이 적체되면서. 소변이 잘 안 나오는 융(癃)이 겹쳐진다는 것이다.

所謂甚則嗌乾熱中者. 陰陽相薄而熱. 故嗌乾也.

소위 심하면 익건 열중한다는 것은(所謂甚則嗌乾熱中者), 음양이 서로 싸우면서 열을 낸 것이다(陰陽相薄而熱). 그래서 익건한다(故嗌乾也).

인체는 과잉 산이 심하면(甚), 이 과잉 산을 중화시키면서(相薄) 자연스럽게 부수물로써 열(熱)이 나온다(陰陽相薄而熱). 그리고 이 열은 온몸에서 수분을 증발시킨다. 분비선에서도 마찬가지로 열 때문에 수분이 증발한다. 당연히 분비선이 건조해진다. 그리고 분비선의 콜라겐도 과잉 산 때문에 상하면서, 분비선이 막히기도 한다. 결국에 온몸이 건조해지는 느낌이 든다. 그리고 눈물 등도 마른다. 이것을 현대의학은 쇼그렌 증후군(Sjogren's syndrome)이라고 부른다. 당연히 구강뿐만 아니라 목도 마른다. 동양의학은 이것을 익건(嗌乾)이라고 부른다(故嗌乾也).

제50편. 자요론(刺要論)

黃帝問曰, 願聞刺要. 岐伯對曰, 病有浮沈, 刺有淺深, 各至其理, 無過其道, 過之則內傷, 不及則生外壅, 壅則邪從之. 淺深不得, 反爲大賊, 內動五藏, 後生大病. 故曰, 病有在毫毛腠理者, 有在皮膚者, 有在肌肉者, 有在脈者, 有在筋者, 有在骨者, 有在髓者.

황제가 묻는다(黃帝問曰). 침의 요론을 듣고 싶네요(願聞刺要)? 기백이 대답한다(岐伯對曰). 병이 부침이 있듯이(病有浮沈), 침도 천심이 있다(刺有淺深). 각각은 그 주리에 도달한다(各至其理). 그 길을 벗어나면 안된다(無過其道). 너무 과하게 찌르면 내상을 입힌다(過之則內傷). 못 미치면 외옹을 만든다(不及則生外壅). 옹이 생기면 사기가 따라온다(壅則邪從之). 천심을 못 얻으면(淺深不得), 반대로 대적을 만든다(反爲大賊). 오장을 안에서 요동치게 만들면(內動五藏), 후에 큰 병이 생긴다(後生大病). 그래서 옛말에 다음처럼 말했다(故曰). 병은 호모와 주리에 존재하기도 하고(病有在毫毛腠理者), 피부에 존재하기도 하고(有在皮膚者), 기육에 존재하기도 하고(有在肌肉者), 맥에 존재하기도 하고(有在脈者), 근에 존재하기도 하고(有在筋者), 골에 존재하기도 하고(有在骨者), 수에 존재하기도 한다(有在髓者).

침의 기초를 말하고 있다. 침은 깊이 놓건 얕게 놓건(刺有淺深), 각각은 해당 부위의 간질(理)에 도달해야 하며(各至其理), 도달해 가는 경로(道)를 벗어나서는(過) 안 되며(無過其道), 너무 깊이(過) 찌르면, 인체 안쪽(內)에 상처(傷)를 입힌다(過之則內傷). 거꾸로 너무 얕게 찌르면, 외옹(外壅)을 만든다(不及則生外壅). 외옹을 만들게 되면, 사기가 당연히 뒤따른다(壅則邪從之). 침을 놓는 곳은 경락(經絡)인 절(節)이다. 절(節)이란 끊어진 곳이다. 즉, 신경절이나 림프절처럼 끊어져서 사이 공간이 있는 곳이 경락(經絡)이다. 이 경락의 사이 공간에 있는 간질(腠理)에 침을 놓아야 한다(各至其理). 체액 순환을 위해서 만들어 놓은 수혈(兪)들은 간질(腠理)에서 체액 순환을 주도하고, 면역의 활성화를 위해서 만들어 놓은 경(經)에는 간질(腠理)에 있는 조직 콜라겐에 면역 세포가 잡혀있다. 그래서 경(經)에 침을 놓으면,

이 간질에 잡혀있는 면역 세포를 풀어주게 되고, 이어서 침의 효과를 내게 한다. 그래서 침이 이 간질을 벗어나면 안 된다(無過其道). 만약에 침이 이 간질을 벗어 나서 너무 깊게(過) 들어가면, 인체 안쪽(內)에 상처(傷)를 입힌다(過之則內傷). 침이 닿는 간질 조직은 주로 콜라겐으로서 쉽게 복구가 된다. 그러나 이 간질을 벗어나면 바로 세포가 있으므로, 침이 세포를 건드리면, 당연히 내상을 입힌다. 그래서 침을 너무 깊게 찌르지 말라는 것이다(無過其道). 이제는 거꾸로 침이 도달해야 할 간질에 도달하지 못하고(不及), 피부(外) 쪽에 머물면, 피부 쪽에 옹(癰)을 만들어낸다. 왜 옹(癰)을 만들까? 옹(癰)은 막힌다는 뜻이다. 침은 환원철(Fe^{2+})로써 전자(電子)를 공급한다. 그 이유는 인체 체액은 암과 같은 경우를 제외하면, 대부분이 알칼리이기 때문이다. 이 알칼리 체액에 산성(酸)으로써 환원철이 침입하면, 이 침은 곧바로 산(酸)을 만드는 전자를 공급한다. 그러면 침이 공급한 이 전자는 MMP를 작동시켜서 주위에 있는 콜라겐 단백질을 분해한다. 이 분해된 콜라겐이 체액의 순환을 막는 옹(癰)을 만드는 것이다. 경(經)에서도 똑같이 침은 간질 콜라겐을 분해해서 면역 세포를 풀어준다. 그러나 이 면역 세포는 분해된 콜라겐을 먹어치워 버린다. 즉, 면역이 정상적인 경(經)에 자침하면, 경(經)이 막히지 않는다는 암시를 준다. 그래서 경(經)에 자침할 때는 면역이 정상적인 곳에 자침하는 거자법(巨刺法) 을 쓴다. 수혈(兪)은 체액 순환의 핵심 지점이기 때문에, 수혈에 자침하면 체액이 순환되면서 분해된 콜라겐이 적체되지 않고 체액 순환에 동참해버리기 때문에 옹(癰)을 만들지 않는다. 그래서 옹을 만들어내는 지점은 경(經)도 아니고 수혈(兪)도 아니므로, 당연히 옹(癰)을 만들어 낼 수밖에 없다. 이렇게 잘못된 자침으로 옹(癰) 을 만들어내면, 그 주위는 체액 순환이 막히면서 당연히 세포가 호흡하면서 만든 산(酸)이 차곡차곡 쌓이게 되고, 이 산(酸)은 당연히 사기(邪)가 되고(從) 만다(癰則 邪從之). 그래서 자침의 심천(淺深) 원리를 모르면(淺深不得), 자침은 인체를 치료하는 것이 아니라 반대(反)로 큰(大) 사기(賊)를 만드는(爲) 결과를 가져온다(反爲大 賊). 침(鍼)은 원래 병의 근원인 전자(電子)를 공급하기 때문에 독(毒)이다. 인체는 이 독이 인체에 침입하면 면역을 발동시켜서 이 독을 없애버린다. 그래서 침은 인체의 이 원리를 역으로 이용해서 면역을 활성화하는 것이다. 그래서 침에 관한 실험 연구 논문에서 90% 이상이 면역 활성화로 나온다. 만일에 침이 공급한 전자가 사기로 변해서 오장에 침입한다면, 당연히 오장은 이 사기를 중화시키면서 오장 안(內)에서 한바탕 소동(動)이 일어날 것이다(內動五藏). 그래도 이들이 중화되지 않으면, 이 사기는 나중(後)에 큰 병을 만들어낸다(後生大病). 옛말에 병은 인체 어디에나 생길 수 있다고 했다(故曰). 이 암시는 잘못된 자침은 오장뿐만 아니라 인체 어디에서나 병을 일으킬 수 있다는 것을 말해주고 있다. 이 사실을 인체의 구성 인자를 예로 들어서 말하고 있다. 이 구문을 한마디로 요약하면, 경락(經絡)에 존재하는 간질(其理)에 정확히 자침하라는 것이다. 즉, 침이 경락 간질을 벗어나(過)도 안 되고, 경락 간질에 못 미쳐(不及)도 안 된다는 것이다. 그러면, 반드시 간질에 자침해야만 하는 또 다른 이유는 없을까? 있다. 지금은 이 구문이 나열하고 있는 문장을 따라서 해석해주다 보니까 지금처럼 설명했지만, 실제로 자침의 효과는 많은 부분이 알칼리 동맥혈을 통해서 이루어진다. 그리고 알칼리 동맥혈이 공급되는 공간이 바로 간질 공간이다. 그래서 간질 공간에 자침하라는 것이다. 이 간질 공간에는 인체의 모든 모세 체액관들이 자리하고 있다. 그리고 세포는 이 간질 공간으로 산성 노폐물을 내뿜는다. 그리고, 이 간질 공간으로 알칼리 동맥혈이 공급된다. 이어서 세포가 필요로 하는 영양소도 이 간질 공간으로 공급된다. 그리고, 이 공간에서 만들어진 정맥혈과 림프액도 간질 공간에 있는 모세 정맥혈관과 모세 림프관을 통해서 소통한다. 그래서 간질 공간은 산성 노폐물과 영양분이 서로 교환되는 장소이다. 그리고 여기서 산성 노폐물이 산성 쓰레기가 되면서, 문제를 일으키게 된다. 우리는 간질 공간에 적체한 이 산성 쓰레기를 과잉 산이라고 표현한다. 그리고 이 과잉 산은 만병의 근원이 된다. 그래서 이 간질 공간은 자동으로 면역이 활동하는 공간이 된다. 면역은 과잉 산을 중화해주는 것이 임무이기 때문이다. 그래서 모든 병은 무조건 간질 공간에서 시작된다. 그래서 자침은 자동으로 간질 공간에 할 수밖에 없게 된다. 아니 자침은 반드시 간질 공간에 해야만 한다. 이때 간질 공간에 자침하게 되면, 산성인 침은 자동으로 자유전자를 간질로 공급하게 되고, 그러면, 이 자유전자는 자동으로 간질에 자리하고 있는 모세 체액관에 활동전위를 만들어낸다. 그러면, 강한 활동전위에 걸린 모세 체액관들 구멍이 커지게 되고, 이어서 이들의 투과성이 커진다. 그러면, 동맥 모세혈관은 알칼리 동맥혈을 간질로 몽땅 쏟아내게 된다. 그리고. 이 알칼리 동맥혈은 간질에 정체하면서 온갖 병을 일으키는 산성 쓰레기를 깨끗이 중화해주게 된다. 그리고, 투과성이 커진 정맥혈관은 정맥혈을 더 잘 소통시키게 된다. 그리고 모세 림프관도 투과성이 커지면서 간질에 쌓인 대분자 물질들을 더 많이 쓸어가게 된다. 그래서 정확히만 자침했다면, 자침 후에 보면, 간질 공간은 깨끗이 청소된다. 그런데, 만일에 자침이 간질 공간을 벗어나게 되면, 침의 이런 효과는 얻을 수가 없게 되고, 도리어 만병의 근원은 자유전자를 공급하는 꼴이 되면서, 침 사고가 일어나게 된다. 그러나 간질에 자침하게 되면, 침이 공급한 자유전자는 간질로 공급되는 산소에 의해서 물로 중화된다. 그래서 자침은 반드시 간질에 해야만 한다. 물론 이 원리는 침의 종류에 따라서, 자침의 방법에 따라서 복잡하게 나눠진다. 이 법칙은 차차 더 배우게 되고, 영추에서 더 자세히 배우게 된다. 그리고 여기서 침이 제공하는 핵심 인자는 홀전자(unpaired electron)이다. 그리고 이 홀전자가 하는 핵심 임무는 모세 체액관들에 활동전위를 만들어서 이들의 투과성을 높이는 일이다. 그러면, 앞에서 본 것처럼, 이때 간질은 깨끗이 청소되고, 만병은 사라지게 된다. 그리고 본초도 전자가 부족한 방향족을 이용해서 홀전자를 공급하는 것이다. 물론 뜸도 같은 원리이다. 그리고 최첨단 현대의학은 병을 치료하다가 정 못하게 생겼으면, 무조건 스테로이드 제제를 사용하게 된다. 그리고 이 스테로이드 제제는 무조건 전자가 부족한 방향족이다. 그래서 스테로이드 원리도 방향족의 원리와 똑같다. 아니, 이 둘은 하나도 다르지 않고 똑같다. 그래서 스테로이드 원리도 침의 원리와 똑같다. 물론 효과도 똑같다. 물론 지금까지는 이 원리를 아는 사람이 없었다. 그리고 여기서 추가로 중요한 인자가 알칼리 동맥혈이 공급하는 산소이다. 그래서 침, 본초, 뜸, 스테로이드 등등 모든 치료는 실제로는 산소를 이용한 치료이다. 다시 말하자면, 모든 치료는 알칼리 동맥혈을 이용하는 것이다. 그래서 인체 치료를 알려면, 자동으로 체액의 원리를 알아야만 한다. 즉, 최첨단 현대의학의 기반인 단백질은 병 치료에서 그리 중요하지 않다는 뜻이다. 그래서 체액을 알면, 병 치료는 아주 쉬워진다. 대신 돈은 못 번다. 그래서 최첨단 현대의학은 돈을 벌기 위해서 체액 이론은 쳐다보지도 않는다. 대신 환자는 피와 같은 돈을 강제로 갈취당한다. 그러나 최첨단 현대의학은 이때 갈취한 돈으로 언론, 교육, 정치를 손 아귀에 넣으면서, 대중의 눈과 귀를 막아버린다. 그래서 이런 사실관계를 모르는 대중에게는 현대의학은 독점 의료 종교이다. 물론 한의사나 양의사도 이런 사실관계를 모르기는 마찬가지이다. 문제는 빅브라더스인 제약회사 이사회와 의료기기 회사의 이사회이다. 이들은 영화 매트릭스 지휘자들이다. 여담이 너무 길었다.

是故刺毫毛腠理無傷皮, 皮傷則内動肺, 肺動, 則秋病温瘧, 泝泝然寒慄.

그래서 호모와 주리에 침을 놓아서 피부에 상처를 입혀서는 안된다(是故刺毫毛腠理無傷皮). 피부에 상처를 내면 폐가 안에서 요동친다(皮傷則内動肺). 폐가 요동치면(肺動), 추병인 온학에 걸리면서(則秋病温瘧), 으슬으슬 춥다가 덜덜 떨린다(泝泝然寒慄).

이 부분의 해석은 다음 편인 51편 자제론편(刺齊論篇)을 먼저 봐야 한다. 호모와 주리에 침을 놓아서 피부를 상하게 하면 안된다(刺毫毛腠理無傷皮). 호모(毫毛)에서 호(毫)는 체모를 말하고 모(毛)는 체모의 뿌리를 말한다. 그래서 호모(毫毛)는 체모가 뿌리를 박고 있는 간질 조직을 말한다. 주리(腠理)는 피부 사이사이에 있는 연결 조직인 간질(腠理) 조직을 말한다. 그래서 호모(毫毛)와 주리(腠理)는 모두 간질 조직을 말한다. 그래서 지금은 피부에 병이 있으므로 피부에 관련된 경락에 침을 놓아서 피부를 다스려야 하는데, 착각해서 간질과 관련된 경락에 침을 놓아서 정작 병이 있는 피부는 방치돼서 피부병을 더욱더 악화시킴으로써 피부를 통제하는 폐에 문제를 일으킨 것이다(皮傷則内動肺). 이렇게 착각을 한 이유는 폐가 통제하는 피부도 간질액의 통제를 통해서이고, 비장이 통제하는 림프도 간질액의 통제를 통해서이다. 그러나 이 둘은 간질액의 통제 방법이 다르다. 폐는 피부를 통제하는데 수상 세포를 통해서 간질액에 있는 환원철을 통제해서 피부를 다스리고, 비장은 단핵구나 대식세포를 통해서 간질액에 있는 대분자 물질을 통제해서 림프를 다스린다. 그런데 지금은 간질액의 대분자 물질을 통제하는 비장 경락에 침을 놓아서 정작 간질액에서 문제를 만들고 있는 환원철은 방치되면서, 이들 환원철이 옹(癰)을 만들어내면서 환원철은 피부가 더욱더 고통받게 만든다. 결국에 이 부담은 피부를 통제하는 폐로 전가된다. 즉, 폐는 피부 간질에서 발생한 환원철을 처리하면서 폐 안(內)에서 요동(動)을 만들어낸다(皮傷則內動肺). 그러면 간질에 환원철인 산이 차곡차곡 쌓이게 되고, 폐가 부담을 갖는 가을이 되면 간질에 쌓인 과잉 산은 폐를 괴롭히면서 폐 기능은 저하되고 결국에 가을의 온학(溫瘧)에 에너지를 공급하게 된다(則秋病溫瘧). 문제는 간질에 과잉 산이 쌓이면 동맥혈이 간질로 공급한 산소는 간질에서 모두 소모가 되어버리고 열을 만들어서 온학(溫瘧)을 만든다. 그러나 간질보다 더 깊숙이 있으면서 체온을 만드는 근육은 산소 부족으로 인해서 체온을 만들지 못하게 되고 인체는 추워서 덜덜 떨게 된다(泝泝然寒慄). 그리고 이 문장(皮傷則內動肺)은 이산화탄소 대사로 설명해도 된다. 피부를 망쳐 놓게 되면, 피부는 피부 호흡을 할 수가 없게 되고, 그러면, 피부가 피부 호흡을 통해서 체외로 배출하던 이산화탄소의 배출은 막히게 되고, 이때 배출하지 못한 이산화탄소는 폐가 떠안게 되고, 이어서 폐는 과부하에 걸리게 되고, 그러면 폐가 과부하에 걸리는 가을이 되면, 이때 폐는 이중으로 과부하에 걸리게 되면서 온학에 걸리게 된다. 어떻게 설명하든지 간에 결과는 똑같이 온학에 걸리게 된다.

刺皮無傷肉, 肉傷則內動脾, 脾動, 則七十二日四季之月, 病腹脹煩, 不嗜食.

침을 피부에 놓아서 육을 다치게 해서는 안된다(刺皮無傷肉). 육이 다치면 비장이 안에서 요동친다(肉傷則內動脾). 비장이 요동치면 사계절의 각각 월마다 비장이 차지하는 시기인 72일 동안에 문제가 발생한다(脾動, 則七十二日四季之月). 즉, 복창번에 걸리고 밥 입맛이 떨어진다(病腹脹煩, 不嗜食).

지금은 림프(肉)에 병이 있으므로, 림프에 관련된 경락에 자침해야 하는데, 피부에 관련된 경락에 자침해버린 것이다. 착각한 이유는 둘 다 똑같이 간질액을 통제하기 때문이다. 그러나 바로 앞에서 설명했듯이, 통제하는 방법이 다르다. 지금은 림프에 병이 있으므로, 간질액에 있는 대분자 물질이 문제를 만들고 있다. 그런데 엉뚱하게 피부와 관련된 환원철을 처리하는 바람에 대분자 물질은 정체되어버리고 결국에 림프에 옹(癰)이 만들어지고, 이 여파는 비장에 미치게 된 것이다. 당연히 비장은 안에서 요동친다(肉傷則內動脾). 그러면 비장이 비대해지면서 복부가 팽만(脹)해지고 번거롭게(煩) 되며(病腹脹煩), 또 비장은 소화관의 체액을 통제하기 때문에, 이렇게 비장이 문제가 되면, 소화관의 연동 운동이 멈추면서 소화가 안 되고 이어서 밥맛이 없어진다(不嗜食). 또, 비장은 면역을 담당하기 때문에, 일 년에 72일 동안은 면역을 담당하는데, 이 기능을 잃어버린다(脾動, 則七十二日四季之月). 이 기능을 좀 더 설명하자면, 비장은 사계절에서 비장이 온전히 담당하는 계절이 없다. 대신 일 년 전체를 간섭한다. 그 이유는 비장은 토(土)로써 면역을 담당하기 때문에, 면역은 일 년 내내 인체를 간섭하게 된다. 그래서 비장은 모든 달마다 간섭하는 시기가 있는데, 한 달에 6일씩, 한 계절에 18일, 그리고 일 년에 총 72일을 간섭한다. 그래서 비장이 문제가 생기면, 매달 이 시기가 다가오면, 6일씩 문제를 일으킨다는 것이다. 일 년으로 따지면, 총 72일 동안 면역력 저하로 인해서 고생하게 된다. 한 달에 6일이 의미하는 바는 이때가 바로 환절기라는 것이다. 이는 기온이 매달 바뀌기 때문이다. 이 환절기에 비장이 기능하지 못하게 되면, 한 마디로 비장이 과부하에 걸리면, 인체는 일 년 내내 고생하게 된다는 것이다.

刺肉無傷脈, 脈傷則內動心, 心動, 則夏病心痛.

림프에 침을 놓아서 맥에 상처를 내면 안 된다(刺肉無傷脈). 만일에 맥에 상처를 내면 심장이 안에서 요동친다(脈傷則內動心). 심장이 요동치면 여름에 심통에 걸린다(心動, 則夏病心痛).

지금 병은 혈관인 맥에 있다. 그런데 착각해서 림프를 다스리려고 림프에 관련된 경락에 자침해버린 것이다. 그러면 정작 병이 있는 혈관은 문제가 심각해지면서 혈관에 옹(癰)이 만들어지고, 이 여파는 심장에 미치게 된다. 그러면 혈관을 담당하는 심장은 당연히 안에서 요동친다(脈傷則內動心). 이렇게 착각한 이유는 심장은 림프가 통제하는 간질로 동맥혈을 힘차게 뿜어내기 때문이다. 그래서 간질이 막히면, 심장은 당연히 고통을 받는다. 그래서 혈관에 문제가 있어서 심장이 문제가 된 상황을 간질액을 통제하는 림프의 문제로 오인했다. 그러면 혈관 문제는 더욱더 악화하고 혈관은 문제가 심각해지면서 혈관에 옹(癰)이 만들어지고, 이 여파는 심장에 미치게 된다. 이런 상태에서 심장이 부담을 갖는 여름(夏)이 오면, 심장은 과부하에 걸리면서 심통(心痛)이 생기는 것은 당연하다(則夏病心痛).

刺肉無傷筋, 筋傷則內動肝, 肝動, 則春病熱而筋弛.

침을 림프절에 놓아서 근육에 상처를 주면 안된다(刺肉無傷筋). 근에 상처를 입히면, 간이 안에서 요동친다(筋傷則內動肝). 그러면 봄에 열병을 앓으며, 근이 이완된다(肝動, 則春病熱而筋弛).

병이 근육에 있으므로, 근육에 관련된 경락에 자침해야만 하는데, 착각해서 림프에 관련된 경락에 자침해버린 것이다. 이렇게 착각한 이유는 근육은 신경의 통제를 받는데, 신경은 뇌척수액이라는 림프에 의해서 통제를 받는다. 그래서 비장이 통제하는 림프액과 간이 담즙을 통해서 통제하는 뇌척수액이라는 림프액과 서로 착각한 것이다. 그래서 림프를 다스리는 비장경에 자침하고, 정작 문제가 있는 근육을 다스리는 간은 방치해서, 결국은 근육 간질에 옹(癰)이 만들어지고, 이 부담은 고스란히 간으로 전가된 것이다. 결국에 근육 문제가 악화되면서 간은 안에서 고통스럽게 요동친다(筋傷則內動肝). 결국에 이 상태에서 간에 부담을 주는 봄이 되면, 열병이 생기고 근육이 이완된다(則春病熱而筋弛). 열병이 생기는 이유는 간이 과잉 산을 중화하지 못하면서. 온몸에서 이 과잉 산을 대신 중화하면서 열을 만들어 내기 때문이다. 근육이 이완된다는 말은 신경의 수축 기능이 없어졌다는 뜻이다. 신경이 근육을 수축시키기 위해서는 신경이 분비하는 신경 전달 물질이 근육의 표면에 닿아야 하는데, 병이 근육을 손상하면서, 이 부분을 망쳐놨기 때문이다. 그러면 신경은 근육을 수축시키지 못하게 되고, 근육은 이완된다. 한마디로 근육이 수축하지 못하고 축 처진다. 즉, 근육에 마비가 오는 것이다. 만일에 이 근육이 심장과 연결되어있다면, 심장의 박동은 멈추고, 폐와 연결되어있다면 숨이 끊어지고 결과는 죽음이다. 이 원리를 제일 잘 볼 수 있는 경우가 보톡스 시술이다. 즉, 보톡스를 맞은 피부 근육은 수축이 안 된다. 그래서 피부는 주름을 만들지 못한다. 이것이 보톡스의 미용 효과이다. 보톡스의 기전이 침의 기전과는 약간 다르기는 하다. 보톡스는 강알칼리이므로, 신경의 밥인 전자를 모조리 수거해버리기 때문에, 신경이 마비되는 경우이다. 아무튼, 근육을 이완시키기는 마찬가지이다.

刺筋無傷骨, 骨傷則內動腎, 腎動, 則冬病脹腰痛.

침을 근에 놓아서 골을 다쳐서는 안된다(刺筋無傷骨). 골에 상처를 내면, 신장이 안에서 요동친다(骨傷則內動腎). 그러면 겨울에 창병과 요통이 생긴다(腎動, 則冬病脹腰痛).

병이 뼈에 있는데, 착각해서 근육에 자침해버린 것이다. 착각한 이유는 뼈를 통제하는 뇌척수액인 신경 간질액도 신경을 통제하고, 근육의 간질에 있는 신경 간질액도 신경을 통제하기 때문이다. 그래서 뼈에 영향을 주는 신경 간질액과 근육에 영향을 주는 신경 간질액과 착각을 일으킨 것이다. 그래서 뇌척수액을 다스려서 뼈를 다스리는 신장경에 자침해야 하는데, 근육을 다스리는 간경에 자침한 것이다. 그러면 정작 문제가 있는 뼈는 방치되고, 이어서 뼈 안에 옹(癰)이 만들어지고, 이 부담은 고스란히 신장으로 전가된 것이다. 결국에 뼈 문제가 악화되면서 신장은 안에서 고통스럽게 요동치게 된다(骨傷則內動腎). 그래서 이 상태에서 신장이 부담을 가지는 겨울이 돌아오면, 신장의 과부하로 인해서 염 처리를 제대로 하지 못하면서, 삼투압 조절에 실패하고, 이어서 복부에 복수가 차면서 복부는 창만(脹)해진다. 그리고 신장이 과부하에 걸리면, 신장에 신경을 공급하는 허리 척수도 과부하에 걸리면서, 허리도 아프게 된다(則冬病脹腰痛).

刺骨無傷髓, 髓傷則銷鑠胻酸, 體解㑊然不去矣.

골에 침을 놓아서 수에 상처를 내면 안된다(刺骨無傷髓). 수에 상처를 입히면, 수를 녹으며, 정강이가 시큰시큰해진다(髓傷則銷鑠胻酸). 그러면 몸은 소모성 질환이 생기며, 행동이 어렵게 된다(體解㑊然不去矣).

병이 골수에 있어서 면역이 문제가 되고 있는데, 뇌척수액을 다스려서 뼈를 통제하기 위해서 뼈에 관련된 경락에 자침한 것이다. 그러면 결과는 면역은 점점 더 악화되고 만다. 이렇게 골수를 상하게 해서(髓傷), 면역을 망쳐 놓으면, 뼈의 면역은 약해지고, 이어서 뼈 안에서는 과잉 산이 쌓이면서 소삭이 오고, 정강이가 시큰시큰하며(髓傷則銷鑠胻酸), 온몸이 나른해지고, 행동이 불편해진다(體解㑊然不去矣). 소삭(銷鑠)은 녹인다는 말이다. 즉, 뼈 안에 쌓인 과잉 산이 알칼리인 골수를 분해해서 녹인 것이다. 그러면 하중을 제일 많이 받는 정강이뼈에 자동으로 과잉산이 쌓이게 되고, 이 과잉 산이 골수를 녹이면서, 정강이뼈는 시큰시큰해진다(髓傷則銷鑠胻酸). 당연한 결과로 면역력이 떨어지면서, 인체 안에 과잉 산은 쌓여만 가고, 이어서 온몸이 나른해지고, 행동이 불편해진다(體解㑊然不去矣). 즉, 약화된 면역 때문에, 소모성 질환인 해역(解㑊)이 만들어진 것이다.

제51편. 자제론(刺齊論)

제1장

黃帝問曰, 願聞刺淺深之分. 岐伯對曰, 刺骨者無傷筋. 刺筋者無傷肉. 刺肉者無傷脈. 刺脈者無傷皮. 刺皮者無傷肉. 刺肉者無傷筋. 刺筋者無傷骨.

황제가 묻는다(黃帝問曰). 침의 심천 구분을 듣고 싶네요(願聞刺淺深之分)? 기백이 대답한다(岐伯對曰). 골에 침을 놓아서 근육을 다치게 해서는 안된다(刺骨者無傷筋). 근육에 침을 놓아서 림프 다치게 해서는 안된다(刺筋者無傷肉). 육에 침을 놓아서 맥을 다치게 해서는 안된다(刺肉者無傷脈). 맥에 침을 놓아서 피부를 다치게 해서는 안된다(刺脈者無傷皮). 피부에 침을 놓아서 육을 다치게 해서는 안된다(刺皮者無傷肉). 육에 침을 놓아서 근육을 다치게 해서는 안된다(刺肉者無傷筋). 근에 침을 놓아서 골을 다치게 해서는 안 된다(刺筋者無傷骨).

침의 심천을 구분(淺深之分)하는 것을 말하고 있다. 침의 심천 구분(淺深之分)을 따지는 이유는 병이 안(內:深)에 있느냐 밖(外:淺)에 있느냐를 따지기 때문이다. 그래서 심천을 따지는 것은 병소의 심천(淺深)을 말하는 것이다. 그래서 병소가 상대적으로 밖(外:淺)인 근육에 있어서 근육에 관련된 경락에 침을 놓아야 하는데, 상대적으로 안(內:深)인 뼈에 관련된 경락에 자침해서 근육을 상하게 하지 말라(刺骨者無傷筋)는 것이다. 병소가 상대적으로 밖(外:淺)인 림프에 있어서 림프에 관련된 경락에 침을 놓아야 하는데, 상대적으로 안(內:深)인 근육에 관련된 경락에 자침해서 림프를 상하게 하지 말라(刺筋者無傷肉)는 것이다. 병소가 상대적으로 안(內:深)인 맥에 있어서 맥에 관련된 경락에 침을 놓아야 하는데, 상대적으로 밖(外:淺)인 림프에 관련된 경락에 자침해서 맥을 상하게 하지 말라(刺肉者無傷脈)는 것이다. 병소가 상대적으로 밖(外:淺)인 피부에 있어서 피부에 관련된 경락에 침을 놓아야 하는데, 상대적으로 안(內:深)인 맥에 관련된 경락에 자침해서 피부를 상하게 하지 말라(刺脈者無傷皮)는 것이다. 병소가 상대적으로 안(內:深)인 림프에 있어서 림프에 관련된 경락에 침을 놓아야 하는데, 상대적으로 밖(外:淺)인 피부에 관련된 경락에 자침해서 림프를 상하게 하지 말라(刺皮者無傷肉)는 것이다. 병소가 상대적으로 안(內:深)인 근육에 있어서 근육에 관련된 경락에 침을 놓아야 하는데, 상대적으로 밖(外:淺)인 림프에 관련된 경락에 자침해서 근육을 상하게 하지 말라(刺肉者無傷筋)는 것이다. 병소가 상대적으로 안(內:深)인 뼈에 있어서 뼈에 관련된 경락에 침을 놓아야 하는데, 상대적으로 밖(外:淺)인 근육에 관련된 경락에 자침해서 뼈를 상하게 하지 말라(刺筋者無傷骨)는 것이다. 이 이유는 바로 다음 장에서 설명된다.

제2장

帝曰, 余未知其所謂, 願聞其解. 岐伯曰, 刺骨無傷筋者, 鍼至筋而去, 不及骨也. 刺筋無傷肉者, 至肉而去, 不及筋也. 刺肉無傷脈者, 至脈而去, 不及肉也. 刺脈無傷皮者, 至皮而去, 不及脈也. 所謂, 刺皮無傷肉者, 病在皮中, 鍼入皮中, 無傷肉也. 刺肉無傷筋者, 過肉中筋也. 刺筋無傷骨者, 過筋中骨也. 此之謂反也.

황제가 말한다(帝曰). 그렇게 말씀하시는 이유를 모르겠네요(余未知其所謂). 그 답을 듣고 싶네요(願聞其解)? 당연히 무슨 말인지 도대체 모를 것이다. 기백이 대답을 해주는데(岐伯曰), 이 대답도 어렵기는 마찬가지이다.

골에 침을 놓아서 근육을 상하지 않게 하라(刺骨無傷筋者)는 말은 원래 근육에 병이 있어서 근육에 관련된 경락에 침을 놓아야 했는데, 잘못해서 골에 관련된 경락에 침을 놓아서, 결국에 병이 든 근육을 상하게 했다는 뜻이다. 그래서 병이 있는 근육에 연관된 경락에 자침해서 침의 효과가 근육에 있게 하고, 침을 제거하면 침의 효과가 뼈에는 미치지 않는다(鍼至筋而去, 不及骨也)는 것이다. 즉, 근육에 병이 있어서 근육에 침을 놔야 하는데, 뼈에 침을 놔버리면, 근육은 병으로 인해서 당연히 상한다. 왜 이런 실수를 할까? 뼈와 근육은 생리적으로 서로 연관이 있기 때문이다. 둘 다 신경으로 연결된다. 뼈는 뇌척수액이라는 신경 간질액을 가지고 있고, 근육도 근육 간질에 있는 신경 간질액을 가지고 있다. 즉, 근육과 뼈 모두 신경 간질액을 가지고 있다. 그래서 신경으로 인해서 나타날 수 있는 병은 모두 신경 간질액이 원인이 되기 때문에, 그 원인을 뇌척수액과 근육 간질에 있는 신경 간질액과 착각을 해서 근육을 다스리는 간경(筋)에 자침해야 하는데, 골을 다스리는 신장경(骨)에 자침하면, 병이 나 있는 근육은 상하게 된다(刺骨無傷筋者)는 것이다. 그래서 병이 나 있는 근육에 관련된 경락에 자침해서 근육에 침의 효과가 다다라서 침을 제거하면((鍼至筋而去), 당연히 뼈에는 그 효과가 미치지 않는다(不及骨也)는 것이다.

근육에 침을 놓아서 림프를 상하지 않게 하라(刺筋無傷肉者)는 말은 원래 림프에 병이 있어서 림프를 다스려야 되는데, 근육을 다스려서 림프를 상하게 하지 말라는 뜻이다. 그래서 병이 있는 림프에 관련된 경락에 침을 놓아서 침의 효과가 림프에 다다르게 하고, 침을 제거하면, 침의 효과는 근육에 미치지 않는다(至肉而去, 不及筋也)는 것이다. 왜 이런 실수를 할까? 림프와 근육은 생리적으로 서로 연관이 있기 때문이다. 둘 다 신경으로 연결된다. 비장은 림프를 통제하는데 근육을 통제하는 신경도 뇌척수액이라는 림프를 통해서 통제되기 때문이다. 그래서 원래는 비장(肉)을 다스려야 하는데, 착각해서 간(筋)을 다스린 것이다. 그래서 원래대로 비장을 다스려서 림프에 그 영향이 미치게 하고, 침을 제거하면(至肉而去), 당연히 그 영향은 근육에 미치지 않게 된다(不及筋也).

림프에 침을 놓아서 맥을 상하지 않게 하라(刺肉無傷脈者)는 말은 원래 맥에 병이 있어서 맥을 다스려야 하는데, 림프를 다스려서 맥을 상하게 하지 말라는 뜻이다. 그래서 병이 있는 맥에 관련된 경락에 침을 놓아서 침의 효과가 맥에 다다르게 하고, 침을 제거하면, 침의 효과는 림프에 미치지 않는다(至脈而去, 不及肉也)는 것이다. 왜 이런 실수를 할까? 림프와 맥인 혈관은 생리적으로 서로 연관이 있기 때문이다. 혈관의 문제는 심장에 있는 경우가 대부분이다. 특히 동맥 혈관은 심장에서 만들어주는 박동과 동조화하면서 문제를 일으킨다. 그런데 비장이 통제하는 간질이 막혀도 간질로 동맥혈을 뿜어대는 심장도 과부하에 걸린다. 그래서 혈관 문제의 원인을 심장(脈)이 아닌 비장(肉)으로 착각해서 심장경을 다스리는 게 아니라 비장경을 다스린 것이다. 그러면 당연히 혈관(脈)은 상하게 된다. 그래서 림프에 침을 놓아서 맥을 상하지 않게 하라(刺肉無傷脈者)는 말이 나온 것이다.

맥에 침을 놓아서 피부를 상하지 않게 하라(刺脈無傷皮者)는 말은 원래 피부에 병이 있어서 피부를 다스려야 하는데, 맥을 다스려서 피부를 상하게 하지 말라는 뜻이다. 그래서 병이 있는 피부에 관련된 경락에 침을 놓아서 침의 효과가 피부에 다다르게 하고, 침을 제거하면, 침의 효과는 맥에 미치지 않는다(至皮而去, 不及脈也)는 것이다. 왜 이런 실수를 할까? 피부와 맥인 혈관은 생리적으로 서로 연관이 있기 때문이다. 피부는 간질액의 산성도(酸性度)에 의해서 통제를 받는데, 간질액의 산성도는 간질액의 정체가 결정한다. 그런데 간질액을 최종 통제하는 기관은 폐이다. 그리고 심장도 간질에 알칼리 동맥혈을 공급해서 간질액의 산성도에 영향을 미친다. 그러나 폐만큼 크지는 않다. 그래서 폐경(皮)의 문제를 심장경(脈)의 문제로 착각한 것이다. 그러면 당연히 피부는 상하게 된다. 그래서 맥에 침을 놓아서 피부를 다치지 않게 하라(刺脈無傷皮者)는 말이 나온 것이다.

소위, 피부에 침을 놓아서 림프를 상하지 않게 하라(所謂, 刺皮無傷肉者)는 말은 병이 피부 가운데 있으면, 침을 피부 가운데에 놓으라는 뜻이다(病在皮中, 鍼入皮中). 그래서 육을 상하게 하지 말라는 것이다(無傷肉也). 여기서 피부 가운데(皮中)는 간질을 말한다. 그래서 침의 효과가 피부 가운데인 간질로 들어가게 하라(鍼入皮中)는 것이다. 즉, 간질액의 산성도를 결정하는 림프를 다스리라는 것이다. 만일에 간질에 산이 쌓이면, 비장은 당연히 죽어난다. 그래서 피부 가운데(皮中)인 간질에 병이 있게 되면, 당연히 비장에 병이 있게 된다. 물론 폐도 간질액의 산성도에 영향을 미치지만, 비장만큼은 아니다. 그러면 관련된 경락은 폐경(皮)이 아닌 비장경(肉)이 된다. 그래서 간질액의 산성도 결정 문제를 착각해서 비장경 대신에 폐경에 자침을 해버리면, 당연히 림프는 상하게 된다(無傷肉也)는 것이다.

림프에 침을 놓을 놓아서 근육을 상하게 않게 하라(刺肉無傷筋者)는 말은 침의 효과가 림프를 넘어서 근육 가운데까지 가게 하라(過肉中筋也)는 뜻이다. 지금 병은 근육에 있다. 그래서 근육에 관련된 경락에 침을 놔서 근육을 다스려야 하는데, 근육과 생리적으로 연관된 림프에 관련된 경락에 침을 놔서 근육을 상하게 한 것이다. 착각하게 된 이유는 비장은 림프를 통제하는데 근육을 통제하는 신경도 뇌척수액이라는 림프를 통해서 통제되기 때문이다. 그래서 간경(筋)에 자침해야 하는데, 비장경(肉)에 자침을 잘못한 것이다. 그래서 자침을 할 때, 비장경(肉)을 제쳐두고(過) 간경(筋)에 집중(中)하라는 것이다(過肉中筋也).

근육에 침을 놓아서 골을 상하지 않게 하라(刺筋無傷骨者)는 말은 침의 효과가 근육을 넘어서 뼈 가운데까지 가게 하라는 것이다(過筋中骨也). 지금 병은 뼈에 있다. 그런데 자침은 근육에 관련된 경락에 한 것이다. 왜 이런 실수를 할까? 뼈와 근육은 생리적으로 서로 연관이 있기 때문이다. 뼈를 다스리는 신경 간질액인 뇌척수액도 중추 신경을 다스리고, 근육을 다스리는 신경도 신경 간질액에 의해서 통제를 받는다. 즉, 뼈와 근육 둘 다 신경 간질액에 의해서 통제를 받는 것이다. 그래서 뼈에 병이 있으므로, 뇌척수액을 다스리는 신장경(骨)에 자침해야 하는데, 착각해서 신경에 의해서 근육을 다스리는 간경(筋)에 자침하고 만 것이다. 그래서 결과는 뼈가 상해를 입은 것이다(刺筋無傷骨者).

지금까지 예로 든 경우들은 모두 원칙을 위반한 것을 말하는 것이다(此之謂反也).

제52편. 자금론(刺禁論)

제1장

黃帝問曰, 願聞禁數. 岐伯對曰, 藏有要害, 不可不察. 肝生於左, 肺藏於右, 心部於表, 腎治於裏, 脾爲之使, 胃爲之市, 鬲肓之上, 中有父母, 七節之傍, 中有小心, 從之有福, 逆之有咎.

　황제가 묻는다(黃帝問曰). 자침에서 금해야 하는 법칙을 듣고 싶네요(願聞禁數)? 기백이 대답한다(岐伯對曰). 장에는 요충지가 있다(藏有要害). 잘 살피지 않으면 안 된다(不可不察). 간은 좌에서 생겨나고(肝生於左), 폐는 우에서 품고 있고(肺藏於右), 심장은 표면에서 통제하고(心部於表), 신장은 안에서 통제하고(腎治於裏), 비장은 파견하고(脾爲之使), 위는 시장을 만든다(胃爲之市). 격황 위 가운데에 부모가 있고(鬲肓之上, 中有父母), 칠절 옆 가운데 소심이 있고(七節之傍, 中有小心), 따르면 복이 오고(從之有福), 역하면 재앙이 온다(逆之有咎).

　각 장기에는 요충지(要害)가 되는 중요한 곳이 있기 마련이다(藏有要害). 그래서 침을 놓을 때는 이곳을 잘 살펴야 한다(不可不察). 아니면 자침 후에 재앙이 닥친다. 간은 간의 좌측(左) 쪽으로 치우친 곳에 아주 아주 중요한 간문맥 대정맥의 문합(Portacaval anastomosis)이 있다. 이곳이 막히면, 인체 전체의 정맥혈이 모두 막혀버린다. 그래서 간의 정기는 좌측에서 생겨난다(肝生於左)고 한 것이다. 그래서 간이 담당하는 체액은 정맥혈이 된다. 폐는 좌우 2개가 있는데, 우측 폐는 하대정맥과 상대정맥을 품고(藏) 있다. 이 두 정맥 혈관은 인체에서 오는 모든 간질 체액을 모두 받는다. 그래서 폐는 우측에서 인체의 모든 체액을 품는다(肺藏於右)고 한 것이다. 그래서 우측 폐가 문제가 되면, 산성 간질액을 최종 처리하는 폐에 문제가 생기고, 이어서 인체 전체의 간질액이 정체된다. 그래서 폐가 담당하는 체액은 간질액이 된다. 심장의 핵심은 동맥혈의 공급인데, 심장이 공급하는 동맥혈의 양은 심근(心筋:myocardium)의 수축력에 의해서 결정된다. 그래서 심장은 심장 표면(表)을 구성하고 있는 심근에 의해서 통솔(部) 된다(心部於表)고 한 것이다. 신장이 통제하는 체액은 뇌척수액인데, 이들 모두는 뼈 안(裏)에 들어있다. 그래서 신장은 안쪽(裏)을 다스린다(腎治於裏)고 한 것이다. 비장은 면역기관으로써 림프를 통제하고, 면역 세포들을 온몸으로 파견(使)해서 인체 전체를 면역으로 돌본다. 그래서 비장은 파견(使)하는 일(爲)을 한다(脾爲之使)고 한 것이다. 위는 시장(市)처럼, 위산과 음식인 알칼리가 교환(市)되고, 소화 흡수를 가능케 하는 장소이다. 그래서 위장은 사람들과 물건들이 모이는 시장(市)과 같은 일(爲)을 한다(胃爲之市)고 한 것이다. 횡격막(鬲)과 검상돌기(肓:processus xiphoideus:劍狀突起)의 위(上) 가운데(中)에 부모(父母)가 있다(鬲肓之上, 中有父母). 횡격막과 검상돌기 위 가운데는 어디일까? 가운데(中)라는 사실에 주목해야 한다. 폐와 심장은 양쪽으로 있으니까 일단 후보에서 탈락한다. 또, 부모라고 했다. 부모는 자식의 안위(安危)를 모두 챙긴다. 바로 면역이다. 면역은 인체 전체를 모두 돌본다. 즉, 면역(免疫:immunity)은 인체의 부모(父母)이다. 그러면 횡격막과 검상돌기 위쪽에 있으면서 가운데 위치한 면역기관은 뭘까? 인체에서 골수와 함께 최대의 면역기관을 이루고 있는 흉선(thymus:胸腺)이다. 다른 말로 고황(膏肓)이며, 단(膻)이다. 흉선은 인체 전체를 면역으로 돌보는 부모(父母)이다. 격황(鬲肓)을 횡격막과 심막 아래 가름막 위에 중격 늑막으로 해석하는데 잘못된 해석이다.

경추 7번 옆(傍) 가운데(中)에 소심(小心)이 있다(七節之傍, 中有小心). 여기서 칠절(七節)을 경추(頸椎) 7번으로 해석하는데 잘못된 해석이다. 소심(小心)을 해부학을 근거로 보면 두 가지로 해석은 가능하다. 먼저 첫 번째 해석이다. 여기서 칠(七)은 기(奇)와 음(音)이 같다. 그래서 칠(七)은 기(奇)이다. 그리고 절(節)은 잘 아시다시피 경(經)이다. 그러면 칠절(七節)은 경추(頸椎) 7번이 아니라 기경(奇經)이 된다. 그리고 방(傍)은 '바싹 달라붙어 있다'라는 뜻이다. 그래서 이 문장(七節之傍, 中有小心)의 해석은 '기경(七節)과 바싹 달라붙어서(傍) 한가운데(中) 있는 것이 소심(小心)이다'이다. 심장은 가슴 한가운데를 중심으로 양쪽에 걸쳐있다. 여기서 소심(小心)을 찾아야 한다. 답은 종격(mediastinum:縱隔)이다. 그런데 왜 종격(縱隔)이 소심(小心)일까? 종격(縱隔) 전부(前部)가 심장과 심장에 출입하는 대혈관을 통제하기 때문이다. 심장은 이 종격이 통제하는 대혈관이 없으면 생명이 끝난다. 또, 종격 부근에는 심장, 폐, 각종 혈관계, 신경계, 림프계가 아주 복잡하게 엉켜있다. 이것들을 정리 정돈해 주는 것이 종격(縱隔)이다. 그래서 이 종격은 심장만큼이나 엄청나게 중요하다. 이 종격이 문제가 되면 심장과 폐는 곧바로 정지된다. 기경(奇經)인 임맥(任脈)에 바싹 달라붙어서(傍) 임맥의 한가운데(中)에 종격(縱隔)이 자리하고 있는데, 이 종격은 심장만큼 중요하기 때문에 소심(小心)이라(七節之傍, 中有小心)고 한 것이다. 결론은 소심(小心)은 종격(縱隔)인 것이다.

이번에는 두 번째 해석이다. 여기서 칠절(七節)은 횡격막이 달라붙어(傍) 있는 7번 갈비뼈(七節)에 붙은 갈비연골(costal cartilage)이다. 그리고 횡격막은 11~12번 갈비뼈 가운데(中)에 있다. 그리고 횡격막의 근육과 심막인 심포의 근육과 서로 혼합되어있다. 그래서 횡격막의 문제는 바로 심포로 이어지고, 이어서 심장으로 이어진다. 그래서 일부는 소심(小心)을 심포로 해석하기도 한다. 그러나 심포를 자극하는 것은 횡격막 근육이다. 그래서 심포(心包)를 소심(小心)으로 해석하는 것도 잘못이다. 다른 측면을 가지고 검증을 해보자. 격수(膈兪)를 달리 소심(小心)이라고도 하는데, 격수(膈兪)는 족태양방광경(足太陽膀胱經)의 혈자리로서 팔회혈(八會穴)의 혈회(血會)이다. 즉, 격수(膈兪)는 혈액(血)이 모이는(會) 곳으로 이어지는 수혈(兪)이다. 여기서 격(膈)은 횡격막을 의미하고 수혈(兪)은 체액 순환의 통로를 말한다. 그래서 격수(膈兪)는 횡격막으로 이어지는 체액 순환의 통로인 것이다. 횡격막이 혈회(血會)가 되는 이유는 횡격막 아래에서 올라오는 모든 혈액은 횡격막 공을 통해서 심장으로 들어가기 때문이다. 그래서 횡격막이 강하게 수축하면, 혈액이 횡격막 바로 아래에서 모여서(會) 정체되어버린다. 그래서 이곳의 체액 순환을 돕는 혈자리가 수혈(兪)인 격수(膈兪)이다. 그래서 격수(膈兪)가 혈회(血會)가 될 수 있다. 그래서 여기서 낼 수 있는 결론은 횡격막(膈)이 소심(小心)이 된다. 필자의 생각에는 두 번째 해석이 더 나은 것 같다.

이상 기술한 내용들은 아주 중요하기 때문에 잘 다루면(從) 복이 온다(從之有福). 그러나 잘못 다루면(逆) 재앙이 오는 것은 너무나 당연한 일이다(逆之有咎). 자침할 때 각 장기에서 핵심이 되는 부분이나 핵심 기관들을 조심하라는 뜻이다.

제2장

刺中心, 一日死, 其動爲噫. 刺中肝, 五日死, 其動爲語. 刺中腎, 六日死, 其動爲嚏. 刺中肺, 三日死, 其動爲欬. 刺中脾, 十日死, 其動爲呑. 刺中膽, 一日半死, 其動爲嘔.

침으로 심장 한가운데를 찌르면, 하루 만에 죽는다(刺中心, 一日死). 심장이 요동치면서 한숨을 쉬게 한다(其動爲噫.). 침으로 간 한가운데를 찌르면, 5일 만에 죽는다(刺中肝, 五日死). 간이 요동치면서 말을 많이 하게 한다(其動爲語). 침으로 신장의 한가운데를 찌르면, 6일 만에 죽는다(刺中腎, 六日死). 신장이 요동치면서 재채기한다(其動爲嚏). 침으로 폐의 한가운데를 찌르면, 3일 만에 죽는다(刺中肺, 三日死). 폐의 요동은 기침하게 만든다(其動爲欬). 침으로 비장의 한가운데를 찌르면, 10일 만에 죽는다(刺中脾, 十日死). 비장의 요동은 침을 자주 삼키게 한다(其動爲呑). 침으로 담의 가운데를 찌르면, 하루 반나절 만에 죽는다(刺中膽, 一日半死). 담이 요동치면 구토한다(其動爲嘔).

여기에 예시된 장기들의 공통점은 모두 혈관들이 잘 발달해 있다. 다른 말로 하면, 이 장기들은 물리적 압력이 굉장히 세다는 뜻이다. 그래서 이 기관들에 침으로 구멍을 내면, 풍선에서 바람이 빠지듯 압력이 줄면서, 기능이 정지된다. 심장은 횡격막과 연계되어 있다. 그래서 심장 한가운데 침을 놔서(刺中心), 심장이 요동치면 심장과 연결된 횡격막의 장애로 인해서 트림(噫)하거나, 하품(噫)하거나, 한숨(噫)을 쉰다(其動爲噫). 간의 한가운데 침을 놔서(刺中肝), 간이 요동치면 간은 신경을 조절하는 담즙을 다루기 때문에, 뇌 신경에 영향을 주고, 이어서 말을 많이 하게 된다(其動爲語). 신장 한가운데 침을 놔서(刺中腎), 신장이 요동치면 신장은 뇌 척수액을 다루기 때문에, 뇌 신경이 문제가 되는데, 그중에서도 삼차신경이 자극을 받으면서, 삼차신경지(三叉神經枝)의 자극은 비 점막을 자극해서 재채기(嚔:체)를 유발한다(其動爲嚔). 폐 한가운데 침을 놔서(刺中肺), 폐가 요동치면 당연히 기침한다(其動爲欬). 비장 한가운데 침을 놔서(刺中脾), 비장이 요동치면 체액이 정체되면서 구강에서 침샘이 자극되고, 이어서 침이 많이 나오고 자꾸 침을 삼킨다(其動爲呑). 구강은 비장이 통제하는 림프가 아주 잘 발달해있다는 사실을 상기해보자. 담 한가운데 침을 놔서(刺中膽), 담이 요동치면 담즙이 위(胃)로 역류하면서 위산으로 분비된다. 그 결과로 구토를 유발한다(其動爲嘔). 여기서 버티는 순서를 보면, 담은 하루하고 반나절을 버틴다(一日半死). 왜 담은 심장 다음으로 중요한 장기일까? 담은 담즙을 조절하기 때문에, 담의 기능 정지는 신경의 기능 정지와 직결된다. 즉, 담이 죽는다는 말은 뇌와 신경이 죽는다는 뜻이다. 신경이 죽으면 심장과 폐는 바로 죽는다. 이것이 담의 중요성이다. 비장의 기능이 정지되어도 오래 가는 이유는 비장의 기능을 흉선과 골수가 대신할 수 있기 때문이다. 그리고 신장의 기능이 정지되어도 어느 정도 많은 시간을 버티는 이유는 삼초가 얼마 동안은 그 기능을 대신할 수 있기 때문이다.

제3장

刺跗上, 中大脈, 血出不止, 死.

발등에 자침하면서, 발등 위의 대동맥 한가운데를 찌르면, 출혈이 멈추지 않아 죽는다(刺跗上, 中大脈, 血出不止, 死).

여기서 맥(脈)은 혈관(血管)을 말한다. 발등(跗上)은 발바닥 피부의 심한 저항성의 특징 때문에, 발등은 심한 체액의 압력을 받는 곳이다. 그런데 이곳의 큰 혈관을 침으로 찌르면, 심한 체액의 압력 때문에, 당연히 출혈이 멈추지 않게 되고, 죽을 수밖에 없다. 더구나 다리는 심장에서 내려오는 동맥혈은 중력 때문에 아주 세차게 내려오나, 올라가는 정맥은 중력 때문에 아주 느리다. 이 상태에서 발등에 있는 큰 혈관에 구멍이 난다면, 출혈은 엄청날 것이다. 출혈을 멈추지 못하면 죽는 게 당연하다. 여기서 부상(跗上)은 족양명위경(足陽明胃經)에 속하는 충양혈(衝陽穴)의 다른 이름이다. 충양혈(衝陽穴)의 위치는 발등 동맥이 만져지는 곳이다. 그래서 충양혈(衝陽穴)에 자침할 때 주의하지 않으면, 발등 동맥을 찌르게 된다. 그러면 당연히 출혈은 멈추지 않게 되고 죽는 것은 당연하다(刺跗上中大脈, 血出不止, 死).

刺面, 中溜脈, 不幸爲盲.

안면에 자침하면서, 류맥 한가운데를 찌르면, 눈에 불행을 가져온다(刺面, 中溜脈, 不幸爲盲).

경락에서 유(溜)는 음경에서는 화(火)로써 심장 즉, 동맥을 말하고, 양경에서는 수(水)로써 신장 즉, 뇌척수액을 말한다. 여기에 나오는 부분은 얼굴이므로, 동맥에 해당한다. 즉, 류맥(溜脈)은 동맥이다. 얼굴에 있는 동맥은 입꼬리의 가 쪽, 코의 옆을 지나 안쪽 눈 구석을 향하여 달리는 동맥이다. 그래서 얼굴 동맥(溜脈)에서 출혈이 생기면, 눈에 알칼리 동맥혈의 공급에 차질이 생기게 되고, 불행히도 눈이 안 보이는 것은 당연하다(刺面中溜脈, 不幸爲盲).

刺頭, 中腦戶, 入腦立死.

머리에 자침하면서, 뇌호 한가운데를 찌르면, 침이 뇌로 들어가면서, 죽게 된다(刺頭, 中腦戶, 入腦立死).

어린애들의 정수리를 보면, 맥이 팔딱팔딱 뛰는 것을 볼 수가 있다. 이 부분이 숫구멍이다. 그리고 이 숫구멍을 천문(fontanel:泉門)이라고 하는데, 머리에는 대천문(anterior fontanella:大泉門:앞숫구멍), 소천문(posterior fontanelle:小泉門:뒤숫구멍) 두 군데가 있다. 이 두 곳은 뇌로 바로 들어가는 문이다(腦戶). 여기에 침을 놓을 때 깊이 들어가서 뇌까지 닿으면(入腦), 당연히 죽는다(刺頭中腦戶, 入腦 立死).

刺舌下, 中脈太過, 血出不止, 爲瘖.

혀 밑에 자침하면서, 맥 한가운데를 너무 과하게 침범하면, 출혈이 멎지 않아 말을 하지 못하게 된다(刺舌下, 中脈太過, 血出不止, 爲瘖).

혀 밑에는 동맥이 잘 발달해있다. 이 혀 동맥은 외경동맥에서 혈액을 직접 받기 때문에 압력이 아주 세다. 그래서 이 부분에 침으로 과하게(太過) 구멍을 낸다면, 출혈이 멈추지 않을 것이며, 당연한 결과로 혀를 쓰지 못하게 될 것이며, 그 결과로 말을 하지 못할 것이다(刺舌下中脈太過, 血出不止, 爲瘖).

刺足下布絡中脈, 血不出, 爲腫.

족하의 포락에 있는 맥 한가운데를 찔러서 피가 안 나오면, 부종이 생긴다(刺足下布絡中脈, 血不出, 爲腫).

발바닥은 저항성이 아주 심한 피부로 구성되어 있다. 그래서 여기에 있는 혈관을 침으로 찔러도 발바닥 피부 저항성 때문에, 출혈이 있지는 않을 것이다. 그러나 피부 저항성 때문에, 안쪽에 혈액이 고이게 되고, 부종이 생길 것이다(刺足下布絡中脈. 血不出, 爲腫).

刺郄中大脈, 令人仆, 脫色.

극중의 대동맥을 찌르면, 사람을 넘어지게 하고, 얼굴색이 변하게 한다(刺郄中大脈, 令人仆, 脫色).

극중(郄中)은 족태양방광경의 위중혈(委中穴)을 말하는데, 이 부분은 체액의 정체가 아주 심한 병목 지점 중에서 한 곳이다. 그만큼 체액의 압력이 강하다. 그런데 이곳의 큰 혈관에 침으로 구멍을 낸다면, 반드시 심한 출혈이 있을 것이고, 무릎 관절은 기능을 잃을 것이다. 무릎 관절을 못 쓰니 당연히 쓰러질(仆) 것이고, 심한 출혈 때문에 얼굴색(色)이 변할(脫) 것이다(刺郄中大脈, 令人仆, 脫色). 다른 측면에서 해석을 해보면, 위중혈(委中穴)은 족태양방광경(足太陽膀胱經)의 혈자리로서 합혈(合穴)이며 토(土)에 속한다. 즉, 위중혈은 림프액(土)이 모이는 곳이다. 이 림프액은 관절활액의 림프액이다. 관절활액은 림프액인 뇌척수액이라는 사실을 상기해보자. 그래서 이곳에서 출혈을 시키면, 관절의 산성 림프액은 알칼리 동맥혈의 부족으로 인해서 중화가 안 되고, 이어서 무릎 관절의 기능은 멈춘다. 그러면 곧바로 넘어질 것이다. 또, 이 혈자리의 특징은 오금의 가로 간 금의 중간에서 대퇴이두근건과 반건양근건과의 중간 점에 해당한다. 그래서 여기에서 출혈을 시키면, 이들 근육이 풀려버리고, 바로 주저앉아(仆) 버릴 것이다.

刺氣街, 中脈, 血不出, 爲腫, 鼠僕.

기가에 자침할 때, 맥 한가운데를 찔러서 피가 안 나오면, 부종이 생기고, 서혜부가 막힌다(刺氣街, 中脈, 血不出, 爲腫, 鼠僕).

겨드랑이나 오금의 오목한 부분을 자개미라고 하는 서혜부(鼠)인데, 이곳이 기가(氣街)이다. 이곳에서 동맥의 박동을 느낄 수가 있다. 그런데 이 부위에 침을 놓아서 출혈이 없다면, 복부와 다리가 만나는 서혜부(鼠)에 부종이 생길 것이다. 즉,

이곳에서 출혈이 없다는 말은 혈관 안에서 혈전을 만들었다는 것을 암시한다. 즉, 혈액이 응고되어서 피가 밖으로 나오지 않았다는 뜻이다. 그러면 이 부분에서 체액 순환은 막히고, 부종을 만드는 것은 당연하다. 그러면 당연히 서혜부(鼠)는 막힐(僕) 것이다(刺氣街中脈, 血不出, 爲腫, 鼠僕).

刺脊間, 中髓, 爲傴.

척주들 사이에 자침할 때, 골수 한가운데를 찌르면, 허리가 구부러진다(刺脊間, 中髓, 爲傴).

척주 사이사이에는 콜라겐 섬유가 자리하고 있다. 소위 디스크(disc)라고 하는 콜라겐 완충판(緩衝板)이 자리하고 있다. 이 추간판(intervertebral disc:椎間板)이 허리의 유연성을 보장하고 허리를 꼿꼿이 서게 한다. 그런데 이 추간판을 뚫고서 뼈 안에 존재하는 골수(髓)까지 침이 들어간다면, 골수에는 면역 세포들이 많으므로, 침은 골수에 산(酸)을 공급하게 되고, 이어서 면역이 작동하면서 면역 세포들은 침이 공급한 산(酸)을 중화하면서, 추간판 콜라겐을 녹여버릴 것이다. 그러면 척주 통증 때문에 허리를 펴지 못하게 되고, 당연히 곱사등이(傴)가 될 것이다(刺脊間中髓, 爲傴).

刺乳上, 中乳房, 爲腫, 根蝕.

유방 위에 자침할 때, 유방 한가운데를 찌르면, 부종이 생기고, 뿌리에서 썩는다(刺乳上, 中乳房, 爲腫, 根蝕).

유방은 림프관이 아주 잘 발달해있다. 림프관에는 알칼리 림프액이 차 있다. 그런데 여기에 침을 놓으면 즉, 침으로 산을 공급하면, 림프에서 산-알칼리 반응이 일어나면서 반응 물질인 담(痰)을 만들어 낼 것이고, 삼투압 기질인 이 담(痰)은 수분을 잔뜩 끌어안으면서 체액 순환을 막아버리고, 결과는 당연히, 부종(腫)이 생길 것이다. 이어서 체액은 정체되면서 혈액의 순환은 막히고, 당연한 순리로 유방 세포(根)의 괴사(蝕)가 일어날 것이다(刺乳上中乳房, 爲腫, 根蝕).

刺缺盆, 中内陷, 氣泄, 令人喘欬逆.

결분에 자침하면서 결분의 오목한 부분의 한가운데를 찌르면, 기가 새면서 기가 역해서 기침하게 만든다(刺缺盆 中内陷, 氣泄, 令人喘欬逆).

결분(缺盆)은 쇄골의 오목한 부분(内陷)을 말한다. 이 부분은 폐와 아주 가까이에 자리하고 있으므로, 침을 놓을 때 아주 주의를 요구하는 지점이다. 이곳에 침을 놓다가 폐를 찌르면, 폐에서 공기가 빠지면서(氣泄), 산소 공급에 심한 장애를 유발한다. 그 결과로 기침을 유발하고 폐가 산성 정맥혈을 중화시키지 못하면서 심한 기의 역류(逆)를 경험할 것이다(刺缺盆中内陷, 氣泄, 令人喘欬, 逆). 그리고 결분(缺盆)은 족양명위경(足陽明胃經)의 혈자리로서 중쇄골선 위에서 쇄골상와(鎖骨上窩)의 제일 우묵한 곳이다. 침을 놓을 때 폐(肺)를 찌를 수 있으므로 주의해야 한다. 그래서 일부 옛 의학서에는 금침혈(禁鍼穴)로 되어있다.

刺手魚腹内陷, 爲腫.

손의 어복에 자침할 때, 내함을 찌르면 부종이 생긴다(刺手魚腹, 内陷, 爲腫).

손(手)에서 물고기(魚) 배(腹)처럼 볼록하게 올라온 부분이 어제(魚際)이다. 그런데 여기에서 옆에 있는 오목한 부분(内陷)은 육안으로도 보이는 정맥혈관이 자리하고 있다. 잘못해서 여기에 침을 놓으면, 침이 공급한 산(酸)은 곧바로 혈전을 만들어낸다. 손바닥은 그렇지 않아도 저항성 피부 때문에 체액 순환이 잘 안 되는 곳이다. 그러면 이 혈전이 체액의 흐름을 막고, 그 결과, 부종이 형성된다(刺手魚腹内陷, 爲腫).

無刺大醉, 令人氣亂. 無刺大怒, 令人氣逆. 無刺大勞人. 無刺新飽人. 無刺大饑(飢)人. 無刺大渴人. 無刺大驚人.

만취한 사람에게는 침을 놓지 않는다(無刺大醉). 사람의 기를 혼란시킨다(令人氣亂). 격노한 사람에게는 침을 놓지 않는다(無刺大怒). 기를 역하게 만든다(令人氣逆). 고된 노동을 한 사람에게는 침을 놓지 않는다(無刺大勞人). 과식한 사람에게 침을 놓지 않는다(無刺新飽人). 매우 많이 굶은 사람에게는 침을 놓지 않는다(無刺大饑(飢)人). 갈증이 심한 사람에게는 침을 놓지 않는다(無刺大渴人). 많이 놀랜 사람에게는 침을 놓지 않는다(無刺大驚人)

자침법의 기본 중에서 기본을 말하고 있다. 침은 기본적으로 알칼리를 이용하는 치료법이다. 그래서 몸이 전반적으로 산성인 경우에 침을 놓으면, 인체 기 순환에 대혼란을 가져온다. 침의 핵심은 경(經)을 통한 면역 활성화와 수(兪)를 통한 체액 순환이다. 알콜인 술(酒)은 자체가 산(酸)이다. 그래서 만취(大醉)는 몸에 알칼리는 부족하게 만들고 산은 가득하게 만들어버린다. 당연히 알칼리를 이용해야 하는 침은 금기 사항이 될 수밖에 없다. 이때 침을 놓으면, 인체의 산과 알칼리 균형에 대혼란(亂)을 가져온다. 그래서 인체가 만취 상태인데 침을 놓으면 산을 더 추가하는 결과를 가져오고, 그러면 기의 대혼란을 유발하기 때문에 만취 상태이면 침을 놓지 말라는 것이다(無刺大醉, 令人氣亂). 성질(怒)을 내면 호르몬의 분비가 급증한다. 호르몬은 무조건 산(酸)이다. 그런데 대노(大怒)하면, 간질에 산이 폭증한다. 그래서 당연히 이때는 침을 놓으면 안 된다. 만일에 이때 침을 놓으면, 침이 전자인 산을 추가로 공급하면서 곧바로 산 과잉(氣逆)을 초래한다. 그래서 대노할 때는 자침하지 말라는 것이다(無刺大怒, 令人氣逆). 육체를 물리적으로 과다 사용해도 호르몬의 과다 분비가 유도된다. 이때는 성질을 내는 것과 같은 효과가 나온다. 그래서 이때도 자침하면 안된다(無刺大勞人). 과식(新飽)도 술을 많이 먹은 것과 똑같다. 즉, 식사 자체는 알칼리이지만, 위(胃)에서 위산을 환원받으면서 산성으로 변한다. 이것이 간문맥으로 흡수되면서 간에서 중화되는데, 간도 중화 능력의 한계를 가지고 있으므로, 과식하면 과잉 산이 간으로 몰리면서 중화되지 않고, 그대로 인체 안으로 흡수되면서 인체를 산성으로 만들어버린다. 그래서 과식했을 때도 자침하면 안된다(無刺新飽人). 굶는다(饑)는 것은 외부에서 알칼리 공급이 없다는 말이다. 그리고 거의 기아 수준으로 가면, 인체 안에는 중화되지 않은 호르몬으로 인해서 간질에 산이 가득 찬다. 그래서 이때도 당연히 자침하면 안된다(無刺大饑(飢)人). 갈증(渴)이라는 것은 물을 요구하는 것이다. 수분을 요구하려면, 반드시 삼투압 기질인 과잉 산이 존재해야 한다. 그래서 이때도 당연히 자침하면 안된다(無刺大渴人). 심하게 놀라는 것도 호르몬 분비의 급증을 유발한다. 즉, 이때도 온몸에 산이 가득한 상태가 된다. 그래서 이때도 당연히 자침하면 안된다(無刺大驚人). 위에 열거한 모든 경우는 모두 체액을 산성으로 만드는 요인들이다. 그래서 알칼리를 이용해야 하는 침을 놓으면 안 되는 것이다. 참고로 여기서 침의 기본 원리를 한 번 더 상기해보자. 간단히 말하면, 침은 면역을 부르고, 체액 순환을 돕는 도구이다. 그래서 면역이 상주하는 경(經)을 이용하고, 체액 순환을 돕는 수(兪)를 이용한다. 그러면 면역은 어떻게 불러낼까? 바로 ROS(Reactive oxygen species:활성산소)이다. 이 ROS가 없으면, 면역은 꼼짝도 안 한다. 그러면 논리에 따라서 침은 면역을 만들어내므로, 침이 ROS를 만들어내야만 한다는 결론에 도달한다. 그렇다. 침이 바로 ROS를 만들어내는 주범이다. 그래서 침은 원칙적으로 독(毒)이다. 대신, 이 독이 면역을 활성화하는 것이다. 그런데 인체가 산으로 가득한 상태에서는 면역은 이미 고갈되었기 때문에 면역이 풍부한 경(經)을 통해서 거자법(巨刺法)을 써야 하는 침은 무용지물이 된다. 이 사실은 현대의학과 정면으로 대치된다. 현대의학은 ROS가 천하의 원수이다. 그런데 침이 천하의 원수를 만들어서 인체를 치료한다고? 현대의학의 입장으로 본다면, 정말로 웃기는 이야기이다. 그러나 잠시 생각을 해보면, ROS가 면역을 만들어내기 때문에 침이 ROS를 만들어서 면역을 불러내는 것은 당연한 이야기이다. 대신 반드시 경락(經絡)의 법칙을 지켜야만 한다. 아니면 큰 병을 일으키고 만다. 이때는 현대의학이 말하는 원수가 되고 만다. 그러면 침은 어떻게 ROS를 만들어 낼까? ROS를 만들기 위해서는 홑전자(unpaired electron)를 공급해주어야 한다. 침의 철(鐵)이 바로 홑전자를 공급하는 주범이다. 그래서 산이 과잉인 상태에서는 침을 놓으면 안 된다. 침은 절대적으로 알칼리를 이용해야 하는 숙명을 지닌다. 여기서 알칼리는 바로 산소를 말한다. 그래서 침을 놓을 때는 들숨을 이용한다. 그 이유는 들숨 때 산소를 얻을 수 있기 때문이다. 그러나 산소가 부족한 상황에서 즉, 산성 환경에서 침을 놓으면, 침은 기역(氣逆)인 과잉 산(酸)을 만들어낸다. 여기서 역(逆)은 홀전자의 발생을 의미한다. 이 홀전자는 산소가 있으면, 활성화된 면역에 의해서 면역 세포의 미토콘드리아에서 중화된다. 그런데 반대로 산소가 없으면, 침이 공급한 홀전자는 면역은 불러내지도 못하고, 거꾸로 MMP(Matrix metalloprotease:MMP)를 불러내고, 이어서 콜라겐을 분해해서 중화된다. 즉, 염증을 만들어내는 것이다. 다른 말로 하면, 담(痰)을 만들어내는 것이다. 그러면, 이 콜라겐으로 인해서 체액 순환은 막히고, 문제는 심각해진다. 그래서 체액을 산성 환경으로 만드는 조건에서는 자침을 금지하는 것이다. 침과 면역, 면역과 ROS, 침과 ROS의 관계를 모르면, 이 문장은 풀 수가 없다.

刺陰股, 中大脈, 血出不止, 死.

넓적다리 안쪽에 있는 큰 혈관 한가운데를 찔러서 출혈이 멈추지 않으면 죽는다 (刺陰股, 中大脈, 血出不止, 死).

넓적다리 안쪽 부위에 있는 큰 혈관을 찌르면 출혈이 멎지 않아 죽는다(刺陰股中大脈, 血出不止, 死). 다리는 중력 때문에 동맥혈의 압력이 아주 세다. 그런데 이런 큰 혈관에 구멍을 낸다면, 엄청난 세기로 혈액이 유출될 것이고, 막기도 상당히 힘들 것이다. 못 막으면 당연히 죽는다. 구체적으로 보면 족궐음간경(足厥陰肝經)의 혈자리인 음포(陰包)로써 대퇴골 내측상과의 윗기슭으로부터 4치 위인 봉장근(縫匠筋)과 얇은 살(박고근) 사이의 우묵한 곳이다. 월경 불순, 하복통, 소변이 잘 나오지 않는 데 쓴다. 간은 하복부의 정맥총을 통제하기 때문에, 이런 병증일 때 이 음포(陰包)를 쓴다. 그러면 이 혈자리 부근에는 반드시 대정맥이 자리하고 있을 것이다. 간은 신경절을 통제해서 근육을 통제한다. 즉, 이 부근의 봉장근(縫匠筋) 등등 수축한 근육을 통제해서 산성 정맥혈을 통제한다. 여기에 침으로 구멍을 내면, 중력 때문에 엄청난 출혈이 있을 것이다. 당연히 출혈을 멈추게 하지 못하면 죽을 것이다.

刺客主人內陷, 中脈, 爲內漏, 爲聾.

객주인의 움푹한 데 있는 맥 한가운데를 찌르면(刺客主人內陷中脈), 내이에서 진물을 만들고, 귀를 먹게 만든다(爲內漏, 爲聾).

객주인(客主人)은 족소양담경(足少陽膽經)에 속하는 상관혈(上關穴)의 다른 이름이다. 이곳은 관골(zygomatic bone:顴骨)이 자리하고 있으며, 또한, 아주 중요한 림프절이 하나 있는데, 이 림프절은 목과 두개골의 림프를 받는데, 바로 귓바퀴앞 림프절 혹은 이개전림프절(preauricular lymph node)이다. 이 림프절이 잘못되면 중이염(otitis media:中耳炎)에 걸리고, 진물이 흘러 나온다(爲內漏). 이 중이염은 당연히 청각에 이상을 가져온다(刺客主人內陷中脈, 爲內漏, 爲聾). 이곳에 있는 혈관에 침으로 산을 공급하면, 당연히 혈전이 형성되고, 그 혈전은 림프로 들어가서 문제를 일으킨다. 이 영향을 받는 림프가 바로 이개전림프절이다. 이 림프가 막히면, 뇌척수액에서 오는 산성 체액이 중이에서 정체가 일어난다. 결과는 중이염이다. 그러면 귀가 잘 안 들릴 것이다.

刺膝髕出液, 爲跛.

무릎 덮개 뼈를 찌르면 활액이 나오고 절름발이를 만든다(刺膝髕出液, 爲跛).

슬빈(膝髕)은 무릎을 덮고 있는 슬개골(patella:膝蓋骨)이다. 이 슬개골은 무릎 관절의 운용을 책임지고 있다. 그런데 이곳을 침으로 찌른다면 당연히 관절활액이 누출되고(出液), 무릎 관절의 완충액은 사라지고, 이어서 무릎뼈가 직접 접촉하면서 통증 때문에 제대로 걷지를 못하고 절름발이가 될 것이다(刺膝髕, 出液, 爲跛).

刺臂太陰脈, 出血多, 立死.

상완의 태음맥을 찌르면, 출혈이 과다해서 죽는다(刺臂太陰脈, 出血多, 立死).

팔의 상박에 있는 태음혈 중에서 맥 즉, 혈관이 관여하는 곳은 수태음폐경(手太陰肺經)의 혈자리 협백(俠白)이다. 이 혈자리는 동맥 가운데에 있다. 그래서 여기서 혈액이 누출된다면, 문제가 심각해진다. 당연히 출혈 과다로 죽는다(刺臂太陰脈, 出血多, 立死).

刺足少陰脈, 重虛出血, 爲舌難以言.

족소음맥을 찔러서 중허가 되고 출혈이 있으면, 혀가 문제가 되어서 말하는데 어려움을 겪는다(刺足少陰脈, 重虛出血, 爲舌難以言).

신장혈 중에서 혀와 관계가 있으려면 심장과 관계가 있어야 한다. 즉, 심장과 관계되는 곳에 문제가 있어야 한다. 그러면 영허(靈墟)밖에는 없다. 영허는 왼쪽은 심장, 오른쪽은 폐장이 자리하고 있다. 그래서 이곳에 침을 잘못 놓으면 두 개의 기관 즉, 심장과 폐를 동시에(重) 허(虛)하게 만들 수 있다. 이 혈자리에 침을 놓았는데, 출혈이 보인다면 심장에 문제를 일으킨다. 심장이 문제가 되면, 혀 세포 특성 때문에 혀가 문제가 생기고 말하는데 어려움을 겪는다(刺足少陰脈重虛, 出血, 爲舌難以言). 이 기전은 다르게 설명해도 된다. 족소음신경에 수부(兪府)가 있다. 이 수부가 갑상선으로 연결된 혈자리이다. 즉, 신장경의 수부는 갑상선을 통제하는 혈자리이다. 그래서 이곳에 자침을 잘못하게 되면, 갑상선이 문제가 된다. 그리고 갑상선은 근육과 혈관 그리고 신경을 통해서 혀와 연결된다. 그래서 갑상선이 문제가 되면, 대개는 혀에 부종이 오면서 말을 잘하지 못하게 된다.

刺膺中陷, 中肺, 爲喘逆仰息.

가슴의 움푹 들어간 곳을 찌르거나 폐를 찌르면(刺膺中陷, 中肺), 기침하거나 기가 역하거나 앙식한다(爲喘逆仰息).

가슴의 움푹 들어간 가운데나 폐 가운데에 침을 놓는다면, 숨을 헐떡이거나 기가 역하며, 등을 뒤로 저치고 숨을 쉰다(刺膺中陷, 中肺, 爲喘逆仰息). 폐를 찌르면 당연히 숨은 헐떡일 것이다. 그리고 폐는 산성 정맥혈을 최종 중화하는 기관이기 때문에, 폐가 문제가 되면 당연히 과잉 산으로 인해서 기가 역류(逆)할 것이다. 그런데 왜 뒤로 젖히고 숨을 쉴까? 그 이유는 중함(中陷)을 찔렀기 때문이다. 가슴의 중함 부분은 종격(縱隔:Mediastinum)이 자리하고 있다. 이 종격은 힘줄을 보유하고 있는데, 이 힘줄이 척주 힘줄과 연계되어 있다. 그래서 종격을 건드려서 힘줄이 문제가 되면, 숨을 쉴 때마다, 이 힘줄이 자극을 받게 되고, 이어서 등에 연결된 힘줄에까지 영향을 미친다. 그래서 숨을 쉴 때 뒤고 젖혀지는 것(仰息)이다. 아주 고통스러울 것이다. 종격은 그만큼 중요하다는 암시이다.

刺肘中內陷氣歸之, 爲不屈伸.

팔꿈치의 움푹 들어간 곳을 찌르면, 기가 복귀해서 굴신하지 못한다(刺肘中內陷氣歸之, 爲不屈伸).

팔꿈치 가운데 움푹 들어간 곳은 주관절(肘關節)이다. 이곳에 침을 놓으면, 기가 한 곳으로 모인다(氣歸之). 즉, 관절에는 활액이 자리하고 있는데, 이 활액은 알칼리이다. 그래서 여기에 침을 놓으면, 침이 제공한 산 때문에 당연히 활액의 응고(氣歸)가 일어난다. 그 결과 당연히 팔을 접고 펴는데, 어려움을 겪는다(刺肘中內陷, 氣歸之, 爲不屈伸).

刺陰股下三寸内陷, 令人遺溺.

넓적다리 안쪽 밑의 3촌에 있는 움푹한 곳을 찌르면, 요실금을 만든다(刺陰股下三寸内陷, 令人遺溺).

넓적다리 아래 삼촌 우묵한 곳은 음고(陰包)일 가능성이 높다. 음고(陰包)는 하복부의 정맥총을 통제하기 때문에, 당연히 방광 정맥총에 영향을 준다. 방광 정맥총은 요로를 감싸고 있어서, 이 정맥총이 산성으로 변하면, 요로를 자극하고 요실금을 만들어낸다(刺陰股下三寸, 内陷, 令人遺溺).

刺掖下脇間内陷, 令人欬.

겨드랑이 아래 갈비뼈 사이 움푹한 곳을 찌르면, 기침하게 만든다(刺掖下脇間内陷, 令人欬).

겨드랑이 아래 갈비뼈 사이 움푹 들어간 곳은 횡격막과 연계된다. 당연히 기침을 유발시킨다(刺掖下脇間, 内陷, 令人欬).

刺少腹, 中膀胱, 溺出, 令人少腹滿.

소복에 있는 방광을 찌르면, 소변이 나오고, 소복이 그득하게 한다(刺少腹, 中膀胱, 溺出, 令人少腹滿).

골반강(少腹)에 있는 방광을 찌르면, 당연히 산성인 소변이 유출될 것이다. 소복은 하초이다. 이 하초는 장간막이 있어서 침과 소변으로 인한 과잉 산이 생기면, 장간막이 콜라겐을 만들어서 산을 중화시킨다. 이 콜라겐은 삼투압 기질이라서 수분 대사에 관여한다. 그래서 이 콜라겐은 하초인 소복을 그득하게 만든다(刺少腹中

膀胱, 溺出, 令人少腹滿). 물론 소변 자체로도 그득하게 만든다.

刺腨腸內陷, 爲腫.

　천장 움푹한 곳을 찌르면, 부종을 만든다(刺腨腸內陷, 爲腫).

　천장(腨腸)은 비장근(gastrocnemius muscle:脾臟筋)을 말한다. 다리를 펴는 운
동과 발끝 운동을 담당한다. 상당한 압박을 가하는 근육이다. 여기에서 우묵한 곳
은 오금이다. 이 오금은 체액의 정체가 아주 심한 곳이다. 그래서 산성 체액이 쌓
이는 곳이기도 하다. 그런데 침으로 산을 추가로 공급한다면, 곧바로 담(痰)이 생
기고 체액의 흐름을 막으면서 부종을 유발한다(刺腨腸, 內陷, 爲腫).

刺匡上陷骨中脈, 爲漏, 爲盲.

　눈 둘레 위쪽 움푹한 곳에 있는 뼈에 있는 혈관을 찌르면, 눈물이 나오고 눈에
서 문제가 생긴다(刺匡上陷骨中脈, 爲漏, 爲盲).

　눈구멍 뼈의 둘레를 이루는 곳의 위쪽 우묵한 곳에 있는 혈관은 광상정맥(眶上
靜脈:supraorbital vein:안와상정맥(眼窩上靜脈):눈확위정맥)인데, 눈 안으로 통하
는 안각정맥(眼角靜脈:angular vein)과 연결된다. 그래서 이 정맥을 잘못 건드리
면, 눈물이 나오고(爲漏), 눈을 멀게(爲盲) 할 수도 있다(刺匡上陷骨中脈, 爲漏, 爲
盲). 즉, 눈 안쪽에서 나오는 혈액 순환을 막아버리기 때문이다.

刺關節中液出, 不得屈伸.

관절 한가운데를 찌르면, 활액이 유출되고, 굴신하지 못한다(刺關節中液出, 不得屈伸).

관절 한가운데에 침을 놓으면, 당연히 활액이 누출되고, 이어서 관절은 완충제를 잃어버리므로, 관절뼈끼리 부딪치면서 통증이 생기기 때문에, 굴신이 어렵게 된다(刺關節中, 液出, 不得屈伸).

이 문장들에서 특징은 모두 함몰(陷)된 부분을 언급한다는 사실이다. 이 함몰(陷) 부위는 모두 체액의 정체가 심한 곳들이며, 그 결과로 산(酸)이 제일 많이 모이는 곳이다. 여기에 침으로 산(酸)을 더해준다면, 곧바로 담(痰)이 형성되면서, 체액의 순환을 막아버리고, 문제를 유발할 것이다.

제53편. 자지론(刺志論)

제1절

黃帝問曰, 願聞虛實之要. 岐伯對曰, 氣實形實, 氣虛形虛. 此其常也. 反此者病, 穀盛氣盛, 穀虛氣虛. 此其常也. 反此者病, 脈實血實, 脈虛血虛, 此其常也. 反此者病.

황제가 묻는다(黃帝問曰). 허실의 요지를 듣고 싶네요(願聞虛實之要)? 기백이 대답한다(岐伯對曰). 기가 실하면 형이 실하고(氣實形實), 기가 허하면 형이 허하다(氣虛形虛). 이것은 법칙이다(此其常也.). 이것을 위반하면 병이 생긴다(反此者病). 곡기가 성하면, 기가 성하고(穀盛氣盛), 곡기가 허하면, 기도 허하다(穀虛氣虛). 이것은 법칙이다(此其常也). 이것을 위반하면, 병이 생긴다(反此者病). 맥이 실하면, 혈도 실하다(脈實血實). 맥이 허하면, 혈도 허하다(脈虛血虛). 이것은 법칙이다(此其常也). 이것을 위반하면, 병이 생긴다(反此者病).

기운(氣)이 힘차면(實) 당연히 육체(形)도 힘이 넘쳐(實)난다(氣實形實). 반대로 기운(氣)이 없는데(虛) 육체(形)가 힘이 있겠는가(氣虛形虛)? 실제는 육체에서 기운이 나온다. 그래서 육체와 기운은 원칙적으로 한 몸이다. 이것이 정상(常)이며 상식(常)이다(此其常也). 그런데 반대로 삐쩍 마른 사람이 기운이 펄펄 난다거나 건장한 사람이 기운이 없어서 비실거리면, 이것은 분명히 병이 있는 것이다(反此者病). 영양분이 많은(盛) 음식(穀)은 당연히 기(氣)도 많이(盛) 제공한다(穀盛氣盛). 거꾸로 영양가가 없는(虛) 음식(穀)은 기(氣)도 제공하지 못하게(虛) 된다(穀虛氣虛). 이것이 상식이다(此其常也). 거꾸로 영양가가 있어 보이는데, 기를 제공하지 못한다거나, 영양가가 없어 보이는데, 기를 제공한다면, 이 음식들은 뭔가 문제가 있는 것은 당연하다. 즉, 빛 좋은 개살구일 것이다. 이들 음식을 먹으면, 당연히 병에 걸릴 것이다(反此者病). 맥(脈)이 힘차게(實) 뛰려면, 혈액(血)도 충만(實)해야 하는 것은 당연하다(脈實血實). 거꾸로 맥(脈)이 약하면(虛), 당연히 혈액(血)도 형편 없을

(虛) 것이다(脈虛血虛). 이것은 상식이다(此其常也). 그런데 맥이 강하게 뛰는데, 혈액이 형편없다거나, 혈액은 충만한데, 맥이 형편없다면, 이것은 분명히 서로 불균형을 의미하고, 병이 있음을 암시하는 것이다(反此者病).

제2절

帝曰, 如何而反. 岐伯曰, 氣虛身熱, 此謂反也. 穀入多而氣少, 此謂反也. 穀不入而氣多, 此謂反也. 脈盛血少, 此謂反也. 脈少血多, 此謂反也.

황제가 말한다(帝曰). 어떻게 하면 위반합니까(如何而反)? 기백이 말한다(岐伯曰). 기는 허한데 신열이 있으면 이것을 위반했다고 한다(氣虛身熱. 此謂反也). 많이 먹는데 기가 약하면 이것을 위반했다고 한다(穀入多而氣少, 此謂反也). 먹지 않았는데 기가 강하면 이것을 위반했다고 한다(穀不入而氣多, 此謂反也). 맥은 강한데 혈액이 적으면 이것을 위반했다고 한다(脈盛血少, 此謂反也). 맥이 약한데 혈액이 많으면 이것을 위반했다고 한다(脈少血多, 此謂反也).

열을 만드는 것은 기(氣)이다. 그래서 열이 나려면, 기가 많아야 한다. 그래서 기가 허한데, 열이 나는 것은 문제(反)가 있는 것이다(氣虛身熱, 此謂反也). 이 경우는 인체 안에서 산성인 호르몬 대사가 과해서 기가 계속 소모되면서 열을 만들어내는 것이다. 그러면 당연히 기는 허한데, 열이 난다. 음식은 당연히 영양성분이 있으므로, 기를 보충해준다. 그런데 음식(穀)을 아무리 많이(多) 먹어도(入) 기가 보충이 안 된다(少)면, 이는 반드시 문제(反)가 있는 것이다(穀入多而氣少, 此謂反也). 이 경우는 소화 흡수에 문제가 있거나, 인체 안에 산이 과잉이라서, 이 과잉 산을 중화하면서, 기가 소모되기 때문이다. 거꾸로 음식을 먹지 않았는데도, 기운이 펄펄(多) 난다면, 이것 또한, 문제가 있는 것이다(穀不入而氣多, 此謂反也). 즉, 인체 안에 과잉 산이 축적된 것이다. 이 과잉 산은 에너지이기 때문에, 기운이 펄펄 나게 만든다. 이것이 미친병(狂)이다. 맥이 왕성하려면, 혈액도 충분해야 하는 것은 상식이다. 그런데 혈액은 부족한데, 맥이 과하게 뛴다면, 당연히 문제가 있는 것이다(脈盛血少, 此謂反也). 거꾸로 혈액량이 풍부한데도 불구하고, 맥이 약하게 뛴다면, 이것 또한 문제가 있는 것은 그냥 상식이다(脈少血多, 此謂反也).

제3절

氣盛身寒, 得之傷寒.

기가 성한데, 몸이 차가우면(氣盛身寒), 상한을 얻는다(得之傷寒).

산(酸)인 기(氣)는 넘쳐(盛)나는데, 몸(身)이 차갑(寒)게 되려면(氣盛身寒), 열의 원천인 산(酸)을 염(鹽)으로 처리해야 한다. 이렇게 산을 격리한 염이 인체 안에 존재하게 되면, 이 염은 열에너지만 받으면, 언제라도 산을 토해내면서 열을 만들거나 인체를 괴롭힌다. 즉, 염은 열의 원천인 산을 격리했으니까, 한(寒)이 된다. 즉, 염(鹽)이 한(寒)인 것이다. 그래서 이 한(寒)이 열에너지에 의해서 산을 내놓으면서 인체에 상해를 입히면(傷), 이것을 상한(傷寒)이라고 한다. 그래서 산(酸)인 기(氣)는 넘쳐(盛)나는데, 몸(身)이 차갑(寒)게 되면(氣盛身寒), 상한(傷寒)이라는 병을 얻는다(得之傷寒)고 하는 것이다.

氣虛身熱, 得之傷暑.

기가 허한데, 신열이 있으면(氣虛身熱), 상서를 얻는다(得之傷暑).

산(酸)인 기(氣)는 부족(虛)한데, 신열(身熱)이 있으려면(氣虛身熱), 외부에서 열에너지를 공급해서 인체를 자극하고, 이어서 산성인 호르몬의 분비가 과해지고, 이 과잉 산을 중화해야만 신열이 발생한다. 즉, 인체 밖에서 공급한 열에너지인 혹서(暑)가 인체를 상하게(傷) 한 것이다. 이것이 상서(傷暑)이다. 그래서 기가 허한데 신열이 있으면(氣虛身熱), 상서를 얻었다(得之傷暑)고 한 것이다.

穀入多而氣少者, 得之有所脫血, 濕居下也.

　많이 먹는데, 기가 약하다면(穀入多而氣少者), 혈액을 잃는 이유가 있거나(得之有所脫血), 습기가 있는 거주지에서 머물 것이다(濕居下也).

　먹는 것이 많은데도 불구하고, 기가 부족한 것은(穀入多而氣少者), 분명히 어디론가 기를 뺏길 것이다. 여기서 기(氣)는 음기(陰氣)인 알칼리를 말한다. 그 가운데 하나가 알칼리 혈액을 외부로 뺏기는 출혈일 것이다(得之有所脫血). 또, 습한 곳에 거주(居)하는 것이다(濕居下也). 습(濕)은 수분을 의미한다. 습기가 많은 곳에 거주하면, 피부나 옷에 습기가 차고, 그러면 인체 안에서 피부를 통해서 밖으로 배출하는 수분 대사는 막힌다. 인체가 하루에 인체 밖으로 배출하는 수분량은 신장이 약 1,000㎖이다. 그리고 피부로 배출하는 하루 수분량은 약 700~800㎖이다. 그래서 피부로 배출하는 수분량은 가히 엄청나다. 문제는 수분이 모이려면, 반드시 삼투압 기질이 있어야만 가능하다. 즉, 수분이 모이는 곳에는 반드시 산(酸)이 있다는 뜻이다. 그래서 인체에서 피부로 수분을 배출한다는 말은 산(酸)을 배출한다는 뜻과 같다. 소변으로 요산이 수분과 함께 배출되는 것처럼 말이다. 그래서 습기가 있는 곳에 거주하면, 인체 안에 과잉 산이 쌓인다. 결과는 알칼리의 소모로 인한 알칼리 부족이 유발된다(穀入多而氣少者, 濕居下也).

穀入少而氣多者, 邪在胃及與肺也.

　적게 먹는데, 기가 펄펄 난다면(穀入少而氣多者), 사기가 폐와 더불어 위까지 존재한다는 것이다(邪在胃及與肺也).

　이번에는 먹는 것은 적은데, 인체 안에 기가 넘쳐나는 것은(穀入少而氣多者), 몸안에 기가 쌓여있다는 사실을 암시한다. 즉, 인체 안팎의 기 순환이 안 되고 있다. 인체에서 인체 밖으로 기를 내보내서 산-알칼리 균형을 맞춰주는 기관이 3부9후

중들에 하나인 위(胃)이다. 또, 인체 안에서 기를 최종적으로 중화하는 기관은 폐이다. 그런데 사기가 폐와 위에 존재한다면, 위와 폐는 기능이 저하될 것이고, 그러면, 기는 몸 안에 축적된다. 그 결과로 먹은 것은 적은데 기가 넘쳐나는 것이다. 그래서 먹은 것은 적은데 인체 안에 기가 넘쳐나는 것은(穀入少而氣多者), 사기가 위와 폐에 존재하면서, 각각 산 조절 기능을 망쳐놨기 때문이다(邪在胃及與肺也).

脈小血多者, 飮中熱也.

맥은 약하고 혈액은 충만하다면(脈小血多者), 식사 중에 열이 날것이다(飮中熱也).

맥은 약하고 혈액은 많다(脈小血多者)는 말은 과잉 산이 혈관을 굳게 해서 맥은 약하게 되었고, 이어서 혈액 순환이 안 되고 있다는 것을 뜻한다. 당연히, 식사하는 도중에 열이 난다(飮中熱也). 식사하면, 식사 내용물은 거의 다 알칼리 성분이다. 이 알칼리는 위산을 만나서 환원되면서 알콜기를 갖게 된다. 이 알콜기를 가진 영양성분들은 간을 거쳐서 인체로 유통된다. 이 과정에서 간은 알콜기 상당 부분을 케톤기로 바꿔준다. 이때 간에서 열이 난다. 이 열은 체온이 된다. 그러나 인체 안에 과잉 산이 쌓여있다면, 당연히 인체 최대의 해독기관인 간의 기능은 약해져 있을 것이다. 그리고 지금은 맥이 약해서 혈액 순환이 제대로 안 되고 있으므로, 혈액을 가장 많이 소비하는 간은 이미 문제를 안고 있을 것이다. 그러면 식사하는 행위가 과잉 산을 더 추가하는 꼴이 된다. 즉, 기능이 저하된 간은 소화관에서 들어오는 산성 정맥혈을 처리하지 못하게 되고, 이 산은 그대로 인체 안으로 들어온다. 이어서 인체 안에서 이 과잉 산을 중화하면서 열을 만들어낸다. 그래서 밥을 먹을 때 열이 나는 것이다.

脈大血少者, 脈有風氣, 水漿不入. 此之謂也.

맥이 활발한데, 혈액이 적으면(脈大血少者), 맥은 풍기를 보유하며(脈有風氣), 체액이 돌지 않는다(水漿不入). 이를 이르는 말이다(此之謂也).

맥이 크다는 말은 대맥(大脈)을 말하는데, 이는 힘이 없고 파장이 긴 맥을 말한다. 혈(血)이 적다(少)는 말은 혈액에 알칼리가 적다는 말이다. 이렇게 혈액에 알칼리가 부족하게 되면, 간질에 있는 과잉 산을 중화할 수가 없게 되고, 이 과잉 산은 신경을 자극해서 혈관을 수축시키고, 이어서 맥을 대맥으로 만들어 놓는다. 그러면 간질에서 중화가 안 된 과잉 산은 드디어 간질에서 혈액으로 진입하게 된다. 즉, 드디어 풍(風)이 만들어진다. 다시 말하면, 혈관(脈) 안에 풍기(風氣)를 보유(有)한 것이다(脈有風氣). 그러면 이 풍기는 혈관 안에 있는 알칼리 콜라겐인 피브리노겐과 반응하면서 혈전으로 변하고, 이 혈전은 체액을 따라서 순환하면서, 모세 체액관들을 막아버리고 만다. 즉, 체액(水漿) 순환이 막혀버리고(水漿不入) 만다. 황제가 위반하는 것에 대한 설명을 요구하자, 기백이 이렇게 대답한 것이다(此之謂也).

제4절

夫實者氣入也, 虛者氣出也, 氣實者熱也, 氣虛者寒也. 入實者, 左手開鍼空也. 入虛者, 左手閉鍼空也.

무릇 실하다는 것은 기가 들어 왔다는 것이고(夫實者氣入也), 허하다는 것은 기가 나갔다는 것이다(虛者氣出也). 기가 실하다는 것은 열이 있다는 것이다(氣實者熱也). 기가 허하다는 것은 한이 있다는 것이다(氣虛者寒也). 입실하면(入實者) 왼손으로 침공을 열어주고(左手開鍼空也), 입허하면(入虛者), 왼손으로 침공을 막는다(左手閉鍼空也).

산(酸)인 기(氣)가 많다(實)는 말은 당연히 산(酸)인 기(氣)가 인체 안으로 들어왔다(入)는 뜻이다(夫實者氣入也). 거꾸로 산(酸)인 기(氣)가 적다(虛)는 말은 당연히 산(酸)인 기(氣)가 인체 밖으로 나갔다(出)는 뜻이다(虛者氣出也). 그래서 산(酸)인 기(氣)가 많으면(實), 인체는 당연히 이 과잉 산을 중화시키면서 열을 만들어낸다(氣實者熱也). 거꾸로 열의 원천인 산(酸)인 기(氣)가 적으면(虛), 인체는 열을 만들지 못해서 한기(寒)를 느낀다(氣虛者寒也). 그래서 침을 놓을 때, 인체에 과잉 산(實)이 들어와(入) 있으면(入實者), 오른손으로는 침을 놓고 왼손(左手)으로는 침 구멍을 열어준다. 즉, 과잉 산이 있다는 것은 열이 있다는 것을 암시하기 때문에, 이때는 침 구멍을 열어서 몸에 정체된 열을 빼내 줘야 한다(左手開鍼空也). 반대로 침을 놓을 때, 인체에 열의 원천인 산이 들어와(入) 있지 않게(虛) 되면(入虛者), 이 경우에는 열을 만들지 못하기 때문에, 오른손으로는 침을 놓고 왼손(左手)으로는 침 구멍을 닫아서 체온의 손실을 막아야 한다(左手閉鍼空也).

제54편. 침해(鍼解)

제1장

黃帝問曰, 願聞九鍼之解, 虛實之道. 岐伯對曰, 刺, 虛則實之者, 鍼下熱也, 氣實乃熱也. 滿而泄之者, 鍼下寒也, 氣虛乃寒也. 菀陳則除之者, 出惡血也. 邪勝則虛之者, 出鍼勿按. 徐而疾則實者, 徐出鍼而疾按之. 疾而徐則虛者, 疾出鍼而徐按之. 言實與虛者, 寒溫氣多少也. 若無若有者, 疾不可知也. 察後與先者, 知病先後也. 爲虛與實者, 工勿失其法. 若得若失者, 離其法也, 虛實之要. 九鍼最妙者, 爲其各有所宜也. 補寫之時者, 與氣開闔相合也. 九鍼之名, 各不同形者, 鍼窮其所當補寫也.

황제가 묻는다(黃帝問曰). 구침의 해석과 허실의 원리를 듣고 싶네요(願聞九鍼之解, 虛實之道)? 기백이 대답한다(岐伯對曰). 허한데 실해서 침을 놓는데(刺, 虛則實之者), 침 밑에 열이 있다면(鍼下熱也), 기가 실해서 열이 있는 것이다(氣實乃熱也). 그득해서 설사한다는 것은(滿而泄之者), 침 밑에 한이 있어서(鍼下寒也), 기허 때문에, 한에 이르게 된 것이다(氣虛乃寒也). 울결이 있어서 제거한다는 것은(菀陳則除之者), 나쁜 피를 빼내는 것이다(出惡血也). 사기가 승해서 허가 되었으면(邪勝則虛之者), 침을 빼면서 누르면 안 된다(出鍼勿按). 느린데 빠르면서 실하면(徐而疾則實者), 침을 서서히 빼면서 빠르게 눌러야 한다(徐出鍼而疾按之). 빠르면서 느린데 허하면(疾而徐則虛者), 빠르게 침을 빼고 서서히 누른다(疾出鍼而徐按之). 허와 더불어 실이 있다는 말은(言實與虛者), 한온기 다소이다(寒溫氣多少也). 있는 것 같기도 하고 없는 것 같기도 하면(若無若有者), 빠르게 알 수 없다(疾不可知也). 전과 더불어 후를 살핀다는 것은(察後與先者), 병의 선후를 아는 것이다(知病先後也). 실과 더불어 허를 만들 때(爲虛與實者), 의사가 법칙을 잃으면 안된다(工勿失其法). 얻은 것 같기도 하고, 잃은 것 같기도 한 것은(若得若失者), 법칙을 떠난 것이다(離其法也). 허실의 요점이다(虛實之要). 구침이 최묘하다는 것은(九鍼最妙者), 각각이 마땅한 이유를 갖게 만드는 것이다(爲其各有所宜也). 보사의 때라는 것은(補寫之時者), 기와 더불어 개합이 서로 맞아야 한다는 것이다(與氣開闔相合也.). 구침의 이름과 각각 형태가 틀린 것은(九鍼之名, 各不同形者), 침이 당연히 보사라는 이유를 추구하기 때문이다(鍼窮其所當補寫也).

알칼리가 부족(虛)하고, 산이 과잉(實)일 때 침을 놓으면(刺, 虛則實之者), 침(鍼) 밑(下)에서 열이 나는데(鍼下熱也), 그것은 침으로 인해서 과잉 산(氣實)이 중화되면서 인체가 열을 만들어냈기 때문이다(氣實乃熱也). 그래서 이때 침을 놓으면, 당연히 열기를 느낄 수가 있다. 침은 병의 근원인 산 과잉을 제거하는 방법이라는 사실을 상기해보자. 소화관이 그득한(滿) 이유는 소화관에 과잉 산이 존재하면서 점막이 위축되고, 이어서 소화관이 경직되고, 이어서 먹은 것이 소화 흡수가 안 되고 정체되었기 때문이다. 이때 식사하면, 식사 내용물이 그대로 밖으로 배출되는 것이 설사이다(滿而泄之者). 즉, 그득한 것이나 설사는 모두 알칼리가 부족(虛)해서 과잉 산을 중화하지 못하고, 이어서 열을 만들지 못하고 있는(寒) 상태이다(氣虛乃寒也). 이때 침을 놓으면, 당연히 침(鍼) 밑(下)에서 한기를 느낀다(鍼下寒也). 진액이 뭉쳐서(菀陳) 이것을 제거하는 것은(菀陳則除之者), 나쁜 체액(血)을 제거하는 것이다(出惡血也). 즉, 혈전을 제거하는 것을 말하고 있다. 사기가 기승(勝)을 부려서 허증이 되었을 때 즉, 과잉 산이 존재해서 알칼리가 부족(虛)할 때 침을 놓을 경우(邪勝則虛之者), 침을 뺄 때 누르지 말아야 한다(出鍼勿按). 즉, 침 구멍을 열어놓으라는 것이다. 앞에서 보았듯이 과잉 산을 중화하면서 나온 열기가 침 구멍을 통해서 빠져나오게 하기 위함이다. 그리고 간질에 존재하는 과잉 산이 침 구멍을 통해서 나오게 하기 위함도 된다. 그리고 서서히 하고 빠르게 해서 실(實)하게 해주라는 말은(徐而疾則實者), 침을 제거할 때 서서히 하고, 침 구멍은 빠르게 눌러서 막으라는 것이다(徐出鍼而疾按之). 즉, 지금, 이 상태는 한(寒)이 있는 경우이다. 그래서 체온을 보존할 수 있도록 침 구멍을 빠르게 막으라는 것이다. 그래서 체온을 실(實)하게 해주라는 것이다. 빠르게 하고 서서히 해서 허하게 하라는 말은(疾而徐則虛者), 지금 현재 열(熱)이 있으므로, 침이 제공하는 전자를 줄여서 열의 원천을 차단하라는 것이고, 침 구멍을 서서히 막아서 열기를 인체 밖으로 빼내라는 것이다(疾出鍼而徐按之). 그러면 인체 안에 열이 허(虛)해진다. 허(虛)와 더불어 실(實)이 있다는 말은(言實與虛者), 과잉 산이 남아 있는데(實), 알칼리가 부족해서(虛) 과잉 산을 중화하지 못하고 있다는 뜻이다. 결과는 한(寒)이 좀 더 강할 것이다. 그래서 열(熱)은 없고 체온 정도의 온(溫)만 있다. 그래서 지금 상태는 한기(寒氣)가 많고 (多), 온기(溫氣)가 적은(少) 상태이다(寒溫氣多少也). 이 문장의 해석은 한기(寒氣)와 온기(溫氣) 그리고 다(多)와 소(少)를 가지고 짝을 맞춰주는 해석이다. 사기가 없는 듯(若無) 있는 듯(若有)하다는 것은(若無若有者), 병을 빠르게 알 수 없다는 것이다 (疾不可知也). 너무나 당연한 이야기이다. 병을 진단할 때 선(先)과 더불어 후(後)를 살펴본다는 것은(察後與先者), 병의 선후(先後)를 알려는 것이다(知病先後也). 즉, 발병의 원인과 현재의 증후를 알려는 것이다. 의사가 치료하면서, 실(實)과 더불어 허(虛)를 만들었다면 즉, 산은 많아지고 알칼리는 적어지게 만들(爲)었다면(爲虛與實者), 이것은 의사에게 허실(虛實)의 법칙(法)을 잊지(失) 말라(勿)는 경고이다(工勿失其法). 병을 얻은 것 같기(若得)도 하고, 병을 치료한 것 같기(若失)도 하다면(若得若失者), 그것은 허실(虛實)의 법칙을 잊고(離) 치료를 한 것이다(離其法也). 즉, 알칼리기 부족(虛)한지, 산이 과(實)한지를 안다면, 치료 여부를 정확히 알 수 있기 때문이다. 앞에서 말한 이것들이 허실(虛實)의 법칙 개요이다(虛實之要). 구침의 최고 미묘함은(九鍼最妙者), 구침이 각각 마땅한(宜) 쓰임새(所)가 있게 만들기(爲) 때문이다(爲其各有所宜也). 즉, 구침을 최고로 잘 쓰려면(九鍼最妙者), 진단을 정확히 하고, 허실(虛實)의 법칙을 알고, 그에 따라서 구침을 필요한 병소에 필요할 때 정확히 사용하라는 뜻이다. 알칼리를 보(補)해주고, 과잉 산을 제거(寫)해 주는 즉, 허실(虛實)의 법칙을 쓸 때는(補寫之時者), 기(氣)가 흐르게 할 것인가(氣開), 기가 못 흐르게 할 것인가(氣闔), 서로 맞게(相合) 해야(與) 된다(與氣開闔相合也). 즉, 기를 흐르게 해주는 것이나, 기를 막는 것이나 허실의 법칙에 맞게(合) 하라는 것이다(與氣開闔相合也). 구침의 이름이 모두 다 틀리고, 형태가 모두 다 틀리는 것은 (九鍼之名, 各不同形者), 침은 해당하는 보사법의 이유를 추구(窮)하기 때문이다(鍼窮其所當補寫也). 침은 보사법 즉, 허실의 법칙을 이용하는데, 병소의 허실에 따라서 여러 가지 침이 다르게 쓰인다는 것을 말하고 있다.

제2장

刺實須其虛者, 留鍼陰氣隆至, 乃去鍼也. 刺虛須其實者, 陽氣隆至, 鍼下熱, 乃去鍼也. 經氣已至, 愼守勿失者, 勿變更也. 深淺在志者, 知病之內外也. 近遠如一者, 深淺其候等也. 如臨深淵者, 不敢墮也. 手如握虎者, 欲其壯也. 神無營於衆物者, 靜志觀病人, 無左右視也. 義無邪下者, 欲端以正也. 必正其神者, 欲瞻病人目, 制其神, 令氣易行也.

　　실증에 침을 놓을 때 허를 기다린다는 것은(刺實須其虛者), 침을 놓은 채로 놔두고 음기가 융성해질 때를 기다렸다가(留鍼陰氣隆至), 음기가 오면 침을 빼는 것이다(乃去鍼也). 허증에 침을 놓을 때 실을 기다린다(刺虛須其實者)는 것은 양기가 융성해져서(陽氣隆至), 침 밑에서 열기가 느껴지면(鍼下熱), 침을 제거하는 것이다(乃去鍼也). 경기가 이미 극에 달해서(經氣已至), 신중하게 지키고 잃지 말아야 된다면(愼守勿失者), 변경하지 마라(勿變更也). 심천을 알려면(深淺在志者), 병의 내외를 알아라(知病之內外也). 근원이 하나와 같다는 것은(近遠如一者), 심천 기후가 같다는 것이다(深淺其候等也). 심연과 같이 임한다는 말은(如臨深淵者), 감히 타락하지 않는 것이다(不敢墮也). 손이 호랑이 잡듯이 한다는 말은(手如握虎者), 아주 강함을 말하는 것이다(欲其壯也). 신이 중물의 운영에 관심이 없다는 말은(神無營於衆物者), 환자를 아주 냉철한 마음으로 관찰하는 것이다(靜志觀病人). 즉, 좌면우고하지 않는 것이다(無左右視也). 비스듬히 하지 말고 똑바로 하라는 말은(義無邪下者), 자세를 단정히 하라는 것이다(欲端以正也). 반드시 그 신을 바로 잡으려면(必正其神者), 환자의 눈을 관찰해야 하며(欲瞻病人目), 그 신을 통제하면(制其神), 기의 흐름을 쉽게 할 수 있다(令氣易行也).

　　산이 과잉(實)일 때 침을 놓고, 산(其)이 중화(虛)되기를 기다린다(須)는 말은(刺實須其虛者), 일단 침을 꽂아두고(留鍼), 침으로 인해서 알칼리(陰氣)가 충분히 채워질 때까지(隆至) 기다렸다가(乃) 침을 제거 한다(去鍼)는 뜻이다(刺實須其虛者, 留鍼陰氣隆至, 乃去鍼也). 그리고 침은 철저히 알칼리를 이용하는 방법이다. 즉, 침으로 ROS(Reactive oxygen species:ROS:활성산소)를 만들고, 이어서 이를 이용해서 면역을 활성화해서 과잉 산을 중화하든지, 체액 순환을 활성화해서 과잉 산을 중화시키든지 해서 결국에 인체를 알칼리화시키는 것이다. 그래서 음기가 융성해진다(陰氣隆至)는 말은 침으로 면역의 활성화와 체액 순환을 통해서 인체를 알칼리(陰氣)화시킨다는 뜻이다. 에너지인 산(酸)이 부족(虛)할 때 침을 놓고, 에너지인 산(其)이 실(實)해지기를 기다린다(須)는 것은(刺虛須其實者), 에너지인 산(陽氣)이 충분히 채워져서(陽氣隆至), 이 산이 중화되면서 침 밑(下)에서 열(熱)이 생길 때(鍼下熱), 침을 제거하는 것이다(乃去鍼也). 이 상태는 인체에 에너지인 산(酸)이 부족해서, 침으로 에너지인 전자(電子)를 공급해주는 것이다. 즉, 에너지가 부족할 때 보법(補法)을 쓰는 경우이다. 경락의 기운(經氣)이 이미(已) 채워(至)져서(經氣已至), 신중하게 유지키고(愼守) 잃지 말아야(勿失) 한다면(愼守勿失者), 지금까지 하던 방법을 바꾸지 말아야 한다(勿變更也). 너무나 당연한 말이다. 심천에 의미가 존재한다는 것은(深淺在志者), 병의 내외를 아는 것이다(知病之内外也). 이 부분은 신중히 해석해야 한다. 병이 안(内)에 있으면 침을 깊게(深) 놓고, 병이 표면(外)에 있으면 침을 얕게(淺) 놓는다로 해석하면 안 된다. 만약에 침을 깊게 찌르면 표면을 반드시 지나가기 때문이다. 그래서 침을 깊게 놓으면, 얕게 놓은 결과까지 나타날 것이다. 그러면 침을 깊게 놓으나 얕게 놓으나 의미가 없어지고 만다. 그래서 침에서 심천(深淺)의 의미는 경락(經絡)의 구별을 말한다. 즉, 어떤 경락을 다스리면, 그 효과가 깊은(深) 곳까지 미치느냐 아니면 얕은(淺) 곳에만 미치느냐를 따지는 것이다. 이것이 침의 심천(深淺) 원리이다. 그래서 병이 인체 깊숙이(深) 안(内)에 있다면, 침의 효과가 인체 안(内)에까지 미칠 수 있는 경락을 선택해서 치료해야 하고, 병이 상대적으로 얕은(淺) 밖(外)에 있다면, 침의 효과가 인체 밖(外)에까지만 미칠 수 있는 경락을 선택해서 치료해야 한다는 것이다. 이때 물론 경락(經絡) 위치의 심천(深淺) 차이는 날 수 있다. 이것이 정확한 침의 심천(深淺) 원리이다. 대신에 병이 안에 있는지 표면에 있는지를 정확히 안다는 것을 전제로 한다. 가까운 것(近)과 먼 것(遠)이 하나(一) 같다(如)는 말은(近遠如一者), 표면(淺)에 있는 병(其候)과 속(深)에 있는 병(其候)이 같다(等)는 것이다(深淺其候等也). 당연한 이야기이다. 병을 치료할 때 심연(深淵)과 같이(如) 임(臨)한다는 말은(如臨深淵者), 의사가 환자를 치료할 때 감히 나태(墮)해질 수 없다는 뜻이다(不敢墮也). 당연한 이야기이다. 손으로 호랑이를 잡은 듯이 하라는 말은(手如握虎者), 그만큼 침을 꽉 잡으라는 뜻이다(欲其壯也). 호랑이를 놓치면 자기 목숨이 위험하니까 엄청나게 꽉 잡을 것이다. 즉, 침으로 환자를 치료할 때는 정신을 바짝 차리라는 뜻이다. 정신(神)을 사사로운 것(衆物)에 두지 말라(無營)는 말은(神無營於衆物者), 정신을 집중하고(靜志) 환자(病人)를 관찰(觀)하라는 뜻이며(靜志觀病人), 다른 것에 신경을 뺏기지 말라는 것이다(無左右視也). 의사로써 환자를 돌보는 자세를 말하고 있다. 너무나 당연한 말이다. 그때도 황금만능주의가 있었나 보다. 비스듬히 하지 말고 똑바로 하라는 말은(義無邪下者), 자세를 단정히(端正) 하라는 뜻이다(欲端以正也). 침을 놓을 때 자세를 말하고 있다. 반드시 환자의 정신을 바로 잡으려면(必正其神者), 환자의 눈을 관찰해야 하며(欲瞻病人目), 환자의 정신을 통제하면(制其神), 기의 흐름을 쉽게 할 수 있다(令氣易行也). 눈은 뇌 신경을 관찰할 수 있는 핵심 지점이다. 그래서 눈을 관찰해서 정신 상태를 알아보고, 이어서 환자의 정신 상태를 통제하면, 기의 흐름을 쉽게 통제할 수 있다는 것이다(令氣易行也). 당연한 이야기이다.

제3장

所謂三里者, 下膝三寸也. 所謂跗之者, 擧膝分易見也. 巨虛者, 蹻足䯒獨陷者. 下廉者, 陷下者也.

소위 삼리라는 곳은(所謂三里者), 무릎 아래 3촌 부위에 있다(下膝三寸也). 소위 부상(跗上)이라는 곳은(所謂跗之者), 무릎을 들면 구분되므로 쉽게 볼 수 있다(擧膝分易見也). 거허라는 곳은(巨虛者), 발돋움하면 정강이뼈 부분에 유독 우묵한 곳에 있다(蹻足䯒獨陷者). 거허하렴은(下廉者), 정강이 바깥쪽 움푹 들어간 곳이다(陷下者也). 아주 중요한 혈자리들의 위치를 소개하고 있다.

제4장

帝曰, 余聞九鍼, 上應天地四時陰陽, 願聞其方, 令可傳於後世, 以爲常也. 岐伯曰, 夫一天, 二地, 三人, 四時, 五音, 六律, 七星, 八風, 九野, 身形亦應之. 鍼各有所宜, 故曰九鍼. 人皮應天, 人肉應地, 人脈應人, 人筋應時, 人聲應音, 人陰陽合氣應律, 人齒面目應星, 人出入氣應風, 人九竅三百六十五絡應野. 故一鍼皮, 二鍼肉, 三鍼脈, 四鍼筋, 五鍼骨, 六鍼調陰陽, 七鍼益精, 八鍼除風, 九鍼通九竅, 除三百六十五節氣. 此之謂各有所主也.

　황제가 말한다(帝曰). 구침 이야기를 들었는데(余聞九鍼), 위로는 천지 사시 음양과 상응한다는데(上應天地四時陰陽), 후세에 전해서 일상에서 사용하도록 할 수 있는, 그 방법을 듣고 싶네요(願聞其方, 令可傳於後世, 以爲常也)? 기백이 말한다(岐伯曰). 무릇 일천(夫一天), 이지(二地), 삼인(三人), 사시(四時), 오음(五音), 육률(六律), 칠성(七星), 팔풍(八風), 구야(九野), 신체 역시 상응한다(身形亦應之). 침도 각각 마땅한 대응 관계가 있다(鍼各有所宜). 그래서 구침이라고 한다(故曰九鍼). 인피는 하늘에 대응되고(人皮應天), 인육은 땅에 대응되고(人肉應地), 인맥은 사람에 대응되고(人脈應人), 인근은 사시에 대응되고(人筋應時), 인성은 음에 대응되고(人聲應音), 사람의 음양은 기와 합해져서 율에 대응되고(人陰陽合氣應律), 사람의 치아 얼굴 눈은 별에 대응되고(人齒面目應星), 사람에서 출입하는 기는 풍에 대응되고(人出入氣應風), 사람의 구규, 365락은 야에 대응된다(人九竅三百六十五絡應野). 그래서 일침은 피이고(故一鍼皮), 이침은 육이며(二鍼肉), 삼침은 맥이고(三鍼脈), 사침은 근이고(四鍼筋), 오침은 골이고(五鍼骨), 육침은 음양을 조절한다(六鍼調陰陽). 칠침은 정기를 보태주고(七鍼益精), 팔침은 풍을 제거해주고(八鍼除風), 구침은 구규를 통하게 하고(九鍼通九竅), 365절의 기를 제거한다(除三百六十五節氣). 이것이 각각은 주도할 이유가 있다고 말하는 것이다(此之謂各有所主也).

　모두 다 에너지로 운영되는 태양계가 생겨날 때, 에너지의 근원인 하늘이 먼저(一) 생겨나고(夫一天), 그다음(二)에 이 에너지를 받아서 땅이 생겨나고(二地), 마지막(三)으로 에너지 덩어리인 식물들과 사람들이 생겨났다(三人). 이런 복잡한 에너지 관계 속에서 일조 에너지의 변화를 대변하는 사계절이 생겨났고(四時), 대기 매질 에너지의 변화를 대변하는 오음이 생겨났고(五音), 이 매질이 음양으로 구분되면서 육률이 생겨났고(六律), 대기의 에너지 변화를 측정할 수 있는 북두칠성이 생겨났고(七星), 대기의 에너지 변화를 대변하는 팔풍이 생겨났고(八風), 태양계가 완성되면서 방향을 대변하는 구야가 생겨났다(九野). 인체도 역시 태양계의 에너지에 반응한다(身形亦應之). 구침도 에너지에 따라서 각각이 마땅히 반응하는 이유(所)가 따로 있다(鍼各有所宜). 그래서 구침이라고 부른다(故曰九鍼). 사람의 피부는 하늘과 반응한다(人皮應天). 즉, 피부는 인체의 표면을 덮고 있으므로, 하늘이 주는 에너지에 제일 먼저 반응한다. 사람의 육체(肉)는 땅이 주는 영양소로 운영된다. 그래서 육체는 땅과 반응한다(人肉應地). 사계절에 따라서 사계절이 주는 에너지가 바뀌면서 신경의 반응이 바뀌게 되고 이어서 인체 근육(筋)의 반응이 바뀐다. 그래서 근육은 사계절과 반응한다(人筋應時). 사람이 듣는 소리는 당연히 오음(音)에 반응한다(人聲應音). 사람 음양의 기(氣) 조합(合)은 율(律)에 대응된다(人陰陽合氣應律). 소리의 조합은 십이율(十二律)인데, 음성(陰聲)인 육려(六呂)와 양성(陽聲)인 육률(六律)이 있다. 이것은 인체의 음양을 조합하듯이 소리를 가지고 음양을 조합했기 때문에, 인체의 음양과 율이 대응된다. 밤에 사람을 보면, 밤에 하늘에 있는 별이 빛나듯이 얼굴과 치아와 눈이 빛난다. 그래서 눈, 치아, 얼굴이 별과 대응된다(人齒面目應星). 인체에서 기의 출입은 대기에서 풍과 대응된다(人出入氣應風). 인체에서 기(氣)도 산(酸)으로써 에너지이다. 대기 중에 바람(風)도 에너지의 이동이다. 그래서 인체에서 기(氣)가 인체를 돌아다니(出入)는 것과 같이 바람(風)도 대기를 돌아다닌다. 그래서 인체에서 기의 순행이 대기에서 바람의 순행과 대응된다(人出入氣應風). 사람의 구규와 365락은 야와 대응된다(人九竅三百六十五絡應野). 여기서 야(野)는 구야(九野)를 말한다. 즉, 구야가 세상천지를 대변하듯이 365락과 구규는 온몸을 대변한다. 그래서 이 둘은 서로 대응된다(人九竅三百六十五絡應野). 논란이 있기는 하지만, 구침(九鍼)을 주관(主)하는 용도별로 구분해보면, 일침은 피부에 쓰는 침으로써(一鍼皮) 참침(鑱鍼)을 말하고, 이침은 기육에 쓰는 침으로써(二鍼肉) 원침(員鍼:圓鍼)을 말하고, 삼침은 맥에 쓰는 침으로써(三鍼脈) 제침(鍉鍼)을 말하고, 사침은 근육에 쓰는 침으로써(四鍼筋) 대침(大鍼)을 말하고, 오침은 뼈에 쓰는 침으로써(五鍼骨) 장침(長鍼)을 말하고, 육침은 음양을 조절하는 침으로써(六鍼調陰陽) 피침(鈹鍼)을 말하고, 칠침은 알칼리를 보강해 주는 침으로써(七鍼益精) 원리침(員利鍼:圓利鍼)을 말하고, 팔침은 풍을 제거하는 침으로써(八鍼除風) 봉침(鋒鍼)을 말하고, 구침은 구규를 통하게 해서(九鍼通九竅), 인체의 365절에서 산(酸:氣)을 제거해주는(除三百六十五節氣) 호침(毫鍼)을 말한다. 이것을 보고 각각의 침들은 주관하는 것이 있다고 말하는 것이다(此之謂各有所主也).

제5장

人心意應八風, 人氣應天, 人髮齒耳目五聲, 應五音六律, 人陰陽脈血氣應地, 人肝目應之九, 九竅三百六十五, 人一以觀動靜, 天二以候五色, 七星應之以候髮毋澤, 五音一以候宮商角徵羽, 六律有餘不足應之, 二地　一以候高下有餘, 九野一節兪應之 以候閉節. 三人變一分, 人候齒泄多血少, 十分角之變, 五分以候緩急, 六分不足, 三分寒關節, 第九分 四時人寒温燥濕, 四時一應之 以候相反 一, 四方各作解.

　사람(人)의 마음(心意)은 팔풍(八風)에 대응된다(人心意應八風). 즉, 팔풍이 대기의 에너지의 변화에 따라서 변하듯이, 인간의 마음도 인체 안의 에너지인 산(酸)에 따라서 수시로 변한다. 사람이 가지고 있는 에너지인 기(氣)는 하늘(天)이 주는 일조량 에너지에 반응한다(人氣應天). 인체는 일조량 에너지에 반응해서 주로 호르몬 분비를 통해서 반응한다. 사람의 모발, 치아, 귀, 눈, 오장에 배속된 오성은 오음육률과 대응된다(人髮齒耳目五聲, 應五音六律). 즉, 오음육률이 음양의 조합이 만들어낸 결과물이듯이 앞에 예시한 인체 문제도 음양의 조합이 만들어낸 결과물들이다. 인체의 음양과 맥과 혈과 기는 땅과 대응된다(人陰陽脈血氣應地). 즉, 땅이 땅 위에 있는 모든 것을 먹여 살리듯이, 이 인체의 구성 요소들이 인체를 먹여 살린다. 인간의 간과 눈은 9에 대응된다(人肝目應之九). 여기서 9는 9규와 365절을 말한다(九竅三百六十五). 간은 담즙을 통해서 신경(神經)을 통제한다. 인체의 분비선인 구규(九竅)도 신경이 없이는 분비 기능이 막힌다. 인체의 365절(365節)도 신경 간 질액으로써 활액(滑液)이 없다면 기능을 멈춘다. 이 신경 간질액인 활액의 산도를 간이 담즙을 통해서 조절한다. 또, 간은 이 기능을 통해서 눈 신경도 통제한다. 그 래서 간목은 9와 대응된다(人肝目應之九). 사람은 하나를 가지고 동정을 살핀다(人 一以觀動靜). 즉, 사람은 눈(目)이라는 하나의 도구를 가지고 사물의 동정을 살핀 다. 하늘은 2개를 가지고 오색의 기후를 조절한다(天二以候五色). 인간의 안색인 오색이 변하려면 산-알칼리 균형이 깨져야 가능하다. 이 균형을 깨뜨리는 요인은 에너지의 변화이다. 즉, 하늘은 열(熱)과 한(寒)이라는 두 가지 에너지 도구를 가지 고 인체 오장의 기운을 조절해서 안색을 조절한다(天二以候五色). 대기의 에너지 변화를 측정할 때 도구로 사용되는 북두칠성은, 인체나 대기에서 에너지 변화를 측정할 때는 대기의 한(寒)과 열(熱)이라는 두 개의 에너지에 민감하게 반응하는 체모(髮)와 물이 있는 연못(毌澤)의 상태(候)로서 기능한다(七星應之以候髮毌澤). 즉, 북두칠성이 측정하는 에너지의 변화에 제일 잘 반응(候)하는 것이 체모(髮)와 물(毌 澤)의 반응이라는 것이다. 오음은 소리라는 하나(一)를 가지고 궁상각치우라는 상 태를 나타낸 것이다(五音一以候宮商角徵羽). 육률은 음성(陰聲)인 육려(六呂)와 양성 (陽聲)인 육률(六律)을 조합한 것이다. 이것을 인체에서 보면, 양(陽)인 산의 과잉 (有餘)과 음(陰)이라는 알칼리 부족(不足)과 대응된다(六律有餘不足應之). 즉, 소리의 음양 조합은 인체에서 산과 알칼리라는 음양 조합과 같다는 것이다. 태양계에서 두 번째로 만들어진 땅은(二地), 하나를 가지고(一以), 하늘(高)과 땅(下)의 에너지 과다(有餘) 여부를 측정(候)한다(候高下有餘). 즉, 땅은 에너지를 가지고 만물을 성 장시킨다. 그래서 성장이라는 하나를 가지고(一以), 하늘(高)과 땅(下)의 에너지 과 다(有餘) 여부를 측정(候)할 수가 있다. 구야는 한 개 절의 수혈과 대응되며(九野一 節兪應之), 그래서 폐절을 측정할 수가 있다(以候閉節). 방향을 대변하는 구야(九野) 는 팔풍(八風)이라는 바람이 소통하는 길목이다. 절(節)에 있는 수혈(兪)은 체액이 인체 사방팔방(九野)으로 소통되는 길목이다. 그래서 구야는 한 개 절의 수혈과 대 응되는 것이다(九野一節兪應之). 그래서 절(節)의 수혈(兪)에서 절이 막혔(閉)는지 측

침해(鍼解)

정(候)할 수가 있다(以候閉節). 태양계에서 세 번째로 생겨난 인간이 건강에 첫 번째 변화(分)가 일어나면(三人變一分), 잇몸이 약해지면서 뭘 먹으면 자꾸 치아 사이로 새게(泄) 되고 혈액이 적어(小) 진다(人候齒泄多血少). 열 번째 변화(分)가 일어나면, 이마와 머리털의 경계선(角)이 뒤로 밀리면서 양측 측두부로 M자 모양으로 이마가 넓어지고, 머리 중심부에도 탈모가 서서히 진행되는 변화(變)가 일어난다(十分角之變). 즉, 머리가 빠지는 것이다. 다섯 번째 변화(分)가 일어나면, 행동의 완급에서 알아차릴 수가 있다(五分以候緩急). 즉, 기력이 쇠잔해져서 행동이 굼 뜨는 것이다. 여섯 번째 변화(分)가 일어나면, 인체에 정기가 부족(不足)해진다(六分不足). 세 번째 변화(分)가 일어나면, 뇌척수액이 산성으로 기울면서 관절활액도 산성으로 기울게 되고, 결국에 관절에 염(鹽)인 한(寒)이 쌓이면서(三分寒關節) 통풍이 온다. 아홉 번째 변화(分)가 일어나면, 인간이 사계절의 한온조습(四時人寒溫燥濕)에 반응하게 되는데, 사계절의 한온조습(四時人寒溫燥濕)에 일관성(一) 있게 대응하지 못하고, 한결(一)같이 상반(相反)되게 반응한다(四時一應之 以候相反 一). 즉, 인체의 에너지 대사 조절 능력에 문제가 생긴 것이다. 다시 말하면, 오장의 산-알칼리 균형을 조절하는 능력이 현저히 떨어진 것이다. 이때부터 인체의 사방팔방(四方) 각각(各)에서 인체가 해체(解)되기 시작(作)한다(四方各作解). 그래서 인체에서 열(十) 번째 변화(分)가 일어나면, 오장의 과잉 산 중화 능력이 떨어지게 되고, 이어서 과잉 산이 적체하게 되고, 이어서 적체된 과잉 산은 모발(髮)이 뿌리를 내리고 있는 진피 콜라겐을 MMP를 작동시켜서 해체(解)하기 시작(作)하면서, 결국에 대머리가 된다(十分角之變). 이 부분은 역대 어떤 주석가도 정상적인 해석은 고사하고 아예 해석을 포기했던 대목이다. 그러나 에너지라는 개념만 알면, 해석은 쉽게 풀린다.

제55편. 장자절론(長刺節論)

제1절

刺家不診, 聽病者言, 在頭, 頭疾痛爲藏, 鍼之, 刺至骨, 病已上, 無傷骨肉及皮, 皮者道也.

  침을 잘 놓는 의사는 진단도 않고(刺家不診), 환자의 말소리만 듣고도 침을 놓는다(聽病者言). 머리에 병이 있어서(在頭), 통증이 감추어져 있다면(頭疾痛爲藏), 침을 놓는데(鍼之), 침은 뼈에까지 닿는다(刺至骨). 머리에 있는 병은 낫는다(病已上). 침을 놓을 때 근육과 뼈를 다치지 않고 피부에 이르러야 한다(無傷骨肉及皮). 피부는 길이다(皮者道也).

  침을 잘 놓는 사람(刺家)은 진단도 안 하고(不診), 환자(病者)의 말(言)만 듣고(聽) 침을 놓는다(聽病者言). 머리에 병이 있으면서(在頭), 머리 질환의 통증이 숨겨져 있다면(頭疾痛, 爲藏), 침을 놓는데(鍼之), 침이 뼈까지 닿게 놔야 한다(刺至骨). 그러면 머리(上)에 있는 병은 낫는다(病已上). 대신 침은 놓되 뼈와 근육을 다치지 않게 하고, 경락이 있는 피부(皮)에 도달해야만 한다(無傷骨肉及皮). 피부(皮)는 경락의 길(道)이기 때문이다(皮者道也). 이 부분의 해석도 상당한 주의를 요구한다. '刺至骨' 이 문장을 직역하면 '침이 뼈에 닿는다'이다. 그러나 침이란 옹종과 같은 경우는 경락을 무시하고 직접 절개하지만, 나머지 일반적 경우는 면역과 체액 순환이 핵심이기 때문에, 경락을 찾아서 자침한다. 그래서 이 문장(刺至骨)을 재해석하면 '침의 효과가 경락을 통해서 뼈에까지 이르게(至) 해야 한다'이다(刺至骨). 그래서 뒤 문장에서, 침을 놓되 뼈와 근육을 다치지 않게 하면서, 경락이 있는 피부(皮) 지점에 이르게 하라(無傷骨肉及皮)고 한다. 그 이유는 피부(皮)는 경락이 순행하는 통로(道)이기 때문이다(皮者道也). 경락(經絡)은 절(節)이기 때문에, 정확히 경락에 침을 놓으면, 당연히 뼈와 근육은 다치지 않게 된다. 그리고 머리에 있는 통증이 감춰져 있다(爲藏). 그래서 머리의 어느 부분에 문제가 있는지를 모른다. 그런데 머리 통증의 문제는 거의 모두가 뇌척수액의 산성화에 있다. 그러면, 어느 뼈에 닿게 침을 놓을까? 침을 머리통에 논다는 말은 없다. 결국에 뇌척수액을 조절한다는 뜻이다. 그러면 뼈에서 나오는 경락을 찾아야 한다. 그리고 경락의 아무 곳이나 찔러도 된다는 말은 아니다. 뇌척수액을 담당하는 기관은 신장이기 때문에, 신장경이나 방광경을 보면 될 것이다. 그리고 신장과 함께 림프를 담당하는 비장경과 위경을 봐도 된다. 또, 간과 담도 담즙을 통해서 뇌 신경을 조절한다. 이렇게 하면 머리(上)에 있는 통증은 낫는다(病已上).

제2절

陰刺, 入一傍四處, 治寒熱. 深專者, 刺大藏, 迫藏, 刺背, 背兪也. 刺之迫藏, 藏會, 腹中寒熱去而止, 與刺之要, 發鍼而淺出血.

음자는(陰刺), 침을 네 군데 옆에 하나씩 놓는다(入一傍四處). 그래서 한열을 치료한다(治寒熱). 병이 깊은 곳까지 가득하면 침을 놓는데(深專者), 오장에서 먼 곳과 가까운 곳에 침을 놓고(刺大藏, 迫藏), 등에 있는 수혈에 침을 놓는다(刺背, 背兪也). 침을 놓되 오장과 가까운 곳과 장회에 놓는다(刺之迫藏, 藏會). 복중 한열이 제거되면 멈춘다(腹中寒熱去而止). 침을 놓는 요점에 추가할 것은(與刺之要), 침을 빼면 출혈이 약간(淺) 있을 것이다(發鍼而淺出血).

이 구문에서 해석의 핵심은 복중의 한열(腹中寒熱)이다. 그리고 음자(陰刺)를 양자(揚刺)로 고쳐 써야 한다고 주장하는데, 이는 잘못된 견해이다. 음자(陰刺)는 자침요법(刺鍼療法)인 십이자법(十二刺法)의 하나로써 음경(陰經)의 혈에 침을 놓아 음한병(陰寒病)을 치료하는 방법이다. 여기서 음(陰)은 열의 원천인 전자를 격리한 염(鹽)을 말하며, 이 염이 바로 한(寒)이다. 그래서 음한병(陰寒病)을 치료한다는 말은 염(鹽)을 제거한다는 뜻이다. 또, 복중의 한열(腹中寒熱)에서 한(寒)도 염(鹽)이다. 이 염이 열에너지를 받으면, 격리했던 전자를 토해내면서 즉, 열에 의해서 염이 반응하면서 깨지고 전자를 배출하면서 열이 발생한다. 그래서 한열(寒熱)이 발생하게 된다. 그래서 음자(陰刺)는 한증(寒) 치료가 핵심이 된다. 그래서 한열을 치료하는데(治寒熱), 음자(陰刺)로 하는 것이다. 그러면은 염(鹽)과 관련된 장기를 찾아야 하는데 바로 신장과 방광이다. 그래서 신장과 방광의 수혈(兪) 중에 자침해서 열(熱)을 내리게 하려면, 신장 오수혈에서 신장을 의미하는 수(水)인 합혈(合穴) 2개를 선택하고, 방광 오수혈에서는 방광을 의미하는 수(水)인 형혈(滎穴) 2개를 선택해서 자침하면 된다. 그래서 네 곳(四處)에 한 번씩(一) 침을 놓는다(入一傍四處)고 한 것이다. 이렇게 해서도 낫지 않거나 심해지면(深專者), 자침하는 부위를 변경해야 한다. 그래서 오장(藏)과 먼(大) 곳에 있는 혈자리와 가까운(迫) 곳에 있는 혈자리를 동시에 선택해서 자침해야 한다(刺大藏, 迫藏). 오장에서 먼(大) 곳에 있는 곳은 등(背)으로서 혈자리는 등(背)에 있는 방광경의 배수혈(背兪)이 된다(刺背, 背兪也). 오장에서 가까운(迫) 곳에 있는 혈자리는 장회(藏會)이다. 장회(藏會)는 장문(章門)인데, 이 장문(章門)의 핵심은 비(脾)의 모혈(募穴)이라는데 있다. 비장은 열(熱)의 원천인 산성 간질액을 중화 처리하는 핵심이다. 그리고 여기서 모(募)는 오장이 붙어서 매달려있는 장간막을 말한다. 산이 과잉되면, 모든 산성 체액이 지나가는 통로인 장간막이 수축하면서 체액 순환이 막히고, 이어서 산성 체액이 정체되면서 복중에서 열이 발생한다. 그래서 오장(藏)에 가까운(迫) 혈자리로 장회(藏會)를 선택한 것이다(刺之迫藏, 藏會). 이렇게 해주면, 당연히 복중에 한열은 없어질 것이고, 그러면 열(熱)이 제거(去)된 것을 확인하고, 이어서 자침을 종료(止)하면 된다(腹中寒熱去而止). 여기서 자침할 때 더불어(與) 중요한 것은(與刺之要), 수혈(兪)은 체액 순환을 위한 통로이기 때문에, 침(鍼)을 빼면(發) 당연히 피(血)가 나온다. 그래서 침(鍼)을 빼고(發) 나면 출혈(出血)이 약간(淺) 있게 된다(發鍼而淺出血).

제3절

治腐腫者, 刺腐上. 視癰小大, 深淺刺. 刺大者多血, 小者深之. 必端内鍼爲故正.

부종을 다스리기 위해서는(治腐腫者), 부종 위에 침을 놓는데(刺腐上), 부종의 대소를 보고(視癰小大), 침의 심천을 결정한다(深淺刺). 부종이 큰 것에 침을 놓으면 출혈이 많고(刺大者多血), 작은 것에 침을 놓을 때는 깊게 놓는다(小者深之). 반드시 내침으로 정리해주면 그것은 교정된다(必端内鍼爲故正).

고름(腐)이 나오는 부종(腐腫) 치료를 말하고 있다. 이런 부종을 치료할 때는(治腐腫者), 당연히 부종 부위에 침을 놓아서 부종을 터뜨리고, 이어서 고름을 빼내줘야 한다(刺腐上). 이때 부종의 크기를 보고서(視癰小大), 침의 심천을 결정한다(深淺刺). 그리고 큰 부종을 도려내려고 침을 놓으면 당연히 출혈도 많을 것이다(刺大者多血). 부종이 작으면 침을 깊이 놓는다(小者深之). 왜 그럴까? 부종이 작다는 말은 아직 덜 곪았다는 암시를 준다. 그러면, 이 부종은 생살까지 도려내야만 부종이 완치된다. 즉, 부종을 만드는 요인인 과잉 산이 붙어있는 간질의 콜라겐 단백질까지 완전히 도려내야만 완치가 가능한 것이다. 그래서 침을 깊이 찔러서 간질의 콜라겐 단백질에 침으로 전자를 공급해서 MMP를 작동시키고, 이어서 간질 콜라겐까지 분해해서 빼내야 한다. 그러면 부종의 근원인 과잉 산을 완벽히 제거해서 부종을 완치시킬 수 있게 된다. 이렇게 내침(内鍼)으로, 부종의 원인을 반드시(必) 교정(端)시켜주면, 부종의 원인(故)은 제거되고, 이어서 피부는 정상(正)을 되찾는다(必端内鍼爲故正). 부종이 작을 때 침을 깊이 찌르는 이유(小者深之)를 부가적으로 설명해주고 있다.

제4절

病在少腹有積, 刺皮以下, 至少腹而止. 刺俠脊兩傍四椎間. 刺兩髂髎, 季脇肋間, 導腹中氣, 熱下已.

병이 소복에 존재하는데 쌓인 것이 있다면(病在少腹有積), 피부 아래에 침을 놓는데(刺皮以下), 소복에 다다르면 멈춘다(至少腹而止). 등뼈 척주를 낀 양옆 등뼈 4 척주 사이에 침을 놓고(刺俠脊兩傍四椎間), 허리의 양쪽 수혈인 료에도 침을 놓는데(刺兩髂髎), 옆구리 사이 끝이다(季脇肋間). 복중의 기를 유도해서(導腹中氣), 열을 내리면 낫는다(熱下已).

환원철(鐵:Fe^{2+})인 침은 인체에 전자(電子)를 공급해서 ROS(Reactive oxygen species:ROS:활성산소)를 만들고, 이어서 MMP(Matrix metalloprotease:MMP:콜라겐 단백질 분해효소)를 활성화하고(55-1), 이어서 간질 조직의 콜라겐을 분해하고, 그러면 간질 콜라겐에 잡혀있던 면역 세포를 해방해서 면역을 활성화한다(55-2). 이렇게 해주게 되면, 면역 세포는 과잉 산을 중화시키고, 이어서 적체된 콜라겐을 분해해서 혈액 순환을 돕는다. 또, 활성화된 대식세포가 콜라겐을 먹어 치운다. 또, 대식세포도 ROS를 만들어내서, MMP뿐만 아니라 면역도 부른다. 또, 하나는 체액 순환을 위해서 만들어 놓은 수혈(兪)을 이용해서 알칼리 체액을 유도해서 과잉 산을 중화시키는 것이다. 이것이 침술의 핵심이다. 이 원리를 모르면, 침술을 모른다. 또, 뜸도 같은 원리로 작동된다. 그래서 침의 원리를 이용한다면, 침으로 하초(下焦)인 소복(少腹)에 쌓여(積) 있는 콜라겐의 제거가 가능하다. 먼저 하초에 콜라겐이 왜 쌓이는지를 알아야 한다. 콜라겐이 쌓이는 이유는 과잉 산이 존재할 때 일반적인 알칼리가 고갈되어서 더는 과잉 산을 중화할 수 없을 때 콜라겐을 동원해서 과잉 산을 중화하면서 해당 부위에 콜라겐 적(積)이 생기기 때문이다. 하초의 체액 순환은 전적으로 간문맥에 달려 있다. 간이 하복부의 정맥총을 모두 통제하기 때문이다 즉, 하복부 문제는 간 기능이 핵심 원인이다. 그래서 치료 전략은 간과 담에 집중된다. 그래서 자침을 피부 아래에 있는 혈자리에 해서 (刺皮以下), 이 효과가 소복(少腹)에 다다르면(至) 자침을 멈춘다(至少腹而止). 피부 (皮)는 경락이 순행하는 통로(皮者道也)인 사실을 상기해보자. 이제 구체적인 혈자 리를 찾으면 된다. 이제 간으로 산성 체액이 주입(兪:膠:료)되는 지점에서 산(酸)을 중화할 수 있게 알칼리 체액을 활성화해 줘야 한다. 즉, 간과 담에 연관된 수혈(兪 穴:膠:료)을 찾아내야 한다. 그 혈자리 하나는 족태양방광경의 혈자리로서 제4, 제 5흉추 극상돌기 사이에서 양옆으로 각각 2치 나가 있는(侠脊兩傍四椎間) 궐음수(厥 陰兪)이고, 하나는 달리 신모(腎募), 기부(氣府), 기수(氣兪)라고도 부르는 족소양담 경의 혈자리로서 신(腎)의 모혈(募穴)이기도 한 제12늑골 끝(季)에서 1㎝ 정도 앞에 있는 경문(京門)이다(季脇肋間). 신장이나 방광은 열의 원천인 전자를 염으로 격리 해서 체외로 버려서 열을 내리게 한다는 사실을 상기해보자. 둘 다 수혈(膠:료:兪) 이다. 즉, 간과 담으로 들어가는 체액의 입구에서 산성 체액을 중화시켜주면, 간 기능이 살아나고 하복부 정맥총에 정체되어있던 산성 정맥혈이 소통되면서 하복부 의 기능이 정상으로 돌아온다. 즉, 복중(腹中)에 정기(氣)가 정상적으로 유도(導) 된 다(導腹中氣). 이렇게 체액 순환을 위해서 만들어 놓은 수혈에서 과잉 산을 중화시 켜 놓으면, 복부의 열은 당연히 내려가고(下), 병은 깨끗이 낫는 것이다(熱下已). 이 문장의 해석도 만만치가 않다.

제5절

病在少腹, 腹痛不得大小便, 病名曰疝, 得之寒. 刺少腹兩股間. 刺腰髁骨間. 刺而多之. 盡炅, 病已.

소복에 병이 있으면서(病在少腹), 복통이 있고 소변을 못 본다면(腹痛不得大小便), 이것은 산이다(病名曰疝). 한을 얻은 것이다(得之寒). 침은 소복 양쪽 넓적다리 사 이에 놓고(刺少腹兩股間), 허리와 복사뼈 사이에 있는 곳에도 놓는다(刺腰髁骨間). 침을 많이 놓는다(刺而多之). 열이 멈추면 병은 낫는다(盡炅, 病已).

산(疝)도 소복(少腹)의 체액 순환 문제이기 때문에, 이때도 핵심은 간이다. 이렇게 하복부에 산성 간질액이 정체되어서 체액 순환이 막히게 되면, 당연히 하복부는 차가워진다. 즉, 한(寒)을 얻는 것이다(得之寒). 산(疝)은 서혜부에서 많은 문제를 일으킨다. 그래서 병소가 있는 소복 부근의 서혜부 사이에 있는 간, 담, 방광, 신장의 적당한 혈자리에 침을 놓으면 된다(刺少腹兩股間). 또, 허리와 복사뼈 사이에 자리 잡은 간, 담, 방광, 신장의 적당한 혈자리에 침을 놓으면 된다(刺腰髁骨間). 이렇게 특정 혈자리를 지정하지 않고 광범위하게 말하는 이유는 산(疝)이라는 병은 체액 정체가 아주 심한 경우이기 때문에, 침을 많이 놔야 하기 때문이다(刺而多之). 이렇게 해서 열(炅)이 다 사라지면(盡), 과잉 산이 모두 다 중화되었다는 암시이기 때문에, 병은 낫게 된다(盡炅, 病已).

제6절

病在筋, 筋攣, 節痛, 不可以行. 名曰筋痺. 刺筋上爲故. 刺分肉間. 不可中骨也. 病起, 筋炅, 病已, 止.

근육에 병이 들면(病在筋), 근육이 수축하고(筋攣), 관절에 통증이 생기며(節痛), 행동이 불가능하다(不可以行). 이것을 근비라고 한다(名曰筋痺). 침은 근육 위에 직접 놓는 이유이며(刺筋上爲故), 분육 사이에도 놓는다(刺分肉間). 뼈에 놓기는 불가능하다(不可中骨也). 이 병이 일어나면(病起), 근육에서 열이 난다(筋炅). 병이 나으면 열이 멈춘다(病已, 止).

근육 문제는 신경 문제이다. 신경에 과잉 산이 공급되면, 근육은 강하게 수축하면서 통증을 유발한다. 즉, 경직이나 강직이 오는 것이다. 근육은 뼈와 관절에 연결되기 때문에, 동시에 관절과 뼈에도 문제를 일으킨다. 거꾸로 신경에 산 공급이 중단되면, 신경은 작동을 멈추면서 근육은 수축을 멈추고 축 늘어지면서 마비가 찾아온다. 과잉 산이 신경, 근육, 관절까지 지배하면서 나타난 병증이 근비(名曰筋痺)이다. 결과는 당연히 근육이 수축하고(筋攣), 관절에 통증이 있으며(節痛), 행동은

장자절론(長刺節論)

불가능하게 된다(不可以行). 신경은 간질(分肉)에서 산(電子:酸)을 전달받기 때문에, 간질에서 과잉 전자를 중화해줘야 한다. 그래서 간질 사이에 침을 놓는다(刺分肉間). 여기서도 간질 사이(分肉間)에 침을 놓으라는 말은 간질 사이 즉, 간질 사이에 있는 산성 간질액을 통제하는 혈자리에 침을 놓으라는 뜻이다. 그러면, 간질액의 통제는 1차로 비장이 하므로, 비장경과 위경을 찾아서 자침하면 된다. 그리고 근비(筋痺)는 근육의 문제이기 때문에, 근육 위에도 침을 놓는 이유(故)를 만든다(刺筋上爲故). 여기서도 근육에 직접 침을 놓는 것이 아니라 근육을 통제하는 혈자리에 침을 놓아서 근육을 다스리라는 뜻이다. 그러면 근육을 다스리는 것은 신경이기 때문에, 신경절에 침을 놔야 하는데, 그러려면 신경을 다스리는 간경(肝經)을 다스려야 한다. 그리고 중골에 침을 놓는 것은 불가(不可)하다(不可中骨也)고 한다. 이게 무슨 말일까? 뼈는 대골(大骨), 중골(中骨), 소골(小骨)로 나뉜다. 그래서 여기서 말하는 중골(中骨)은 갈비뼈를 말한다. 다른 말로 하자면, 갈비뼈(中骨) 근처에 있는 경락에 자침은 불가능하다는 뜻이다(不可中骨也). 지금 병은 근비(筋痺)이기 때문에, 간 문제로 귀결되고, 갈비뼈 부근에 있는 간경이 그 대상이 된다. 왜 그럴까? 침구 치료의 기본 원리 때문에 그렇다. 침구 치료는 무자법(繆刺法)과 거자법(巨刺法)이 원리가 아니라 그냥 있는 구성 요소이다. 그만큼 침구 치료에서 무자법과 거자법은 중요하다. 이들 원리는 아프지 않은 반대쪽에서 면역이나 체액을 자극해서 아픈 곳으로, 이들을 보내서 병을 치료하는 것이다. 그 이유는 아픈 부위 근처에 있는 경락(經絡)에는 이미 면역과 알칼리 체액이 고갈되었기 때문이다. 그래서 아픈 부위 근처에 침을 놓으면, 곧바로 기역(氣逆)이 일어나고 침 사고가 발생한다. 그래서 면역이 충분한 건강한 경락(經絡)에서 면역과 체액을 활성화해서, 이를 아픈 곳으로 경락을 따라서 보내는 것이다. 그래서 이때는 경락의 흐름도를 알아야 한다. 아니면 활성화된 면역이나 체액은 병소가 아닌 엉뚱한 곳으로 가버린다. 그래서 지금 근비(筋痺)가 걸린 상황에서는 반드시 간에 문제가 있게 된다. 그래서 갈비뼈(中骨) 위에 있으면서 간의 모혈(募穴)인 기문(期門)에는 당연히 침을 놓는 것이 불가능(不可)하게 된다(不可中骨也). 여기 모혈(募穴)에서 모(募)는 간이 달라붙어서 매달려있는 장간막이다. 만일에 이때 여기에 자침하면, 간은 침이 제공한 전자 때문에, 그대로 기능을 멈춰 버릴 것이다. 일부에서는 기문(期門)을 금침혈(禁鍼穴)로 지정하기도 한다. 이 병도 과잉 산이 원인이기 때문에, 당연히 근육에서 열이 난다(筋炅). 병이 나으면(病已), 과잉 산이 중화되었기 때문에 당연히 열(熱)도 멈춘다(止).

제7절

病在肌膚, 肌膚盡痛, 名曰肌痺. 傷於寒濕. 刺大分小分, 多發鍼而深之. 以熱爲故, 無傷筋骨, 傷筋骨, 癰發若變. 諸分盡熱, 病已, 止.

병이 기부에 있으면(病在肌膚), 기부에 통증이 멈추지 않는다(肌膚盡痛). 이것을 기비라고 한다(名曰肌痺). 한습에 상한 것이다(傷於寒濕). 침은 대분 소분에 놓는다 (刺大分小分). 침을 여러 번 놓으며 깊이 놓는다(多發鍼而深之). 열이 나는 것은 당연하다(以熱爲故). 근육과 뼈를 상하게 해서는 안 된다(無傷筋骨). 근육과 뼈를 상하게 하면(傷筋骨), 변처럼 옹이 생기다(癰發若變). 여러 분육에서 열이 없어지면(諸分盡熱), 병은 낫고 열은 멈춘다(病已, 止).

기비(肌膚)는 간질의 문제이다. 간질에 산이 과잉일 때 일반적인 알칼리가 고갈되면, 인체는 간질 조직의 알칼리 콜라겐을 녹여서 과잉 산을 중화시킨다. 그러면 이 콜라겐은 물을 잔뜩 끌어안으면서 한습(寒濕)이 된다. 이들이 한(寒)이 되는 이유는 열(熱)의 원천인 산(酸)인 전자를 콜라겐으로 격리했기 때문이다. 이 과정에서 콜라겐을 풀어헤치면서 신경 말단에 붙은 콜라겐도 당연히 분해되고, 이어서 통증이 유발된다(肌膚盡痛). 기비(肌膚)는 간질의 문제이기 때문에, 당연히 간질을 처리하는 문제는 비장과 연계되고, 그래서 비비(脾痺)라고도 하며, 콜라겐의 점성 때문에 간질에 콜라겐이 부착되어서 안 움직인다. 그래서 착비(着痺:著痺)라고도 하며, 콜라겐은 삼투압 기질이라서 수분을 잔뜩 끌어안고 있으므로, 습비(濕痺)라고도 한다. 그리고 이 결과로 만들어진 습비가 간질의 순환을 막아버린다. 이제 간질에 있는 과잉 산의 중화는 간질에 접한 피부 갈색지방이 맡으면서 땀이 난다. 그래서 기비(肌膚)는 한습에 상했다(傷於寒濕)고 한다. 모두가 간질에서 발생한 문제들이다. 간질은 노폐물을 청소하고 영양분을 공급하는 통로이기 때문에 아주아주 중요한 곳이다. 그래서 기비가 되면, 에너지 대사에 문제가 생기면서 인체는 나른해진다. 이제 침을 놓아야 하는데, 간질이 많은 대분(大分) 즉, 큰 근육과 간질이 적은 소분(小分) 즉, 소근육 모두에 놓는다(刺大分小分). 인체 근육은 많으므로 많은(多) 침을 놔야(發) 하며, 이 경우는 비장경과 관계하기 때문에, 림프절에 자침하게 되는데, 비장경은 음경(陰經)이기 때문에, 양경(陽經)보다 혈자리가 깊숙이 들어있다. 그래서 자침을 할 때 침을 깊게 놓는다(多發鍼而深之). 비장은 림프를 통제하기 때문에 착각해서 림프인 뇌척수액과 관계가 있는 근육과 뼈를 상하게 해서는 안된다(無傷筋骨). 앞에서 비장이라는 기관을 구체적으로 언급을 안 했기 때문에, 이는 적절한 지적이다. 만일에 이 두 곳을 상하게 하면, 변이(變)가 일어나서 옹(癰)이 생긴다(癰發若變). 침이 만들어낸 ROS가 콜라겐을 분해하면서 옹(癰)이 생긴 것이다. 이렇게 간질 관련된 경락에 침을 놓으면, 간질에 있는 염에서 전자(酸)를 빼내서 중화하기 때문에, 당연한 순리로 열이 발생한다. 이 열(熱)이 모든 근육(諸分)에서 더는 나오지 않으면(諸分盡熱), 과잉 산은 모두 중화된 것이기 때문에, 병이 다 나으면서(病已) 열은 자동으로 멈춘다(病已, 止).

제8절

病在骨, 骨重不可擧, 骨髓酸痛, 寒氣至. 名曰骨痺. 深者刺, 無傷脈肉爲故. 其道大分小分. 骨熱, 病已, 止.

  뼈에 병이 존재하면(病在骨), 뼈가 무거워서 들 수가 없다(骨重不可擧). 골수에 산통이 있고(骨髓酸痛), 한기에 이른다(寒氣至). 이것이 골비이다(名曰骨痺). 통하게 하려면 침을 놔야 하는데(深者刺), 그래서 맥육을 다치게 해서는 안된다(無傷脈肉爲故). 침이 가는 길은 대분 소분인데(其道大分小分), 골에서 열이 나는데(骨熱), 병이 나으면 열은 멈춘다(病已, 止).

뼈 밖은 뼈 막이 있는데, 이 뼈 막이 콜라겐이다. 또, 뼈 안에도 콜라겐이 있는데, 이 콜라겐에 각종 미네랄이 잡혀있다. 그리고 골수도 알칼리 덩어리이다. 그래서 뼈는 한마디로 콜라겐과 미네랄 덩어리로써 알칼리의 보고이다. 즉, 뼈는 알칼리 창고인 것이다. 이런 뼈에 문제가 생긴다는 사실은 콜라겐에 문제가 생겼다고해도 과언이 아니다. 그래서 뼈에 문제가 생기면(病在骨), 근막에 붙어있는 콜라겐근육이 강하게 수축하면서, 뼈를 들어 올릴 수가 없게 된다(骨重不可擧). 뼈를 움직이게 하는 것은 근육이기 때문이다. 그러면 뼈 안쪽도 당연히 산이 침입하게 되고, 이 산(酸)이 알칼리인 골수를 녹이면서 골수산통(骨髓酸痛)을 일으킨다. 산(酸)이 골수를 녹여버리니까 당연히 통증이 있을 수밖에 없다. 이때 산은 뼈 안에 있는 콜라겐을 녹이면서 콜라겐에 잡혀있는 미네랄들을 풀어주게 되고, 이 미네랄들이 산과 반응하면서 염(鹽)을 만들어내게 되고, 이어서 한기(寒)을 만든다(寒氣至). 이것을 골비(骨痺)라고 부른다(名曰骨痺). 통(深)하게 하려면 즉, 골비가 낫게(深) 하려면, 자침(刺)해야 하는데(深者刺), 맥(脈)과 림프(肉)를 상하지(傷) 않게(無) 해야 하는 이유(故)를 가지고(爲) 있다(無傷脈肉爲故). 이때 자침을 하는데, 뼈는 뇌척수액이 통제하기 때문에, 뇌척수액을 통제하는 신장경과 방광경에 해야 한다. 그런데 골비(骨痺) 병증의 핵심은 근육의 위축과 차가운 한기(寒氣)이다. 그래서 대증치료(對症治療)를 한다면, 근육의 위축을 풀어주기 위해서는 근육을 통제하는 간경을 다스려야 하고, 차가운 기운을 다스리기 위해서는 혈액 순환을 위해서 심장경을 다스려줘야 한다. 그러면, 병의 근원인 뇌척수액은 더욱더 산성으로 기울게 되고, 이 산성으로 기운 뇌척수액은 림프액이기 때문에, 이어서 림프(肉)를 상하게(傷) 하고, 이어서 림프가 상해서 간질에 대분자 물질을 처리하지 못하게 되면, 간질은 막히게 되고, 그러면 간질로 동맥혈을 힘차게 뿜어내는 심장은 곧바로 고혈압에 시달리면서 혈관(脈)을 상하게(傷) 하고 만다. 이런 이유로(爲故), 혈관(脈)과 림프(肉)를 상하지(傷) 않게(無) 조심해야 한다(無傷脈肉爲故)는 것이다. '深者刺, 無傷脈肉爲故' 이 두 문장의 해석은 상당한 주의를 요구한다. 이 두 문장은 대증 치료(對症治療)를 경계해야 하는 이유를 말하고 있다. 골비(骨痺)는 중증이다. 그래서 뇌척수액을 처리하는 신장경과 방광경 양쪽을 동시에 다스려야 줘야 한다. 음경(陰

經)인 신장경은 경락(其道)이 큰 근육(大分)이 있는 인체 안쪽에 자리하고 있고, 양경(陽經)인 방광경은 경락(其道)이 상대적으로 근육이 적은(小分) 바깥쪽에 자리하고 있다(其道大分小分). 지금 뼈 안에는 한기(寒)를 만들어낸 염(鹽)이 축적되어 있으므로, 자침하면 체액 순환이 향상되고, 면역이 활성화되면서, 이 염(鹽) 안에 든 전자는 체액으로 흘러나오게 되고, 이들이 간질에서 면역과 알칼리 체액으로 중화되면서 뼈에서 당연히 열이 발생한다(骨熱). 즉, 이때 치료하면서 뼈에서 열이 난다는 것은 뼈 안에 있는 염을 중화하고 있다는 암시이다. 그래서 병이 완치되면, 염은 이미 제거가 되었기 때문에, 열은 자동으로 멈추게 된다(病已, 止).

제9절

病在諸陽脈, 且寒且熱. 諸分且寒且熱. 名曰狂. 刺之虛脈. 視分, 盡熱, 病已, 止.

병이 여러 양맥에 존재하면(病在諸陽脈), 한이 있으면서 열이 있다(且寒且熱). 여러 간질에도 한이 있으면서 열이 있다(諸分且寒且熱). 이것을 광이라고 한다(名曰狂). 이때 침을 놓으면 맥을 허하게 한다(刺之虛脈). 간질을 관찰해서(視分), 열이 멈추면(盡熱), 병이 낫게 되고, 열은 멈춘다(病已, 止).

수족삼양경맥(手足三陽經脈)들은 주로 간질액(分)을 다룬다. 담과 방광도 실제로는 간질액을 다루는 기관이다. 소화관에서 소화 흡수가 되면, 간질로 맨 처음 들어간다. 그래서 양맥의 문제는 간질액의 문제가 된다. 간질액에 과잉 산이 존재하면, 적혈구가 공급하는 산소는 간질액에서 고갈되어 버리고, 안쪽에 있는 근육에는 도달하지 못한다. 결국에 간질과 붙어있는 피부의 갈색지방에서 과잉 산이 중화되면서 열이 난다. 그러나 체온을 만드는 근육은 산소를 구경도 하지 못하고 체온은 떨어지게 되고, 이어서 인체는 한기를 느낀다. 그래서 이때는 한기와 열기가 동시에 존재하게 된다(且寒且熱). 즉, 수족삼양경맥(手足三陽經脈)이 통제하는 모든(諸) 간질(分)에 과잉 산이 존재하기 때문에, 한열이 동시에 존재하게 된 것이다(諸分且寒且熱). 그리고 간질은 신경이 전자를 공급받는 곳이기 때문에, 간질에 산이 과잉으로 존재하면, 당연히 구심 신경은 과부하에 걸리게 되고, 전자는 뇌 신경으로 집중되면서, 뇌 신경도 과부하에 걸리게 되고, 결국에 광기(狂)가 만들어진다. 그래서 이 병을 광(狂)이라고 부른다(名曰狂). 그래서 양맥(陽脈)은 간질에 접해있기 때문에, 하나도 빠짐없이 머리까지 연결된다. 광(狂)이 있는 상태에서 자침하면, 맥을 허하게 만들어 버린다(刺之虛脈). 왜 그럴까? 이때 자침은 반드시 경락(經絡)에 하게 되는데, 경락이 자리하고 있는 곳이 바로 간질(分)이다. 지금 간질은 과잉 산으로 가득하므로 알칼리는 거의 고갈된 상태이다. 이때는 알칼리 동맥혈에 의지해서 겨우 연명을 해가는 중이다. 그런데 이때 간질(分)인 경락(經絡)에 침을 놓으면, 침은 반드시 산(酸)인 전자를 추가로 공급해서 간질을 더욱더 산성으로 만들어버린다. 그러면 간질에 있는 과잉 산은 더 강해지고, 이 강한 과잉 산은 활동전위를 강하게 일으켜서 동맥 모세혈관을 더욱더 세게 쥐어짜게 되고, 당연히 혈관(脈)은 상하게(虛) 된다. 그래서 광이 있는 상태에서 자침하면, 맥이 허해진다(刺之虛脈)고 하는 것이다. 그래서 이때 침 치료를 하려면, 과잉 산이 존재하고 있는 간질(分)을 잘 살펴(視) 보고(視分), 열의 여부를 살펴봐야 한다. 그리고 간질에서 열이 멈추면(盡熱), 이는 과잉 산이 중화되었다는 암시이기 때문에, 병은 낫게 되고(病已), 드디어 열도 멈춘다(止).

제10절

病初發, 歲一發, 不治, 月一發, 不治. 月四五發. 名曰癲病. 刺諸分, 諸脈. 其無寒者, 以鍼調之. 病已, 止.

병이 처음 발생했을 때(病初發), 일 년에 한 번 발작하는데(病初發), 치료를 안 하면(不治), 월에 한 번 발작하게 되고(月一發), 그래도 치료를 안 하면(不治), 매월에 4~5회 발작을 일으킨다(月四五發). 이것이 전병이다(名曰癲病). 여러 간질에 침을 놓고(刺諸分), 여러 맥에 침을 놓는다(諸脈). 그것이 한이 아니면(其無寒者), 침으로 조절된다(以鍼調之). 그러면 병은 낫고 발작은 중지된다(病已, 止).

전병(癲病)의 핵심은 담기(痰氣)가 몰리면서 심혈 부족(心血不足)이 된 것이다. 담기(痰氣)란 과잉 산을 중화하면서 만들어진 물 먹은 콜라겐이다. 물을 잔뜩 먹은 콜라겐이 체액 순환을 막은 것이다. 담기(痰氣)인 콜라겐이 뇌혈관에서 모세혈관을 막아버리면 당연히 심혈 부족(心血不足)이 발생한다. 즉, 국부 빈혈이 생기는 것이다. 다른 말로, 허혈(虛血:ischemia)이 생기는 것이다. 이것도 결국은 신경 문제로써 간질액이 산성으로 변할 때 문제가 된다. 그래서 침 치료도 간질액의 산 중화가 표적이 된다. 그래서 여러(諸) 간질(分)에 침을 놓는 것이다(刺諸分). 이 담(痰)은 초기에는 간질에서만 형성되다가 나중에는 혈관에서까지 만들어진다. 즉, 혈전이 되는 것이다. 그러면 이 혈전은 반드시 모세 체액관의 소통을 막으면서 당연히 발작의 횟수가 증가한다. 그래서 처음 발작했을 때 간질에서 담(痰)을 제거해주거나 간질의 과잉 산을 중화시키면 발작이 멈춘다. 그러나 그대로 방치(不治)되면, 간질액의 과잉 산은 혈액으로 들어가서 혈전을 만들고, 이어서 모세 체액관을 막으면서 발작 횟수가 점점 더 늘어난다(月四五發). 이때 침 치료의 핵심은 간질에서 과잉 산을 제거해 주거나(刺諸分), 체액관에서 혈전을 제거해주는 것이다(諸脈). 불행 중 다행으로 한(寒)이 동반되지 않는다면(其無寒者) 즉, 간질액의 산 과잉이 체온을 만드는 근육의 미토콘드리아까지 정지시키지 않았다면, 침으로 조절이 가능하다(以鍼調之). 이렇게 해서 병이 나으면, 당연히 발작은 멈추게 된다(病已, 止).

제11절

病風, 且寒且熱. 炅汗出, 一日數過. 先刺諸分理, 絡脈. 汗出且寒且熱, 三日一刺, 百日而已.

풍병은(病風), 한과 열이 동시에 나타난다(且寒且熱). 열과 땀이 난다(炅汗出). 하루에 여러 번 반복된다(一日數過). 먼저 여러 간질과 낙맥에 침을 놓는다(先刺諸分理, 絡脈). 땀이 나면서 한이 있고 열이 나면(汗出且寒且熱) 삼 일에 한 번씩 침을 놓는다(三日一刺). 100일이면 낫는다(百日而已).

풍(風)이란 산(酸)이 간질에서 혈액 즉, 정맥혈로 들어간 경우를 말한다. 다시 말해서 혈전을 만든 것이다. 이 혈전은 이제 전신의 혈관을 타고 돌아다니다가 맘 내키는 대로 모세혈관을 막으면서 문제를 일으킨다. 그래서 병이 유동성이 있고 잘 변하며 혈액을 따라서 돌아다니기 때문에, 병의 경과가 매우 빠른 것이 특징이다. 이 풍병도 결국은 간질액의 과잉 산에서 시작된다. 그래서 산성 간질액은 피부 갈색지방 미토콘드리아에서 중화되면서 열을 만들어내고, 따라서 땀을 만들어낸다(炅汗出). 대신 깊숙이 있으면서 체온을 만들어내는 근육은 산소 꼴을 보지 못하면서 인체는 한기를 느낀다. 그래서 열과 한이 동시에 존재한다(且寒且熱). 이런 일이 하루에도 수없이 반복된다면(一日數過), 이건 분명히 치료해야 하는 병증이다. 이 병의 원인은 간질에 축적된 과잉 산이기 때문에, 간질액의 소통이 아주 중요하다. 체액은 산성으로 기울면 점도가 높아지기 때문에 소통이 막힌다. 먼저 침으로 간질(分理)의 과잉 산을 중화시키고(先刺諸分理), 다음으로 체액 순환을 위해서 만들어 놓은 오수혈을 포함한 낙맥(絡脈)에서 산성 간질액을 제거해준다. 땀이 나면서 열과 한이 동시에 있으면 즉, 간질액에 과잉 산이 아주 과하면(汗出且寒且熱), 3일에 한 번씩 침을 놓는다(三日一刺). 그러면 100일이면 완치된다(百日而已). 여기서 왜 3일마다 한 번씩 침을 놓을까? 이 3일은 침술의 핵심을 말해주고 있다. 침술은 면역의 활성화가 핵심이다. 즉, 백혈구의 활성화가 침술의 핵심이다. 그러나 백혈구가 너무 많아도 역효과를 일으킨다. 그래서 백혈구의 수명을 봐야 한다. 활성화된 백혈구가 없어질 때를 기다려서 침으로 면역을 자극해서 백혈구를 새로 공급해줘야 한다. 백혈구의 수명이 3일인 것이다. 보통 적혈구는 약 120일, 혈소판은 약 2주, 백혈구는 1~2일이면 수명을 다한다. 그래서 3일마다 한 번씩 침을 놓으라는 것이다(三日一刺). 황제내경의 진수를 볼 수 있는 부분이며, 침술의 과학을 볼 수 있는 부분이다. 그러면 또, 왜 100일일까? 이것은 적혈구의 수명과 관계가 있다. 적혈구는 보통 120일을 산다. 그러나 산이 과잉되면, 철분 결핍이 일어난다. 결국에 적혈구를 잘 만들지도 못하지만, 적혈구가 잘 죽는다. 즉, 과잉 산이 적혈구를 환원시키면서 적혈구가 분해되어서 빌리루빈이 되어버린다. 그래서 평균 100일 정도밖에 못 산다(55-3). 물론 오차는 있다. 즉, 혈액까지 정상으로 돌아오면, 침 치료를 마치라는 것이다. 몇천 년 전에 생리학의 정수를 보았던 것이다. 대단하지 않은가? 이것이 침술의 과학이다. 무슨 말을 더 보태겠는가!

제12절

病大風, 骨節重, 鬚眉墮. 名曰大風. 刺肌肉爲故. 汗出百日. 刺骨髓, 汗出百日. 凡二百日, 鬚眉生而止鍼.

대풍병은(病大風), 뼈와 관절을 무겁게 만들고(骨節重), 수염과 눈썹을 빠지게 한다(鬚眉墮). 이것을 대풍이라고 한다(名曰大風). 그래서 침은 기육에 놓는다(刺肌肉爲故). 그리고 땀을 내서 100일을 지낸다(汗出百日). 골수에 침을 놓아서(刺骨髓), 땀을 내서 100일을 지낸다(汗出百日). 모두 200일을 이렇게 한다(凡二百日). 그래서 수염과 눈썹이 나면 침놓기를 그만둔다(鬚眉生而止鍼).

대풍(大風)은 일반적인 풍(風)보다 강도가 아주 센 풍이다. 즉, 간질액의 과잉 산 정체가 아주 아주 심한 경우이다. 이러다 보니, 과잉 산은 간질의 콜라겐과 피부의 콜라겐을 거의 모두 닥치는 대로 녹여버린다. 그러면 피부는 여기저기서 짓무르고, 몸에 난 털은 진피의 콜라겐에 뿌리를 박고 있으므로, 피부가 짓무르면 털은 자동으로 빠진다. 수염과 눈썹은 맨 나중에 빠진다(鬚眉墮). 그래서 수염과 눈썹이 빠지면, 대풍이라고 한다(名曰大風). 이때 간질액의 산성화는 아주 아주 심하게 된다. 그리고 관절도 콜라겐이 주성분이기 때문에, 관절도 문제가 되고, 뼈도 마찬가지가 된다. 즉, 뼈와 관절이 무거워진다(骨節重). 이 정도가 되면, 이제 면역을 총동원해야 한다. 그래서(爲故), 먼저 간질(肌)에서 과잉 산을 중화시키고, 다음에 림프(肉)를 자극해서 면역을 활성화한다(刺肌肉爲故). 이렇게 하면, 과잉 산이 중화되면서 열이 나고 땀이 나는데, 이렇게 100일 동안을 한다(汗出百日). 이 기간이 지나면, 또 다른 면역기관인 골수(骨髓)를 자극해서 면역을 활성화하고(刺骨髓), 과잉 산을 중화시키면서 땀을 내기를 100일 동안을 한다(汗出百日). 이렇게 총

200일을 하면(凡二百日), 과잉 산은 말끔히 해소되고, 수염과 눈썹이 나는데, 그러면 침놓기를 중단한다(鬚眉生而止鍼). 이 병은 나병이다. 즉, 나병은 혈(血)이 허해서 생긴 풍(風)이다. 즉, 나병은 혈전이 만들어지면서 혈액의 알칼리 소모(虛)를 과하게 시킨 경우이다. 바로 앞에서는 치료 기간이 100일이었다. 그런데 여기는 산 과잉이 너무 심해서 200일까지 걸리는 것이다. 그리고 여기서는 골수 림프까지 동원되었다. 보통은 일반 림프에서 100일이면, 완치되는데, 여기서는 과잉 산의 정도가 너무 심해서 골수 림프에서 추가로 100일을 더 치료한 것이다.

제56편. 피부론(皮部論)

제1장

黃帝問曰, 余聞皮有分部, 脈有經紀, 筋有結絡, 骨有度量. 其所生病各異, 別其分部, 左右上下, 陰陽所在, 病之始終, 願聞其道. 岐伯對曰, 欲知皮部. 以經脈爲紀者, 諸經皆然. 陽明之陽, 名曰害蜚. 上下同法. 視其部中有浮絡者. 皆陽明之絡也. 其色多靑則痛, 多黑則痺, 黃赤則熱, 多白則寒. 五色皆見, 則寒熱也. 絡盛則入客於經. 陽主外, 陰主內.

황제가 묻는다(黃帝問曰). 피부는 분부가 있고(余聞皮有分部), 맥은 경기가 있고(脈有經紀), 근은 결락이 있고(筋有結絡), 골은 도량이 있어서(骨有度量), 그런 이유로 병이 생기면, 각각 다르다고 한다(其所生病各異). 그 분부를 구별하고(別其分部), 좌우상하를 구별하고(左右上下), 음양의 소재를 구별하고(陰陽所在), 병의 시종을 구별하는데(病之始終), 그 원리를 듣고 싶네요(願聞其道)? 기백이 대답한다(岐伯對曰). 피부를 알려고 한다면(欲知皮部), 맥과 경으로 네트워크를 만든다는 것이다(以經脈爲紀者). 모든 경이 다 그렇다는 것이다(諸經皆然). 양명의 양은 해비라고 말하는데(陽明之陽), 상하 같은 법칙이다(上下同法). 그 부분의 가운데를 보면, 부락을 가지고 있다(視其部中有浮絡者). 보이는 것 모두가 양명의 락들이다(皆陽明之絡也). 그곳에 색깔이 청색이 많으면, 통증이 있고(其色多靑則痛), 검은색이 많으면, 비증이 있고(多黑則痺), 황적이면, 열이 있고(黃赤則熱), 백색이 많으면, 한이 있고(多白則寒), 오색이 모두 다 보이면(五色皆見), 한열이 있다(則寒熱也). 락이 성하면, 경에 객이 들어 온다(絡盛則入客於經). 그래서 양은 밖을 주관하고(陽主外), 음은 안을 주관한다(陰主內).

피부를 현미경으로 관찰해보면, 나무처럼 결이 보인다. 이 결을 분리(分理)라고 하는데(余聞皮有分部), 이 결 사이사이에 간질액이 채워져 있다. 여기서는 이것을 분부(分部)라고 표현했다. 맥(脈)은 체액관을 의미하고, 경(經)은 경로를 의미하고, 기(紀)는 망(網)을 의미한다. 그래서 체액관은 경로를 가진 망을 가지고 있다(脈有

經紀). 근육은 반드시 마디(結絡)를 가지고 있다(筋有結絡). 뼈는 '밀도(度量)를 가지고 있다(骨有度量). 그래서 뼈가 산(酸)에 상하면, 골다공증이 걸리면서, 뼈 밀도(度量)가 줄어든다. 이런 이유로 인해서, 각각 부분들에서 병이 생기면, 병의 형태가 다르게 나타난다(其所生病各異). 그래서 인체의 각각 부분들을 구별할 줄 알고(別其分部), 인체의 상하좌우를 알고(左右上下), 인체의 음양 소재를 알면(陰陽所在), 인체에서 일어나는 병의 시작과 끝을 알 수가 있다(病之始終). 당연하다. 그래서 황제가 이 원리를 묻고 있다(願聞其道).

기백이 답을 준다(岐伯對曰). 피부의 각 부분을 알고자 한다면(欲知皮部), 맥(脈)은 피부 위에서 경로(經)를 가지고 있는 망(紀)을 만든다는 것을 알아야 한다(以經脈爲紀者). 맥의 모든 경로는 다(皆) 이런 식(然)이다(諸經皆然). 즉, 모든 경로는 모두 다 망(網)을 만든다는 것이다. 양명의 양은(陽明之陽), 해비(害蜚)라고 부른다(名曰害蜚). 즉, 위경(胃經)이 양(陽)인 피부를 따라서 만드는 망(紀)이 해비(害蜚)라는 뜻이다. 이 망(紀)을 해비(害蜚)라고 부르는 이유는 인체를 해치는(害) 벌레(蜚) 같은 존재인 과잉 산의 상태를 알 수 있는 망(紀)이기 때문이다. 즉, 해비(害蜚) 부락(浮絡)들의 체액 색깔을 살펴보면, 오장의 병증을 알 수가 있기 때문이다. 해비(害蜚)는 인체의 위아래에서도 똑같은 방법으로 망(紀)을 만든다(上下同法). 이 해비(害蜚)라는 망(紀)의 가운데(中)를 보면(視), 경(經)보다 더 작은 부락(浮絡)이 있다(視其部中有浮絡者). 여기서 부락(浮絡)은 피부 표면에 자리한 미세 체액관(微細體液管)들이다. 이 미세 체액관들은 눈으로도 볼 수 있는데, 모두 다 양명의 부락(浮絡)들이다(皆陽明之絡也). 이 부락(浮絡)들을 통해서 흐르는 체액의 색깔을 관찰해보면, 인체의 병증을 파악할 수가 있다. 그래서 부락(浮絡)들의 체액 색깔 모두(多) 파란색(靑)이면 인체에 통증이 있는 것이다(其色多靑則痛). 여기서 파란색은 담즙의 색깔이고, 통증은 신경의 문제이다. 결국에 간이 파란 담즙을 통해서 신경을 통제하는데, 이는 간이 문제가 있다는 암시이다. 그래서 간이 통제하는 파란색의 담즙이 체액으로 역류하면서, 부락이 파란색을 띠게 된다. 그리고 이 담즙이 신경을 자극하면서 통증을 만들어낸다. 그래서 부락의 체액 색깔이 파란색을 보이면, 통증은 당연히 따라온다(其色多靑則痛). 부락의 체액 색깔이 모두 검은색이면, 비증을 만든다(多黑則痺). 비증(痺)은 관절과 간질(肌)과 림프(肉)의 문제이다. 그리고 부락을 검게 만드는 물질은 신장이 처리하는 검정 색소를 보유한 유로빌린(Urobilin)이다. 그리고 신장은 뇌척수액이라는 관절활액을 통제하며, 또 뇌척수액은 림프액이기도 하다. 그래서 신장이 문제가 되면, 부락의 체액을 검은색으로 만들면서 비증을 만들어낸다. 부락 체액의 색이 황적색이면, 열을 만든다(黃赤則熱). 열 문제는 간질액의 과잉 산 문제이다. 즉, 간질에 과잉 산이 축적되면, 간질과 접하고 있는 갈색지방이 이 과잉 산을 중화하면서 열을 만들어낸다. 이 산성 간질액을 처리하는 기관은 비장이다. 비장은 간질 과잉 산이 몰려오면, 동맥혈을 이용해서 중화하는데, 너무나 많은 과잉 산이 비장으로 몰려오면, 비장 간질의 과잉 산이 활동전위를 강하게 일으키면서, 비장의 모세 동맥혈관을 강하게 수축시킨다. 그러면 이때 모세 동맥혈관 안에 있던 적혈구까지 간질로 빠져나오게 된다. 이 적혈구가 깨지면서 노란색의 빌리루빈이나 빨간색의 헴으로 분해된다. 이 두 물질이 비장의 기능 저하로 인해서 부락에서 떠다니게 되면, 부락의 체액 색깔이 적황으로 변한다. 이때는 당연히 간질의 과잉 산 때문에 열이 난다. 그래서 부락의 체액 색깔이 모두 검게 변하면, 열이 난다(黃赤則熱)고 한 것이다. 부락의 체액 색깔이 하얗다는 것은 혈색소가 부족해서 나타나는 현상이다. 혈색소가 부족하다는 말은 산소가 부족하다는 것을 암시하고, 산소 부족은 과잉 산을 중화하지 못하고, 체온을 만드는 근육의 미토콘드리아까지 산소를 공급하지 못하고, 이어서 한기를 만들어낸다. 즉, 적혈구를 다루는 폐의 기능이 저하된 경우이다. 그래서 부락의 체액 색깔이 모두 하얗게 변하면, 산소 부족으로 인해서 한기가 있다(多白則寒)고 한 것이다. 얼굴에 오색이 모두 나타난다면(五色皆見), 이는 오장이 모두 다 나쁘다는 것을 암시한다. 다시 말하면, 간질액에 산 과잉이 아주 심하다는 것을 뜻한다. 결국에 피부 갈색지방이 과잉 산을 중화하면서 열은 만들어내지만, 부족한 산소는 체온을 만들어내는 근육까지 가지 못하고, 결국에 근육이 체온을 만들지 못하게 되면서, 인체는 한기를 느낀다. 그래서 이때는 한열(寒熱)이 동시에 나타나는 것이다(則寒熱也). 이렇게 부락들에 과잉 산이 쌓이게 되면, 체액 흐름의 순서 때문에, 그 여파는 부락보다 더 큰 체액관인 경(經)에

미치게 된다. 즉, 부락(絡)에서 과잉 산이 심(盛)하게 정체하면, 이 과잉 산은 당연
히 흘러 흘러 경(經)으로 들어가서(入) 병의 원인(客)이 된다(絡盛則入客於經). 양은
당연히 바깥쪽을 담당하고(陽主外), 음은 당연히 안쪽을 담당한다(陰主內).

少陽之陽, 名曰樞持, 上下同法. 視其部中有浮絡者, 皆少陽之絡也. 絡盛則入客於經. 故
在陽者主內. 在陰者主出, 以滲於內. 諸經皆然.

　　소양지양을(少陽之陽), 추지라고 한다(名曰樞持). 상하가 같다(上下同法). 그 분부
가운데는 부락을 가지고 있는데(視其部中有浮絡者), 보이는 것 모두가 소양의 락들
이다(皆少陽之絡也). 락이 성하면, 경에 객이 들어 온다(絡盛則入客於經). 그래서 양
에 존재할 때는 안을 주관하고(故在陽者主內), 음에 존재할 때는 안에서 스며들어
서 출을 주관한다(在陰者主出, 以滲於內). 모든 경은 다 이런 식이다(諸經皆然).

　　소양(少陽)은 담(膽)이다. 담경(膽經)은 인체의 옆면을 지나면서 등 쪽에 방광경
(膀胱經)과 복부 쪽에 위경(胃經)을 이어주는 지도리(樞) 역할을 한다. 그래서 담경
을 추지(樞持)라고 한다(少陽之陽, 名曰樞持). 담경의 추지로서 역할은 인체 상하에
서 똑같이 적용된다(上下同法). 소양경들의 가운데를 보면, 부락(浮絡)이 있다(視其
部中有浮絡者). 즉, 소양경들과 연결된 미세 체액관들인 부락들이 있다. 이 부락들
은 모두 다 담경의 부락(絡)들이다(皆少陽之絡也). 즉, 담경에서 갈라져 나온 미세
체액관들이 담경의 부락들이다. 이런 부락(絡)들에 과잉 산(盛)이 존재하면, 이 과
잉 산은 흘러 흘러 더 큰 체액관인 경(經)으로 들어가서 병을 일으키는 병인(客)이
된다(絡盛則入客於經). 이 과잉 산이 간질인 양(陽)에 존재(在)하면, 안쪽에 있는 더
큰 경(經)으로 유입(內)되고(故在陽者主內), 안쪽인 음(陰)에 존재(在)하면, 안쪽(內)
에서 담으로 스며들어서(滲) 담즙으로 유출(出) 된다(在陰者主出, 以滲於內). 담경에
존재하는 모든 경들은 모두 다 이런 식으로 작동된다(諸經皆然).

太陽之陽, 名曰關樞, 上下同法. 視其部中有浮絡者, 皆太陽之絡也, 絡盛則入客於經.

태양지양은(太陽之陽), 관추이다(名曰關樞). 상하 다 같다(上下同法). 그 분부 가운데는 부락을 가지고 있는데(視其部中有浮絡者), 보이는 것 모두가 태양의 락들이다(皆太陽之絡也). 락이 성하면, 경에 객이 들어 온다(絡盛則入客於經).

태양(太陽)은 방광(膀胱)이다. 방광경(膀胱經)은 지도리인 담경(膽經)과 연결(關)되기 때문에 관추(關樞)라고 한다(名曰關樞). 이 역할은 인체 상하에서 모두 같다(上下同法). 방광경의 가운데를 보면 부락(浮絡)이 있다(視其部中有浮絡者). 이들은 모두가 방광경의 부락들이다(皆太陽之絡也). 부락에 과잉 산이 존재하면, 이 과잉 산은 경으로 흘러들어서 병을 일으킨다(絡盛則入客於經).

少陰之陰, 名曰樞儒. 上下同法. 視其部中有浮絡者, 皆少陰之絡也. 絡盛則入客於經. 其入經也. 從陽部注於經. 其出者, 從陰內注於骨.

소음지음을(少陰之陰), 추유라고 한다(名曰樞儒). 상하가 같다(上下同法). 그 분부 가운데는 부락을 가지고 있다(視其部中有浮絡者). 모두가 소음의 락들이다(皆少陰之絡也). 락이 성하면, 경에 객이 되어 들어 온다(絡盛則入客於經). 그것이 경으로 들어올 때는, 양부를 따라서 경에 주입된다(從陽部注於經). 그것의 유출은 안에 있는 음을 따라서 골에 주입된다(其出者, 從陰內注於骨).

음경(陰)인 신장경(腎經)을 추유(樞儒)라고 한다(少陰之陰, 名曰樞儒). 유(儒)은 부담을 덜어준다는 뜻이다. 신장은 비장과 함께 림프액을 중화한다. 그래서 신장의 정상적인 작동은 비장의 부담을 덜어(儒)준다. 그리고 신장은 간이 배출하는 암모니아 같은 염(鹽)을 배출해준다. 그래서 신장의 정상적인 작동은 간을 도와(儒)준다. 경락에서도 신장경은 비장경과 간경 사이에 있으면서 두 경락의 지도리(樞) 역할을 해준다. 그래서 음경(陰)인 신장경을 추유(樞儒)라고 한다. 이 역할은 인체 상하에서 모두 똑같다(上下同法). 신장경의 경(經)들 사이에 부락(浮絡)이 있다(視其部中有浮絡者). 이 부락들은 모두가 신장경에 속한 부락들이다(皆少陰之絡也). 이 부락에 과잉 산이 존재하면, 이 과잉 산은 경으로 흘러들어서 병인이 된다(絡盛則入客於經). 체액의 흐름도 때문에 당연하다. 이 과잉 산이 신장경(經)에 유입될 때는(其入經也), 작은 체액관인 부락(陽部)을 따라서(從) 더 큰 체액관인 경으로(於經) 주입(注)된다(從陽部注於經). 체액의 흐름도 때문에 당연하다. 이(其) 경(經)에 있는 체액들은 흘러 흘러서(其出者), 골수(骨)에서 안(內)으로 주입(注)되어서 신장(陰)에 들어온 체액들을 따라서(從) 신장으로 들어간다(從陰內注於骨). 즉, 최종 중화를 위해서 신장으로 들어가는 것이다.

心主之陰, 名曰害肩. 上下同法. 視其部中有浮絡者, 皆心主之絡也. 絡盛則入客於經.

심장이 이 음을 주관하는데(心主之陰), 해견이라고 한다(名曰害肩). 상하가 같다(上下同法). 그 분부 가운데는 부락을 가지고 있다(視其部中有浮絡者). 모두가 심이 주관하는 락들이다(皆心主之絡也). 락이 성하면, 경에 객으로 들어 온다(絡盛則入客於經).

심장(心)이 주관(主)하는 이(之) 음(陰)이란 어떤 오장(陰)일까? 이 편(篇)의 문장 구성을 보면, 삼양삼음을 말하고 있다. 그래서 문장 구성을 보면, 여기서 말하는 음(陰)은 간(肝)이 된다. 간에는 엄청난 양의 혈액이 체류한다. 즉, 간은 인체 최대의 해독기관이기 때문에, 많은 양의 알칼리 동맥혈이 필요하다. 그래서 심장이 주관하는 음은 간이 된다(心主之陰). 이때 간(肝)을 해견이라고 부른다(名曰害肩). 견(肩)은 세 살 먹은 난폭한 짐승을 말한다. 그래서 간이라는 인체의 최대 해독기관에 문제가 생기면, 이때부터는 세 살 먹은 난폭한 짐승(肩)처럼 인체에 해악(害)을 끼치게 된다. 그래서 간(肝)을 해견(害肩)이라고 부른다(名曰害肩). 이 역할은 인체 상하에서 모두 똑같다(上下同法). 간경의 경들에 부락이 있다(視其部中有浮絡者). 이 부락들은 모두 심장이 주관하는 간경의 부락들이다(皆心主之絡也). 즉, 실제로는 심장이 주관하는 부락들인 셈이다. 이 부락들에 과잉 산이 존재하면, 체액 흐름도 때문에, 당연히 더 큰 체액관인 경으로 흘러들어서 병인이 된다(絡盛則入客於經).

太陰之陰, 名曰關蟄. 上下同法. 視其部中有浮絡者, 皆太陰之絡也. 絡盛則入客於經. 凡十二經絡脈者, 皮之部也.

태음지음은(太陰之陰), 관칩이라고 한다(名曰關蟄). 상하가 같다(上下同法). 그 분부 가운데는 부락을 가지고 있다(視其部中有浮絡者). 모두가 태음의 락들이다(皆太陰之絡也). 락이 성하면, 경에 객이 들어 온다(絡盛則入客於經). 무릇 12경락맥은(凡十二經絡脈者), 피부의 일부분이다(皮之部也).

여기서 태음은 림프액을 처리하는 비장을 말한다. 그러나 림프액 최종 처리의 핵심은 흉선이다. 그래서 비장은 림프를 처리하는 숨어 있는(蟄) 기관(關)이 된다. 그래서 비장을 관칩(關蟄)이라고 부른다(名曰關蟄). 이런 비장의 기능은 인체 상하에서 모두 같다(上下同法). 비장경을 따라서 부락이 존재한다(視其部中有浮絡者). 이 부락들은 모두 비장경의 부락들이다(皆太陰之絡也). 이 부락들에 과잉 산이 존재하면, 체액 흐름도에 따라서 부락보다 더 큰 체액관인 경으로 흘러들어서 병인이 된다(絡盛則入客於經). 12경맥(12 經脈)에 속한 맥과 낙과 경은 모두 피부에 싸여있다(凡十二經絡脈者, 皮之部也). 피부가 없는 오장육부는 없다.

제2장

是故百病之始生也. 必先於皮毛. 邪中之, 則腠理開. 開則入客於絡脈. 留而不去, 傳入於經. 留而不去, 傳入於府. 廩於腸胃, 邪之始入於皮也. 泝然起毫毛. 開腠理, 其入於絡也, 則絡脈盛色變, 其入客於經也, 則感虛, 乃陷下. 其留於筋骨之間, 寒多則筋攣骨痛. 熱多則筋弛骨消. 肉爍䐃破. 毛直而敗.

그래서 백병이 발생하게 되면(是故百病之始生也), 반드시 먼저 피모에서 발생한다(必先於皮毛). 사기가 그 가운데 있으면(邪中之), 주리가 열리고(則腠理開), 그러면 락맥에 사기가 침입한다(開則入客於絡脈). 여기서 제거되지 않고 머물면(留而不去), 경으로 전입된다(傳入於經). 여기서도 제거되지 않으면(留而不去), 부로 전입되고(傳入於府), 장위에 쌓인다(廩於腸胃). 이 사기가 피부에까지 진입하게 되면(邪之始入於皮也), 오싹해지면서 피부의 털이 곤추선다(泝然起毫毛). 그리고 주리가 열린다(開腠理). 그것이 낙에 침입하면(其入於絡也), 낙맥이 성하면서 피부색이 변한다(則絡脈盛色變). 그것이 경에 침입하면(其入客於經也), 허를 느끼게 되고(則感虛), 함하에 이른다(乃陷下). 그것이 근골 사이에 머물면(其留於筋骨之間.), 많은 한이 생기면서 근연과 골통이 온다(寒多則筋攣骨痛). 열이 많으면, 근 이완과 골이 소모되고(熱多則筋弛骨消), 육삭이 생기며, 군파가 오고(肉爍䐃破), 머리카락이 푸석해지고 부서진다(毛直而敗).

인체는 네 가지로 구분된다. 즉, 살(肉)인 피부와 근육 그리고 뼈와 체액이 전부다. 그리고 병이 들면, 간질 체액과 접하고 있는 살(肉)인 피부가 먼저 문제가 되는 것은 당연하다. 뼈도 뼈 자체에 붙은 뼈의 피부인 뼈 막이 문제를 일으키는 것이 뼈의 병이다. 그래서 모든 병의 시작은 반드시 피부(皮毛)에서 시작된다(是故百病之始生也, 必先於皮毛). 물론, 그 근원은 체액의 과잉 산이다. 이 피부(皮毛) 가운데(中)에 과잉 산(邪)이 존재하면(邪中之), 이 과잉 산은 피부와 피부를 연결해주고 있는 간질(腠理)의 콜라겐을 MMP를 작동시켜서 녹여버린다. 우리는 이것을 보고 주리(腠理)가 열린다(開)고 표현한다(則腠理開). 즉, 과잉 산이 MMP를 동원해서 간질의 연결조직을 녹여버렸으니까 간질(腠理)이 열린(開) 것이다. 그러면 간질과 붙은 체액의 모세관(絡脈)들은 노출되고, 이곳으로 과잉 산이 병인(客)이 되어서 들어오고(開則入客於絡脈), 여기서도 과잉 산이 제거되지 않으면(留而不去), 그다음 순리로 과잉 산은 부락보다 더 큰 경(經)으로 이동(傳入)하게 된다(傳入於經). 여기 경에서도 과잉 산이 제거가 안 되면(留而不去), 체액은 정체되고 만다. 그러면 정체된 간질액은 체액의 흐름도에 따라서 당연히 육부(六府)로 들어간다(傳入於府). 만일에 소화관(腸胃)에서 산성 체액이 정체(凜)가 된다면(凜於腸胃), 이 산성 체액은 사기(邪)가 되어서 소화관 점막으로 흡수되고, 이어서 간질액이 되어서 다른 피부로 들어가기 시작한다(邪之始入於皮也). 그러면 간질에 있는 콜라겐은 과잉 때문에 분해되고 주리가 열린다. 이렇게 되면, 산성으로 변한 간질에서 산소는 모두 소모되고, 체온을 만드는 근육은 산소를 구경도 못 하면서 체온은 떨어지고 인체는 한기(泝)를 느낀다. 그러면 당연히(然) 피부가 수축하면서 털(毫毛)이 곤추서게(起) 된다(泝然起毫毛). 즉, 추워서 닭살이 돈다. 이렇게 주리가 열리면(開腠理), 이제 과잉 산들은 결국에 모세 체액관인 낙맥(絡脈)으로 들어간다(其入於絡也). 그런데 낙맥인 부락에서 과잉 산이 너무 왕성(盛)해서, 이 과잉 산을 중화시키지 못하면, 당연히 부락의 체액 색깔이 변하게 되고(則絡脈盛色變), 그러면 부락에 있는 과잉 산은 체액 흐름도 때문에 부락보다 더 큰 경(經)으로 병인(客)이 되어서 침입(入)하게 된다(其入客於經也). 그런데, 이곳 경(經)에서도 이 과잉 산을 중화하지 못하고 알칼리를 고갈(虛)시켜버리면(則感虛), 이제 경(經)에 남은 과잉 산은 경(經)보다 아래(下)에 있는 근육과 뼈 사이 공간으로 침투(陷)하기에 이른다(乃陷下). 그러면 이 과잉 산은, 이 공간에서 머물게 되고(其留於筋骨之間), 여기서 중화가 될 수밖에 없는데, 이때 두 가지 현상이 일어난다. 즉, 이 과잉 산을 산소나 다른 알칼리로 중화해서 열(熱)을 발생시키느냐, 아니면 산소가 부족해서 열의 원천인 산(酸)을 염(鹽)으로 처리를 해서 한(寒)을 만들어내느냐이다. 그래서 한(寒)인 염(鹽)으로 과잉 산을 많이(多) 처리하게 되면, 결국에 과잉 산은 중화가 안 되고 격리만 한 상태이기 때문에, 외부에서 열에너지가 조금만 공급되어도, 염 안에 든 전자가 빠져나와서 문제를 일으키게 되는데, 그러면 이것이 근육을 연축(筋攣)시키고, 뼈에 통증(骨痛)을 만들어내게 된다(寒多則筋攣骨痛). 거꾸로 이곳에 산소나 알칼리가 충분해서 과잉 산을 중화하게 되면, 당연히 열(熱)이 많이(多) 나게 되고, 과잉 산이 중화되면서 연축되었던 근육은 이완(筋弛)되나, 뼈 안에 있는 알칼리는 소모(消) 된다(熱多則筋弛骨消). 이 두 가지 과정에서 인체는 많은 알칼리를 소모하게 되는데, 이 알칼리 중에는 피부에 붙은 알칼리 콜라겐 단백질이나 중성 지방도 포함되어 있다. 중성 지방도 Ester가 풀리면서 전자를 흡수하기 때문에 알칼리라는 사실이다. 그래서 이때 나타나는 증상은 피부 사이를 연결해주고 있던 콜라겐이 녹으면서 살이 빠지거나(肉爍:육삭), 피부에 있던 지방이 파괴되거나(䐃破:군파) 한다(肉爍䐃破). 그러면 피부 콜라겐에 뿌리를 내리고 있는 체모(毛)들은 콜라겐이 손상을 입으면서 영양을 공급받지 못해서 푸석푸석(直)해지고, 결국은 빠지게(敗) 된다(毛直而敗).

帝曰, 夫子言皮之十二部, 其生病皆何如. 岐伯曰, 皮者脈之部也. 邪客於皮. 則腠理開, 開則邪入客於絡脈, 絡脈滿則注於經脈, 經脈滿則入舍於府藏也. 故皮者有分部, 不與而生大病也. 帝曰, 善.

황제가 말한다(帝曰). 선생님의 말씀은 12부의 피부에서 모든 병이 생긴다고 하는데 왜죠(夫子言皮之十二部, 其生病皆何如)? 기백이 말한다(岐伯曰). 피부는 맥의 일부이다(皮者脈之部也). 사기가 피부에 병인으로서 들어오면(邪客於皮), 주리가 열리고(則腠理開), 그러면 사기가 낙맥에 병인으로서 들어오고(開則邪入客於絡脈), 그래서 락맥이 가득 차면 경맥으로 병인으로서 주입되고(絡脈滿則注於經脈), 경맥이 가득 차면, 장부에 들어가서 거주하게 된다(經脈滿則入舍於府藏也). 그래서 피부는 여러 부분으로 구분되는데(故皮者有分部), 서로 소통되지 않으면, 큰 병을 만든다(不與而生大病也). 황제가 말한다(帝曰). 좋습니다(善).

피부는 경맥, 낙맥, 혈맥 등등 많은 기관의 일부(部)를 구성한다(皮者脈之部也). 즉, 인체의 모든 기관은 피부 사이에 자리하고 있다. 모든 기관의 사이사이에 자리한 피부에 과잉 산이 병인(客)으로서 침투하면(邪客於皮), 이 과잉 산이 피부의

간질 콜라겐을 녹이면서 주리가 열린다(則腠理開). 그런데 이때 간질에서 과잉 산
이 중화가 안 되고, 정체(滿)가 일어나면, 정체된 과잉 산은 체액의 흐름도에 따라
서 당연히 낙맥으로 병인이 되어서 들어가게 된다(開則邪入客於絡脈). 그런데 여기
서도 과잉 산이 중화가 안 되고 정체(滿)가 일어나면, 또 체액의 흐름도에 따라서
경(經)으로 들어간다(絡脈滿則注於經脈). 그런데 여기서도 과잉 산이 중화가 안 되
고 정체(滿)가 일어나면, 또 체액의 흐름도에 따라서 장부(府藏)까지 진입해서 장부
에 거주하게 된다(經脈滿則入舍於府藏也). 이때는 결국에 장부에 병이 생기는 것이
다. 피부(皮)는 이렇게 여러 기관(分部)을 보유(有)하고 있는데(故皮者有分部), 피부
에 문제가 있어서 피부가 감싸고 있는 여러 기관이 서로 협조(與)가 안 되면(不),
인체는 산성 체액이 정체되면서 중화가 안 되고, 결국에 큰 병을 앓게 된다(不與而
生大病也). 즉, 과잉 산이 피부 간질 조직의 콜라겐을 녹이면서 주리가 열리는데,
문제는 이때 녹은 콜라겐은 여러 기관의 협조에 장애물로서 작용한다. 즉, 이 콜
라겐들이 체액의 흐름을 막아버린다. 현대의학에서도 상피 조직을 굉장히 많이 연
구하고 있다. 사실 모든 인체의 생리 활동은 살(肉)인 피부를 통해서이다.

제57편. 경락론(經絡論)

黃帝問曰, 夫絡脈之見也. 其五色各異, 靑黃赤白黑不同. 其故何也. 岐伯對曰, 經有常色, 而絡無常變也.

황제가 묻는다(黃帝問曰). 무릇 락맥을 보면(夫絡脈之見也), 그 오색이 각각(其五色各異), 청황적백흑으로 다른데(靑黃赤白黑不同), 그 이유가 뭔가요(其故何也)? 기백이 대답한다(岐伯對曰). 경이 상색을 가지기 때문에(經有常色), 락이 항상 변하는 것은 아니다(而絡無常變也).

경(經)은 부락(浮絡)보다 상대적으로 큰 체액관이다. 이 경(經)들의 특징은 체액을 옮기는 기능 외에 특정(特定) 면역 세포가 상주하면서 활동하는 공간이기도 하다. 특정(特定) 면역 세포가 상주하는 이유는 이 경(經)들이 모두 특정(特定) 오장육부와 연결되어있기 때문이다. 또, 이들 특정(特定) 면역 세포는 오장육부의 특정(特定) 기능에 따라서 특정(特定) 물질을 주로 맡아서 처리한다. 즉, 특정 오장육부와 연결되는 특정한 경(經)이 정해져 있다. 그래서 특정(特定)한 경(經)이 취급하는 물질은 특정(特定)되어 있으며, 이 특정(特定) 물질에 들어있는 색소가 특정(特定)한 경(經)의 피부색을 결정한다. 그래서 특정(特定)한 경(經)은 자기가 가진 고유의 색(常色)을 가지게 된다(經有常色). 지금 이 말은 동양의학의 근간이 되는 원리이다. 그래서 부락(絡)도, 이 특정한 경의 체액 색에 영향을 받기 때문에, 항상(常) 변(變)하는 것은 아니(無)다(而絡無常變也).

帝曰, 經之常色何如. 岐伯曰, 心赤, 肺白, 肝靑, 脾黃, 腎黑, 皆亦應其經脈之色也.

황제가 묻는다(帝曰). 왜 경은 상색이 있나요(經之常色何如)? 기백이 말한다(岐伯曰). 심장은 적색(心赤), 폐는 백색(肺白), 간은 청색(肝靑), 비장은 황색(脾黃), 신장은 흑색(腎黑), 이들 모두가 해당 경맥의 색에 대응된다(皆亦應其經脈之色也).

어떤 특정(特定) 물질이 만들어지면, 이 특정 물질은 특정(特定) 경(經)에서 특정 (特定) 면역 세포에 의해서 주로 처리된다. 그래서 경에 상색(經之常色)이 있게 된 다. 심장은 빨간 색소인 헴(Heme)을 보유한 혈액을 취급하기 때문에, 심장경(心) 에는 빨간색(赤)이 나타나며(心赤), 폐는 이 빨간 색소인 헴을 보유한 적혈구를 취 급하는데, 폐가 기능이 나빠지면, 산소 공급이 안 되면서, 이 적혈구가 과잉 산에 의해서 깨지게 되고, 당연히 빨간 색소를 보유한 적혈구 수가 적어지면서, 체액이 상대적으로 하얗게 변한다. 그래서 폐경(肺)에는 백색(白)이 나타난다(肺白). 간은 파란 색소를 가진 담즙을 처리하기 때문에, 간이 문제가 되면, 간과 연결된 간경 (肝)에는 담즙이 정체되면서, 간경의 피부색이 파랗게(靑) 변한다(肝靑). 물론 이를 파란 색깔을 띠는 정맥혈로 해석해도 된다. 정맥혈은 간이 통제하기 때문이다. 비 장은 깨진 적혈구를 취급하기 때문에, 이 과정에서 노란 색소를 보유한 빌리루빈 이 만들어지고, 이때 비장의 기능이 나빠지면, 이 빌리루빈이 비경에 정체되면서 비경이 노란색(黃)으로 변하게 된다(脾黃). 그리고 신장은 검은 색소를 보유한 유 로빌린(Urobilin)이라는 담즙 파생물을 처리하게 되는데, 신장이 기능이 나빠지면 이 물질이 신장경에 정체되면서, 신장경의 피부색이 검게 변한다(腎黑). 이렇게 해 서 경맥과 경맥 고유의 색이 대응된다(皆亦應其經脈之色也). 이 부분은 동양의학에 서 아주 아주 중요한 의미를 함유하고 있다. 이것이 경락(經絡) 면역(免疫)이다. 즉, 경락 면역학 이론의 근간이다. 이 부분의 이해는 23편 선명오기편(宣明五氣篇) 을 참고하면 되고, 그러면 경락면역학(經絡免疫學)의 기초 내용을 파악할 수가 있 다. 이 57편 경락론편(經絡論篇)은 몇 문구 안 되지만, 보유하고 있는 의미는 아주 아주 크다.

帝曰, 絡之陰陽, 亦應其經乎. 岐伯曰, 陰絡之色, 應其經, 陽絡之色, 變無常, 隨四時而
行也. 寒多則凝泣, 凝泣則青黑. 熱多則淖澤, 淖澤則黃赤. 此皆常色. 謂之無病. 五色具
見者, 謂之寒熱. 帝曰, 善.

　황제가 말한다(帝曰). 락의 음양(絡之陰陽), 역시 그 경과 대응되나요(亦應其經
乎)? 기백이 말한다(岐伯曰). 음락의 색은(陰絡之色), 그 경에 대응된다(應其經). 양
락의 색은(陽絡之色), 수시로 변한다(變無常). 사시를 따라서 행동한다(隨四時而行
也). 한이 많으면 응집이 되고(寒多則凝泣), 응집되면 청흑이 된다(凝泣則青黑). 열
이 많으면 요택하고(熱多則淖澤), 요택하면 황적이 된다(淖澤則黃赤). 이 모든 것이
상색이면(此皆常色), 무병이라고 할 수 있다(謂之無病). 오색이 모두 보이면(五色具
見者), 한열이라고 할 수 있다(謂之寒熱). 황제가 말한다(帝曰). 좋습니다(善).

　음락(陰絡)은 인체 깊숙이 존재하기 때문에 외부의 영향을 덜 받고 대부분 오장
의 영향을 받기 때문에, 색이 오장과 연결되는 경(經)에 대응될 수밖에 없다(陰絡
之色, 應其經). 그러나 양락(陽絡)은 피부 바로 아래에 있으므로, 외부 날씨나 다른
요인들의 영향권에서 벗어나기가 어려우므로, 색이 안정될 수가 없고, 그래서 양
락의 피부색은 항상성(常)이 없이(無) 항상 변하게(變) 된다(陽絡之色, 變無常). 그래
서 양락은 사계절 날씨와 기온 차이에 따라서(隨) 변화를 보인다(隨四時而行也). 체
액의 과잉 산이 한(寒)인 염(鹽)으로 많이(多) 저장되면, 이 염(鹽)은 삼투압 물질이
므로, 수분을 잔뜩 끌어안으면서, 당연히 체액을 뭉치게(凝泣) 한다(寒多則凝泣). 그
런데, 이런 염(鹽)을 인체에서 만드는 곳이 두 군데가 있다. 바로 신장의 요산염
(鹽)과 간의 담즙염(鹽)이다. 그래서 이 두 기관이 과부하에 시달리게 되면, 각각
청색과 흑색이 나타나게 된다. 즉, 체액이 염(鹽)으로 인해서 뭉치는 현상이 나타
나면, 피부색이 청색과 흑색으로 나타나게 된다(凝泣則青黑). 열이 많이 나면, 요
택이 되면서(熱多則淖澤), 피부색은 황적색이 된다(淖澤則黃赤). 열이 나려면, 반드
시 산소로 전자를 중화해야만 한다. 그러면 이때 물(H_2O)과 열(熱)과 빛(明)이 나
오게 된다. 그래서 과잉 산을 중화하면서 열이 많이 나오게 되면, 반드시 산소를

많이 요구하게 된다. 그러면 산소를 실어 나르는 적혈구는 그만큼 과부하에 시달리게 되고, 당연히 과잉 산에 의해서 깨지게 된다. 이 깨진 적혈구는 빨간(赤) 색소의 헴(Heme)과 노란(黃) 색소의 빌리루빈으로 분해되면서, 피부색을 황적색으로 만들어 버린다(淖澤則黃赤). 여기서 요택(淖澤)은 이 두 물질이 삼투압 기질이므로, 수분을 끌고 다니는 모습을 말한다. 그래서 피부의 색이 변한다는 말은 오장에 질병이 있다는 의미를 암시한다. 그래서 당연한 순리로 피부의 색이 원래 오장의 건강함을 나타내는 상색(常色)이면(此皆常色), 당연히 인체는 병이 없이 건강하다(謂之無病). 그러나 오장의 병증을 나타내는 오색 모두가 피부색으로 나타나면(五色具見者), 오장 모두에 병이 있다는 암시를 준다. 그런데 오장에 모두 문제가 발생하려면, 간질의 과잉 산을 받아서 중화 처리하는 오장이 모두 과부하에 걸려야 한다. 즉, 오장이 처리하지 못할 만큼의 과잉 산이 간질에 정체되어야 한다. 그러면 동맥혈이 공급하는 산소는 간질에서 고갈되면서 열(熱)은 나지만, 체온을 만드는 근육의 미토콘드리아는 산소 부족으로 인해서 체온을 만들지 못하게 되고, 인체는 한기(寒)를 느끼게 된다. 그래서 피부에 오색이 모두 보이면(五色具見者), 인체는 자연스럽게 한(寒)과 열(熱)을 공유하게 된다(謂之寒熱). 사실 이 부분은 지금 간단하게 설명되고 있지만, 실제로는 아주 복잡한 과정이 얽혀있다. 그러나 너무 많은 이야기라서 간략하게 설명할 수밖에 없다. 특히 오장은 특정 물질을 분해하므로 오장 각각의 세포도 이들을 분해해야 하므로 특징이 다르게 된다. 그리고 이 과정은 상당히 복잡하게 얽혀있게 된다. 이 부분은 오직 전자생리학으로 풀 때만 풀리게 된다. 최첨단 현대의학의 기반인 단백질 생리학으로 이 부분을 풀게 되면, 절대로 풀리지 않게 되고. 결국에 이 부분은 자기들의 무지를 감추기 위해서 미신으로 결론을 내리게 된다. 그래서 지금까지는 최첨단 현대의학이 의학을 독점하면서, 자동으로 황제내경은 미신으로 전락하고 말았다. 이 영향으로 인해서 한의학 대사전에서조차도 일부 내용은 미신이라고 대놓고 말하는 바람에 황제내경의 이미지는 미신으로 고착화되고 말았다. 그러나 에너지를 기반으로 하는 양자역학이 등장하면서, 기(氣)라는 에너지를 기반으로 한 황제내경은 서서히 비밀이 풀리고 있다.

제58편. 기혈론(氣穴論)

제1장

黃帝問曰, 余聞氣穴三百六十五, 以應一歲, 未知其所, 願卒聞之. 岐伯稽首再拜對曰, 窘乎哉問也. 其非聖帝. 孰能窮其道焉, 因請溢意, 盡言其處. 帝捧手逡巡而却曰, 夫子之開余道也. 目未見其處, 耳未聞其數, 而目以明, 耳以聰矣. 岐伯曰, 此所謂聖人易語, 良馬易御也.

　황제가 묻는다(黃帝問曰). 내가 듣기로는 기혈이 365개가 있어서(余聞氣穴三百六十五), 일 년 365일에 대응된다고 하는데(以應一歲), 그 지점을 모르겠습니다(未知其所). 빨리 듣고 싶네요(願卒聞之)? 기백이 머리 숙여 재배하면 말한다(岐伯稽首再拜對曰). 대답하기가 어려운 질문이네요(窘乎哉問也). 성군이 아니고서야(其非聖帝), 누가 감히 그런 도리를 깊이 있게 추구할까요(孰能窮其道焉)? 그 청함에 마음을 다해서(因請溢意), 그 지점을 모두 말씀드리겠습니다(盡言其處). 황제가 겸허히 물러나면서 말한다(帝捧手逡巡而却曰). 선생님이 저에게 그 길을 열어준다면(夫子之開余道也), 눈이 있어도 보지 못했고(目未見其處), 귀가 있어도 듣지를 못했는데(耳未聞其數), 이제 눈이 뜨이고(而目以明), 귀가 트이겠네요(耳以聰矣)! 기백이 말한다(岐伯曰). 이를 이르러 말하길, 성인은 말을 쉽게 알아듣고(此所謂聖人易語), 좋은 말은 쉽게 다스려진다고 했습니다(良馬易御也).

帝曰, 余非聖人之易語也. 世言眞數開人意. 今余所訪問者眞數, 發蒙解惑, 未足以論也. 然余願聞夫子溢志, 盡言其處, 令解其意, 請藏之金匱, 不敢復出. 岐伯再拜而起曰, 臣請言之. 背與心相控而痛, 所治天突, 與十椎, 及上紀. 上紀者, 胃脘也. 下紀者 關元也. 背胸邪繫陰陽左右. 如此, 其病前後痛濇, 胸脇痛, 而不得息, 不得臥. 上氣短氣偏痛, 脈滿起. 斜出尻脈, 絡胸脇, 支心貫鬲, 上肩加天突, 斜下肩, 交十椎下.

　황제가 말한다(帝曰). 저는 말을 잘 이해하는 성인이 아닙니다(余非聖人之易語也).

사람들이 말하기를 진리는 사람의 마음을 열어준다고 합니다(世言眞數開人意). 제가 지금 물어서 밝히고자 하는 바는(今余所訪問者), 진수, 발몽, 해혹입니다(眞數, 發蒙, 解惑). 이론으로는 부족하기에(未足以論也), 이점에 대해서 선생님이 마음을 다해서 모두 다 들려주시기를 원했던 것입니다(然余願聞夫子溢志). 그 뜻을 잘 이해해서 중요한 내용을 감히 다시 묻지 않도록 하겠습니다(盡言其處, 令解其意). 그리고 이 내용은 금궤에 잘 보관하고(請藏之金匱), 함부로 반출하지 않겠습니다(不敢復出). 기백이 재배하고 일어나서 말한다(岐伯再拜而起曰). 등과 심장이 동시에 당기고 통증이 있다(背與心相控而痛). 치료 혈자리(所)는 천돌과 더불어 10추 그리고 상기에 이른다(所治天突 與十椎 及上紀). 상기는 위완이고(上紀者, 胃脘也), 하기는 관원이다(下紀者 關元也). 이 병은 등과 가슴의 사기가 음양 좌우로 연계되어 있다(背胸邪繫陰陽左右). 그래서(如此), 이 병은 전후로 통증과 막힘이 있고(其病前後痛濇), 흉협통이 있고(胸脇痛), 숨을 잘 못 쉬며(而不得息), 편안히 눕지를 못한다(不得臥). 상기하고 단기하며 편통이 있고(上氣短氣偏痛), 맥이 가득 차고 일어나며(脈滿起), 꼬리맥에서 비스듬히 나와(斜出尻脈), 흉협에 이어지고(絡胸脇), 심장을 지지하고 횡격막을 뚫고(絡胸脇), 어깨 위를 지나 천돌을 보태고(上肩加天突), 아래 어깨로 비스듬히 내려가(斜下肩) 흉추 제10번 아래에서 교차한다(交十椎下).

이 구문들을 해석하기 위해서는 먼저 가슴(心)과 등(背)이 서로 당기는(相控) 이유부터 알아야 한다. 그리고 가슴과 등이 당기는데, 왜 위완(胃脘)이 등장하고 관원(關元)이 등장할까? 또, 왜 편히 눕지를 못하고, 숨을 제대로 못 쉬는 것이며, 척추(十椎)는 왜 등장하며, 횡격막(鬲)은 왜 등장할까? 이유는 오장육부와 척추와의 해부 관계 때문이다. 오장육부는 등(背)에서 나온 장간막(mesentery:腸間膜)에 매달려있다. 그래서 둘 중에서 하나에 문제가 생기면, 양쪽에서 모두 문제가 발생한다. 여기서도 그래서 등(背)과 가슴(心)이 서로(相) 당기면서(控) 통증(痛)이 있는 것이다(背與心相控而痛). 장간막은 혈관, 림프, 신경이 모두 지나다니는 통로이다. 그래서 산이 과잉되면, 바로 장간막은 수축하고 오장육부를 땅긴다. 그러면 장간막이 달라붙어있는 척추의 등 근육도 수축하면서 동시에 당긴다. 그런데 장간막은 서로 연계가 되어있다. 장간막이 삼초라는 거대한 부(府) 안에 자리하고 있기 때문이다. 그래서 장간막이 하나만 수축해도 연결된 여러 장간막이 영향을 받으면서, 복부 여기저기에서 문제가 발생한다. 지금, 이 구문이 그런 상황을 기술하고 있다. 그래서 치료도 여러 군데 요소요소에 해야 한다. 이 구문에서 맥의 연결 고리를 자세히 설명하고 있는데, 그 이유가 바로 장간막과 척추가 있는 등 근육이 서로 얽히고설켜 있기 때문이다. 상기(上紀)에서 기(紀)는 그물망(網)을 말한다. 즉, 장간막을 말하고 있다. 그래서 상기(上紀)는 위장의 장간막인 소망(lesser omentum: 小網)과 대망(greater omentum:大網)을 말하고 있다. 하기(下紀)는 관원(關元)이라고 했다. 하기도 분명히 아래에 있는 장간막이 맞다. 그러면 관원은 장간막이 맞는데, 바로 골반에 있는 장간막이다. 여성의 경우 자궁 장간막이라고 한다. 이 관원(關元)을 현관(玄關)이라고도 부르는데, 여기서 현(玄)은 '매달려 있다'라는 뜻이다. 즉, 장간막을 말하고 있다. 이 관원에 성 기관이 모두 자리하고 있다. 그래서 때로는 성 기관이 있는 회음도 관원이라고 한다. 그래서 종합적으로 말하면, 치료 범위가 관원부터 천돌(天突)까지 이어진다. 척추의 치료 범위도 꼬리뼈부터 목까지 이어진다. 결국에 등과 가슴에서 문제를 일으킨 사기가 인체 전후(陰陽) 좌우(左右)를 모두 뒤흔들고 있는 것이다(背胸邪繫陰陽左右). 한마디로 온몸(陰陽左右)을 모두 건드리고 있다. 이 내용을 기반으로 본문을 해석해 보자.

등과 가슴이 동시에 당기고 통증이 있다(背與心相控而痛). 치료 혈자리(所)는 천돌(天突)과 더불어 10추(十椎) 그리고 상기(上紀)에 이른다(所治天突, 與十椎, 及上紀). 임맥의 혈자리 천돌(天突)은 등뼈와 심장과 폐를 담고 있는 흉막(pleura:胸膜)이 연결된 지점이다. 즉, 등(背)과 가슴(心)이 서로(相) 당기고(控) 있으니까, 그 원인은 등뼈에 붙은 흉막의 수축이 원인이다. 이 흉막(胸)과 등(背)은 인체 앞뒤(陰陽) 좌우(左右)에서 비스듬(邪)히 나온 장간막으로 연결(繫)되어있다(背胸邪繫陰陽左右). 그래서(如此), 이 병은 인체 앞뒤 그러니까 가슴과 등에 통증을 안겨주고, 체액 순환도 막히게(澁) 만든다(其病前後痛澁). 그래서 흉막의 수축을 풀어주면 등과 가슴의 당김과 통증이 풀린다. 그래서 천돌에 자침한다. 그런데 흉막은 또 횡격막과 연결되어있다. 그런데 또 횡격막은 갈비뼈와 연결되어있다. 그래서 이 횡격막 때문에 흉협통(胸脇痛)이 발생하고, 횡격막은 폐와 연결되어있으므로, 숨을 제대로 쉴 수가 없게 만들고(而不得息), 또 누우면 횡격막에 압력을 가하기 때문에, 똑바로 누울 수도 없다(不得臥). 또, 이 횡격막은 횡격막 공을 가지고 인체 하부의 체액 순환을 좌지우지한다. 그래서 횡격막이 문제가 되면, 혈액 순환이 막히면서, 산성 체액을 최종 처리하는 폐에 과잉 산(上氣)이 집중되게 되고, 그러면 폐는 숨을 헐떡이게(短氣) 되고, 아래쪽에서 올라오는 대정맥과 큰 림프관이 막히면서, 아래쪽(偏)에서만 편통(偏痛)이 발생한다(上氣短氣偏痛). 당연히 아래쪽에서 올라오는 체액관(脈)들은 체액으로 가득(滿) 차서 부풀어 오른다(脈滿起). 문제는 여기서 끝나지 않는다. 이 횡격막은 위(胃)와 연결된 대망과 소망을 잡고 있다. 그런데 이 소망과 대망은 또 복부에 있는 하기(下紀)라고 하는 관원(關元)인 자궁 장간막과 연결되어 있다. 이 자궁 장간막은 또, 흉추 10번(十椎)과 연결되어있다. 그래서 이 병을 다스리는 혈자리는 임맥과 독맥이 된다. 임맥은 주로 복부의 스테로이드 호르몬을 조절해서 복부의 장간막의 과잉 산을 조절한다. 스테로이드 호르몬은 강알칼리이기 때문이다. 독맥은 척추를 다스리기 때문에, 독맥도 동원된다. 그래서 치료(治)하기 위한 혈자리 장소(所)는 임맥의 천돌(天突), 그리고 자궁 장간막과 연결된 흉추 10번(十椎)에 있는 독맥의 중추(中樞)와 위장의 위완을 통제하는 소망과 대망을 통제하는 상기(上紀)인 중완(中脘)에까지 이르게 된다(所治天突, 與十椎, 及上紀). 그래서 이 혈자리들을 연결하면, 당연히 임맥과 독맥의 일부가 되는데, 꼬리맥에서 비스듬히 나와(斜出尻脈), 흉협에 이어지고(絡胸脇), 심장을 지지하고 횡격막을 뚫고(絡胸脇), 어깨 위를 지나 천돌을 보태고(上肩加天突), 아래 어깨로 비스듬히 내려가(斜下肩) 흉추 제10번 아래에서 교차한다(交十椎下). 이 구문의 해석도 만만치가 않다.

藏兪五十穴. 府兪七十二穴. 熱兪五十九穴. 水兪五十七穴. 頭上五行, 行五, 五五二十五穴. 中䏝兩傍各五, 凡十穴. 大椎上兩傍各一, 凡二穴. 目瞳子浮白二穴. 兩髀厭分中二穴. 犢鼻二穴. 耳中多所聞二穴.

眉本二穴. 完骨二穴. 項中央一穴. 枕骨二穴. 上關二穴. 大迎二穴. 下關二穴. 天柱二穴. 巨虛上下廉四穴. 曲牙二穴. 天突一穴. 天府二穴. 天牖二穴. 扶突二穴. 天窓二穴. 肩解二穴. 關元一穴. 委陽二穴. 肩貞二穴.

瘖門一穴. 齊一穴. 胸兪十二穴. 背兪二穴. 膺兪十二穴. 分肉二穴. 踝上橫二穴. 陰陽蹻四穴. 水兪在諸分. 熱兪在氣穴. 寒熱兪, 在兩骸厭中二穴. 大禁二十五, 在天府下五寸. 凡三百六十五穴, 鍼之所由行也.

온몸에 있는 365개의 수혈(兪)들을 열거하고 있다. 그리고 이들 365개의 혈자리는 중복도 있다. 수혈은 굉장히 중요한 혈자리들이다. 체액 순환을 유도해서 과잉 산을 차단할 수 있는 핵심 혈자리이기 때문이다. 여기서 말하는 장의 수혈(藏兪)은 오장의 오수혈을 말하기 때문에, 총 25혈이 되는데 좌우가 있으므로, 50혈이 된다(藏兪五十穴). 육부의 수혈(府兪)은 육부의 오수혈과 원혈(原穴)을 포함해서 말하기 때문에, 총 36혈이 되며, 좌우가 있으므로 72혈이 된다. 이것이 육부 수혈(府兪)의 관례적인 해석이다. 여기서 원혈(原穴)을 포함해서 육부에서 72개의 수혈을 만들어낸다. 설명이 조금 필요하다.

수혈(兪)은 모두 낙혈(絡穴)들이다. 12정경을 말할 때 경락(經絡)이란 용어를 사용하는데 이것은 12정경이 각각 경(經)과 락(絡)으로 구성되어 있다는 뜻이다. 그러면, 12개의 정경(正經)은 왜 이렇게 구성되어 있을까? 동양의학은 면역과 체액 순환이 핵심인데, 면역은 경(經)이 담당하고, 체액 순환은 락(絡)이 담당하기 때문이다. 체액이 순환되려면, 당연히 다른 오장육부의 체액과 연결(絡)이 되어야만 한다. 여기서 오수혈(兪)이나 다른 수혈(兪) 그리고 12정경에 하나씩 있는 낙혈(絡穴)

기혈론(氣穴論)

들은 모두 낙혈(絡穴)들이다. 지금까지 낙혈(絡穴)의 개념을 정확히 정의하지 못한 데서 많은 혼란이 왔다. 낙혈(絡穴)에 대한 개념은 63편 무자론편(繆刺論篇)을 참고하면 된다. 그런데 원혈(原穴)은 근본적으로 수혈(兪)인 낙혈(絡穴)이다. 오장은 면역을 이용하기 때문에 오장에서 원혈(原穴)은 비장의 체액과 연결된다. 그러나 육부에서 원혈(原穴)은 오장의 원혈과는 기능이 달라서 해당 육부와 음양 관계를 맺고 있는 오장의 체액과 연결되는 체액 통로이다. 이는 오장이 모두 스테로이드 대사를 하므로, 육부와 원혈로 연결된다. 그래서 육부에서 원혈(原穴)은 수혈(兪)인 낙혈(絡穴)이 된다. 그래서 체액의 순환이 목적인 수혈을 정할 때 이 원혈(原穴)을 수혈에 포함한 것이다. 그리고 원혈의 다른 기능들은 이미 앞에서 설명했다. 그래서 부수(府兪) 72혈은(府兪七十二穴), 육부의 오수혈 6쌍을 합쳐서 60개가 나오고 나머지 12개는 원혈(原穴)이 된다. 이들 12개 혈자리 모두는 수혈(兪)인 낙혈(絡穴)들이다. 그래서 결국 부수(府兪) 72혈(府兪七十二穴)이 완성된다. 열수(熱兪) 59혈(五十九穴)은 32편 자열편刺熱篇) 제2장을 참고하면 된다. 수수(水兪) 57혈(五十七穴)은 장강(長强), 요유(腰兪), 명문(命門), 현추(懸樞), 척중(脊中)의 5혈은 모두 독맥이고, 백환수(白環兪), 중려수(中膂兪), 방광수(膀胱兪), 소장수(小腸兪), 대장수(大腸兪), 질변(秩邊), 포황(胞肓), 지실(志室), 황문(肓門), 위창(胃倉) 좌우 10혈은 모두 방광경이고, 횡골(橫骨), 대혁(大赫), 기혈(氣穴), 사만(四滿), 중주(中注) 좌우로써 10혈은 모두 신장경이고, 기충(氣衝), 귀래(歸來), 수도(水道), 대거(大巨), 외릉(外陵) 좌우로서 10혈은 모두 위경이고, 삼음교(三陰交), 부류(復溜), 교신(交信), 조해(照海), 음곡(陰谷), 축빈(築賓) 좌우로써 12혈은 삼음경의 교점이다. 이렇게 해서 수수(水兪) 57혈(五十七穴)이 완성된다. 수수(水兪)는 수병(水病)을 치료하는데, 수병이란 부종(浮腫)이다. 부종은 반드시 삼투압 물질이 모여야 가능하다. 삼투압 물질은 주로 염(鹽)이다. 이 염들은 위장의 염산(鹽酸), 신장의 여러 가지 염(鹽), 간의 담즙산염(鹽)이다. 그래서 수혈 57혈은 이와 관련된 삼음경과 위경, 방광경이 포함되는 이유이다. 두상(頭上)의 오행, 행오는(頭上五行, 行五), 상성(上星), 신회(顖會), 전정(前頂), 백회(百會), 후정(後頂) 5행은 모두 독맥이고, 행오 중에서 오처(五處), 승광(承光), 통천(通天), 낙각(絡却), 옥침(玉枕) 좌우 10혈은 모두 방광경이고, 임읍

(頭臨泣), 목창(目窓), 정영(正營), 승령(承靈), 뇌공(腦空) 좌우 10혈은 모두 담경이
다. 그래서 두정의 25혈이 완성된다(五五二十五穴). 방광경의 배골의 양측에 오장
(五藏)의 배수(背兪)가 10혈(中䏖兩傍各五, 凡十穴)이다. 대추혈의 양방에 2혈(大椎
上兩傍各一, 凡二穴), 눈의 동자료(瞳子髎)인 목동자혈(目瞳子穴)과 부백혈(浮白穴)으
로 2혈씩 4혈(目瞳子浮白二穴), 양대퇴의 꺾인 부분에 환도혈(環跳穴)이 2혈(兩髀厭
分中二穴), 슬개골(膝蓋骨) 근처에 독비혈(犢鼻穴)이 2혈(犢鼻二穴), 귀 입구 가운데
다소문(多所聞)이라고 하는 청궁혈(聽宮穴)이 2혈(耳中多所聞二穴), 미본에 찬죽혈
(攢竹穴)이 2혈(眉本二穴), 유양돌기 뒤에 있는 완골혈(完骨穴)이 2혈(完骨二穴), 뒤
통수 중앙에 풍부혈(風府穴)이 1혈(項中央一穴), 후두부 침골 부근 두규음(頭竅陰)이
2혈(枕骨二穴), 양협에 상관혈인 객주인혈(客主人穴)이 2혈(上關二穴), 하양악 부근
에 얼굴 동맥이 만져지는 대영혈(大迎穴)이 2혈(大迎二穴), 관골궁(顴骨弓) 부근에
하관혈(下關穴)이 2혈(下關二穴), 목 부분에 천주혈(天柱穴)이 2혈(天柱二穴), 경골
(脛骨) 근처의 거허의 상렴 하렴이 4혈(巨虛上下廉四穴), 하악각(下顎角) 부근 협거
혈(頰車穴)인 곡아혈(曲牙穴)이 2혈(曲牙二穴), 목 아래에 동맥이 뛰기도 하는 천돌
혈(天突穴)이 1혈(天突一穴), 액하 부근에 천부혈(天府穴)이 2혈(天府二穴), 목 부근
에 천청(天聽)이라고 부르는 천유혈(天牖穴)이 2혈(天牖二穴), 목 부근 수혈(水穴)이
라고 부르는 부돌혈(扶突穴)이 2혈(扶突二穴), 경부에 천창혈(天窓穴)이 2혈(天窓二
穴), 어깨에 견정혈(肩井穴)인 견해혈(肩解穴)이 2혈(肩解二穴), 자궁 장간막과 연결
되는 관원혈(關元穴)이 1혈(關元一穴), 대퇴이두근(大腿二頭筋) 근처에 있는 위양혈
(委陽穴)이 2혈(委陽二穴), 겨드랑이 근처에 있는 견정혈(肩貞穴)이 2혈(肩貞二穴),
아문혈(瘂門穴)인 음문혈(瘖門穴)이 1혈(瘖門一穴), 배꼽에 있는 신궐혈(神闕穴)이 1
혈(齊一穴), 가슴에 있는 수혈(兪穴)로써 족소음신경(足少陰腎經)의 수부(兪府), 욱중
(彧中), 신장(神藏), 영허(靈墟), 신봉(神封), 보랑(步廊) 등 좌우 12혈(胸兪十二穴),
등에 있는 대저혈(大杼穴)인 배수(背兪)가 2혈(背兪二穴), 흉수의 운문(雲門), 중부
(中府), 주영(周榮), 흉향(胸鄕), 천계(天谿), 명관(命關)인 식두(食竇)의 좌우에 12혈
(膺兪十二穴), 분육(分肉)인 양보(陽輔)가 2혈(分肉二穴), 과상의 가로에 교신(交信)과
부류(復溜)가 4혈(踝上橫二穴), 음양교로서 조해(照海)와 신맥(申脈)이 4혈(陰陽蹻四

穴)이다. 수수(水兪)는 모두 분육(分)에 존재한다(水兪在諸分). 분육(分)은 모두 림프 절(Lymph node)을 말한다. 다시 말하면 림프를 통제하는 비장경과 위장경, 그리고 또 다른 림프액인 뇌척수액을 처리하는 신장경과 방광경을 말한다. 그래서 수수(水兪)는 모두 이 경락들과 연계가 된다(水兪在諸分)는 것이다. 수수는, 결국 부종에 관계하기 때문에, 염(鹽) 처리와 직결된다. 그래서 수수(水兪) 57혈(五十七穴)은 염 처리와 관계를 맺고 있다. 열수(熱兪)는 기혈에 존재한다(熱兪在氣穴). 열수(熱兪)는 열(熱)을 내리게 하는 목적이다. 그래서 이 혈들에 자침해서 열을 내리게 하면 된다. 열을 내리려면, 열의 원천인 전자를 인체 외부로 버려야 한다. 그래서 각종 염을 버리는 방광경, 위산염을 버리는 위경, 담즙산염을 버리는 담경이 주를 이루고 있다. 그래서 여기서 말하는 기혈(氣穴)에서 기(氣)는 염이 격리한 전자(電子)를 말한다. 한열수(寒熱兪)는 양쪽 골염(骸厭) 가운데 존재하는 2혈이다(在兩骸厭中二穴). 이 부분은 추정이 쉽지는 않다. 그러나 한열(寒熱)에서 보면 한(寒)이 먼저 있어야 열(熱)이 만들어지기 때문에 한(寒)이 우선이다. 그래서 다리 쪽에서 이와 관계되는 혈자리를 찾아보면, 족소양담경(足少陽膽經)의 혈자리인 일명 한부(寒府)라고 부르는 슬양관(膝陽關)이 된다. 담(膽)은 담즙산염(鹽)이라는 한(寒)을 처리한다. 그래서 여기서 원하는 혈자리는 한부(寒府)인 슬양관(膝陽關)이 맞는 것 같다. 대금(大禁)25는 천부 아래 5촌 거리에 있는 수양명대장경(手陽明大腸經)에 속하는 수오리혈(手五里穴)이다. 이 혈자리는 오장의 기운이 도는 곳이기 때문에, 여기에 침을 5번 놓으면 죽는다고 한다. 그래서 대금은 금침혈이다(大禁二十五, 在天府下五寸). 이 혈자리의 핵심은 상완 신경총(上腕神經叢:brachial plexus)에 있다. 또, 이 혈자리는 상완근(上腕筋)과 상완삼두근(上腕三頭筋) 사이 공간에 있다. 이 사이 공간인 간질에 신경의 뿌리가 자리하고 있다. 그래서 이 신경총이 문제가 되면, 상완근에 문제가 발생하는데, 이 상완근은 갈비뼈 근육과 횡격막까지 통하고 있다. 그래서 이 신경총이 문제가 되면, 곧바로 횡격막이 문제가 되고, 이어서 심장과 폐가 곧바로 영향을 받는다. 그러나 이보다 더 중요한 것은, 이 신경총이 경추에서 신경을 받는데, 이 경추는 심장과 폐와 횡격막까지 연결되어있다. 결국에 대금(大禁)25를 잘못 건드리면, 심장과 폐가 곧바로 직격탄을 맞는다. 이 신경총은 현대의학에서도 아주 중요하게 여긴다. 팔을 수술할 때 마취하게 되는데, 이 신경 총에 주의를 한다. 이 신경총이 잘못되면, 곧바로 후유증이 횡격막에 미치게 되고, 이어서 숨을 제대로 쉴 수가 없게 만들어버리기 때문이다. 특히, 이 혈자리에서 5 번을 사(寫)해주면, 곧바로 죽는다고 했다. 사(寫)해준다는 말은 신경의 밥인 전자를 없애준다는 것이다. 즉, 일종의 마취를 하는 것이다. 그러면 심장과 폐와 횡격 막은 신경이 끊어지면서, 마비가 오고 만다. 즉, 이때 이들은 기능을 멈추는 것이다. 당연히 죽는다. 이에 관한 연구 논문도 많이 나와 있다(58-1). 무릇 이 365개의 혈자리들은(凡三百六十五穴), 해당하는 혈자리를 찾아서 침을 놓아야 할 이유가 있을 때(所由), 사용(行)하면 된다(鍼之所由行也). 실제 숫자는 360개이다. 이것도 중복이 있다. 이 구문의 해석도 만만치가 않다.

제2장

제1절

帝曰, 余已知氣穴之處, 遊鍼之居, 願聞孫絡谿谷, 亦有所應乎. 岐伯曰, 孫絡三百六十五穴會, 亦以應一歲, 以溢奇邪, 以通榮衛, 榮衛稽留. 衛散榮溢, 氣竭血著. 外爲發熱, 內爲少氣, 疾寫無怠, 以通榮衛. 見而寫之, 無問所會.

황제가 말한다(帝曰). 기혈이 있는 곳과 침을 놓는 곳을 알았으니(余已知氣穴之處, 遊鍼之居), 이제 손락과 계곡에 대해서 알고 싶은데(願聞孫絡谿谷), 역시 대응되는 장소가 있는지요(亦有所應乎)? 기백이 말한다(岐伯曰). 손락은 365개의 혈자리가 만나는 곳이며(孫絡三百六十五穴會), 역시 일 년과 대응된다(亦以應一歲). 손락은 기사가 흘러넘치기도 하고(以溢奇邪), 영위를 소통시키기도 하며(以通榮衛), 영위가 체류하기도 한다(榮衛稽留). 위기가 분산되고 영기가 과하면(衛散榮溢), 기는 고갈되고 혈액은 쌓인다(氣竭血著). 그러면 밖은 발열이 되고(外爲發熱), 안은 소기가 된다(內爲少氣). 이때는 머뭇거리지 말고 빨리 사해줘서(疾寫無怠), 영위를 통하게 해야 한다(以通榮衛). 관찰해봐서 영위가 막혔으면, 사해줘야 하는데(見而寫之), 혈회인지 묻지 말고 사해줘야 한다(無問所會).

손락(孫絡)은 아주 작은 체액관들을 말한다. 이곳도 역시 인체의 일부분이기 때문에 면역(衛)과 영양(榮) 성분이 공급된다. 그런데 만일에 이곳에서 영양 성분과 면역이 정체(稽留)를 보인다면(榮衛稽留), 이곳에 소통의 문제가 있다는 것을 말한다. 즉, 소통을 가로막는 사기인 과잉 산이 존재한다는 것이다. 결과는 당연히 면역(衛)을 고갈(散)시킬 것이고, 영양 성분(榮)도 소통하지 못하고 쌓일(溢) 것이다(衛散榮溢). 그 결과로 과잉 산 때문에 알칼리(氣)는 고갈(竭)되고, 혈액이나 체액(血)은 과잉 산에 의해서 응고(著)되어 뭉칠 것이다(氣竭血著). 이때 나타나는 현상은 간질(外)에서는 과잉 산을 중화하면서 열(熱)을 만들어 낼 것이고(外爲發熱), 안쪽(内)에 있는 근육에서도 과잉 산을 중화하면서 알칼리(氣)를 소모하고, 이어서 알칼리가 적어지게(少) 되는 소기(少氣) 상태가 될 것이다(内爲少氣). 이런 현상이 인체에서 나타나면, 머뭇(怠)거리지 말고(無), 빨리(疾) 과잉 산을 중화(寫)해줘서(疾寫無怠), 영양(榮)과 면역(衛)을 소통(通)시켜줘야 한다(以通榮衛). 이런 현상이 나타나면(見) 중화(寫)시켜줘야 하는데(見而寫之), 이때는 혈회(會)를 따질(問) 필요가 없다(無問所會). 즉, 막힌 곳이 혈자리가 아니더라도 소통시켜주라는 것이다.

제2절

帝曰, 善, 願聞谿谷之會也. 岐伯曰, 肉之大會爲谷, 肉之小會爲谿, 肉分之間, 谿谷之會, 以行榮衛, 以會大氣. 邪溢氣壅, 脈熱肉敗. 榮衛不行, 必將爲膿. 内銷骨髓, 外破大膕. 留於節湊, 必將爲敗. 積寒留舍, 榮衛不居, 卷肉縮筋, 肋肘不得伸. 内爲骨痺, 外爲不仁, 命曰不足. 大寒留於谿谷也. 谿谷三百六十五穴會, 亦應一歲. 其小痺淫溢, 循脈往來, 微鍼所及, 與法相同.

황제가 말한다(帝曰). 좋습니다(善). 계곡의 만남을 묻고 싶습니다(願聞谿谷之會也). 기백이 말한다(岐伯曰). 육의 큰 만남이 곡을 만들고(肉之大會爲谷), 육의 작은 만남이 계를 만든다(肉之小會爲谿). 육분 사이는(肉分之間), 계곡이 만나는 곳이다(谿谷之會). 이곳은 영위가 순행하는 곳이며(以行榮衛), 대기가 만나는 곳이다(以會大氣). 사기가 쌓여서 기가 막히면(邪溢氣壅), 맥은 열을 만들어내고 육은 썩는다(脈熱肉敗). 영위가 불행하면(榮衛不行), 반드시 농을 크게 만든다(必將爲膿). 안쪽에서는 골수를 녹이고(內銷骨髓), 밖에서는 관절 사이에 머무르면서 대괵을 파괴한다(外破大膕). 절의 주리에 머무르면(留於節湊), 반드시 크게 썩는다(必將爲敗). 한이 쌓여서 머물면(積寒留舍), 영위는 남아있지 못 하고(榮衛不居), 육은 꼬이고 근육은 수축하고(卷肉縮筋), 갈비뼈와 팔꿈치는 펼 수가 없다(肋肘不得伸). 그러면 안쪽에서는 골비가 오고(內爲骨痺), 밖에서는 불인이 된다(外爲不仁). 이것을 부족이라고 말한다(命曰不足). 즉, 대한이 계곡에 머무는 것이다(大寒留於谿谷也). 계곡은 365 회혈을 가지며(谿谷三百六十五穴會), 일년에 대응된다(亦應一歲). 그곳은 소비가 오고 사기가 넘쳐나며(其小痺淫溢), 순맥이 왕래하고(循脈往來), 미침이 미치는 곳이며(微鍼所及), 침에 대한 법칙이 똑같이 적용되는 지점이다(與法相同).

육(肉)은 비장(脾)이 주도(主)한다. 즉, 육(肉)은 림프를 말하는 것이다. 그래서 큰(大) 림프(肉)가 만나는(會) 큰 림프절(Lymph node)을 곡(谷)이라고 부르고(肉之大會爲谷), 작은(小) 림프(肉)가 만나는(會) 작은 림프절(Lymph node)을 계(谿)라고 부른다(肉之小會爲谿). 결국에 계곡(谿谷)은 림프관들이 만나는 림프절(Lymph node)을 말한다. 특히 뼈에서 나오는 림프액인 뇌척수액의 뼈 출입구를 대개 계곡(谿谷)이라고 부른다. 즉, 이곳을 통해서 골수 면역이 공급되는 것이다. 골수도 림프라는 사실을 상기하자. 림프관(肉)들이 분리(分)되는 이 사이(間) 공간(肉分之間) 즉, 림프절은 큰 림프관과 작은 림프관이 만나는(谿谷之會) 공간이며, 간질로 이루어진 이 공간에서 영양분(榮)의 교환과 면역(衛)이 활동(行)하며(以行榮衛), 또한, 많은 산성 물질(大氣)들이 모이는(會) 공간이기도 하다(以會大氣). 더불어 이 공간에 많은 면역 세포들이 상주하면서, 이 공간에 쌓인 과잉 산을 중화시킨다. 그래서 림프절들은 아주 중요하다. 이 림프절에 산성 물질로써 사기인 대기(大氣)들이 모이는(會) 이유는 림프가 대분자(大分子) 물질들을 흡수하기 때문이다. 사기(邪

氣)는 전자(電子)를 가진 산성 물질(酸)이다. 즉, 전자의 담체가 산(酸)이다. 전자는 반드시 담체가 있어야 연속적인 산화 환원을 통해서 소통되기 때문이다. 그런데 이 담체 물질들이 대개는 대분자(大分子) 물질들이다. 그래서 비장이 통제하는 림프는 병의 원인이 되는 전자를 보유한 대분자 물질들을 받기 때문에 숙명적으로 사기가 모여드는 장소가 될 수밖에 없다. 따라서 당연한 순리로 이곳에 이 사기를 제거하는 것이 전문 직업인 면역인 위기(衛氣)가 상주할 수밖에 없다. 그리고 이 대분자 물질들을 먹어치우기 위해서는 대식세포가 상주할 수밖에 없다. 그리고 면역의 원천은 골수이기 때문에, 림프는 뼈 구멍과 자동으로 연결될 수밖에 없다. 그래서 이름도 물이 흐르는 곡(谷)과 계(谿)로 지은 것이다. 즉, 계곡(谿谷)에서 물이 흘러나오듯이, 림프절에서 면역 인자들이 오장육부로 흘러나오는 것이다. 이 개념은 제10편 제3장과 연계시켜 보면, 아주 중요한 의미를 보유하고 있다. 즉, 경(經)과 낙(絡)의 구분 기준이 되기 때문이다. 다시 말하면, 곡(谷)과 계(谿)는 12정경에서 면역이 작동하는 경(經)이 된다. 그러면 12정경의 경(經)은 자동으로 림프절(Lymph node)이 된다. 이 내용을 10편 제3장에서 간단하게 구분해주고 있다. 물론 12정경의 경(經)은 곡(谷)이 되고, 온몸에 산재하고 있는 작은 림프절들은 계(谿)가 된다. 이 경(經)인 곡(谷)에서 오장육부는 면역을 공급받는다. 그래서 경(經)에 자침하면, 이곳에서 면역이 활성화되면서, 활성화된 면역은 곧바로 지정된 경락을 따라서 해당 오장육부에 도착해서 오장육부의 과부하를 완화해준다. 제10편 제3장 일부를 가져와서 구체적으로 보자. 人有大谷十二分, 小谿三百五十四名, 少十二兪, 此皆衛氣之所留止, 邪氣之所客也. 鍼石緣而去之. 이 구문들을 그대로 해석해 보자, 사람(人)은 대곡(大谷) 12분지(十二分)를 가지고 있다(人有大谷十二分). 소계(小谿)는 354개(名)이다(小谿三百五十四名). 여기서 12수혈(十二兪)은 제외(少)된다(少十二兪). 이 모두는 위기(衛氣)가 머무르면서(留) 거주(止)하는 곳이다(此皆衛氣之所留止). 또, 사기(邪)가 객(客)으로 침입하는 장소(所)이기도 하다(邪氣之所客也). 여기서 침(鍼石)을 써서 사기를 제거(去)한다(鍼石緣而去之). 여기서 12분(十二分)은 12정경(正經)을 말한다. 12수(十二兪)는 12정경에 있는 여러 수혈(兪) 말한다. 그런데 대곡(大谷)과 소계(小谿)에서 12정경에 있는 수혈들(十二兪)은 제외(少)된다고 말한다. 그리고 바로 뒤 문장에서 위기(衛氣)와 사기(邪)가 등장한다. 결국에 12정경에서 수혈(兪)은 계곡(谿谷)에 포함되지 않는다는 사실을 말하고 있다. 즉, 수혈(兪)은 체액을 소통시키는 곳이지, 면역(衛氣)을 활성화하는 곳은 아니라는 암시를 준다. 즉, 이 짧은 몇 개의 구문이 침법의 근간을 말해주고 있다. 다시 말하면, 이 구문을 정확히 해석하지 못한다면, 침법을 정확히 알 수 없다는 결론에 다다른다. 이 편의 제2절은 바로 제10편 제3장 일부를 구체적으로 설명하고 있다. 그리고 앞에서는 수혈(兪)을 설명했고, 여기서는 경(經)을 설명하고 있다. 다시 본문으로 돌아가 보자. 그래서 이곳에 과잉 산(邪)이 넘쳐(溢)나고 중화가 안 되고 쌓이면, 알칼리 정기(氣)의 순행이 막혀(壅)버리게 된다(邪溢氣壅). 그러면 이제 림프로 들어가야 할 대분자 물질들은 간질에 정체되면서 간질의 소통을 막아버린다. 그러면 간질에 있던 과잉 산은 체액 흐름 때문에 별수 없이 정맥 혈관(脈)으로 들어가게 되고, 이어서 이들은 정맥 혈관에서 중화되면서 당연히 정맥 혈관(脈)에서 열(熱)을 만들어낸다. 또한, 림프(肉)는 산성 체액의 과잉으로 인해서 재앙(敗)을 만난다(脈熱肉敗). 이렇게 되면, 간질에 산성 체액이 정체하면서 체액의 소통은 막히고 더불어 영양분(榮)과 면역(衛)도 순행(行)이 막히고(不) 만다(榮衛不行). 간질은 영양분과 노폐물이 교환되는 장소라는 사실을 상기해보자. 물론 간질은 면역이 다니는 통로이기도 하다. 그러면 산성 간질액은 간질에 있는 콜라겐을 녹여서 과잉 산을 중화하게 되고, 반드시(必) 장차(將) 농양(膿)을 만들어 낼 것이다(必將爲膿). 이런 일이 뼈 안(內)에서 일어나면, 뼈의 림프인 뇌척수액은 산성으로 기울게 되고, 그러면 알칼리인 골수(骨髓)는 이 과잉 산을 중화시키면서 소모(銷) 된다(內銷骨髓). 이렇게 뼈 안에서 흐르는 림프액인 뇌척수액이 산성으로 기울면, 이 뇌척수액을 받아서 활동하는 관절활액도 자동으로 산성으로 기운다. 그러면, 과잉 산은 뼈 밖(外)인 관절(節)활액이 활동하는 간질(湊)에 정체(留)되고 만다(留於節湊). 그러면, 이 과잉 산은 관절에 있는 알칼리 콜라겐인 연골(大腘)을 밖(外)에서 분해해서 파괴(破)해버린다(外破大腘). 그 결과로 반드시 장차(將) 큰 재앙(敗)이 닥친다(必將爲敗). 즉, 통풍이나 관절염 같은 질환이 오면서 관절을 쓸 수 없는 재앙이 닥치는 것이다. 만일에 관절에서 과잉 산을 중화하지 못하고, 요산(尿酸:uric acid)과 같은 염(鹽)인 한

(寒)이 쌓여서(積) 머물게(舍) 되면(積寒留舍), 관절 체액의 소통은 막히게 되고, 그 러면 막힌 곳에서는 과잉 산 때문에, 영양 성분과 면역은 고갈(不居) 되고(榮衛不 居), 당연히 면역의 핵심인 림프(肉)의 흐름은 단절(卷)되고, 과잉 산 때문에 근육 (筋)이 수축(縮)하면서(卷肉縮筋), 뼈에 붙은 여러 관절(肋肘)을 펼 수가 없게 된다 (肋肘不得伸). 관절과 근육은 붙어있다는 사실을 상기해보자. 즉, 뼈 안쪽(內)에 서는 골수를 고갈시키는 골비(骨痺)를 만들고(內爲骨痺), 뼈 바깥쪽(外)에서는 관절을 제대로 못 펴는 불인(不仁)을 만들어 낸다(外爲不仁). 이들 모두는 결국에 알칼리가 부족(不足)하므로 일어나는 현상이다. 그래서 이것을 알칼리 부족(不足)이라고 말한 다(命曰不足). 그러면 큰 한이 계곡에 머물러 있게 된다(大寒留於谿谷也). 다시 말하 면, 과잉 산이 알칼리 부족으로 인해서 중화되지 못하고 작은 림프절(谿)과 큰 림 프절(谷) 모두에 염인 한(寒)으로 바뀌어서 많이(大) 정체된 상태로 변한다(大寒留於 谿谷也). 이렇게 작은 림프절(谿)과 큰 림프절(谷)은 365개의 공간(穴)에서 만나며 (會), 이 숫자는 일 년과 대응된다(谿谷三百六十五穴會, 亦應一歲). 이 림프절들(其) 은 작은(小) 비증(痺)이 일어나면, 사기(淫)가 넘쳐(溢)나는 곳이기도 하고(其小痺淫 溢), 맥(脈)이 순환(循)하면서 왕래(往來)하는 곳이기도 하며(循脈往來), 침 치료에서 미침(微鍼)이 닿는 곳(所)이기도 하다(微鍼所及). 그리고 이 현상은 작은 림프절(谿) 에서나 큰 림프절(谷)에서나 서로 똑같은 법칙이 적용된다(與法相同). 작은 림프절 (谿)들은 피부 깊숙이 있기보다는 피부 가까이에 있으므로 미침(微鍼)을 쓴다.

제3절

帝乃辟左右而起, 再拜曰, 今日發蒙解惑, 藏之金匱, 不敢復出, 乃藏之金蘭之室, 署曰氣 穴所在. 岐伯曰, 孫絡之脈別經者, 其血盛而當寫者. 亦三百六十五脈, 並注於絡, 傳注十 二絡脈. 非獨十四絡脈也. 內解寫於中者十脈.

황제가 좌우를 물리치고 일어나서 재배하고 말한다(帝乃辟左右而起, 再拜曰). 오 늘 무지몽매함을 깨우치고 의문점들을 해소했으니(今日發蒙解惑), 이 내용들을 금궤에 저장하고(藏之金匱), 함부로 꺼내지 않겠습니다(不敢復出). 그리고 이 내용들을 금란실에 보관할 것이며(乃藏之金蘭之室), 그리고 그곳을 기혈이라고 부르겠습니다(署曰氣穴所在). 기백이 말한다(岐伯曰). 손락의 맥은 경으로 갈라지는 곳이어서(孫絡之脈別經), 그곳에 혈이 성하면 사해줘야 한다(其血盛而當寫者). 역시 365맥이(亦三百六十五脈), 락에 아울러 주입되므로(並注於絡), 12락맥에 전이 주입되며(傳注十二絡脈), 비단 14락맥에만 국한되지 않는다(非獨十四絡脈也). 가운데에서 안쪽 사기를 해독해 주는 것이 10맥이다(內解寫於中者十脈).

손락(孫絡)은 경에서 갈라져(別) 나온 것이다(孫絡之脈別經者). 이곳에서 산 과잉이 일어나면(血盛), 당연히 중화(寫)시켜줘야 한다(其血盛而當寫者). 아니면 경(經)으로 들어가서 병인이 되기 때문이다. 365개의 손락에서 나온 체액도 역시(亦三百六十五脈), 락에 같이 주입된다(並注於絡). 체액은 체액 흐름도 때문에 작은 체액관인 손락에서 더 큰 체액관인 락으로 당연히 주입된다. 즉, 12정경의 12락맥으로 흘러(傳) 들어가는(注) 것이다(傳注十二絡脈). 14락맥도 예외(獨) 없이(非) 마찬가지이다(非獨十四絡脈也). 모든 낙(絡)과 맥(脈)과 경(經)이 서로 소통한다는 사실을 말하고 있다. 인체 내부에서(中) 과잉 산을 중화(解寫)하는 곳은 10맥이다(內解寫於中者十脈). 여기서 10맥(十脈)은 오장맥(五藏脈)과 오장과 음양으로 연결된 오부맥(五府脈)을 말하는데, 오장은 과잉 산을 중화(解寫) 조절하는 핵심이기 때문이다. 당연히 인체 깊숙한 곳(內)에서 과잉 산을 중화(解寫)하는 것이 이들의 임무이다(內解寫於中者十脈).

이 편에서는 체액의 흐름과 면역의 흐름을 명확히 말해주고 있다. 또, 경(經)과 낙(絡)도 명확히 구별해주고 있다.

제59편. 기부론(氣府論)

제1절

足太陽脈氣所發者, 七十八穴, 兩眉頭各一, 入髮至項三寸半, 傍五, 相去三寸. 其浮氣在皮中者, 凡五行, 行五, 五五二十五. 項中大筋兩傍各一, 風府兩傍各一, 侠背(脊)以下至尻尾, 二十一節. 十五間各一, 五藏之兪各五, 六府之兪各六, 委中以下, 至足小指傍, 各六兪.

　　방광경의 맥기가 흐르는 혈자리 중에 78개의 수혈이 있다(足太陽脈氣所發者, 七十八穴). 양 눈썹 위에 찬죽(攢竹)이 있고(兩眉頭各一), 머리털 발제 부분에서 시작해서 정수리에 이르기까지 3개가 1촌 5푼 간격으로(入髮至項三寸半) 있고, 옆에 5개의 혈자리는(傍五) 서로 3촌으로 떨어져 있다(相去三寸). 이 방광경의 부기(浮氣)가 두피 가운데에 존재하는데(其浮氣在皮中者), 모두 오행 행오가 되어서(凡五行, 行五), 총 25개 혈자리가 된다(五五二十五). 목 가운데 큰 근육 양쪽 옆에 각 1개가 있고(項中大筋兩傍各一), 풍부 양쪽 옆에도 각 1개씩 있고(風府兩傍各一), 등 척추를 끼고 아래로 미골까지(侠背(脊)以下至尻尾), 척추 분절이 21개 있는데(二十一節), 이 척추 15개 사이에 각 1개씩의 혈자리가 있으며(十五間各一), 이 가운데 오장으로 들어가는 수혈이 각 5개씩 있고(五藏之兪各五), 육부로 들어가는 수혈이 각 6개씩 있고(六府之兪各六), 위중혈에서 아래로 시작해서(委中以下), 새끼발가락 옆에까지(至足小指傍), 각각 6개의 수혈이 있다(各六兪). 방광경을 기술하고 있는데 특히 수혈을 강조하고 있다. 방광경 경락 표를 보면 그냥 알 수가 있다.

제2절

足少陽脈氣所發者, 六十二穴, 兩角上各二, 直目上髮際內各五, 耳前角上各一, 耳前角下各一, 銳髮下各一, 客主人各一, 耳後陷中各一, 下關各一. 耳下牙車之後各一, 缺盆各一, 掖下三寸, 脇下至胠, 八間各一, 髀樞中傍各一, 膝以下, 至足小指次指, 各六兪.

　담경의 맥기가 흐르는 혈자리 중에(足少陽脈氣所發者), 62개의 수혈이 있다(六十二穴). 양쪽 두각(角) 위에 각 2개가 있고(兩角上各二), 눈에서 직각으로 올라가서 발제 부분 가운데에 좌우로 각각 5개가 있다(直目上髮際內各五). 귀 앞부분에서 두각 아래로 각 1개씩 있고(耳前角上各一), 귀 앞부분에서 두각 아래로 각 1개씩 있고(耳前角下各一), 귀 밑 머리 아래에 각 1개씩 있고(銳髮下各一), 객주인에 각 1개씩 있고(客主人各一), 하관에 각 1개씩 있고(下關各一), 귀 아래 아거 뒤에 각 1개씩 있고(耳下牙車之後各一), 결분에 각 1개씩 있고(缺盆各一), 겨드랑이 아래 3촌(掖下三寸) 그리고 갈비뼈 아래 옆구리까지(脇下至胠), 8개 갈비뼈 사이에 각 1개씩 있고(八間各一), 고관절 가운데를 중심으로 옆으로 각 1개씩 있고(髀樞中傍各一), 무릎 아래에서(膝以下), 새끼발가락과 두 번째 발가락에 이르기까지(至足小指次指), 각 6개의 수혈이 있다(各六兪). 담경을 기술하고 있는데 특히 수혈을 강조하고 있다. 담경 경락 표를 보면 그냥 알 수가 있다.

제3절

足陽明脈氣所發者, 六十八穴, 額顱髮際傍各三, 面䪼骨空各一, 大迎之骨空各一, 人迎各一, 缺盆外骨空各一, 膺中骨間各一, 侠鳩尾之外, 當乳下三寸, 侠胃脘, 各五. 侠齊廣三寸, 各三, 下齊二寸侠之, 各三, 氣街動脈各一, 伏菟上各一, 三里以下, 至足中指, 各八兪, 分之所在穴空.

　위경의 맥기가 흐르는 혈자리 중에(足陽明脈氣所發者), 68개의 수혈이 있는데(六十八穴), 이마 모서리 발제 부분 옆에 각 3개씩 있고(額顱髮際傍各三), 얼굴의 광대

뼈 들어간 부분에 각 1개씩 있고(面頄骨空各一), 대영혈은 턱 모서리 뼈 공간에 각 1개씩 있고(大迎之骨空各一), 인영에 인영혈이 1개씩 있고(人迎各一), 결분 밖에 있는 뼈 부근에 각 1개씩 있고(缺盆外骨空各一), 흉중 갈비뼈 사이에 각 1개씩 있고(膺中骨間各一), 구미를 끼고 밖에서(侠鳩尾之外), 유방 아래 3촌에서(當乳下三寸), 위완을 끼고(侠胃脘), 각 5개가 있다(各五). 배꼽을 끼고 넓게 3촌 떨어진 부위에(侠齊廣三寸), 각 3개씩 있고(各三), 배꼽 아래로 2촌을 끼고(下齊二寸侠之), 각 3개씩 있고(各三), 기가혈의 동맥이 있는 부위에 각 1개씩 있고(氣街動脈各一), 복토혈 위에 각 1개씩 있고(伏菟上各一), 족삼리 아래에서 가운데 발가락까지(三里以下, 至足中指), 각 8개의 수혈이 있는데(各八兪), 각각은 분육에 있는 혈자리 공간에 있다(分之所在穴空). 위경을 기술하고 있는데, 특히 수혈을 강조하고 있다. 위경 경락 표를 보면 그냥 알 수가 있다.

제4절

手太陽脈氣所發者, 三十六穴. 目内眥各一, 目外各一, 頄骨下各一, 耳郭上各一, 耳中各一, 巨骨穴各一, 曲掖上骨穴各一, 柱骨上陷者各一. 上天窓四寸各一, 肩解各一, 肩解下三寸各一, 肘以下, 至手小指本, 各六兪.

소장의 맥기가 흐르는 혈자리 중에(手太陽脈氣所發者), 36개의 수혈이 있다(三十六穴). 좌우 눈구석 안팎으로 각 1개씩 총 4개가 있고(目内眥各一, 目外各一), 광대뼈 아래에 각 1개씩 있고(頄骨下各一), 귓바퀴 위에 그리고 귀 가운데 각 1개씩 총 4개가 있고(耳郭上各一, 耳中各一), 거골혈에 각 1개씩 있고(巨骨穴各一), 곡액 위 골혈에 각 1개씩 있고(曲掖上骨穴各一), 주골 위 우묵한 곳에 각 1개씩 있고(柱骨上陷者各一), 정창혈 위쪽으로 4촌에 부위에 각 1개씩 있고(上天窓四寸各一), 견해 부분에 각 1개씩 있고(肩解各一), 견해 아래 3촌 부위에 각 1개씩 있고(肩解下三寸各一), 팔꿈치 아래(肘以下), 새끼손가락까지(至手小指本), 각각 6개의 수혈이 있다(各六兪). 소장경을 기술하고 있는데 특히 수혈을 강조하고 있다. 소장경 경락 표를 보면 그냥 알 수가 있다.

제5절

手陽明脈氣所發者, 二十二穴. 鼻空外廉項上各二, 大迎骨空各一, 柱骨之會各一, 髃骨之
會各一, 肘以下, 至手大指次指本, 各六兪.

　대장의 맥기가 흐르는 혈자리 중에(手陽明脈氣所發者), 22개의 수혈이 있다. 콧구멍
외각과 목 윗부분에 각 2개씩 있고(鼻空外廉項上各二), 대영혈 뼈 가운데 공간에 각
1개씩 있고(大迎骨空各一), 주골이 만나는 부위에 각 1개씩 있고(柱骨之會各一), 우골이
만나는 부위에 각 1개씩 있고(髃骨之會各一), 팔꿈치 아래에서(肘以下), 첫째와 둘째
손가락에 이르기까지(至手大指次指本), 각 6개씩 수혈이 있다(各六兪). 대장경을 기술하
고 있는데 특히 수혈을 강조하고 있다. 대장경 경락 표를 보면 그냥 알 수가 있다.

제6절

手少陽脈氣所發者, 三十二穴. 䪼骨下各一, 眉後各一, 角上各一, 下完骨後各一, 項中足太陽
之前各一, 俠扶突各一, 肩貞各一, 肩貞下三寸分間各一, 肘以下, 至手小指次指本, 各六兪.

　삼초의 맥기가 흐르는 혈자리 중에(手少陽脈氣所發者), 32개의 수혈이 있다(三十
二穴). 광대뼈 아래 각 1개씩 있고(䪼骨下各一), 눈썹 뒤에 각 1개씩 있고(眉後各
一), 두각 위에 각 1개씩 있고(角上各一), 아래 완골 뒤에 각 1개씩 있고(下完骨後
各一), 목 가운데 족태양의 혈자리인 풍지혈 앞에 각 1개씩 있고(項中足太陽之前各
一), 부돌혈을 끼고 각 1개씩 있고(俠扶突各一), 견정혈에 각 1개씩 있고(肩貞各一),
견정 아래 3촌 분육 사이에 각 1개씩 있고(肩貞下三寸分間各一), 팔꿈치 아래에서
(肘以下), 새끼손가락과 둘째 손가락에 이르기까지(至手小指次指本), 각 6개씩 수혈
이 있다(各六兪). 삼초경을 기술하고 있는데 특히 수혈을 강조하고 있다. 삼초경
경락 표를 보면 그냥 알 수가 있다.

제7절

督脈氣所發者, 二十八穴. 項中央二, 髮際後中八, 面中三, 大椎以下, 至尻尾, 及傍, 十五穴, 至骶下, 凡二十一節, 脊椎法也.

　독맥의 맥기가 흐르는 혈자리 중에(督脈氣所發者), 28개의 수혈이 있다(二十八穴). 목 중앙에 2개가 있고(項中央二), 발제 부분에서 뒤로 가운데 8개가 있고(髮際後中八), 얼굴 가운데 3개가 있고(面中三), 대추 아래에서부터(大椎以下), 구미에 옆에 이르기까지(至尻尾, 及傍), 15개가 있고(十五穴), 천골 아래에 이르기 까지(至骶下), 총 21개의 척추 관절이 있는데(凡二十一節), 이것이 이 척추 관절들에서 15개의 수혈의 지점을 특정하는 방법(法)이다(脊椎法也). 독맥을 기술하고 있는데, 특히 수혈을 강조하고 있다. 독맥 경락 표를 보면 그냥 알 수가 있다.

제8절

任脈之氣所發者, 二十八穴. 喉中央二, 膺中骨陷中各一, 鳩尾下三寸胃脘, 五寸胃脘, 以下至橫骨, 六寸半一, 腹脈法也. 下陰別一, 目下各一, 下脣一, 齗交一.

　임맥의 맥기가 흐르는 혈자리 중에(任脈之氣所發者), 28개의 수혈이 있다(二十八穴). 목 중앙에 2개가 있고(喉中央二), 흉중에서 뼈가 우묵한 가운데 각 1개씩 있고(膺中骨陷中各一), 구미 아래 3촌 위완(鳩尾下三寸胃脘) 그리고 5촌 위완에서(五寸胃脘), 아래 횡골에 이르기까지(以下至橫骨), 각각 6촌 5푼에 하나씩 있다(六寸半一). 이것이 복맥에서 수혈을 계산하는 방법이다(腹脈法也). 아래에서는 전음과 후음 사이에 1개가 있고(下陰別一), 눈 아래 각 1개씩 있다(目下各一). 아래 입술에 1개가 있고(下脣一), 은교혈에 1개가 있다(齗交一). 임맥을 기술하고 있는데 특히 수혈을 강조하고 있다. 임맥 경락 표를 보면 그냥 알 수가 있다. 임맥 전체가 수혈인 셈이다. 그런데 원래 임맥의 숫자보다 하나가 더 많다.

제9절

衝脈氣所發者, 二十二穴. 俠鳩尾外各半寸, 至齊寸一, 俠齊下傍各五分, 至橫骨寸一, 腹脈法也.

충맥의 맥기가 흐르는 혈자리 중에(衝脈氣所發者), 22개의 수혈이 있다(二十二穴). 구미를 끼고 밖으로 각각 5푼씩 떨어져서부터(俠鳩尾外各半寸), 배꼽에 이르기까지 각 1촌에 1개씩 있다(至齊寸一). 배꼽 아래 옆을 끼고 각 5푼씩 거리에서(俠齊下傍各五分), 횡골에 이르기까지 1촌마다 1개씩 있다(至橫骨寸一). 이것이 복맥에서 수혈을 계산하는 방법이다(腹脈法也).

제10절

足少陰舌下, 厥陰毛中急脈, 各一, 手少陰各一, 陰陽蹻各一. 手足諸魚際脈氣所發者, 凡三百六十五穴也.

신장의 맥기가 흐르는 혀 아래(足少陰舌下) 그리고 간의 맥기가 흐르는 음모 가운데 각각 1개씩의 급맥혈이 있다(厥陰毛中急脈, 各一). 여기서 모중(毛中)은 음모 중(陰毛中)이라는 뜻으로써, 성 기관에 있는 음모(陰毛)를 뜻한다. 이 사이에 간경(肝經)의 급맥혈(急脈穴)이 있다. 그리고 신장경(足少陰)의 설하(舌下)에서 설(舌)은 방울이나 목탁 속에 있는 추를 뜻한다. 치골(恥骨) 결합선에서 보면, 대퇴부의 뼈가 목탁처럼 생겼다. 바로 이 뼈 아래가 설하(舌下)이다. 그래서 치골(恥骨) 결합선 부근에 있는 간경(肝經)의 급맥혈(急脈穴)과 위치를 같이 지정한 것이다. 구체적인 혈자리는 신경(腎經)의 횡골혈(橫骨穴)이다. 심장의 맥기가 흐르는 심장경에 각 1개씩 있다(手少陰各一). 지금은 체액 순환이 핵심인 수혈을 논의하고 있다. 그래서 이곳은 심장경의 음극(陰郄)인 것 같다. 음양 교맥에 각 1개가 있다(陰陽蹻各一). 각각 교신(交信)과 부양(附陽)이다. 수족의 어제(魚際) 부분은 모두 맥기가 흐르는 곳이다(手足諸魚際脈氣所發者). 어제(魚際)는 손발에서 물고기 배처럼 불룩 튀어나온

곳이다. 이상을 계산하면 모두 365개의 수혈이 나온다(凡三百六十五穴也). 그러나 제1절부터 10절까지 열거된 수혈을 모두 합해보면, 실제로는 386개가 나온다. 여기서는 주로 양경의 수혈만 다루고 있다. 그러나 음경에도 수혈이 많이 있다.

　이 편(篇)에서는 주로 피부의 간질을 통제하는 양경(陽經)을 중심으로 수혈(兪)을 기술하고 있는데, 이렇게 한 편을 수혈에 배정한 이유는 동양의학 자체가 체액 의학이기 때문이다. 그래서 혈액 순환이 핵심인 수혈을 구체적으로 기술하고 있다. 물론 앞 편에서도 수혈에 많은 부분을 할애하고 있다. 동양의학의 근간이 경(經)을 통한 면역 활성화와 수혈(兪)을 통한 체액 순환이라는 사실을 알면 쉽게 이해가 갈 것이다.

제60편. 골공론(骨空論)

제1장

제1절

黃帝問曰, 余聞風者百病之始也, 以鍼治之奈何. 岐伯對曰, 風從外入, 令人振寒汗出, 頭痛身重惡寒. 治在風府, 調其陰陽, 不足則補, 有餘則寫.

황제가 묻는다(黃帝問曰). 내가 듣기로 풍은 백병의 시작이라고 했는데(余聞風者百病之始也), 침으로 어떻게 다스리나요(以鍼治之奈何)? 기백이 대답한다(岐伯對曰). 풍은 외부에서 들어와서(風從外入), 사람을 떨게 만들고 땀을 흘리게 하고(令人振寒汗出), 두통을 만들고 몸이 무겁고 오한이 온다(頭痛身重惡寒). 치료는 풍부에 하며(治在風府), 그 음양을 조절해주며(調其陰陽), 부족하면 보해주고(不足則補), 남으면 사해준다(有餘則寫).

풍(風)이 만병의 시작인지 알려면, 풍(風)이 뭔지를 알아야 한다. 풍은 산(酸)인데, 이 산이 간질 체액에서 혈액으로 흘러 들어가면, 이때부터는 풍(風)이 된다. 혈액은 전신을 순환하기 때문에 풍(風)은 전신을 돌면서 여기저기서 문제를 일으킨다. 그래서 풍은 외부 즉, 간질(外)에서 시작(從)해서 혈액으로 유입(入) 된다(風從外入). 문제는 간질에 있던 산이 혈액으로 들어와서 풍이 되었다면, 간질 체액은 이미 알칼리가 완전히 고갈된 상태를 암시한다. 그래서 풍(風) 상태에서 간질액은 완전히 산성인 것이다. 그러면 어떤 현상이 일어날까? 먼저 간질이 산성으로 변하면, 적혈구가 전달해주는 산소는 체온을 만들어내는 근육에까지 가지도 못하고 간질에서 소모되면서, 땀을 만들어내고 인체는 추워서 떤다(令人振寒汗出). 즉, 오한(惡寒:지독한 한기)이 든 것이다. 이어서 간질에 뿌리를 둔 구심 신경은 뇌 신경으로 과잉 산을 보내면서 두통(頭痛)을 유발한다. 그리고 간질은 영양 성분이 교환되면서 에너지를 만들 수 있는 성분들을 공급하는데, 간질에 과잉 산이 존재하는 상태에서는 영양 성분의 교환이 막히면서 간질액은 정체되고, 당연히 몸은 무거워(身重) 진다(頭痛身重惡寒). 이제 혈액과 간질에 있는 과잉 산을 제거해주는 것이 급선무이고, 다음으로 알칼리를 공급해주는 것이다. 그래서 과잉 산(風)이 제일 많이 모여(府) 있는 풍부(風府)를 치료 지점으로 삼는다(治在風府). 즉, 풍부(風府)는 과잉산(風)이 모여 있는 장소(府)이다. 즉, 특정 혈자리를 포함해서 과잉 산만 모여 있으면, 모두 풍부(風府)가 되는 것이다. 이곳들을 치료하면, 알칼리인 음(陰)과 산(酸)인 양(陽)이 조절(調)되는 것이다(調其陰陽). 최종 목표는 부족한 알칼리(不足)는 보충(補)해 주고(不足則補), 과잉인 산(有餘)은 제거(寫)해 주는 것이다(有餘則寫).

제2절

大風頸項痛, 刺風府, 風府在上椎, 大風汗出, 灸譩譆, 譩譆, 在背下, 俠脊傍三寸所. 厭之, 令病者呼譩譆, 譩譆應手, 從風憎風, 刺眉頭.

대풍이 목 통증을 유발하면(大風頸項痛), 풍부에 침을 놓는다(刺風府). 풍부는 위 척추에 있다(刺風府). 대풍이 오면 땀이 난다(大風汗出). 의희에 뜸을 뜬다(灸譩譆). 의희는 등 아래 존재하는데(譩譆, 在背下), 등 척추를 끼고 옆으로 3촌 떨어진 곳에 존재한다(俠脊傍三寸所). 누르면(厭之), 병자는 탄성을 지르면서 손사래를 친다(令病者呼譩譆, 譩譆應手). 이때 풍이 오면 증풍이 된다(從風憎風). 자침은 미두에 한다(刺眉頭).

이 구문을 풀려면, 뇌 신경과 척추와 횡격막과 갈비뼈의 관계를 알아야 한다. 일단 대풍(大風)은 과잉 산을 중화할 수 있는 인체 기관들이 많이 망가진 상태를 암시한다. 그래서 이쯤 되면, 간질과 혈액에 과잉 산이 존재하는 상태가 된다. 그럭 혈액까지 과잉 산이 침투했다는 말은 혈액에 혈전이 많이 존재한다는 뜻이다. 그러면이 혈전들은 모세 체액관들을 막아버린다. 이때는 혈전들이 어디에서 문제를 일으킬지 감이 안 오는 것이다. 그리고 간질은 이미 과잉 산이 점령한 상태이다. 그러면간질의 과잉 산은 구심 신경을 통해서 자동으로 뇌 신경으로 전달된다. 이때는 뇌의 12 신경 모두가 자극을 받는다. 그중에서도 제일 큰 삼차 신경이 제일 강한 자극을 받는다. 또, 뇌 신경은 과부하에 걸리면, 자기가 받은 과잉 산을 척추로 되돌려 보낸다. 즉, 과잉 산을 척수로 역류시키는 것이다. 과잉 산을 척수로 역류시키면서 제일 먼저 지나는 곳이 뒤통수에 있는 풍부(風府)이다. 이 풍부는 제1경추와 닿는 곳이다(風府在上椎). 즉, 뇌척수액의 역류 첫 지점이 풍부이다. 이 지점에서 과잉 산이 병목 현상을 만든다. 당연히, 이 지점에 침을 놓아야 한다(刺風府). 당연한 순리로 목에 통증이 따른다(大風頸項痛). 그런데 목에 통증이 오면, 목에서 신경을 받는 기관도 당연히 같이 과부하에 걸린다. 바로 횡격막이 경추에서 신경을 받는다. 그러면 횡격막과 연결된 갈비뼈들이 문제를 일으킨다. 이 갈비뼈들은 흉추와 연결되어있다. 그래서 뜸을 뜰 때는 흉추 근처에 있는(在背下, 俠脊傍三寸所) 의희(譩譆)에 뜬다(灸譩譆). 의희는 달리 오거수(五胠俞)라고도 한다. 즉, 족태양방광경의 갈비뼈(胠) 수혈(俞穴)인 것이다. 즉, 이 혈자리는 갈비뼈로 산성(酸) 체액이 주입(俞:注)되는 입구인 것이다. 이 입구에서 산을 중화시켜서 갈비뼈의 문제를 풀자는 전략이다. 혈자리 이름을 의희라고 부르는 이유는 이곳을 누르면 환자가 통증 때문에, 탄식을 자아내기 때문이다(厭之, 令病者呼譩譆). 만일에 탄식을 자아내면서 너무나 고통스러워서 손사래를 치는 상태에서(譩譆應手), 풍이 오면(從風) 지독(憎)한 풍(風)이 된다(從風憎風). 이때는 미두(眉頭)에 침을 놓는다(刺眉頭). 침을 놓는 부위가 왜 미두일까? 얼굴과 눈 부위는 삼차신경(trigeminal nerve:三叉神經)이 지배하기 때문이다. 이 부분으로 뇌에서 나온 상당히 큰 정맥이 지나간다. 이 모든 병의 연결 고리는 삼차 신경에서 시작되었기 때문에, 병의 근원을 제공한 삼차 신경을 다스리자는 것이다. 마지막으로 풍은 특히 대풍은 산 과잉이 아주 아주 심한 경우이므로, 인체가 과잉 산을 중화하면서 당연히 땀이 난다(大風汗出).

失枕, 在肩上橫骨間. 折使揄臂齊肘正, 灸脊中.

실침 때는 어깨 위의 가로 뼈 사이에 침을 놓는다(失枕, 在肩上橫骨間). 팔을 잡아당기거나 팔 관절을 가지런히 할 때 끊어질 듯이 아프면(折使揄臂齊肘正), 척중에 뜸을 뜬다(灸脊中).

실침(失枕)은 경추가 문제가 되어서 그 여파가 어깨까지 미친 경우이다. 특히, 어깨 관절과 팔 관절까지 여파가 있는 경우이다(折使揄臂齊肘正). 어깨와 팔은 경추에서 신경을 받기 때문이다. 그러면 경추에서 신경을 받는 횡격막이 문제가 되고, 횡격막이 문제가 되면, 갈비뼈가 문제가 되고, 그러면 흉추까지 문제가 된다. 일단 어깨 문제를 해결하기 위해서 특히 팔 관절 문제를 해결하기 위해서, 팔의 견정혈(肩貞穴)에 침을 놓는다(在肩上橫骨間). 견정혈(肩貞穴)은 척수액의 일부인 관절활액을 다스린다. 여기서 활액을 다스려서 팔꿈치 활액을 다스리겠다는 것이다. 여타 나머지 문제는 흉추 부근에 있는 척중(脊中)에 뜸을 떠서 해결한다(灸脊中). 척중은 척수(脊兪)라고도 부른다. 즉, 척주와 연결된 수혈(兪穴)이다. 여기서 공통점은 뇌척수액(활액)을 다스리는 것이다. 목이나 어깨나 팔 관절이나 모두 관절 문제이며, 관절 문제는 뇌척수액의 일부인 활액의 문제이기 때문이다.

胁絡季脇, 引少腹而痛脹, 刺譩譆.

허구리가 갈비뼈 끝을 잡아 매면서(胁絡季脇), 소복을 당기고 통창이 있으면(引少腹而痛脹), 의희에 침을 놓는다(刺譩譆). 의희혈(譩譆穴)은 오거수(五胠兪)이다. 즉, 이 혈자리는 갈비뼈(胠)에 관련된 수혈(兪穴)이다. 핵심은 갈비뼈 문제이기 때문에 의희혈을 다스리는 것이다. 골반인 소복까지 당기고 통창(痛脹)이 있는 이유는 갈비뼈와 옆구리가 있는 복부는 장간막으로 서로 연결되어있기 때문이다.

腰痛不可以轉搖, 急引陰卵, 刺八髎與痛上. 八髎, 在腰尻分間.

허리가 아파서 제대로 뒤척일 수가 없고(腰痛不可以轉搖), 고환까지 강하게 당기면(急引陰卵), 통증이 있는 곳과 더불어 팔료에 침을 놓는다(刺八髎與痛上). 팔료는 허리와 꼬리뼈 사이에 있다(八髎, 在腰尻分間).

지금 병증은 허리에서부터 골반까지 문제가 생긴 경우이다. 허리가 아파서 뒤척일 수가 없고, 고환까지 강하게 수축한 경우이다. 고환이 당기는 이유는 골반 장간막이 문제를 일으킨 경우이다(急引陰卵). 장간막 문제는 척주 문제이다. 척주에서 장간막이 나가기 때문이다. 그러면 치료는 허리 척주 부분(痛上)과 골반 장간막과 연결된 척주(八髎)를 다스리면 된다. 여기서 팔료(八髎)는 천골에 있는 수혈(兪穴)이다. 료(髎)가 수(兪)라는 뜻이기 때문이다. 그래서 팔료를 다스리는 이유는 골반에 있는 장간막에 신경을 공급하는 척주를 다스리자는 것이다. 그것도 수혈을 통제해서 산을 통제하자는 것이다.

제3절

鼠瘻寒熱還, 刺寒府. 寒府, 在附膝外解營, 取膝上外者, 使之拜. 取足心者, 使之跪.

서루와 한열이 있고 순환하면(鼠瘻寒熱還), 한부에 침을 놓는다(刺寒府). 한부는 무릎 관절 바깥쪽에 있다(寒府, 在附膝外解營). 무릎 관절 위의 바깥쪽의 혈자리를 취하려면(取膝上外者), 절을 하듯이 구부리게 하고(使之拜), 족심을 취하려면(取足心者), 무릎을 꿇게 한다(使之跪).

서루(鼠瘻)는 나력(瘰癧)이라고도 하며 림프절에 멍울이 생긴 병증이다. 한마디로 극심한 체액의 정체를 말하는 것이다. 또, 이 멍울은 체액 순환을 따라서 전신을 돌아(還)다니기도 한다. 서루의 핵심은 지독한 체액 순환의 정체이다. 그러면 당연히 한열(寒熱)이 발생한다. 이때 한부에 자침하라(刺寒府)고 하는데, 한부(寒府)는 뭘까? 한(寒)은 혈액 순환이 안 될 때 나타난다. 체액 순환의 핵심은 하체이다. 하체는 중력 때문에 동맥혈은 잘 내려간다. 그러나 정맥은 중력 때문에, 잘 올라오지 못한다. 현대의학적으로 보면, 하지 정맥류(varicose vein)가 생기는 것이다. 이 하지 정맥류를 결정하는 주요 인자는 대복재정맥(Great Saphenous Vein)이다. 이 정맥이 하지 정맥의 60%를 담당하고 있다. 이 대복재 정맥의 흐름을 결정하는 두 곳이 있는데, 하나는 족소양담경(足少陽膽經)의 양관혈(陽關穴)인 슬양관혈(膝陽關穴)이고, 또 하나는 족심(足心)에 있는 용천혈(涌泉穴)이다. 이 둘이 한부(寒府)이다. 슬양관혈(膝陽關穴)은 양릉천혈(陽陵泉穴)과 함께 무릎 관절 부분의 체액 정체를 책임지고 있다. 족심(足心)에 있는 용천혈(涌泉穴)은 발뒤꿈치의 강한 근육과 연계되어 있으므로, 압력을 강하게 받는다. 또, 위로 올라가는 발바닥의 정맥과 림프가 합류하는 지점이기도 하다. 그래서, 이 두 지점에서 체액이 막히면, 인체 전체의 체액 순환에 문제가 생긴다. 즉, 하체는 체액 순환에서 아주 아주 중요하다. 그런데 이 두 지점이 그 핵심을 차지하고 있다. 그래서 산성 체액이 간질에 정체되다 보니, 체온을 만들어내는 근육은 산소를 공급받지 못해서 인체는 추위(寒)를 느끼고, 간질에 있는 과잉 산은 갈색지방 미토콘드리아에서 중화되면서 열(熱)을 만들어낸다. 그래서 이때는 한(寒)과 열(熱)이 공존하는 것이다. 한마디로 오한(惡寒)이 든다. 이 구문은 하체가 혈액 순환의 핵심이라는 메시지를 주고 있다. 참고로 족소음신경(足少陰腎經)인 용천혈(涌泉穴)은 왜 신장과 관계가 있는 것일까? 이 혈자리는 산성 림프액과 산성 정맥혈이 정체되는 곳이다. 신장은 림프액인 뇌척수액을 책임지고 있다. 림프액은 혈액 순환의 핵심이다.

任脈者, 起於中極之下, 以上毛際, 循腹裏, 上關元, 至咽喉, 上頤, 循面入目. 衝脈者, 起於氣街, 並少陰之經, 俠齊上行, 至胸中而散. 任脈爲病, 男子內結七疝, 女子帶下瘕聚. 衝脈爲病, 逆氣裏急.

임맥은(任脈者), 중극혈의 아래에서 시작해서(起於中極之下), 음모가 있는 위를 지나서(以上毛際), 복부 속을 지나서(循腹裏), 관원 위를 지나고(上關元), 인후에 이르고(至咽喉), 턱 위을 지나서(上頤), 얼굴을 지나 눈으로 들어간다(循面入目). 충맥은(衝脈者), 기가에서 시작해서(起於氣街), 족소음신경과 나란히 가다가(並少陰之經), 배꼽을 끼고 올라가서(俠齊上行), 흉중에 이르러 흩어진다(至胸中而散). 임맥에 병이 들면(任脈爲病), 남자는 안에서 뭉치면서 칠산을 만들어내고(男子內結七疝), 여자는 대하와 가취가 생긴다(女子帶下瘕聚). 충맥에 병이 들면(衝脈爲病), 기가 역하고 뱃속이 당긴다(逆氣裏急).

이 구문은 임맥(任脈)과 충맥(衝脈)을 정의하면서 순행 부위를 서술하고 있는데, 중요한 것은 순행 부위도 되지만, 실제로는 기능이 더 중요하다. 임맥은 주로 스테로이드하고 많은 관계를 맺고 있지만, 림프 순환도 책임지고 있다. 임맥은 안쪽 깊숙이 있는 오장에서 나오는 림프를 책임지고 있다. 그래서 음경(陰經)을 조절하는 경맥(經脈)이라고 한다. 그래서 임맥에 병이 생기면, 오장의 병이라고 생각하면 된다. 오장에서 혈액 순환의 핵심은 누가 뭐래도 간문맥이다. 간문맥이 막히면, 온몸의 체액 순환이 정체해버린다. 특히, 간문맥은 소화관을 비롯해 골반강에서 오는 모든 체액을 받는다. 그래서 만일에 간문맥에서 문제가 생기면, 골반강에 있는 정맥총과 림프절은 산성 체액으로 인해서 몸살을 앓는다. 그러면 인체는 이 과잉 산을 어떤 식으로든 해결해야만 한다. 체액 순환이 막히면, 산소 공급이 막히고, 그러면 과잉 산을 중화시킬 수 있는 다른 대안을 찾아야 한다. 최종 대안은 알칼리 콜라겐뿐이다. 콜라겐을 이용해서 과잉 산을 중화한 결과물이 내결(內結)이다. 즉, 안에서 콜라겐이 뭉친 것이다. 그래서 손으로 문질러 보면 잡히기도 한다. 이것을 가취(瘕聚:하취)라고 한다. 다른 말로 하면, 가취는 콜라겐(瘕)의 축적(聚)이다(瘕聚). 이 콜라겐이 점막에서 축적되면, 인체 외부로 배출되는데, 이것을 대하(帶下)라고 한다. 콜라겐은 점성이 있으므로 끈적거린다. 그래서 가취가 있으면, 당연히 대하가 있을 수밖에 없다(女子帶下瘕聚). 이것은 여성의 경우이고, 남성은 정계 정맥총에 산성 정맥혈이 정체되면서 퇴산(疝)이 생기고, 당연히 콜라겐의 축적도 일어난다(男子内結七疝). 이제 충맥(衝脈)을 보자. 충맥에 대해서는 23편 선명오기편(宣明五氣篇)을 참고하면 된다. 충맥은 척추 신경과 관계가 있는 뇌척수액을 다루고 있다. 그래서 충맥이 문제가 되면, 척수 신경과 연결된 오장육부(裏)가 강하게 수축(急)한다. 또, 충맥은 성호르몬인 스테로이드 호르몬 분비와 관계하고 있다. 이 스테로이드 호르몬은 강알칼리이다. 그래서 충맥이 문제가 생기면 강알칼리인 스테로이드 호르몬의 분비에 문제가 생기면서, 당연히 기역(逆氣)이 일어난다(逆氣裏急).

督脈爲病, 脊強反折. 督脈者, 起於少腹, 以下骨中央, 女子入繫廷孔. 其孔, 溺孔之端也. 其絡循陰器, 合篡間, 繞篡後, 別繞臀, 至少陰. 與巨陽中絡者, 合, 少陰上股内後廉, 貫脊屬腎, 與太陽起於目内眥, 上額交巓上, 入絡腦, 還出別下項, 循肩髆内, 俠脊抵腰中, 入循膂絡腎, 其男子循莖, 下至篡, 與女子等. 其少腹直上者, 貫齊中央, 上貫心入, 喉, 上頤 環脣, 上繫兩目之下中央. 此生病, 從少腹上, 衝心而痛. 不得前後, 爲衝疝. 其女子不孕, 癃痔遺溺嗌乾. 督脈生病, 治督脈, 治在骨上, 甚者在齊下營.

독맥에 병이 들면(督脈爲病), 척강 반절한다(脊強反折). 독맥은(督脈者), 소복의 치골 가운데에서 시작해서(起於少腹, 以下骨中央), 여자는 요도구로 들어가서 연계되고(女子入繫廷孔) 즉, 요도의 바깥 구멍에 연결된다(其孔, 溺孔之端也). 한 가닥은 외생식기를 돌아서(其絡循陰器), 회음부에서 만나고(合篡間), 회음부 후면을 둘러서(繞篡後), 엉덩이를 둘러서 족소음에 이른다(別繞臀, 至少陰). 거양과 더불어 중간에서 연락해서 족소음과 회합하고(與巨陽中絡者, 合), 넓적다리 안쪽 뒤 모서리를 지나(少陰上股内後廉), 척주를 관통하고 신장에 속한다(貫脊屬腎). 또 하나는 족태양과 눈구석에서 시작해서(與太陽起於目内眥), 위쪽 얼굴과 정수리 위에서 만나고(上額交巓上), 뇌로 들어가고(入絡腦), 돌아 나와서 아래쪽 목에서 떨어져 나와(還出別下項), 어깨와 어깻죽지 안쪽을 순행하고(循肩髆内), 척추를 끼고 허리 가운데에 도달해서(俠脊抵腰

中), 척추의 양쪽 근육을 순행하고, 신장에 이어지며(入循膂絡腎), 남자는 음경을 따라 내려가서 회음부에 이른다(其男子循莖, 下至篡). 여자도 같다(與女子等). 그중에서 아랫배에서 직접 올라가는 경맥은(其少腹直上者), 배꼽 중앙을 관통하고(貫齊中央), 다시 올라가서 심장을 관통하고(上貫心入), 목구멍으로 들어가고 위턱에서 입술을 순행하고(喉, 上頤 環脣), 위쪽으로 양쪽 눈 아래 중앙에 연계된다(上繫兩目之下中央). 독맥에 병이 들면(此生病), 소복이 위로 당기고(從少腹上), 심장까지 치고 올라오면서 통증이 있다(衝心而痛). 전후로 움직이기가 힘들고(不得前後), 충산을 만든다(爲衝疝). 이 병이 여자에게 있으면 불임이 되고(其女子不孕). 융퇴, 치질, 유뇨, 익건이 발생한다(癃痔遺溺嗌乾). 독맥에 병이 생기면(督脈生病), 독맥을 치료한다(治督脈). 치료는 뼈 위에서 한다(治在骨上). 심하면 배꼽 아래 영에 있다(甚者在齊下營).

이 구문은 독맥의 순환 경로와 독맥 병증을 기술하고 있다. 순환 경로의 해설은 생략하고 병증만 해석한다. 독맥은 뇌, 척추, 회음부를 연결한다. 뇌와 척추는 중추 신경을 통제하므로, 독맥의 문제는 중추 신경의 병증으로 나타난다. 또, 독맥의 회음부의 통제는 골반강의 통제를 말하는데, 이 역시 척추신경을 통해서 지배한다. 그리고 척추는 림프인 골수가 차 있는 면역의 보고이다. 뇌, 척추, 골반, 이 세 부분에 과잉 산이 존재하면, 중추 신경은 곧바로 자극받아서 근육을 수축시킨다. 이때 과잉 산의 정도가 심하면, 신경은 강하게 자극받고, 이어서 관계되는 근육도 강하게 수축하면서 통증을 유발한다. 독맥은 이 과잉 산을 조절해서 중추 신경을 통제한다. 그래서 충추 신경에 과잉 산이 존재하면, 척추 부분의 근육이 굳어지고 척추는 강직되고(脊强), 등 근육이 수축하면서 자동으로 등은 뒤로 젖혀(反折) 진다(脊强反折). 문제는 여기서 끝나지 않는다. 장간막은 등(背)에 있는 척추 부분에서 나오며, 또, 척추에서 신경을 받는다. 척추가 강직되어서 등이 뒤로 젖혀질 정도가 되면, 척추에서 신경을 받는 장간막도 같이 수축하면서 복부 전체가 당긴다. 이때 골반강의 장간막도 당연히 당긴다(從少腹上). 이 골반에 있는 장간막이 강하게 수축하면, 골반강에 존재하는 모든 기관의 체액 순환은 막혀버린다. 이유는 장간막은 혈관, 림프관, 신경이 지나가는 통로이기 때문이다. 그러면 이제 하복

부는 난리가 난다. 살아있는 세포는 계속해서 숨을 쉬기 때문에, 과잉 산은 계속
해서 축적되는데 알칼리 동맥혈은 공급이 안 되고, 결국에 과잉 산은 문제를 일으
킨다. 이렇게 되면, 하복부의 산성 정맥혈을 받는 간은 과부하에 걸리고, 이 여파
는 체액 흐름도 때문에 우 심장까지 미치게 된다. 그래서 심장은 충심(衝心) 상태
가 되면서 통증을 느낀다(衝心而痛). 심장은 간이 공급한 산성 정맥혈 말고도, 척
추가 제공하는 신경 문제 때문에, 심장 주위의 장간막이 수축하면서 문제가 심각
해질 수밖에 없다(衝心而痛). 이때는 여기에 열거된 병증 말고도 오장육부에서 수
많은 문제가 발생한다. 척추가 강직되어 있으니, 몸을 앞뒤로 움직이지 못하는 것
은 당연하다(不得前後). 골반강에 체액 순환이 막혔으니, 산(疝)이 오는 것은 당연
하고, 이 여파가 간을 통해서 우 심장까지 가는 것 또한 당연하다(衝疝). 즉, 충산
(衝疝)을 만들어내는 것이다. 자궁은 혈관 덩어리이다. 그래야 태아에게 혈액을 공
급할 수 있기 때문이다. 만일에 하복부에 체액이 정체한다면, 자궁에도 당연히 알
칼리 동맥혈의 공급이 막힌다. 그러면 자궁에서 착상이 일어나지 못한다. 착상하
는데 알칼리 동맥혈은 필수이다. 알칼리 동맥혈이 충분히 공급되어야 축합 반응을
통해서 착상이 일어난다. 그 결과는 불임이다(其女子不孕). 여기에는 불임만 나와
있는데, 실제로는 생리통 등등 여성 질환을 많이 일으킨다. 하복부 산성 동맥혈
순환이 막히면, 방광 정맥총은 산성으로 기울면서, 소변 문제를 유발한다. 즉, 소
변이 잘 안 나오는 융증(癃), 소변이 때를 가리지 않는 요실금(尿失禁)인 유뇨(遺
溺) 등이 나타난다. 동시에 하복부에 있는 직장 정맥총도 산성 정맥혈이 넘쳐나면
서 치질(痔)을 유발한다. 치질은 직장 정맥총에 있는 과잉 산이 주위에 있는 콜라
겐을 녹이면서 나타나는 현상에 불과하다. 또, 심장이 문제가 되면서, 심장의 심근
세포와 똑같은 세포를 보유하고 있는 혀가 문제를 일으키면서 열을 만들어내고 입
안이 바싹바싹 마르는 익건(嗌乾)이 발생한다. 이들 외에도 수많은 질환이 나타날
것이다. 치료는 당연히 독맥을 다스리는 것인데(治督脈) 당연한 순리로 척추로 집
중된다(治在骨上). 정도가 심하면, 다른 경(經)도 이용해야 한다. 배꼽 밑에 있는
음교혈을 이용하는 것이다. 음교혈은 음경인 임맥, 충맥, 족소음의 삼경이 서로 모
이는 곳이기에 음교혈(陰交穴)이라고 한다. 이 혈을 이용하는 이유는 장간막이 난리

가 난 상태이므로, 오장도 이미 난리가 난 것이다. 독맥은 양경을 통제하므로, 별수 없이 음경의 도움을 받아야만 한다. 그래서 음교혈을 택한 것이다. 즉, 배꼽 밑에 음교혈에서 영(營:榮)을 공급해주어야 한다(甚者在齊下營).

其上氣有音者, 治其喉中央. 在缺盆中者, 其病上衝喉者, 治其漸. 漸者, 上俠頤也.

그것이 상기해서 소리가 나면(其上氣有音者), 목구멍의 중앙을 치료해야 된다(治其喉中央). 결분의 가운데 존재한다(在缺盆中者). 그 병이 치고 올라와서 목구멍에 문제를 만들면(其病上衝喉者), 그것이 스며드는 곳을 치료한다(治其漸). 스며드는 곳은(漸者), 턱을 낀 위쪽에 있다(上俠頤也).

중추 신경이 문제를 일으켜서, 간, 폐, 심장까지 문제가 퍼지면, 이 문제는 얼굴까지 미치게 된다. 그 과정에서 림프인 편도선이 목 부분에 자리하고 있다. 그래서 과잉 산이 정체되면서, 림프인 편도선까지 문제가 생기면서 목소리는 당연히 문제가 된다(其上氣有音者). 즉, 인체의 아래쪽에서 과잉 산이 정체되면서, 위쪽에서 내려오는 산성 체액이 막혀버린 것이다. 이 부분에서 제일 큰 림프선이 편도선이다. 즉, 목구멍 부분에 문제가 생긴 것이다(其病上衝喉者). 이때는 치료할 때 이곳으로 유입되는 곳 즉, 스며드는 곳(漸)을 찾아서 막아줘야 한다(治其漸). 편도선 근처에 있는 혈자리가 천돌혈(天突穴)인데, 이 천돌혈로 스며드는(漸) 혈자리가 귀밑에 모인 림프를 모아서 아래로 내보내는 턱 부근에 있는(上俠頤也) 대영혈(大迎穴)이다. 목 아래쪽 부분의 체액은 이미 정체되어서 어떻게 해볼 수가 없으므로, 위에서 내려오는 대영혈(大迎穴)에서 과잉 산을 중화하자는 전략이다. 그렇게 해서 목구멍에서 문제를 일으키는 과잉 산을 중화하면 목소리 문제가 완화된다.

제2장

제1절

蹇膝伸不屈, 治其揵, 坐而膝痛, 治其機, 立而暑解(起而引解), 治其骸關, 膝痛, 痛及拇指, 治其膕, 坐而膝痛, 如物隱者, 治其關, 膝痛不可屈伸, 治其背內. 連胻(骱)若折, 治陽明中兪髎, 若別, 治巨陽少陰榮, 淫濼脛痠, 不能久立, 治少陽之維, 在外上五寸. 輔骨上橫骨下爲揵, 侠髖爲機, 膝解爲骸關, 侠膝之骨爲連骸, 骸下爲輔, 輔上爲膕, 膕上爲關, 頭橫骨爲枕.

건슬(蹇膝) 때문에 무릎을 펼 수는 있으나 굽히지 못하면(蹇膝伸不屈), 그 건을 치료하고(治其揵), 앉았을 때 무릎에 통증이 있으면(坐而膝痛), 그 기를 치료하고(治其機), 서 있을 때 서해를 느끼면(立而暑解), 그 해관을 치료하고(治其骸關), 무릎 통증이 있는데(膝痛), 그 통증이 무지에까지 미치면(痛及拇指), 그 오금을 치료하고(治其膕), 앉았을 때 무릎 통증이 있으면서(坐而膝痛), 안에 뭔가 들어있는 듯하면(如物隱者), 그 관을 치료하고(治其關), 무릎에 통증이 있으면서 굴신이 불가능하면(膝痛不可屈伸), 그 배내를 치료한다(治其背內). 무릎 통증이 정강이까지 이어지면서 끊어질 것처럼 아프면(連胻若折), 양명 중에서 수료를 치료하고(治陽明中兪髎), 떨어져 나갈 것처럼 아프면(若別), 거양과 소음의 형을 치료하고(治巨陽少陰榮), 음락과 경산이 있어서(淫濼脛痠), 오래 서 있지 못하면(不能久立), 소양의 유를 치료하는데(治少陽之維), 혈자리는 오촌 위 바깥에 있다(在外上五寸). 보골 위 횡골 아래가 건을 이루고(輔骨上橫骨下爲揵), 엉덩이뼈를 끼고 있는 것이 기를 만들고(侠髖爲機), 무릎이 분리된 것이 해관을 만들고(膝解爲骸關), 무릎뼈를 낀 것이 연해이다(侠膝之骨爲連骸). 해 아래 보가 있고(骸下爲輔), 보 위에 궉이 있고(輔上爲膕), 궉 위에 관이 있다(膕上爲關). 두횡골은 침골이다(頭橫骨爲枕). 이 부분은 해석이 참으로 어려운 부분이 많다.

이 구문들을 풀기 위해서는 무릎 관절과 뼈의 구성을 알아야 한다. 무릎 관절은 넓적다리뼈와 종아리뼈 그리고 슬개골(무릎뼈), 반월판 연골로 구성된다. 나머지는 근육과 힘줄들이다. 여기서 특히 중요한 힘줄은 슬개골을 덮고 있는 대퇴사두근 (musculus quadriceps femoris:大腿四頭筋)이다. 보통 슬개건 반사(膝蓋腱反射:knee-jerk reflex) 때 이용되는 힘줄(腱)이다. 이 건(腱)은 넓적다리 끝에 붙은 연골을 지나서 종아리뼈에 붙은 연골과 연결된다. 결국에 무릎 관절(膝解)은 뼈(骸)와 가로로 지나가는 반월판(關)으로 구성된다. 슬개골은 관절을 이루지는 않고 따로 붙어있다. 여기에 나온 관(關)은 동양의학에서 가로로 된 것을 말한다. 반월판 (牛月瓣:Meniscus)이 가로로 자리하고 있다. 그래서 무릎 관절(膝解)은 반월판(關)과 넓적다리뼈(骸)와 종아리뼈(骸)로 구성된다(膝解爲骸關). 또, 관절은 슬개골(膝之骨:patella:膝蓋骨)을 끼고 대퇴사두근으로 양쪽 뼈(骸)를 연결한다(俠膝之骨爲連骸). 뼈(骸) 아래 면에 붙어있는 것이 연골인 보골(輔骨)이다(骸下爲輔). 연골 위(輔上)에 있고 연골과 붙어있는 것이 대퇴사두근(膕)이다(輔上爲膕). 대퇴사두근 위에 반월판 (關)이 있다(膕上爲關). 그리고 연골 위에서 나온 대퇴사두근은 반대편(橫) 뼈 즉, 종아리뼈까지 연결되면서 슬개건(揵:腱)을 만든다(輔骨上橫骨下爲揵). 여기서 건(揵)은 건(腱)이다. 엉덩이뼈를 끼고 있는 것이 기이다(俠髖爲機). 두횡골은 침골(枕骨)을 말한다(頭橫骨爲枕). 이것을 토대로 해서 문장들을 풀어보자.

건슬(蹇膝)은 무릎을 펴기는 하나 접지를 못하는 상태이다. 과잉 산에 의해서 신경이 계속 자극을 받기 때문이다. 그 결과로 근육의 경직이 일어난 상태이다. 치료는 건(揵)을 하라고 한다. 이 병증의 상태는 반사 긴장(reflex tonus:反射緊張)이다. 근육의 긴장이 끊임없이 반사를 통해 유지되고 있다는 것을 나타낸다. 브론드게스트(Brondgest:Brondgeest) 긴장이라 하는데, 지배하는 신경을 절단하면, 소실된다. 즉, 이 병은 신경을 지배하는 과잉 산을 제거하면 소실된다. 여기서 핵심은 슬개건(揵:腱)이다. 즉, 무릎이 펴지게 하는 것은 슬개건이다. 이 슬개건은 대퇴사두근의 대퇴직근(大腿直筋)의 영향권에 있다. 그래서 무릎이 펴지기만 하고, 접지 못 할 때는(蹇膝伸不屈), 이 근육의 긴장을 풀어주어야 한다(治其揵). 그러면 치료 지점도 이 부근에서 찾아야 한다. 그러면 방광경의 은문(殷門) 정도가 된다. 이번에는 앉으면 무릎에 통증이 오는 것이다(坐而膝痛). 그러면 기(機)를 치료하라고 한다(治其機). 기는 엉덩이뼈와 관련된다. 엉덩이뼈는 고관절이 핵심인데, 무릎과는 무슨 관계가 있을까? 고 관절이 좌우하는 엉덩이뼈는 넓적다리로 들어가는 혈관을 끼고 있다. 그래서 고 관절 부분이 어긋나서 엉덩이뼈가 문제가 되면, 넓적다리로 들어가는 혈액의 공급이 막혀버린다. 특히 앉아 있을 때는 당연히 더 심해진다. 결국에 치료는 이 부근에 있는 산성 체액을 중화시켜줘서 근육의 긴장도를 풀어줘야 한다. 엉덩이뼈와 넓적다리가 만나는 지점이 정확히 족소양담경의 환도혈(環跳穴)이다. 담(膽)은 타우린 대사를 조절해서 신경에 공급되는 간질액을 통제하고 신경을 통제해서 근육의 긴장을 조절한다. 그래서 담은 뼈의 간질액인 활액의 조절도 당연히 통제하게 된다. 이 활액의 산성도를 낮춰주면, 근육의 긴장이 풀리고 이어서 넓적다리로 들어가는 알칼리 동맥혈의 공급이 많아지고, 이어서 무릎 통증은 낫는다. 서 있으면 힘이 들어서 오래 못 서 있는 것이 서해(暑解)이다(立而暑解). 서해가 있으면, 해관을 치료하라고 한다(治其骸關). 관(關)은 반월판이다. 반월판이 닳아버리면 무릎의 완충장치가 없어서 오래 서 있을 수가 없다. 이 반월판도 연골과 성분이 같다. 즉, 반월판도 콜라겐이기 때문에 산에 아주 취약하다. 그래서 관절에 과잉 산이 존재하면, 반월판은 녹아서 닳아 없어져 버린다. 당연히 오래 서 있을 수가 없다. 이때는 뼈와 뼈가 마주치는 것이다. 이 경우도 관절활액의 산성화가 문제의 핵심이기 때문에, 결국에 치료점은 오금이 된다. 무릎에 통증이 있으면서(膝痛), 그 통증이 엄지발가락까지 미친다면(痛及拇指), 괵(膕)을 치료한다(治其膕). 괵(膕)은 대퇴사두근을 말한다. 대퇴사두근은 종아리뼈와 연결되어있다. 이 대퇴사두근이 심하게 수축하면, 당연히 종아리 근육까지 수축하고, 이어서 발가락까지 영향이 미친다(痛及拇指). 이 경우도 관절활액의 산성화이다. 오금에서 산성 체액이 정체되면서 관절활액도 산성화가 된 것이다. 결국에 치료 점은 오금이 된다(治其膕). 여기서 괵(膕)의 치료 지점이 오금인 것이다. 오금이 괵(膕)은 아니다. 바로 오금에 있는 위중(委中)이다. 이제 앉아 있으면, 무릎에 통증이 오는데(坐而膝痛), 무릎 안에 뭔가 들어있는 것 같은 느낌을 준다면(如物隱者), 관을 치료하라고 한다(治其關). 무릎 안에 뭔가 있는 것 같은 느낌은 과잉 산에 의해서 알칼리 콜라 겐인 반달 연골(關)이 녹으면서 축적된 콜라겐이다(如物隱者). 당연히 치료는 반달 연골에 집중된다(治其關). 이 역시도 관절활액의 문제이기 때문에, 결국 치료 지점 은 오금이 된다. 이번에는 무릎에 통증이 있으면서 아예 굴신이 불가능하다면(膝痛 不可屈伸), 치료를 무릎(其) 뒤쪽(背) 안쪽(內)을 치료하라고 한다(治其背內). 바로 오금에서 혈자리를 하나 잡아서 치료하라는 것이다(治其背內). 이번에는 정강이까 지 끊어질 듯이 아프다면(連骱若折), 양명 중에서 수료(治陽明中兪髎)를 치료하라고 한다(治陽明中兪髎). 정강이뼈가 끊어질 듯이 아프다는 말은 정강이 근육의 심한 수축을 뜻한다. 정강이에는 하퇴 삼두근(下退三頭筋:장딴지세갈래근:triceps surae muscle)이 자리하고 있다. 이곳이 심하게 수축하면, 근육 정맥 펌프 기능이 제한 되고, 다리에서 올라오는 산성 정맥혈의 순환이 막히면서, 그 과잉 산을 신경이 흡수하면서 근육이 수축한다. 이때 답은 발 쪽에서 올라오는 산성 정맥혈이 주입 (兪髎)되는 지점에서 산성 정맥혈을 중화시켜줘야 한다. 그러면 양명인 위경(胃經) 중에서 산성 정맥혈이 주입되는 지점을 찾아야 한다. 어디일까? 족양명위경(足陽明 胃經)의 혈자리이면서 수혈(兪穴)이며 목(木)에 속하며, 제2, 제3 척골(蹠骨)이 갈라 진 사이에 있는 함곡(陷谷)이다. 함곡(陷谷)은 수혈(兪穴)이며 목(木)에 속하는데, 양 경(陽經)에서 수혈(兪穴)은 목(木)인데, 목(木)은 간에 해당하며, 간은 정맥혈을 통제 한다. 그런데 수혈(兪穴)은 주입구(注)이다. 즉, 함곡혈(陷谷穴)은 산성 정맥혈이 주 입되는 지점이다. 이 첫 번째로 주입되는 길목에서 산성 정맥혈을 중화시켜주면 된다. 이 혈자리는 당연히 정강이 통증 문제를 바로 해결해 줄 것이다(連骱若折, 治陽明中兪髎). 여기서 료(髎)는 뼈 사이에 있는 수혈이다. 이번에는 정강이뼈가 떨 어져 나갈 듯이 아프다면(若別), 거양과 족소음의 형혈(滎穴)을 치료하라고 한다(治 巨陽少陰滎). 정강이가 끊어질 듯이 아프다는 말은 정강이 자체에 문제가 있는 것 이고, 정강이가 떨어져(別) 나갈 듯이 아프다는 말은 정강이 자체가 아닌 다른 곳 에서 정강이를 당긴다는 뜻이다. 그러면 정강이를 당기는 곳은 당연히 발 쪽이 된 다. 그래서 치료 자리는 다리 쪽에서 찾아야 한다. 물론 이 역시도 산 과잉이 핵 심이다. 그런데 이번에는 과잉 산은 중화하되 다른 전략을 쓴다. 바로 알칼리 동맥혈을 이용하는 것이다. 족소음경 중에서 형혈(滎穴)을 이용하는 것이다. 음경(陰經)에서 형혈(滎穴)은 화(火)를 의미하며, 화는 심장을 의미하고, 심장은 알칼리 동맥혈을 주관한다. 족소음신경에서 형혈(滎穴)은 연곡(然谷)이다. 이곳은 알칼리 동맥혈과 관계된다. 이곳에 침으로 전자를 공급하면 동맥 모세혈관의 활동전위가 증가하면서 동맥혈관 상피 세포가 수축하고, 세포 사이의 공간이 넓어지면서 혈액의 투과성이 높아지고, 그러면 평소보다 더 많은 알칼리 동맥혈이 산성 간질로 유출된다. 이것이 고혈압의 원리이다. 그래서 때로는 침을 맞으면 고혈압이 생긴다면서 침의 부작용으로 치부하는데, 하나만 알고 둘은 모르는 천박한 지식의 표현에 불과하다. 즉, 고혈압은 인체가 과잉 산을 중화시키기 위해서 택한 전략인 것이다. 하나는 방광경(巨陽)의 형혈(滎穴)인 족통곡(足通谷)이다. 이번에는 정강이가 아프고 저린다(淫濼脛疲). 그래서 오래 서 있지를 못한다(不能久立). 음락(淫濼)은 사기(邪氣)가 오래 머물러 기혈(氣血)을 소삭(消爍)시켜서 저리고 아프면서 무력한 병증이다. 다른 말로 하자면, 과잉 산(邪氣)이 알칼리(氣血)를 소모(消爍)시킨 것이다. 저리고 아픈 것은 궐(厥)로서 간의 문제이다. 결국에 과잉 산의 문제이다. 이번에도 정강이가 문제이다(脛疲). 침 자리는 광명혈(光明穴)이다(治少陽之維, 在外上五寸). 이 광명혈은 재미있는 혈자리이다. 광명혈(光明穴)은 담경(膽經)의 락혈(絡穴)이다. 낙혈(絡穴)이란 서로 표리(表裡) 관계에 있는 두 경락의 혈위들을 연결해주는 혈위(穴位)를 말한다. 다시 말하면, "한 개의 낙혈이 두 개의 경락을 연결해 준다"는 뜻이다. 간경(肝經)과 담경(膽經)은 서로 표리(表裡) 관계에 있으므로, 광명혈을 이용하면 산성 정맥혈을 통제하는 간의 기능과 신경의 간질액을 통제하는 담의 기능을 모두 이용할 수가 있다. 정강이가 아픈 것은 신경 문제와 산성 체액 문제가 같이 연결되어있으므로, 이 혈자리의 선택은 탁월한 선택이다.

제2절

水兪五十七穴者, 尻上五行, 行五. 伏菟上兩行, 行五, 左右各一行, 行五. 踝上各一行, 行六穴.

수혈 57혈은(水兪五十七穴者), 꼬리 위에 5행에 각각 5개씩(尻上五行, 行五), 복토 위 2행에 각각 5개씩(伏菟上兩行, 行五), 좌우 각 1행에 5개씩(左右各一行, 行五), 복사뼈 위에 각 1행에 6혈씩이다(踝上各一行, 行六穴). 수수(水兪)는 부종을 다스리는 혈자리들이다. 일단 부종의 핵심은 신장이다. 신장은 삼투압 기질인 염(鹽)을 처리한다. 그래서 신장이 문제가 되면 복수가 차고, 부종이 온다. 신장과 표리 관계를 갖는 방광도 당연히 부종에 개입한다. 그리고 부종은 간질액의 정체 문제이다. 종합해 보면 염(鹽)을 통해서 간질액을 체외로 내보내지 못한 것이 부종이다. 그러면 인체에서 부종을 일으킬 수 있는 기관만 찾으면 된다. 인체 외부로 체액을 내보내는 기관은 신장, 방광을 비롯해 위산 형식으로 염을 내보내는 위, 담즙 형식으로 염을 내보내는 담을 들 수가 있다. 신장을 제외하면 모두 양경들이다. 이유는 양경들이 간질액을 책임지고 있기 때문이다. 위산도, 담즙도, 소변도 모두 간질액이 원천이다. 소장도 흡수해서 간질액을 만들고, 대장도 흡수해서 간질액을 만든다. 그래서 간질액을 통제하는 혈자리만 찾으면 된다. 여기에 당연히 양경을 통솔하는 독맥이 끼어든다. 이제 이 네 기관 다섯 혈자리에서 수수(水兪)를 찾으면 된다. 독맥은 기혈(奇穴)이기 때문에, 짝이 없다는 사실을 상기하자. 이미 58편 기혈론편(氣穴論篇)에서 나왔기 때문에 반복이다.

이 부분 해석에서 핵심은 이 문장(尻上五行)이다. 꼬리뼈(尻) 위에서 오행(五行)이 나올 수 있는 혈자리는 방광경과 독맥을 합친 혈자리밖에는 없다. 그래서 수수(水兪) 57혈(五十七穴)은 장강(長强), 요유(腰兪), 명문(命門), 현추(懸樞), 척중(脊中)의 5혈은 모두 독맥이고, 백환수(白環兪), 중려수(中膂兪), 방광수(膀胱兪), 소장수(小腸兪), 대장수(大腸兪), 질변(秩邊), 포황(胞肓), 지실(志室), 황문(肓門), 위창(胃倉) 좌우 10혈은 모두 방광경이고, 횡골(橫骨), 대혁(大赫), 기혈(氣穴), 사만(四滿), 중주

(中注) 좌우로써 10혈은 모두 신장경이고, 기충(氣衝), 귀래(歸來), 수도(水道), 대거(大巨), 외릉(外陵) 좌우로서 10혈은 모두 위경이고, 삼음교(三陰交), 부류(復溜), 교신(交信), 조해(照海), 음곡(陰谷), 축빈(築賓) 좌우로써 12혈은 삼음경의 교점이다. 이렇게 해서 수수(水兪) 57혈(五十七穴)이 완성된다. 수수(水兪)는 수병(水病)을 치료하는데, 수병이란 부종(浮腫)이다. 부종은 반드시 삼투압 물질이 모여야 가능하다. 인체 안에서 삼투압 물질은 주로 염(鹽)이다. 이 염들은 위장의 염산(鹽酸), 신장의 여러 가지 염(鹽), 간의 담즙산염(鹽)이다. 그래서 수혈 57혈은 이와 관련된 삼음경과 위경, 방광경이 포함되는 이유이다.

제3장

제1절

髓空, 在腦後三分, 在顧際銳骨之下. 一在斷基下, 一在項後中, 復骨下, 一在脊骨上空, 在風府上. 脊骨下空, 在尻骨下空. 數髓空, 在面俠鼻. 或骨空, 在口下, 當兩肩. 兩髆空, 在髆中之陽. 臂骨空, 在臂陽, 去踝四寸. 兩骨空之間. 股骨上空, 在股陽. 出上膝四寸. 胻骨空, 在輔骨之上端. 股際骨空, 在毛中動下. 尻骨空, 在髀骨之後. 相去四寸. 扁骨有滲理湊, 無髓孔, 易髓無空.

수공은(髓空), 뇌 뒤쪽을 삼분해서 존재하는데(在腦後三分), 두정골의 경상돌기(후두골) 아래에 있다(在顧際銳骨之下). 하나는 뿌리 부분 아래에 있고(一在斷基下), 하나는 목덜미 뒤 가운데 복골 아래에 있고(一在項後中, 復骨下), 하나는 척골 위 공간 풍부 위에 존재한다(一在脊骨上空, 在風府上). 척골 아래 구멍은 고골 아래 구멍에 존재한다(脊骨下空, 在尻骨下空). 수많은 골수 구멍들이 코를 끼고 얼굴에 존재한다(數髓空, 在面俠鼻). 때로는 뼈 구멍이 입 아래 존재하기도 하고(或骨空, 在口下), 당연히 양쪽 어깨에도 존재한다(當兩肩). 양쪽 어깻죽지 뼈 구멍은 어깻죽지 가운데 앞쪽에 존재한다(兩髆空, 在髆中之陽). 팔뼈 구멍은 팔 앞쪽에 존재하는데(臂骨空, 在臂

陽), 복사뼈를 지나서 4촌 양쪽 골 구멍 사이에 존재한다(去踝四寸. 兩骨空之間). 넓적다리뼈 위에 있는 구멍은 앞쪽에 존재한다(股骨上空, 在股陽). 무릎 위 4촌에서 출발한다(出上膝四寸). 정강이뼈 구멍은 보골의 위쪽 끝에 있다(骭骨空, 在輔骨之上端). 넓적다리 근처 뼈 구멍은 피부밑에 동맥이 뛰는 곳에 있다(股際骨空, 在毛中動下). 꼬리뼈의 구멍은 넓적다리 후면에서 서로 4촌 떨어진 곳에 있다(尻骨空, 在髀骨之後. 相去四寸). 편골은 스며드는 주리를 보유하고 있으므로 골수 구멍이 없는데(扁骨有滲理湊, 無髓孔), (그 이유는) 뼈에 골수가 있는 공간이 없기 때문이다(易髓無空).

여기서 말하고 싶은 것은 뼈에 나 있는 영양공(營養孔:nutrient foramen)이다. 이 영양공은 살아있는 뼈에 알칼리 동맥혈을 공급하는 동맥혈관이 들어가는 구멍이면서 산성 정맥혈과 산성 뇌척수액이 나오는 곳이기도 하다. 이 뼈 구멍은 뼈에서 아주 중요한 구멍이다. 신장은 바로 이 뼈 구멍에서 나오는 림프액인 뇌척수액을 통제한다. 그리고 비장도 림프를 통제하기 때문에, 이들 구멍과 관계할 수가 있다. 편평골(扁骨)은 골수 강(髓空)이 없는(易髓無空) 뼈이기 때문에, 별도의 뼈 구멍(孔)이 없이(無髓孔), 겉면에 있는 뼈 막(理湊)이 영양을 공급(滲)한다(扁骨有滲理湊). 머리뼈와 얼굴 뼈에는 체액관들이 지나다니는 수많은 구멍이 있다. 이 구멍들은 산성 체액의 탈출구이기 때문에, 아주 중요한 구멍들이다. 이 주위에 산성 정맥혈의 정맥총들이 자리하고 있으므로, 혈자리로서 중요한 위치를 점하고 있다.

제2절

灸寒熱之法, 先灸項大椎, 以年爲壯數. 次灸橛骨, 以年爲壯數, 視背兪陷者灸之. 擧臂肩上陷者灸之. 兩季脇之間灸之. 外踝上絶骨之端灸之. 足小指次指間灸之. 腨下陷脈灸之. 外踝後灸之. 缺盆骨上, 切之, 堅痛如筋者, 灸之. 膺中陷骨間灸之. 掌束骨下灸之. 齊下關元三寸灸之. 毛際動脈灸之. 膝下三寸分間灸之. 足陽明跗上動脈灸之. 巓上一灸之. 犬所齧之處灸之, 三壯. 卽以犬傷病法灸之. 凡當灸二十九處. 傷食灸之, 不已者, 必視其經之過於陽者, 數刺其兪而藥之.

한열병에서 뜸을 뜨는 방법(灸寒熱之法)은 먼저 목 부위의 대추혈에 뜸을 뜨는데 (先灸項大椎), 환자의 나이 수대로 장수를 정한다(以年爲壯數). 다음에 궐골에 뜸을 뜨는데(次灸橛骨), 환자의 나이 수대로 장수를 정한다(以年爲壯數). 배수혈의 움푹하게 보이는 곳에 뜸을 뜬다(視背兪陷者灸之). 팔과 어깨를 들어 올려서 움푹한 곳에 뜸을 뜬다(擧臂肩上陷者灸之). 양쪽 갈비뼈 끝의 가운데에 뜸을 뜬다(兩季脇之間灸之). 바깥쪽 복사뼈 위 절골의 끝에 뜸을 뜬다(外踝上絶骨之端灸之). 새끼발가락과 두 번째 발가락 사이에 뜸을 뜬다(足小指次指間灸之). 비장근 아래 움푹한 곳에 있는 맥에 뜸을 뜬다(腨下陷脈灸之). 바깥 복사뼈 뒤에 뜸을 뜬다(外踝後灸之). 결분골 위를 눌러봐서(缺盆骨上, 切之), 힘줄처럼 단단하면서 통증이 있으면 뜸을 뜬다(堅痛如筋者, 灸之). 가슴 부위 가운데 움푹 들어간 뼈 가운데에 뜸을 뜬다(膺中陷骨間灸之). 횡속골 아래 뜸을 뜬다(掌束骨下灸之). 배꼽 아래 관원 3촌에 뜸을 뜬다(齊下關元三寸灸之). 모제 부근 동맥에 뜸을 뜬다(毛際動脈灸之). 무릎 아래 3촌 분간에 뜸을 뜬다(膝下三寸分間灸之). 족양명 부상 동맥에 뜸을 뜬다(足陽明跗上動脈灸之). 정수리 위에 뜸을 한 장 뜬다(巓上一灸之). 개한테 물린 곳에 뜸을 뜨는데 3장을 뜬다(犬所齧之處灸之, 三壯). 즉, 개한테 물린데 치료하는 법에 따라서 뜸을 뜬다(即以犬傷病法灸之). 무릇 뜸을 뜨는데 해당하는 29곳이다(凡當灸二十九處). 상식에도 뜸을 뜨는데(傷食灸之), 낫지 않으면(不已者), 반드시 양에서 그 경의 경과를 보고(必視其經之過於陽者), 그 수혈에 침을 수차례 놓고 약을 복용시킨다(數刺其兪而藥之).

한열(寒熱)은 간질액에 과잉 산이 존재해서 간질에 접한 피부의 갈색지방 미토콘드리아가 간질의 과잉 산을 중화하면서 열(熱)을 만들어내고, 간질보다 깊숙이 있으면서 체온을 만들어내는 근육의 미토콘드리아는 산소 구경을 하지 못하게 되고, 이어서 한(寒)을 만들어내면서 한기를 느끼는 것이 바로 한열병(寒熱)이다. 물론 한열병의 다른 기전도 있다. 그러나 대부분의 한열병은 이 기전에 속한다. 당연히 간질액의 과잉 산을 중화시켜줘야 한다. 하나의 방법은 경(經)을 이용해서 면역을 활성화하고 면역 세포로 하여금 과잉 산을 중화하도록 하는 것이다. 또 하나의 방법을 수혈(兪)들을 이용해서 체액 순환을 시키는 것이다. 물론 열이 극단에 이르면 두 가지 다 사용이 불가능하게 된다. 인체의 면역은 경(經)을 책임을 지고 있다. 지금, 이 문장은 주로 골수 림프를 이용하는 방법을 택하고 있다. 골수 림프를 활성화하려면, 골수에서 림프가 나오는 길목에다 뜸을 떠야 한다. 즉, 골수 공간이 있는 뼈에서는 수공(髓空)을 찾아야 하고, 골수 공간이 없는 편골(扁骨)에서는 골공(骨空)을 찾아야 한다. 이 문장에서 뜸을 뜨는 지점이 바로 이런 지점들이다. 또, 이때는 당연히 알칼리 동맥혈도 이용한다. 즉, 뜸은 주로 쑥이 재료인데, 쑥이 보유한 방향족 성분들이 간질로 자유전자를 방출하게 되면, 이 자유전자들이 동맥 모세혈관에 활동전위를 만들어서 간질로 알칼리 동맥혈을 빼내게 되고, 동시에 뜸이 제공한 열기는 주위에 숨어있던 만병의 근원인 자유전자를 간질로 유혹해낸다. 자유전자는 열에너지가 주어지면, 들뜬다는 사실을 상기해보면 된다. 즉, 만병의 근원인 자유전자는 열에너지가 주어지면, 자기 집을 떠나서 간질로 나오게 된다. 그러면 자유전자는 알칼리 동맥혈이 공급한 전자친화성이 강한 산소에 의해서 체포되어서 물이라는 감옥에 갇혀버린다. 그러면 물에 잡힌 자유전자는 물이 깨질 때까지는 꼼짝하지도 못하고 물의 형태로 잡혀있게 된다. 그래서 뜸도 침이나 본초처럼 알칼리 동맥혈을 이용하게 된다. 이 문제는 오직 전자의 움직임에 의해서 나타나는 기전이므로, 전자생리학으로 풀 때만 풀리게 된다. 그래서 이 문제를 최첨단 현대의학의 기반인 단백질 생리학으로 풀게 되면, 절대로 안 풀리게 된다. 그래서 지금도 뜸의 효과는 오리무중이다. 그래서 뜸은 전자생리학으로 풀게 되면, 완벽한 과학이 된다. 다시 본문을 보자. 한열병에 제일 먼저 뜸을 뜨는 곳이 목 부근의 대추혈(大椎穴)이다(先灸項大椎). 왜 대추혈이 제1번일까? 이유는 간질액의 산성화이다. 한열이 나타나는 이유는 간질에 정체한 과잉 산 때문이다. 그런데, 이 간질에는 구심 신경이 뿌리를 내리고 있다. 그래서 간질에 과잉 산이 존재하면, 과잉 산은 구심 신경을 통해서 무조건 뇌로 올려보내진다. 그러면 뇌는 당연히 과부하에 걸린다. 그러면, 뇌는 자기도 살아야 하니까 간질에서 받은 과잉 산을 척추 신경으로 내려보내 버린다. 그러면 척추에 다다른 과잉 산은 척추에 있는 수혈(兪穴)을 통해서 오장육부로 전달된다. 이제 온몸이 과잉 산에 반응하면서 병을 만들어내기 시작한다. 그런데 척추로 내려오는 과정에서 경추는 횡격막에 신경

골공론(骨空論)

을 공급한다. 그리고 오장육부에 본격적인 신경을 공급하는 척주는 흉추부터 이다. 즉, 경추와 흉추의 사이가 오장육부로 과잉 산이 들어가는 병목 지점이다. 그래서 이 지점을 상저(上杼)라고도 부른다. 저(杼)는 베틀의 씨실을 제공하는 북이다. 씨실이 없으면 베는 없다. 또 다른 뜻은 물통이라는 뜻과 벽, 담장이라는 뜻이 있다. 이 상저 밑에 방광경의 대저(大杼)도 자리하고 있다. 그래서 이 지점은 모든 양경(陽經)이 과잉 산을 공급받는 지점이다. 즉, 여기서 과잉 산이 온몸으로 풀리기 시작하는 것이다. 이 지점에서 과잉 산을 중화해준다면 한열(寒熱)이 풀리는 이유이다. 그리고 뜸을 뜨되, 나이(年)에 맞춰서 장수(壯數)를 정하라고 한다(以年爲壯數). 그 이유는 나이가 들수록 면역력이 약해지기 때문이다. 그래서 더 세게 면역을 자극해야 한다. 당연히 뜸의 장수가 늘어날 수밖에 없다. 두 번째로 궐골(橛骨)인 꼬리뼈 근처에 뜸을 뜨라고 한다(次灸橛骨). 이곳은 하체에서 올라오는 산성 체액을 맨 처음 받기 때문이다. 이곳은 미려혈(尾閭穴) 정도가 된다. 미려(尾閭)의 뜻은 바다의 깊은 곳에 있어 물이 끊임없이 새어드는 곳이라는 의미이다. 즉, 하체에서 계속해서 올라오는 산성 체액이 끊임없이 새어드는 곳이다. 이제 추가로 등쪽에 있는 배수혈(背兪穴)들에 뜸을 뜬다. 즉, 산성 체액이 들고나는 주입구(注:兪)에서 과잉 산을 중화해서 오장육부에 과잉 산이 들어가는 것을 막는 전략이다. 등은 오장육부와 인체의 주요 기관에 신경을 공급하는 척주가 있으므로, 인체의 중요 기관에 들어가는 수혈들이 여기에 다 모여 있을 수밖에 없다. 다른 경맥들도 뼈하고 많이 관계하고 있다. 어깨 3개의 뼈가 만나는 곳의 견우혈(肩髃穴)에 뜸을 뜬다(擧臂肩上陷者灸之). 신장에서 나오는 산성 체액이 모이는 곳인 경문혈(京門穴)에 뜸을 뜬다. 신모(腎募)이며 달리 기부(氣府), 기수(氣兪)라고도 부른다(兩季脇之間灸之). 화(火)에 속하는 양보혈(陽輔穴)에 뜸을 뜬다(外踝上絶骨之端灸之). 이 혈자리는 알칼리 동맥혈을 이용해서 과잉 산을 중화하는 곳이다. 발에 있는 협계혈(俠溪穴)에 뜸을 뜬다(足小指次指間灸之). 하퇴 비장근 부위의 승산혈(承山穴)이 있는데, 이 부근은 위로 올라가는 정맥 혈관의 요충지이다. 여기에 뜸을 뜬다(腨下陷脈灸之). 복사뼈 근처에 있는 하곤륜(下崑崙)이라고도 하는 곤륜혈(崑崙穴)이 있는데, 화(火)에 속한다. 즉, 알칼리 동맥혈을 이용하는 혈자리이다. 여기에 뜸을 뜬다(外踝

後灸之). 가슴에 있는 흉선과 목에 있는 편도선과 연결 지점인 천돌혈(天突穴)에 뜸을 뜬다(膺中陷骨間灸之). 손목 부위에 있는 수혈(兪穴)이며, 토(土)에 속하는 대릉혈(大陵穴)은 림프가 주입되는 지점인데, 여기에 뜸을 뜬다(掌束骨下灸之). 골반강의 장간막에 있는 하기(下紀)라고 부르는 관원혈(關元穴)에 뜸을 뜬다(齊下關元三寸灸之). 하체에서 올라오는 산성 체액의 병목 지점인 기가(氣街)라고 불리는 기충혈(氣衝穴)에 뜸을 뜬다(毛際動脈灸之). 위(胃)의 하합혈(下合穴)이며 토(土)에 속하는 족삼리(足三里)에 뜸을 뜬다(膝下三寸分間灸之). 이 혈자리는 림프의 핵심 지점이다. 족삼리는 장수혈로 유명한데 하체에서 올라오는 산성 림프를 중화하고 면역을 자극해서 상체의 알칼리화를 돕는다. 그 결과 상기(上氣)를 가라앉힌다. 그래서 족삼리는 하복부의 산성 체액을 받는 간을 돕고, 간은 비장의 산성 체액을 조절함으로써 위열(胃熱)을 사(瀉)하는 명혈(名穴)로 꼽힌다. 위는 3부9후에서 엄청나게 중요한 기관임을 상기해보자. 발등에 있는 회골(會骨)이라고도 불리는 충양혈(衝陽穴)에 뜸을 뜬다(足陽明跗上動脈灸之). 여기에는 동맥의 맥동을 느낄 수 있는 지점이다. 마지막으로 천만(天滿), 이환궁(泥丸宮)이라고도 말하는 백회혈(百會穴)이 있는데, 이를 천만(天滿)이라고 부르는 이유는 천(天)은 맨 꼭대기라는 뜻이고, 만(滿)은 가득 차다는 뜻이다. 그 이유는 이곳에 정맥 주머니(Venous lacuna)가 있는데, 이 정맥 주머니는 바로 옆에 두개골 구멍에서 나오는 정맥을 모두 받아서 항상 정맥이 가득(滿) 차 있기 때문이다. 현대의학에서는 트롤라드 측면 호수(Lateral lakes of Trolard)라고 해서 뇌 수술할 때 특히 주목하는 부분이다. 또, 이환궁(泥丸宮)이라고도 하는데, 끈적끈적한 진흙처럼 점도가 높은 산성 정맥혈이 정맥총의 동그란 주머니에 모이는 장소이기 때문이다. 그래서 여기에 뜸을 뜬다(巔上一灸之). 이 부분은 구심 신경의 핵심인 대뇌에서 나오는 산성 정맥혈을 받기 때문에, 인체 전체를 지배한다 해도 과언이 아닐 것이다. 그래서 백회는 구심 신경의 뿌리가 있는 간질액을 통제하는 수족삼양경(手足三陽經)과 양경을 통제하는 독맥 그리고 산성 정맥혈을 통제하는 간경(肝經)의 교회혈(交會穴)이 될 수밖에 없다. 그래서 이 부분에서 산성 체액을 중화시켜주면, 대뇌를 깨끗하게 해주기 때문에, 온몸에서 올라오는 구심 신경의 부하는 깨끗이 처리된다. 즉, 구심 신경의 과부하로 인해서 척주까지 과부하가 일어날 일이 전혀 없게 된다. 개에 물렸을 경우에도 뜸을 뜨는데 (犬所齧之處, 灸之), 상처 부위에 3장을 뜨는 것이 치료 방법이다(三壯, 即以犬傷病 法灸之). 이것이 한열병에 해당하는 뜸 부위 29개이다(凡當灸二十九處). 식독(傷食) 에도 뜸을 뜨는데(傷食灸之), 낫지 않은 경우에는(不已者), 반드시 해당하는 양경(陽 經)의 변화 상태를 보고서(必視其經之過於陽者), 그 수혈에 수차례 침을 놓고 약도 처방한다(數刺其兪而藥之). 양경(陽經)은 주로 간질액의 흐름을 통제하기 때문이다. 그리고 한열(寒熱)의 핵심은 간질액의 산성화이기 때문이다. 뜸의 효과는 열의 공 급과 전자 공급 그리고 콜라겐의 분해이다. 여기서 간질을 구성하고 있는 콜라겐 을 분해하게 되면, 이 콜라겐에 잡혀서 꼼짝하지도 못하고 있던 면역 세포는 풀려 나게 된다. 즉, 뜸이 면역을 불러내는 것이다. 그리고, 이 콜라겐에는 과잉 산을 콜라겐을 만들어서 중화하는 섬유아세포도 붙어있다. 그래서 뜸으로 섬유아세포를 자극하게 되면, 이들은 간질에 있는 과잉 산을 모조리 쓸어 담아서 콜라겐으로 만 들어버린다. 물론 이때 과잉 산을 중화한다는 말은 과잉 산에 붙은 자유전자를 떼 어내서 중화한다는 뜻도 된다. 그래서 뜸을 자세히 연구하다 보면, 상당히 재미있 는 치료 도구가 뜸이다. 지금까지 뜸의 원리가 밝혀지지 않은 이유는 오직 단백질 생리학으로만 이 기전을 풀려고 했기 때문이다. 이제는 한의학을 분석할 때, 단백 질 생리학을 벗어나서, 양자역을 기반으로 한 전자생리학으로 분석 도구를 바꿔야 한다. 언제까지 고전물리학을 기반으로 한 최첨단 현대의학에게 양자역학을 기반 으로 한 한의학을 승인받을 것인가! 양자역학은 고전물리학보다 몇십 배는 더 어 려운 최첨단 과학이다. 즉, 지금까지 해왔던 모순된 행동은 이제 여기서 끝내자는 이야기이다. 왜 대학생이 초등학생에게 승인을 받아야 하는가! 이제라도 말도 안 되는 모순된 행동을 끝내자!

제61편. 수열혈론(水熱穴論)

제1장

제1절

黃帝問曰, 少陰何以主腎, 腎何以主水. 岐伯對曰, 腎者至陰也. 至陰者盛水也. 肺者太陰
也. 少陰者冬脈也. 故其本在腎. 其末在肺. 皆積水也.

황제가 묻는다(黃帝問曰). 소음이 어찌하여 신을 주관하나요(少陰何以主腎)? 신은
어찌하여 수를 주관하나요(腎何以主水)? 기백이 대답한다(岐伯對曰). 신은 지음이다
(腎者至陰也). 지음은 수를 성하게 한다(至陰者盛水也). 폐는 태음이다(肺者太陰也).
소음은 겨울 맥이다(少陰者冬脈也). 그래서 그 근본이 신장에 있다(故其本在腎). 그
끝은 폐에 있다(其末在肺). 모두는 수를 축적한다(皆積水也).

지음(至陰)에서 지(至)는 많다는 뜻이고, 음(陰)은 양(陽)인 화(火)와 대비되는 물
(水)을 의미한다. 그래서 많은 물을 취급하는 신장은 지음이 된다(腎者至陰也). 그
래서 당연히 지음(至陰)은 물(水)이 많을(盛) 수밖에 없다(至陰者盛水也). 태음(太陰)
에서 태(太)는 지(至)보다 더 많은 아주 많다는 뜻이다. 그래서 태음(太陰)은 물(水)
이 아주(太) 많다는 의미이다. 폐(肺)는 인체의 모든(太) 체액(水)을 최종적으로 받
아서 처리하는 기관이다. 그래서 폐는 신장보다도 더 많은 물 즉, 체액을 받아서
처리한다. 그래서 폐가 태음이다(肺者太陰也). 물이 존재하려면, 삼투압 기질인 염
(鹽)이 필요하다. 신장은 염을 처리한다. 그런데 겨울은 과잉 산인 과잉 에너지를
염(鹽)으로 저장하는 시기이다. 그래서 신장은 겨울맥을 담당한다(少陰者冬脈也).
그래서 체액인 물(其)을 처리하는 기본(本) 장기는 신장(腎)이 된다(故其本在腎). 그
러나 체액인 물(其)을 최종(末) 처리하는 장기는 폐(肺)가 된다(其末在肺). 그래서
이 두 장기는 모두(皆) 체액인 물(水)을 축적(積)한다(皆積水也).

帝曰, 腎何以能聚水而生病. 岐伯曰, 腎者胃之關也. 關門不利. 故聚水而從其類也. 上下溢於皮膚. 故爲胕腫. 胕腫者, 聚水而生病也.

황제가 묻는다(帝曰). 신장이 어찌하여 능히 물을 축적하면서 병을 만드나요(腎何以能聚水而生病)? 기백이 대답한다(岐伯曰). 신은 위의 관이다(腎者胃之關也). 관문이 제대로 작동하지 못하면(關門不利), 물이 축적되고 그 부류들이 따르는 것이다(故聚水而從其類也). 피부에서 상하로 넘쳐나면(上下溢於皮膚), 부종을 만든다(故爲胕腫). 부종이라는 것은(胕腫者), 물을 축적해서 병을 만드는 것이다(聚水而生病也).

신장(腎藏)과 위(胃)의 공통점은 똑같이 염(鹽)을 배출한다. 그런데 염(鹽)의 형태가 약간 틀릴 뿐이다. 위산은 보통 염산(鹽酸:HCl)인데 이것도 염(鹽)의 한 종류일 뿐이다. 신장은 보통 염으로써 염분(NaCl:소금)을 다룬다. 이 둘의 공통적인 요소는 염소(Cl)라는 산(酸)을 배출하는 것이다. 그래서 둘은 필히 서로 연결이 될 수밖에 없다. 그런데 소변의 양이 위산의 양보다 훨씬 더 많다. 그래서 신장이 소변으로 염(鹽)을 배출하지 못하면, 아무리 위가 위산으로 염(鹽)을 배출해 봤자 한계가 있다. 그래서 신장을 위(胃)의 관문(關)이라고 한 것이다(腎者胃之關也). 이 관문이 제대로 기능하지 못하게 되면(關門不利), 위산이 아무리 날고뛰어도, 인체 안에 삼투압 기질인 염은 축적되고, 그 결과로 인체 안에 수분은 저류된다. 이렇게 수분이 인체 안에 저류되면(聚水), 당연한 순리로 삼투압 기질인 염(其)의 종류(類)가 따라온다(故聚水而從其類也). 즉, 인체 안에 염이 쌓이는 것이다. 이렇게 관문인 신장이 제 기능을 다 하지 못하면, 인체의 체액 순환은 막혀버린다. 그러면 수분이 저류되고 있는 간질과 접한 인체 전체(上下) 피부에서는 수분이 넘쳐난다(上下溢於皮膚). 이 수분은 삼투압 물질인 염을 잡고 있으므로, 당연히 부종을 만들어낸다(故爲胕腫). 그래서 부종이라는 것은 수분(水)을 축적(聚)해서 체액 순환을 막고 병을 유발하는 것이다(聚水而生病也). 간질에 수분이 정체되었다는 말은 영양분의 공급과 노폐물의 처리 공간인 간질이 과부하에 걸려서 더는 제 기능을 다 하지 못하고 있다는 뜻이다. 그래서 이때 병이 안 생기면, 그게 더 이상할 일이다.

제2절

帝曰, 諸水皆生於腎乎. 岐伯曰, 腎者牝藏也. 地氣上者屬於腎, 而生水液也. 故曰至陰. 勇而勞甚, 則腎汗出. 腎汗出逢於風, 内不得入於藏府, 外不得越於皮膚, 客於玄府, 行於 皮裏, 傳爲胕腫, 本之於腎, 名曰風水. 所謂玄府者, 汗空也.

　황제가 말한다(帝曰). 여러 가지 수가 모두 신에서 생기나요(諸水皆生於腎乎)? 기 백이 말한다(岐伯曰). 신장은 빈장이다(腎者牝藏也). 지기 위에 있는 것은 신에 속 한다(地氣上者屬於腎). 그래서 수액을 만든다(而生水液也). 그래서 지음이라고 부른 다(故曰至陰). 용맹스럽고 일을 심하게 하면(勇而勞甚), 신장이 땀을 흘린다(則腎汗 出). 신장이 흘린 땀이 풍을 만나면(腎汗出逢於風), 안에서 장부로 들어가지 못하고 (内不得入於藏府), 밖에서 피부를 뛰어넘지 못하면(外不得越於皮膚), 현부에 객이 된 다(客於玄府). 피부 안쪽에서 순행한다(行於皮裏). 전위되면 부종을 만든다(傳爲胕 腫). 그 근본은 신장에 있다(本之於腎). 이것을 풍수라고 한다(名曰風水). 소위 현부 라는 것은(所謂玄府者), 땀구멍이다(汗空也).

　신장은 계곡(牝)과 같은 장기이다(腎者牝藏也). 그래서 땅(地氣) 위(上)에 있는 수 분들이 흘러 내려서 계곡(牝)으로 모이듯이, 인체에서도 인체 체액의 수분이 신장 (腎)으로 모여(屬)든다(地氣上者屬於腎). 그래서 계곡이 물을 모으듯이, 신장도 체액 인 수액(水液)을 모은다(而生水液也). 그래서 신장이 지음이다(故曰至陰). 즉, 신장은 물인 음(陰)이 도달(至)하는 곳이다. 이런 신장이 일을 과하게 하면(勇而勞甚), 땀을 흘린다(則腎汗出). 즉, 은유법을 써서 신장의 과부하를 돌려서 표현한 것이다(則腎 汗出). 이렇게 신장이 과부하에 걸려있는 상태에서 차가운 바람인 풍(風)을 만나면 (逢), 체액을 순환시키는 간질은 수축하고 만다. 그러면 간질에 염은 더 많이 쌓이 게 된다. 그래서, 신장의 과부하와 풍으로 인해서 간질에 염이 쌓이게 되면, 이 염 (鹽)은 삼투압 기질이기 때문에, 물을 잔뜩 끌어안고 있어서, 간질에서 움직일 수 가 없다. 그러면 이 염은 안쪽(内)인 장부로 들어갈 수도 없고(内不得入於藏府), 피부 땀구멍을 통해서 인체 밖(外)으로 배출(越)도 안 된다(外不得越於皮膚). 왜냐면 간질이 막혀서 산소 공급이 안 되기 때문에, 열을 만들 수가 없고, 이어서 땀을 만들 수가 없기 때문이다. 말 그대로 진퇴양난이다. 이제 이 염은 땀구멍(玄府)이 있는 피부 간질에서 정체하면서, 병인(客)으로 작용해서 문제를 일으킨다(客於玄府). 그러면 이 산성 체액은 피부(皮) 깊숙한(裏) 곳에서 순행하게 되고(行於皮裏), 전이(傳)되어서 결국에 부종을 만들어낸다(傳爲胕腫). 이 부종의 근본 원인(本)은 삼투압 기질인 염을 처리하는 신장(腎)의 과부하에 있는 것이다(本之於腎). 이 상태를 풍수(風水)라고 말한다(名曰風水). 즉, 물(水)을 끌어안는 성질을 가진 삼투압 기질인 염이 차가운 바람인 풍을 만나서 부종을 만들어 낸 것이 풍수(風水)이다. 부종이 무서운 이유는 영양성분을 공급하고 노폐물을 처리하는 간질을 막아버리기 때문이다. 그 결과로 온갖 질병이 다 발생한다. 부종은 아주 무서운 병인 것이다. 여기서 말하는 현부는 땀구멍을 말한다(所謂玄府者, 汗空也).

제3절

帝曰, 水兪五十七處者, 是何主也. 岐伯曰, 腎兪五十七穴, 積陰之所聚也, 水所從出入也. 尻上五行, 行五者. 此腎兪, 故水病下爲胕腫大腹, 上爲喘呼. 不得臥者, 標本俱病. 故肺爲喘呼. 腎爲水腫, 肺爲逆不得臥, 分爲相輸, 俱受者, 水氣之所留也. 伏菟上各二行, 行五者, 此腎之街也. 三陰之所交結於脚也. 踝上各一行, 行六者, 此腎脈之下行也. 名曰太衝. 凡五十七穴者, 皆藏之陰絡, 水之所客也.

황제가 말한다(帝曰). 수혈 57곳은(水兪五十七處者), 무엇을 주관하나요(是何主也)? 기백이 말한다(岐伯曰). 신수 57혈은(腎兪五十七穴), 음이 쌓여서 모이는 곳이다(積陰之所聚也). 수분이 따라서 출입하는 곳이다(水所從出入也). 꼬리뼈 위에 5행은 신수이다(尻上五行, 行五者). 이 신장 수혈들은(此腎兪), 수병이 있을 때 아래쪽에서는 대복에 부종을 만들어 내고(故水病下爲胕腫大腹), 위쪽에서는 천호를 만들고(上爲喘呼), 누울 수가 없는 것은(不得臥者), 표와 본이 모두 병든 것이다(標本俱

病). 그래서 폐는 천호를 만들고(故肺爲喘呼), 신장은 수종을 만든다(腎爲水腫). 폐가 기를 역하게 만들어서 누울 수가 없고(肺爲逆不得臥), 신장과 폐는 간질을 통해서 서로 체액을 수송하기 때문에(分爲相輸), 모두 체액을 받으면(俱受者), 수기가 체류하는 장소가 되고 만다(水氣之所留也). 복토 위에 각 2행에서 오행은(伏菟上各二行, 行五者), 신장으로 가는 길이다(此腎之街也). 삼음이 다리에서 만나서 교류하는 장소인(三陰之所交結於脚也), 복사뼈 위에 각 1행에서 6행은(踝上各一行, 行六者), 신맥이 하행하는 길이다(此腎脈之下行也). 이를 태충이라고 한다(名曰太衝). 무릇 57혈은 모두 장의 음락이다(皆藏之陰絡). 수가 객이 되는 장소이다(水之所客也).

신장으로 주입되는 신수(腎兪)인 57혈(腎兪五十七穴)은, 음(陰)인 염이 모여서(積) 쌓이는(聚) 장소(所)이다(積陰之所聚也). 즉, 57혈은 신장으로 들어가지 못한 염(鹽)이 정체(積)되어서 쌓이는(聚) 장소(所)이다. 신장은 염을 통제해서 간질액을 통제하는 장기이다. 그래서 이 57혈은 삼투압 기질인 염을 통해서 신장으로 간질액이 들어가는 통로인 것이다. 그리고 신장으로 들어가지 못한 산성 간질액은 당연히 주위에 있는 알칼리 금속 등등과 반응하면서 염을 만들어내고, 이 지점에서 염이 쌓이는 것이다(積陰之所聚也). 그러면 삼투압 기질인 염 때문에 수분은 자동으로 따라붙는다. 그래서 이 지점은 자동으로 수분(水)이 출입(出入)하는 장소(所)가 된다(水所從出入也). 꼬리뼈 근처에 있는 25개의 신수(腎兪)는(尻上五行, 行五者, 此腎兪)가 아래쪽에서 병을 만들면, 이 체액은 위쪽으로 올라와서 중초인 대복에서도 당연히 간질 체액의 정체를 만들고, 이어서 부종을 만들어 내고(故水病下爲胕腫大腹), 이 산성 간질 체액은 체액의 흐름도 때문에, 다시 위쪽으로 올라와서, 산성 간질액을 최종 처리하는 폐로 흘러들면서(上) 천식을 만들어 낸다(上爲喘呼). 신장의 과부하(本)와 폐의 과부하(標)가 모두 병(病)을 만들어 냈는데(標本俱病), 그 결과로 폐에 천식을 유도했고(故肺爲喘呼), 이로 인해서 횡격막을 건드리면서, 결국에 편안히 눕지를 못하게 만들었다(不得臥者). 신장이 만들어 낸 부종과(腎爲水腫), 폐가 기를 역(逆)하게 해서 만들어 낸 부득와(不得臥)는(肺爲逆不得臥), 서로 다른 병이지만, 서로(相) 물을 대듯(輸)이 간질(分)을 통해서 소통하고 서로에게 영향을 미친 결과이다(分爲相輸). 즉, 둘 다(俱) 체액인 수분을 수용(受)하는 곳(者)이기 때문에 (俱受者), 수기가 체류(留)하는 장소(所)가 된 것이다(水氣之所留也). 폐는 불감증설을 통해서 신장에 버금가는 수분을 배출한다는 사실을 상기해보자. 여기서 꼬리뼈 위의 오행(尻上五行)은 방광경의 4행과 독맥의 1행을 말한다. 위장경의 복토(伏菟: 伏兔) 위의 20개 혈은(伏菟上各二行, 行五者), 모두 신장으로 가는 길목이다(此腎之 街也). 위경(胃經)이 신장으로 가는 길목인 이유는 앞에서 보았지만, 똑같이 염(鹽) 을 처리하기 때문이다. 그리고 비장과 신장이 똑같이 림프액을 처리하기 때문이다. 삼음(三陰)이 다리에서 만나서 결합하는 곳인(三陰之所交結於脚也), 복사뼈 위에 있는 12개 혈자리는(踝上各一行, 行六者), 신경(腎經)이 하행하는 부분이다(此腎脈之 下行也). 이를 태충(太衝)이라고 부른다(名曰太衝). 여기서 태충(太衝)은 족궐음간경 에 속하는 태충이 아니라 큰(太) 요충지(衝)라는 뜻이다. 이 모든 57혈들은(凡五十 七穴者), 오장의 음경과 연결되는 곳이며(皆藏之陰絡), 수분(水)이 부종을 일으켜서 사기(客)로 변하는 장소(所)이기도 하다(水之所客也). 이곳은 신장이 과부하에 걸리 면, 산성 간질액이 정체되면서, 문제를 일으키는 곳인 것이다. 지금까지는 수혈 57곳(水兪五十七穴)이 왜 신수(腎兪) 57혈(腎兪五十七穴)인지를 정확히 몰랐다. 그리 고, 그 매개체가 뭔지도 몰랐다. 이는 오직 염(鹽)의 존재를 정확히 알 때만 알 수 있는 부분이다. 그러면, 이제 이 57혈을 자유자재로 이용할 수가 있게 된다. 특히 신체의 특정 부위에 부종이 생겼을 때, 그 부종을 침으로 어떻게 다스려야 하는지 도 자동으로 나오게 된다. 즉, 부종 때 혈자리를 찾는 방법이 이 57혈의 관계도이 다. 즉, 57혈은 수분의 통로인데, 이는 염이 통제한다. 인체 안에서 수분은 절대로 혼자서는 움직일 수가 없다. 즉, 수분은 예외 없이 절대적으로 오직 삼투압 기질 인 염이 있어야만 염에 빌붙어서 움직일 수 있다는 뜻이다. 인체는 체액 순환이 핵심이므로, 체액 순환을 막아버리는 부종은 인체에 치명적인 인자이다. 그러면, 체액 이론을 기반으로 확립된 한의학에서 57혈의 중요성은 자동으로 나오게 된다. 또한, 여기서 신장의 중요성이 나오게 되고, 이어서 명문인 부신의 중요성도 나오 게 되고, 이어서 부신이 총통제하는 스테로이드의 중요성도 나오게 되고, 그러면 임종 직전에 왜 마지막으로 신장에 이상이 오는지도 자동으로 알게 된다. 종합적으로 보자면, 결국에, 이 모든 것은 체액 이론으로 모아진다. 즉, 인체는 결국에 알칼리 동맥혈이 생명줄이라는 뜻이다. 그런데, 지금 현재 상황은 소리만 요란할 뿐 내용물은 없는 빈 깡통과 같으면서 최첨단이라고 으스대는 현대의학에 미혹되어서, 모든 인체의 병리를 단백질로만 분석하고 있다. 동양의학은 단백질이 싣고 다니는 자유전자가 핵심이다. 이제부터라도 한의학의 분석 방법을 바꿔야만 한다.

제2장

帝曰, 春取絡脈分肉, 何也. 岐伯曰, 春者木始治. 肝氣始生, 肝氣急, 其風疾. 經脈常深, 其氣少, 不能深入. 故取絡脈分肉間.

황제가 말한다(帝曰). 봄에는 락맥과 분육을 취하여 침을 놓는데(春取絡脈分肉), 왜죠(何也)? 기백이 말한다(岐伯曰). 봄은 목이 다스리기 시작하는 때이고(春者木始治), 간기가 시작하는 시기이기 때문에(肝氣始生), 간기가 급해지면서(肝氣急) 그 풍은 빠르다(其風疾). 경맥은 항상 성하고(經脈常深), 알칼리는 부족하면(其氣少), 깊이 찌를 수가 없다(不能深入). 그래서 락맥과 분육 사이를 택한 것이다(故取絡脈分肉間).

봄은 따뜻한 에너지를 주는 목성(木)이 다스리기 시작하는 계절이다(春者木始治). 그러나 봄은 아직도 차가운 기운이 많으므로 인해서, 체액을 소통시키는 간질은 수축해있다. 그런데 목성이 주는 따뜻한 에너지는 인체를 자극해서 산성인 호르몬을 간질로 내보낸다. 그러면 수축한 간질에 과잉 산이 정체되면서, 간질액은 산성으로 변해버린다. 그러면 간질에 뿌리를 둔 구심 신경은 간질에 과잉 산을 뇌 신경으로 보내버린다. 그러면, 뇌 신경도 살아야 하니까, 이 과잉 산을 담즙으로 처리해서 간(肝)으로 보내버린다. 그래서 봄은 산성 담즙을 처리하는 간기(肝氣)가 시작(始)되는 계절이다(肝氣始生). 그런데 이 상태가 심해지면, 간은 곧바로 과부하(急)에 걸리고 만다(肝氣急). 그러면 간은 간문맥을 통해서 산성 정맥혈을 받기 때문에, 이때 간이 과부하에 걸리면, 산성 담즙은 정맥혈로 진입하면서, 곧바로 빠르게(疾) 풍(風)으로 변해버린다(其風疾). 이 상태에서는 간의 경맥에는 산성 담즙이 쌓이게 되기 때문에, 그러면 봄에는 항상(常) 간의 경맥(經脈)에는 과잉 산이 심(深)하게 쌓이고(經脈常深), 이어서 간의 경맥(其)은, 이 과잉 산을 중화하면서 알칼리(氣)를 소모하고, 이로 인해서 알칼리는 적어(少)지게 된다(其氣少). 그러면, 이때 간경에 침을 놓을 때는 주의해야 한다. 그래서 이때 침을 놓기는 하되, 깊이 찌르지를 못하게 된다(不能深入). 그래서 얕은 곳에 존재하는 낙맥과 분육 사이에만 자침할 수가 있다(故取絡脈分肉間). 왜 그럴까? 먼저 간의 경맥(經脈)에는 항상(常) 과잉 산이 심(深)하게 쌓이는 상태가 되면서 알칼리가 소모(氣少)된 상태이다. 그러면 침은 철저히 알칼리를 기반으로 하므로, 낙맥과 분육보다 깊이 자리하고 있는 경맥에는 자침할 수가 없다. 그래서 이때 침을 놓기는 하되, 깊이 찌를 수가 없다(不能深入)는 것이다. 다시 말하자면, 간의 경맥(經脈)에는 알칼리 부족으로 인해서 자침은 불가능하게 된 것이다. 이제 남은 방법은 경(經)에서 면역을 활성화하는 전략은 포기하고, 대신 체액 순환을 통해서 간질에 정체된 과잉 산을 중화시켜줘야 한다. 결국에 체액 순환을 위해서 만들어 놓았고, 위치는 낙맥과 분육에 있는 수혈(兪)을 이용하는 것이다. 그래서 낙맥과 간질 사이를 취해서 자침한다(故取絡脈分肉間)는 것이다.

帝曰, 夏取盛經分腠, 何也. 岐伯曰, 夏者火始治. 心氣始長, 脈瘦氣弱, 陽氣留溢, 熱熏分腠, 内至於經. 故取盛經分腠. 絶膚而病去者, 邪居淺也. 所謂盛經者, 陽脈也.

황제가 말한다(帝曰). 여름에 성한 경맥과 분주를 택하는데(夏取盛經分腠), 왜죠(何也)? 기백이 말한다(岐伯曰). 여름은 화가 다스리는 시기이다(夏者火始治). 심기가 장하는 시기이며(心氣始長), 맥이 약하고 기가 약하면(脈瘦氣弱), 양기가 넘쳐흐르며(陽氣留溢), 열이 분주를 훈증시키며(熱熏分腠), 안으로는 경에까지 이른다(内至於經). 그래서 성경 분주를 택한다(故取盛經分腠). 침이 피부만 찔러도 병이 낫는 이유는(絶膚而病去者), 사기가 얕게 있기 때문이다(邪居淺也). 소위 성경이란(所謂盛經者), 양맥을 말한다(陽脈也).

여름은 화성(火)의 무더운 열기가 다스리기 시작하는 계절이다(夏者火始治). 이 무더운 열기는 인체를 극단적으로 자극해서 산성인 호르몬을 간질로 쏟아내면서 간질을 산성 체액으로 가득하게 만들어버린다. 그러면 간질에 체액이 정체되면서 간질의 소통에 문제가 생긴다. 그러면 간질로 동맥혈을 뿜어내는 심장은 당연히 심한 압력에 시달린다. 그래서 여름은 심장이 부담을 갖기 시작하는 계절이다(心氣 始長). 그런데 이때 만약에 심장이 뿜어내는 맥(脈)이 약해서(瘦) 간질로 알칼리 동 맥혈을 제대로 뿜어내지 못하고, 이어서 간질에 알칼리(氣)가 부족(弱)하게 되면(脈 瘦氣弱), 간질에서 과잉 산(陽氣)은 넘쳐(溢) 흐를 만큼 정체(留)하면서(陽氣留溢), 이제 이 과잉 산은 간질과 접한 갈색지방에서 중화되고, 이어서 열이 발생하고, 이어서 간질(分腠)은 이 열(熱)로 인해서 훈증(熏)이 된다(熱熏分腠). 안(內)으로는 경(經)에까지 이를 수 있다(內至於經). 그래서 자침할 때는 성(盛)한 경(經)과 간질 (分腠)을 택해서 자침(取)한다(故取盛經分腠). 이때는 피부에 가까운 간질액이 산성 으로 변했기 때문에, 피부를 조금만 찔러서(絶) 자침해도 병은 사라지는데(絶膚而病 去者), 그 이유는 사기가 되는 과잉 산이 간질이라는 얕은(淺) 곳에 존재(居)하기 때문이다(邪居淺也). 그리고 여기서 성(盛)한 경(經)은(所謂盛經者), 양경맥(陽經脈)을 말한다(陽脈也). 원래는 과잉 산이 성(盛)한 경맥(經)에는 자침이 불가하다. 그래서 여기서 말하는 성(盛)한 경맥(經)은 피부보다 깊숙이 있는 경맥이 아니라, 피부 간 질에 있는 수혈(兪)과 같은 양맥(陽脈)을 말한다. 그래서 맨 뒤에서 오해가 없게, 친절하게도 자침 자리는 양맥이라고 말해주고 있다(所謂盛經者, 陽脈也).

帝曰, 秋取經兪, 何也. 岐伯曰, 秋者金始治, 肺將收殺, 金將勝火. 陽氣在合, 陰氣初勝, 濕氣及體, 陰氣未盛, 未能深入. 故取兪以寫陰邪. 取合以虛陽邪, 陽氣始衰. 故取於合.

황제가 말한다(帝曰). 가을에는 경수를 택해서 침을 놓는데(秋取經兪), 왜죠(何 也)? 기백이 말한다(岐伯曰). 가을은 금이 다스리는 시기이며(秋者金始治), 폐가 장 해서 수확하고 저장하는 시기이다(肺將收殺). 금이 장해서 화를 이기면(金將勝火), 양기는 합혈에 있고(陽氣在合), 음기는 초승하고(陰氣初勝), 습기는 몸에까지 이르고

(濕氣及體), 음기는 미성하고(陰氣未盛), 깊이 들어갈 수가 없다(未能深入). 그래서 수혈을 취해서 음사를 사하는 것이다(故取兪以寫陰邪). 합을 취하는 것은 양기를 허하게 하기 위함이다(取合以虛陽邪). 양기가 쇠하기 시작한다(陽氣始衰). 그래서 합혈을 취해서 쓴다(故取於合).

가을은 건조하고 쌀쌀한 금성(金)이 다스리는 계절이다(秋者金始治). 그러면 폐는 장차(將) 성장 인자인 전자(電子)를 철염(鐵鹽)으로 거두어들여서(收) 성장을 막아(殺) 버린다(肺將收殺). 쉽게 풀어보면, 가을은 일조량이 줄고 쌀쌀한 기운이 지배하는 계절이기 때문에, CRY 활동이 줄면서 과잉 산이 중화가 안 되고, 결국에 이 과잉 산은 철염(鐵鹽)으로 격리가 된다는 뜻이다. 즉, 가을은 염(鹽)이 쌓이기 시작하는 계절이라는 뜻이다. 그래서 가을은 철(金)이 열(火)의 원천인 전자를 염(鹽)으로 격리해버리기 때문에, 금(金)이 화(火)를 이겼다(勝)고 표현한다(金將勝火). 이때 양기(陽氣)인 과잉 산은 염으로 축적되고, 합혈(合)에 존재하게 된다(陽氣在合). 폐경은 음경에 속하므로, 폐의 합혈(合穴)은 수(水)가 되므로, 이는 염을 전문으로 처리하는 신장을 의미한다. 다시 말하면, 오수혈 중에서 음경의 합혈(合穴)은 신장이 처리하는 염(鹽)이 유통되는 혈자리이다. 이 의미는 아주 중요한 개념이다. 그래서 표현을 양기가 합에 있다(陽氣在合)고 했다. 즉, 가을에는 과잉 산인 양기가 염으로 변해서 신장의 체액을 통제하는 합혈에 모이게 된다는 뜻이다. 가을은 음기(陰氣)인 쌀쌀한 한기(寒)가 완전히 성(勝)하는 시기는 아니고 약간만 성(勝)하는 초기이다(陰氣初勝). 그러나 이때는 염이 만들어지면서, 이 염은 삼투압 기질로 작용해서 수분을 끌어모으고, 이어서 습기(濕氣)가 되어서 인체(體)에 영향을 미치게(及) 된다(濕氣及體). 그리고 가을은 음기(陰氣)인 한기(寒)가 완전히 성(盛)하는 시기는 아니기(未) 때문에(陰氣未盛), 음기인 염(鹽)이 많이 만들어지지는 않게 되고, 이 염은 당연히 깊숙이(深) 있는 경(經)까지는 들어(入)가지 못한다(未能深入). 그래서 이때는 자침할 때 깊숙이 있는 경(經)보다는 얕게 있는 수혈(兪穴)을 취해서 음사(陰邪)인 염(鹽)에서 전자를 빼내서 중화(寫)해준다(故取兪以寫陰邪). 즉, 염이 유통되는 합혈을 취해서 염(鹽)에서 양사(陽邪)인 전자를 빼내서 없애(虛)주면(取合以虛陽邪),

양기(陽氣)인 전자는 중화(衰)되기 시작한다(陽氣始衰). 그래서 합혈(合)을 취하는 것이다(故取於合). 여기서 음사(陰邪)와 양사(陽邪)가 많이 헷갈릴 것이다. 염(鹽)은 열(陽)의 원천인 전자를 격리했기 때문에 음(陰)이 된다. 그래서 이런 염이 말썽을 피우면 염은 음사(陰邪)가 된다. 그런데 침으로 면역이나 알칼리 동맥혈을 공급해서 염에서 전자를 빼내면, 이 전자는 열을 만드는 양(陽)이기 때문에, 염에서 빠져나온 전자가 말썽을 피우면 양사(陽邪)가 된다.

帝曰, 冬取井滎, 何也. 岐伯曰, 冬者水始治, 腎方閉. 陽氣衰少. 陰氣堅盛, 巨陽伏沈. 陽脈乃去. 故取井以下陰逆. 取滎以實陽氣. 故曰, 冬取井滎, 春不鼽衄. 此之謂也.

황제가 말한다(帝曰). 겨울에는 정형을 취하는데(冬取井滎), 왜죠(何也)? 기백이 말한다(岐伯曰). 겨울은 수가 지배하는 시기이다(冬者水始治). 신장은 닫히고(腎方閉), 양기는 쇠해서 적어지고(陽氣衰少), 음기는 견고해지면서 성하다(陰氣堅盛). 거양은 침복하고(巨陽伏沈), 양맥은 없어진다(陽脈乃去). 그래서 정을 취해서 음역을 내린다(故取井以下陰逆). 형혈을 취해서 양기를 실하게 한다(取滎以實陽氣). 그래서 겨울에는 정형을 취하면(冬取井滎), 봄에 코피를 흘리지 않는다고 말한다(春不鼽衄. 此之謂也).

겨울은 수성(水)이 차가운 한기로 다스리는 계절이다(冬者水始治). 그리고 겨울은 과잉 산을 염으로 저장하는 시기이므로, 염을 전문적으로 처리하는 신장(腎) 쪽(方)으로 가는 체액이 막히는(閉) 계절이다(腎方閉). 또, 겨울은 열기를 만드는 전자인 양기는 염으로 제거되므로, 양기(陽氣)가 고갈(衰)되면서 적어지기(少) 시작한다(陽氣衰少). 그래서 겨울은 염으로 저장하는 음기(陰氣)는 더욱더 견고해지고 성해진다(陰氣堅盛). 그러면 당연히 음기인 염을 체외로 배출하는 방광(巨陽)은 기능이 저하(伏)되고 침체(沈) 된다(巨陽伏沈). 그래서 겨울은 양기인 전자를 염으로 격리해서 제거해버리기 때문에, 양기(陽氣)로 움직이는 양맥(陽脈)은 힘을 못 쓴다(陽脈乃去). 이제 신장을 도와줘야 한다. 신장은 지금 음역(陰逆) 상태이다. 즉, 너무나 많은 염에 시달리고 있다. 당연히 어떤 식으로든 과잉 산을 중화해주면 된다. 신장은 간이 주는 암모니아와 같은 염(鹽)을 처리한다. 그래서 간 기능을 향상시켜서 신장으로 주는 염의 공급을 줄이면 된다. 그리고 신장경은 음경이므로, 간의 도움을 받으려면 간(肝)을 대표하는 목(木)인 정혈(井穴)을 취하면 된다. 그렇게 해서 간에서 신장으로 들어가는 음(陰)인 염의 과잉(逆)을 줄여(下)주면 된다(故取井以下陰逆). 이렇게 겨울에 열의 원천인 전자를 격리한 염이 과하면, 인체는 추워서 떤다. 이 문제를 해결하려면, 결국에 심장을 통해서 알칼리 동맥혈을 공급하고 염에서 전자를 빼내서 중화시키면서 열을 만들어주면 된다. 그러려면, 신장의 오수혈 중에서 심장을 대표하는 화(火)로써 형혈(滎穴)을 자극해주면 된다. 그러면 열(熱)인 양기(陽氣)가 살아나서 실(實)해진다(取滎以實陽氣). 그래서 옛날에 다음과 같이 말했다(故曰, 此之謂也). 겨울에 오수혈 중에서 정혈과 형혈을 취해서 침을 놓으면(冬取井滎), 봄에 코피를 흘리지 않는다(春不鼽衄). 코피(鼽衄:구뉵)는 코점막이 터져서 나온다. 코 점막은 뇌척수액의 통제를 받는다. 봄은 간이 산성 담즙을 통해서 뇌척수액을 통제한다. 그리고 신장은 염을 가지고 뇌척수액을 통제한다. 그래서 겨울에 신장의 염 제거에 도움을 주는 형혈과 정혈을 다스려서 뇌척수액을 다스려주면 즉, 뇌척수액을 알칼리로 만들어주면, 봄이 와서 뇌척수액이 산성으로 기울어도 충분히 감당할 수 있으므로, 당연히 코피를 흘리지 않게 된다.

제3장

帝曰, 夫子言治熱病五十九兪, 余論其意, 未能領別其處, 願聞其處, 因聞其意. 岐伯曰, 頭上五行, 行五者, 以越諸陽之熱逆也. 大杼膺兪缺盆背兪, 此八者, 以寫胸中之熱也. 氣街三里巨虛上下廉, 此八者, 以寫胃中之熱也. 雲門髃骨委中髓空, 此八者, 以寫四支之熱也. 五藏兪傍五, 此十者, 以寫五藏之熱也. 凡此五十九穴者, 皆熱之左右也.

황제가 말한다(帝曰). 선생님 말씀에 열병을 치료하는 59수가 있다고 했고(夫子言治熱病五十九兪), 그 의의를 논했습니다(余論其意). 그런데 59수가 있는 그곳을 명확히 모르겠습니다(未能領別其處). 원인이 뭔지 그 의의를 듣고 싶네요(因聞其意)!

기백이 말한다(岐伯曰). 머리 위에 5행에 5개가 있고(頭上五行, 行五者), 여러 양경에서 나는 열병을 치료할 수가 있다(以越諸陽之熱逆也). 대저, 응수 결분 배수(大杼膺兪缺盆背兪), 이 8개로(此八者), 흉중에 열을 없앤다(以寫胸中之熱也). 기가 삼리 거허 상 하렴(氣街三里巨虛上下廉), 이 8개로(此八者), 위의 열을 사할 수 있다(以寫胃中之熱也). 운문 우골 위중 수공(雲門髃骨委中髓空), 이 8개로(此八者), 사지의 열을 없앨 수 있다(以寫四支之熱也). 오장수 옆에 5개(五藏兪傍五), 이 10개로(此十者), 오장의 열을 사할 수 있다(以寫五藏之熱也). 무릇, 이 59혈은(凡此五十九穴者), 모두 열의 왼쪽 오른쪽을 나타낸다(皆熱之左右也).

자세한 혈자리는 32편 자열편(刺熱篇) 제2장을 참고하면 된다. 열을 내리는 것은 당연히 수혈을 이용한다. 즉, 혈액 순환을 이용해서 과잉 산을 중화하자는 전략이다. 열이 있을 때는 경(經)에 상주하고 있는 면역은 이미 고갈된 상태이기 때문이다. 열을 내리려고 수혈에 침을 놓을 때도 열이 극심하면, 자침은 불가능하다. 수혈에 침을 놓을 때도 어느 정도의 알칼리는 확보가 되어야 한다. 열이 극심하다는 말은 수혈이 있는 간질도 이미 과잉 산이 과하게 넘쳐흐른다는 뜻이기 때문이다. 그리고 모두 열의 왼쪽 오른쪽을 나타낸다(皆熱之左右也)는 말은 혈자리가 기경팔맥을 제외하면, 모두 양쪽으로 대칭 분포하기 때문이다. 그래서 이때는 왼쪽에 열이 있으면, 오른쪽 혈자리에 자침하고, 반대면 반대로 한다. 즉, 무자법을 이용하면 된다. 즉, 병이 없는 혈자리에서 알칼리 체액을 이용해서 병이 있는 대칭인 반대편을 치료하라는 뜻이다. 그래서 병이 없는 혈자리에 침을 놓았는데, 이상하게 병이 있는 반대편이 낫는 현상을 보고 놀라는 사람들이 많다. 그러나 이는 침술의 기본이다. 즉, 침술에서 이 사실은 특별한 현상이 아닌, 그냥 일상이다.

帝曰, 人傷於寒, 而傳爲熱, 何也. 岐伯曰, 夫寒盛則生熱也.

황제가 말한다(帝曰). 사람이 한에 상해서(人傷於寒), 전이되어 열이 나면(而傳爲熱), 어쩌죠(何也)? 기백이 말한다(岐伯曰). 무릇 한이 성하면 열이 난다(夫寒盛則生熱也).

한(寒)은 열의 원천인 산(酸)에 붙은 전자(電子)를 염(鹽)으로 격리한 것을 말한다. 즉, 전자를 환원받은 염(鹽)이 한(寒)이다. 염은 대개 알칼리 금속과의 반응물이다. 결국에 염도 산에 불과하다. 그런데 이 염은 열에너지를 만나면 깨지면서 격리되었던 열의 원천인 전자를 도로 뱉어낸다. 그리고 염이 뱉어낸 전자가 중화되면 당연히 열(熱)이 발생한다. 물론 이때 염이 뱉어낸 전자는 MMP를 작동시켜서 간질을 구성하고 있는 간질의 연결 조직인 콜라겐을 분해함으로써 인체를 상(傷)하게 한다. 이것이 상한론(傷寒論)이다. 그래서 한(寒)인 염이 과(盛)하면 당연히 열(熱)이 발생(生)할 수밖에 없다(夫寒盛則生熱也). 이 상한론은 동양의학의 핵심 중에서 핵심이다. 그리고 이 상한론은 현대의학에서도 다루고 있는데, 그게 바로 활성산소 이론이다. 염이 전자를 제공해서 활성산소를 만들어내기 때문이다. 그래서 활성산소는 전자가 핵심이 된다. 여기서 말하는 전자는 자유전자인 짝이 없는 홀전자이다. 전자는 대개 쌍으로 존재한다는 사실을 상기해보자.

제62편. 조경론(調經論)

제1장

黃帝問曰, 余聞刺法言, 有餘寫之, 不足補之, 何謂有餘, 何謂不足. 岐伯對曰, 有餘有五, 不足亦有五, 帝欲何問. 帝曰, 願盡聞之. 岐伯曰, 神有餘有不足, 氣有餘有不足, 血有餘有不足, 形有餘有不足, 志有餘有不足. 凡此十者, 其氣不等也.

황제가 묻는다(黃帝問曰). 자법에 대해서 들었는데(余聞刺法言), 유여는 사하고(有餘寫之), 부족은 보한다(不足補之). 유여가 뭐고(何謂有餘), 부족이 뭔지요(何謂不足)? 기백이 대답한다(岐伯對曰). 유여는 5가지가 있고(有餘有五), 부족도 역시 5가지가 있다(不足亦有五). 알고 싶은 게 어떤 것인가요(帝欲何問)? 황제가 말한다(帝曰). 다 듣고 싶네요(願盡聞之)! 기백이 말한다(岐伯曰). 신도 유여가 있고 부족이 있고(神有餘有不足), 기도 유여가 있고 부족이 있고(氣有餘有不足), 혈도 유여가 있고 부족이 있고(血有餘有不足), 형도 유여가 있고 부족이 있고(形有餘有不足), 지도 유여가 있고 부족이 있다(志有餘有不足). 무릇 이 열 가지는(凡此十者), 그 기가 같지 않은 것이다(其氣不等也).

여기서 유여(有餘)는 남는 것을 뜻하고, 부족(不足)은 모자람을 의미한다. 유여와 부족의 주체로 신(神:電子), 기(氣:酸), 혈(血:알칼리), 형(形:육체), 지(志:마음) 등 다섯 가지를 제시했다. 이 다섯 가지를 넘침(有餘)과 모자람(不足)으로 분류한 것이다. 그래서 총 10가지가 된다(凡此十者). 그래서 유여 부족은 그 개개가 가지고 있는 기(氣)가 같지 않다는 것이다(其氣不等也). 즉, 다섯 가지가 가지고 있는 음과 양의 불균형(不等)이다. 인체는 산을 주로 오장을 통해서 알칼리를 이용해서 중화한다. 그래서 오장에 따라서 산과 알칼리의 과부족이 나타난다. 그래서 넘치는 것도 오장에 따라서 5가지가 되고(有餘有五), 모자라는 것도, 오장에 따라서 5가지가 된다(不足亦有五). 이제 산과 알칼리를 구성하는 인자를 보자. 산(酸)과 알칼리는 바로 내놓을 수 있는 전자가 붙어있느냐 여부에 따라서 결정된다. 그래서 당연히 전자인 신(神)도 과부족이 있다(神有餘有不足). 알칼리가 전자를 받으면 산(酸)이 되는데, 이 산들을 통칭하는 것이 기(氣)이다. 그러나 기의 의미는 여러 가지 의미로 사용되기 때문에 주의를 요구한다. 아무튼, 여기서는 기(氣)가 산(酸)의 개념이다. 그래서 산(酸)인 기(氣)도 당연히 과부족이 있다(氣有餘有不足). 기(氣)와 반대 개념을 쓰는 혈(血)은 알칼리를 의미한다. 그래서 알칼리인 혈(血)도 당연히 과부족이 있다(血有餘有不足). 인체(形)는 산(酸)인 에너지(氣)로 작동되고, 이 에너지가 과하면 중화시켜주는 알칼리(血)로 구성된다. 그래서 인체(形)는 당연히 산과 알칼리의 과부족이 수시로 생긴다(形有餘有不足). 인체는 마음이라는 감정(志)을 통해서 산성(酸)인 호르몬 작용을 만들어낸다. 그래서 마음에 따라서 감정이 변하면, 인체에서 산과 알칼리의 과부족이 자연스럽게 생겨난다(志有餘有不足). 이 5가지가 인체에서 나타나는 산과 알칼리의 과부족을 나타내는 10가지 경우이다(凡此十者). 여기에서 공통적인 인자는 산과 알칼리를 통칭하는 기(氣)의 과부족(不等)이다(其氣不等也).

帝曰, 人有精氣津液, 四支九竅, 五藏十六部, 三百六十五節, 乃生百病. 百病之生, 皆有虛實. 今夫子乃言, 有餘有五, 不足亦有五. 何以生之乎. 岐伯曰, 皆生於五藏也. 夫, 心藏神, 肺藏氣, 肝藏血, 脾藏肉, 腎藏志. 而此成形, 志意通, 內連骨髓. 而成身形五藏, 五藏之道, 皆出於經隧, 以行血氣, 血氣不和, 百病乃變化而生. 是故守經隧焉.

황제가 말한다(帝曰). 사람은 정기와 진액(人有精氣津液), 사지, 구규(四支九竅), 오장 16부(五藏十六部), 365절까지(三百六十五節), 백병이 생긴다(乃生百病). 백병이 생기는 것은(百病之生), 모두 다 허실이다(皆有虛實). 지금 선생님의 말씀에 따르면(今夫子乃言), 유여도 5가지요(有餘有五), 부족도 역시 5가지라고 하는데(不足亦有五), 어떻게 생기나요(何以生之乎)? 기백이 대답한다(岐伯曰). 모두 오장에서 생긴다(皆生於五藏也). 무릇 심장은 신을 저장하고(心藏神), 폐는 기를 저장하고(肺藏氣), 간을 혈을 저장하고(肝藏血), 비는 육을 저장하고(脾藏肉), 신은 지를 저장한다(腎藏志). 그래서 이것들이 형을 만들고(而此成形), 의지를 통하게 하고(志意通), 골수가 안에서 연결되게 한다(內連骨髓). 그래서 신형 오장을 이룬다(而成身形五藏). 오장의 도는 모두 경수에서 나온다(五藏之道, 皆出於經隧). 이것을 가지고 기혈을 순행시킨다(以行血氣). 혈기가 불화하면(血氣不和), 백병에 이르고 변화가 일어나면서 문제가 생긴다(百病乃變化而生). 이것이 경수를 지켜야 하는 이유이다(是故守經隧焉).

인체에서 병을 만드는 것은 대부분 과잉 산(酸)이다. 그리고 이 과잉 산을 조절하는 것이 오장(藏)이다. 그래서 모든(皆) 문제는 오장(五藏)에서 일어난다(皆生於五藏也). 즉, 오장이 과잉 산을 제대로 조절하지 못하면 병이 생기는 것이다. 그래서 산과 알칼리와 관련해서 오장의 기능을 보면, 심장은 산(酸)에 붙은 신(神)인 전자(電子)을 조절(藏)한다(心藏神). 즉, 심장은 전자(電子)의 흐름인 전기로 작동되기 때문에, 심장이 신(神)을 조절(藏)한다(心藏神)는 것이다. 폐는 산성(氣) 체액의 최종 조절자이기 때문에, 산(酸)인 기(氣)를 조절(藏)한다(肺藏氣). 다른 해석도 가능하다. 여기서 기(氣)는 공기(氣) 안에 있는 산소(酸素:Oxygen)로 해석해도 된다. 둘 다 뜻은 통한다. 간은 혈을 조절(藏)한다(肝藏血). 여기서 혈(血)의 개념도 두 가지로 해석이 가능하다. 간은 간문맥을 통해서 정맥혈을 통제한다. 그래서 여기서 혈은 정맥혈이 된다. 또, 간은 동맥혈을 이용하는 인체의 최대 해독기관이기 때문에, 혈관이 아주 잘 발달되어있으므로, 간에는 알칼리 동맥혈이 아주 많이 체류한다. 우리는 이 현상을 보고, 간이 혈액을 저장한다고 하는데, 엄격히 말하면, 혈액을 저장하는 것이 아니라, 혈액이 체류하는 것이다. 둘 다 뜻은 통한다. 비장은 림프액(肉)을 조절(藏)한다(脾藏肉). 비장은 흉선보다도 더 많은 림프액을 조절한다. 신장은 신경을 움직이는 뇌척수액을 조절하기 때문에, 마음(志)을 조절(藏) 한다(腎藏志)고 말한다. 그래서 이것들이 인체를 형성하고(而此成形), 의지를 통하게 하며(志意通), 골수가 안에서 연결되게 한다(内連骨髓). 그래서 신체와 오장이 형성(成) 된다(而成身形五藏). 당연한 말이다. 즉, 인체를 움직이는 5가지 체액 요소를 기술하고 있다. 이것들이 없다면, 오장도 없고, 인체도 없다. 오장이 통하는 길은(五藏之道), 모두 경수(經隧)에서 출발한다(皆出於經隧). 경수는 체액이 흐르는 경락이 통하는 길이다. 즉, 경수는 체액이 돌아다니는 길이다. 그래서 이 경수를 이용해서(以) 혈과 기가 순행(行)한다(以行血氣). 혈과 기가 경수를 따라서 순행하는데, 알칼리인 혈(血)과 산(酸)인 기(氣)가 서로 균형이 안 맞으면(血氣不和), 이때는 문제가 발생한다. 인체 체액은 pH7.45이기 때문에, 기혈(血氣)의 균형점은 알칼리이다. 즉, 산(酸)인 기(氣)보다 알칼리인 혈(血)이 더 많은 인체가 정상이라는 뜻이다. 그래서, 이 pH7.45의 균형이 깨지면(血氣不和), 기혈이 변화(變化)를 겪으면서, 모든 병(百病)이 생겨난다(百病乃變化而生). 우리는 이런 이유로(是故), 기혈이 순행하는 경수를 잘 지켜보고 다스려야(守) 한다(是故守經隧焉). 인체 건강의 핵심은 체액의 정상적인 순환이기 때문이다. 이 부분은 체액 생리학의 정수를 기술하고 있다. 동양의학과 현대의학을 동시에 이해할 수 있어야 풀 수 있는 구문들이다.

제2장

제1절

帝曰, 神有餘不足何如. 岐伯曰, 神有餘則笑不休, 神不足則悲. 血氣未并, 五藏安定. 邪客於形, 洒淅, 起於毫毛. 未入於經絡也. 故命曰神之微.

황제가 말한다(帝曰). 신의 유여 부족은 어떠한가요(神有餘不足何如)? 기백이 말한다(岐伯曰). 신이 유여하면 미소가 끊이지 않고(神有餘則笑不休), 신이 부족하면 슬프다(神不足則悲). 혈기가 미병하면(血氣未并), 오장이 안정된다(五藏安定). 사기가 신체에 객으로 들어와서(邪客於形), 호모에서 시작하면 쇄석이 일어나고(洒淅 起於毫毛), 경락까지 들어오지 않은 것이다(未入於經絡也). 이것을 이르러 신지미라고 한다(故命曰神之微).

신(神)은 전자(電子:Electron)이기 때문에 에너지(Energy)이다. 그래서 신(神)이 남아(有餘)돈다(神有餘)는 말은 에너지가 넘쳐흐른다는 뜻이 된다. 즉, 인체에서 체액 순환이 아주 잘 되고 있다는 뜻이다. 당연히 심장의 활동이 잘 되면서 미소(笑)가 끊이지를 않을 것이다(神有餘則笑不休). 이번에는 반대로 에너지(神)가 부족(不足)해서 온몸에 힘이 없다면, 제대로 활동도 할 수 없게 되고, 당연히 슬플 것이다

(神不足則悲). 인체 체액은 pH7.45가 정상이다. 즉, 이 상태는 알칼리가 약간 우위인 상태이다. 이때 산(酸)이 침입하면, 산(氣)과 알칼리(血)가 당연히 반응(幷)을 일으키고, 이어서 인체에서는 병이 발생한다. 그래서 될 수 있는 대로 산인 기와 알칼리인 혈은 서로 반응(幷)을 하지 않는(未) 것이 좋다. 이렇게 산인 기와 알칼리인 혈이 반응하지 않으면(血氣未幷), 오장(五藏)은 당연히 과잉 산을 중화할 일이 없으므로, 안정(安定)이 된다(五藏安定). 그런데 사기(邪)인 과잉 산이 인체(形)의 간질인 호모(毫毛)에 병인(客)으로서 침입해서 한기(寒)인 쇄석(洒淅)을 만들어낸다면 (邪客於形, 洒淅, 起於毫毛), 이는 과잉 산인 사기가 염(鹽)으로 처리되었다는 의미이기 때문에, 아직 호모(毫毛)보다 깊숙이 자리하고 있는 경락(經絡)까지는 사기가 들어가지(入) 않은(未) 것(未入於經絡也)을 암시한다. 그래서, 이 상태는 전자인 신(神)의 양이 적어서(微), 호모에서 염으로 처리가 되었고, 경까지는 침입하지 못한 것이다. 그래서 신(神)의 양이 적었다고(微) 말한다(故命曰神之微).

帝曰, 補寫奈何. 岐伯曰, 神有餘, 則寫其小絡之血. 出血勿之. 深斥無中其大經, 神氣乃平. 神不足者, 視其虛絡, 按而致之, 刺而利之, 無出其血, 無泄其氣. 以通其經, 神氣乃平.

황제가 말한다(帝曰). 보사가 뭔가요(補寫奈何)? 기백이 말한다(岐伯曰). 신이 유여하면 (神有餘), 해당하는 소락의 체액을 사해주되(神有餘), 출혈을 시키지는 않는다(出血勿之). 그 대경 안에서 과함이 없어지면(深斥無中其大經), 신기는 다스려지게 된다(神氣乃平). 신이 부족하면(神不足者), 그 낙의 허함을 보고(視其虛絡), 안마하면 다다른다(按而致之). 침으로 유리하게 하고(刺而利之), 출혈을 시키지 말고(無出其血), 기를 배출시키지도 말고 (無泄其氣), 그렇게 하면 경이 통하게 되고(以通其經), 신기는 다스려진다(神氣乃平).

신(神)은 전자(電子:Electron)이기 때문에, 에너지(Energy)이다. 그러나 이 에너지인 산이 과하면(神有餘), 산에 붙은 전자가 떨어져 나와서 MMP를 작동시키면서 인체를 상하게 만든다. 즉, 인체 안의 과잉 에너지는 인체에서 병을 만들어낸다. 그래서 이때는 이 과잉 에너지를 없애(寫)줘야 한다. 이 과잉 에너지인 산이 주로 활동하는 장소는 간질인 소락(小絡)이다. 그래서 간질인 소락의 체액(血)에서 과잉 산을 제거(寫)해주면 된다(則寫其小絡之血). 그런데 지금 상태는 산이 과잉인 유여이기 때문에, 알칼리인 혈(血)은 빼내면 안된다(出血勿之). 여기서 혈(血)의 의미가 두 가지로 통한다는 사실에 주의할 필요가 있다. 이렇게 소락에서 과잉 산을 제거해주면, 소락에서 체액을 받는 대경(大經) 안(中)에서도 과잉 산의 과함(深斥)이 없어지게(無) 되고(深斥無中其大經), 과잉 산인 신기(神氣)는 최종적으로 다스려진다(神氣乃平). 산성 체액은 모세혈관에서 대정맥이나 큰 림프관으로 흐르기 때문이다. 이번에는 에너지이면서 전자(電子)인 신(神)이 부족하면(神不足者), 부족한 에너지인 전자를 공급해줘야 한다. 역시 간질인 소락(絡)이 이들의 주요 무대이기 때문에, 간질에서 에너지인 신의 부족(虛)을 관찰(視)해보고(視其虛絡), 안마해주면, 체액이 순환되고, 이어서 산성인 호르몬이 분비되면서, 에너지인 신(神)이 간질에 도달(致)하게 된다(按而致之). 이것을 침으로도 가능케 할 수 있다(刺而利之). 침은 산인 환원철(Fe^{2+})이기 때문에, 당연히 에너지인 전자를 내놓는다. 그래서 이것을 이용하면, 침으로 인체에 에너지인 전자를 공급할 수가 있다(刺而利之). 이때 알칼리인 혈(血)을 빼내도 안된다(無出其血). 그 이유는 침으로 전자를 공급하면서 과하게 공급하면, 이 과잉 전자는 알칼리인 혈액으로 중화시켜줘야 하기 때문이다. 즉, 필요 이상의 전자를 제거해줘야 하기 때문이다. 그리고 당연히 기(氣)인 신(神)이 부족해서 침으로 전자를 공급하고 있으므로, 신이 붙어있는 기(氣)를 누출시켜서도 안된다(無泄其氣). 이렇게 침으로 에너지를 공급해주게 되면, 에너지를 이용해서 체액을 소통시키는 경(經)은 당연히 소통(通)하게 된다(以通其經). 이렇게 하면 부족한 신기(神氣)는 다스려지게(平) 된다(神氣乃平).

帝曰, 刺微奈何. 岐伯曰, 按摩勿釋, 著鍼勿斥, 移氣於不足, 神氣乃得復.

황제가 말한다(帝曰). 자미 때는 어떻게 하나요(刺微奈何)? 기백이 말한다(岐伯曰). 안마를 계속해 주고(按摩勿釋), 침을 오래 두고 빼지 않는다(著鍼勿斥). (이렇게 해서) 부족한 기를 이전시켜주면(移氣於不足), 신기는 회복된다(神氣乃得復).

에너지이면서 전자인 신기(神)가 미약(微)할 때, 침으로 치료하는 것을 묻고 있다. 이때는 일단 안마를 계속(勿釋)해서 체액을 순환시키고, 산성인 호르몬 분비도 시켜준다(按摩勿釋). 침(鍼)을 오래 꽂아 두고(著) 빨리 빼지(斥) 말아야(勿) 한다(著鍼勿斥). 침을 이용해서 '계속' 에너지인 전자를 공급하자는 전략이다. 이렇게 하면, 부족(不足)한 에너지(氣)인 전자는 침에서 간질로 이전(移)이 된다(移氣於不足). 그러면 당연히 에너지인 신기는 회복(復)되기에 이른다(神氣乃得復). 여기서 자미(刺微)는 자침(刺)할 때 에너지인 신이 미약(微)하다는 뜻이다.

제2절

帝曰, 善. 有餘不足, 奈何. 岐伯曰, 氣有餘則喘欬上氣, 不足則息利少氣. 血氣未并, 五藏安定. 皮膚微病. 命曰白氣微泄.

황제가 말한다(帝曰). 좋습니다(善). 유여 부족이면(有餘不足), 어떻게 되나요(奈何)? 기백이 말한다(岐伯曰). 기가 유여하면, 상기해서 천해가 되고(氣有餘則喘欬上氣), 부족하면, 식리 소해한다(不足則息利少氣). 기혈이 미병하면(血氣未并), 오장이 안정된다(五藏安定). 피부에 미병이 있으면(皮膚微病), 백기가 미설한다고 말한다(命曰白氣微泄).

간질에 기(氣)인 과잉 산(有餘)이 존재할 때 중화가 안 되면, 이 과잉 산은 산성 간질액을 최종 처리하는 폐로 몰려든다. 즉, 상기(上氣)가 되는 것이다. 그러면 폐로 몰려든 과잉 산은 알칼리 콜라겐으로 구성된 폐포를 녹이면서 당연히 천해(喘欬)를 유발한다(氣有餘則喘欬上氣). 이번에는 에너지인 기(氣)가 부족(不足)하게 되면, 에너지가 부족(少氣)한 폐는 숨(息)을 쉴 때 날카롭게(利) 반응한다(不足則息利少氣). 즉, 폐가 힘이 없어서 숨을 제대로 못 쉬는 것이다. 기와 혈이 서로 반응하지 않으면(血氣未并), 오장은 안정된다(五藏安定). 이 기전은 이미 앞에서 설명했다. 폐는 간질을 통제해서 피부를 책임지고 있으므로, 피부에 조그만 미병(微病)이 있다면(皮膚微病), 당연히 폐의 기운인 백기(白氣)가 약간(微)의 문제(泄)에 직면할 것이다(命曰白氣微泄).

帝曰, 補寫奈何. 岐伯曰, 氣有餘, 則寫其經隧. 無傷其經, 無出其血, 無泄其氣. 不足則
補其經隧, 無出其氣.

황제가 말한다(帝曰). 보사는 무엇인가요(補寫奈何)? 기백이 말한다(岐伯曰). 기가 유여
하면(氣有餘), 그 경수를 사해주고(則寫其經隧). 이때 경을 다치게 해서도 안 되고(無傷其
經), 출혈이 있게 해서도 안 되며(無出其血), 기의 유출이 있어도 안된다(無泄其氣). 부족하
면 그 경수를 보해준다(不足則補其經隧). 그러나 기의 유출이 없게 해야 한다(無出其氣).

어떤 경수(經隧)에 기(氣)인 과잉 산(有餘)이 존재하면, 당연히 과잉 산을 해당(其)
경수에서 제거(寫)해줘야 한다(氣有餘, 則寫其經隧). 그러나 이때 기(氣)를 너무 과하
게 제거(寫)해서 경(經)이 작동되는 에너지까지 제거해서 경(經)을 상(傷)하게 해서는
안 된다(無傷其經). 이때는 산이 과잉이기 때문에, 당연히 알칼리인 혈(血)도 유출해서
는 안 된다(無出其血). 이때 출혈시키면 알칼리(其) 기운(氣)을 누설(泄)하기 때문이다.
그래서 혈(血)을 누출시켜서 알칼리 기운을 누출시켜서는 안된다(無泄其氣). 이번에는
거꾸로, 어떤 경수(經隧)에 기(氣)인 에너지가 부족하면, 해당 경수에 에너지인 기(氣)
를 보충해줘야 한다(不足則補其經隧). 보충하는 방법은 앞에서 이미 설명했다. 당연히
이때도 에너지가 부족하므로, 에너지인 기(氣)를 누설(出)시키면 안 된다(無出其氣).

帝曰, 刺微奈何. 岐伯曰, 按摩勿釋, 出鍼視之. 曰, 我將深之. 適人必革, 精氣自伏, 邪
氣散亂, 無所休息, 氣泄, 腠理眞氣乃相得.

황제가 말한다(帝曰). 자미 때는 어떻게 하나요(刺微奈何)? 기백이 말한다(岐伯
曰). 안마를 계속해 주고(按摩勿釋), 침을 뽑아서 보여주며(出鍼視之), 말하기를(曰),
내가 장차 침을 깊게 놓을 것이라고 말한다(我將深之). 그러면 당사자는 반드시 놀
라게 된다(適人必革). 그러면 정기는 발현되지 않고(精氣自伏), 사기가 발현된다(邪
氣散亂). 산은 있을 장소가 없어지고(無所休息), 기는 새어 나온다(氣泄). 주리와 진
기는 서로 이익이 된다(腠理眞氣乃相得).

이 구문은 호르몬 생리학의 정수를 볼 수 있는 부분이다. 참으로 대단하다. 지금은 인체를 돌리는 에너지가 부족(微)한 상황이다. 이 에너지는 산(酸)이다. 이 산(酸)은 호르몬 형태로 세포의 소기관에 저장되어 있다. 그래서 인체가 자극을 받으면, 이 소기관에 저장되어 있던 산(酸)인 호르몬이 분비된다. 그래서 인체에 에너지인 산이 부족(微)한 상황이 되면, 소기관이 저장하고 있는 산(酸)인 호르몬을 꺼내 쓰면 된다. 그래서 인체를 자극해서 산(酸)인 호르몬을 분비시키기 위해서 안마를 계속(勿釋)해주는 것이다(按摩勿釋). 그리고는 의사는 무시무시한 침을 꺼내서(出) 환자에게 보여준다(出鍼視之). 그리고 하는 말인즉슨(曰), 내가 이 무시무시한 침을 당신에게 놓을 건데, 그것도 아주 깊이 찌를 것이다(我將深之). 그러면 당연한 순리로 환자는 무서워서 벌벌 떨며, 잔뜩 긴장하게 될 것이다. 즉, 환자(適人)는 심한 긴장 때문에, 반드시(必) 온몸이 가죽(革)처럼 굳어버릴 것이다(適人必革). 그러면, 이 심한 긴장은 미주신경의 작동은 멈추게 하고, 미주신경이 제공하는 과잉 산을 중화할 수 있는 알칼리 물질인 정기(精氣)의 분비를 멈추게(自伏) 만든다(精氣自伏). 지금 상황은 산(酸)인 에너지가 부족하므로, 알칼리는 독이 된다는 사실을 상기해보자. 그리고 거꾸로 산성인 호르몬 분비를 강하게 자극하는 교감신경은 심하게 자극된다. 그래서 이 상황은 또 인체를 심하게 자극하기 때문에, 산(酸)으로써 사기(邪氣)인 호르몬 분비(散)를 강하게 자극(亂)하게 된다(邪氣散亂). 즉, 인체를 긴장으로 몰아넣으니까, 소기관에서 쉬고 있던 호르몬은 쉴 수가 없게 되고 분비된 것이다. 즉, 호르몬이 쉴(休息) 자리(所)를 잃어(無)버린 것이다(無所休息). 당연히 기(氣)인 호르몬은 자극에 의해서 분비(泄)될 수밖에 없게 된다(氣泄). 한마디로 환자가 기운이 없어서 비실비실했었는데, 무시무시한 침으로 깊이 찌르겠다고 겁을 주니까 잔뜩 긴장되면서 정신이 번쩍 나고, 없던 힘이 호르몬 분비로 인해서 생기는 것이다. 종합적으로 이렇게 만들어 놓으면, 간질과 진기는 서로 이익이 되는 형(腠理)과 기(眞氣)의 상득(相得) 관계가 만들어진다(腠理眞氣乃相得). 즉, 환자의 간질에서 산과 알칼리의 균형이 이루어지는 것이다. 건강은 에너지의 균형이라는 사실을 암시하고 있다. 적어도 병, 많아도 병인 것이 에너지이다.

제3절

帝曰, 善. 血有餘不足, 奈何. 岐伯曰, 血有餘則怒, 不足則恐, 血氣未幷, 五藏安定. 孫
絡水溢, 則經有留血.

　황제가 말한다(帝曰). 좋습니다(善). 혈이 유여하고 부족하면(血有餘不足), 어떻게 되
나요(奈何)? 기백이 말한다(岐伯曰). 혈이 유여하면 분노하고(血有餘則怒), 부족하면 공
포에 떤다(不足則恐). 기혈이 서로 병합하지 않으면(血氣未幷), 오장은 안정된다(五藏安
定). 손락의 수가 넘쳐나면(孫絡水溢), 경의 혈액을 소모하게 된다(則經有留血).

　여기서 혈(血)은 소화관에서 간문맥으로 흘러드는 산성 정맥혈을 말한다. 그래서
소화관에서 간문맥으로 들어오는 산성 정맥혈(血)이 과잉(有餘)되면, 당연히 간은
과부하에 걸리게 되고, 그러면 간이 처리하는 산성 담즙은 처리가 지연되면서 신
경이 자극되고, 당연한 순리로 신경이 날카로워지면서 분노(怒)를 유발한다(血有餘
則怒). 여기서 말하는 혈액은 알칼리 동맥혈을 말한다. 그래서 신장으로 보내지는
알칼리 동맥혈(血)의 공급이 부족(不足)하게 되면, 신장 사구체의 염(鹽) 처리는 지
연되고, 염 처리를 자극하는 부신은 과부하에 시달리고, 이어서 부신에서 공포 호
르몬인 아드레날린이 과잉 분비되면서 공포(恐)를 경험하게 만든다(不足則恐). 신장
은 엄청난 양의 알칼리 동맥혈을 이용한다는 사실을 상기해보자. 기와 혈이 서로
반응하지 않으면(血氣未幷), 오장은 안정된다(五藏安定). 이 기전은 이미 앞에서 설
명했다. 손락(孫絡)에서 과잉 산으로 인해서 간질이 막히면서 체액(水)이 넘쳐(溢)
나면(孫絡水溢), 이 산성 체액은 체액의 흐름도 때문에, 당연히 손락보다 더 큰 체
액관인 경(經)으로 흘러들게 되고, 경에서 이 과잉 산이 중화되면서, 과잉 산은 경
의 알칼리 혈액(血)과 반응하게 되고, 이어서 뭉치게(留) 된다(則經有留血). 즉, 이
때는 어혈(瘀血)을 만들어낸다.

帝曰, 補寫奈何. 岐伯曰, 血有餘, 則寫其盛經, 出其血. 不足, 則視其虛經, 內鍼其脈中,
久留而視, 脈大, 疾出其鍼. 無令血泄.

　황제가 말한다(帝曰). 보사는 어떻게 하나요(補寫奈何)? 기백이 말한다(岐伯曰).
혈이 유여하면(血有餘), 성한 경에서 사해주고(則寫其盛經), 그 혈액을 빼준다(出其
血). 부족하면(不足), 허한 경을 찾아서(則視其虛經), 그 맥 가운데 내침하고(內鍼其
脈中), 오래 두고 보아서(久留而視), 맥이 대해지면(脈大), 그 침을 빨리 뽑는다(疾出
其鍼). 이때 출혈이 없도록 한다(無令血泄).

　여기서 말하는 혈액은 유여(有餘) 때는 산성 정맥혈을 말하고, 부족(不足) 때는
알칼리 동맥혈을 말한다. 그래서 대부분의 산성 정맥혈은 간이 순환을 책임지기
때문에, 오수혈 중에서 간에 속하는 목(木)에 자침하면 된다. 그래서 어떤 경락에
산성 정맥혈이 과잉이면(血有餘), 과잉인 해당 경락을 찾아서 산성 정맥혈에서 과
잉 산을 중화(寫)시켜주면 된다(則寫其盛經). 이때는 당연히 산성 정맥혈을 출혈시
켜준다(出其血). 즉, 일종의 사혈 요법을 쓰는 것이다. 이번에는 거꾸로 어떤 경락
에 알칼리 동맥혈이 부족하면(不足), 부족한 해당 경락을 찾아서(則視其虛經), 알칼
리 동맥혈을 공급해주면 된다. 알칼리 동맥혈의 공급은 심장이 책임지기 때문에
대개는 오수혈 중에서 심장에 해당하는 화(火)에 자침한다. 이때는 해당 경맥의 가
운데 침을 꽂아두고(內鍼其脈中), 오래 머물면서 지켜보다가(久留而視), 해당 경맥
이 부풀어서 커지면(脈大), 바르게 침을 제거한다(疾出其鍼). 물론 이때 귀중한 알
칼리 동맥혈(血)의 체외 유출(泄)은 없게 해야 한다(無令血泄). 이 경우는 보법(補
法)을 쓰는 것인데, 왜 경맥이 부풀까(脈大)? 이것은 침으로 '일시적'으로 고혈압을
유도하는 원리이다. 알칼리 동맥혈이 출입하는 경락에 자침하면, 동맥 모세혈관에
전자가 공급되면서, 혈관 세포에 활동전위가 만들어지고, 이어서 혈관 세포는 수
축한다. 그러면 혈관 세포의 사이 간격이 넓어지게 되고, 이어서 혈관의 투과성이
높아지면서, 혈액이 평소보다 더 많이 간질로 흘러나오게 된다. 그러면 당연히 해
당 경락에 동맥혈의 공급이 많아지게 되고, 해당 경락은 부풀어 오르게 된다. 그

러면 알칼리 동맥혈의 공급이 충분히 되었으므로, 침을 빨리 빼면 된다.

帝曰, 刺留血奈何. 岐伯曰, 視其血絡, 刺出其血. 無令惡血得入於經, 以成其疾.

황제가 말한다(帝曰). 유혈 때 침을 어떻게 놓나요(刺留血奈何)? 기백이 말한다(岐伯曰). 그 혈락을 보아서(視其血絡), 침으로 출혈시킨다(刺出其血). 오혈이 경에 유입되지 않도록 한다(無令惡血得入於經). 오혈로 인해서 질병이 만들어지지 않게 해야 한다(以成其疾).

유혈(留血)은 정체된 혈액이니까 혈전이나 어혈이다. 그러면 혈전이 있는 낙(絡)을 찾아서(視其血絡), 침으로 어혈을 빼내 준다(刺出其血). 이때 나쁜 혈액(惡血)인 어혈이 낙보다 더 큰 체액관인 경(經)으로 들어가지 않도록 해야 한다(無令惡血得入於經). 낙에서 어혈을 처리하다 보면, 당연히 체액 흐름도 때문에, 어혈이 경으로 들어갈 수가 있다. 그러면 이로 인해서, 경에서 곧바로 질병이 만들어진다(以成其疾).

제4절

帝曰, 善. 形有餘不足奈何. 岐伯曰, 形有餘則腹脹, 涇溲不利. 不足則四支不用. 血氣未并, 五藏安定. 肌肉蠕動, 命曰微風.

황제가 말한다(帝曰). 좋습니다(善). 육체의 유여 부족은 어떻게 하나요(形有餘不足奈何)? 기백이 말한다(岐伯曰). 육체에 과잉 산이 존재하면, 복창이 생기고(形有餘則腹脹), 대변과 소변 보기가 어렵다(涇溲不利). 부족하면, 사지를 쓸 수가 없다(不足則四支不用). 혈기가 병합하지 않으면(血氣未并), 오장은 안정된다(五藏安定). 기육이 꿈틀거리면(肌肉蠕動), 미풍이라고 한다(命曰微風).

여기서 형(形)은 육(肉)을 말한다. 즉, 비장이 대표하는 림프(肉)를 말하는데, 림프는 간질을 책임진다. 이 림프가 정체되면, 아래 복부에서 가슴까지 올라오는 흉관에 림프액이 가득 차게 된다. 그러면 당연히 복부는 팽창한다. 그래서 형(形)인 림프가 과잉 산(有餘)으로 인해서 정체되면, 복창이 온다(形有餘則腹脹)고 한 것이다. 그러면 림프를 처리하는 비장은 과부하에 걸리게 되고, 동시에 위장도 과부하에 걸린다. 이제 위장에서 위산으로 처리해야 하는 염(鹽)은 신장으로 보내지게 되고, 이어서 신장은 곧바로 과부하가 일어난다. 그러면 당연히 방광이 문제가 되면서, 소변이 문제가 된다(涇溲不利). 이번에는 거꾸로 림프에 알칼리가 부족(不足)하게 되면, 림프액은 곧바로 산성으로 기울고 만다. 그러면 뇌척수액으로써 림프액의 일종인 관절활액도 바로 산성으로 기울게 된다. 그러면 관절을 쓸 수가 없게 되고, 당연히 사지를 쓸 수가 없게 된다(不足則四支不用). 이때 기와 혈이 서로 반응하지 않으면(血氣未幷), 오장은 안정된다(五藏安定). 이 기전은 이미 앞에서 설명했다. 그런데, 이때 기와 혈이 서로 반응해서 어혈이 만들어지면, 이 어혈이 간질(肌肉) 사이를 돌아다니면서, 마치 벌레가 연동(蠕動) 운동을 하는 것과 같은 느낌을 준다(肌肉蠕動). 즉, 간질에서 림프로 들어가야 할 대분자들이 림프의 알칼리 부족으로 인해서 간질에서 뭉치면서 문제를 일으킨 것이다. 즉, 면역기관으로서 림프인 위기(衛氣)가 알칼리 부족으로 인해서 기능이 저하되면서, 문제를 일으킨 것이다. 이것을 약한 풍인 미풍이라고 부른다(命曰微風).

帝曰, 補寫奈何. 岐伯曰, 形有餘, 則寫其陽經, 不足則補其陽絡.

황제가 말한다(帝曰). 보사는 어떻게 하나요(補寫奈何)? 기백이 말한다(岐伯曰). 형의 유여 때는(形有餘), 그 양경을 따라서 사해주고(則寫其陽經), 부족 시에는 그 양락을 보해준다(不足則補其陽絡).

여기서 형(形)도 육(肉)을 말한다. 즉, 비장이 대표하는 림프(肉)를 말하는데, 림프는 간질을 책임진다. 그래서 림프에 산이 과잉되면, 이 과잉 산은 반드시 간질에서 온다. 그래서 림프에 과잉 산이 존재하면(形有餘), 당연히 간질에 자리하고 있는 양경(陽經)에서 과잉 산을 중화(寫)시켜줘야 한다(則寫其陽經). 이번에는 림프에 알칼리가 부족(不足)하다면, 림프로 흘러가는 양의 부락(陽絡)에서 알칼리를 보충(補)해주면, 보충해준 알칼리는 자연스럽게 림프로 흘러들어서 림프의 부족한 알칼리를 보충해준다. 그래서 림프에 알칼리가 부족하면, 양락에서 알칼리를 보충해주라(不足則補其陽絡)고 한 것이다.

帝曰, 刺微奈何. 岐伯曰, 取分肉間, 無中其經, 無傷其絡, 衛氣得復, 邪氣乃索.

황제가 말한다(帝曰). 자미 때는 어떻게 하나요(刺微奈何)? 기백이 말한다(岐伯曰). 분육 사이를 취해서 침을 놓고(取分肉間), 경 가운데에는 자침하지 않는다(無中其經). 락을 손상해서는 안된다(無傷其絡). (그러면) 위기가 복구되고(衛氣得復), 사기는 운명을 다한다(邪氣乃索).

여기서 미(微)는 앞에서와는 달리 간질에 약(微)하게 존재하는 과잉 산을 말한다. 약한(微) 산이 간질에 존재하기 때문에, 당연히 간질 사이인 분육(分肉)을 취해서 자침한다(取分肉間). 즉, 음경(陰經)이 아닌 분육에 자리하고 있는 양경(陽經)에 자침하라는 것이다. 양경은 분육인 낙(絡)에 자리하고 있다. 그래서 낙(絡)보다 깊이 자리하고 있는 경(經)에 자침해서는 안된다(無中其經). 즉, 경에 과잉 산을 공급하는 원인인 분육에 있는 과잉 산을 중화시켜서 원인을 제거하라는 뜻이다. 낙에 자침할 때도 침으로 전자를 과하게 공급해서 낙을 상하게 해서도 안된다(無傷其絡). 이렇게 간질 사이인 분육을 취해서 자침해서 간질에 존재하는 미미(微)한 과잉 산을 중화시켜주면, 간질에서 과잉 산을 받는 림프의 기능은 정상으로 회복된다. 림프는 면역을 담당하고 있으므로, 그러면 면역인 위기는 곧바로 회복되고(衛氣得復) 이어서 사기는 바로 일소(索)되기에 이른다(邪氣乃索).

제5절

帝曰. 善. 志有餘不足奈何. 岐伯曰, 志有餘則腹脹飧泄. 不足則厥. 血氣未并, 五藏安定. 骨節有動.

황제가 말한다(帝曰). 좋습니다(善). 지의 유여 부족은 어떻게 하나요(志有餘不足奈何)? 기백이 말한다(岐伯曰). 지가 유여하면 복창 손설하고(志有餘則腹脹飧泄), 부족하면 궐한다(不足則厥). 혈기가 병합하지 않으면(血氣未并), 오장은 안정된다(五藏安定). 골절이 요동친다(骨節有動).

지(志)는 마음을 말한다. 신장은 뇌척수액을 조절해서 신경과 뇌를 통제한다. 마음(志)은 뇌(brain)의 문제이다. 그래서 마음(志)의 문제는 신장의 문제이다. 즉, 지(志)는 신장을 말하고 있다. 그래서 신장(志)에 과잉 산(有餘)이 존재하면, 뇌척수액은 산성으로 기울면서 정체되고 만다. 그러면 뇌척수액과 똑같은 림프를 받는 흉관은 산성 림프액이 정체되면서 복부에 복창(腹脹)을 만들어내고 만다. 아니면, 이는 신장 자체로 설명해도 된다. 신장은 삼투압 기질인 염을 통제하므로, 신장이 문제가 되면, 염이 정체하면서, 이어서 삼초가 영향을 받게 되고, 곧바로 복창이 발생한다. 이렇게 뇌척수액이라는 림프를 처리하는 신장이 문제가 되면, 신장과 함께 림프액을 처리하는 비장은 바로 된서리를 맞는다. 결국에 비장이 통제하는 소화관은 연동 운동이 멈추면서 밥을 먹으면 곧바로 설사(飧泄)를 해버린다. 이 부분도 신장 자체로 설명해도 된다. 설사의 주도자인 소화관은 멜라토닌이라는 염을 대량으로 만들어낸다. 그런데, 이때 염을 통제하는 신장이 문제가 되면, 신장은 멜라토닌이라는 염을 배출하지 못하게 되고, 이어서 소화관이 이를 배출하면서 설사하게 된다. 이 경우는 멜라토닌이라는 영양 보충제를 대량 복용하면, 설사하는 경우와 같다. 즉, 소화관에 멜라토닌이 대량으로 존재하면 설사한다는 뜻이다. 그래서 신장(志)이 과잉 산(有餘)에 시달리게 되면, 복창(腹脹)과 손설(飧泄)이 온다(志有餘則腹脹飧泄)고 한 것이다. 이번에는 신장(志)에 알칼리가 부족(不足)해서 뇌척수액이라는 림프액을 처리하지 못해서 흉관을 과부하로 만들면, 다른 림프액들도 정체되면서, 체액 순환은 막히고 만다. 결국에 전신에 부종이 오면서, 곧바로 손발이 차가워지는 궐증(厥證)이 오고 만다. 그래서 신장(志)에 알칼리가 부족(不足)하면, 궐증(厥證)이 온다(不足則厥)고 한 것이다. 이때 기와 혈이 서로 반응하지 않으면 (血氣未并), 오장은 안정된다(五藏安定). 이 기전은 이미 앞에서 설명했다. 그런데 이때 기와 혈이 서로 반응하면, 문제는 달라진다. 신장은 뇌척수액을 책임지고 있으므로, 신장이 문제가 되면, 뇌척수액이 산성으로 기울면서 뇌척수액을 받는 뼈 (骨)와 관절(節)은 이로 인해서 곧바로 요동(動)치게 된다(骨節有動).

帝曰, 補寫奈何. 岐伯曰, 志有餘則寫然筋血者. 不足則補其復溜.

황제가 말한다(帝曰). 보사는 어떻게 하나요(補寫奈何)? 기백이 말한다(岐伯曰). 지가 유여하면 사해주는데 당연히 근혈이 있는 곳을 사해준다(志有餘則寫然筋血者). 부족 시에는 부류혈을 보해준다(不足則補其復溜).

이때 치료하는데, 보법과 사법을 쓰라고 한다. 그래서 신장(志)이 과잉 산(有餘)에 시달리면, 사법(寫)을 쓰는데, 당연히(然) 근혈(筋血)이 있는 곳(者)을 택하라(志有餘則寫然筋血者)고 한다. 여기서 근(筋)은 근육이 아니라 정맥(筋)을 말한다. 그래서 근(筋)은 두 가지 뜻을 함유하고 있다. 그래서 간이 근을 주관한다(肝主筋)고 하는 사실은 신경을 통해서 근육(筋)을 조절하고, 또 간문맥을 통해서 정맥혈(筋)도 통제한다는 이중적인 의미를 보유하고 있다. 그래서 정맥혈인 근혈(筋血)을 담당하는 장기는 간(肝)이 된다. 간은 산성 담즙을 조절해서 뇌척수액의 산성도를 간섭한다. 그래서 신장경 중에서 간과 관련된 혈자리를 찾으면 된다. 그러면 신장경의 오수혈 중에서 찾아야 한다. 오수혈 중에서 목(木)이 간을 대표하기 때문에 용천(湧泉)이 된다. 이 용천은 간이 통제하는 정맥혈인 근혈(筋血)이 소통되는 곳이다. 그래서 신장이 산성 뇌척수액으로 고생하고 있으면, 이 산성 뇌척수액의 산도를 용천을 통해서 조절해주라는 것이다. 이번에는 거꾸로 신장이 알칼리 부족으로 인해서 염(鹽) 처리를 제대로 하지 못하면, 부류(復溜)에 자침하라(不足則補其復溜)고 한다. 이 부류는 금(金)으로써 폐를 대표한다. 폐는 철염(鹽)을 만들어서 신장에 부담을 주는 장기이다. 그래서 폐 기능을 향상시켜서 신장을 돕자(補)는 전략이 부류혈이다. 즉, 보법(補)을 쓰는 전략이다. 이 부류혈의 이름이 재미가 있다. 이 부류혈을 달리 복백(伏白)이라고도 부른다. 백(白)은 오행에서 폐를 상징한다. 복(伏)은 숨어있다는 뜻이다. 그래서 복백(伏白)은 숨어(伏)있는 폐(白)라는 암시를 주고 있다.

帝曰, 刺未并奈何. 岐伯曰, 即取之, 無中其經, 邪所乃能立虛.

황제가 말한다(帝曰). 미병에 침을 어떻게 놓나요(刺未并奈何)? 기백이 말한다(岐伯曰). 즉시 침을 놓는데(即取之), 그 경의 가운데에 침을 놓는 게 아니라(無中其經), 사기가 도달해서 능히 허를 만들 수 있는 곳에 침을 놓는다(邪所乃能立虛).

아직 어혈(并)이 생기지 않았(未)을 때 침을 놓는 방법을 묻고 있다. 어혈이 아직 안 생겼다는 말은 곧 생긴다는 뜻이므로, 즉시 침을 놓으라고 한다(即取之). 대신에 아직 사기가 경까지 침입하지는 않았으므로, 해당 경(經)에 침을 놓는 게 아니라(無中其經), 사기(邪)인 과잉 산이 알칼리를 쉽게(能) 고갈(虛)시킬(立) 장소(所)에 침을 놓으라(邪所乃能立虛)고 한다. 즉, 산 과잉 지점에 침을 놓으라는 뜻이다. 그러면 신장의 경락 중에서 아직 경(經)까지는 사기가 침입하지는 않았으므로, 낙(絡)인 오수혈 중에서 혈자리를 찾아서 자침하면 된다. 그러면 신장경의 오수혈 중에서 신장(水)에 해당하는 음곡(陰谷)에 자침하면 된다. 여기서 음(陰)은 신장을 말하고, 곡(谷)은 뼈에서 나오는 뇌척수액인 림프액의 큰 구멍(谷)을 말한다. 이 음곡(陰谷)은 뇌척수액인 관절활액이 심하게 정체되는 곳이다. 그래서 이 지점이 사기(邪)인 과잉 산이 알칼리를 쉽게(能) 고갈(虛) 시킬(立) 장소(所)가 된다(邪所乃能立虛).

제3장

帝曰, 善. 余已聞虛實之形, 不知其何以生. 岐伯曰, 氣血以幷, 陰陽相傾. 氣亂於衛, 血
逆於經, 血氣離居. 一實一虛, 血幷於陰, 氣幷於陽. 故爲驚狂. 血幷於陽, 氣幷於陰, 乃
爲炅中. 血幷於上, 氣幷於下, 心煩惋善怒. 血幷於下, 氣幷於上, 亂而喜忘.

　황제가 말한다(帝曰). 좋습니다(善). 허실의 형태에 대해서는 이미 들었는데(余已
聞虛實之形), 그것이 어떻게 생기는지를 모르겠습니다(不知其何以生). 기백이 말한다
(岐伯曰). 혈과 기가 서로 뭉친다는 것은(氣血以幷), 음양이 서로 균형이 안 맞아서
이다(陰陽相傾). 기는 위를 혼란시키고(氣亂於衛), 혈은 경을 역하게 하고(血逆於經),
혈기가 서로 따로 동거하고(血氣離居), 일실 일허하면(一實一虛), 음에서 혈병이 생
기고(血幷於陰), 양에서는 기병이 생긴다(氣幷於陽). 그래서 경광을 만든다(故爲驚
狂). 양에서 혈병이 생기고(血幷於陽), 음에서 기병이 생기면(氣幷於陰), 경중이 생
기기에 이른다(乃爲炅中). 위에서 혈병이 생기고(血幷於上), 아래에서 기병이 생기면
(氣幷於下), 심장이 번완하고 화를 자주 낸다(心煩惋善怒). 아래에서 혈병을 만들고
(血幷於下), 위에서 기병을 만들면(氣幷於上), 혼란을 일으키고 희망한다(亂而喜忘).

　기(氣)는 산(酸)을 말하고, 혈(血)은 알칼리를 말한다. 그래서 기혈(氣血)이 합쳐진
다(幷)는 말은 혈전이나 어혈 즉, 산과 알칼리의 응집체가 만들어진다는 사실을 뜻
한다. 이렇게 기와 혈이 반응해서 응집체가 생긴다는 것(氣血以幷)은, 산(陽)과 알
칼리(陰)의 상호(相) 불균형(傾) 때문이다(陰陽相傾). 인체에서 산과 알칼리의 균형은
pH7.45를 말한다. 즉, 인체의 체액은 약알칼리가 정상이며, 이것이 산과 알칼리의
균형점이다. 그런데 산이 과잉되면, 산과 알칼리가 둘이 서로 반응하면서 응집체
즉, 혈전이나 어혈을 만들어낸다. 이런 상태 즉, 산 과잉 상태가 되면, 산(氣)은 면
역인 위기(衛氣)를 당연히 혼란시킨다(氣亂於衛). 즉, 산은 당연히 면역을 불러내기
때문에, 과잉 산은 당연히 면역인 위기를 혼란시키게 된다. 이때 간질에 공급된 알
칼리 혈액은 간질에 존재하는 과잉 산과 반응하면서, 어혈이 되고 이어서 큰 체액

관인 경(經)으로 들어가고, 당연히 경(經)을 혼란(逆)에 빠뜨린다(血逆於經). 이렇게 산인 기(氣)와 알칼리인 혈(血)이 균형이 깨져서(離) 존재(居)하게 되면(血氣離居), 한쪽에서는 산이 과잉(一實)이고, 한쪽에서는 알칼리가 고갈(一虛) 된다(一實一虛). 그러면 알칼리인 혈액(陰)에서는 알칼리가 고갈(虛)되면서, 혈이 뭉치고(血并於陰), 간질(陽)에서는 과잉 산인 기(氣)가 알칼리와 반응하면서 기가 뭉치고 만다(氣并於陽). 결국에는 혈액과 간질에서 문제가 발생한다. 이때 만들어진 어혈이나 혈전은 뇌의 모세혈관을 막아서 문제를 일으키고, 간질에 있는 과잉 산은 구심 신경을 자극해서 뇌에서 문제를 일으킨다. 이 두 가지가 뇌에서 일으키는 병이 경광(驚狂)이다(故爲驚狂). 혈액이 양에서 합쳐지고(血并於陽), 기가 음에서 합쳐지면(氣并於陰), 소모성(消耗性) 질환인 경중(炅中)에 걸린다(乃爲炅中). 여기서 양(陽)은 간질을 말하고, 음(陰)은 혈액을 말한다. 그래서 혈액이 양에서 합쳐진다(血并於陽)는 말은 혈액이 간질의 과잉 산 때문에, 간질에서 어혈을 만들어낸다는 뜻이다. 즉, 혈액이라는 알칼리가 과잉 산 때문에 간질에서 '소모(消耗)'되고 있는 것이다. 기가 음에서 합쳐진다(氣并於陰)는 말은 과잉 산인 기(氣)가 알칼리인 혈액(陰) 속으로 들어와서 혈전을 만들어내면서 혈액이라는 알칼리가 과잉 산 때문에 '소모(消耗)'되고 있다는 뜻이다. 그래서 이것들이 경중(炅中)이라는 말하는 소모성(消耗性) 질환을 만들기에 이른 것이다(乃爲炅中). 위에서는 혈이 합쳐지고(血并於上), 아래에서는 기가 합쳐지면(氣并於下), 심장은 번완하고 화를 잘 낸다(心煩惋善怒). 위에서 혈이 합쳐진다(血并於上)는 말은 상초에서 혈전(血并)이 문제를 일으키고 즉, 혈전이 심장 안으로 들어가서 심혈관을 막으면서 심장의 움직임이 둔해지고 가슴에 통증을 느끼고 불편함을 호소한다(心煩惋)는 뜻이다. 아래에서 기가 합쳐진다(氣并於下)는 말은 중초에서 과잉 산이 존재하면서 체액이 산성으로 변하고, 중초의 간질을 받는 간은 과부하에 시달린다는 것을 뜻한다. 간은 분노를 담당한다. 그래서 이 상태가 되면 화(怒)를 잘(善) 낸다(心煩惋善怒). 이번에는 아래에서는 혈이 합쳐지고(血并於下), 위에서는 기가 합쳐지면(氣并於上), 체액 순환의 혼란(亂)을 유발하고 자주(喜) 기억력을 손상한다(亂而喜忘). 아래에서 혈이 합쳐진다(血并於下)는 말은 아래에서 위로 올라오는 체액에 어혈이나 혈전이 있다는 뜻으로써, 체액 순환의 장애(亂)를 암시한다. 또, 위에서 기가 합쳐진다(氣幷於上)는 말은 상초에서 산 과잉이 되면서, 머리 쪽에서 내려오는 산성 체액을 제대로 중화하지 못한다는 뜻이다. 당연한 순리로 뇌척수액은 산성으로 기울고, 뇌는 과부하에 걸리면서 더욱더(喜) 기억력은 약해져만 간다(亂而喜忘). 이 부분은 여러 기전으로 해석이 가능하다.

帝曰, 血幷於陰, 氣幷於陽, 如是, 血氣離居, 何者爲實, 何者爲虛. 岐伯曰, 血氣者喜溫而惡寒, 寒則泣不能流, 溫則消而去之. 是故氣之所幷爲血虛, 血之所幷爲氣虛.

황제가 말한다(帝曰). 음에서 혈이 합쳐지고(血幷於陰), 양에서 기가 합쳐지면(氣幷於陽), 이것은(如是), 기혈이 동거하지 못한다는 뜻인데(血氣離居), 어떤 것이 실을 만들고(何者爲實), 어떤 것이 허를 만드나요(何者爲虛)? 기백이 말한다(岐伯曰). 혈기는 희온하면서 오한한다(血氣者喜溫而惡寒). 한이 되면 읍해서 흐름이 막히고(寒則泣不能流), 온하면 소해서 없어진다(溫則消而去之). 그런 이유로 기라는 것이 병하면 혈허를 만들고(是故氣之所幷爲血虛), 혈이라는 것이 병하면, 기허를 만든다(血之所幷爲氣虛).

알칼리인 혈(血)과 산인 기(氣)는 조건에 따라서 아주(喜) 따뜻하게(溫) 만들기도 하고 아주(惡) 차갑게(寒) 만들기도 한다(血氣者喜溫而惡寒). 즉, 산인 기(氣)가 혈액 속의 산소를 만나서 중화되면 온(溫)을 만들어내고, 산소가 부족해서 혈액을 만나서 반응하면 혈액에 있는 알칼리 콜라겐인 피브리노겐과 반응하면서 혈전이라는 염(鹽)을 만들면서 한(寒)이 만들어진다. 이 상태는 산인 기(氣)가 더 많으냐 알칼리인 혈(血) 속에 산소가 더 많으냐에 따라서 결정된다. 그래서 혈액 속에 산소가 부족해서 염(鹽)이라는 한(寒)이 만들어지면, 응고물(泣)로써 혈전이 형성되고, 이 혈전은 당연히 혈류(流)를 불통(不能)시켜버린다(寒則泣不能流). 반대로 혈액 속에 산소가 충분하면, 산인 기(氣)는 물로 중화되면서 온(溫)이 만들어지고, 기(氣)는 소모(消)되고 제거(去) 된다(溫則消而去之). 이런 이유로(是故), 산인 기(氣)가 더 많으면 산소는 고갈되고, 이어서 산인 기(氣)는 혈액과 직접 반응하면서, 혈전을 만들어내고 혈액을 약(虛)하게 만든다(是故氣之所幷爲血虛). 반대로 혈액 속에 산소가 많으면, 산소가 산인 기(氣)를 중화시키면서, 산의 양을 감소시키고, 결국에 산인 기(氣)의 양은 감소(虛)한다(血之所并爲氣虛).

帝曰, 人之所有者, 血與氣耳, 今夫子乃言, 血并爲虛, 氣并爲虛, 是無實乎. 岐伯曰, 有者爲實, 無者爲虛. 故氣并則無血, 血并則無氣. 今血與氣相失. 故爲虛焉. 絡之與孫脈, 俱輸於經. 血與氣并, 則爲實焉. 血之與氣并走於上, 則爲大厥. 厥則暴死. 氣復反則生, 不反則死.

황제가 말한다(帝曰). 인체가 소유한 것은(人之所有者), 기와 더불어 혈이 있을 뿐(耳)이다(血與氣耳). 지금 선생님께서 말씀하시기를(今夫子乃言), 혈병은 허를 만들고(血并爲虛), 기병은 허를 만든다고 했는데(氣并爲虛), 그러면 실은 없다는 건가요(是無實乎)? 기백이 말한다(岐伯曰). 가진 것은 실을 만들고(有者爲實), 없는 것은 허를 만든다(無者爲虛). 그래서 기병은 무혈이고(無者爲虛), 혈병은 무기이다(血并則無氣). 기와 더불어 혈이 서로 잃게 되면(今血與氣相失), 허를 만든다(故爲虛焉). 낙이라는 것은 손락과 더불어 존재하는데(絡之與孫脈), 모두 경에 물을 대준다(俱輸於經). 혈이 기와 더불어 합쳐지면(血與氣并), 실을 만든다(則爲實焉). 혈이라는 것이 기와 더불어 합쳐져서 위에서 주행하면(血之與氣并走於上), 대궐을 만든다(則爲大厥). 궐하면 갑자기 죽는다(厥則暴死). 기가 다시 복구되면, 살아나지만(氣復反則生), 그렇지 않으면 죽는다(不反則死).

혈액 속에 알칼리인 산소가 충분해서 산(酸)인 기(氣)를 물로 중화시켜버리면, 산(酸)인 기(氣)는 소모되면서 허(虛)하게 된다(血并爲虛). 거꾸로 혈액 속에 알칼리인 산소가 부족해서, 산(酸)인 기(氣)를 물로 중화시키지 못하고, 혈액과 직접 반응해서 혈전을 만들어내면 혈액은 허(虛)하게 된다(氣并爲虛). 그래서 이때 상황을 보면 기(氣)와 혈(血) 중에서 많은(有) 쪽은 실(實)을 만들어 내고(有者爲實), 적은(無) 쪽은 허를 만들어낸다(無者爲虛). 즉, 기(氣)가 혈(血)보다 적으면(無) 기(氣)는 허(虛)해지고 혈(血)은 실(實)해지며, 기(氣)가 혈(血)보다 많으면(有) 혈(血)은 허(虛)해지고 기(氣)는 실(實)해진다는 것이다. 이번에는 혈과 기가 서로 대등해서 서로 양이 같으면, 서로 반응하면서 서로를 중화시키기 때문에, 서로 양이 적어진다.

즉, 서로(相) 잃어(失)버리는 것이다(今血與氣相失). 그래서 서로(相) 잃었기(失) 때문에, 서로 허(虛)를 만들었다(故爲虛焉)고 한다. 체액의 흐름도 때문에, 손맥(孫)은 당연히 낙맥(絡)으로 체액을 보내게 되고, 손락맥(孫絡)에서 모아진 체액은(絡之與孫脈), 더 큰 체액관인 경(經)으로 모두 흘러(輸) 든다(俱輸於經). 이때 혈액 속에 산소가 부족해서, 혈액(血)과 산인 기(氣)가 직접 반응(幷)했다면(血與氣幷), 이는 산인 기(氣)가 실(實)한 것이다(則爲實焉). 그러면, 이때는 당연히 혈전이나 어혈이 만들어진다. 이때 만들어진 어혈(幷)이나 혈전(幷)이 체액 순환에 따라서 위(上)로 주행(走)하게 되면(血之與氣幷走於上), 결국에 이 혈전들은 뇌혈관을 막아버리고, 이어서 뇌 신경이 막히면서 신경 작용이 있어야 작동되는 온몸의 체액관들은 기능을 멈추어버리고, 온몸이 불통하는 대궐(大厥)을 만들어낸다(則爲大厥). 이렇게 인체 곳곳에서 체액 순환이 막히면(厥), 갑자기(暴), 졸도하거나 죽을 수도 있다(厥則暴死). 다행히 뇌 신경이 복구되어서 신경이 수행하는 에너지인 기(氣)의 전달이 복구(復)되면, 이어서 체액 순환이 복구되고, 생명은 다시(反) 살아나지만(氣復反則生), 그렇지 않으면(不反), 영영 죽고 만다(不反則死). 해석이 상당히 까다롭다.

帝曰, 實者何道從來, 虛者何道從去. 虛實之要, 願聞其故. 岐伯曰, 夫陰與陽, 皆有兪會. 陽注於陰, 陰滿之外, 陰陽勻平, 以充其形. 九候若一, 命曰平人.

황제가 말한다(帝曰). 실이라는 것은 어떤 경로로 종래합니까(實者何道從來)? 허라는 것은 어떤 경로로 종거합니까(虛者何道從去)? 허실의 요지(虛實之要), 그 이유를 듣고 싶습니다(願聞其故). 기백이 말한다(岐伯曰). 무릇 양과 더불어 음은(夫陰與陽), 모두 수회를 가지고 있다(皆有兪會). 양은 음으로 주입되고(陽注於陰), 밖에서 음이 채워지면(陰滿之外), 음양이 균형을 이루고(陰陽勻平), 그 형을 채운다(以充其形). 구후가 하나처럼 되면(九候若一), 이를 건강한 사람이라고 한다(命曰平人).

잘 알다시피 오장육부의 경락들은 모두 경맥의 기운이 주입되는 수혈(兪穴)과 정기가 모이는 회혈(會穴)을 가지고 있다. 즉, 이들 수혈(兪穴)과 회혈(會穴)이 인체 안팎에서 체액 순환을 책임지고 있다. 이때 인체 안쪽에 있는 음(陰)은 인체 바깥 표면 쪽에 있는 양(陽)에서 체액을 주입 받는다(陽注於陰). 즉, 양이 음으로 체액을 주입해주는 것이다(陽注於陰). 이렇게 양(陽)이 밖에서(外:陽) 음을 채워주면(陰滿之外), 인체 안팎인 음양이 균형을 이루고(陰陽勻平), 그러면 당연히 인체(形)는 에너지로 충만해진다(以充其形). 이렇게 되면, 3부9후에서 말하는 9후가 하나처럼 움직이다(九候若一). 즉, 3부9후에서 9후는 인체 안팎으로 산성 체액을 조절해서 인체의 산-알칼리 평형을 맞춰준다. 그래서 산-알칼리 균형인 음양의 균형이 맞춰지려면, 9후가 하나로 상통(相通)해야 가능하다. 이것이 건강한 사람들의 특징이다(命曰平人). 9후(九候)의 핵심은 인체 내외부의 기(酸;氣) 순환이라는 사실을 상기해보자. 이 기 순환이 인체 전체를 하나의 통로처럼 흘러 다녀야(若一) 건강한 사람(平人)인 것이다. 즉, 이는 체액이 막히는 곳이 없는 것이다(九候若一). 다시 말하면, 체액 순환이 잘 되는 사람이 건강한 사람이라는 뜻이다.

제4장

夫邪之生也, 或生於陰, 或生於陽. 其生於陽者, 得之風雨寒暑. 其生於陰者, 得之飮食居處, 陰陽喜怒.

무릇 사기가 생기는데(夫邪之生也), 혹은 음에서 생기기도 하고(或生於陰), 혹은 양에서 생기기도 한다(或生於陽). 그것이 양에서 생기면(其生於陽者), 풍우한서에서 얻은 것이고(得之風雨寒暑), 그것이 음에서 생기면(其生於陰者), 음식과 거처에서 얻은 것이다(得之飮食居處). 음양이 희노한 것이다(陰陽喜怒).

사기는 과잉 산이다. 이 과잉 산이 적체되어서 사기가 생겨나는 것은(夫邪之生也), 양(陽)인 간질에서 생기기도 하고(或生於陽), 음(陰)인 오장에서 생기기도 한다(或生於陰). 그런데 간질은 피부 쪽에 있으므로 인해서, 외부의 기온 조건에 민감하게 반응할 수밖에 없다. 즉, 간질인 양(陽)에서 적체된 과잉 산은(其生於陽者), 기

조경론(調經論)

후 문제인 풍우한서(風雨寒暑) 때문에 얻은 것이다(得之風雨寒暑). 오장은 음식에서 오는 영양성분을 분배하는 곳이므로, 오장(陰)에 적체된 과잉 산은(其生於陰者) 음식(飮食)에서 오며, 또 오장은 일상생활(居處)에서 오는 스트레스 요인에 반응하기 때문에, 오장(陰)에 적체된 과잉 산은(其生於陰者) 일상생활에서도 올 수 있다. 그래서 오장(陰)에 적체된 과잉 산은(其生於陰者), 주로 음식과 일상생활에서 얻는다(得之飮食居處). 이렇게 사기가 생겼다는 말은 음과 양이 성질(怒)을 많이(喜) 내고 있다는 뜻이다(陰陽喜怒). 즉, 사기로 인해서 음양의 균형이 깨진 것이다.

帝曰, 風雨之傷人奈何. 岐伯曰, 風雨之傷人也, 先客於皮膚, 傳入於孫脈, 孫脈滿, 則傳入於絡脈. 絡脈滿, 則輸於大經脈. 血氣與邪并, 客於分腠之間. 其脈堅大, 故曰實, 實者外堅充滿, 不可按之, 按之則痛.

황제가 말한다(帝曰). 풍우가 사람을 어떻게 상하게 합니까(風雨之傷人奈何)? 기백이 말한다(岐伯曰). 풍우가 사람을 상하게 하는데(風雨之傷人也), 우선 피부에 객으로 들어오고(先客於皮膚), 그다음 손맥에 전입되고(傳入於孫脈), 손맥이 차게 되면(孫脈滿), 락맥으로 전입되고(則傳入於絡脈), 락맥이 차게 되면(絡脈滿), 대경맥으로 주입된다(則輸於大經脈). 사기와 혈기가 합해지면(血氣與邪并), 분주간에서 객이 되고(客於分腠之間), 그 맥은 견대해진다(其脈堅大). 이것을 실이라고 말한다(故曰實). 실이라는 것은 외부가 견하고 충만된 것이다(實者外堅充滿). 누를 수가 없다(不可按之). 누르면 통증이 온다(按之則痛).

먼저 바람인 풍(風)과 비인 우(雨)가 무엇인지를 알아야 한다. 바람은 습기(濕氣)가 이동하는 대기의 이동 현상이며, 비는 습기(濕氣)가 응집되어서 땅으로 흘러내리는 현상이다. 결국에 둘 다 모두 습기(濕氣) 문제로 귀결된다. 습기는 물인데, 물이란 삼투압 기질이 있어야 모인다. 삼투압 기질은 산(酸)이다. 그래서 결론은 습기에는 반드시 산(酸)이 포함되어 있다는 사실이다. 그래서 비(雨)를 맞거나 바람(風)을 쐰다는 것은 산(酸)에 노출된다는 암시를 주고 있다. 비(雨)와 바람(風)이 사람(人)의 건강을 해치(傷)는 이유이다(風雨之傷人也). 그래서 인체가 풍우에 접촉하면, 바람과 비에 섞여 있는 산은 먼저 피부(皮膚)를 통해서 인체로 스며든다(先客於皮膚). 만일에 오래 그리고 계속 비나 바람을 맞으면, 피부에서 간질(分腠) 사이(間)까지 침투하게 되고, 이어서 작은 체액관인 손맥에 들어온다(傳入於孫脈). 여기서 이 과잉 산이 중화되지 않으면, 낙맥(絡)을 거치고 이어서 더 큰 체액관인 경(經)을 거치고, 결국은 큰 경맥(大經脈)으로까지 흘러(輸) 들어가게 된다(則輸於大經脈). 간질(分腠)에 들어온 병인(客)으로서 산은(客於分腠之間), 당연히 사기(邪)가 되어서 간질에 공급되는 동맥혈(血)의 알칼리(氣)와 반응(幷)하게 되고(血氣與邪幷), 사기는 어혈이나 혈전을 만들어 내면서, 이들은 해당(其) 경맥에 쌓이게 되고, 이어서 해당 경맥에서 삼투압 기질로서 작용하면서, 체액이 정체되고, 이어서 해당 경맥을 굳게(堅) 만들고, 또한, 비대(大)해지게 만든다(其脈堅大). 우리는 산에 의해서 이렇게 된 경맥을 보고 실(實)하다고 표현한다(故曰實). 즉, 해당 경맥에 산이 과잉(實)인 것이다. 실(實)하다는 것은 외부(外)에서 보았을 때, 체액이 체류해서 단단(堅)하고 부풀어 올라(充滿) 있는 상태이다(實者外堅充滿). 즉, 과잉 산이 경맥 안에 존재하면서, 경맥 안에서 콜라겐을 녹여서 단단하게 만들고(堅), 산은 삼투압 기질이므로 부종(充滿)도 유발시킨 것이다. 콜라겐을 녹인다는 말은 통증을 유발한다는 뜻과 같다. 그래서 이 부위를 누르면, 당연히 통증이 있어서(按之則痛) 누르지를 못하게 한다(不可按之). 이 구문에서는 논의가 없지만, 풍우의 문제는 하나가 더 있다. 우리는 피부가 숨을 쉰다고 한다. 폐는 숨을 쉬면서 굉장히 많은 수분을 인체 외부로 내보낸다. 이제 잘 알다시피 수분은 반드시 산을 포함하고 있다. 즉, 폐는 많은 양의 수분을 외부로 버리기 때문에, 산을 외부로 버리는 길목인 것이다. 그래서 폐는 수분을 통해서도 피모를 통제한다. 거꾸로 피모는 수분을 통해서 폐를 괴롭히기도 하고 도와주기도 한다. 그래서 폐가 이 수분을 배출하지 못하면, 피부가 이 수분을 대신 배출해야 한다. 반대면 반대이다. 그래서 피부는 많은 수분을 인체 외부로 내보낸다. 즉, 많은 산을 외부로 내보내는 것이 피부인 것이다. 신장이 하루에 1,000㎖의 수분을 인체 외부로 버리는데, 피부는 800㎖의 수분을 인체 외부로 버린다. 가히 엄청난 양이다. 그런데 풍우가 이 부분을 막아 버리는 것이다. 그래서 비바람을 맞는다는 것은 인체 외부로 버려야 할 산을 못 버리게 하고, 게다가 추가로 산을 인체 안으로 들여보낸다. 즉, 인체는 비바람 때문에, 이

중으로 산에 노출되는 것이다. 참고로 화상을 입었을 때 피부의 약 70%가 손상을 입으면, 반드시 사망한다. 그 이유는 인체 안의 과잉 산을 인체 외부로 버리지 못하기 때문에, 인체는 산 과잉으로 인해서 죽는 것이다. 또, 참고할 것이 산성비(Acid rain)이다. 산성비란 하늘에서 뿌리는 제초제로써 수소이온 농도(pH)가 5.6 미만인 비이다. 그리고 pH가 4.5 이하이면, 호수의 거의 모든 생물 종이 사라진다. 인체 체액의 pH7.45와 비교해 보면, 산성비의 독성을 알 수 있다. 보통 비는 pH6.0 정도이다. 즉, 비는 모두 산성이다. 왜 비를 맞지 말라고 하는지 이해가 갈 것이다.

帝曰, 寒濕之傷人奈何. 岐伯曰, 寒濕之中人也, 皮膚不收, 肌肉堅緊, 榮血泣, 衛氣去. 故曰虛, 虛者聶辟氣不足. 按之則氣足以溫之. 故快然而不痛.

황제가 말한다(帝曰). 한습이 어떻게 사람을 상하게 하나요(寒濕之傷人奈何)? 기백이 말한다(岐伯曰). 한습이 인체의 가운데에 있으면(寒濕之中人也), 피부는 불수하고(皮膚不收), 기육은 견긴하고(肌肉堅緊), 영혈은 응고하고(榮血泣), 위기는 없어진다(衛氣去). 그래서 허라고 부른다(故曰虛). 허라는 것은 섭벽하고, 기 부족이다(虛者聶辟氣不足). 누르면 기가 차면서 온기가 돈다(按之則氣足以溫之). 그래서 기분이 좋아지고 통증이 없어진다(故快然而不痛).

한(寒)이란 열(熱)의 원천인 전자(電子)를 알칼리에 격리한 것이다. 이것을 염(鹽)이라고 한다. 즉, 염(鹽)이 한(寒)이다. 이 염에 격리된 전자는 나중에 열에너지가 공급되면, 간질로 빠져나오면서 ROS(reactive oxygen species:ROS)의 원천이 되고, 심각한 문제를 일으킨다. 이것을 기술한 것이 상한론(傷寒論)이다. 즉, 상한론은 현대의학이 말하는 ROS 이론이다. 잘 알다시피, 현대의학은 ROS를 만병의 근원으로 취급한다. 그러나 문제를 일으키는 실체는 전자이지 산소가 아니다. 즉, 산(酸)이 문제이다. 이 염(鹽)은 삼투압 물질로써 수분을 끌어모은다. 즉, 부종을 유발해서 체액 순환을 막아버린다. 전자가 산소로 중화되면서 물을 만들어내고 열을 만드는데, 한(寒)은 열의 원천인 전자가 염으로 격리가 되다 보니, 결과는 당연히 한(寒)이 된다. 그래서 한(寒)에는 삼투압 기질인 염이 존재하고 있으므로, 반드시 습(濕)이 따른다. 그래서 병명도 자동으로 한습(寒濕)이 된다. 그래서 인체(人)안(中)에 한습(寒濕)이 존재하면(寒濕之中人也), 이 한습은 부종을 만들고 이어서 체액 순환을 막아버리다 보니, 당연히 피부는 수축(收)하지 못하고(皮膚不收), 간질(肌肉)에 체액이 정체되다 보니, 부종(堅緊)이 오고(肌肉堅緊), 그러면 영양성분들과 혈액은 산성 간질액과 반응해서 응고(泣)되고 만다(榮血泣). 그러면 체액 순환이 막히면서 면역(衛氣)도 병소로 진입하지 못하게 된다(衛氣去). 이렇게 한습은 체액을 정체시켜서 영양성분, 면역 등등을 고갈(虛)시키는 상황을 만들어낸다. 그래서 이 현상을 허(虛)라고 말한다(故曰虛). 이렇게 되면 피부의 기(氣) 순환도 막히고(不足) 이어서 혈액 순환도 막히고, 그 결과로 피부가 약해져서 섭벽(聶辟)이 생긴다(虛者聶辟氣不足). 이때 치료법은 안마해서 체액 순환을 재개시켜 주는 것이다. 이렇게 안마해주면, 체액이 순환되면서 알칼리 동맥혈(氣)이 풍부(足)해지고, 이어서 과잉산은 동맥혈의 산소로 중화되면서, 열(溫)을 만들어내고, 이어서 체온은 정상으로 되돌아온다(按之則氣足以溫之). 당연한(然) 결과로 기분은 좋아지고(快), 한습으로 인해서 왔던 통증(痛)도 자동으로 사라지게 된다(故快然而不痛).

帝曰, 善. 陰之生實奈何. 岐伯曰, 喜怒不節, 則陰氣上逆. 上逆則下虛, 下虛則陽氣走之. 故曰實矣.

황제가 말한다(帝曰). 좋습니다(善). 음이 실을 어떻게 만드나요(陰之生實奈何)? 기백이 말한다(岐伯曰). 성질을 잘 내면(喜怒不節), 음기가 상역하여(則陰氣上逆), 그러면 아래가 허해지면서(上逆則下虛), 그러면 양기가 질주한다(下虛則陽氣走之). 이것이 실이다(故曰實矣).

성질을 잘(喜) 내서 분노(怒)가 끊이지 않게(不節) 되면(喜怒不節), 신경은 극도로 흥분한다. 그러면 신경이 만들어내는 담즙은 신경 간질에 차곡차곡 쌓이게 되고, 이 산성 담즙을 처리하는 간은 곧바로 과부하에 걸리고 만다. 그러면 간은 더는 산성 담즙을 처리하지 못하게 되고, 그러면 산성 담즙은 뇌 신경 쪽에 정체되고 만다. 즉, 간의 음기(陰氣)가 기능이 저하되면서, 과잉 산이 위(上)에서 정체(逆)된 상역(上逆)이 만들어진 것이다(則陰氣上逆). 이 상태(上逆)는 아래(下)에 있는 간은 이미 알칼리가 고갈(虛)된 것이다(上逆則下虛). 그러면(下虛) 이제 중화되지 않은 과잉 산으로써 담즙인 양기(陽氣)는 질주(走)하면서(下虛則陽氣走之), 결국에 병을 일으킨다. 즉, 과잉 산(實)이 존재하는 실(實)이 된 것이다(故曰實矣). 다시 말하자 면, 건강하게 살고 싶으면, 지랄과 같은 성질은 고치라고 경고하고 있다.

帝曰, 陰之生虛奈何. 岐伯曰, 喜則氣下, 悲則氣消, 消則脈虛空, 因寒飲食, 寒氣熏滿, 則血泣氣去. 故曰虛矣.

황제가 말한다(帝曰). 음이 어떻게 허를 만듭니까(陰之生虛奈何)? 기백이 말한다 (岐伯曰). 희하면 기하하고(喜則氣下), 비하면 기소하며(悲則氣消), 소하면 맥이 텅 빈다(消則脈虛空). 찬 음식으로 인해서(因寒飲食), 한기가 훈만하면(寒氣熏滿), 혈이 응고되고 기가 사라지고(則血泣氣去), 허가 된다(故曰虛矣).

기분이 좋으면, 인간의 뇌에서 엔돌핀이 분비되면서 지방이 분해되고, 이어서 FFA(Free Fatty Acid:FFA:자유지방산)가 공급되면, 인체의 과잉 산 중화의 중심 (心)인 심장은 활발히 움직이고, 이 덕분에 인체 내부에 과잉 산은 존재하지 않는 다. 그러면, 머리 쪽에 모인 과잉 산(氣)들은 자연스럽게 심장이 있는 아래쪽(下)으 로 순조롭게 내려와서 중화된다. 그래서 즐거우면(喜) 기(氣)가 아래(下)로 내려간 다(喜則氣下)고 한 것이다. 산성 체액을 최종 처리하는 폐에 산성 체액이 정체되 면, 폐 기능은 자동으로 저하되고 당연히, 행복 호르몬인 도파민의 생성은 줄어들 고, 이어서 자연스럽게 슬픔이 찾아온다. 그래서 폐 기능이 저하되어서 슬픔이 찾 아오면, 폐에서 알칼리(氣)가 소모(消)되는 것은 당연하다(悲則氣消). 이렇게 폐에서 알칼리가 소모되면, 폐는 산소 대사를 제대로 할 수가 없게 되고, 당연한 순리로 동맥혈(脈)의 알칼리인 산소는 적어지게(虛空) 된다(消則脈虛空). 이때 찬 음식을 먼어서(因寒飮食), 한기가 몸 안에서 퍼져서(熏) 가득 차게(滿) 되면(寒氣熏滿), 당연한 순리로 체액 순환의 핵심인 간질이 수축하면서 체액 순환이 막히고, 이어서 알칼리 동맥혈이 공급하는 산소 공급이 줄면서, 산은 간질에 쌓이게 되고, 그러면 이 과잉 산은 체액(血)과 반응하면서 응고(泣)되고 이어서 알칼리(氣)를 고갈(去) 시킨다(則血泣氣去). 즉, 결과는 알칼리 고갈(虛)이다(故曰虛矣).

제5장

帝曰, 經言, 陽虛則外寒, 陰虛則內熱, 陽盛則外熱, 陰盛則內寒, 余已聞之矣, 不知其所由然也. 岐伯曰, 陽受氣於上焦, 以溫皮膚分肉之間. 令寒氣在外, 則上焦不通, 上焦不通, 則寒氣獨留於外. 故寒慄.

황제가 말한다(帝曰). 경언에서(經言), 양허면 외한이고(陽虛則外寒), 음허면 내열이라고 했다(陰虛則內熱). 양이 성하면 외열이고(陽盛則外熱), 음이 성하면 내한이라고 했다(陰盛則內寒). 나는 이미 그것을 들었는데(余已聞之矣), 왜 그런지 이유를 모르겠습니다(不知其所由然也). 기백이 말한다(岐伯曰). 양이 상초에서 기를 받으면(陽受氣於上焦), 피부 분육 사이에 온을 공급하고(以溫皮膚分肉之間), 한기가 밖에 존재하게 만든다(令寒氣在外). 그러면 상초는 불통하고(則上焦不通), 그러면(上焦不通), 한기가 홀로 외부에 머문다(則寒氣獨留於外). 그래서 한률이 온다(故寒慄).

피부 쪽(陽)에 알칼리가 부족(虛)하면, 산(酸)은 중화되지 못하고, 결과는 피부 쪽(外)에 한(寒)이 찾아올 수밖에 없다(陽虛則外寒). 열(熱)은 알칼리가 산을 중화하면서 나오는 결과물이기 때문이다. 안쪽(陰)에 있는 오장(陰)에 알칼리가 부족(虛)하고, 동시에 안쪽에 과잉 산이 존재할 때, 이 과잉 산을 오장이 아닌 장간막에서 중화하면, 안쪽(內)에서 열(熱)이 난다(陰虛則內熱). 피부 쪽(陽) 간질에 과잉 산(盛)이 존재할 때, 피부 갈색지방이, 이 과잉 산을 중화시키면, 간질(外)에서 열(熱)이 발생한다(陽盛則外熱). 반대로 안쪽(陰)인 오장에 과잉 산(盛)이 존재할 때, 오장이 이 과잉 산을 염(鹽)으로 처리하면, 당연히 인체 안쪽(內)에서는 한기(寒)가 돈다(陰盛則內寒). 황제가 이 이유를 모르겠다고 한다(不知其所由然也). 같은 원리를 기백은 약간 다르게 설명한다. 피부인 양(陽)이 심장이 있는 상초(上焦)에서 기(氣)를 받으면(陽受氣於上焦) 즉, 피부와 간질이 상초에 있는 심장에서 알칼리 동맥혈(氣)을 받으면, 이 알칼리 동맥혈은 피부(皮膚)와 간질(分肉) 사이(間)에 있던 과잉 산을 중화하면서, 피부와 간질 사이에 온기(溫氣)을 공급하게 된다(以溫皮膚分肉之間). 그런데, 만일에 이와는 반대로 간질(外)에 한기(寒氣)가 존재(在)하게 만들어(令) 버렸다면(令寒氣在外), 이는 간질에 알칼리 동맥혈의 공급이 끊겼다는 것을 암시한다. 그래서 산을 중화시키지 못하고, 이어서 열을 만들지 못하고, 결국에 한기가 돌게 만든 것이다. 그러면, 이 상태는 상초에 있는 심장에 문제가 있어서 심장이 불통하고 있다는 암시를 준다. 그리고 이렇게 피부와 접한 간질에서 알칼리 동맥혈의 공급이 끊기게 되면, 피부 간질액은 당연히 산성으로 기운다. 그러면, 이 피부의 산성 간질액을 최종적으로 통제하는 폐는 곧바로 과부하에 걸리고 불통한다. 결국에 상초 전체가 불통하고 만다. 그래서 간질(外)에 한기(寒氣)가 존재(在)하게 만들어(令) 버리면(令寒氣在外), 상초가 불통이 일어난다(則上焦不通)고 한 것이다. 이런 상태가 되면(上焦不通) 즉, 심장은 간질에 알칼리 동맥혈을 공급하지 못하고, 폐는 간질의 산성 체액을 처리하지 못하면, 이제 간질(外)은 과잉 산으로 가득 차게 되나, 결국에 산소 부족으로 열을 만들지 못하고, 간질(外)에는 오직(獨) 한기(寒氣)만이 머무르게(留) 된다(則寒氣獨留於外). 그러면 인체는 자동으로 추워서 덜덜 떤다(故寒慄). 그 이유는 알칼리 동맥혈은 먼저 간질로 공급되고, 그다음에 이 동맥혈이 체온을 만드는 근육으로 흘러 들어가기 때문이다. 그런데 지금 상황은 근육은 커녕 간질에도 동맥혈이 부족한 상황이다. 그러면 당연히 체온은 만들어지지 않고, 인체는 추워서 덜덜 떤다. 만일에 인체에 이런 상태가 나타나면 인체는 죽는다.

帝曰, 陰虛生內熱奈何. 岐伯曰, 有所勞倦, 形氣衰少. 穀氣不盛, 上焦不行, 下脘不通, 胃氣熱, 熱氣熏胸中, 故內熱.

황제가 말한다(帝曰). 음허가 내열을 어떻게 만드나요(陰虛生內熱奈何)? 기백이 말한다(岐伯曰). 노권이 있으면(有所勞倦), 형기가 노쇠해지고(形氣衰少), 곡기가 제대로 힘을 발휘하지 못하면서(穀氣不盛), 상초가 불행하고(上焦不行), 하완이 불통하고(下脘不通), 위기는 열을 만들고(胃氣熱), 열기가 흉중에 퍼지면서(熱氣熏胸中), 그래서 내열을 만든다(故內熱).

황제가 오장(陰)에 알칼리가 부족(虛)한데 어떻게 내열을 만들 수 있냐고 묻는다(陰虛生內熱奈何). 노권(勞倦)은 중노동을 말한다. 이렇게 중노동을 하게 되면(有所勞倦), 산성인 호르몬들의 과잉 분비로 인해서 간질액은 곧바로 산성으로 변해버린다. 그러면 이 산성 간질액은 림프로 흘러들고, 이어서 림프는 비장으로 흘러들게 되고, 이어서 비장은 과부하에 걸리고, 이어서 림프는 정체되면서 림프의 기능(形氣)은 점점 저하(衰少)되기 시작한다(形氣衰少). 여기서 형(形)은 살(肉)이라는 개념으로서 림프(肉)를 말한다. 이제 비장이 과부하에 걸렸으니, 비장과 음양 관계를 맺고 있는 위장의 기능이 온전할 리가 없다. 그래서 이때 소화에 문제가 생기면서 음식물의 영양성분(穀氣)까지 제대로 흡수가 안된다(穀氣不盛). 그러면 림프액은 점점 더 정체가 일어나게 되고. 이 정체된 림프액은 림프액의 최종 종착지인 상초(上焦)에 있는 흉선까지 가지를 못하고(不行) 만다(上焦不行). 그러면 유미조에서 흉관을 거쳐서 흉선까지 가는 림프를 통제하는 임맥(任脈)은 당장 불통한다. 그리고 림프를 통제하는 비장도 과부하가 걸렸기 때문에, 비경(脾經)도 불통이 된 상태이다. 그러면 임맥과 비경의 회혈(會穴)인 하완(下脘)은 당연히 불통하고 만다(下脘不通). 그러면 하완이 불통된 위장은 위기(胃氣)인 위산을 배출시키지 못하고, 이 배출이 안 된 위산은 인체 안에 과잉 산으로써 쌓이게 되고, 이 과잉 산은 인체 안에서 중화되면서 열을 만들어낸다. 즉, 위산인 위기(胃氣熱)가 열(熱)을 만들어 낸 것이다(胃氣熱). 이 열기(熱氣)는 혈류를 타고 흉중으로 퍼지게(熏) 되고(熱氣熏胸中), 결국에 이는 인체 전체의 내열로 변한다(故內熱).

帝曰, 陽盛生外熱奈何. 岐伯曰, 上焦不通利, 則皮膚緻密, 腠理閉塞, 玄府不通, 衞氣不得泄越. 故外熱.

황제가 말한다(帝曰). 양성이 외열을 어떻게 만드나요(陽盛生外熱奈何)? 기백이 말한다(岐伯曰). 상초가 불통해서 불리하면(上焦不通利), 피부 치밀 조직인(則皮膚緻密), 주리는 막혀버리고(腠理閉塞), 현부도 불통하고(腠理閉塞), 위기는 넘어서 배출시키지 못하고(衞氣不得泄越), 그래서 외부에서 열이 발생한다(故外熱).

상초(上焦)에 있는 오장인 심장과 폐가 문제가 생겨서 불통(不通)되면서 제대로 기능하지 못하게(不利) 되면(上焦不通利), 결국에 간질에 알칼리 동맥혈의 공급이 끊기고, 그러면 간질액은 산성으로 기울고, 이 여파는 산성 간질액을 최종 중화 처리하는 폐로 간다. 이렇게 간질액이 산성으로 변하면, 피부밑에서 치밀(緻密) 조직을 이루고 있는 간질(腠理)은 막히고(閉塞), 당연히 피부에 존재하는 땀구멍(玄府)도 막힌다(玄府不通). 간질(腠理)이 막히(閉塞)는 이유는 간질에 정체된 과잉 산이, 간질에 존재하는 알칼리 콜라겐을 녹여서 대분자를 만들고, 이어서 이 대분자가 삼투압 기질이 되고, 이어서 이들이 수분을 끌어안으면서 간질을 불통으로 몰고 간다. 이제 간질이 막혔으니, 체액 순환도 막히고, 체액을 따라서 공급되는 면역인 위기(衞氣)도 자동으로 간질을 넘어서(越) 분비(泄)되지 못하게(不得) 된다(衞氣不得泄越). 즉, 면역이 분비(泄)는 되지만, 간질을 넘지(越) 못하는(不得) 것이다. 이제 간질에 과잉 산은 적체되고, 그나마 조금씩 공급되는 산소에 따라서 간질(外)에서 열을 만들어내게 된다(故外熱). 여기서 우리는 해부학의 정수를 하나 볼 수 있다. 바로 간질(腠理)이 치밀(緻密) 조직이라는 사실이다. 지금이야, 이 말이 쉬운 말이지만, 황제내경이 만들어진 시기에는 쉬운 일이 아니었을 것이다. 그리고, 이 치밀 조직이 여러 가지 기능을 하고 있다는 사실도 정확히 알고 있었다. 이것이 황제내경의 품격이다.

帝曰, 陰盛生內寒奈何. 岐伯曰, 厥氣上逆, 寒氣積於胸中而不寫, 不寫則溫氣去, 寒獨留, 則血凝泣, 凝則脈不通. 其脈盛大以濇. 故中寒.

황제가 말한다(帝曰). 음성이 내한을 어떻게 만드나요(陰盛生內寒奈何)? 기백이 말한다(岐伯曰). 궐기가 상역하고(厥氣上逆), 흉중에 한기가 쌓여서 중화되지 못하면(寒氣積於胸中而不寫), 온기가 사라지고(不寫則溫氣去), 한기만 남는다(寒獨留). 그러면 체액은 뭉치고(則血凝泣), 그러면 맥이 불통되면서(凝則脈不通), 그 맥이 성하게 되면서 막히고(其脈盛大以濇), 중한이 생긴다(故中寒).

여기서 궐기(厥氣)는 간기(肝氣)이다. 간(厥氣)이 과부하에 걸려서 산성 체액이 위로 올라 가면(厥氣上逆), 체액의 흐름도 때문에, 우 심장과 폐는 죽어난다. 특히 산성 체액을 최종 중화 처리하는 폐는 미쳐버린다. 그러면 폐는 이들을 철염(鐵鹽)으로 처리하면서 자연스럽게 한(寒)을 만들어낸다. 그런데 만일에 염(鹽)인 한기(寒氣)가 폐가 있는 흉중(胸中)에 쌓이기만(積) 하고 중화가 안되게(不寫) 되면(寒氣積於胸中而不寫), 당연히 열(溫氣)은 만들어지지 않게(去) 된다(不寫則溫氣去). 온기(溫氣)란 산이 중화되면서 만들어지기 때문이다. 그러면 흉중에는 당연히 한기(寒氣)인 염(鹽)만 덩그러니(獨) 머무르게(留) 된다(寒獨留). 그러면, 이 염은 삼투압 기질이므로, 체액(血)과 반응해서 응집(凝泣)하게 된다(則血凝泣). 그러면 폐와 우 심장에서 만들어진, 이 응집물들은 당연히 동맥(脈)으로 흘러들게 되고, 이어서 동맥을 불통으로 만들어버린다(凝則脈不通). 이제 불통으로 막힌(濇) 동맥혈관 안에 체액이 정체되면서, 동맥혈관(脈) 안에 과잉 산이 쌓이게(盛) 되고, 이어서 부풀어 올라서 비대(大)해진다(其脈盛大以濇). 그러면 체액 순환은 완전히 막혀버리고, 이어서 알칼리 동맥혈의 공급이 막히면서 산소 공급은 중단되고, 결국에 열을 만들지 못하면서 인체는 한기로 가득 차는 중한(中寒)에 걸린다(故中寒). 지금 말하는 증세는 죽상동맥경화(atherosclerosis:粥狀(動脈)硬化症)를 연상케 한다.

제6장

帝曰, 陰與陽幷, 血氣以幷, 病形以成. 刺之奈何. 岐伯曰, 刺此者, 取之經隧. 取血於營, 取氣於衞, 用形哉, 因四時多少高下.

황제가 말한다(帝曰). 양과 더불어 음이 병합해서(陰與陽幷), 혈기가 병합되고(血氣以幷), 병이 림프에서 형성되면(病形以成), 침은 어떻게 놓나요(刺之奈何)? 기백이 말한다(岐伯曰). 이럴 때 침은 경수에 놓는다(刺此者, 取之經隧). 영에서 취혈하고(取血於營), 위에서 취기하며(取氣於衞), (모두) 림프를 이용해서 완료된다(用形哉). 이 원인(因)들은 사시 다소 고하에 있다(因四時多少高下).

음과 양이 합쳐진다는 말은 즉, 음과 양이 서로 반응한다는 말은 산과 알칼리가 서로 반응한다는 뜻이다(陰與陽幷). 즉, 인체에서 음과 양이 서로 반응한다는 말은 알칼리인 혈액(血)과 산(酸)인 기(氣)가 반응(幷)한다는 뜻이다(血氣以幷). 결과는 혈전이나 어혈이다. 간질에서 만들어진 혈전이나 어혈은 분자의 크기가 크기 때문에, 정맥으로 진입하지 못하고, 림프로 진입할 수밖에 없다. 그러면 림프(形)에서 병이 생기(成)는 것은 당연할 것이다(病形以成). 이때 침을 놓아야 하는데, 어떻게 놓으면 되냐고 황제가 기백에게 묻는다. 즉, 림프에 생긴 병을 어떻게 치료해야 하나고 묻고 있다. 침을 놓기는 놓는데(刺此者), 경수에 놓으라고 한다(取之經隧). 여기서 경수(經隧)는 림프(形:肉)를 말한다. 지금 림프로 혈전이 들어가서 림프에 병이 났으니까, 당연히 림프를 치료해야 한다. 그런데 어떻게 해야 림프를 치료할 수 있을까? 먼저 혈전을 막아야 한다. 그렇게 하려면, 간질에 있는 과잉 산을 중화시켜줘야 한다. 이 과잉 산을 중화시키기 위해서는 알칼리 영양성분이 필요하다. 이때 필요한 알칼리(血) 영양성분은 영기(營)에 의지(取)할 수밖에 없다(取血於營). 그다음으로는 림프에 들어간 혈전을 분해해야 한다. 이 대분자의 혈전을 분해하는 방법은 대식세포나 단핵구를 동원해서 먹어치우게 해야 한다. 즉, 이 혈전인 산(氣)을 제거하려면, 면역(衞)에 의지(取)할 수밖에 없다(取氣於衞). 즉, 영기(營)나면역(衛)은 모두 비장이 통제하는 문제이기 때문에, 림프(形)를 이용(用)한 것이다 (用形哉). 이들 문제의 원인(因)은 사시(四時), 다소(多少), 고하(高下)에 있다(因四時 多少高下). 이것은 무슨 말일까? 그래서 이들 원인 제거를 위해서 혈액(血)의 다소 (多少) 즉, 혈다(血多), 혈소(血少)는 영양성분(營)에 의지(取)하고, 기고(氣高), 기하 (氣下)는 면역(衛氣)에 의지(取)하며, 여기서 경수(經隧)는 간질액을 받아서 림프액 으로 처리하기 때문에, 간질액의 산(酸) 정도에 아주 민감하게 반응한다. 그런데 이 간질액의 산성도는 사계절(四時)의 일조량에 따라서 변한다. 그래서 림프인 경 수는 사계절(四時)에 의지(取)한다. 이 구문을 풀려면 형(形)이 림프라는 사실을 알 아야 하고, 사시, 다소, 고하(四時多少高下)의 대응(應) 관계를 알아야 한다. 해석하 기가 쉽지만은 않은 구문이다.

帝曰, 血氣以幷, 病形以成. 陰陽相傾, 補寫奈何. 岐伯曰, 寫實者, 氣盛乃内鍼. 鍼與氣 俱内, 以開其門, 如利其戶. 鍼與氣俱出, 精氣不傷, 邪氣乃下, 外門不閉, 以出其疾. 搖 大其道, 如利其路. 是謂大寫. 必切而出, 大氣乃屈.

황제가 말한다(帝曰). 혈기가 병합해서(血氣以幷), 림프에 병이 생기면(病形以成), 음양이 서로 균형이 깨진 것인데(陰陽相傾), 보사법은 어떻게 쓰나요(補寫奈何)? 기백 이 말한다(岐伯曰). 실을 사하는 것은(寫實者), 기가 성한 곳에 침을 놓으며(氣盛乃内 鍼), 기와 더불어 침이 모두 안에 있음으로써(鍼與氣俱内), 그 집에 이익을 가져다주 는 것처럼(如利其戶), 그 문을 열어준다(以開其門). 기와 더불어 침이 모두 빠져나오 면(鍼與氣俱出), 정기는 상하지 않고(精氣不傷), 사기는 저하된다(邪氣乃下). 외문이 막히지 않음으로써(外門不閉), 그 질병을 축출하고(以出其疾), 그 도로를 잘 이용하게 해서(如利其路), 그 길을 크게 만들어 준다(搖大其道). 이것을 대사라고 말한다(是謂大 寫). 반드시 절진으로 축출하면(必切而出), 대기는 굴복하기에 이른다(大氣乃屈).

혈전이나 어혈이 생겨서(血氣以幷), 림프에 병이 생겼을 때는(病形以成), 음양이 서로(相) 균형이 깨져(傾) 있는 상태인데(陰陽相傾) 즉, 체액에 산과 알칼리의 균형이 깨져있는 상태인데, 보사를 어떻게 하냐고 묻고 있다. 그러면 당연히 과잉 산을 중화하면 되는데, 이 과잉 산(實)을 중화(寫)하려면(寫實者), 내침해서 그 효과가 과잉 산(氣)이 많이(盛) 존재하는 곳에 이르게(乃) 하면 된다(氣盛乃内鍼). 이 행위는 즉, 산(氣)과 더불어 침(鍼)이 모두 그 안(内)에 있게 하는 것은(鍼與氣俱内), 그 집(戶)에 이익(利)을 갖다 주는 것처럼(如利其戶), 그 집의 문(門)을 열어(開) 주는 것이다(以開其門). 즉, 사기를 빼내기 위해서 침으로 사기를 빼낼 문을 만들고 있다. 침(鍼)과 더불어(與) 산(氣)이 모두 나오게 되면(鍼與氣俱出), 드디어 산(氣)은 제거되고, 알칼리인 정기는 상하지 않고(精氣不傷), 사기는 저하(下)되기에 이른다(邪氣乃下). 바깥문을 닫지 않음으로 인해서(外門不閉), 그 질환(疾)이 밖으로 나오게(出) 하는 것이다(以出其疾). 즉, 놓았던 침을 빼면, 사기도 같이 중화되며, 그러면 알칼리(精氣)는 보존되고, 침 자리 구멍은 다시 이용된다는 것이다. 그 길(路)을 잘 이용(利)할 수 있도록(如利其路), 그 길(道)을 크게(大) 만들어(搖) 주는 것이다(搖大其道). 이 침 자리 구멍은 뜸 같은 다른 이용 자리가 되면서, 병이 낫는데 많은 도움이 된다는 뜻이다. 이것을 대사(大寫)라고 한다(是謂大寫). 즉, 과잉 산(大氣)을 크게(大) 중화(寫)했다는 뜻이다. 반드시 절진(切)해서 사기를 끌어(出) 내면(必切而出), 대기(大氣) 즉, 과잉 산(大氣)은 굴복(屈)하기에 이른다(大氣乃屈). 즉, 이때 과잉 산은 중화된다. 황제는 보법과 사법을 물어봤는데, 기백은 사법만 말하고 있다. 그래서 다음 문장에서 황제가 보법을 다시 묻고 있다.

帝曰, 補虛奈何. 岐伯曰, 持鍼勿置, 以定其意, 候呼内鍼, 氣出鍼入, 鍼空四塞, 精無從去, 方實而疾出鍼. 氣入鍼出, 熱不得還, 閉塞其門. 邪氣布散, 精氣乃得存, 動氣候時, 近氣不失, 遠氣乃來. 是謂追之.

황제가 말한다(帝曰). 보허는 어떻게 하나요(補虛奈何)? 기백이 말한다(岐伯曰). 지침 물치해서(持鍼勿置), 그 마음을 안정시킨다(以定其意). 숨을 내쉴 때 침을 꽂기 시작해서(候呼内鍼), 기가 나오면 침을 놓는다(氣出鍼入). 침 구멍 사방을 막아서(鍼空四塞), 정기가 빠져나오지 않게 한다(精無從去). 처방이 유효하게 되면, 침을 재빠르게 빼낸다(方實

而疾出鍼). 기가 들어갈 때 침을 빼고(氣入鍼出), 열이 순환하지 못하면(熱不得還), 그 문을 닫는다(閉塞其門). 사기는 포산하고(邪氣布散), 정기는 보존되기에 이른다(精氣乃得存). 과잉 산이 요동칠 때(動氣候時), 가까운 곳에 기는 잃지 않게 하고(近氣不失), 먼 곳에 있는 기는 오게 한다(近氣不失). 이것을 추한다고 한다(是謂追之).

이번에는 알칼리가 부족(虛)할 때 보충(補)하는 방법을 묻고 있다. 일단 침을 놓는데, 침을 잡고서(持) 곧바로 침을 놓지(置) 말고(持鍼勿置), 먼저 환자(其)의 마음(意)을 안정(定)시켜야 된다(以定其意). 일단 침을 놓는다고 하면, 겁을 먹는 것은 예나 지금이나 똑같은 심정인 모양이다. 침은 철저히 알칼리를 이용하는 치료법이다. 그래서 만일에 침에 놀라서 겁을 먹으면, 마음이 불안해지면서, 자동으로 산성인 호르몬의 분비가 과하게 일어나게 되고, 이어서 몸은 산성으로 변한다. 이렇게 되면, 침을 놓을 수가 없게 된다. 그래서 침을 놓기 전에 미리 환자의 마음을 안정시키라(以定其意)고 한 것이다. 그리고 역시 침은 알칼리를 이용하기 때문에 호흡과 리듬을 맞춰야 한다. 그래서 숨을 내쉴 때 즉, 몸이 산성일 때 침을 놓기 시작해서(候呼内鍼), 기(氣)인 산(酸)이 다 빠져나가고(出) 숨을 들이쉴 때 즉, 몸이 알칼리인 산소를 마시면서 체액이 알칼리가 되었을 때 침 놓기를 완료한다(氣出鍼入). 침은 철로서 ROS를 이용하는 치료법이기 때문에, 산소가 필수 요소이다. 즉, 산소를 마시는 들숨 때 침을 놓는 이유이다. 침을 놓고서 침 구멍 사방을 막으라(鍼空四塞)는 말은 알칼리 혈액이나 알칼리 체액이 침 구멍으로 빠져나오지 않게 하라(精無從去)는 뜻이다. 침을 놓고서 침 처방(方)이 효과를 발휘(實)하면, 침을 빨리 빼낸다(方實而疾出鍼). 기(氣)가 들어갈 때 침을 빼내면(氣入鍼出), 열기가 순환하지 못하고(熱不得還), 그 문은 폐쇄되며(閉塞其門), 사기는 흩어지게 되고(邪氣布散), 알칼리인 정기는 그대로 보존된다(精氣乃得存). 기(氣:酸)가 들어갈 때 침을 빼낸다(氣入鍼出)는 말은 호흡에서 날숨이 될 때는 산이 체액으로 진입(入)하는 때이기 때문에, 이때 침을 빼라는 것인데, 침은 이미 인체 안에서 전자를 줘버린 상태이기 때문에, 전자를 받을 수가 있다. 그래서 산이 체액으로 진입(氣入)하는 순간에 침을 빼내면, 침이 그 산을 달고 밖으로 나오게 된다. 만일에 침으로 이 산을 밖으로 빼내지 않았다면, 이 산은 인체 안에서 알칼리로 중화되면서, 열을 만들었을 것이다. 그러나 침으로, 이 산을 밖으로 빼냈기 때문에, 열은 만들어지지 않았고, 이어서 열의 순환(還)도 없게(不得) 된다(熱不得還). 이렇게 하면, 열이 만들어지는 문을 차단(閉塞)하면서(閉塞其門), 사기도 자동으로 흩어지게(布散) 되는 것이다(邪氣布散). 결과는 당연히 알칼리인 정기(精氣)의 보존이다(精氣乃得存). 즉, 산을 침을 이용해서 밖으로 빼내 없애버렸으니, 알칼리인 정기가 보존되는 것은 당연한 일이다. 기후(候)나 사계절(時)이 기(氣)를 요동(動)치게 만들 때(動氣候時) 즉, 산이 과잉으로 변할 때, 침으로 가까운 곳의 정기는 잃지 않게 하고(近氣不失), 먼 곳의 정기를 끌어오는(來) 것을(遠氣乃來), 추(追)한다고 말한다(是謂追之). 여기서 추(追)는 보충(補)한다는 뜻이다. 즉, 보법을 말하고 있다. 가까운 곳의 정기는 어떻게 안 잃을까? 또, 먼 곳의 정기는 어떻게 끌어오는 것일까? 가까운 곳이란 침을 놓는 자리를 말하는데, 바로 앞에서 보았듯이, 기가 들어왔을 때 침을 뽑으면(氣入鍼出), 그 주위에 있는 산을 침이 달고 나오면서, 그 주위(近)의 알칼리인 정기가 보존되는 것이다(近氣不失). 또, 침은 면역을 자극해서 면역 세포를 불러들여서 과잉 산을 중화하기 때문에, 먼 곳에 있는 정기를 불러오는 셈이 된다(遠氣乃來). 이렇게 해서 보법(追)은 완성된다(是謂追之).

제7장

帝曰, 夫子言虛實者有十, 生於五藏, 五藏五脈耳. 夫十二經脈, 皆生其病, 今夫子獨言五藏. 夫十二經脈者, 皆絡三百六十五節. 節有病, 必被經脈. 經脈之病, 皆有虛實. 何以合之. 岐伯曰, 五藏者, 故得六府, 與爲表裏. 經絡支節, 各生虛實. 其病所居, 隨而調之. 病在脈, 調之血. 病在血, 調之絡. 病在氣, 調之衛. 病在肉, 調之分肉. 病在筋, 調之筋. 病在骨, 調之骨. 燔鍼劫刺其下, 及與急者. 病在骨, 焠鍼藥熨, 病不知所痛, 兩蹻爲上. 身形有痛, 九候莫病, 則繆刺之, 痛在於左. 而右脈病者, 巨刺之. 必謹察其九候, 鍼道備矣.

황제가 말한다(帝曰). 선생님께서는 허실은 10가지가 있고(夫子言虛實者有十), 오장에서 생기며(生於五藏), 오장에는 오맥만 있을 뿐이라고 말씀하셨습니다(五藏五脈耳). 무릇 12경맥 모두에서(夫十二經脈), 병이 생기는데(皆生其病), 선생님께서 오장만 말씀하셨습니다(今夫子獨言五藏). 무릇 12경맥은(夫十二經脈者), 모두 낙하여 365절을 가지고 있다(皆絡三百六十五節). 절은 병을 가지고 있다(節有病). 반드시 경맥에 영향을 미치게 된다(必被經脈). 경맥의 병에(經脈之病), 모두 허실이 있다(皆有虛實). 어떻게 조합이 되나요(何以合之)? 기백이 말한다(岐伯曰). 오장은(五藏者), 더불어 표리 관계가 있으므로(與爲表裏), 육부는 얻는 이유가 된다(故得六府). 경락 지절(經絡支節), 각각은 허실을 만든다(各生虛實). 그 병도 거기에 거주한다(其病所居). 그에 따라서 조절한다(隨而調之). 병이 맥에 존재하면(病在脈), 혈을 조절하고(調之血), 병이 혈에 존재하면(病在血), 락을 조절하고(調之絡), 병이 기에 존재하면(病在氣), 위를 조절한다(調之衛). 병이 육에 존재하면(病在肉), 분육을 조절하고(調之分肉), 병이 근에 존재하면(病在筋), 근을 조절한다(調之筋). 병이 골에 존재하면(病在骨), 골을 조절한다(調之骨). 이와 더불어 당기는 증상이 있으면(及與急者), 그 아래 번침과 겁자한다(燔鍼劫刺其下). 병이 골에 있으면(病在骨), 쉬침하고 약물 찜질을 한다(焠鍼藥熨). 병이 있는데 통증 부위를 모르면(病不知所痛), 양교를 최상으로 쓰며(兩蹻爲上), 신체에 통증이 있지만(身形有痛), 구후에는 병이 없다면(九候莫病), 무자법을 쓴다(則繆刺之). 통증은 좌측에 있는데(痛在於左), 우측 맥에서 병증이 나타나면(而右脈病者), 거자한다(巨刺之). 반드시 그 9후를 잘 살피고(必謹察其九候), 침도를 구비해야 한다(鍼道備矣).

오장은(五藏者), 육부와 더불어 표리관계를 만들기 때문에(與爲表裏), 육부를 얻을 수가 있다(故得六府). 즉, 오장은 육부와 표리관계로써 연결된다는 뜻이다. 각각 경락에는 지절이 있다(經絡支節). 당연히 각각 경락들은 자기보다 작은 분지(支) 체액관들과 이 체액관들이 보유한 분절(節)을 보유하고 있다. 이들 각각에서는 허실이 만들어진다(各生虛實). 즉, 이들에 산 과잉(實)과 알칼리 고갈(虛) 상태가 존재한다. 병이 있는 장소(其病所居)에 따라서, 이 허실을 조절해주면 된다(隨而調之). 너무나 당연한 이야기이다. 병이 혈관에 있으면(病在脈) 이것은 당연히 혈관 안에 들어있는 혈액의 문제이기 때문에, 혈액의 산과 알칼리 균형을 조절해주면 된다(調之血). 병이 혈액에 있으면(病在血), 낙을 조절해 준다(調之絡). 병이 혈액에 있다는 말은 혈액의 순환에 문제가 있다는 뜻이다. 혈액 순환의 문제는 동맥 모세혈관들(絡)과 정맥 모세혈관들(絡) 그리고 모세 림프관들(絡)의 문제들이다. 그래서 이 낙(絡)들을 조절해주면 된다(調之絡)는 것이다. 병이 기에 존재하면(病在氣) 면역을 조절해준다(調之衛). 여기서 기(氣)는 과잉 산을 말한다. 여기서 말하는 과잉 산은 큰 분자 형태들이다. 이들은 당연히 림프로 흘러들게 된다. 이때는 당연히 면역(衛氣)을 통해서 식세포(食細胞:phagocyte)를 부르고, 이 식세포가 대분자(大分子) 형태의 과잉 산을 먹어치우게 하면 된다(調之衛). 병이 림프(肉)에 있으면(病在肉), 림프에 산성 체액을 보내는 간질(分肉)을 조절해주면 된다(調之分肉). 병이 근에 있으면(病在筋) 근을 조절하면 된다(調之筋). 즉, 근(筋)을 책임지는 기관은 간이기 때문에, 이는 간경을 조절하라는 뜻이다. 뼈의 골수에 병이 있으면(病在骨), 골수를 조절해주면 된다(調之骨). 즉, 이때는 골수액인 뇌척수액의 산도를 조절해주면 된다. 이번에는 뼈에 문제가 있으면서 당기기까지 한다면(及與急者), 당기는 곳 아래에 번침(燔鍼)이나 겁자(劫刺)를 놓는다. 뼈의 질병은 뼈 자체에 문제가 있는 경우는 아주 드물다. 이는 대개 뼈 막 즉, 골막(periosteum:骨膜)의 근육 문제이거나 뼈 안의 림프인 골수 문제로 귀결된다. 여기서 뼈에 문제가 있으면서 동시에 당긴다면(及與急者), 이것은 골막에 붙어있는 근육의 수축 문제이다. 그런데 골막에는 림프가 있네 없네 아직도 말들이 많다. 림프절이 존재한다면, 림프절을 이용하면 된다. 그런데, 이 구문에서는 번침과 겁자를 이용한다(燔鍼劫刺其下). 즉, 골막에는 림프절이 없다는 것을 암시하고 있다. 번침과 겁자는 침을 불에 달구어서, 이 달궈진 침으로 병소에 직접 자침하는 방법을 말한다. 침인 철은 상온에 방치되면, 대기 중에 있는 전자를 흡수하면서 산성인 환원철(Fe^{2+})이 된다. 이 환원철을 몸에 자침하면, ROS가 만들어진다. 이 ROS가 면역을 자극해서 병을 낫게 하는 것이 일반적인 침술법이다. 물론 예외는 많다. 그런데 침을 불에 달구면, 전자가 산화되면서 침은 알칼리 산화철(Fe^{3+})이 된다. 그래서 림프를 이용하지 못하는 근막의 당김 문제는 과잉 산을 직접 중화하는 방법을 택하기 위해서, 침을 알칼리화시켜서 자침하는 것이다. 만일에 근막에 산성인 환원철(Fe^{2+})을 놓는다면, 어떤 일이 일어날까? 이 환원철 침은 콜라겐으로 구성된 골막에 무시무시한 위력을 가진 ROS를 만들어 낼 것이고, 이 ROS는 MMP(Matrix metalloprotease:MMP)을 자극해서 골막의 콜라겐을 분해하면서, 뼈에 염증을 만들어내고, 아예 뼈를 망쳐버릴 것이다. 이것이 침술의 부작용이다. 일반적으로 뼈에 병이 있으면(病在骨), 불에 달군 쉬침(焠鍼)을 놓거나 약물 찜질을 한다(焠鍼藥熨). 약물은 대개가 알칼로이드 성분이기 때문에 알칼리이다. 이 알칼리 성분은 지용성인 경우가 많다. 그래서 찜질을 해주면 약물에 있는 알칼로이드가 병소로 들어가서 과잉 산을 중화해주거나 뼈로 흘러드는 간질액의 과잉 산을 중화해서 뼈 문제를 도와준다. 병이 있어서 분명히 통증이 있긴 있는데, 병소가 어디인지 모르면(病不知所痛), 음교맥과 양교맥을 다스리는 것이 최상이라고 한다(兩蹻爲上). 통증은 무조건 신경 문제이고, 신경은 간질(陽)에서 전자를 받으므로, 통증은 무조건 양(陽)의 문제이다. 음교맥은 말은 음(陰)인데, 실제는 창양지맥(昌陽之脈)으로써 양경(陽經)을 도와준다. 결국에 두 맥을 다스리면 통증 부위를 정확히 몰라도 통증을 잡을 수가 있다. 인체 여기저기에 통증이 있는데(身形有痛), 구후에 병이 없다면(九候莫病), 무자법을 사용하라고 한다(則繆刺之). 구후는 인체 안팎으로 과잉 산을 조절해서 인체의 pH를 조절하는 기능을 한다. 그래서 이 구후에 문제가 없다면, 기 순환은 문제가 없다는 암시를 주고 있다. 인체는 대칭성을 가지고 있으므로, 신경도 대칭성을 가지고 있다. 그래서, 아프지 않은 쪽의 면역을 자극하면, 아픈 쪽으로 면역이 흘러가서 병을 낫게 한다. 그런데 9후 문제는 체액 문제를 말한다. 그래서 체액을 조절하는 무자법을 쓰라는 것이다(則繆刺之). 이것은 침술이라는 측면에서 보면, 특이할 것도 없다. 이유는 대개의 침술은 건강한 부위에서 면역이나 체액을 자극해서 아픈 부위로 면역이나 체액이 가게 만드는 것이다. 그래서 대개의 침술을 보면, 병소와 멀리 떨어진 곳에 침을 놓는다. 대신 경맥이라는 규칙을 지켜야 한다. 즉, 면역이 흘러가는 길목에 침을 놔야 하기 때문이다. 통증이 왼쪽에 있는데(痛在於左), 병은 오른쪽 맥에 있다면(而右脈病者), 거자법(巨刺法)을 쓰라고 한다(巨刺之). 거자법은 아픈 부위가 아니라 건강한 부위를 골라서 침을 놓으라는 것이다. 이것도 그냥 일반적인 침술에 불과하다. 무자법과 거자법의 차이는 자침하는 부위가 각각 낙맥(絡)과 경맥(經)의 차이일 뿐이다. 단, 한 가지 반드시 유의해야 할 부분이 있다. 즉, 몸에 기 순환이 제대로 되어야 대칭성을 이용할 수 있다는 것이다. 그래서 인체 안팎의 기 순환을 책임지고 있는 구후를 반드시 살펴야 한다(必謹察其九候). 침술은 실수하면, 재앙에 가까운 사건이 일어날 수가 있으므로, 무자법이나 거자법을 사용할 때는 항상 침도(鍼道)를 구비(備)해야 한다(鍼道備矣). 즉, 온몸의 경락이 그려진 도표를 보고, 다시 한번 경락의 길을 확인하라는 것이다. 침술에서 경락은 침이 자극한 면역이 흘러가는 길이기 때문이다. 경락의 길을 잘못 선택하면, 침이 자극한 면역은 엉뚱한 곳으로 흘러가서 면역 부작용을 일으키기 때문이다. 면역은 과해도 문제가 되고, 적어도 문제가 되기 때문이다. 구후를 잘 살피라는 이유는 구후가 문제가 있는데 확인을 잘못하면, 인체의 대칭성을 이용할 수가 없게 되고, 병을 하나 더 만들어주는 일이 일어나기 때문이다.

제63편. 무자론(繆刺論)

제1장

黃帝問曰, 余聞繆刺, 未得其意. 何謂繆刺. 岐伯對曰, 夫邪之客於形也. 必先舍於皮毛. 留而不去, 入舍於孫脈. 留而不去. 入舍於絡脈, 留而不去. 入舍於經脈, 內連五藏, 散於腸胃. 陰陽俱感, 五藏乃傷. 此邪之從皮毛而入, 極於五藏之次也. 如此則治其經焉.

황제가 묻는다(黃帝問曰). 무자를 들었는데(余聞繆刺), 아직 그 의도를 파악하지 못하고 있습니다(未得其意). 무자란 무엇인가요(何謂繆刺)? 기백이 대답한다(岐伯對曰). 무릇 사기가 인체에 객으로 들어온 것이다(夫邪之客於形也). 반드시 먼저 피모에 거주한다(必先舍於皮毛). 여기서 머물다가 없어지지 않으면(留而不去), 손맥으로 들어와 거주한다(入舍於孫脈). 여기서 머물다가 없어지지 않으면(留而不去), 락맥으로 들어와 거주한다(入舍於絡脈). 여기서 머물다가 없어지지 않으면(留而不去), 경맥에 거주한다(入舍於經脈). 안쪽에서 오장으로 연결되고(內連五藏), 장위까지 분산된다(散於腸胃). 음양 모두 감응하면(陰陽俱感), 오장은 상하게 된다(五藏乃傷). 이 사기는 피모를 따라서 안으로 들어간다(此邪之從皮毛而入). 그다음에 마지막으로 오장에 다다른다(極於五藏之次也). 이와 같은 때는 그 경을 치료한다(如此則治其經焉).

사기가 인체(形)에 병인(客)으로서 침투하면(夫邪之客於形也), 당연히(必) 먼저(先) 피부 간질에 머무른다(必先舍於皮毛). 그 이유는 이 피부 간질이 체액이 교환되는 곳이기 때문이다. 즉, 간질에서 영양 성분이 교환되고 노폐물이 제거되기 때문에, 모든 병은 피모(皮毛)와 접한 간질(外:陽)에서 시작된다. 여기에 알칼리 동맥혈이 공급되기 때문에, 대부분의 사기인 과잉 산은 여기서 제거된다. 그런데 여기서 제거가 안 된 사기인 과잉 산은(留而不去), 체액의 흐름도 때문에 흘러 흘러 미세 체액관인 손맥(孫脈)으로 침투한다(入舍於孫脈). 또, 여기서 제거가 안 된 사기인 과잉 산은(留而不去), 이제 더 큰 체액관인 낙맥(絡)으로 침투한다(入舍於絡脈). 여기서도 제거가 안 되면, 사기인 과잉 산은(留而不去), 드디어 제일 큰 체액관인 경맥 (經脈)으로 침입하게 되고(入舍於經脈), 당연히 안쪽으로 흘러들어서 바로 오장으로 연결된다(內連五藏). 그러면, 과잉 산인 사기는 오장과 음양 관계를 이루고 있는 장위까지 퍼지게(散) 된다(散於腸胃). 이렇게 음인 오장과 양인 장위까지 모두 사기 인 과잉 산이 퍼져서 감응되면(陰陽俱感), 과잉 산은 온몸에 가득 차게 되고, 과잉 산을 중화하는 임무를 맡고 있는 오장은 당연히 과부하에 걸리고 상하게 된다(五 藏乃傷). 즉, 오장에 도착한 이 사기는 처음에 피모에서 시작해서 체액을 따라서 체액관으로 흘러들어서(此邪之從皮毛而入), 마지막(極)으로 오장에 차례(次)대로 침 투한 것이다(極於五藏之次也). 이 상태가 되면(如此), 치료는 해당 경(經)을 잡아서 치료한다(如此則治其經焉). 해당 경(經)은 해당 장기를 면역을 통해서 치료해주는 장소이다. 그리고 필자는 이것을 독자적으로 새로 명명해서 경락면역학(經絡免疫 學:Meridian Immunology)이라고 부른다. 이 개념의 개요는 23편 선명오기편(宣 明五氣篇)을 참고하면 된다. 핵심 원리는 해당 경락에서 활동하는 면역이 해당 장 부에서 활동하는 면역과 똑같다는 것이다. 이것은 오장에서 활동하는 주요 면역이 오장마다 다르다는 데서 기인한다. 그래서 오장마다 배정된 경락이 다를 수밖에 없는 것이다. 그리고 이렇게 되는 이유는 오장마다 처리하는 산성 물질의 종류가 각기 다르다는 데 있다. 즉, 오장은 각기 자기가 맡은 체액이 다르다는 것이다. 그 래서 각각 오장이 담당하는 체액이 무엇인지 아는 것은 동양의학의 핵심 중에서 핵심을 이룬다. 그래서 해당 경락에서 치료해주면, 해당 장기는 그만큼 부담을 덜 게 된다. 즉, 이 문장(如此則治其經焉)의 의미는 동양의학의 핵심 중에서 핵심을 말 하고 있다. 경락 이론은 과학 중에 최첨단 과학이다.

今邪客於皮毛, 入舍於孫絡. 留而不去, 閉塞不通, 不得入於經. 流溢於大絡. 而生奇病也. 夫邪客大絡者, 左注右, 右注左, 上下左右, 與經相干. 而布於四末. 其氣無常處. 不入於 經兪, 命曰繆刺.

　사기가 피모에 객으로 들어가게 놔두면(今邪客於皮毛), 사기는 손락에 들어가서 거주한다(入舍於孫絡). 여기서 제거가 안 되면(留而不去), 폐색 불통이 되어서(閉塞不通), 경에 들어가지 못하면(不得入於經), 대락에서 넘쳐흐른다(流溢於大絡). 그러면 기병이 생긴다(而生奇病也). 무릇 사기가 대락에서 객이 되면(夫邪客大絡者), 좌에서 우로 주입이 되고(左注右), 우에서 좌로 주입이 되고(右注左), 상하좌우로 주입이 된다(上下左右). 더불어 경도 서로 간섭하면(與經相干), 이렇게 되면 사지까지 퍼진다(而布於四末). 경수에도 들어가지 못하고(不入於經兪), 그 기는 상주할 장소가 없어져서(其氣無常處), 경수에 진입하지 못한 것이다(不入於經兪). 이것을 무자라고 한다(命曰繆刺).

　사기가 처음에 피모와 접한 간질에 병인으로서 침입하면(今邪客於皮毛), 사기는 체액의 흐름도를 따라서 모세 체액관인 손락으로 흘러들게 되고(入舍於孫絡), 만일에 여기서도 사기가 제거가 안 되고(留而不去), 설상가상으로 이 체액관을 막아서 불통시켜버리면(閉塞不通), 이 사기는 면역이 상주하고 있는 경(經)으로 진입하지 못하게 된다(不得入於經). 그러면 사기는 경(經)보다 한 단계 작은 대락에서 넘쳐흐르게 된다(流溢於大絡). 그러면 당연한 순리로 사기인 과잉 산은 경(經)에 상주하는 면역이 아닌 다른 알칼리 물질로 중화되면서, 여러 기괴(奇)한 병(病)을 만들어낸다. 즉, 기병(奇病)이 발생하는 것이다(而生奇病也). 정상적인 병은 경(經)에 상주하는 정상적인 면역으로 인해서 생기는 병이다. 그러나 대락(大絡)에는 정상적인 면역이 상주하고 있지 않다. 그래서 기병이 생기는 것이다. 즉, 여기서 기병(奇病)은 12정경의 밖에서 생긴 병이다. 대락에 사기인 과잉 산이 병인으로서 침입하게 되면(夫邪客大絡者), 결국에 이 과잉 산은 체액을 따라서 온몸으로 떠돌아다니게 되고(左注右, 右注左, 上下左右), 경(經)뿐만 아니라 대락끼리도 서로(相) 간섭(干)하게 만든다(與經相干). 그러면 이 과잉 산인 사기는 체액의 흐름을 따라서, 결국에 사지 말단까지 퍼지게 된다(而布於四末). 그러면 이제 사기인 과잉 산은 더는 상주할 곳이 없어졌다(其氣無常處). 이때 사기인 과잉 산이 면역이 상주하는 경(經)과 오수혈이 아닌 경(經)과 인접한 수혈(兪)까지 진입(入)하지 않았다면(不入於經兪), 이때 무자법을 쓰면 된다(命曰繆刺). 무자법은 건강한 낙(絡)에서 체액을 활성화해서, 이 활성화된 체액을 경락을 따라서 병소로 보내서, 병소에 존재하는 사기인 과잉 산을 제거해주는 것이다. 이것이 무자법의 핵심이다. 그런데 무자법은 법칙이 아니라 침술은 원래 이렇게 해야만 하는 것이다. 즉, 무자법은 대개 수혈을 중심으로 이루어진다. 그런데, 여기서는 경과 경에 붙은 수혈에는 사기가 침입하지 않았으므로, 이때는 오수혈이 무자법을 이용할 때 핵심이 된다. 그리고 거자법을 주로 경(經)을 중심으로 이루어진다. 그리고 여기서 말하는 수혈(兪)은 주로 오장의 체액을 통제하는 오수혈과 다른 모든 수혈을 말한다. 그리고 수혈(兪)은 체액의 소통이 목적이므로, 면역을 활성화시키는 경(經)과는 다르다는 사실을 알아야만 한다. 그리고 여기서 낙(絡)의 개념은 오수혈을 포함해서 모든 수혈을 의미한다.

帝曰, 願聞繆刺, 以左取右, 以右取左, 奈何. 其與巨刺, 何以別之. 岐伯曰, 邪客於經, 左盛則右病, 右盛則左病. 亦有移易者, 左痛未已, 而右脈先病. 如此者, 必巨刺之. 必中其經, 非絡脈也. 故絡病者, 其痛與經脈繆處. 故命曰繆刺.

황제가 말한다(帝曰). 좌로서 우를 취하고 우로써 좌를 취하는 무자를 들었는데(願聞繆刺, 以左取右, 以右取左), 무엇입니까(奈何)? 거자와 더불어 어떻게 구별하나요(其與巨刺, 何以別之)? 기백이 대답한다(岐伯曰). 사기가 경에 객으로 들어와서(邪客於經), 좌가 성하면 우가 병이 들고(左盛則右病), 우가 성하면 좌가 병이 든다(右盛則左病). 역시 쉽게 이전이 가능해서(亦有移易者), 좌측 통증이 낫지 않으면(左痛未已), 우측 맥에 먼저 병이 든다(而右脈先病). 이와 같은 경우에는(如此者), 반드시 거자법을 이용한다(必巨刺之). 반드시, 그 경을 쓰고(必中其經), 락맥은 쓰지 않는다(非絡脈也). 그래서 낙맥병은(故絡病者), 경맥과 더불어 그 통증이 장소로 얽혀있기 때문이다(其痛與經脈繆處). 그래서 무자라고 부른다(故命曰繆刺).

무자법(繆刺法)과 거자법(巨刺法)은 침술의 원리라는 측면에서 보면 특별할 것도 없다. 침이란 아픈 곳에도 직접 자침하지만, 대부분은 아픈 곳과 떨어져 있는 건강한 곳에 자침한다. 그래야 건강한 면역과 알칼리 체액을 불러올 수 있기 때문이다. 아픈 곳은, 이미 면역이 상당히 망가진 상태이기 때문에, 건강한 곳에서 면역을 자극해서, 이 면역이 아픈 곳으로 흘러가게 하는 것은 누가 봐도 상식이다. 즉, 대부분은 거자법(巨刺法)을 쓴다고 봐야 한다. 무자법(繆刺法)은 연결 고리(繆)를 이용하는 것이다. 이 연결 고리를 이용하는 것이 경락의 원리이다. 즉, 무자법도 특별할 것이 없다는 뜻이다. 둘 다 원리는 같지만, 경(經) 문제냐 낙(絡) 문제냐 차이일 뿐이다. 무자법(繆刺法)에서 연결 고리(繆)란 낙(絡)을 통한 다른 오장의 체액과의 연결 고리이다. 즉, 대개는 오장의 체액을 순환시키는 오수혈의 문제를 말한다. 예를 들면, 간의 오수혈은 간을 포함해서 다른 오장의 체액과 소통하는 장소이다.

일단 사기가 경에 침입했는데(邪客於經), 이 경이 우측 경이어서 우측 경에 과잉 산이 존재하면, 이 과잉 산은 체액을 따라서 좌측 경으로 흘러가서 병을 일으킨다(左盛則右病). 반대면 반대다(右盛則左病). 경끼리는 서로 체액의 이전(移)이 쉽게(易) 이루어지기 때문에(亦有移易者), 좌측 경에서 통증이 낫지 않으면(左痛未已), 경끼리 체액이 이전되면서, 우측 경맥에 먼저 병이 일어난다(而右脈先病). 경락은 대칭이라는 사실을 상기해보자. 병이란 사기인 병인과 면역이 서로 싸우면서 일어나는 현상이다. 이렇게 경(經)에서 이런 현상이 일어나면(如此者), 반드시 거자법을 써야 한다(必巨刺之). 거자법과 무자법은 경과 낙의 차이임을 상기해보자. 즉, 거자법으로 자침을 할 때는, 반드시(必) 해당(其) 경(經)을 목표(中)로 해야지(必中其經), 무자법을 쓸 때 이용하는 낙맥(絡脈)에 자침하면 안(非) 된다(非絡脈也). 그래서 낙맥에 병이 있으면(故絡病者), 이때 생기는 통증은 경맥과 더불어 있는 장소로 서로 얽혀 있으므로(其痛與經脈繆處), 낙맥에 자침해야 한다. 그래서 무자라고 부른다(故命曰繆刺). 이 무(繆)는 '서로 얽혀있다, 연결되어있다'라는 뜻이다. 낙맥의 병(絡病)이란 해당 장기에서 병이 전이되어서, 다른 장기로 옮겨간 병을 말한다. 예를 들면, 간에서 병이 처음으로 발생했는데, 이들이 전이되어서 신장으로 갔다면, 이때 신장에서 생기는 병이 낙병(絡病)이 된다. 즉, 체액으로 연결(絡)되어서 일어난 병이 낙병(絡)이다. 그리고 이 체액의 연결 고리는 대개 오수혈이 된다. 그래서 낙병은 대개 오수혈이 치료의 표적이 된다. 그러면, 이 병은 신장에서 치료하는 것이 아니라, 처음 원인을 제공한 간에서 한다. 즉, 간의 오수혈 중에서 신장과 연결(絡)된 합혈(合穴)에 자침하는 것이다. 즉, 원인을 치료하는 것이 무자법(繆刺法)이다. 그래서 무자법은 치료 범위가 아주 넓다. 그런데 거자법(巨刺法)은 자기 경맥(經脈)에 한정된다. 즉, 신장에 병이 났다면, 신장경의 대칭을 보고, 면역이 건강하고 아프지 않은 경(經)에 자침해서 아픈 경(經)으로 건강한 면역이 가게 하는 것이다. 이 거자법도 결국은 원인 치료가 된다. 왜냐면, 처음에 사기가 만들어진 대칭점에서 반대편 대칭점으로 사기가 이전되어서, 여기서 병을 일으키기 때문이다. 즉, 원인이 된 대칭점은 사기를 반대편으로 보내버렸으므로, 건강을 유지할 수가 있다. 다시 본문으로 가보자. 낙맥에 사기인 과잉 산이 존재하면, 특별한 경우를 제외하면, 체액의 흐름도 때문에, 이 사기는 자연스럽게 경맥으로 들어갈 수밖에 없다. 그래서 낙맥에 병이 생기면, 낙맥은 장소(處)로 경맥(經脈)과 얽히(繆)는 것이다(其痛與經脈繆處). 결국에 무자법의 치료 범위가 거자법의 치료 범위보다 넓다는 암시를 준다. 만일에, 이때 거자법을 써서 경(經)을 치료하면, 병의 원인은 낙맥에 있으므로, 병인은 계속해서 경으로 흘러들 것이고, 그러면 병이 낫는 시간이 지체될 것이다. 또, 동양의학은 대증 치료가 아니라 원인 치료라는 사실을 상기해보자. 그리고 이 부분(故絡病者, 其痛與經脈繆處. 故命曰繆刺)의 해석은 추가로 해줘야 한다. 엄청나게 중요한 개념이기 때문이다.

제2장

제1절

帝曰, 願聞繆刺奈何. 取之何如. 岐伯曰, 邪客於足少陰之絡, 令人卒心痛暴脹, 胸脇支滿. 無積者, 刺然骨之前, 出血. 如食頃而已. 不已, 左取右, 右取左. 病新發者, 取五日已.

황제가 말한다(帝曰). 무자에 대해서 들었는데(願聞繆刺奈何), 자침은 어떻게 하나요(取之何如)? 기백이 말한다(岐伯曰). 사기가 족소음 락에 들어오면(邪客於足少陰之絡), 인체는 갑자기, 심통이 나고 폭창하고(令人卒心痛暴脹), 흉협 지만한다(胸脇支滿). 축적이 없으면(無積者), 당연히 골 앞에 침을 놓고(刺然骨之前), 출혈시킨다(出血). 이렇게 하면 식경이면 낫는다(如食頃而已). 낫지 않으면(不已), 좌는 우를 자침하고(左取右), 우는 좌를 자침한다(右取左). 병이 새로 발병하면(病新發者), 5일 자침하면 낫는다(取五日已).

지금 병이 신장의 낙(絡)에 있다(邪客於足少陰之絡). 이 말뜻은 신장에서 병이 전이되어서 신장과 연결(絡)된 다른 장기에까지 병이 났다는 것을 암시하고 있다. 그러면 신장을 중심으로 체액의 흐름을 따라가다 보면, 병증과 해당 장기가 나타날 것이다. 그래서 신장은 우 심장으로 산성 정맥혈을 보내기 때문에, 신장에서 사기가 전이되면, 당연히 우 심장에서 갑자기 통증(卒心痛)이 올 것이다. 그리고 신장은 삼투압 기질인 염을 처리하기 때문에, 신장이 문제가 되면, 염이 수분을 끌어모으면서 체액이 정체되고, 이어서 복부가 갑자기 창만(暴脹)해질 것이다(令人卒心痛暴脹). 그리고 신장 자체도 부종으로 시달리기 때문에, 신장이 위치한 부근인 흉협 부분에 그득함(滿)이 나타날 것이다(胸脇支滿). 이때 염으로 인해서 복부에 체액이 심하게 적체(積)되지 않(無)았다면(無積者), 이때는 심장에서 발생한 통증을 잡기 위해서 신장경 중에서 우 심장을 통제할 수 있는 혈자리에 자침해주면 된다. 그러면 신장경에 자침했기 때문에, 신장 기능이 좋아지면서, 신장이 담당하는 염 처리가 수월해지고, 이어서 복부 창만은 해결될 것이다. 그리고 신장의 오수혈 중에서 심장에 해당하는 곳에 자침해주면 심장도 기능이 좋아지면서, 심통도 사라지고, 이어서 신장에 알칼리 동맥혈도 제대로 공급해줄 것이다. 신장은 엄청난 양의 알칼리 동맥혈을 소비한다는 사실을 상기해보자. 이제, 이 조건에 맞는 혈자리를 찾으면 된다. 그래서 연골 앞을 지정해준다(刺然骨之前). 그리고 여기서 산성 정맥혈의 출혈도 시켜주라고 한다(出血). 연골(然骨)은 안쪽 복사뼈 아래의 앞쪽에 튀어나온 뼈의 근처로, 내과(內踝) 앞쪽 아래의 주골(舟骨:navicular)을 말하는 것인데, 여기에 바로 신장의 오수혈인 연곡(然谷)이 자리하고 있다. 이 연곡은 형혈(滎穴)이며, 화(火)에 속한다. 물론 여기서 화는 심장을 의미한다. 즉, 신장의 오수혈 중에서 심장이 소통시키는 알칼리 동맥혈을 조절할 수 있는 지점이 연곡(然谷)인 것이다. 이렇게 해주면, 밥을 한 끼 먹을 시간인 식경이면, 곧바로 병은 낫는다(如食頃而已)고 한다. 그래도 완치가 안 되면(不已), 지금은 낙(絡)에 문제가 있으므로, 무자법(左取右, 右取左)을 쓰면 된다. 이때 발병한 병이 새로 발병한 병이면(病新發者), 5일간 자침하면 낫는다(取五日已). 5일은 백혈구의 수명이 2번 돌아가는 시간이다. 이제 이 문장(故絡病者, 其痛與經脈繆處. 故命曰繆刺)을 풀어보자. 지금 병이 신장의 낙(絡)에 있다(邪客於足少陰之絡). 이 말뜻은 신장에서 병이 전이되어서 신장과 연결(絡)된 다른 장기에까지 병이 났다는 것을 암시하고 있다. 즉, 이때 생기는 병이 바로 낙병(絡病)이다. 그래서 지금 상태에서 낙병(絡病)은 심통(心痛)이다. 나머지 병들은 신장과 직접 연관이 있으므로, 신장의 경병(經病)이 된다. 낙병(絡病)과 경병(經病)의 개념은 아주 중요하다. 그래서 낙병(絡病)을 치료하기 위해서는 낙혈(絡穴)을 찾아서 치료해야 한다. 그러면 이때 말하는 낙혈(絡穴)은 어디일까? 12정경에 정식으로 낙혈(絡穴)이라고 표현된 혈자리는 분명히 아니다. 이 낙혈(絡穴)의 개념을 속 시원하게 설명해주는 사람들이 드물다. 그 답이 이 문장(其痛與經脈繆處)에 있다. 이 문장을 직역하면, '그(其) 통증(痛)이 경맥(經脈)과 더불어(與) 장소(處)로 연결(繆)된다'이다. 먼저 '경맥(經脈)과 더불어(與) 장소(處)로 연결(繆)된다'는 말은 해당 장기의 경(經)과 장소로 연결되어있다는 뜻이다. 즉, 해당 장기의 경락 분포도 안에 있다는 것이다. 이제 전체를 해석해 보면, 낙병(絡病)에서 생기는 통증(其痛)이 해당 장기의 경락 분포도 안에 있다는 것이다. 즉, 낙병(絡病)을 치료하는 낙혈(絡穴)이 해당 장기의 경락 분포도 안에 있다는 것이다. 이제 낙혈(絡穴)이 조금씩 보이기 시작한다. 바로 이 문장에서 말하고 있는 연곡(然谷)이다. 결국에 여기서 말하는 낙혈(絡穴)은 오수혈(五腧穴)이다. 그래서 경(經脈)과 더불어 (與) 장소(處)로 연결(繆)된다(與經脈繆處)고 한 것이다. 즉, 이때 낙혈은 해당 장기의 경락 분포도 안에 있다는 뜻이다. 이 문장에서는 연곡(然谷)이다. 그래서 낙(絡)의 의미는 두 가지가 된다. 하나는 해당 장기에서 병이 전이되어서 다른 장기와 연결(絡)되었다는 뜻과 이때 병이 전이된 다른 장기의 치료를 위해서, 해당 장기의 경락 분포도 안에서 존재하는 오수혈 중에서 다른 장기와 연결(絡)된 곳이라는 것이 두 번째 의미이다. 이 문장에서는 신장(足少陰)과 연결(絡)되어서 심통(心痛)이 생겼다. 그래서 치료를 위해서, 이와 연결(絡)된 낙혈(絡穴)은 오수혈 중에서 심장과 연결(絡)된 연곡(然谷)이다. 그러면 낙병(絡病) 때 낙맥(絡脈)에 자침해야만 하는 무자법(繆刺法)은 더 구체적으로 정의를 해야 한다. 그러면 무자법(繆刺法)은 낙맥(絡脈)인 오수혈(五腧穴)에 자침하는 침법이 된다. 그리고 여기서 재미있는 현상을 발견할 수가 있다. 오수혈(五腧穴)은 오장과 연결(絡)된다. 그리고 무자법(繆刺法)에서 무(繆)도 연결(絡)이라는 뜻이다. 그러면 무자법(繆刺法)이라는 이름을 낙자법(絡刺法)으로 바꾸면 어떨까? 그리고 오수혈(五腧穴)의 이름도 오락혈(五絡穴)로 바꾸면 어떨까? 여기서 우리는 오수혈의 중요성과 의미와 기능을 다시 한번 생각해 봐야 한다. 정리하자면, 여기서 말하는 낙혈(絡穴)은 오수혈(五腧穴)이며, 무자법(繆刺法)은 오수혈에 자침하는 침법이며, 낙병(絡病)의 치료는 무자법으로 오수혈에서 한다. 이 문장에서 낙병(絡病)은 심통(心痛)이고, 그래서 치료를 위해서, 신장의 오수혈 중에서 심장과 연결(絡)된 화(火)인 연곡(然谷)을 선택했다. 신장에서 일어난 사기(邪)가 다른 장기로 전이되어서 낙병(絡病)인 심통(心痛)을 일으켰다고 할지라도 치료는 신장경 안에서 해결한다는 것이다. 즉, 신장이 다음과 같이 말한다. 내가 만든 문제는 내 안에서 해결한다. 경락 이론의 의미는 무궁무진한 것 같다.

제2절

邪客於手少陽之絡, 令人喉痺, 舌卷口乾, 心煩, 臂外廉痛, 手不及頭, 刺手中指次指爪甲上, 去端如韭葉, 各一痏, 壯者立已. 老者有頃已, 左取右, 右取左. 此新病, 數日已.

　사기가 수소양의 락에 들어왔다(邪客於手少陽之絡). 그러면 후비(令人喉痺), 설권, 구건(舌卷口乾), 심번(心煩), 팔 바깥쪽 모서리가 아파서(臂外廉痛), 팔을 들어 올리지 못한다(手不及頭). 침은 중지와 차지 손톱 위에 놓으며(刺手中指次指爪甲上), 침자리는 부추잎만큼 떨어진 곳에 있다(去端如韭葉). 각각 한 번씩 놓는다(各一痏). 젊은 사람은 바로 낫고(壯者立已), 나이가 든 사람도 약간 시간이 걸릴 뿐이다(老者有頃已). 좌에 병이 있으면 우를 취하고(左取右), 우에 병이 있으면 좌를 취한다(右取左). 이 병이 새로운 병이면(此新病), 수일이면 낫는다(數日已).

　수소양(手少陽)은 삼초(三焦)를 말하는데, 삼초는 오장육부를 안고 있는 거대한 부(府)로써 삼초가 문제가 되면, 오장육부 전체가 문제가 되면서, 인체 전체가 난리가 난다. 그러나 여기에서는 몇 가지 낙병(絡病)과 경병(經病)만 언급하고 있다. 여기서 후비(喉痺)는 폐와 연결(絡)된 낙병(絡病)이고, 설권(舌卷), 구건(口乾), 심번(心煩)은 심장과 연결(絡)된 낙병(絡病)이고, 팔 바깥쪽 모서리가 아파서(臂外廉痛), 팔을 들어 올리지 못하는 것(手不及頭)은 경병(經病)이다. 이제 폐와 심장을 도와주어야 한다. 그래서 치료를 위해서 이와 연결(絡)된 낙혈(絡穴)은 오수혈 중에서 폐와 연결(絡)된 관충(關衝)이다. 관충(關衝)은 수소양경의 정혈(井穴)이며 폐와 연결(絡)된 금(金)에 속한다. 즉, 관충(關衝)이 폐와 연결(絡)된 낙혈(絡穴)이다. 넷째 손가락 손톱의 척골(尺骨) 쪽 뒤 모서리로부터 뒤로 1푼 되는 곳이다(刺手中指次指爪甲上, 去端如韭葉). 그리고 여기서는 언급이 없지만, 후비를 제외한 나머지 문제들은 심장과 연계되어 있다. 그래서 심장과 연결(絡)된 낙혈(絡穴)인 지구(支溝)에도 자침해주면 좋다. 젊은 사람들은 면역이 강하기 때문에, 금방 효과를 볼 수 있으나(壯者立已), 면역이 약한 나이가 든 사람들은 약간의 시간이 더 필요하다(老者有

頃已). 여기서 경병(經病)은 당연히 경병 치료에 쓰는 거자법(巨刺法)을 쓴다. 즉, 경(經)의 좌우 대칭성을 이용한다(左取右, 右取左). 이 병이 새로 생긴 병이라면, 며칠간의 치료가 필요하다(此新病, 數日已).

제3절

邪客於足厥陰之絡, 令人卒疝暴痛. 刺足大指爪甲上, 與肉交者. 各一痏. 男子立已, 女子有頃已. 左取右, 右取左.

사기가 족궐음의 락에 있으면(邪客於足厥陰之絡), 인체는 갑자기 산증이 생기고 극심한 통증이 온다(令人卒疝暴痛). 침은 발톱 위의 근육이 만나는 곳에 놓는다(刺足大指爪甲上, 與肉交者). 각각 한 번씩 침을 놓는다(各一痏). 남자는 바로 낫고(男子立已), 여자는 약간 시간이 더 걸린다(女子有頃已). 좌에 병이 있으면 우를 취하고 우에 병이 있으면 좌를 취한다(左取右, 右取左).

족궐음(足厥陰)은 간(肝)이다. 간에서 문제가 생기면, 골반강에서 오는 산성 정맥혈은 모두 정체되어버린다. 그러면 당연히 산증(疝)은 따라오고, 통증도 극심하다(令人卒疝暴痛). 이뿐만 아니라 하체 전체의 산성 체액이 정체된다. 여기서 제시된 낙병(絡病)은 산(疝)이다. 그런데 이 산(疝)은 다른 오장육부와 연결(絡)된 것이 아니라, 간과 직접 연결되어있는 낙병(絡病)이다. 그래서 이와 연결(絡)된 낙혈(絡穴)은 오수혈 중에서 간과 연결(絡)된 대돈(大敦)이다. 대돈(大敦)은 간경(肝經)의 정혈(井穴)이며 간과 연결(絡)된 목(木)에 속한다. 엄지발가락 발톱의 가 쪽 뒤 모서리로부터 1푼 뒤에 있다. 그런데 남자는 바로 낫는데(男子立已), 여자는 좀 더 시간이 걸린다(女子有頃已). 왜 그럴까? 이는 남녀 인체 골반의 해부 생리 때문이다. 간이 문제가 되면, 여자는 혈관 덩어리인 자궁이 있으므로, 남자보다 더 많은 산성 정맥혈이 정체된다. 이것을 정상으로 되돌리기 위해서는 여자가 남자보다 당연히 시간이 더 걸린다(女子有頃已). 여기서 경병(經病)은 당연히 경병 치료에 쓰는 거자법(巨刺法)을 쓴다. 즉, 경(經)의 좌우 대칭성을 이용한다(左取右, 右取左).

제4절

邪客於足太陽之絡, 令人頭項肩痛. 刺足小指爪甲上, 與肉交者. 各一痏, 立已. 不已, 刺外踝下三痏. 左取右, 右取左. 如食頃已.

사기가 족태양 락에 있으면(邪客於足太陽之絡), 인체는 두항과 어깨에 통증이 있다(令人頭項肩痛). 침은 발가락 소지 발톱 위에 근육이 만나는 지점에 놓는다(刺足小指爪甲上, 與肉交者). 각각 한 번 놓는다(各一痏). 바로 낫는다(立已). 안 나으면(不已), 바깥 복사뼈 아래에 3번 침을 놓는다(刺外踝下三痏). 좌에 병이 있으면 우를 취하고 우에 병이 있으면 좌를 취한다(左取右, 右取左). 그러면 잠시 후에 낫는다(如食頃已).

족태양(足太陽)은 방광을 말한다. 방광은 뇌척수액을 책임지고 있는 신장과 음양 관계를 맺고 있으므로, 두항견통(頭項肩痛)에 개입된다(令人頭項肩痛). 그런데 여기서 제시한 두항견통(頭項肩痛)은 횡격막과 신경으로 직접 연결되어있다. 즉, 횡격막은 경추에서 신경을 받는다. 그래서 이 문제는 횡격막을 자극하게 된다. 그러면 낙병(絡病)은 자동으로 폐(肺)로 간다. 즉, 두항견통(頭項肩痛) 자체는 낙병(絡病)이 아니라 방광경에 속하는 경병(經病)이다. 그래서 이와 연결(絡)된 낙혈(絡穴)은 오수혈 중에서 폐와 연결(絡)된 지음(至陰)이다. 지음(至陰)은 족태양경(足太陽經)의 정혈(井穴)이며 폐와 연결(絡)된 금(金)에 속한다. 새끼발가락 발톱의 바깥쪽 뒷 모서리로부터 1푼 뒤에 있다. 대개는 바로 낫지만(立已), 그래도 낫지 않으면(不已), 금문(金門)을 선택해서 자침한다(刺外踝下三痏). 금문(金門)은 족태양경의 극혈(郄穴)이다. 극혈(郄穴)은 산성 체액이 모이는 곳이다. 극혈의 개념은 이미 설명했다. 이때 극혈에 자침하는 이유는 신장이 방광으로 너무나 많은 산성 체액을 보내고 있다는 암시 때문이다. 여기서 경병(經病)은 당연히 경병 치료에 쓰는 거자법(巨刺法)을 쓴다. 즉, 경(經)의 좌우 대칭성을 이용한다(左取右, 右取左). 그러면, 얼마 안 있어 낫는다(如食頃已).

제5절

邪客於手陽明之絡, 令人氣滿胸中, 喘息而支肤, 胸中熱. 刺手大指次指爪甲上, 去端如韭葉, 各一痏. 左取右, 右取左. 如食頃已.

사기가 수양명 락에 있으면(邪客於手陽明之絡), 인체는 기가 흉중에 차고(令人氣滿胸中), 천식이 있고 갈비뼈 부분에서 뭔가 치고 올라오고(喘息而支肤), 흉중에 열이 있다(胸中熱). 자침은 대지와 차지 손톱 위 부추잎만큼 떨어진 곳에 한다(刺手大指次指爪甲上, 去端如韭葉). 각 1번씩 놓는다(各一痏). 좌에 병이 있으면 우를 취하고 우에 병이 있으면 좌를 취한다(左取右, 右取左). 그러면 잠시 후에 낫는다(如食頃已).

대장은 폐와 음양 관계를 이루면서 SCFA(Short chain fatty acid:SCFA)를 통해서 폐를 도와준다. 그래서 대장이 문제가 되면, 자동으로 폐에서 문제가 생긴다. 여기에 제시된 질환들은 모두 폐와 연결되어있다. 그러면 낙병(絡病)은 자동으로 폐(肺)로 간다. 그래서 이와 연결(絡)된 낙혈(絡穴)은 오수혈 중에서 폐와 연결(絡)된 상양(商陽)이다. 상양(商陽)은 대장경의 정혈(井穴)이며 폐와 연결(絡)된 금(金)에 속한다. 둘째 손가락 요골(橈骨) 쪽 손톱 뒤 모서리에서 1푼 뒤에 있다(刺手大指次指爪甲上, 去端如韭葉). 여기서 경병(經病)은 당연히 경병 치료에 쓰는 거자법(巨刺法)을 쓴다. 즉, 경(經)의 좌우 대칭성을 이용한다(左取右, 右取左). 그러면 얼마 안 있어 낫는다(如食頃已).

제6절

邪客於臂掌之間, 不可得屈. 刺其踝後, 先以指按之, 痛. 乃刺之, 以月死生爲數. 月生一日一痏, 二日二痏, 十五日十五痏, 十六日十四痏.

사기가 팔과 손바닥 사이에 있다면(邪客於臂掌之間), 굴신이 어렵다(不可得屈). 자침은 과후에 한다(刺其踝後). 먼저 손가락을 써서 눌러서 통증이 있으면(先以指按之, 痛), 그곳에 침을 놓는다(乃刺之). 침 횟수는 달이 차고지는 때에 따라서 횟수를 정한다(以月死生爲數). 달이 생기는 첫째 날 침을 한 번 놓고(月生一日一痏), 둘째 날 두 번 놓고(二日二痏), 15일에 15번 놓고(十五日十五痏), 16일에 14번 놓는다(十六日十四痏).

  팔과 손바닥 사이에 문제가 있어서 팔을 굽히기 어렵다면(不可得屈), 손목의 복사뼈 뒤에다 침을 놓는데(刺其踝後), 먼저 손으로 만져봐서 통증이 있는 부위에 침을 놓는다(先以指按之, 痛, 乃刺之). 통증이 있다는 말은 체액이 정체되어있다는 뜻이기 때문에, 이곳에 침을 놓아서 체액의 정체를 풀어주려는 것이다. 이것은 그냥 침술의 기본 원리이다. 또, 손목 복사뼈 부분은 체액이 자주 정체되는 부위이기도 하다. 그런데 뒤에 나오는 문장이 문제이다. 침을 놓는데, 왜 달(Moon:月)을 거론할까? 침은 철저히 알칼리를 이용하는 치료법이기 때문이다. 그래서 달이 막 생기는 첫째 날에 침을 한 번 놓기 시작해서 날짜가 늘어나면 침을 놓는 횟수도 늘어나서 15일 즉, 보름이 되면, 15번으로 최고조에 다다른다. 그리고 달이 사그라들기 시작하는 16일부터 침을 놓는 횟수를 거꾸로 줄여나간다. 이것이 인체의 알칼리하고 무슨 관계가 있을까? 답은 중력과 크립토크롬(Cryptochrome:CRY:Cry)의 관계 때문이다. 달이 없는 그믐은 달과 지구와 태양이 일직선으로 있으므로, 달과 태양의 중력이 힘을 합쳐서 지구의 중력을 뺏어버린다. 즉, 이 둘이 지구를 끌어당기는 것이다. 지구는 끌려가면서 자기의 중력을 뺏겨버린다. 15일인 보름은 거꾸로 보름달이 되면서, 지구는 달과 태양과 만나는 각도가 90도가 되고, 달과 태양의 중력 영향에서 완전히 벗어나서, 지구 자체 중력을 제대로 유지한다. CRY는 과잉 산을 중화시키는 도구이다. 이 CRY는 일조량과 중력이 있어야만 기능을 발휘한다. 즉, 중력이 약해지면, CRY가 과잉 산을 중화시키는 능력도 떨어진다. 그러면 인체는 산성화될 수밖에 없다. 다시 말해서, 이때는 침을 놓는데, 좋지 않은 환경이 조성되는 것이다. 그래서 지구가 달과 태양의 중력 범위에서 벗어나기 시작하는 첫째 날에 침을 한 번 놓고, 이어서 날이 가면, 그에 따라서 침을 놓는 횟수도 늘려나간다. 그래서 지구가 최고의 중력이 유지되는 보름 즉 음력 15일에 자침의 횟수가 15번이 되는 것이다. 이때가 인체는 최고조로 알칼리화되어 있는 때이다. 그래서 자침도 최고로 많은 15번을 하는 것이다. 보름이 지나가면, 지구의 중력은 서서히 달과 태양의 간섭을 받기 시작한다. 당연히 이때부터 침의 횟수를 줄여나가야 한다. 그래서 16일에 14번을 놓는 것이다. 물론 월의 마지막 날에는 침을 안 놓게 된다. 즉, 이때는 인체의 산성화 때문에 침을 놓을 수가 없다.

邪客於足陽蹻之脈, 令人目痛從, 內眥始. 刺外踝之下半寸所. 各二痏, 左刺右, 右刺左. 如行十里頃而已.

사기가 족양교의 맥에 있으면(邪客於足陽蹻之脈), 눈에 통증이 오는데(令人目痛從), 눈초리에서 시작된다(內眥始). 자침은 바깥 복사뼈 아래 반촌 지점에 한다(刺外踝之下半寸所). 각각 2번 자침한다(各二痏). 좌에 병이 있으면 위를 취하고 우에 병이 있으면 좌를 취한다(左刺右, 右刺左). 그러면 10리를 갈 시간 정도면 낫는다(如行十里頃而已).

양교맥에서 얼굴은 위경이 담당한다. 그런데 위경의 혈자리는 눈에서 아주 가까운 부분에는 없다. 그리고 통증은 눈초리(內眥)에서 시작되었다. 그렇다면, 이 병은 위경의 락(絡)에서 병이 발생한 것이다. 이 부분에 있는 혈자리는 방광경의 혈자리이다. 결국에 이 병은 방광경에서 다스려야 한다. 양교맥에서 방광경은 다리에 있다. 그래서 지정한 혈자리가 신맥(申脈)이다(刺外踝之下半寸所). 신맥(申脈)은 방광경과 양교맥(陽蹻脈)의 교회혈(交會穴)이다. 즉, 신맥(申脈)은 양교맥(陽蹻脈) 중에서 방광경과 연결(絡:交會)된 낙혈(絡穴)이다. 여기서 경병(經病)은 당연히 경병 치료에 쓰는 거자법(巨刺法)을 쓴다. 즉, 경(經)의 좌우 대칭성을 이용한다(左刺右, 右刺左). 여기서 낙병(絡病)은 목통(目痛)이다. 양교맥은 위(胃), 대장, 소장, 담(膽), 방광 등 5가지 양경(陽經)으로 구성된다. 그래서 그 효과가 나타나서 완치되려면, 시간이 몇 시간은 걸린다(如行十里頃而已).

人有所墮墜, 惡血留內, 腹中滿脹, 不得前後. 先飮利藥. 此上傷厥陰之脈, 下傷少陰之絡. 刺足內踝之下, 然骨之前, 血脈, 出血. 刺足跗上動脈. 不已. 刺三毛上, 各一痏, 見血立已. 左刺右, 右刺左. 善悲驚不樂, 刺如右, 方.

사람이 넘어지거나 떨어져서(人有所墮墜), 오혈이 안에서 뭉치고(惡血留內), 복중이 창만하고(腹中滿脹), 대소변을 잘 볼 수가 없으면(不得前後), 먼저 약을 쓴다(先飮利藥). 이것은 위로는 궐음맥이 상하고(此上傷厥陰之脈), 아래로는 소음맥의 낙이 상한 것이다(下傷少陰之絡). 자침은 발 안쪽 복사뼈 아래에 놓는다(刺足內踝之下). 연골 뼈 앞에 혈맥에서 출혈을 시킨다(然骨之前, 血脈). 부상 동맥에 침을 놓는다(刺足跗上動脈). 그래도 낫지 않으면(不已), 족삼모 위에 각 한 번씩 침을 놓는다(刺三毛上, 各一痏). 혈이 보이면 낫는다(見血立已). 좌측에 병이 있으면 우측에 침을 놓고 우측에 병이 있으면 좌측에 침을 놓는다(左刺右, 右刺左). 잘 슬퍼하고 놀라며 즐거워하지 않으면(善悲驚不樂), 오른쪽과 같은 방법으로 침을 놓는다(刺如右, 方).

넘어지거나 떨어지면 타박상을 입는다. 타박상(bruise:打撲傷)은 종창(腫脹), 동통, 피하 출혈, 내장의 손상을 수반한다(人有所墮墜, 惡血留內, 腹中滿脹). 당연히 간이 담당하는 정맥혈의 순환에 문제가 생기고, 이어서 간경이 상하게 된다(此上傷厥陰之脈). 이어서 간이 문제가 되면서, 복강 정맥총에 과부하가 걸리고 곧바로 대소변에 문제를 일으킨다(不得前後). 이 정도의 문제가 일어나면, 이외에도 많은 증상이 수반된다. 그리고 뼈도 상하게 되면서 당연히 신장경의 낙(絡)에서도 문제가 발생할 것이다(下傷少陰之絡). 그래서 여기서 제시한 낙혈(絡穴)이 연곡혈(然谷穴)이다. 연곡혈(然谷穴)은 안쪽 복사뼈 아래의 앞쪽에 튀어나온 뼈의 근처로, 내과(內踝) 앞쪽 아래의 주골(舟骨, navicular) 부분에 있다(刺足內踝之下). 연곡혈(然谷穴)은 형화혈(滎火穴)로써 심장에 연결(絡)된 화(火)이다. 여기서 낙병(絡病)은 오혈이 안에서 뭉친 것(惡血留內)이다. 그래서 알칼리 동맥혈의 순환을 돕기 위해서 신장 경락 중에서 심장에 연결(絡)된 낙혈(絡穴)인 연곡혈(然谷穴)을 선택한 것이다. 연곡혈(然谷穴)의 앞에 있는(然骨之前) 혈관(血脈)에서 출혈(出血)도 시켜준다. 그리고 신장은 뇌척수액이라는 림프를 다루고 있다. 그래서 당연히 비장과 음양 관계를 이루면서 림프를 다루는 위장도 신장과 연결된다. 즉, 신장의 낙(少陰之絡)에 위경(胃經)이 포함된다. 즉, 림프가 정체되면서 복부 팽만(腹中滿脹)이 일어난 것이다. 이 혈자리는 충양(衝陽)이다. 충양(衝陽)은 족양명위경(足陽明胃經)의 혈자리로서 원혈(原穴)이기 때문에 림프와 직결된다. 그리고 지금은 타박상을 입었으므로, 이는 상처를 의미하고, 이어서 염증을 의미한다. 그리고 이런 치료에는 스테로이드 치료가 제격이다. 그래서 이때는 스테로이드를 통제하는 원혈 치료가 제격이다. 충양(衝陽:跗上)은 바로 옆으로 동맥(動脈)이 지나간다. 그래서 동맥을 잘못 건드리면 문제가 심각하므로, 일부 의학서에서는 금침, 금구혈로 지정하기도 한다. 아무튼, 낙혈(絡穴)인 연곡혈(然谷穴)에 추가해서 충양(衝陽)에도 자침해준다(刺足跗上動脈). 그래도 낫지 않으면(不已), 간이 통제하는 근육도 다친 상태이기 때문에, 산성 정맥혈인 오혈(惡血)을 처리하기 위해서 간경(肝經)의 정혈(井穴)이며, 간이 통제하는 산성 정맥혈과 연결(絡)된 낙혈(絡穴)이면서 목(木)인 대돈(大敦)에 자침한다(刺三毛上). 출혈이 보이면 바로 낫는다(見血立已). 출혈이 보인다는 말은 엉켜서 뭉쳐 있던 산성 정맥혈이 소통되었다는 뜻이다. 여기서 경병(經病)은 당연히 경병 치료에 쓰는 거자법(巨刺法)을 쓴다. 즉, 경(經)의 좌우 대칭성을 이용한다(左刺右, 右刺左). 간이 문제가 되면, 담즙 처리가 지연되면서 뇌 신경에서 문제가 유발된다. 그러면 잘 놀라고 기분이 우울해진다(善悲驚不樂). 이때도 침을 놓는데, 우측(如右)에 기술한 처방(方)대로 하면 된다(刺如右, 方). 옛날에는 세로쓰기를 많이 했기 때문에, 먼저 쓴 내용이 우측에 있게 된다. 즉, 앞에서 쓴 내용이 우측에 있게 되는 것이다. 그래서 이 말(刺如右, 方)은 앞에서 서술한 처방을 다시 쓰라는 뜻이다.

제7절

邪客於手陽明之絡, 令人耳聾, 時不聞音. 刺手大指次指爪甲上, 去端如韭葉, 各一痏, 立聞. 不已, 刺中指爪甲上, 與肉交者. 立聞. 其不時聞者, 不可刺也. 耳中生風者, 亦刺之如此數. 左刺右, 右刺左.

　　사기가 수양명의 락에 들어오면(邪客於手陽明之絡), 귀가 잘 안 들리고(令人耳聾), 귀가 들리다 안 들리다 하면(時不聞音), 상양혈에 침을 한 차례씩 놓는다(刺手大指次指爪甲上, 去端如韭葉, 各一痏). 그러면 들린다(立聞). 그래도 낫지 않으면, 중충혈에 침을 놓는다(刺中指爪甲上, 與肉交者). 그러면 들린다(立聞). 완전히 들리지 않으면(其不時聞者), 자침이 불가능하다(不可刺也). 귀 안에서 풍이 생기면(耳中生風者), 역시 이런 식으로 침을 놓으면 된다(亦刺之如此數). 좌측에 병이 있으면 우측에 침을 놓고, 우측에 병이 있으면 좌측에 침을 놓는다(左刺右, 右刺左).

　　여기서 수양명의 락(手陽明之絡)은 폐를 뜻한다. 폐는 머리를 비롯해 상체에서 오는 산성 림프액을 받아서 최종 처리한다. 그래서 폐가 문제가 되면(邪客於手陽明之絡), 뇌척수액에서 림프를 받아서 청각을 조절하는 귀는 바로 영향을 받기 때문에, 청각에 이상이 생긴다(令人耳聾, 時不聞音). 그래서 이 낙병(絡病)을 치료하는 낙혈(絡穴)로써 상양(商陽)을 제시한다(刺手大指次指爪甲上, 去端如韭葉). 상양(商陽)은 수양명대장경(手陽明大腸經)의 혈자리로써 대장경의 정혈(井穴)이며 폐에 연결(絡)된 금(金)에 속한다. 여기에 침을 한 번씩 놓으면 귀가 들린다(各一痏, 立聞). 그래도 낫지 않으면(不已), 이번에는 폐와 연결된 다른 기관을 다스려줘야 한다. 폐는 횡격막이 핵심이다. 이 횡격막과 근육이 섞여 있는 기관이 심포(心包)이다. 그런데 대장에 있는 산성 정맥혈이 모이는 직장 정맥총은 간과 직접 소통하고 있다. 그래서 심포를 치료하면서 동시에 간도 다스려줘야 한다. 이 혈자리가 중충(中衝)인데 이 혈자리는 수궐음심포경(手厥陰心包經)의 혈자리로서 수궐음경의 정혈(井穴)이며 간에 연결(絡)된 목(木)이다((刺中指爪甲上, 與肉交者). 그러면 낫는다(立聞).

이렇게 했는데도 불구하고, 낙병(絡病)인 귓병이 낫지 않는다면, 침으로써는 해결할 방법이 없게 된다(其不時聞者, 不可刺也). 귀에 산(酸)인 풍(風)이 존재해서 귓병 문제를 일으키는 때에도(耳中生風者), 역시 앞에서처럼 자침하면 된다(亦刺之如此數). 여기서 경병(經病)은 당연히 경병 치료에 쓰는 거자법(巨刺法)을 쓴다. 즉, 경(經)의 좌우 대칭성을 이용한다(左刺右, 右刺左).

제8절

凡痺往來行無常處者, 在分肉間痛而刺之, 以月死生爲數. 用鍼者, 隨氣盛衰, 以爲痏數. 鍼過其日數, 則脫氣. 不及日數, 則氣不寫. 左刺右, 右刺左. 病已止. 不已, 復刺之如法. 月生一日一痏, 二日二痏 . 漸多之, 十五日十五痏, 十六日十四痏, 漸少之.

무릇 비가 일정한 곳이 없이 이리저리 돌아다니면서(凡痺往來行無常處者), 분육 사이에서 통증을 일으키면 침을 놓는다(在分肉間痛而刺之). 달이 차고지는 정도에 따라서 침을 놓는 횟수를 정한다(以月死生爲數). 즉, 침을 사용할 때(用鍼者), 달의 수기에 따라서(隨氣盛衰), 침을 놓는 횟수를 정한다(以爲痏數). 침놓는 횟수가 일수를 넘기면 탈기하고(鍼過其日數, 則脫氣), 일수를 못 채우면 과잉 산은 중화되지 않는다(不及日數, 則氣不寫). 좌측에 병이 있으면 우측에 침을 놓고 우측에 병이 있으면 좌측에 침을 놓는다(左刺右, 右刺左). 병이 나으면 그만둔다(病已止). 그래도 병이 낫지 않으면(不已), 다시 같은 법칙으로 침을 놓는다(復刺之如法). 달이 차는 첫 날에 한 차례 침을 놓고(月生一日一痏), 두 번째 날에는 두 번 놓고(二日二痏), 점점 침 놓는 횟수를 늘려 간다(漸多之). 그리고 15일에는 침을 15번 놓고(十五日十五痏), 16일에는 14번 놓는다(十六日十四痏). 즉, 점점 줄여가는 것이다(漸少之).

비(痺)의 핵심은 간질에 과잉 산이 존재하면서 어혈이나 혈전을 만드는 것이다. 이들이 간질(分肉)을 돌아다니면서 문제를 일으키면 침으로 치료한다(凡痺往來行無常處者, 在分肉間痛而刺之). 간질은 사계절의 영향을 제일 많이 받는 곳이다. 이 사계절은 달과 태양의 변화에 의존한다. 달과 태양은 일조량 외에도 중력이라는 힘을 이용해서 지구를 통제하고, 동시에 인체의 산과 알칼리 균형에 영향을 미친다. 즉, 앞 구문에서 설명했듯이, 중력과 크립토크롬의 관계에서 달이 영향력을 행사하고, 이어서 인체의 산-알칼리 균형에 영향을 미치는 것이다. 이 영향을 제일 많이 받는 곳이 간질이기 때문에, 간질에 있는 병을 다스리기 위해서는 달이 차고지는 정도에 따라서 침을 놓는 횟수를 정해야 한다. 그 이유는 침은 철저히 알칼리를 이용하는 치료법이기 때문에, 침을 놓기 전에 인체에 있는 알칼리 상태를 항상 점검해야 하기 때문이다(用鍼者, 隨氣盛衰, 以爲痏數). 만일에 날 수보다 더 많은 침을 놓으면(鍼過其日數), 침은 전자인 산(酸)을 공급하기 때문에, 알칼리(氣)를 소모(脫) 시키고 만다(則脫氣). 반대로 침을 놓는 횟수가 날 수에 못 미치면(不及日數), 그만큼 면역을 자극하지 못하기 때문에, 과잉 산을 중화하지 못하게(不寫) 된다(則氣不寫). 여기서 경병(經病)은 당연히 경병 치료에 쓰는 거자법(巨刺法)을 쓴다. 즉, 경(經)의 좌우 대칭성을 이용한다(左刺右, 右刺左). 그래도 병이 낫지 않으면 같은 방법을 반복한다(不已, 復刺之如法). 그리고 날 수에 따라서 침을 놓는 원리는 앞에서 이미 설명했다. 참고하면 된다.

제9절

邪客於足陽明之經, 令人䶩衄, 上齒寒. 刺足中指次指爪甲上, 與肉交者. 各一痏. 左刺右, 右刺左.

사기가 족양명경에 들어오면(邪客於足陽明之經), 구뉵이 생기고(令人䶩衄), 위쪽에 치한이 온다(上齒寒). 침은 근육이 교차하는 여태에 놓는다(刺足中指次指爪甲上, 與肉交者). 각 한 차례씩 놓는다(各一痏). 좌측에 병이 있으면 우측에 침을 놓고, 우측에 병이 있으면 좌측에 침을 놓는다(左刺右, 右刺左).

위장은 비장과 음양 관계로써 림프를 다스린다. 그런데 병증은 림프액인 뇌척수액이 문제인 구뉵과 치한이다(令人鼽衄, 上齒寒). 다시 말하면, 위경(胃經)의 낙(絡)에 문제가 생긴 것이다. 그런데, 이 머리 쪽의 체액을 최종적으로 처리하는 오장은 폐이다. 그래서 구뉵(鼽衄)과 치한(齒寒)은 위경의 낙병(絡病)이다. 그래서 여기서 제시한 자침해야 할 낙혈(絡穴)은 여태(厲兌)이다. 여태(厲兌)는 족양명위경(足陽明胃經)의 혈자리로서 위경(胃經)의 정혈(井穴)이며 폐에 연결(絡)된 금(金)에 속한다. 여태(厲兌)는 둘째 발가락 발톱의 바깥쪽 뒤 모서리에서 1푼 뒤에 있다(刺足中指次指爪甲上, 與肉交者). 여기서 경병(經病)은 당연히 경병 치료에 쓰는 거자법(巨刺法)을 쓴다. 즉, 경(經)의 좌우 대칭성을 이용한다(左刺右, 右刺左).

제10절

邪客於足少陽之絡, 令人脇痛不得息, 欬而汗出. 刺足小指次指爪甲上, 與肉交者. 各一痏. 不得息立已, 汗出立止. 欬者溫衣飲食, 一日已. 左刺右, 右刺左. 病立已. 不已, 復刺如法.

사기가 족소양의 낙에 침입하면(邪客於足少陽之絡), 옆구리에 통증이 있어서 숨쉬기가 어렵고(令人脇痛不得息), 기침이 나오며 땀을 흘린다(欬而汗出). 침은 근육이 교차하는 규음혈에(刺足小指次指爪甲上, 與肉交者), 각 한 차례씩 놓는다(各一痏). 숨을 못 쉬는 것은 바로 낫는다(不得息立已). 땀이 바로 멈춘다(汗出立止). 기침은 온 의와 온 음식을 먹으면(欬者溫衣飲食), 하루 만에 낫는다(一日已). 좌측에 병이 있으면 우측에 침을 놓고, 우측에 병이 있으면 좌측에 침을 놓는다(左刺右, 右刺左). 병은 바로 낫는다(病立已). 그래도 병이 낫지 않으면(不已), 같은 방법을 반복한다(復刺如法).

족소양(足少陽)은 담(膽)이다. 담에서 문제가 생기면, 담이 자리한 갈비뼈 주위에서 통증이 유발된다. 이 부분을 건드리면, 갈비뼈와 연결된 횡격막이 문제가 되면서, 횡격막에 의지해서 작동하는 폐에서 문제가 발생한다. 당연히 숨 쉬는 것이 불편하고, 옆구리에 통증이 있으며, 기침하게 된다. 담의 문제는 과잉 산의 문제이기 때문에, 과잉 산을 중화하면서 당연히 땀을 흘린다(令人脇痛不得息, 欬而汗出).

여기서 낙병(絡病)은 폐(肺)로 인한 기침(欬)이 핵심이다. 이제 낙혈(絡穴)을 잡아야 한다. 여기서 제시한 혈자리는 족규음(足竅陰)인데, 이 혈자리는 족소양담경(足少陽膽經)의 혈자리로써 족소양경(足少陽經)의 정혈(井穴)이며 폐에 연결(絡)되며 금(金)에 속한다. 족규음(足竅陰)은 넷째 발가락 발톱의 바깥쪽 뒤 모서리에서 뒤로 1푼 되는 곳이다(刺足小指次指爪甲上, 與肉交者). 그러면 기침이 멈추면서 숨을 제대로 쉴 수가 있게 된다(不得息立已). 그러면 당연히 나던 땀도 자연스럽게 그친다(汗出立止). 그래도 기침이 조금씩 나면, 이때는 옷을 따뜻하게 입고, 따뜻한 음식을 먹으면(欬者溫衣飲食), 간질액의 소통이 활발하게 되면서, 간질에 있는 산성 체액이 중화되고, 이어서 산성 간질액을 최종 처리하는 폐가 부담을 덜면서, 기침은 하루 만에 낫는다(一日已). 담경은 양경이기 때문에, 간질액의 문제와 직결되기 때문이다. 여기서 경병(經病)은 당연히 경병 치료에 쓰는 거자법(巨刺法)을 쓴다. 즉, 경(經)의 좌우 대칭성을 이용한다(左刺右, 右刺左). 그러면 병이 낫는다(病立已). 그래도 낫지 않으면(不已), 같은 방법을 반복한다(復刺如法).

제11절

邪客於足少陰之絡, 令人嗌痛, 不可内食, 無故善怒, 氣上走賁上. 刺足下中央之脈, 各三痏. 凡六刺, 立已. 左刺右, 右刺左. 嗌中腫, 不能内唾, 時不能出唾者, 刺然骨之前, 出血立已. 左刺右, 右刺左.

사기가 족소음의 낙에 침입했다면(邪客於足少陰之絡), 익통이 생기고 음식을 삼킬 수가 없다(令人嗌痛, 不可内食). 이유 없이 성질을 잘 낸다(無故善怒). 상기해서 분상에 이른다(氣上走賁上). 침은 용천혈에 각 세 차례씩 놓는다(刺足下中央之脈, 各三痏). 무릇 여섯 번 자침하면 바로 낫는다(凡六刺, 立已). 좌측에 병이 있으면 우측에 침을 놓고 우측에 병이 있으면 좌측에 침을 놓는다(左刺右, 右刺左). 목구멍 가운데 부종이 있어서 침을 삼킬 수가 없고(嗌中腫, 不能内唾), 때때로 침을 뱉을 수도 없으면(時不能出唾者), 연골에 자침하고 앞에서 출혈시키면 낫는다(刺然骨之前, 出血立已). 좌측에 병이 있으면 우측에 침을 놓고, 우측에 병이 있으면 좌측에 침을 놓는다(左刺右, 右刺左).

족소음(足少陰)은 신장을 말하는데, 신장이 과잉 산으로 인해서 문제가 되면, 신장으로 암모니아와 같은 염(鹽)을 내보내는 간은 곧바로 과부하에 걸린다. 즉, 간에 신장의 낙병(絡病)이 생긴 것이다. 그러면 간문맥이 담당하는 산성 정맥혈은 정체되고 만다. 이제 산성 정맥혈은 우회로를 찾는다. 이 우회로는 기정맥(azygos vein:奇靜脈)이다. 이 우회로가 넘치면, 식도와 목구멍까지 산성 정맥혈이 올라온다. 현대의학은 이것을 식도정맥류(esophageal varix:食道靜脈瘤)라고 한다. 이제 식도와 목구멍에 부종이 생기고 통증이 오며(令人嗌痛), 음식을 제대로 삼킬 수가 없게 된다(不可內食). 이렇게 간이 과부하에 걸리면, 담즙의 대사 불능 때문에, 신경은 날카로워지고, 이유도 없이(無故) 자주 분노를 터뜨린다(無故善怒). 그러면 간에서 중화되지 않은 과잉 산인 담즙은 결국에 뇌 신경으로 밀리게 되고, 이는 머리에 차곡차곡 쌓이게 된다(氣上走賁上). 그러면 이 낙병(絡病)은 간으로 향한다. 그래서 여기서 제시한 혈자리는 용천(湧泉)이다. 용천(湧泉)은 족소음신경(足少陰腎經)의 혈자리로써 정혈(井穴)이며 간에 연결(絡)되며 목(木)에 속한다. 용천(湧泉)은 발가락을 내놓고 발바닥 길이를 3 등분한 앞부위의 중심이다(刺足下中央之脈). 여기에 각 3번씩 총 6번 자침하면 낫는다(各三痏. 凡六刺, 立已). 여기서 경병(經病)은 당연히 경병 치료에 쓰는 거자법(巨刺法)을 쓴다. 즉, 경(經)의 좌우 대칭성을 이용한다(左刺右, 右刺左). 만일에 병이 더 심해져서 식도 부분에 부종이 심해서(嗌中腫), 침을 삼킬 수도 없고(不能內唾), 때로는 침을 뱉을 수도 없게 되면(時不能出唾者), 연곡(然谷)에 자침한다(刺然骨之前). 연곡(然谷)은 족소음신경(足少陰腎經)의 혈자리로서 형혈(滎穴)이며 심장에 연결(絡)되며 화(火)에 속한다. 여기서 출혈을 시켜주면 낫는다(出血立已). 지금 낙병(絡病)이 간에서 일어났다. 간은 산성 체액을 우 심장으로 보낸다. 그래서 심장을 도와서 간을 돕자는 것이다. 여기서 경병(經病)은 당연히 경병 치료에 쓰는 거자법(巨刺法)을 쓴다. 즉, 경(經)의 좌우 대칭성을 이용한다(左刺右, 右刺左).

제12절

邪客於足太陰之絡, 令人腰痛, 引少腹控胁, 不可以仰息. 刺腰尻之解, 兩胛之上, 是腰兪.
以月死生爲痏數, 發鍼立已. 左刺右, 右刺左.

사기가 족태음의 락에 침입하면(邪客於足太陰之絡), 허리가 아프고(令人腰痛), 소
복이 당기고 허구리가 당긴다(引少腹控胁). 숨을 제대로 못 쉬어서 앙식한다(不可以
仰息). 허리와 꼬리뼈가 만나는 엉덩이 살 위에 있는 요수에 침을 놓는다(刺腰尻之
解, 兩胛之上, 是腰兪). 달이 차고 짐에 따라 침을 놓는 횟수를 정한다(以月死生爲
痏數). 발침하면 바로 낫는다(發鍼立已). 좌측에 병이 있으면 우측에 침을 놓고, 우
측에 병이 있으면 좌측에 침을 놓는다(左刺右, 右刺左).

족태음(足太陰)은 비장을 말한다. 비장은 신장과 함께 림프액을 통제한다. 그런데
지금 비장이 과부하에 걸렸다. 그러면 신장은 자동으로 과부하에 걸린다. 그러면
신장이 통제하는 뇌척수액은 바로 산성으로 기운다. 당연한 순리로 신장에 신경을
공급하는 허리가 아파오고(令人腰痛), 자동으로 숨을 쉴 때 뒤로 젖히고 숨을 쉬며
(不可以仰息), 산성으로 기운 뇌척수액이 척추 신경을 심하게 자극하면, 허리에서
신경을 받는 하복부 소복 장간막이 수축하면서 소복이 당기고 허구리가 땅긴다(引
少腹控胁). 이 병들은 모두 비장의 낙병(絡病)들이다. 그런데 병증의 상태가 척추에
집중이 되어있다. 즉, 뇌척수액이 산성으로 기울면서 모든 낙병(絡病)들이 생겨난
것이다. 결국에 이 낙병(絡病)들을 비장의 낙(絡)인 오수혈만 가지고는 다스리기가
불가능한 상황이 되어버렸다. 특히 하복부 소복 장간막이 수축하면서 소복이 당기
고 허구리가 당기(引少腹控胁)는 문제는 비장으로는 접근이 쉽지가 않다. 그래서 찾
아낸 것이 척수를 다스리는 방광경이다. 방광경을 이용해서 낙병(絡病)들을 한꺼번
에 해결할 수가 있다. 그래서 이 문장에서 제시한 낙혈(絡穴)은 요추(腰)와 꼬리뼈
(尻)가 만나는(解) 지점에서(刺腰尻之解), 양쪽(兩) 엉덩이 살(胛) 위(上)에 있는(兩胛
之上), 이(是) 요수(腰兪)며, 이 요수를 선택해서(是腰兪), 자침하라고 한다. 방광

경에는 수혈(兪)이 아주 많다. 그런데 낙병(絡病) 중에서 하복부 소복 장간막이 수축하면서 소복이 당기고 허구리가 땅기는(引少腹控䏏) 병증이 있다. 소복 장간막은 바로 자궁 장간막으로써 관원(關元)이라고 한다. 다행히 방광경에 관원수(關元兪)가 있다. 관원수(關元兪)는 허리 척추의 마지막인 제5요추(腰椎)와 꼬리뼈와 이어지는 제1천추(薦椎) 극상돌기(棘狀突起) 사이에서 양쪽 옆으로 각각 2치 나간 곳이다(刺腰尻之解, 兩胂之上). 이(是) 요수(腰兪)가 관원수(關元兪)이다. 그러면 소복이 당기고 허구리가 당기(引少腹控䏏)는 문제와 허리 통증(腰痛) 문제 그리고 이로 인한 앙식(仰息) 문제를 한꺼번에 동시에 해결할 수가 있다. 이 문장을 예시로 내놓은 이유는 다양한 방법으로 낙혈(絡穴)을 찾는 방법을 가르쳐주고 싶었기 때문인 것 같다. 침을 놓는 횟수는 달이 차고 짐에 따라 침을 놓는 횟수를 정하라(以月死生爲痏數)고 한다. 이 부분은 앞 전 해석을 참고하면 된다. 허풍이 좀 심하기는 하지만, 침을 뽑으면 곧바로 낫는다(發鍼立已)고 한다. 여기서 경병(經病)은 당연히 경병 치료에 쓰는 거자법(巨刺法)을 쓴다. 즉, 경(經)의 좌우 대칭성을 이용한다(左刺右, 右刺左).

제13절

邪客於足太陽之絡, 令人拘攣背急, 引脇而痛. 刺之從項始, 數脊椎, 侠脊疾按之, 應手如痛. 刺之傍三痏, 立已.

사기가 족태양의 락에 침입하면(邪客於足太陽之絡), 구련, 배급, 갈비뼈가 당기고 통증이 온다(令人拘攣背急, 引脇而痛). 침을 목에서 시작하여 여러 척추를 따라 내려가면서 놓는다(刺之從項始, 數脊椎). 척추를 끼고 빠르게 눌러 보아서(侠脊疾按之), 통증 때문에 손으로 반응하면(應手如痛), 그 옆에 침을 3번 놓는다(刺之傍三痏). 바로 낫는다(立已).

족태양(足太陽)은 방광이다. 방광은 척추 신경과 척추에서 나오는 교감신경에 연결되어있다. 구련(拘攣)은 경련(convulsion:痙攣)이다. 경련은 교감신경 문제이다. 방광과 연결된 교감신경은 척추를 끼고(侠脊) 약간 밖으로 벗어나 있다. 방광경은 두 줄로 올라가는데, 바깥쪽 경혈들이 교감신경을 따라간다. 경련은 과잉 산이 신경을 과하게 흥분시키면서 시작된다. 과잉 산이 쌓여있는 지점은 과잉 산이 주위의 콜라겐을 분해하면서 통증이 있는 곳들이다. 그래서 눌러서 통증이 잡히는 곳에, 침을 놓으면 경련을 막을 수가 있다(侠脊疾按之, 應手如痛). 이 통증 지점 옆에 세 차례 자침한다(刺之傍三痏). 그러면 바로 낫는다(立已). 등이 당기고 갈비뼈 쪽이 당기고 통증이 있는 것은 척추신경의 문제이다(背急, 引脇而痛). 그리고 방광경에서 보면, 목부터 시작해서 꼬리뼈까지 온통 수혈 천지이다(刺之從項始, 數脊椎). 그래서 아픈 부위에 따라서, 이들 수혈을 골라서 자침하면 된다.

제14절

邪客於足少陽之絡, 令人留於樞中痛, 髀不可擧. 刺樞中, 以毫鍼, 寒則久留鍼, 以月死生爲數. 立已.

사기가 족소양 락에 침입하면(邪客於足少陽之絡), 추중에 무엇이 있는 것과 같으면서 통증이 있고(令人留於樞中痛), 넓적다리를 들어 올릴 수가 없다(髀不可擧). 추중에 호침으로 침을 놓는다(刺樞中, 以毫鍼). 한이 있으면 침을 오래 유지한다(寒則久留鍼). 달의 차고 짐에 따라 자침 횟수를 정한다(以月死生爲數). 바로 낫는다(立已).

족소양(足少陽)은 담이다. 추중(樞中)은 족소양담경(足少陽膽經)에 속하는 환도혈(環跳穴)의 다른 이름이다. 추중은 비추(髀樞)라고도 하는데, 말 그대로 넓적다리(髀)의 지도리(樞)이다. 즉, 넓적다리 관절이다. 그런데 이 관절(樞中) 안에 뭔가 있는 것과 같으면서 통증이 있다(令人留於樞中痛). 당연한 결과로 넓적다리를 들어 올리면, 통증 때문에 들어 올릴 수가 없다(髀不可擧). 관절의 활액이 산성으로 바뀌면서 연골을 녹인 것 때문에, 안에 콜라겐이 쌓인(留) 것이다(留於樞中). 활액의 통제는 신장 문제이다. 즉, 담경이 신장까지 락(絡)한 것이다. 이 추중은 좌골 신경통, 반신불수, 요통, 대퇴 관절통 등에 쓰이는데, 척수액을 통제하는 신장하고 아주 관계가 많은 혈자리이다. 침도 신장과 연결된 곳에 쓰는 호침(毫鍼)을 쓴다 (以毫鍼). 호침은 근육이 많은 곳이나 뼈마디가 아픈 비증(痺證)에 많이 쓴다. 호침 (毫鍼)은 추중에 알맞는 침이다. 한(寒)이 있다는 말은 알칼리가 부족해서 과잉 산 을 중화하지 못하고 있다는 뜻이기 때문에, 침을 좀 더 오래 둬야 한다. 그렇게 해야 면역 인자가 더 많이 와서 과잉 산을 중화시킨다(寒則久留鍼). 지금 병증은 간질액인 활액의 문제이기 때문에, 달의 차고 짐에 영향을 많이 받는다(以月死生爲 數). 그래서 침을 놓는 횟수도 달의 차고 짐에 따라서 정한다. 이 방법은 앞 전 문 장들에서 참고하면 된다. 이런 원칙들을 지켜서 침을 놓으면 곧바로 낫는다(立已).

제15절

治諸經, 刺之. 所過者不病, 則繆刺之. 耳聾, 刺手陽明. 不已, 刺其通脈, 出耳前者, 齒 齲. 刺手陽明. 不已, 刺其脈入齒中, 立已.

　여러 경을 치료하는데 침을 놓는다(治諸經, 刺之). 경맥이 통과하는 곳에 병이 없으면(所 過者不病), 무자법을 쓴다(則繆刺之). 이롱일 때는 수양명에 침을 놓는다(耳聾, 刺手陽明). 그래도 낫지 않으면, 귀 앞에서 출발하는 그 통맥에 침을 놓는다(不已, 刺其通脈, 出耳前者). 치우가 있으면, 수양명에 침을 놓는다(齒齲. 刺手陽明). 그래도 낫지 않으면, 치아 가운데 로 들어가는 맥에 침을 놓는다(不已, 刺其脈入齒中). 그러면 곧바로 낫는다(立已).

　여러 경락을 치료할 때 침으로 많이 한다(治諸經, 刺之). 이때 무자법은 당연히 한 쪽에서 통과(過)하는 낙(所)에는 병이 없어야(所過者不病), 이용이 가능하다(則繆刺 之). 이롱일 때는 수양명에 침을 놓는다(耳聾, 刺手陽明). 즉, 앞에서 이미 보았던 경 우로서 수양명대장경(手陽明大腸經)의 상양(商陽)에 자침한다. 그래도 이롱(耳聾)이 낫지 않으면(不已), 귀 앞에서 출발해서(出耳前者), 수양명대장경(其)을 통과하는 맥 에 자침한다(刺其通脈). 귀(耳) 앞(前)에서 출발(出)해서 수양명대장경(其)을 통과하는 맥(脈)은 수양명과 족양명의 회혈(會穴)인 영향(迎香)이다. 회혈(會穴)은 말 그대로 연결(絡)해주는 낙혈(絡穴)이다. 족양명위경은 비장과 음양 관계로써 림프를 담당한다. 귀(耳)는 림프액인 뇌척수액의 통제를 받는다. 그래서 족양명과 수양명의 회혈(會穴) 인 영향(迎香)을 선택하면 된다. 이번에는 치아가 아픈 치우(齒齲)이다. 이빨은 뇌척 수액의 통제를 받는다. 즉, 이는 신장의 문제이다. 그런데 수양명에 자침하라(刺手陽明)고 한다. 즉, 치우(齒齲)가 수양명의 낙병(絡病)이라는 암시를 주고 있다. 그러면 수양명대장경락의 오수혈 중에서 신장과 연결(絡)된 낙혈(絡穴)로써 수(水)인 이간(二間)을 선택하면 된다. 이 문장에서는, 이제는 한번 응용을 해보라고 구체적인 혈자리를 지정해주지 않고 있다. 이렇게 해서도 치우(齒齲)가 낫지 않으면(不已), 수양명(其) 맥(脈)이 치아 가운데로 들어(入)가는 경락에 자침하라고 한다(刺其脈入齒中). 그러면 수양명 중에서 치아와 연결된 경락을 찾으면 된다. 이 혈자리는 구화료(口禾髎)라고도 불리는 화료(禾髎)이다. 화료(禾髎)에서 료(髎)는 수혈(俞)이라는 뜻이 있다. 그래서 화료(禾髎)는 수혈(俞) 즉, 낙혈(絡穴)이다. 이렇게 해주면 낫는다(立已). 이 문장들은 낙병(絡病)에 따라서 낙혈(絡穴)들을 찾는 연습을 시키고 있다. 이 문장에 나오는 혈자리를 찾는 데 많은 혼란이 있다. 이 해석이 정확한 해석이다.

邪客於五藏之間, 其病也. 脈引而痛, 時來時止. 視其病, 繆刺之於手足爪甲上. 視其脈, 出其血, 間日一刺, 一刺不已, 五刺已. 繆傳, 引上齒, 齒脣寒痛, 視其手背脈血者去之. 足陽明中指爪甲上一痏. 手大指次指爪甲上各一痏. 立已. 左取右, 右取左.

사기가 오장 사이에 들어와서 병이 되면(邪客於五藏之間, 其病也), 맥이 당기고 통증이 왔다 갔다 하는데(脈引而痛, 時來時止), 그 병을 관찰해서(視其病), 수족 손발톱 위에서 무자법을 쓴다(繆刺之於手足爪甲上). 그 맥을 관찰해서(視其脈), 그 맥에서 출혈을 시킨다(出其血). 격일로 한 번씩 침을 놓는다(間日一刺). 그래도 안 나으면(一刺不已), 다섯 차례 자침하면 낫는다(五刺已). 무전해서(繆傳), 위 이빨이 당기고(引上齒), 이빨과 잇몸이 시리고 통증이 있으면(齒脣寒痛), 손등의 맥혈을 잘 관찰해서 제거해준다(視其手背脈血者去之). 족양명 중지 발톱 위에 침을 한 번 놓는다(足陽明中指爪甲上一痏). 수양명 대지 차지 손톱 위에 각 한 차례씩 침을 놓는다

(手大指次指爪甲上各一痏). 곧바로 낫는다(立已). 좌측에 병이 있으면 우측에 침을 놓고, 우측에 병이 있으면 좌측에 침을 놓는다(左取右, 右取左).

　　무자법의 응용을 요구하고 있다. 오장의 사이(五藏之間)에는 장간막이 있다. 이 장간막들은 삼초를 구성한다. 즉, 삼초경에 사기가 들어서 병이 생긴 것이다(邪客於五藏之間, 其病也). 그런데 그 병이 락(絡)으로 퍼져서 맥인(脈引)이 되었다. 맥인은 맥 즉, 혈관이 오그라드는 것이다. 삼초의 장간막은 혈관, 림프, 신경이 다 지나가는 통로이다. 그래서 삼초가 문제가 되면, 당연히 맥인이 나타나고, 그러면 기혈(氣血)이 온몸(全身)으로 퍼지지(輸布) 못하고 역(上逆)한다. 결국에 날벼락을 맞는 것은 산성 체액을 최종 처리하는 폐이다. 삼초에서 일어난 문제가 폐(上逆)까지 가버렸다(脈引而痛, 時來時止). 삼초가 폐까지 락(絡)한 것이다. 여기서는 무자법을 쓰라고 했으니까, 삼초경에서 폐로 가는 락(絡)을 찾아야 한다. 이 구문에서는 병의 상태를 보고서(視其病), 손발의 손발톱 위에서 무자법을 쓰라고 했다(繆刺之於手足爪甲上). 삼초는 손톱을 봐야 하므로, 그러면 해당 혈자리는 관충(關衝)이 되며, 이 혈자리는 수소양경의 정혈(井穴)로써 폐와 연결(絡)되며 금(金)에 속한다. 즉, 폐와 락(絡)한다. 여기에 침을 놓고 맥의 상태를 봐서(視其脈) 즉, 혈액 순환이 잘 안 되면, 피를 빼내 주라고 한다(出其血). 그리고 침을 격일제로 놓는데(間日一刺), 이렇게 해도 낫지 않으면(一刺不已), 이런 식으로 5번을 반복하면 낫는다(五刺已).

　　이번에는 사기가 낙(繆;絡)으로 전이(傳)되어서(繆傳), 위쪽 이빨이 당기고 이빨과 잇몸이 시리고 아프다(引上齒, 齒唇寒痛). 즉, 폐로 기가 역(上逆)하면서, 폐가 과부하에 걸려버렸다. 그러면 머리를 포함해서 상체에서 폐로 오는 산성 체액은 정체되고 만다. 당연히 뇌척수액도 산성으로 기울면서 이빨에 문제가 생긴다. 이빨 부분은 삼차 신경이 관여한다. 뇌척수액이 산성으로 기울면서 삼차 신경이 과흥분한 것이다(引上齒, 齒唇寒痛). 이때 손등을 보고서 맥에 오혈이 있으면, 이를 침으로 제거해준다(視其手背脈血者去之). 폐가 문제가 되면서 상체에 산성 체액이 몰린 결과가 손등에서 나타난 것이다. 이 문제는 뇌척수액이라는 간질액의 문제이므로,

간질액을 다루는 족양명위경(足陽明中指爪甲上一痏)과 수양명대장경(手大指次指爪甲上各一痏)을 이용하라고 한다. 그런데 무자법을 쓰라고 했으니까, 두 양경에서 폐와 락(絡)한 경맥을 찾으면 된다. 먼저 대장경에서 폐와 락(絡)하는 경락은 상양(商陽)이다. 상양(商陽)은 수양명대장경(手陽明大腸經)의 혈자리로서 대장경의 정혈(井穴)로써 폐와 연결(絡)되며 금(金)에 속한다. 즉, 이는 폐와 락(絡)하는 혈자리이다. 이제는 족양명위경(足陽明胃經)에서 폐와 락(絡)하는 혈자리를 찾아보자. 그 혈자리는 여태(厲兌)인데 족양명위경(足陽明胃經)의 혈자리이며 위경(胃經)의 정혈(井穴)로써 폐와 연결(絡)되며 금(金)에 속한다. 즉, 이는 폐와 락(絡)하는 혈자리이다. 그런데, 이 구문에서 족양명위경을 지정해주면서 가운데 있는 발가락을 말하고 있다(足陽明中指爪甲上). 그래서 여태(厲兌)를 선택하려면 중지(中指)를 차지(次指)로 바꿔줘야 한다. 그리고 수양명에서도 대지(大指)를 빼줘야 한다. 여기서 경병(經病)은 당연히 경병 치료에 쓰는 거자법(巨刺法)을 쓴다. 즉, 경(經)의 좌우 대칭성을 이용한다(左取右, 右取左). 이 구문 해석도 만만치 않은 부분이 많다. 그런데 여기서 의문이 하나 생긴다. 황제내경은 상당히 빈틈이 없는 책이다. 그런데 무자법을 쓰라고 말을 해놓고서는 실수를 했다. 필자의 생각으로는 이편(篇) 후반부에서는 무자법을 응용시키면서 연습을 하게 만들고 있다. 그래서 일부러 대지(大指)와 중지(中指)를 집어넣어서 혼란을 유도한 것 같다.

제16절

邪客於手足少陰太陰足陽明之絡. 此五絡皆會於耳中, 上絡左角, 五絡俱竭, 令人身脈皆動, 而形無知也. 其狀若尸, 或曰尸厥. 刺其足大指內側爪甲上, 去端如韭葉. 後刺足心, 後刺足中指爪甲上, 各一痏. 後刺手大指內側, 去端如韭葉, 後刺手心主, 少陰銳骨之端, 各一痏. 立已. 不已, 以竹管吹其兩耳, 鬄其左角之髮, 方一寸. 燔治, 飮以美酒一杯, 不能飮者灌之. 立已.

사기가 수족 소음 태음 족양명의 낙에 사기가 들어오면(邪客於手足少陰太陰足陽明之絡), 오락 모두가 귀 가운데서 모두 만난다(此五絡皆會於耳中). 상락은 좌각에 있고

(上絡左角), 오락은 모두 고갈된다(五絡俱竭). 그러면 인체의 맥은 모두 요동치고(令人身脈皆動), 인체는 기능을 잃는다(而形無知也). 이 상태는 시체와 닮았다고 해서(其狀若尸), 혹자는 시궐이라고 말한다(或曰尸厥). 침은 은백혈에 놓고(刺其足大指內側爪甲上, 去端如韭葉), 다시 용천혈에 놓고(後刺足心), 다시 여태혈(後刺足中指爪甲上)에 각각 한 차례씩 놓고(各一痏), 다시 소상혈에 놓고(後刺手大指內側, 去端如韭葉), 다시 신문혈(少陰銳骨之端) 각각 한 차례씩 놓는다(各一痏). 곧바로 낫는다(立已). 그래도 안 나으면(不已), 죽관으로 양쪽 귀에 불어주고(以竹管吹其兩耳), 이마 좌측 두각 부위의 사방 1촌 정도에서 머리카락을 잘라 태워서 재로 만들어서(鬄其左角之髮, 方一寸. 燔治), 미주와 함께 한 잔을 먹인다(飲以美酒一杯). 술을 마실 수 없을 정도로 기운이 없으면, 숟가락으로 떠 넣어준다(不能飲者灌之). 그러면 낫는다(立已).

심장, 신장, 비장, 폐와 위장의 락(絡)에 사기가 들어 왔다(邪客於手足少陰太陰足陽明之絡)는 말은 오장에서 간(肝)만 빼고 모두 과부하가 걸렸다는 뜻이다. 그런데, 이 말 안에는 모순이 있다. 폐가 과부하가 걸렸는데, 간이 성성할 리가 없다. 체액 흐름도 때문에 간도 망가지는 것이 순리이다. 그래서 종합해 보면, 지금은 오장이 모두 과부하에 걸린 것이다. 그러면 당연히 체액 순환(五絡)은 모두(俱) 막혀(竭) 버리고 만다(五絡俱竭). 이 상태에서는 안 죽으면 다행이다. 더군다나 과잉 산을 체외로 최고로 많이 배출하는 위장(足陽明)까지 과부하에 걸렸다. 이 환자는 답이 없다. 원칙적으로는 죽을 날만 기다리는 상태일 것이다. 즉, 죽은 시체나 다름이 없다(其狀若尸). 그리고 이때는 온몸은 체액의 정체로 인해서 부종이 극에 달할 것이다. 그러면, 간질에 있는 산성 체액은 중화되지 못하고 구심 신경을 통해서 머리로 올라가면서 뇌척수액은 산성으로 변한다. 게다가 뇌는 평상시에도 에너지를 굉장히 많이 쓰기 때문에, 산이 많이 쌓인다. 그래서 이 두 가지 조건이 모이면, 머리에는 과잉 산으로 넘쳐난다. 이 현상을 제일 쉽게 확인할 수 있는 부분이 귀(耳)이다. 즉, 이때는 귀가 안 들리고 어지럽다. 이 상태를 표현하는데, 오락(五絡)이 모두 귀에서 만났다(此五絡皆會於耳中)고 한다. 즉, 과잉 산을 조절하는 오장(五絡)이 모두 문제가 되면서 과잉 산이 정체되고, 머리 쪽에서 내려오는 산성 체액이 정체되고, 이어서 뇌척수액이 산성으로 기울면서 뇌척수액에서 림프 체액을 받는 귀(耳)가 제일 먼저 반응한 것이다(此五絡皆會於耳中). 인체에서 림프는 유미조(乳糜槽)에 모여서 흉관을 통해서 흉선으로 공급되고, 이어서 폐로 들어간다. 그런데 흉선을 지나서 폐로 들어가는 림프는 왼쪽 림프이다. 상체의 오른쪽에서 내려오는 림프는 흉선을 거치지 않고 곧바로 폐로 들어간다. 그래서 왼쪽의 림프가 굉장히 크다. 그래서 이 왼쪽 림프가 정체되면, 머리 왼쪽에서 내려오는 림프는 심한 정체를 겪는다. 이 상태가 왼쪽 두각(頭角)에서 나타난다(上絡左角). 이 상태가 되면 오장과 연결된 네트워크(五絡)는 모두(俱) 막히고(竭) 만다(五絡俱竭). 즉, 부종이 심하게 생긴 것이다. 이제 맥은 모두 과잉 산 때문에 요동(動)을 치고(令人身脈皆動), 인체(形)는 기능(知)을 잃어(無)버린다(而形無知也). 이 상태가 되면 죽은 송장이나 다름이 없다(其狀若尸)고 해서 시궐(尸厥)이라고 부른다(或曰尸厥). 이 상태에서 침으로 목숨을 건진다고 한다. 무자법을 사용해야 하므로, 락(絡)에 해당하는 장기의 경맥은 건드리면 안 되고, 자기 경맥에서 락(絡)을 찾아야 한다. 현재는 심각한 부종이기 때문에, 모든 체액이 막힌 상태이다. 그래서 치료해야 할 체액은 간질, 정맥혈, 림프이다. 경(經)은 아예 이용 자체가 불가능하다. 오직 체액 순환에 의존해야 한다. 체액 중에서 간질은 폐가 통제하고, 정맥혈은 간이 통제하고, 림프는 비장이 통제한다. 그러면 위에 나온 다섯 가지 장기에서 폐, 간, 비장에 해당하는 락(絡)을 찾아야 한다. 비장에서는 은백(隱白)인데 족태음비경(足太陰脾經)의 혈자리로서 정혈(井穴)이며 목(木)에 속한다. 이는 간을 돕는 혈자리이다. 신장에서는 용천(湧泉)인데 족소음신경(足少陰腎經)의 혈자리로써 정혈(井穴)이며 목(木)에 속한다. 이도 간을 돕는 혈자리이다. 위장에서는 여태(厲兌)인데 족양명위경(足陽明胃經)의 혈자리로서 정혈(井穴)이며 금(金)에 속한다. 이도 폐를 돕는 혈자리이다. 폐장에서는 소상(少商)인데, 수태음폐경(手太陰肺經)의 혈자리로써 정혈(井穴)이며 목(木)에 속한다. 이도 역시 간을 돕는 혈자리이다. 심장에서는 신문(神門)인데, 수소음심경(手少陰心經)의 혈자리로써 수혈(俞穴)이며 토(土)에 속한다. 비장을 돕는 혈자리이다. 이렇게 침을 놓으면 낫는다고 한다. 그래도 낫지 않으면, 다른 처방을 한다. 먼저 양쪽 귀에 죽관(竹管)을 불어준다(以竹管吹其兩耳). 여기서 말하는 죽관은 안쪽에는 진사(辰砂)를 칠하고, 주구(注口)에는 청화(青華)를 칠한 악기의 일종이다. 진사의 성분은 수은(水銀)과 유황(硫黃)이다. 이 두 성분은 산화 환원의 귀재들이다. 즉, 이들은 과잉 산을 중화해주는 역할을 한다. 이들은 약재로도 쓰이는데, 심신(心神)을 안정시키고, 경계(驚悸)를 진정시키고, 해독(解毒)하는 효능을 보유하고 있다. 청화(青華)의 재료는 코발트(Co)를 비롯하여 철(Fe), 망간(Mn), 구리(Cu), 니켈(Ni) 등등 여러 가지 금속 화합물로 구성된다. 이는 일반적으로 청화백자(青畫白磁)의 재료로 쓰였다. 이들도 산화 환원의 귀재들이다. 즉, 이들도 과잉 산을 중화시키는 귀재들이다. 귀에다 죽관을 대고 분다고 하면 비웃을 수도 있지만, 이렇게 자세히 분석해 보면, 그 이유가 명확히 드러난다. 이를 귀에다 부는 이유는 귀에 과잉 산이 모여 있기 때문이다(此五絡皆會於耳中). 그리고 처방이 하나 더 남아 있다. 머리카락을 잘라 태워서 술에 타서 먹으라고 한다(鬄其左角之髮, 方一寸, 燔治, 飲以美酒一杯). 이것도 내용을 모르면 비웃음거리가 되고 만다. 그것도 왼쪽 두 각에 있는 머리카락을 잘라서 쓰라고 한다. 그 이유는 앞에서 설명한 림프의 좌측 정체 때문이다(上絡左角). 림프는 금속을 아주 잘 운반한다. 그렇다. 머리카락에는 금속이 많이 들어있다. 우리 몸에 있는 중금속 검사를 할 때 머리카락을 잘라서 검사한다. 이렇듯 머리카락에는 금속들이 많이 들어있다. 이 금속들은 림프를 통해서 나온 것들이다(上絡左角). 머리카락을 태우면 유기 물질은 거의 다 타버리고, 결국에 금속만 남는다. 또, 이 금속은 태웠기 때문에 산화되어서 알칼리로 변한다. 그리고 이들은 과잉 산이 넘쳐나는 인체를 치료하는데 절대적으로 필요한 내용물이다(燔治). 그런데 이것을 먹을 때 술에 타서 먹으라고 한다(飲以美酒一杯). 왜 술일까? 어떤 물질이든 알콜기가 없으면 장에서 흡수가 안 되기 때문이다. 즉, 순수한 알칼리는 장에서 흡수가 안 된다. 그래서 산(酸)이면서 알콜인 술에 알칼리인 산화 금속을 섞게 되면, 이 둘은 산과 알칼리로써 서로 반응하게 되고, 이어서 이 반응한 물질은 흡수가 잘된다. 그러면 이들은 인체 안으로 들어가서는 곧바로 분해되고, 이어서 둘 다 알칼리로서 활동한다. 즉, 이들이 알칼리로 변해서 병의 근원인 과잉 산을 수거하는 것이다. 이때 스스로 먹을 수가 없으면, 수저로 떠먹이라고 한다(不能飲者灌之). 그러면 곧바로 낫는다(立已)고 한다. 미신이 과학으로 새로 태어나는 부분이다. 이런 처방을 했던 옛날 몇천 년 전의 우리 선조들이 미개인일까? 아니면 첨단 과학의 시대에 살고 있다고 착각하고 있는 현대의 문명인이 미개인일까? 물론 판단은 독자 여러분의 몫이다.

제3장

凡刺之數, 先視其經脈, 切而從之. 審其虛實而調之. 不調者, 經刺之. 有痛而經不病者, 繆刺之. 因視其皮部有血絡者, 盡取之. 此繆刺之數也.

무릇 자침하는 방법은(凡刺之數), 먼저 그 경맥을 살펴보고(先視其經脈), 절진해서 그에 따른다(切而從之). 그 허실을 심사해서 조절한다(審其虛實而調之). 조절이 안 되면 경에 침을 놓는다(不調者). 통증이 있고 경에 병이 없으면(有痛而經不病者), 무자법을 쓴다(繆刺之). 어떤 원인에 의해서 그 피부가 혈락을 보유하고 있는지 살펴보고(因視其皮部有血絡者), 모두 없어질 때까지 침을 놓는다(盡取之). 이것이 무자법의 방법이다(此繆刺之數也).

침을 놓을 때는(凡刺之數), 먼저 경맥을 살펴보고(先視其經脈), 절진해서 그 결과에 따른다(切而從之). 경맥의 허실을 파악한 다음 조절해준다(審其虛實而調之). 그래도 조절이 안 되면(不調者), 경(經)에 침을 놓는다(經刺之). 통증은 있으나 경 자체에 병이 없다면(有痛而經不病者), 무자법을 쓴다(繆刺之). 무자법은 락(絡)의 장기에 있는 경맥은 건드리지 않고, 자기 경맥에서 락(絡)을 찾기 때문에, 자기 경맥에 병이 있다면, 락(絡)의 기능이 작동하지 않기 때문이다. 어떤 원인(因)에 의해서 경락이 있는 피부에 속한 락(絡)에 피가 맺혀있다면(因視其皮部有血絡者), 모두 제거될 때까지 침을 놓는다(盡取之). 즉, 무자법은 오수혈에 자침하는 것인데, 오수혈을 다른 말로 낙혈(絡穴)이라고 한다. 이 낙혈들은 모두 체액 순환을 위해서 만들어 놓은 것이다. 이 체액에는 당연히 피가 섞여 있다. 그래서 어떤 체액이든 빼내면 당연히 피가 섞여 있게 된다. 그래서 무자법을 쓰면, 당연히 피가 맺혀 있는 혈락(血

絡)을 만난다. 그런데 무자법을 쓰는 이유가 바로 이 뭉쳐 있는 체액(血絡)을 소통시키는 것이 목적이기 때문이다. 그래서 이것들이 모두 없어질(盡) 때까지 자침해야 한다(盡取之). 이것은 무자법의 핵심 중에서 핵심이다. 그래서 이것을 무자법을 사용하는 방법(數)이라(此繆刺之數也)고 한 것이다.

제64편. 사시자역종론(四時刺逆從論)

제1장

厥陰有餘, 病陰痺, 不足, 病生熱痺, 滑則病狐疝風, 濇則病少腹積氣.

궐음이 유여하면(厥陰有餘), 음비병에 걸리고(病陰痺), 부족하면(不足), 열비가 생기고(病生熱痺), 활하면 호산풍에 걸리고(滑則病狐疝風), 색하면 소복 적기가 생긴다(濇則病少腹積氣).

여기서 궐음(厥陰)은 간을 말한다. 간(厥陰)에 과잉 산(有餘)이 존재한다(厥陰有餘)는 말은 간의 일반적인 알칼리는 이미 고갈되었다는 것을 뜻한다. 그러면 대책은 염(鹽)을 이용하는 것이다. 이렇게 만들어진 한(寒)인 염(鹽)은 삼투압 기질로써 작용해서 물을 잔뜩 끌어안고 다닌다. 결국에 모세 체액관에서 담(痰)이 되어서 체액 순환을 막아버린다. 이것이 음비(病陰痺)이다. 결국에 음비는 체액 순환 장애를 만들어내고 온갖 질병을 양산한다. 이번에는 산(酸)은 정상인데, 간에 알칼리가 부족하면(不足), 간에서 이 산들을 중화하지 못하고, 이어서 체액에 산(酸)이 정체되고, 간질에 접하여 존재하는 갈색지방이 이 산들을 중화하면서 열(熱)을 발생시킨다. 이것이 열비이다(病生熱痺). 결국에 열비나 음비나 모두 산(酸) 문제로 귀결되기 때문에, 병리는 비슷할 수밖에 없다. 그러나 과잉 산이라는 측면에서 보면, 당연히 음비가 문제는 더 심각해진다. 이 문장에서는 이 상태를 맥으로 비교하고 있다. 활맥(滑脈)은 미끌미끌한 맥이다. 액체 속에 금속염들이 많이 있으면 액체는 미끄러워진다. 물로 말하면 경수(硬水)이다. 그래서 활맥이 생겼다는 말은 과잉 산을 염(鹽)으로 많이 중화했다는 사실을 암시한다. 색맥(濇脈)은 말 그대로 막힌 것이다. 즉, 무엇엔가 걸려서 순행이 거북한 것이다. 체액에서 이 경우는 어혈이나 혈전밖에는 없다. 지금 상태는 간의 문제를 논의하고 있다. 간에서 이런 맥이 나타난다면 어떻게 될까? 먼저 과잉 산을 중화하지 못하고 염으로 만들었다는 말은 간의 과부하를 말하고 있다. 그러면 골반강에서 간으로 올라오는 산성 체액은 그대로 정체되어버린다. 그 결과는 소화관을 비롯해 하복부(少腹)에 산성 체액 특히 산성 정맥혈이 정맥총에 몰리고 만다. 이제 하복부는 과잉 산이 신경을 자극하게 되고, 이어서 골반강의 장간막 근육들과 서혜부 근육들은 수축한다. 그러면 골반강에 있는 창자들은 수축한 근육 사이로 삐져나온다. 이것이 탈장(서혜부 허니아:鼠蹊部 hernia)이다. 여기서는 고환 부분의 탈장만 언급했는데, 이때 실제로는 서혜부 탈장, 배꼽탈장도 나타날 수가 있다. 배꼽탈장은 배꼽 힘줄과 방광, 간, 하복부 힘줄이 서로 연결되어 있기 때문이다. 그래서 배꼽은 아주 중요한 병리 판단 기준이 된다. 이것을 호산풍이라고 표현한다(病狐疝風). 이번에는 맥이 색맥인 경우이다. 색맥의 핵심은 혈전이나 어혈이다. 즉, 산을 중화하면서 만들어진 어혈인 콜라겐(血栓, 瘀血)이 문제를 일으킨 경우이다. 현재 이들은 대부분 간 과부하 때문에 골반강 정맥총에 모인 산성 정맥혈에서 만들어진 것들이다. 당연한 결과로 이들은 골반강(少腹)에 쌓인다(積). 우리는 이것을 적기라고 표현한다(積氣). 종합하면, 맥이 활맥이면 호산풍이 발생하고(滑則病狐疝風), 색맥이면 소복에 적기가 만들어진다(濇則病少腹積氣).

少陰有餘, 病皮痺隱軫, 不足, 病肺痺, 滑則病肺風疝, 濇則病積溲血.

소음이 유여하면(少陰有餘), 피비와 은진에 걸리고(病皮痺隱軫), 부족하면(不足), 폐비에 걸리고(病肺痺), 활하면 폐풍산에 걸리고(滑則病肺風疝), 색하면 적과 수혈이 생긴다(濇則病積溲血).

여기서 소음(少陰)은 신장을 말한다. 폐는 간질액을 통제하고, 신장은 간질액을 염으로 중화시켜서 체외로 버린다. 둘은 서로 연결이 될 수밖에 없다. 특히 신장은 염을 처리하는데, 폐도 적혈구가 파괴될 때 나오는 환원철인 철염(鐵鹽)을 조절한다. 아무튼, 신장과 폐는 긴밀히 연락되어 있다. 그리고 간질액의 과잉 산을 중화하는 신장에 과잉 산이 존재하면(少陰有餘), 산성 간질액은 피부와 접해있는 간질에 쌓인다. 이제 간질에서 이 과잉 산이 중화되면서, 피비(皮痺)가 생긴다. 즉,

피부를 망치는 것이다. 이제 과잉 산은 피부에 있는 콜라겐을 녹이면서 중화된다. 당연한 순리로 피부는 가렵고 진물이 나기도 하고 여러 피부 병증이 나타난다. 그 도 그럴 것이 진피(眞皮)의 70%가 콜라겐이다. 이 많은 콜라겐을 녹여버리니까 피 부는 난리가 날 수밖에 없다. 이 상태를 은진이라고 표현한다(癮疹:隱疹:隱軫).

이번에는 신장에 산은 정상인데 알칼리가 부족하면(不足), 신장은 염을 인체 밖 으로 버리지는 못하고, 인체 내부에 염을 쌓아둔다. 이제 철염을 처리하는 폐는 날벼락을 맞는다. 이것이 폐비(肺痺)를 만들어 낸다(病肺痺). 즉, 폐에 철염이 쌓이 는 것이다. 이제 맥으로 가보자. 활맥은 사실상 신장맥이나 다름이 없다. 염으로 인해서 생긴 맥이 활맥이기 때문이다. 그래서 바로 앞에서 언급했듯이, 활맥이 생 기면 폐는 날벼락을 맞을 수밖에 없다. 폐에 과잉 산이 철염의 형태로 쌓이는 것 이 폐풍산이다(病肺風疝). 폐는 산성 체액을 최종적으로 중화시켜서 알칼리 동맥혈 로 만드는 역할을 하는데, 폐가 이렇게 되면, 알칼리 동맥혈이 부족하게 되고, 이 어서 온갖 질환들이 날뛴다. 그래서 이 상태에서 활맥이 나오면, 폐풍산이 발생한 다(滑則病肺風疝). 이번에는 색맥이 나타나면 어떻게 될까? 색맥의 핵심은 어혈이 나 혈전이기 때문에, 뭔가 쌓이는(積) 것은 당연하다. 그리고 어혈이나 혈전이 형 성되는 환경은 산 과잉 환경이다. 그리고 간질에서 산 과잉이 생기면, 과잉 산은 활동전위를 만드는 전자를 보유하고 있으므로, 모세혈관 세포에 강한 활동전위를 만들게 되고, 모세혈관 세포는 강하게 수축한다. 그러면 세포와 세포의 사이 공간 이 넓어지면서 혈액의 투과성이 높아진다. 이 높은 투과성 덕분에 평상시에는 나 오지 않는 적혈구까지 간질로 빠져나오게 된다. 그리고 이 적혈구는 강알칼리이기 때문에 간질의 과잉 산에 의해서 환원되면서 분해된다. 이 과정에서 빌리루빈이 만들어지기도 하고, 덜 환원된 혈색소는 간질을 따라서 간질을 받는 비장이나 간 질을 중화하는 신장 사구체로 모여들게 되고, 혈뇨(溲血)를 보게 된다.

太陰有餘, 病肉痺寒中, 不足, 病脾痺, 滑則病脾風疝, 濇則病積, 心腹時滿.

태음이 유여하면(太陰有餘), 육비가 생기고 한중이 오며(病肉痺寒中), 부족하면(不足), 비비가 생기고(病脾痺), 활하면 비풍산이 생기고(滑則病脾風疝), 색하면 적병이 생긴다(濇則病積). 심복이 때때로 그득해진다(心腹時滿).

여기서 태음(太陰)은 비장을 말한다. 비장은 림프(肉)를 담당하기 때문에, 비장에 과잉 산이 존재하면, 림프의 흐름은 막히고 만다. 즉, 림프가 막히는 것이 육비이다(病肉痺). 그러면 림프로 들어가야 할 대분자 물질들이 간질에 쌓이면서 간질은 막히게 되고, 이어서 혈액 순환은 자동으로 막힌다. 당연한 순리로 몸에서는 체온을 만들어내지 못하고 한기(寒中)가 든다. 큰 물질 분자를 처리하는 림프가 순환하지 못하면 간질에 대분자들이 정체되면서 모세 체액관을 막아버리고, 이어서 인체의 모든 체액은 정체되면서 일부에서는 체액에 정체된 대분자들이 썩게 되고, 이어서 피고름을 만들어내기도 한다. 이만큼 림프는 중요하다. 동양의학의 핵심은 림프라고 해도 과언이 아닌 이유이다. 이번에는 비장에 알칼리가 부족해서 산을 제대로 중화하지 못하는 경우이다(不足). 그러면 마지막 대안으로 콜라겐을 만들어서 산을 중화하게 되고, 이것이 담(痰)이 되어서 모세 체액관에서 문제를 일으킨다. 이것이 비비이다. 즉, 비장이 일으킨 마비 증세이다(病脾痺). 여기서 맥까지 활맥이 된다면 즉, 함께 림프액을 중화하는 신장까지 도와주지 않는다면, 비장은 힘들어진다. 이것이 비풍산이다(病脾風疝). 이제 비장은 콜라겐을 계속 만들어서 산을 중화하게 되고, 이 콜라겐은 담이 되어서 문제를 일으킨다. 그리고 이들은 인체 곳곳에 쌓인다(積). 즉, 이때는 색맥을 만들어내는 것이다(濇則病積). 비장에서 만들어진 콜라겐은 비장에도 쌓이면서, 콜라겐의 삼투압 기질 특성 때문에 수분을 잔뜩 끌어안고 있게 되고, 이로 인해서 비장은 비대해진다. 그러면 커진 비장 때문에 복부는 때때로 그득해진다(腹時滿). 비대해진 비장은 횡격막을 당기게 하고, 가슴(心) 부분도 때때로 그득하게 만든다(心時滿).

陽明有餘, 病脈痹身時熱, 不足, 病心痹, 滑則病心風疝, 濇則病積, 時善驚.

　양명이 유여하면(陽明有餘), 맥비에 걸리고 때때로 신열이 있고(病脈痹身時熱), 부족하면(不足), 심비에 걸린다(病心痹). 활하면 심풍산에 걸리고(滑則病心風疝), 색하면 적병에 걸리고(濇則病積), 때때로 잘 놀랜다(時善驚).

　여기서 양명(陽明)은 위장이다. 위(胃)에 과잉 산(有餘)이 존재한다(陽明有餘)는 말은 비장에 심각한 문제가 있다는 뜻을 암시한다. 비장은 간질에서 만들어진 대분자 물질들을 림프를 통해서 처리하는 기관이다. 이런 비장이 과부하에 걸려서 대분자 물질들을 처리하지 못하게 되면, 이 대분자 물질들은 간질을 막아버리고 이어서 혈액 순환은 순식간에 막혀버린다. 우리는 이것을 맥비(脈痹)라고 표현한다(病脈痹). 이제 간질에 있는 과잉 산은 갈색지방에서 중화되면서 때때로 신열(身熱) 즉, 전신에서 열을 발생시킨다(身時熱). 또, 위장에서 알칼리가 부족해서(不足), 산을 제대로 중화시키지 못하면, 자동으로 비장은 과부하에 걸린다. 이때 비장이 문제가 되면, 대분자 물질들을 처리하지 못하면서 맥비(脈痹)에 걸리는데, 문제는 여기서 끝나지 않고, 함께 림프액을 처리하는 신장에 부담을 주게 되고, 이어서 신장에도 문제가 발생한다. 이제 신장에서도 문제가 발생하면, 신장에서 직접 산성 정맥혈을 받는 우 심장은 곧바로 과부하에 걸린다. 즉, 이때 심비(心痹)에 걸리는 것이다(病心痹). 이때 신장이 과부하에 걸렸기 때문에, 맥은 당연히 활맥이 된다. 그리고 이때 심장에 생기는 문제를 표현하는데, 심풍산(心風疝)이라고 표현한다(滑則病心風疝). 그리고 간질에서 산성 대분자를 처리하지 못하면, 자연스럽게 혈전이나 어혈이 생기게 되고, 이어서 이들이 체액의 흐름을 막으면서 색맥이 나타난다. 즉, 색맥이 나타나는 조건은 혈전이나 어혈이 쌓일(積) 수밖에 없는 조건이다(濇則病積). 이 혈전이나 어혈들은 막힌 림프를 피해서 대정맥으로 흘러들어서, 결국에 우 심장으로까지 가게 되고, 심풍산(心風疝)을 만들어낸다. 그리고 간질에 산성 체액이 정체되었기 때문에, 간질에 뿌리를 둔 신경은 전자(酸)를 받아서, 이를 구심 신경을 통해서 뇌로 보낸다. 결과는 때때로 자주 놀래는 증상이 나타난다(時善驚).

太陽有餘, 病骨痺身重, 不足, 病腎痺, 滑則病腎風疝, 濇則病積, 時善巓疾.

태양이 유여하면(太陽有餘), 골비에 걸리고 몸이 무겁다(病骨痺身重). 부족하면(不足), 신비에 걸리고(病腎痺), 활하면 신풍산에 걸리고(滑則病腎風疝), 색하면 적병에 걸린다(濇則病積). 때때로 전질이 자주 일어나기도 한다(時善巓疾).

여기서 태양(太陽)은 방광(膀胱)이다. 방광에 과잉 산이 존재한다(太陽有餘)는 말은 신장에서 과잉 산을 중화하지 못하고 있다는 암시를 준다. 결국에 이는 신장의 문제로 귀결된다. 신장은 뇌척수액을 담당한다. 그래서 신장이 문제가 되면, 뇌척수액이 산성으로 기울면서 뼈들이 죽어난다. 이것이 골비(骨痺)이다(病骨痺). 그리고 신장은 뇌척수액이라는 간질뿐만 아니라 다른 간질액도 중화시킨다. 그래서 신장이 과부하에 걸려서 산성 간질액을 처리하지 못하게 되면, 간질액의 정체로 인해서 온몸은 무거워질 수밖에 없다(身重). 특히, 신장의 과부하로 인해서 뇌척수액이라는 간질액이 산성으로 기울면, 뇌 신경은 과부하에 걸리게 되고, 이어서 뇌 신경이 과잉 자극되면서 때때로 자주 전질(癲疾:巓疾)이 일어난다(善時巓疾). 이제 방광에 알칼리가 부족하면(不足), 방광에서 중화하지 못한 산은 신장으로 역류하게 된다. 즉, 이때는 신장이 과부하에 걸리는 것이다. 이것이 신비(腎痺)이다(病腎痺). 이쯤 되면, 염이 쌓이면서 맥은 자동으로 활맥(滑脈)이 된다. 즉, 이때 신풍산(腎風疝)이 만들어지는 것이다(滑則病腎風疝). 신장은 산성 간질액을 처리하기 때문에, 신장이 문제가 되면 산성 간질액을 처리하지 못하게 되고, 이어서 혈전이나 어혈이 만들어진다. 그러면 당연히 색맥이 만들어지고, 이어서 어혈이나 혈전이 쌓이게(積) 된다(濇則病積).

少陽有餘, 病筋痺脇滿, 不足, 病肝痺, 滑則病肝風疝, 澁則病積, 時筋急目痛.

    소양이 유여하면(少陽有餘), 근비에 걸리고 협만하며(病筋痺脇滿), 부족하면(不足), 간비에 걸리고(病肝痺), 활하면 간풍산에 걸리고(滑則病肝風疝), 색하면 적병에 걸린다(澁則病積). 때때로 근이 당기고 눈에 통증이 있다(時筋急目痛).

    여기서 소양(少陽)은 담(膽)이다. 담이 과잉 산으로 인해서 과부하에 걸리면, 담은 산성 담즙을 처리하지 못하게 된다. 담즙의 주성분은 타우린이다. 이 타우린은 신경에서 과잉 산을 중화하는 도구이다. 그래서 담즙이 문제가 되면, 신경이 곧바로 반응한다. 그러면 신경은 과잉 산을 중화하지 못하고, 근육을 강하게 수축시킨다. 이것이 근비(筋痺)이다(病筋痺). 근비에 걸리면, 근육과 연결된 관절이나 뼈도 강하게 수축하면서 통증을 만들어낸다. 그리고 담이 과부하에 걸리면, 담이 위치한 갈비뼈(脇) 근처를 그득(滿)하게 만든다(病筋痺脇滿). 이번에는 담에 알칼리가 부족(不足)하면, 담에서 중화해야 할 산은 간으로 역류하면서 간에서 문제를 일으킨다. 이것이 간비(肝痺)이다(病肝痺). 간비는 궐(厥)이다. 간이 과부하에 걸리면, 간은 간질액을 정맥을 통해서 받기 때문에, 일단 간질의 정체가 일어나고, 소화관에서 간질액을 받기 때문에, 소화관의 연동 운동이 방해를 받고, 이어서 구토하기도 한다. 이때 맥이 신장맥인 활맥이면, 신장으로 염을 보내는 간은 더욱더 문제를 일으킨다. 이것이 간풍산(肝風疝)이다(滑則病肝風疝). 간도 담즙을 통제하기 때문에 당연히 근육 문제가 유발된다. 또, 하복부 정맥총에 산성 정맥혈이 정체하면서 하복부에 수많은 문제를 일으킨다. 간의 과부하는 당연히 산성 간질액의 정체를 유발하고 어혈이나 혈전이 생성되고 적체(積)된다. 즉, 이때 색맥이면 당연히 적병(積)이 일어난다(澁則病積). 그리고 간의 담즙 통제가 어려워지면, 신경 조절에 실패하게 되고, 이 여파로 근육은 당긴다(筋急). 그리고 간은 정맥혈을 통제하기 때문에, 간이 문제가 되면, 정맥 모세혈관에 체액이 정체되면서 모세혈관이 터져버린다. 이 현상을 제일 잘 볼 수 있는 곳이 바로 눈(目)이다. 당연히 눈에 통증(目痛)이 온다(時筋急目痛).

제2장

是故, 春氣在經脈, 夏氣在孫絡, 長夏氣在肌肉, 秋氣在皮膚, 冬氣在骨髓中.

  그래서(是故), 춘기는 경맥에 있고(春氣在經脈), 하기는 손락에 있고(夏氣在孫絡), 장하기는 기육에 있고(長夏氣在肌肉), 추기는 피부에 있고(秋氣在皮膚), 동기는 골수 가운데 있다(冬氣在骨髓中).

  앞에서 보았듯이, 봄을 담당하는 간(厥陰)은 비증(痺)에 시달린다. 비증(痺)은 풍한습사가 염(鹽)을 만들어서 경맥(經脈)에 침입하여 기혈의 흐름을 가로막음으로써 문제를 일으킨다. 그래서 봄기운은 경맥에 존재한다(春氣在經脈). 여름은 무더운 날씨가 인체를 자극해서 손락(孫絡)이 존재하는 간질로 산성인 호르몬이 과잉 분비된다. 여기서 손락(孫絡)은 모세 체액관이다. 그러면 간질에 과잉 산이 축적되면서 여름을 담당하는 심장은 손락(孫絡)을 통해서 간질로 혈액을 밀어내는 데 어려움을 겪는다. 그래서 여름의 기운은 손락에 존재한다(夏氣在孫絡). 장하는 장마철이기 때문에 습기가 많다. 그래서 이 습기는 피부 호흡을 막게 되고, 이어서 피부로 간질의 과잉 산을 배출하지 못하면서, 과잉 산은 간질에 쌓이게 된다. 그러면, 이 과잉 산은 간질에 존재하는 간질 조직인 콜라겐을 분해해서 중화된다. 이 분해된 콜라겐은 대분자이기 때문에 당연히 림프로 들어가고 결국에 림프를 괴롭힌다. 그래서 장하의 기운은 간질(肌)과 림프(肉)에 존재하게 된다(長夏氣在肌肉). 가을은 건조하고 쌀쌀하다. 이 건조한 기운은 피부를 건조하게 만들고, 더불어 쌀쌀한 기운은 간질을 수축시키면서 간질액의 흐름을 막고, 이어서 피부에 영양을 공급하지 못하게 만든다. 그래서 가을 기운은 피부에 존재한다(秋氣在皮膚). 겨울은 혹독한 추위와 일조량 부족으로 인해서 CRY 활동이 저조하고, 이어서 인체 안에서 발생한 과잉 산을 염(鹽)으로 저장한다. 이 염을 만들기 위해서는 염의 재료 창고인 골수에서 염의 재료를 빼내 오게 되고, 결국에 겨울의 기운은 골수에 존재하게 된다(冬氣在骨髓中). 이 부분은 신장이 통제하는 뇌척수액으로 설명해도 된다.

帝曰, 余願聞其故. 岐伯曰, 春者, 天氣始開, 地氣始泄, 凍解冰釋, 水行經通. 故人氣在脈. 夏者, 經滿氣溢, 入孫絡受血, 皮膚充實. 長夏者, 經絡皆盛, 内溢肌中. 秋者, 天氣始收, 腠理閉塞, 皮膚引急. 冬者, 蓋藏, 血氣在中, 内著骨髓, 通於五藏. 是故邪氣者, 常隨四時之氣血而入客也. 至其變化, 不可爲度, 然必從其經氣, 辟除其邪, 除其邪則亂氣不生.

황제가 말한다(帝曰). 그 이유를 듣고 싶습니다(余願聞其故). 기백이 말한다(岐伯曰). 봄이란 천기가 열리기 시작하고(天氣始開), 지기가 나오는 시기이고(地氣始泄), 얼었던 대지가 녹고 얼었던 물이 녹고(凍解冰釋). 수는 순행하고 경은 통한다(水行經通). 그래서 사람의 기는 맥에 존재한다(故人氣在脈). 여름은(夏者), 경이 차고 기가 넘쳐서(經滿氣溢), 손락으로 유입되고 혈액을 받는다(入孫絡受血). 피부는 충실해진다(皮膚充實). 장하는(長夏者), 경락이 모두 성해서(經絡皆盛), 안으로는 기중이 넘친다(内溢肌中). 가을은(秋者), 천기가 수축하는 시기이고(天氣始收), 주리가 막히는 시기이다(腠理閉塞). 피부는 수축한다(皮膚引急). 겨울은(冬者) 장을 덮고(蓋藏), 혈기는 가운데 있고(血氣在中), 안으로는 골과 수가 붙는다(内著骨髓). 오장에서 통한다(通於五藏). 그래서 사기라는 것은(是故邪氣者), 항상 사계절의 기혈을 따라서 객으로 들어온다(常隨四時之氣血而入客也). 그것이 변화에 이르러서(至其變化), 측정할 수 없으면(不可爲度), 필연적으로 그 경기를 따라서 들어오고(然必從其經氣), 그 사기를 제거하거나 피해야 한다(辟除其邪). 그렇게 사기를 제거해주면 기란이 일어나지 않는다(除其邪則亂氣不生).

봄이란(春者) 천기(天氣)인 일조량이 늘어나기(開) 시작(始)하는 시기이다(天氣始開). 이 일조량에 따라서 땅이 만들어내는 성장의 기운(地氣)도 새어(泄)나오기 시작(始)하는 시기이고(地氣始泄), 겨울에 얼었던 모든 것이 녹는 시기이다(凍解冰釋). 늘어나기 시작한 일조량에 따라서 겨울에 수축했었던 간질도 수축이 풀리면서 체액(水)의 순행(行)이 일어나고, 큰 체액관인 경(經)의 흐름도 원활(通)해진다(水行經通). 그래서 봄에 인체의 기(人氣)는 경맥(經脈)에 존재한다(故人氣在脈). 여름은 일조량이 극에 달하면서 체액 순환이 활발해지고, 이어서 큰 체액관인 경(經)도 충만(滿)해지고, 혈기(氣)도 간질에 넘쳐흐르면서(溢), 작은 체액관인 손락(孫絡)까지 체액이 충분히 유입되고, 이어서 간질도 혈액을 충분히 공급받게 되면서(入孫絡受血), 간질과 접한 피부는 영양분을 충분히 공급받게 되고 충실해진다(皮膚充實). 장하는 (長夏者), 늦여름의 장마철을 말한다. 장마철은 과도한 습기 때문에 피부로 간질에 존재하는 과잉 산을 배출하지 못해서 간질(肌) 안에는 산으로 넘쳐나게 된다(内溢 肌中). 그러면 간질액에 과잉 산은 이제 모세 체액관인 손락(孫絡)과 이어서 손락 에서 체액을 받는 경(經)으로 흘러 들어가게 되고, 이제 손락(絡)과 경(經) 모두(皆) 에서 과잉 산이 기승(盛)을 부리게 된다(經絡皆盛). 가을은(秋者) 일조량이 줄어(收) 들기 시작하면서(天氣始收), 찬바람에 피부가 수축(引急)이 되고(皮膚引急), 피부와 접하고 있는 간질(腠理)도 수축하면서 간질은 막히고(閉塞) 만다(腠理閉塞). 겨울은 (冬者) 극심한 추위로 인해서 체액이 흐르는 간질이 심하게 수축하면서 혈기(血氣) 는 피부에 미치지 못하고, 오장(藏)에 갇히게(蓋) 되고, 오장 안에 존재하면서(血氣 在中), 오장 안에서만 소통한다(通於五藏). 또, 혈기는 안으로는 골수에 모인다(内著 骨髓). 종합해 보면, 사기라는 것은(是故邪氣者) 항상 사계절에 따라서 변화하는 기 혈을 따라서(隨) 병의 원인(客)으로 인체에 침입한다(常隨四時之氣血而入客也). 만일 에 기혈(其)의 변화(變化)가 극(至)에 달하면(至其變化), 기혈의 측정(度)이 불가능하 게 된다(不可爲度). 이때 사기는 체액의 흐름도 때문에 필연적으로 경(經)에 진입하 게 된다. 그러면(然) 반드시(必) 해당(其) 경(經)에서 사기를 추적(從)해서(然必從其經 氣), 그 사기를 제거(辟除)해 줘야 한다(辟除其邪). 이렇게 사기를 제거해 주면(除其 邪則), 기(氣)의 혼란(亂)을 막을 수 있다(除其邪則亂氣不生). 즉, 산-알칼리 균형의 혼란을 막을 수가 있다.

제3장

帝曰, 逆四時而生亂氣奈何. 岐伯曰, 春刺絡脈, 血氣外溢, 令人少氣. 春刺肌肉, 血氣環逆, 令人上氣. 春刺筋骨, 血氣內著, 令人腹脹.

  황제가 말한다(帝曰). 사계절을 거슬러서 어떻게 기란을 만드나요(逆四時而生亂氣奈何)? 기백이 말한다(岐伯曰). 봄에 낙맥에 침을 놓으면(春刺絡脈), 혈기가 밖으로 유출되고(血氣外溢), 알칼리를 고갈시킨다(令人少氣). 봄에 기육에 침을 놓으면(春刺肌肉), 혈기 순환이 역류하고(血氣環逆), 상기시킨다(令人上氣). 봄에 근골에 침을 놓으면(春刺筋骨), 혈기를 안에 축적하면서(血氣內著), 복창을 부른다(令人腹脹).

  사계절은 일조량의 변화를 만들어내서 간질액의 산과 알칼리 균형에 영향을 미친다. 따라서 간질(肌)과 림프(肉)에 접하고 있는 미세 체액관인 락맥(絡脈)들에도 이 영향이 미칠 수밖에 없다. 그리고 침(鍼)은 전자(酸)를 공급하기 때문에, 산과 알칼리 균형에 영향을 미칠 수밖에 없다. 그리고 각 계절은 장기와 짝을 맺고 있으므로, 계절에 따라서 장기의 부담도 달라진다. 이 사실을 가지고 이 문장들을 해석하면 된다.

  봄은 일조량이 늘면서 간질로 산이 나오기 시작한다. 즉, 간질이 산성화되기 시작하는 계절이 봄이다. 그런데 락맥(絡脈)도 간질과 접하고 있으므로, 간질에 있는 산성 간질액을 흡수한다. 이때 산성 간질액을 품고 있는 낙맥에 침을 놓으면(春刺絡脈), 침은 산(電子:酸)을 추가로 공급하는 결과를 가져온다. 인체는 이 산을 중화해야 하므로, 혈액의 기운이 소모된다. 즉, 알칼리인 혈기(血氣)가 침이라는 외부(外) 인자에 의해서 소실되어 새나가고(泄) 만다(血氣外溢). 당연히 인체의 알칼리는 고갈된다(令人少氣). 또, 봄에 산성 간질액을 품고 있는 간질(肌)과 산성 간질액을 받은 림프(肉)에 침을 놓으면(春刺肌肉), 침이 추가로 산을 공급하는 결과를 초래하므로 알칼리 혈액인 혈기는 과잉 산을 중화하느라 순환하지 못하고, 이어서 산이 역(逆)하게 되고 즉, 산 과잉이 초래되고(血氣環逆), 인체에서 기는 상기한다(令人上氣). 봄에 간질과 접하고 있는 근육(筋)과 골수(骨)에 침을 놓으면(春刺筋骨), 근육과 접한 간질을 산성으로 만들고, 또, 뇌척수액이라는 간질에 산을 공급하는 결과를 낳고, 이어서 골수에 산을 공급하는 결과를 가져온다. 그러면 간질과 골수에 흐르는 알칼리 혈액(血氣)은 안에서 소모(著)가 돼버리고(血氣內著), 그러면 간질액은 정체되고, 간질액인 뇌척수액도 산성으로 기울면서, 뇌척수액을 담당하는 신장은 과부하에 걸리고, 당연한 순리로 삼투압 기질인 염(鹽) 처리가 지연되고, 복부에 염이 쌓이면서 복창을 불러온다(令人腹脹). 즉, 정체된 간질액과 염으로 인해서 복수가 차오르는 것이다.

夏刺經脈, 血氣乃竭, 令人解㑊, 夏刺肌肉, 血氣內却, 令人善恐, 夏刺筋骨, 血氣上逆, 令人善怒.

여름에 경맥에 침을 놓으면(夏刺經脈), 혈기가 고갈되고(血氣乃竭), 해역에 걸리게 한다(令人解㑊). 여름에 기육에 침을 놓으면(夏刺肌肉), 혈기가 안에서 물러나고(血氣內却), 공포를 잘 느낀다(令人善恐). 여름에 근골에 침을 놓으면(夏刺筋骨), 혈기가 상역하여(血氣上逆), 잘 분노케 한다(令人善怒).

여름은 일조량이 극에 달하면서 간질로 산이 쏟아진다. 그러면 간질액은 산성화되고, 이 산성 간질액을 받는 큰 체액관(經)들은 과부하에 걸린다. 그런데 이때 큰 체액관인 경맥에 침을 놓으면(夏刺經脈), 산을 추가로 공급하는 결과를 가져오므로, 당연히 경맥에 공급되는 알칼리 혈액(血氣)은 고갈되고 만다(血氣乃竭). 즉, 이때는 인체에 알칼리 부족이 찾아오면서, 인체는 과잉 산의 환경이 조성되고, 결국은 알칼리를 소모하는 소모성 질환인 해역(解㑊)에 걸리게 된다(令人解㑊). 간질액이 산성으로 기운 여름에 간질(肌)과 림프(肉)에 침을 놓으면(夏刺肌肉), 침이 간질에 추가로 산을 공급해서, 알칼리 혈액은 간질에서 모두 소모돼버리고, 안에 있는 근육으로 가야 할 알칼리 혈액은 제거(却) 된다(血氣內却). 결국에 간질은 산성으로 기울게 되고, 간질액을 중화하는 비장과 신장이 과부하에 걸리고, 이어서 부신이 작동하면서 공포 호르몬인 아드레날린이 과잉 분비되고, 이 결과로 공포를 경험한다(令人善恐). 여름에 근골에 침을 놓으면(夏刺筋骨), 바로 앞에서 말한 것처럼, 간질액을 산성으로 바꾸어버리고, 산성 간질액을 정맥을 통해서 받는 간은 과부하에 시달린다. 그러면 신경을 조절하는 담즙의 분비에 이상이 생기고, 또, 알칼리 혈액인 혈기는 간질의 과잉 산을 중화시키지 못하고, 간질의 과잉 산은 구심 신경을 통해서 뇌 신경으로 상역(上逆)한다(血氣上逆). 이제 신경은 날카로워지고, 그러면 환자는 자주 분노를 표출한다(令人善怒).

秋刺經脈, 血氣上逆, 令人善忘, 秋刺絡脈, 氣不外行, 令人臥不欲動, 秋刺筋骨, 血氣内散, 令人寒慄.

가을에 경맥에 침을 놓으면(秋刺經脈), 혈기가 상역하고(血氣上逆), 건망증이 잘 온다(令人善忘). 가을에 낙맥에 침을 놓으면(秋刺絡脈), 기가 밖으로 흐르지 못하고(氣不外行), 눕고만 싶어지고 움직이기를 싫어한다(令人臥不欲動). 가을에 근골에 침을 놓으면(秋刺筋骨), 혈기가 안에서 분산되고(血氣内散), 한률에 떤다(令人寒慄).

가을은 일조량이 줄면서 CRY 활동이 줄고, 이어서 중화되지 않은 산은 늘어나고, 이어서 과잉 산을 염(鹽)으로 격리하는 계절이다. 당연히 간질액은 산성으로 기울고, 산성 간질액을 받는 큰 체액관인 경맥(經脈)은 죽어난다. 그런데 이때 큰 체액관(經脈)에 침을 놓으면, 침이 산을 추가로 공급하는 결과를 가져오면서, 산성 간질액을 받는 경맥의 기능은 더욱더 저하되고, 이어서 간질에 과잉 산은 더욱더 축적되고, 이어서 간질에 공급되는 알칼리 혈액(血氣)은 고갈되고, 이어서 간질의 과잉 산은 상역(上逆)을 만들어 낸다(血氣上逆). 즉, 간질에 뿌리를 둔 구심 신경을 통해서 뇌 신경으로 과잉 산을 보내면서 뇌는 과부하에 시달리고 자주 건망증에 시달린다(令人善忘). 또, 이때 산성 간질액에 접한 작은 체액관인 낙맥(絡脈)에 침을 놓으면(秋刺絡脈), 간질에 침이 산을 추가로 공급하면서, 간질은 과잉 산에 시달린다. 그러면 간질의 알칼리 혈액(氣)은 간질에서 고갈되고, 간질보다 밖(外)에 있는 모세 체액관인 낙맥까지 가지 못한다(氣不外行). 이제 모든 영양성분이 교환되고 노폐물이 처리되는 간질에 산성 체액의 정체가 일어나고, 이어서 간질의 기능이 저하되면서 결국에 몸이 나른해진다. 당연히 편하게 눕고만 싶고 활동 의욕이 떨어진다(令人臥不欲動). 가을에 근골에 침을 놓으면(秋刺筋骨), 바로 앞에서 말한 것처럼, 간질액을 산성으로 바꾸어버리고, 알칼리 혈액은 간질 안에서 소모되고 만다(血氣內散). 즉, 체온을 만드는 기능을 하는 깊숙이 자리한 근육은 알칼리 동맥혈을 받지 못하고, 이어서 체온을 만들지 못하면서, 인체는 한률을 느낀다(令人寒慄).

冬刺經脈, 血氣皆脫, 令人目不明, 冬刺絡脈, 內氣外泄, 留爲大痺, 冬刺肌肉, 陽氣竭絶, 令人善忘.

겨울에 경맥에 침을 놓으면(冬刺經脈), 혈기가 모두 소모되고(血氣皆脫), 눈이 잘 안 보인다(令人目不明). 겨울에 낙맥에 침을 놓으면(冬刺絡脈), 내기가 밖으로 새고(內氣外泄), 머무르면 대비를 만든다(留爲大痺). 겨울에 기육에 침을 놓으면(冬刺肌肉), 양기가 고갈되어서 끊어지고(陽氣竭絶), 건망증에 잘 걸린다(令人善忘).

겨울은 일조량이 아주 약해서 CRY 활동도 아주 미약해지면서 간질액의 과잉 산을 거의 중화하지 못하고, 모두 염으로 격리한다. 그래서 이때는 산성 간질액을 받는 큰 체액관인 경맥은 죽어난다. 그런데 이때 경맥에 침을 놓아서 산을 추가로 공급하면(冬刺經脈), 대신 죽어나는 것은 간질이다. 즉, 간질은 과잉 산을 경맥으로 보내지 못하게 되면서 간질에서 과잉 산은 더욱더 축적된다. 그러면 간질로 공급되는 알칼리 동맥혈은 모두(皆) 고갈(脫)되고 만다(血氣皆脫). 이제 산성 간질액을 정맥혈을 통해서 받는 간은 자동으로 과부하에 걸리고, 그러면 간이 통제하는 정맥혈의 순환에 장애가 발생하면서, 모세혈관들은 난리가 난다. 이것을 육안으로도 쉽게 관찰할 수 있는 곳이 눈(目)이다. 그 결과로 눈 근육은 수축과 이완이 쉽지 않게 되고, 당연히 눈은 잘 안 보일 것이다(令人目不明). 이때 산성 간질액에 접한 낙맥에 침을 놓아서(冬刺絡脈), 침이 낙맥에 산을 추가로 공급하면, 낙맥 안(內)에 있는 알칼리(內氣)는 침이라는 외부(外) 요인에 의해서 소모(泄)되고 만다(內氣外泄). 이 상태가 계속되면(留) 즉, 간질의 산 과잉 상태가 계속되면(留), 간질이 통제하는 간질(肌)과 림프(肉) 그리고 관절활액은 과잉 산으로 넘쳐나게 되고, 결국에 대비(大痺)를 만들어 낸다(留爲大痺). 즉, 간질의 과잉 산이 알칼리 기혈을 모두 소모함으로 인해서, 관절과 기육에 산통(痠痛), 구급(拘急)을 만들어낸다. 이때 기육에 침을 놓으면(冬刺肌肉), 간질에 과잉 산은 넘쳐나게 되고, 간질을 다루는 비장과 신장은 과부하에 시달리게 되고, 이어서 부신의 코티졸(Cortisol)인 양기(陽氣)를 고갈(竭絶)시켜버린다(陽氣竭絶). 그리고 간질에 산이 과잉이므로, 기는 상역(上逆)해서 뇌 신경을 과흥분시키고, 이어서 자주 건망증을 만들어 낸다(令人善忘).

凡此四時刺者, 大逆之病, 不可不從也. 反之則生亂氣, 相淫病焉. 故刺不知四時之經, 病之所生. 以從爲逆, 正氣内亂, 與精相薄, 必審九候, 正氣不亂, 精氣不轉.

무릇 이런 식으로 사계절에 침을 놓는다면(凡此四時刺者), 대역으로 인해서 병이 따르지 않을 수 없게 된다(大逆之病, 不可不從也). (이렇게) 원칙을 어기면 기란이 생기고(反之則生亂氣), 상음이 병을 만든다(相淫病焉). 그래서 사계절의 경(經)을 모르고 침을 놓으면(故刺不知四時之經), 병이 발생한다(病之所生). 그럼으로써 종이 역으로 바뀌게 되고(以從爲逆), 정기가 안에서 혼란되고(正氣内亂), 더불어 정기와 사기가 서로 싸우게 되기 때문에(與精相薄), 반드시 구후를 살펴서(必審九候), 정기의 혼란을 막고(正氣不亂), 정기가 순환하지 못하는 일이 없도록 해야 한다(精氣不轉).

위에서 예시한 대로, 사계절의 순리를 어기고 침을 놓는다면(凡此四時刺者), 산 과잉(大逆)으로 인한 병(病)이 따라올 수밖에 없다(不可不從也). 즉, 사계절의 순리에 반하면(反之則), 기의 혼란(亂氣)을 유발한다(反之則生亂氣). 즉, 이때는 산-알칼리의 불균형을 유발한다. 현대의학적으로 말하자면, 인체 체액의 균형인 pH7.45가 산성 쪽으로 기우는 것이다. 즉, 사계절의 사기(淫)와 인체의 사기(淫)가 서로(相) 병을 일으키기에 이른다(相淫病焉). 그래서 사계절의 경(經)을 모르고 침을 놓으면(故刺不知四時之經), 정기와 사기가 더불어(與) 서로(相) 싸우게(薄) 만들고(與精相薄), 결국에 순리가 역리를 만들어내게 하고(以從爲逆), 정기가 인체 내부에서 혼란을 일으키게 만들고(正氣內亂), 결국에 병을 만들어내고 만다(病之所生). 그래서 사계절의 순리에 따라서 침을 놓으려면, 반드시 구후를 살펴서(必審九候), 정기(正氣)의 혼란을 막고(正氣不亂), 알칼리(精氣)의 순환이 막히는 것(精氣不轉)을 막아야 한다. 구후(九候)는 3부9후에서 나오는 구후이다. 구후의 역할은 인체 안팎의 산과 알칼리 균형을 조절하는 것이다. 즉, 침을 놓을 때는 산과 알칼리의 균형을 잘 보라는 뜻이다. 이유는 침은 철저히 알칼리를 이용하는 치료법이기 때문이다. 이 편(篇) 전반에 깔여있는 암시는 결국에 알칼리의 부족이다. 그래서 여기에서는 침의 부작용은 모두 알칼리가 부족한 상황에서 일어난다는 사실을 말하고 있다.

제4장

帝曰, 善. 刺五藏, 中心一日死, 其動爲噫. 中肝五日死, 其動爲語. 中肺三日死, 其動爲欬. 中腎六日死, 其動爲嚔欠. 中脾十日死, 其動爲吞. 刺傷人五藏, 必死. 其動則依其藏之所變候, 知其死也.

황제가 말한다(帝曰). 좋습니다(善). 오장에 침을 놓을 때(刺五藏), 심장 가운데를 찌르면 하루 만에 죽는데(中心一日死), 일어나는 행동은 탄식이다(其動爲噫). 간의 한 가운데를 찌르면 5일 만에 죽는데(中肝五日死), 일어나는 행동은 중얼거림이다(其動爲語). 폐 한가운데를 찌르면 3일 만에 죽는데(中肺三日死), 일어나는 행동은 기침이다(其動爲欬). 신장 한가운데를 찌르면 6일 만에 죽는데(中腎六日死), 일어나는 행동은 재채기와 하품이다(其動爲嚔欠). 비장 한가운데를 찌르면 10일 만에 죽는데(中脾十日死), 일어나는 행동은 탄이다(其動爲吞). 인체의 오장에 침으로 상처를 입히면 반드시 죽는다(刺傷人五藏, 必死). 그때 일어나는 행동은 그 오장의 증후 변화에 의존하기 때문에(其動則依其藏之所變候), 그 죽음을 알 수 있다(知其死也).

앞에서 나왔던 이야기이다. 52편 자금론편(刺禁論篇) 제2장을 참고하면 된다. 오장이 상처를 입었을 때, 오장의 기능이 변하면서 오장마다 특이적 행동을 하게 만드는데(其動則依其藏之所變候), 그 행동을 보고 죽음을 판단할 수 있다는 것이다(知其死也).

제65편. 표본병전론(標本病傳論)

제1장

黃帝問曰, 病有標本, 刺有逆從, 奈何. 岐伯對曰, 凡刺之方, 必別陰陽, 前後相應, 逆從
得施, 標本相移. 故曰, 有其在標而求之於標, 有其在本而求之於本, 有其在本而求之於標,
有其在標而求之於本. 故治有取標而得者, 有取本而得者, 有逆取而得者, 有從取而得者.
故知逆與從, 正行無問. 知標本者, 萬擧萬當, 不知標本. 是謂妄行.

　황제가 묻는다(黃帝問曰). 병에는 표본이 있고(病有標本), 침에는 역종이 있는데
(刺有逆從), 그것이 무엇인가요(奈何)? 기백이 대답한다(岐伯對曰). 무릇 침 치료에
는 원칙이 있다(凡刺之方). 반드시 음양을 구별할 줄 알아야 하고(必別陰陽), 치료
전후의 반응을 구별할 줄 알아야 하고(前後相應), 역을 얻었는지 종을 얻었는지 구
별할 줄 알아야 하고(逆從得施), 표와 본이 서로 이전되었는지 알아야 된다(標本相
移). 그래서 옛말들이 있다(故曰). 병이 표에 있을 때 표에서 치료 방법을 찾는 경
우가 있고(有其在標而求之於標), 병이 본에 있을 때 본에서 치료 방법을 찾는 경우
가 있고(有其在本而求之於本), 병이 본에 있을 때 표에서 치료 방법을 찾는 경우가
있고(有其在本而求之於標), 병이 표에 있을 때, 본에서 치료 방법을 찾는 경우가 있
다(有其在標而求之於本). 그래서 표를 취해서 치료하고 완치가 되는 경우가 있고(故
治有取標而得者), 본를 취해서 치료하고 완치가 되는 경우가 있고(有取本而得者), 역
를 취해서 치료하고 완치가 되는 경우가 있고(有逆取而得者), 종를 취해서 치료하
고 완치가 되는 경우가 있다(有從取而得者). 그래서 역과 종을 알면(故知逆與從), 정
행이기 때문에 의문을 가질 필요가 없다(正行無問). 표와 본을 알면, 어떤 일을 해
도 옳게 된다(萬擧萬當). 표와 본을 모르고 치료하게 되면(不知標本), 이를 이르러
망행이라고 한다(是謂妄行).

이 문장에서 핵심은 표(標)와 본(本)이다. 본(本)은 1차적인 것이고, 표(標)는 1차에서 파생된 2차적인 것이다. 이것들을 구별할 수 있다는 말은 음양(陰陽), 치료 전후 반응(前後相應), 침의 역종(逆從), 상호 전이(標本相移)를 구별할 수 있다는 뜻이다. 사실 이것은 침 치료에서 기본이다(凡刺之方). 그래서 이런 원칙들을 알면, 표와 본 중에서 어떤 것이 문제인지 금방 알 수 있고(故知逆與從:知標本者), 그러면 어떤 치료를 감행하든지(萬擧萬當), 의문을 가질 필요조차 없어진다(正行無問). 그러나 이런 원칙들을 모르면(不知標本), 아예 일을 망쳐버린다(是謂妄行).

제2장

夫陰陽逆從, 標本之爲道也. 小而大, 言一而知百病之害. 少而多, 淺而博, 可以言一而知百也. 以淺而知深, 察近而知遠. 言標與本, 易而勿及. 治反爲逆, 治得爲從.

무릇 음양 역종 표본은 원리를 만든다(夫陰陽逆從, 標本之爲道也). 작고 큰 말 한마디로 백 병의 해를 안다(小而大, 言一而知百病之害). 적고 많고 얇고 넓고 이런 말 한마디로 백 가지를 안다(少而多, 淺而博, 可以言一而知百也). 얕음을 이용해서 깊음을 알고(以淺而知深), 가까운 곳을 관찰해서 먼 곳을 안다(察近而知遠). 표와 더불어 본에 대해서 말할 때(言標與本), 말하기는 쉬우나 이치에 도달하기는 어렵다(易而勿及). 치료 원칙에 반해서 치료하면 역을 만들고(治反爲逆), 치료 원칙을 얻어서 치료하면 순리를 만든다(治得爲從).

음을 잘 알면 반대 면인 양은 자연스레 알아지고, 반대도 마찬가지이다. 이처럼 다소(多少), 천박(淺博), 근원(近遠)도 마찬가지로 파악할 수 있다. 환자가 하는 말의 경우도, 작은 말 하나를 가지고 아주 많은 것을 파악할 수 있다(小而大, 言一而知百病之害). 이 정도가 되려면, 아주 많은 시간과 노력이 필요하다. 즉, 말하기는 쉬우나 이치에 도달하기는 어렵다(易而勿及).

先病而後逆者, 治其本. 先逆而後病者, 治其本. 先寒而後生病者, 治其本. 先病而後生寒者, 治其本. 先熱而後生病者, 治其本. 先熱而後生中滿者, 治其標. 先病而後泄者, 治其本. 先泄而後生他病者, 治其本. 必且調之, 乃治其他病. 先病而後先中滿者, 治其標, 先中滿而後煩心者, 治其本. 人有客氣, 有同氣, 小大不利. 治其標, 小大利, 治其本. 病發而有餘, 本而標之. 先治其本, 後治其標. 病發而不足, 標而本之. 先治其標, 後治其本. 謹察間甚, 以意調之. 間者并行, 甚者獨行. 先小大不利而後生病者, 治其本.

먼저 병이 있고 뒤에 역이 있으면(先病而後逆者), 그 본을 치료하고(治其本), 먼저 역이 있고 후에 병이 있으면(先逆而後病者), 그 본을 치료하고(治其本), 먼저 한이 있고 후에 병이 생기면(先寒而後生病者), 그 본을 치료하고(治其本), 먼저 병이 있고 후에 한이 생기면(先病而後生寒者), 그 본을 치료하고(治其本), 먼저 열이 있고 후에 병이 생기면(先熱而後生病者), 그 본을 치료하고(治其本), 먼저 열이 있고 후에 중만이 생기면(先熱而後生中滿者), 그 표를 치료하고(治其標), 먼저 병이 있고 후에 설사하면(先病而後泄者), 그 본을 치료하고(治其本), 먼저 설사하고 후에 타병이 생기면(先泄而後生他病者), 그 본을 치료한다(治其本). 반드시 먼저 조절해주면(必且調之), 그 타병을 치료하기에 이른다(乃治其他病). 먼저 병이 있고 후에 먼저 중만이 생기면(先病而後先中滿者), 그 표를 치료하고(治其標), 먼저 중만이 있고 후에 번심이 나타나면(先中滿而後煩心者), 그 본을 치료하고(治其本), 인체가 객기를 가지고 있고 동기도 가지고 있으므로 인해서 대소변이 불리하면(人有客氣, 有同氣, 小大不利), 그 표를 치료하고(治其標), 대소변에 문제가 없으면(小大利), 그 본을 치료하고(治其本), 병이 발병했는데 유여하면(病發而有餘), 본이 먼저고 표가 뒤이다(本而標之). 먼저 그 본을 치료하고(先治其本), 후에 그 표를 치료하고(後治其標), 병이 발병했는데 부족하면(病發而不足), 표가 먼저고 본이 뒤이다(標而本之). 먼저 표를 치료하고(先治其標), 후에 본을 치료하고(後治其本), 병의 간심을 잘 살펴서(謹察間甚), 신중히 조절해준다(以意調之). 간은 병행이고(間者并行), 심은 독행이다(甚者獨行). 먼저 대소변이 불리하고, 후에 병이 생기면(先小大不利而後生病者), 그 본을 치료한다(治其本).

　본(本)은 원인(原因:primary)을 말하고 즉, 순서상 맨 먼저 생긴 것을 말하고, 표(標)는 결과물(結果物:secondary) 즉, 본이 만들어 낸 부수적인 것이다. 치료에서도 당연히 병의 원인을 치료해야 할 때가 있고, 병으로 생긴 부수적인 증상을 치료해야 할 때가 있다. 표를 치료해야 하는 경우는 원인이 된 본은 사라지고, 표만 남아 있을 경우이다. 본을 치료해야 할 경우는 원인이 된 본이 아직도 남아있는 경우이다. 그러면 당연히 본을 치료해야 부수적인 표도 없어질 것이다. 이 두 가지만 구별할 줄 알면, 지금 문장들은 복잡하게 보이지만 쉽게 풀리는 문장들이다. 하나씩 살펴보자. 먼저 병이 있고 나서 뒤에 산 과잉(逆)이 찾아 왔다면(先病而後逆者), 그 병이 산 과잉을 만들어 낸 것이다. 그래서 이때는 본(本)을 치료하면, 산 과잉(標)은 자동으로 없어진다(治其本). 즉, 과잉 산을 만들어내는 근원(病)을 없앴기 때문이다. 먼저 산 과잉(逆)이 있고 나서, 병이 찾아 왔다면(先逆而後病者), 과잉 산이 병을 일으킨 것이다. 그래서 과잉 산(本)을 중화해주면, 병(標)은 자동으로 낫는다(治其本). 즉, 병의 근원이 된 과잉 산(本)을 없앴기 때문이다. 먼저 한기가 들고 뒤에 병이 생겼다면(先寒而後生病者), 병의 원인(本)이 된 한(本:寒)만 없애주면 병(標)은 자동으로 낫는다(治其本). 먼저 병이 생기고 뒤에 한이 생겼다면(先病而後生寒者), 이것은 병(本)이 한(寒)을 만들어냈기 때문에, 병(本)을 치료해주면, 한(標)은 자동으로 없어진다(治其本). 먼저 열이 생기고 나중에 병이 생겼다면(先熱而後生病者), 병의 원인은 열(本)이다. 당연히 병의 원인(本)인 열(本)을 잡으면 병(標)은 자동으로 치료된다(治其本). 먼저 열이 생기고 뒤에 중만이 생겼다면(先熱而後生中滿者), 중만(中滿)은 복부에서 과잉 산을 중화하면서 알칼리가 부족해서 콜라겐으로 과잉 산을 중화해서 생긴 콜라겐 덩어리가 복부에 쌓인 경우이기 때문에, 열(本)의 원천인 과잉 산은 이미 콜라겐으로 중화되었고, 즉, 열은 자동으로 없어졌기 때문에, 남은 것은 콜라겐뿐이다. 그래서 부산물(標)인 복부에 쌓인 콜라겐(標)만 제거하면 된다(治其標). 먼저 병이 생기고 뒤에 설사했다면(先病而後泄者), 병(本)이 원인이 되어서 설사(標)했기 때문에, 병(本)만 없애주면 설사(標)는 자동으로 없어진다(治其本). 먼저 설사하고 (그로 인해서) 뒤에 다른 병이 생겼다면(先泄而後生他病者), 설사(本)로 인해서 다른 병(標)이 생겼기 때문에, 이때는 설사(本)만 잡아주면, 다른 병(標)은 자동으로 낫는다(治其本). 이렇게 먼저(且) 설사(本)를 조절해주면(必且調之), 다른 병(標)은 낫기에 이른다(乃治其他病). 먼저 병이 나고 뒤에 다른 문제보다 먼저 중만이 생겼다면(先病而後先中滿者), 표를 치료해야 한다(治其標). 이 문장이 뜻하는 바는, 먼저 병이 난 다음에 이어서 중만이 처음으로 생기고 중만으로 인해서 또 다른 병도 생겼다는 것을 암시하고 있다. 중만은 과잉 산을 콜라겐으로 중화시킨 결과물이므로, 과잉 산으로 인해서 먼저 생긴 병(本)은 이미 콜라겐으로 치료되었으므로, 남은 과제는 콜라겐 축적으로 인해서 생긴 중만만 치료하면(治其標), 중만으로 인해서 뒤에 나타난 병들은 자동으로 없어질 것이다. 먼저 중만이 생기고 뒤에 번심이 생겼다면(先中滿而後煩心者), 중만은 복부에 콜라겐이 쌓이는 증상으로써 콜라겐은 삼투압 기질이기 때문에, 복부 부종으로 연결된다. 복수가 횡격막을 압박하면서 당연히 가슴이 답답해진다. 즉, 번심(煩心)이 온다. 그러면 치료는 복수의 원인이 되는 콜라겐(本)만 없애주면 된다(治其本). 그러면 당연한 순리로 번심은 사라진다. 객기(客氣)는 간질액에 있는 과잉 산이고, 동기(同氣)는 오장에 침입한 과잉 산이다. 그런데 지금 상태는 객기도 있고(人有客氣), 동시에 동기도 있는데(有同氣), 대소변(大小便)의 문제를 살펴보라고 한다. 대변이나 소변이나 공통점은 삼투압 기질의 저류 문제이다. 인체 안에 삼투압 기질이 저류하고 있으면, 인체는 수분을 붙잡고 놔주지 않기 때문에, 대소변에서 문제가 발생한다. 그러면 대소변은 자동으로 간질액 정체 문제로 귀결된다. 간질액이 정체되는 이유는 오장이 과잉 산을 중화하지 못했기 때문이다. 또, 오장이 이렇게 망가진 이유는 간질에서 과잉 산을 공급했기 때문이다. 그러면 산성 간질액은 원인(本)이 되고, 오장의 문제는 부수적인 것(標)이 된다. 그래서 대소변이 제대로 처리가 안 된다는 말은(小大不利), 오장(標)을 다스려야 한다는 뜻이 된다(治其標). 그런데 대소변에 문제가 없다면(小大利), 오장(標)의 기능은 정상이라는 암시를 주므로, 원인(本)이 된 산성 간질액(本)을 중화시켜주면 된다(治其本). 병이 발생하고 그 결과로 과잉 산(有餘)이 만들어졌다면(病發而有餘), 치료에 있어서 원인인 병(本)이 우선이 되고 결과인 과잉 산(標)은 차선이 된다(本而標之). 그래서 만병의 원인인 과잉 산(標)이 생성되는 것을 막으려면, 당연히 과잉 산을 만들어내는 병(本)을 먼저 치료하면 된다(先治其本). 그다음에 그 병이 만들어 낸 과잉 산(標)을 추가로 제거하면(後治其標), 모든 문제는 깨끗이 해결된다. 병이 발생해서 알칼리를 소모하고 결국에 알칼리 부족(不足)에 시달린다면(病發而不足), 치료에 있어서 결과인 알칼리 부족(標)의 보충이 우선이 되고, 원인인 병(本)은 차선이 된다(標而本之). 그 이유는 모든 병은 과잉 산이 원인이기 때문에, 알칼리가 있어야 병을 다스릴 수 있기 때문이다. 즉, 병의 원인인 과잉 산을 중화하려면, 먼저 알칼리가 요구되기 때문이다. 그래서 먼저 부족한 알칼리(標)를 보충해주면(先治其標), 그 뒤에 병(本)은 자동으로 치료된다(後治其本). 병의 진전 상태(間甚)를 잘 살펴서(謹察間甚), 신중히 조절해야 되는데(以意調之), 병이 약(間)할 때는 표(標)와 본(本)을 동시에 병행해서 치료해도 되지만(間者并行), 위중(甚)할 때는 급한 쪽 하나(獨)만 잡아서 치료를 실행(行)해야 된다(甚者獨行). 이때는 인체가 감당할 수 있는 정도에 한계가 있기 때문이다. 먼저 대소변에 문제가 생긴 다음에 병이 나중에 생겼다면(先小大不利而後生病者), 당연히 그 원인(本)이 된 대소변 문제(本)를 먼저 해결하면 된다(治其本). 그러면 당연한 순리로 병은 낫는다.

제3장

夫病傳者, 心病. 先心痛, 一日而欬, 三日脇支痛, 五日閉塞不通, 身痛體重, 三日不已死. 冬夜半, 夏日中.

무릇 병이 전이되어도(夫病傳者), 심병이 생긴다(心病). 먼저 심통이 생기면(先心痛), 첫째 날은 기침하고(一日而欬), 셋째 날은 협지통이 오고(三日脇支痛), 다섯째 날은 폐색불통이 되고(五日閉塞不通), 신통 체중이 오면(身痛體重), 3일이 안에 치료가 안 되면 죽는다(三日不已死). 겨울에는 한밤중에 죽고(冬夜半), 여름에는 한낮에 죽는다(夏日中).

병의 전이는 체액의 흐름도에 따라서 일어난다. 앞에 있는 장기에 산성 체액의 정체가 일어나면 당연히 뒤에서 체액을 공급해주는 장기로 체액이 밀린다. 이런 식으로 차곡차곡 밀리면서, 결국은 간질까지 밀린다. 그래서 병이 전이되어서 즉,

산성 체액의 정체가 밀리고 밀려서(夫病傳者), 우 심장에서 병이 생기면(心病), 당연히 먼저 해당 장기에 문제가 생길 것이다. 즉, 우 심장에서 통증이 일어난다(先心痛). 이렇게 우 심장에서 산성 체액의 정체가 일어나면, 우 심장이 선택할 수 있는 방법은 체액의 흐름 순서 때문에 바로 앞에 있는 폐로 보내든지 자기에게 산성 체액을 보냈던 간으로 되돌려 보내든지 두 가지 방법을 선택할 수 있다. 체액의 흐름도 때문에 산성 체액을 먼저 폐로 보내게 되고 첫날은 폐에서 기침을 발생시킨다(一日而欬). 그런데 기침했다는 말은 폐가 과부하에 걸렸다는 사실을 의미한다. 그러면 이제 산성 체액을 보유한 우 심장은 더는 산성 체액을 폐로 보낼 수가 없게 된다. 그러면 이제 우 심장은 더는 체액을 수용할 수가 없게 된다. 그 결과 간은 산성 체액을 우 심장으로 보낼 수가 없게 되고, 이어서 간은 자동으로 과부하에 걸린다. 이것이 세 번째 날에 일어나면서 간은 산성 체액 때문에 간 비대증에 걸리고, 이어서 간이 자리하고 있는 갈비뼈와 옆구리 부분에서 통증이 유발된다(三日脇支痛). 여기에서 두 번째 날이 빠졌다. 두 번째 날은 산성 간질액을 심장으로 직접 보내는 신장이 문제가 되는 날이다. 그럼 또 빠진 네 번째 날은 뭘까? 간으로 간질액을 처리해서 보내는 비장이다. 세 번째 날 이미 간이 과부하가 걸렸기 때문에(三日脇支痛), 그다음 순리는 당연히 비장이 된다. 이제 다섯 번째 날(五日)이 되면, 비장으로 체액을 보내는 간질까지 막혀버린다. 이제 온몸은 부종으로 시달리고, 이어서 온몸의 체액 순환은 완전히 막히게 된다(五日閉塞不通). 이런 상태가 되면, 온몸은 과잉 산이 넘쳐날 것이고, 이 여파로 인해서 온몸 여기저기가 쑤시고 아프며(身痛), 체액의 정체로 몸이 무거워질(體重) 수밖에 없다(身痛體重). 그러면 인체는 이런 상태로는 오래 버틸 수가 없다. 여기서는 사흘 안에 치료가 안 되면 죽는다고 한다(三日不已死). 영양분을 공급하고 노폐물을 처리하는 간질이 막히면, 인체 기능은 정지되다시피 한다. 그래서 사흘도 많이 잡은 것이다. 대개는 곧바로 죽는다. 그런데 사망 시에 겨울에는 한밤중에 죽고(冬夜半), 여름에는 한낮에 죽는다(夏日中)고 한다. 왜일까? 바로 사계절의 원칙 때문이다. 겨울에는 일조량이 적고 CRY 활동이 적어지면서 과잉 산의 중화가 안 되는 계절이다. 그런데 그나마 낮에 일조량이 조금은 있다. 그래서 낮에는 병세가 조금은 낫다. 그런데 한밤이 되면, 과잉 산의 축적은 최고조에 다다른다. 당연히 이때 환자가 죽기 쉬운 조건이 만들어진다. 여름에는 반대로 일조량이 너무 많아서 간질로 과잉 산이 쏟아지면서 간질을 산성으로 만들어버린다. 그리고 여름은 한낮이 제일 뜨겁다. 즉, 한낮에 간질에 과잉 산이 최고로 축적되는 시간이다. 그래서 이때가 병자에게는 제일 위험한 시간이 되는 것이다.

肺病, 喘欬, 三日而脇支滿痛, 一日身重體痛, 五日而脹, 十日不已死. 冬日入, 夏日出.

　폐병에 걸려서 기침하면(肺病, 喘欬), 세 번째 날 협지가 그득해지고 통증이 오며(三日而脇支滿痛), 첫 번째 날에는 신중 체통이 오고(一日身重體痛), 다섯 번째 날에는 복부가 팽만해지며(五日而脹), 10일 안에 낫지 않으면 죽는다(十日不已死). 겨울에는 해질녘에 죽고(冬日入), 여름에는 일출 즈음에 죽는다(夏日出).

　전이로 인해서 폐가 과부하에 걸려서 기침하면(肺病, 喘欬), 체액의 흐름도 때문에 세 번째 날에는 간이 과부하에 걸리고, 그러면 간이 자리하고 있는 갈비뼈와 옆구리 부분에 통증과 그득함이 찾아온다(三日而脇支滿痛). 첫 번째 날과 두 번째 날이 빠졌는데, 각각 우 심장과 신장에 해당한다. 폐가 문제가 생겨서 기침하면 폐는 간질액을 통제하기 때문에 첫날부터 간질액의 문제가 불거지면서 체액이 정체되기 시작하고, 이 여파로 인해서 몸이 무겁고 온몸 여기저기가 쑤시고 아프다(一日身重體痛). 5일 차는 체액이 완전히 막히는 때이므로, 당연히 복부에 부종이 온다(五日而脹). 실제로는 온몸에서 부종이 온다. 앞 문장에서는 심장병에 걸렸기 때문에 3일을 잡았으나, 폐병은 심장보다는 좀 더 버틸 수 있다. 그래서 10일을 잡는다(十日不已死). 즉, 10일 안에 이 폐병을 고치지 않으면 죽는다는 뜻이다. 폐는 간질액을 통제한다. 즉, 간질액의 산성화에 아주 민감하다. 겨울에는 낮에 그나마 조금의 일조량이라도 있으므로, 간질액의 산 중화에 보탬이 된다. 그러나 해가 떨어지면, 그나마 이 혜택도 사라지고 간질액은 산성으로 기울고, 이어서 환자에게는 나쁜 환경이 조성되기 시작한다. 즉, 이때가 환자에게는 위험한 시간이 되는 것이다. 반대로 여름은 낮만 돌아오면 극심한 일조량 때문에 간질에 산이 쌓인다. 그 시간은 아침 해가 뜨면서 시작된다. 이때가 폐병 환자에게는 고난의 시작을 알리는 시간이 된다. 그래서 전이로 인한 폐병 환자는 겨울에는 해가 떨어질 때 죽기 쉽고(冬日入), 여름에는 아침 해가 뜰 때 죽기 쉽다(夏日出).

肝病, 頭目眩, 脇支滿, 三日體重身痛, 五日而脹, 三日腰脊少腹痛, 脛痠, 三日不已死. 冬日入, 夏早食.

간병으로 두목현이 오고 협지가 그득하면(肝病, 頭目眩, 脇支滿), 세 번째 날에는 체중 신통이 오고(三日體重身痛), 다섯 번째 날에는 복부가 팽만하며(五日而脹), 세 번째 날에 요척 소복에 통증이 오고 정강이가 저리고(三日腰脊少腹痛, 脛痠), 사흘 안에 치료가 안 되면 죽는다(三日不已死). 겨울에는 해질녘에 죽고(冬日入), 여름에는 조식 시간에 죽는다(夏早食).

일단 간에 병이 들면(肝病), 간이 자리하고 있는 갈비뼈와 옆구리 부분을 그득하게 만드는 것은 당연하다(脇支滿). 또, 간은 정맥혈을 통제한다. 그리고 정맥혈 순행이 막히면, 모세 정맥혈관이 막히면서 혈액 순환이 막힌다. 이 현상을 제일 먼저 볼 수 있는 부분은 모세혈관이 아주 잘 발달되어있는 뇌 신경과 눈이다. 그래서 간이 문제가 되면, 두목현이 올 수밖에 없다(頭目眩). 간이 과부하에 걸리면, 간으로 산성 정맥혈을 보내는 비장은 자동으로 과부하에 걸리고, 비장은 간질을 받기 때문에, 그다음에 간질에서 체액이 정체된다. 즉, 사흘째 되는 날에 산성 간질액의 정체가 일어나면서, 정체된 간질액 때문에 몸이 무거워지고, 온몸 여기저기가 쑤시고 아파오고(三日體重身痛), 뇌척수액도 간질이기 때문에, 함께 정체되면서 허리에 통증이 오고(腰脊痛), 간은 골반강인 소복의 산성 간질액을 받기 때문에, 간질액의 정체는 소복에 통증을 유발한다(三日腰脊少腹痛). 이렇게 소복에 통증이 오면, 하지에서 올라오는 산성 체액은 막힌다. 그러면 발에서 올라오는 정맥을 다스리는 정강이에 산성 체액이 쌓이면서, 혈액 순환이 막히고, 이어서 정강이가 저

표본병전론(標本病傳論)

리는 경산(脛痠)이 온다. 다섯 번째 되는 날에는 온몸의 체액이 모두 정체되면서 복부가 팽창한다. 즉, 이때 복부에 부종이 생기는 것이다(五日而脹). 이 상태에서 3일 안에 치료하지 못하면 죽는다. 간은 인체 최고의 해독기관이다. 3일 정도 잡아주는 것도 많이 잡아주는 것이다. 간도 간질액을 정맥혈 형태로 받기 때문에, 간질액의 산성화에 민감할 수밖에 없다. 당연히 간질액과 연관된 사계절과 연결된다. 그래서 간질액을 통제하는 폐와 비슷한 영향을 받는다. 즉, 겨울에는 해가 떨어질 때 죽기 쉽다(冬日入). 하나 다른 것은 조식(早食)이다. 여름은 극심한 일조량 덕분에 아침이 아주 위험한데, 조식을 언급한 이유는, 우리가 먹는 알칼리 음식은 위산을 환원시키면서 산으로 변하게 되고, 이 내용물들은 간으로 들어가기 때문이다. 즉, 아침 식사 시간은 산을 흡수하는 시간인 것이다. 그래서 간병 환자는 이때가 아주 위험한 시간이다(夏早食).

脾病, 身痛體重, 一日而脹, 二日少腹腰脊痛, 脛痠. 三日背䏢筋痛, 小便閉, 十日不已死, 冬人定, 夏晏食.

비병에 걸리면 신통이 오고 체중이 오며(脾病, 身痛體重), 첫 번째 날에 복수가 찬다(一日而脹). 두 번째 날에는 소복과 요추에 통증이 오고 경산이 생긴다(二日少腹腰脊痛, 脛痠). 세 번째 날에는 등줄기 근육에 통증이 오고(三日背䏢筋痛), 소변이 막히고(小便閉), 10일 안에 치료가 안 되면 죽는다(十日不已死). 겨울에는 인정에 죽기 쉽고(冬人定), 여름에는 저녁밥 시간에 죽기 쉽다(夏晏食).

간질액을 받는 비장이 문제가 되면, 곧바로 간질액의 정체가 일어나기 때문에, 몸이 무거워지고(體重), 온몸이 여기저기 쑤시고 아프다(身痛)(身痛體重). 간질액 정체로 인해서 첫 번째 날부터 복수가 차오른다(一日而脹). 두 번째 날이 되면, 비장은 산성 체액을 간으로 보내버린다. 이제 간은 과부하에 걸린다. 그러면 당연히 간이 통제하는 소복에 통증이 오고, 간도 허리 신경과 연계되기 때문에, 허리에 통증이 오고(二日少腹腰脊痛), 소복에서 체액이 정체되면서, 하체에서 올라오는 산성 체액이 종아리에서 막히면서 혈액 순환이 막히고, 이어서 종아리가 저린다(脛瘀:경산). 이제 세 번째 날이 되면 비장도 과부하에 걸리고, 간도 과부하에 걸리면서 간질액을 비장과 함께 중화하는 신장에 날벼락이 떨어진다. 그러면 삼투압 기질인 염을 다루는 신장이 과부하에 걸리면서 소변에 문제가 발생한다(小便閉). 즉, 삼투압으로 인해서 소변이 잘 안 나온다. 또, 신장은 뇌척수액을 통제하기 때문에 신장이 문제가 되면서 뇌척수액이 산성으로 기울게 되고, 이어서 과잉 산은 신경을 자극하고, 척추에 연결된 등골 근육에서 통증이 발생한다(三日背膂筋痛). 10일 안에 치료가 안 되면 죽는다(十日不已死). 비장은 신장이라는 동료가 있으므로 인체는 좀 더 버틸 수가 있다. 그래서 비장이 문제가 되면, 인체는 10일 정도까지 버틴다. 여름은 일조량이 극에 달하기 때문에, 간질이 산성으로 기울기가 아주 쉬운 계절이다. 그래서 하루 지내기가 아주 어려운데, 이때 저녁밥을 먹으면, 간질은 더욱더 산성으로 기울고, 이어서 비장 환자는 위험한 시간이 된다. 즉, 저녁 식사가 간질에 산을 추가로 공급한 것이다(夏晏食). 겨울은 일조량의 도움이 없으므로 힘든 시기인데, 야간 시간은 더욱더 많은 산이 간질에 쌓일 수밖에 없다. 한밤중에는 간질에 최고로 많은 산이 쌓인다. 이때가 인정(人定)이다. 이것을 현대의학적으로 풀면, 면역을 담당하는 비장은 CRY와 같은 리듬을 탄다(65-1). 또, 비장은 CRY의 도움을 많이 받는다(65-2). 그래서 비장의 일주기 리듬을 보면, 저녁 8시 정도부터 11시까지 최저의 활동을 보인다. 즉, 이 시간대가 비장에게는 아주 취약한 시간이 된다. 그래서 겨울은 인정(人定)에 죽는다고 한 것이다(冬人定).

腎病, 少腹腰脊痛, 胻痠, 三日背膂筋痛, 小便閉, 三日腹脹, 三日兩脇支痛, 三日不已死. 冬大晨, 夏晏晡.

신장에 병이 들면, 소복통, 요척통, 행산이 오며(腎病, 少腹腰脊痛, 胻痠), 세 번째 날에 등줄기 근육에 통증이 오고(三日背膂筋痛), 소변이 막히며(小便閉), 복부가 창만하고 (三日腹脹), 양쪽 옆구리에 통증이 오고(三日兩脇支痛), 3일 안에 치료가 안 되면 죽는다(三日不已死). 겨울에는 동이 틀 무렵에 죽고(冬大晨), 여름에는 황혼에 죽는다(夏晏晡).

일단 신장에 병이 들면, 간이 주는 염을 중화하지 못하게 되고, 이어서 간에 부담을 준다. 그 결과로 간이 과부하에 걸리면서 (앞에서 설명한 것처럼) 소복에 통증이 오고, 허리 척수에 통증이 오며(少腹腰脊痛), 경산(脛疲:행산:胕疲)이 온다. 이런 식으로 3일이 지나면, 간과 우 심장 그리고 폐까지 차례대로 과부하에 걸린다. 그리고 신장은 뇌척수액을 담당하고 있으므로, 신장이 과부하에 걸린 상태에서는 뇌척수액은 산성으로 기울고, 이어서 신경을 자극하면서 등골 근육에 통증이 찾아온다(三日背胠筋痛). 또한, 신장이 삼투압 기질인 염을 제대로 처리하지 못하면서 염의 저류로 인해서 소변이 잘 안 나온다(小便閉). 그리고 삼투압 기질인 염으로 인한 간질액의 정체로 인해서 당연히 복부에 부종이 온다(三日腹脹). 더불어 간이 문제가 되면서 갈비뼈와 옆구리 쪽에서 통증이 발생한다(三日兩脇支痛). 이때 치료하지 않고 이대로 방치되면, 3일이면 죽는다(三日不已死). 신장은 삼투압 기질인 염을 다루기 때문에, 부종을 일으키고 간질이 막히면서 인체의 모든 대사 활동이 멈추기 때문에 3일 정도밖에 못 산다. 겨울은 일조량이 줄면서 간질액의 중화가 어려운데, 그나마 낮에 조금 도움을 받는다. 그런데 저녁이 시작되면, 이마저도 도움을 받지 못하게 되고, 결국은 간질에 과잉 산이 낮보다 더 많이 쌓이게 되고, 이때 신장병 환자에게는 안 좋은 상황이 시작된다(冬大晨). 여름은 밤에 조금 시원해지다가 아침에 동이 트면서부터 무더위가 시작되면서 과잉 산이 간질에 쌓이게 되고, 이어서 염이 쌓이면서, 신장병 환자에게는 위험한 시간이 찾아온다(夏晏晡).

胃病, 脹滿, 五日少腹腰脊痛, 胕疲, 三日背胠筋痛, 小便閉, 五日身體重, 六日不已死, 冬夜半後, 夏日昳.

위장에 병이 들면 창만하고(胃病, 脹滿), 5일째 되는 날에 소복과 요척에 통증이 오고(五日少腹腰脊痛), 행산이 오고(胕疲), 3일째 되는 날에 등골 근육에 통증이 오며(三日背胠筋痛), 소변이 막힌다(小便閉). 5일 차에 신중이 온다(五日身體重). 6일이 지나서도 치료가 안 되면 죽는다(六日不已死). 겨울에는 밤 12가 넘어서 죽고(冬夜半後), 여름에는 해가 기울 때 죽는다(夏日昳).

위장은 위산을 통해서 체액의 산도를 조절한다. 또, 비장과 음양 관계를 이루기 때문에 위장의 과부하는 비장의 과부하를 암시한다. 그러면 신장과 간의 과부하는 곧바로 일어난다. 이렇게 위장이 유발한 산성 체액의 정체는 비장의 과부하로 이어지고, 이어서 간질액의 정체가 일어나면서 복부에 복수가 차기 시작한다. 즉, 배가 불러오고 그득해진다(胃病, 脹滿). 이어서 같은 간질을 책임지는 신장도 문제가 되면서, 세 번째 날에는 산성 뇌척수액 때문에 등골의 근육에 통증이 찾아온다(三日背胭筋痛). 또, 삼투압 기질인 염의 저류 때문에, 소변이 막힌다(小便閉). 5일 차에는 간이 과부하에 걸리면서, 소복에 통증이 찾아오고, 이어서 허리에도 통증이 찾아온다(五日少腹腰脊痛). 더불어 간의 과부하로 인해서 하체에 혈액 순환이 막히면서, 정강이가 저리고 아픈 행산이 찾아온다(胻痠). 이렇게 되면 온몸에 체액이 정체되고, 몸은 천근만근 무거워진다(五日身體重). 이대로 방치되면 6일 안에 죽는다(六日不已死). 위산 분비는 아침보다 저녁에 더 분비된다(65-3). 그래서 야간 시간이 지나면 지날수록 위산은 쌓여간다. 결국에 밤 12가 넘은 밤 후반부에 가면 위산은 더욱더 쌓이게 되고, 인체는 간질에 위산을 축적하고, 결국에 이때가 위장병 환자에게는 위험한 시간이 된다(冬夜半後). 여름은 극심한 일조량 덕분에 간질에 산이 쌓이는데, 위산의 분비는 아침보다 저녁에 더 분비가 잘된다(65-4). 그런데 위장병 환자는 위산 분비를 제대로 못 한다. 그래서 위산 분비가 많아질 황혼 시간쯤 되면, 더욱더 위험해진다(夏日昳). 그래서 위장병 환자는 겨울에는 밤 후반쯤에 죽기 쉽고(冬夜半後), 여름에는 저녁 황혼쯤에 죽기 쉽다고 한다(夏日昳).

膀胱病, 小便閉, 五日少腹脹, 腰脊痛, 胻痠, 一日腹脹, 一日身體痛, 二日不已死. 冬雞鳴, 夏下晡.

전이로 인해서 방광에 병이 들면 소변이 막히고(膀胱病, 小便閉), 5일 차에는 소복이 불러오고(五日少腹脹), 허리에 통증이 있고(腰脊痛), 행산이 온다(胻痠). 첫 번째 날에는 배가 불러오고(一日腹脹), 온몸에 통증이 온다(一日身體痛). 이대로 방치하면 이틀 안에 죽는다(二日不已死). 겨울에는 닭이 울 때쯤 되면 죽기 쉽고(冬雞

鳴), 여름에는 하포에 죽기 쉽다(夏下晡).

 방광은 인체 최대의 산성 체액 배출기관이다. 그래서 방광이 막히면, 인체의 산성 체액이 정체되면서 인체에 산성 간질액이 쌓이게 되고, 이를 중화해야만 하는 오장은 난리가 난다. 방광은 평소 우리가 생각했던 것보다 훨씬 더 중요한 기관인 것이다. 방광이 문제가 되면 당연히 소변이 막히고(小便閉), 과잉 산은 신장으로 역류한다. 그러면 신장의 과부하로 인해서 허리 척추에 통증이 오고 허리가 아파온다(腰脊痛). 당연히 첫날부터 삼투압 기질인 염의 정체로 인해서 배가 불러오고(一日腹脹), 산성 체액이 온몸에 정체되면서 온몸 여기저기서 통증이 나타난다(一日身體痛). 이때는 산성 간질액을 정맥혈을 통해서 받는 간도 당연히 과부하에 걸린다. 그래서 5일 차에는 간이 통제하는 소복이 불러오고(五日少腹脹), 하지에서 체액이 정체되면서 정강이가 저리고 아파오는 행산(胻痠)에 걸린다. 오후 3시에서 5시 사이인 하포(下晡)와 닭이 우는 때쯤인 새벽(雞鳴:계명)에 소변이 제일 많이 모이는 시간이다. 그래서 겨울에는 계명 때 변고를 당할 확률이 높고(冬雞鳴), 여름에는 하포에 변고를 당할 확률이 높다(夏下晡).

諸病以次是相傳. 如是者, 皆有死期. 不可刺, 間一藏止, 及至三四藏者, 乃可刺也.

 모든 병은 체액 흐름도의 순서에 따라서 이렇게 서로 전이가 되는데(諸病以次是相傳), 이처럼 되면(如是者), 모두 다 죽을 기한을 갖는다(皆有死期). 침을 놓는 것도 불가능하다(不可刺). 중간(間)에 (전이가) 하나의 장기에서 멈추거나(間一藏止), 이것이 3개나 4개의 오장에 이르면(及至三四藏者), 침을 놓을 수 있다(乃可刺也).

 앞에서 나온 예들처럼, 모든 병(諸病)은 이처럼(是) 체액의 흐름도에 따라서 순서대로(以次) 서로 전이(相傳)가 일어난다. 그럴 수밖에 없는 것이, 일단 식사하거나 호르몬 작용이 일어나거나 하면, 모두 간질액에서 산성 체액의 순환이 시작되기 때문이다. 즉, 체액의 순환도에 따라서 병이 옮겨가는 것이다. 이것은 병의 근원이

산성 체액임을 암시해 주고 있다. 이렇게 모든 장기가 과부하에 걸리는 상태에 이르면(如是者), 모두 죽(死)는 기한(期)이 정해질 수밖에 없다(皆有死期). 이때는 부종으로 인해서 체액의 순환이 막힌 상태이므로, 알칼리가 고갈된 상태가 되고, 이로인해서 침을 놓을 수가 없으며, 또한, 침을 놓아서도 안된다(不可刺). 이때 과잉 산에 시달리는 인체에 침을 놓는다는 것은 침으로 산을 추가로 공급하는 꼴이 되기 때문에 침을 놓아서는 안 되며, 부종으로 체액 순환이 막혔기 때문에, 설사, 침으로 면역을 자극해 봤자, 면역은 이미 고갈된 상태이다. 설사, 살아있는 면역 세포가 있다고 하더라도 부종 때문에 체액 순환이 막혀서 병소로 갈 수가 없다. 그래서 침을 놓는 시기를 포착해야 하는데, 그 시기는 중간(間)에 한(一) 개의 오장(藏)이라도 전이가 멈췄(止)거나(間一藏止), 서너 개 장기에 전이가 멈추기에 이르는 때이다(及至三四藏者). 이 말이 암시하는 바는 체액 순환이 어느 정도 이뤄지고 있다는 뜻이다. 이때는 당연히 조심스레 침을 놓아도 된다(乃可刺也).

제66편. 천원기대론(天元紀大論)

제1장

黄帝問曰, 天有五行, 御五位, 以生寒暑燥濕風. 人有五藏, 化五氣, 以生喜怒思憂恐. 論言, 五運相襲, 而皆治之. 終期之日, 周而復始. 余已知之矣. 願聞其與三陰三陽之候, 奈何合之.

황제가 묻는다(黄帝問曰). 하늘에 오행이 있어서(天有五行), 오위를 통치하여(御五位), 한서조습풍을 만든다(以生寒暑燥濕風). 사람은 오장이 있어서(人有五藏), 오기를 만들고(化五氣), 희노의우공을 만든다(以生喜怒思憂恐). 논언에서(論言), 오운은 서로 배합되면서(五運相襲), 모두를 다스린다고 했다(而皆治之). 주기가 끝나는 날(終期之日), 주기는 다시 시작된다(周而復始). 이것들을 나는 이미 알고 있습니다(余已知之矣). 이 주기가 삼음삼양의 후와 더불어(願聞其與三陰三陽之候), 어떻게 배합되는지 듣고 싶습니다(奈何合之).

여기서는 오행(五行), 오위(五位), 오기(五氣), 오운(五運)의 의미를 알아야 한다. 오(五)의 의미는 목화토금수(木火土金水)인데, 5개의 별을 말한다. 즉, 목성(木星), 화성(火星), 토성(土星), 금성(金星), 수성(水星)이다. 이 다섯 개의 별들이 다섯 가지 행동(行)을 하는데, 이것이 바로 오행(五行)이다(天有五行). 즉, 태양계의 행성이면서, 지구의 계절을 통제하는 5개의 별의 행동이 오행(五行)이다. 이 다섯 개의 행성들은 각각 다섯 개의 자기 자리를 지키면서 동(東), 서(西), 남(南), 북(北), 중앙(中央)이라는 5가지 방위(位)인 오위(五位)를 통제(御)한다(御五位). 이 5개의 행성들이 행동한 결과들이 나타나게 되는데, 그것이 바로 한서조습풍이다(以生寒暑燥濕風). 즉, 목성(木星)은 동쪽에서 따뜻한 봄바람(風)을 만들어내고, 화성(火星)은 남쪽에서 무더위(暑)를 만들어내고, 토성(土星)은 사계절의 가운데에서 장마(濕)를 만들어내고, 금성(金星)은 서쪽에서 건조(燥)한 기운을 만들어내고, 수성(水星)은 북쪽에서 차가운(寒) 기운을 만들 낸다. 좀 더 설명하자면, 목성(木星)은 봄에 동쪽에서 제일 빛나는 별로써, 태양과 목성의 관계에서 봄에 따뜻한 바람을 만들어낸다. 화성(火星)은 여름에 남쪽에서 제일 빛나는 별로서, 크기가 아주 작아서 태양의 열기를 막아주지 못하고, 태양이 준 열기를 지구에 그대로 반송하면서 여름의 무더위를 만들어낸다. 토성(土星)은 아주 차가운 별로써, 장하 때 하늘의 가운데에서 제일 빛나는 별이며, 이 때문에 여름에 증발시켜 놓은 수증기에 한기를 공급해서 수증기를 비(雨)로 만든다. 즉, 토성은 하늘에서 습(濕)을 만든다. 금성(金星)은 가을에 서쪽에서 제일 빛나는 별로서 뜨겁고, 건조하다. 이 건조함이 지구로 그대로 전달되면서 가을의 건조함을 만들어낸다. 수성(水星)은 태양에서 제일 가까운 별로써 대기가 없으므로 인해서 태양열을 그대로 흡수해버린다. 그래서 북쪽에서 수성이 제일 빛나는 겨울은 지구가 추워질 수밖에 없다. 이것이 바로 한서조습풍(寒暑燥濕風)으로서, 5개의 행성인 오성(五星)이 만들어 낸 오기(五氣)이다. 여기에 태양(太陽)의 기운인 화(火)를 더한 것이 육기(六氣:寒暑燥濕風火)이다. 이 육기(六氣)를 삼양삼음(三陰三陽)으로 표시한다. 그래서 삼양삼음은 자동으로 기후(候)가 된다(三陰三陽之候). 이 기후(候)는 오성이 통제하는 계절의 기운이기 때문에, 삼양삼음은 자동으로 계절과 엮여서(與) 서로 관계를 가질 수밖에 없다. 이렇게 다섯 개의 행성들인 오성이 하는 행동이 오행(五行)이고, 그들이 지키는 자리가 오위(五位)이며, 그들이 태양을 중심으로 공전하는 것이 오운(五運)이며, 이때 만들어진 기운이 오기(五氣)이다. 이 오행의 기운(五氣)이 인간이 보유하고 있는 오장(人有五藏)에 작용(化)을 해서(化五氣), 인간의 감정 변화를 유도하는데, 그것이 바로 희노사우공(喜怒思憂恐)이다(以生喜怒思憂恐). 즉, 계절마다 오장이 체액을 통해서 오행에 반응한다는 의미이다. 이때마다 호르몬 반응이 나타나는데, 그것이 희노사우공(喜怒思憂恐)이라는 감정으로 표출된다. 오행의 태양 공전 궤도인 오운은 당연히 서로(相) 관습(襲)적으로 경로가 정해져 있으며(五運相襲), 오성이 그 경로에 다다르면 땅에는 계절이 다다르고 이어서 땅에 있는 모든(皆) 것들을 다스린다(而皆治之). 그 경로의 공전 주기가 끝나면(終期之日), 주기는 반복적으로 다시 시작된다(周而復始). 황제는 육기의 기후(三陰三陽之候)와 오성의 기운인 오기(五氣)가 어떻게 배합되는지를 묻고 있다. 이 부분의 이해는 오운육기 이론에서 아주 중요한 기본 틀의 개념을 말하고 있으므로, 아주 중요하다.

鬼臾區稽首再拜, 對曰, 昭乎哉問也. 夫五運陰陽者, 天地之道也. 萬物之綱紀, 變化之父母, 生殺之本始, 神明之府也. 可不通乎. 故, 物生謂之化, 物極謂之變, 陰陽不測謂之神, 神用無方謂之聖.

귀유구가 머리를 조아리고 재배하며(鬼臾區稽首再拜), 대답한다(對曰). 참으로 명확한 질문입니다(昭乎哉問也). 무릇 오운음양이라는 것은(夫五運陰陽者), 천지의 원리이다(天地之道也). 만물의 기강이며(萬物之綱紀), 변화의 부모요(變化之父母), 생살의 본시이고(生殺之本始), 신명의 부이다(神明之府也). 어찌 통하지 않겠는가(可不通乎). 그래서(故), 물건이 생기는 것을 화라고 하고(物生謂之化), 물건이 극에 달하는 것을 변이라고 하고(物極謂之變), 음양을 측정할 수 없는 것을 신이라고 하고(陰陽不測謂之神), 신이 일정한 규칙을 사용하지 않는 것을 성이라고 한다(神用無方謂之聖).

태양계 우주에 존재하는 모든 것들은 전자(電子)인 신(神)의 놀이터에 불과하다. 그리고 신(神)인 전자(電子)를 보유하고 있으면 양(陽)이고, 보유하고 있지 못하면 음(陰)이다. 여기서 전자는 이동이 가능한 자유전자를 의미한다. 그리고 신(神)인 전자(電子)는 에너지이기 때문에, 이 에너지를 이용해서 오성의 움직임인 오운(五運)을 만들어낸다. 그래서 인간과 연결된 하늘(天)과 땅(地)은 이 신(神)인 전자(電子)의 영향을 받을 수밖에 없는데, 이 도구가 바로 오운(五運)과 음양(陰陽)이다. 그래서 오운과 음양은(夫五運陰陽者), 하늘과 땅을 운행하는 원리(道)가 될 수밖에 없다(天地之道也). 이 두 가지는 신(神)인 전자(電子)의 도구로써 전자의 놀이터인 삼라만상을 지배하는 원칙(綱紀)이 되며(萬物之綱紀), 전자가 좌지우지하는 변화의 기반(父母)이 된다(變化之父母). 또, 전자는 성장 인자이기 때문에, 이 두 가지는 전자의 공급을 통해서 성장(生)의 시작(始)과 근본(本)이 되며, 성장 인자인 전자의 공급을 끊음으로써, 생명을 죽이는 살생(殺)의 시작(始)과 근본(本)도 된다(生殺之本始). 이 두 가지는 하늘에 존재하면서, 전자(電子)인 신(神)이 거주(府)하는 곳이며, 전자가 만들어내는 빛(明)이 거주(府)하는 곳이다(神明之府也). 이들 모두는 전자(電子)인 신(神)으로 엮여있기 때문에, 당연히 서로 통하게 되어있다(可不通乎). 이 두 가지가 전자(電子)인 신

(神)을 이용해서, 계절을 만들어냄으로써 만물(物)이 만들어지는(生) 것을 화(化)라고
한다(物生謂之化). 또, 이렇게 만들어진 만물(物)은 성장을 마치면(極) 다른 국면으로
접어드는데, 이것을 변화라고 말한다(物極謂之變). 전자(電子)인 신(神)은 자기가 들
어가면 양(陽)이 되고, 자기가 없으면 음(陰)이 되기 때문에, 신은 음양의 결정인자
로써 작용하므로, 본래 음양 측정이 불가능하다(陰陽不測謂之神). 즉, 신은 혼자 있
게 되면, 음도 아니고 양도 아니라는 뜻이다. 전자(電子)인 신(神)은 우주에 존재하는
모든 것들이 자기의 놀이터나 마찬가지이므로, 인간이 정해 놓은 일정한 규칙이나
방법(方)을 사용(用)하지는 않는다. 인간들은 이것을 성(聖)이라고 부른다(神用無方謂
之聖). 즉, 성(聖)이란 일반적인 인간들이 감히 넘볼 수 없는 경지인 것이다.

이 구문이 기술하고 있는 내용은 신(神)인 전자(電子)를 다루는 양자물리학((量子
物理學:Quantum Physics)의 정수를 보여주는 대목이다. 즉, 이 구문은 전자생리
학의 정수를 보여주는 대목이다. 대단한 것은 이것을 몇천 년 전에 알았다는 사실
이다. 지금 우리는 최첨단 과학의 시대에 살고 있는 것이 맞는 것일까? 아니면 우
리는 퇴보해왔는가? 이것이 황제내경의 품격이다.

夫變化之爲用也, 在天爲玄, 在人爲道, 在地爲化. 化生五味, 道生智, 玄生神. 神在天爲
風, 在地爲木, 在天爲熱, 在地爲火, 在天爲濕, 在地爲土, 在天爲燥, 在地爲金, 在天爲
寒, 在地爲水. 故, 在天爲氣, 在地成形. 形氣相感, 而化生萬物矣.

무릇 변화라는 것은 쓰임(爲用)이다(夫變化之爲用也). 변화가 하늘에 존재하면 현
을 만들고(在天爲玄), 사람에게 존재하면 도를 만들고(在人爲道), 땅에 존재하면 화
를 만든다(在地爲化). 화는 오미를 만들어내고(化生五味), 도는 지를 만들어내고(道
生智), 현은 신을 만들어 낸다(玄生神). 신이 하늘에 존재하면 풍을 만들어내고(神
在天爲風), 땅에 존재하면 목을 만들어내고(在地爲木), 하늘에 존재하면 열을 만들
어내고(在天爲熱), 땅에 존재하면 화를 만들어내고(在地爲火), 하늘에 존재하면 습을
만들어내고(在天爲濕), 땅에 존재하면 토를 만들어 내고(在地爲土), 하늘에 존재하면

조를 만들어내고(在天爲燥), 땅에 존재하면 금을 만들어내고(在地爲金), 하늘에 존재하면 한을 만들어내고(在天爲寒), 땅에 존재하면 물을 만들어낸다(在地爲水). 그래서 신이 하늘에 존재하면 기를 만들어내고(在天爲氣), 땅에 존재하면 형을 만들어내고(在地成形), 형기가 서로 반응하면(形氣相感), 만물을 화생시킨다(而化生萬物矣).

이 문장들을 해석하려면, 전자생리학의 정수를 알아야 한다. 즉, 이 세상은 전자들의 놀이터라는 사실을 모르면, 이 문장들은 접근을 허용하지 않는다. 첫 문장이 변화라는 것은 쓰임새(爲用)라고 정의해 준다(夫變化之爲用也). 무엇에 대한 쓰임새일까? 바로 신(神)인 전자(電子)의 쓰임새이다. 그래서 변화란 전자의 변화이다. 즉, 전자(神)가 어디에 어떻게 쓰이냐에 따라서 다른 변화(變化)가 도출되는 것이다.

이 변화가 하늘에서 일어나면 현(玄)을 만든다(在天爲玄). 이 문장을 해석하기 전에 뒤 문장 '玄生神 즉, 현은 신을 만든다'와 함께 살펴봐야 한다. 여기서 신(神)은 전자(電子:Electron:氣:酸:Energy)이다. 그러면 우리가 사는 우주에 존재하는 신(神)인 전자(電子)는 어디에서 왔을까? 바로 자기폭풍(Magnetic Storm:磁氣暴風)을 일으키는 태양흑점(玄:sunspot)에서 온 것이다. 태양흑점(玄)은 태양 안에서 일어나는 폭발의 결과물이다. 이 폭발이 우주 전체로 양성자와 전자를 공급하는 역할을 한다. 이 현상은 지구에도 자기폭풍을 일으키고 전자를 이용하는 통신 등에 대혼란을 초래한다. 우리가 숨 쉬고 있는 대기도 전자의 덩어리에 불과하기 때문에 당연한 결과이다. 우리 인체도 당연히 에너지인 전자의 덩어리이다. 결과는 태양흑점이 인체에까지 영향을 미친다는 사실이다. 이런 이유로 황제내경에 태양흑점이 등장할 수밖에 없고, 지금 이를 논의하고 있다. 즉, 하늘에서 태양의 변화가 일어나면(在天), 현(玄)을 만든다(在天爲玄)는 말은 태양이 폭발하면(在天), 태양흑점(玄)을 만든다(爲玄)는 의미이다(在天爲玄). 이 태양흑점(玄)을 만드는 태양의 폭발(變化)이 우주에 전자(神)를 공급(生)하는 것이다(玄生神). 이 변화가 인간에게서 일어나면 도(道)를 만든다(在人爲道). 도(道)는 길이다. 무슨 길일까? 바로 신경이 다니는 길이다. 신경은 전자가 다니는 통로이기 때문이다. 이 통로는 인간에게 생각

즉, 지혜를 만들게 해준다(道生智). 지혜라는 생각은 신경 반응의 결과물이기 때문이다. 이 변화가 땅에서 일어나면 화를 만든다(在地爲化)라는 말은 땅에서 전자가 행동함으로써 일어나는 변화물인 만물을 만든다는 의미이다. 여기서는 먹거리(五味)에 한정해서 오미(五味)를 만든다고 했다(化生五味). 인간의 먹거리인 동식물은 모두 전자 축합(condensation:縮合:Ester)의 결과물들이다. 이 뒤 문장들은 전자가 활동하면서 만들어내는 다양한 현상들을 기술하고 있다. 다양한 이유는 이 세상 만물은 전자가 놀면서 만들어 낸 결과물들이기 때문이다. 그래서 이 신들은 하늘 즉, 우주와 지구의 대기 중에 존재하면서 일조량에 반응하게 되고, 이어서 사계절을 만들어낸다. 이제 구문의 내용을 하나씩 살펴보자.

전자(電子)인 신(神)이 하늘에 존재하면서 목성과 반응해서 봄에 따뜻한 봄바람(風)을 만들어내서 땅에 보내주면(神在天爲風), 땅은 이 에너지를 이용해서 나무(木)로 대표되는 삼라만상(森羅萬象)을 만들어 낸다(在地爲木). 이제 계절이 바뀌어서 여름이 되면, 전자(電子)인 신(神)이 하늘에 존재하면서 화성과 반응해서 열(熱)을 만들어내면(在天爲熱), 이 열은 땅으로 전해지고 땅에서는 화(火)가 된다(在地爲火). 이제 장하가 되면, 전자(電子)인 신(神)이 하늘에 존재하면서 여름에 땅에서 올려보낸 수증기에 목성의 차가운 기운을 자극해서 비(雨)를 만들어내고 땅에 습(習)을 공급한다(在天爲濕). 그러면 땅은 이 습을 받아서 비옥한 흙(土)을 만든다(在地爲土). 비옥하다는 말은 식물을 성장시킨다는 뜻이므로, 이는 전자의 존재를 암시한다. 전자를 가지고 있는 삼투압 기질을 포함하고 있는 습(習)은 당연히 성장 인자가 되어서 땅을 비옥하게 만든다. 이제 가을이 되면, 전자(電子)인 신(神)이 하늘에 존재하면서 금성과 반응하고 이어서 금성이 주는 건조함은 땅으로 내려오고(在天爲燥), 땅은 건조함의 상징인 철(金)을 만들어낸다(在地爲金). 건조(燥)하려면 수분이 없어야 하는데, 수분이 없게 하려면, 삼투압 기질이 없어야 하고, 그러려면 삼투압 기질의 핵심인 전자가 없어야 한다. 그런데 철(金)은 전자를 아주 잘 흡수해서 수거해버린다. 이 결과로 당연히 건조해진다. 참으로 대단하다. 어떻게 이런 관계를 몇천 년 전에 명확히 알았을까? 이제 겨울이 되면, 전자(電子)인 신(神)이 하늘에 존재하면서 수성과 반응해서 차가움을 만들어내고(在天爲寒), 이 차가움은 땅으로 보내지게 되고, 이어서 땅에 있는 전자를 염(鹽)인 물(水)로 격리해버린다(在地爲 水). 물(水)은 전자를 격리한 염(鹽)이다. 그래서(故) 전자(電子)인 신(神)이 하늘에 존재하면서 계절의 기운인 이 다섯 가지 기운(氣)을 만들어내면(在天爲氣), 땅은 이 기운들을 받아서 형체(形)가 있는 만물을 만들어(成) 낸다(在地成形). 즉, 형(形)과 기(氣)가 서로(相) 감응(感)하면서(形氣相感), 그 결과 삼라만상(森羅萬象)이 태어나는 것이다(而化生萬物矣). 즉, 전자의 축합(condensation:縮合:Ester)을 말하고 있다.

然, 天地者, 萬物之上下也. 左右者, 陰陽之道路也. 水火者, 陰陽之徵兆也. 金木者, 生成之終始也. 氣有多少, 形有盛衰, 上下相召, 而損益彰矣.

이런 이유로(然), 천지는(天地者), 만물의 상하이다(萬物之上下也). 좌우는(左右者), 음양의 도로이다(陰陽之道路也). 수화는(水火者), 음양의 징조이다(水火者). 금목은 (金木者), 생성의 끝과 시작이다(金木者). 기는 다소가 있고(氣有多少), 형은 성쇠가 있고(形有盛衰), 상하 서로 반응해서(上下相召), 손익이 드러난다(而損益彰矣).

사물(萬物)을 기준으로 보면, 땅은 아래(下)에 있고 하늘은 위(上)에 있다. 그래서 하늘과 땅은 만물의 상하가 된다(然, 天地者, 萬物之上下也). 좌우는 상하의 가운데 공간이다. 즉, 좌우는(左右者) 전자를 보유한 양(陽)과 보유하지 않은 음(陰)이 소통 되는 도로(道路)와 같은 공간이다. 즉, 전자를 보유한 기(氣)가 소통하는 공간이 좌 우(左右)이다. 그래서 좌우는 음양의 도로가 된다(左右者, 陰陽之道路也). 물(水:陰) 은 염(鹽)으로써 전자(神)를 거두어(徵)들인 것이고, 불(火:陽)은 산화로써 전자(神) 가 달아나는(兆) 것이다. 그래서 물과 불은 전자와 연관된 현상인 음양이 외부로 나타난 것이다(水火者, 陰陽之徵兆也). 금(金)은 성장 인자인 전자를 성장으로 쓰기 보다는 축적하는 성질이 있으므로, 성장을 끝낸다(終)는 의미이며, 목(木)은 생명의 상징으로써 전자를 활용해서 성장을 시작한다는 것(始)을 의미한다. 그래서 금목은 성장인자인 전자를 통해서 성장이 시작되고 끝나는 것을 상징한다(金木者, 生成之

終始也). 전자(神)를 보유한 기(氣)는 당연히 전자를 많이(多) 보유할 수도 적게(少) 보유할 수도 있다(氣有多少). 에너지인 기(氣)로 만들어진 물체(形)는 기를 이용해서 성장(盛)할 수도 있고, 죽어서 분해(衰)될 수도 있다(形有盛衰). 하늘(上)과 땅(下)은 서로(相) 반응(召)해서 음과 양의 반응을 통해서 물체를 분해(損)할 수도 있고, 만들(益) 수도 있고, 성장(彰)시킬 수도 있다(上下相召, 而損益彰矣). 이 구문은 전자생리학과 양자물리학의 극치를 보여주고 있다.

제2장

帝曰, 願聞五運之主時也, 何如. 鬼臾區曰, 五氣運行, 各終期日, 非獨主時也. 帝曰, 請聞其所謂也. 鬼臾區曰, 臣積考太始天元冊文曰. 太虛廖廓, 肇基化元, 萬物資始, 五運終天, 布氣眞靈, 揔(總)統坤元. 九星懸朗, 七曜周旋, 曰陰曰陽, 曰柔曰剛, 幽顯既位. 寒暑弛張, 生生化化, 品物咸章, 臣斯十世. 此之謂也.

황제가 말한다(帝曰). 오운이 시를 주도한다는데(願聞五運之主時也), 뭔가요(何如)? 귀유구가 말한다(鬼臾區曰). 오기가 운행되면서(五氣運行), 각각은 기일을 완성하게 되나(各終期日), 혼자서 시를 주관하지는 않는다(非獨主時也). 황제가 말한다(帝曰). 그 이유를 듣고 싶네요(請聞其所謂也)! 귀유구가 말한다(鬼臾區曰). 신이 태시천원책을 살펴보니 이렇게 나와 있었습니다(臣積考太始天元冊文曰). 태허 료곽이(太虛廖廓), 조기가 되어서 원을 만들었고(肇基化元), 만물이 시작되고(萬物資始), 오운이 하늘을 완성했다(五運終天). (오운이) 기를 퍼뜨리고 령을 명료하게 만들었다(布氣眞靈). (오운이) 모두 곤원을 통제하고(揔統坤元), 구성이 하늘에 매달려 빛나게 하고(九星懸朗), 칠요가 주선하게 하였고(七曜周旋), 음양의 담론을 만들고(曰陰曰陽), 유강의 담론을 만들고(曰柔曰剛), 사물의 이치가 자리를 잡고(幽顯既位), 한서가 풀리고 퍼지며(寒暑弛張), 생이 생을 만들고 화가 화를 만들고(生生化化), 품물이 다 함께 빛난다(品物咸章). 신이 이것을 모두 분석해 보니(臣斯十世), 이러합니다(此之謂也).

하늘에서 신을 조절하는 오운(五運)은 당연히 사계절(時)을 주도(主)한다(願聞五運之主時也). 오운에서 나오는 오기(五氣)가 운행(運行)되면서(五氣運行), 각각(各)의 오기(五氣)가 사계절(期日) 하나하나를 완성(終)한다(各終期日). 그런데 계절(時)을 주도(主)하는 이 오기(五氣)들은 서로 떨어져서 따로(獨) 운행되는 것이 아니라(非) 서로 연계되어 있다(非獨主時也). 즉, 사계절이 서로 연계되어 있다는 말을 하고 싶은 것이다. 그 이유가 상고(上古) 시대의 천진원기운행(天眞元氣運行)을 기록한 의서인 태시천원책(太始天元冊)에 나와 있다고 한다.

태허(太虛)와 료곽(廖廓)이라는 텅 빈 큰 우주 공간이(太虛廖廓), 이 세상의 근원(元)을 만들 수 있는 터전(肇基:조기)을 만들(化) 수 있게 해주었다(肇基化元). 현대 과학으로 말하자면, 빅뱅(Big Bang) 이론을 말하고 있다. 그리고 이 터전(肇基) 위에서 만물이 시작(資始)하는데(萬物資始), 마지막으로 이 터전 위에서 만들어진 오성의 오운(五運)이 하늘을 완성(終)했다(五運終天). 즉, 하늘에 존재하면서 신(神)에 대응해서 움직이는 오운이 하늘의 환경을 만들어 놓았다. 여기서도 핵심은 전자(神)이다. 이 오운은 오기(五氣)를 만들어 배포(布)하고, 사계절을 주도해서 영(靈:形)을 만들어(眞) 냈다(布氣眞靈). 즉, 오운이 계절을 주도해서 전자를 통제하고 이어서 전자(神)를 함유한 물체인 영(靈:인간도 포함)을 만들어냈다. 그리고 태허(太虛)와 료곽(廖廓)이라는 텅 빈 큰 우주 공간은 땅(坤元)도 완전히(揔) 거느리고(揔統坤元), 태양계를 구성하는 명왕성(Pluto:冥王星)을 포함한 9개 행성인 9성(九星)이 빛(朗)을 내면서 우주 공간에 매달려(懸) 있게 해주었다(九星懸朗). 명왕성은 1930년 발견 이후 태양계의 9번째 행성으로서 명왕성으로 불렸으나, 2006년 국제천문연맹(IAU)의 행성 분류법이 바뀜에 따라 행성의 지위를 잃고 왜소행성(dwarf planet)으로 분류되었다. 또, 태허(太虛)와 료곽(廖廓)은 태양(日)을 포함해서 목화토금수 그리고 달(月)까지 7개의 빛나는 별(七曜)이 중력을 가지고 서로 주유(周旋)할 수 있는 공간을 만들어주었다(七曜周旋). 우리는 이런 현상들을 가지고 음(陰:전자 미보유)이니 양(陽:전자 보유)이니 담론(曰)을 펼치기도 하고(曰陰曰陽), 유연(柔:陰)하니 강(剛:陽)하니 즉, 태과니 불급이니 담론(曰)을 펼치기도 한다(曰柔曰剛). 그러는 사이에 태허(太虛)와 료곽(廖廓)에 사람들의 눈에 보이지 않는 모든 사물(幽顯: 유현)까지 이미(既) 자리(位)를 잡게 되었다(幽顯既位). 이 공간 안에서 전자의 활동이 위축(弛)되어 있는 한(寒)과 전자의 활동이 활성화된(張) 서(暑)가 만들어지고(寒暑弛張), 이런 것들이 다 모여서 연쇄 폭발하면서 즉, 이것이 저것을 만들면(生生), 저것은 다시 다른 것을 만들게(化化) 되고(生生化化), 이렇게 세상에 있는 모든 것(品物)들이 모두 다(咸) 우주 공간에서 번성(章)하게 되었다(品物咸章). 이것들이 귀유구가 파악(斯)한(臣斯十世), 태시천원책의 내용이라는 것이다(此之謂也).

帝曰, 善. 何謂氣有多少, 形有盛衰. 鬼臾區曰, 陰陽之氣, 各有多少. 故曰三陰三陽也. 形有盛衰, 謂五行之治, 各有太過不及也. 故其始也, 有餘而往, 不足隨之. 不足而往, 有餘從之. 知迎知隨. 氣可與期, 應天爲天符, 承歲爲歲直, 三合爲治.

황제가 말한다(帝曰). 좋습니다(善). 기가 다소가 있고(何謂氣有多少), 형이 성쇠가 있다(形有盛衰)는 말뜻은 뭔가요? 귀유구가 말한다(鬼臾區曰). 음양의 기는 각각 다소가 있다(陰陽之氣, 各有多少). 이것을 삼양삼음이라고 말한다(故曰三陰三陽也). 형이 성쇠가 있다는 것은(形有盛衰), 오행의 치를 말하는 것으로서(謂五行之治), 각각 태과 불급이 있다(各有太過不及也). 그래서 그것이 시작될 때(故其始也), 유여 후에는(有餘而往), 부족이 따라오고(不足隨之), 부족 이후에는(不足而往), 유여가 따라온다(有餘從之). 영을 알고 수를 알면(知迎知隨), 기는 기와 더불음이 가능하다(氣可與期). 응천은 천부를 만든다(應天爲天符). 승세는 세직을 만든다(承歲爲歲直). 삼합은 치를 만든다(三合爲治).

기(氣)는 전자인 신(神)을 받은 물체(形)이다. 그래서 이 물체는 전자를 많이(多) 흡수할 수도 있고, 적게(少) 흡수할 수도 있다(氣有多少). 또, 이 물체는 성장 인자인 전자를 받으면, 더욱더 왕성(盛)한 성장을 할 수 있으나, 반대로 받지 못하게 되면 성장은 멈추고 점점 약해지게(衰) 된다(形有盛衰). 즉, 기를 보유한 물체(形)는 전자의 공급 여부에 따라서 성장할 수도 있고 쇠락할 수도 있다는 뜻이다. 전자를 받으면 양(陽)이고, 못 받으면 음(陰)이다. 그래서 음양의 기운(陰陽之氣)은 전자의 보유 정도에 따라서 다소를 가질 수밖에 없다(各有多少). 그래서 여기서 육기(六氣)인 삼양삼음(三陰三陽)이 나온다(故曰三陰三陽也). 일 년에서 상반기인 삼음(三陰)은 하늘이 주는 에너지가 많은(多) 시기이고, 하반기인 삼양(三陽)은 하늘이 주는 에너지가 적은(少) 시기이다. 이에 따라서 형체(形)를 가진 만물은 성장할(盛) 수도 있고, 못(衰) 할 수도 있게 된다(形有盛衰). 그런데 이 에너지를 오성이 만들어내는 오행이 다스린다(謂五行之治). 즉, 오성은 하늘에서 운행하면서 오행을 통해서 에너지의 다소(多少)를 결정한다. 쉽게 말하면, 계절의 변화를 오성이 주도한다는 뜻이다. 그런데 오성이 공급해주는 에너지의 양이 원래 정해진 양보다 많으면 태과(太過)라고 하고, 적으면 불급(不及)이라고 한다. 그런데 오성은 자기들끼리 에너지를 교환하기 때문에, 결국에 에너지의 과부족을 만들어내게 되며, 각각 태과와 불급을 가질 수밖에 없다(各有太過不及也). 그런데 어떤 계절에 오행(其)의 에너지의 다스림이 시작(始)될 때(故其始也), 에너지가 많은 상태인 유여(有餘)로 시작해서 가다(往) 보면(有餘而往), 이어지는 다음 계절에 가서는 결국에 에너지 부족(不足)이 따른다(不足隨之). 즉, 일정 공간에 존재하는 에너지의 양은 정해져 있으므로, 어느 한 계절에 에너지를 너무 과하게 소비시켜 버리면, 결국에 이어지는 다음 계절에는 에너지가 부족한 상태가 따라온다는 것이다. 반대의 경우는 반대다. 즉, 어느 한 계절에 에너지를 너무 적게 소비시키면(不足而往), 결국에 이어지는 다음 계절에 가서는 에너지가 남는 상태가 따르게 된다(有餘從之). 그래서 어느 한 계절을 맞이(迎)할 때 에너지가 유여(有餘)냐 부족(不足)이냐를 알면(知), 자연스럽게 뒤에 따라오는(隨) 계절의 에너지 상태를 알(知) 수가 있게 된다(知迎知隨).

하늘의 에너지인 육기(氣)와 오행(五行)이 만들어내는 계절의 기간(期)이 서로 더불어서(與) 맞춰지는 것이 가능(可)하게 되면(氣可與期), 이 두 기운이 하늘(天)에서 반응(應)해서 천부(天符)를 만들어낸다(應天爲天符). 즉, 오행(五行)이 같아지는 천부(天符)가 만들어진다. 천부(天符)란 1년의 중운지기(中運之氣)와 사천지기(司天之氣)가 서로 합쳐져서 주관하는 해를 가리키는 말이다. 중운지기(中運之氣)란 오성이 행하는 오행(五行)이 만들어내는 60갑자를 말하고, 사천지기(司天之氣)란 육기(六氣)가 만들어내는 60갑자를 말한다. 그래서 중운지기와 사천지기는 서로 60갑자를 만들기는 하나, 변수의 숫자가 각각 오(五)와 육(六)으로써 틀리기 때문에 최소공배수가 30이 나온다. 그리고 육기(六氣)의 구성은 오행(五行)에 상화(相火)를 하나 더 추가한 형태이기 때문에, 육기와 오행이라는 이 둘은 분명히 같은 오행(五行)으로 만나게 되어있다. 그리고 60갑자는 음음(陰陰)과 양양(陽陽)의 경우만 사용하기 때문에, 중운지기(中運之氣)와 사천지기(司天之氣)가 서로 만나는 시점을 계산하려면, 복잡하게 된다. 이렇게 중운지기(中運之氣)를 구성하고 있는 오행(五行)과 사천지기(司天之氣)를 구성하고 있는 오행(五行)이 서로 만나는 것을 천부(天符)라고 한다. 즉, 두 오행(五行)이 만나는 것이 천부(天符)이다. 그래서 천부라는 의미는 하나의 오성(五星)이 하늘의 기운도 다스리고, 더불어 땅의 기운도 다스리는 것이다. 그래서 이 해는 에너지라는 기운이 상당히 안정되게 된다. 즉, 하나의 에너지 근원이 하늘과 땅을 동시에 다스리기 때문이다. 이에 따라서 생명체의 에너지 대사도 안정이 되면서 건강하게 된다. 그래서 천부의 개념은 건강에서 상당히 중요한 개념이다.

　60갑자에서 오행으로 구성된 중운(中運)과 12지지로 구성된 세지(歲支)의 오행의 기운이 서로 만나면, 이를 세치(歲直) 또는 세회(歲會)라고 한다. 세치(歲直)에서 치(直)는 만난다(會)는 뜻이 있다. 세회를 알려면, 12지지를 오행으로 표시하는 방법을 알아야 한다. 자축인묘진사오미신유술해(子丑寅卯辰巳午未申酉戌亥)가 12의 지지이다. 목(木)은 인묘(寅卯), 화(火)는 오사(午巳), 토(土)는 진술축미(辰戌丑未), 금(金)은 신유(申酉), 수(水)는 자해(子亥)이다. 그래서 예를 들면, 중운(中運)이 토(土)인 장하(長夏)가 된다면, 12지지의 오행에서도 토(土)인 진술축미(辰戌丑未)와 만나야 한다. 그러면 60갑자에서는 갑술(戌)과 갑진(辰)이 된다. 이렇게 한 해(歲)의 12 지지의 오행과 중운의 오행이 만나서 이어지(承)는 것을 세치(歲直) 또는 세회(歲會)라고 한다(承歲爲歲直). 즉, 천부(天符)에서처럼 두 오행(五行)이 만나는 것이 세회(歲會)이다. 핵심은 땅의 계절을 만들어내는 오성이 만든 중운(中運)이다. 이 중운(中運)을 중심으로 중운의 오행과 사천지기(司天之氣)인 육기(六氣)의 오행과 만나면 천부(天符)가 되고, 세지(歲支)인 12 지지의 오행과 만나면, 세치(歲直) 또는 세회

(歲會)가 된다. 그런데 12지지로 이루어지는 기운은 2개가 된다. 즉, 하늘을 다스리는 사천(司天)의 기운과 이 사천의 기운을 견제하는 재천(在泉)의 기운이다. 그래서 천부(天符)와 세회(歲會)를 다시 정의하면, 중운(中運)의 오행이 사천지기(司天之氣)의 오행과 만나면 천부(天符)가 된다. 그리고 중운(中運)의 오행이 재천지기(在泉之氣)의 오행과 만나면 세회(歲會)가 된다. 하나가 더 있는데, 태일천부(太一天符)다. 태일 천부는 태을천부(太乙天符)라고도 하는데, 이것은 천부(天符)와 세회(歲會)가 만난다는 개념인데, 풀어서 보면, 사천지기의 오행과 중운의 오행과 12지지의 오행이 같아지는 경우이다. 이 경우는 하늘을 다스리는 오성(五星)과 사계절을 다스리는 오성(五星)과 하늘을 다스리는 기운을 견제하는 오성의 기운이 하나인 경우이다. 이 경우는 우주의 에너지가 하나의 오성으로 모아지고 하나의 오성이 세상의 에너지를 다스리는 경우이기 때문에, 태양계 우주의 에너지 대사는 완벽하게 안정된다. 그래서 태일천부는 생명체를 아주 귀(貴)하게 만들어준다. 본론으로 돌아가자. 그래서 이렇게 3개(三)의 기운 즉, 사천지기, 재천지기, 중운지기가 조합(合)을 이뤄서 태양계 우주의 에너지를 다스리게(治) 된다(三合爲治). 해석이 상당히 까다로운 부분이다. 지금까지 이 부분은 실체가 없는 관념적으로 이해되어왔다. 그 이유는 최첨단 현대 천문학에 있다. 최첨단 현대 천문학은 고전물리학을 기반으로 하고 있고, 오운육기는 양자역학을 기반으로 하고 있다. 그러나 현실은 고전물리학을 기반으로 하고 있는 최첨단 현대 천문학이 주도하고 있다. 그래서 자동으로 앞뒤가 안 맞게도, 수준이 낮은 고전물리학이 자기보다 수준이 엄청나게 높은 양자역학을 승인해주고 있다. 그러니 양자역학이 기반인 오운육기가 풀리겠는가! 그리고 이미 지금은 양자역학의 시대가 성큼 다가왔는데도 불구하고, 여전히 최첨단 현대 천문학은 고전물리학의 족쇄에서 벗어나지 못하고 있다. 그래서 최첨단 현대 천문학은 사계절이 어떻게 만들어지는지를 전혀 모르고 있다. 물론 이를 어거지로 우겨서 주도권을 잡고 있기는 하지만, 조금만 따지고 들면, 곧바로 코너에 몰리고 만다. 즉, 장하 때는 왜 장마가 지며, 가을은 왜 건조한지, 봄은 왜 따뜻한지에 대해서 명확히 대답하지 못한다. 물론, 어거지로 떼를 써서 대충 얼버무리고 있기는 하다. 이 덕분에 점성학(占星學:Astrology)은 미신으로 전락하게 된다. 점성학은

실제로는 우주의 에너지 과학이다. 그래서 점성학도 에너지를 탐구하는 양자역학을 모르면, 자동으로 미신으로 전락하고 만다. 그러나 양자역학을 알게 되면, 점성학은 완벽한 우주 에너지 과학이 된다. 그래서 오운육기는 실체가 있는 에너지 과학이 된다. 이는 완벽한 양자역학이다. 이에 관해서는 할 말이 많지만, 이 문제는 전자생리학을 따로 집필하면서, 이때 좀 더 자세히 논의할 것이다.

帝曰, 上下相召奈何. 鬼臾區曰, 寒暑燥濕風火, 天之陰陽也. 三陰三陽上奉之. 木火土金水火, 地之陰陽也. 生長化收藏下應之. 天以陽生陰長, 地以陽殺陰藏. 天有陰陽, 地亦有陰陽, 木火土金水火, 地之陰陽也. 生長化收藏. 故陽中有陰, 陰中有陽. 所以欲知天地之陰陽者, 應天之氣, 動而不息. 故五歲而右遷. 應地之氣, 靜而守位. 故六期而環會. 動靜相召, 上下相臨, 陰陽相錯, 而變由生也.

황제가 말한다(帝曰). 상하가 서로 응한다는 것은 무슨 말인가요(上下相召奈何)? 귀유구가 말한다(鬼臾區曰). 한서조습풍화(寒暑燥濕風火)가 하늘의 음양이다(天之陰陽也). 삼음삼양이 위에서 받들어진다(三陰三陽上奉之). 목화토금수화(木火土金水火)가 땅의 음양이다(地之陰陽也). 생장화수장이 아래에서 반응한다(生長化收藏下應之). 하늘은 양을 만들어내서 음이 성장하게 한다(天以陽生陰長). 땅은 양을 중화시켜서 음으로 저장한다(地以陽殺陰藏). 하늘도 음양을 가지고 있고(天有陰陽), 땅도 역시 음양을 가지고 있다(地亦有陰陽). 목화토금수화(木火土金水火)가 땅의 음양이다(地之陰陽也). 생장화수장(生長化收藏)하므로, 양 중에 음을 가지고(故陽中有陰), 음 중에 양을 가진다(陰中有陽). 천지의 음양을 알려고 하는 이유가 있다면(所以欲知天地之陰陽者), 하늘의 기에 응해서(應天之氣), 행동하면 불식한다(動而不息). 그래서 오세하면 우천한다(故五歲而右遷). 땅의 기에 응하면(應地之氣), 정하면 수위한다(靜而守位). 그래서 육기하면 환회하고(故六期而環會), 동정이 서로 응하고(動靜相召), 상하가 서로 책임을 다하면(上下相臨), 음양이 서로 섞이면서(陰陽相錯), 변할 이유가 생긴다(而變由生也).

하늘에 한서조습풍화(寒暑燥濕風火)가 있는데, 이것들이 하늘의 음양이다(天之陰陽也). 즉, 육기(六氣)가 하늘의 음양이라는 것이다. 이 육기가 하늘에서(上) 삼음삼양으로 나타난다(三陰三陽上奉之). 땅에는 목화토금수화(木火土金水火)가 있는데, 이것들이 땅의 음양이다(地之陰陽也). 즉, 육지기(六之氣)를 말하고 있다. 이것들이 땅(下)에서 반응(應)해서, 만물을 생성(生)에서부터 저장(藏)까지 이끈다(生長化收藏下應之). 이렇게 하늘(天)은 양기(陽)인 에너지를 공급(以)해서 사물(陰)이 성장(長)하게 한다(天以陽生陰長). 땅은 이 양기(陽)를 받아서 중화(殺)시키고 사물(陰)을 만들어서 축적(藏)한다(地以陽殺陰藏). 사물이 만들어지는 과정은 양기(陽)인 전자를 계속 중화(殺)시키는 Ester 과정이다. 여기서는 이 Ester 과정을 살(殺)이라고 표현했다. 이 Ester 과정이 진행되면, 사물(陰)은 만들어지고 축적(藏)된다. 그래서 하늘도 음양이 있고(天有陰陽), 땅도 역시 음양이 있다(地亦有陰陽). 목화토금수화(木火土金水火)가 땅의 음양인데(地之陰陽也), 이들이 만물을 생성(生)에서부터 저장(藏)까지 이끈다(生長化收藏). 그래서 양 중에 음이 있고(陽中有陰), 음 중에 양이 있다(陰中有陽). 즉, 양(天)이 만들어내는 것들(寒暑燥濕風) 중에서도 음(寒濕)이 있고, 음(地)이 만들어내는 것들(木火土金水火) 중에도 양(木火)이 있다. 우리가 천지 음양을 알려고 하는 까닭이 여기에 있는 것이다(所以欲知天地之陰陽者). 즉, 천지음양이 만물을 생성(生)에서부터 저장(藏)까지 이끌기(生長化收藏) 때문에 우리는 천지음양을 알려고 하는 것이다. 하늘에 대응되는 기는(應天之氣), 쉬지 않고 끊임없이 움직인다(動而不息). 즉, 하늘에서는 한서조습풍화(寒暑燥濕風火)라는 육기(六氣)가 계속해서 변동(動)하면서 쉬지 않는다(不息). 그래서 오성(五星)이 만들어 낸 오행(五行)은 5년(五歲)이 되면, 우천한다(故五歲而右遷). 다시 말하면, 오행(五行)이 12지지와 결합해서 5년이 되면, 60갑자가 완성된다. 그러면 당연히 다음 60갑자를 위해서 계속 우측으로 60갑자를 써나가게 된다. 60갑자를 기록할 때 우측 방향으로 써나가기 때문에 우천(右遷)한다고 표현했다. 그리고 하늘에서 순환하는 기운도 실제로 우측 방향으로 순환한다. 땅에 대응되는 기운은(應地之氣), 하늘의 기운과 다르게 움직이지 않고 정지된 상태에서 자리를 지킨다(靜而守位). 즉, 땅의 기운은 지구 안에서만 움직인다. 그리고 육지기(六之氣)인 육기(六期)가 순환(環)하면서 만나게

(會) 된다(故六期而環會). 육지기(六之氣)는 하늘의 육기(六氣)에 대응되는 땅의 육기 (六氣)이다. 즉, 1년을 6개의 절기로 나누는 것이다. 당연히 1년이 지나면 순환하게 되고 다시 만나게 된다. 이렇게 움직이는(動) 하늘의 기운과 움직이지 않는(靜) 땅의 기운이 서로(相) 반응(召)하고(動靜相召), 하늘(上)과 땅(下)이 서로(相) 자기 임무(臨)를 수행하고(上下相臨), 양(陽)인 하늘의 기운과 음(陰)인 땅의 기운이 서로 (相) 만나게(錯) 되면(陰陽相錯), 결과는 당연히 변화가 일어난다. 즉, 땅의 사계절 변화와 하늘 기운의 변화가 맞물려 일어나면, 세상이 변화(變)할 수 있는 이유(由) 가 만들어진다(生)는 것이다(而變由生也). 이 구문들은 태양계 우주에서 에너지 대사가 어떻게 일어나는지를 머리 안에서 그릴 수 있으면, 해석이 쉬우나, 그렇지 않으면, 해석이 상당히 어렵게 되는 곳이다. 사실 이 부분은 엄청난 양의 지면을 요구한다. 그만큼 설명해야 할 것이 너무나 많다는 뜻이다.

제3장

帝曰, 上下周紀, 其有數乎. 鬼臾區曰, 天以六爲節, 地以五爲制. 周天氣者, 六期爲一備. 終地紀者, 五歲爲一周. 君火以明, 相火以位. 五六相合, 而七百二十氣, 爲一紀, 凡三十歲, 千四百四十氣, 凡六十歲, 而爲一周, 不及太過, 斯皆見矣.

황제가 말한다(帝曰). 상하 주기가 가진(上下周紀) 수가 있나요(其有數乎)? 귀유구가 말한다(鬼臾區曰). 하늘은 육으로 절을 만들고(天以六爲節), 땅은 오로 제를 만든다(地以五爲制). 천기를 주한다는 것은(周天氣者), 육기가 일비를 만들고(六期爲一備), 지기를 완성한다는 것은(終地紀者), 오세가 일주를 만든다(五歲爲一周). 군화로써 명(君火以明), 상화로서 위이며(相火以位), 오육이 서로 합해져서(五六相合), 720 기가 되고(而七百二十氣), 일기를 만든다(爲一紀). 무릇 30년이면(凡三十歲), 1440 기를 만들고(千四百四十氣), 무릇 60세가 되면(凡六十歲), 일 주를 만든다(而爲一周). 불급 태과(不及太過), 그 모두가 보인다(斯皆見矣).

천원기대론(天元紀大論)

하늘은 육으로 절을 만든다(天以六爲節). 즉, 하늘은 육기(六氣)라는 에너지를 땅으로 내려보내서 땅의 육기(六氣)인 육지기(六之氣)라는 절기(節)를 만들어낸다. 그러면 육지기(六之氣)는 땅에서 6개의 절기(節)를 만들어낸다. 그래서 하늘은 육(六)으로써 절(節)을 만든다(天以六爲節)고 한 것이다. 땅은 오로 제를 만든다(地以五爲制). 땅은 오성이 준 오행(五)을 이용해서 땅을 통제(制)한다(地以五爲制). 즉, 땅은 오행이 준 오기(五氣)를 이용해서 땅 위에 있는 만물을 통제한다. 천기를 일주(周)한다는 말은(周天氣者), 천기(天氣)는 육기(六氣)이므로, 육기가 주기(周)적으로 순환한다는 뜻이다. 즉, 이때 1년을 만든다는 뜻이다. 그래서 6개(六)의 기간(期)이 한(一) 벌(備)을 만들어낸다(六期爲一備). 여기서 6개(六)의 기간(期)은 하늘에서 육지기(六之氣)를 말한다. 그래서 천기가 육기를 한 번 순환 시키면, 하늘에서 육지기가 만들어지고, 이어서 1년이 완성된다. 지기를 완성(終)한다는 말은(終地紀者), 지(地)와 기(紀)가 만나서 완성(終)한다는 뜻이다. 즉, 지(地)는 오행(五行)을 가지고 있고, 기(紀)는 12지지를 말하므로, 지(地)와 기(紀)가 만나서 완성(終)하면, 60이 나오는데, 이는 바로 60갑자를 완성(終)한다는 것이다. 그래서 5년이 되면, 60갑자라는 일 주기(一周)가 만들어진다(五歲爲一周). 즉, 1년의 오행이 12지지를 만나서 5년이 되면, 60갑자가 나온다는 뜻이다.

태양(太陽:Sun)인 군화(君火)는 빛(明)과 에너지를 제공하고(君火以明), 화성(火星)인 상화(相火)는 오운(五運)을 통해서 남쪽을 대표하는 위치(位)를 만든다(相火以位). 이렇게 육기(六氣)와 오운(五運)을 통해서 나온 60갑자는 2개가 만들어진다. 오운(五運)이 핵심인 중운(中運)에서는 5년짜리 60갑자가 나오고, 육기(六氣)가 핵심인 사천(司天)에서는 60년짜리 60갑자가 나온다. 중운(中運)에서 5년짜리 60갑자는 오행(五行)이 핵심이고, 사천(司天)에서 60년짜리 60갑자는 육기(六氣)가 핵심이 된다. 그래서 바로 앞에서 5년짜리 60갑자가 하나의 주기(五歲爲一周)를 만들었고, 이제 60년짜리 60갑자의 주기를 계산하면 된다. 그래서 오행(五)과 육기(六)를 서로(相) 조합(合)하면(五六相合), 즉, 오행이 다스리는 지기(地紀)에서 5년(五歲)이 나오고, 이 5년을 24절기(氣)로 나누면 120절기(氣)가 나오고, 이것을 육기(六氣)와 곱하면 720절기가 나온다(而七百二十氣). 이것이 1기이다(爲一紀). 이 720절기(氣)를 1년의 24절기(氣)로 나누면 30년(三十歲)이 나온다(凡三十歲). 이 720절기를 두 번 곱하면 1440절기(氣)가 나오고(千四百四十氣), 이것을 1년의 24절기로 나누면 60년(六十歲)이 나온다(凡六十歲). 이것이 1주(一周)이다(而爲一周). 즉, 5년짜리 1주(一周)가 아니고 60년짜리 1주(一周)가 나온 것이다. 이 60갑자는 60년으로 기간이 길므로. 이때는 반드시 불급과 태과(不及太過)가 모두 나타날 수밖에 없다(斯皆見矣). 여기서 중요한 것은 2개의 60갑자를 말하고 있다는 사실을 아는 것이다. 이 사실은 아주 중요한 의미를 가진다. 즉, 이는 천부(天符)와 세회(歲會)의 의미를 알 수 있게 만든다.

帝曰, 夫子之言, 上終天氣, 下畢地紀, 可謂悉矣, 余願聞而藏之, 上以治民, 下以治身, 使百姓昭著, 上下和親, 德澤下流, 子孫無憂, 傳之後世, 無有終時, 可得聞乎. 鬼臾區曰, 至數之機, 迫迮以微, 其來可見, 其往可追. 敬之者昌, 慢之者亡. 無道行私, 必得天殃. 謹奉天道, 請言眞要.

황제가 말한다(帝曰). 선생님의 말씀에 따르면, 위에서 천기가 종하고(上終天氣), 아래에서 지기가 필한다고 하는데(下畢地紀), 상세합니다(可謂悉矣). 내가 들어서 기억하기로는(余願聞而藏之), 위로는 백성을 다스리고(上以治民), 아래로는 신체를 다스리고(下以治身), 백성이 소착되게 하고(使百姓昭著), 상하가 화친하게 하고(上下和親), 덕택이 밑으로 흐르고(德澤下流), 자손이 무우하며(子孫無憂), 후세에 전해서(傳之後世), 끝남이 없게 하도록(無有終時), 들을 수 있나요(可得聞乎)? 귀유구가 말한다(鬼臾區曰). 수의 기가 도달하는 것이(至數之機), 아주 좁고 미묘해도(迫迮以微), 그것이 오면 볼 수 있고(迫迮以微), 그것이 가면 추적할 수 있다(其往可追). 이것을 공경하는 사람은 창성하고(敬之者昌), 게을리하는 자는 망한다(慢之者亡). 원칙을 모르고 사사로이 함부로 행동하면(無道行私), 필히 천앙을 만난다(必得天殃). 삼가 천도를 받들어(謹奉天道), 핵심을 말씀드리겠습니다(請言眞要).

앞 문장에서 말한 숫자(數)의 기틀(機)을 모두 이해하기(至) 까지는(至數之機), 이 기틀들이 아주 복잡하고 미묘해서 완전히 이해하기가 결코 쉽지가 않다(迫迮以微).

즉, 작은 주기의 60갑자와 큰 주기의 60갑자의 원리를 계산하고 이해하기가 결코 쉽지 않다는 뜻이다. 당연하다. 이 구조를 완전히 이해하려면, 천문학을 통달해야 한다. 그러나, 이 기틀들을 완전히 이해만 할 수 있다면, 60갑자가 오는 것을 볼 수 있고(其來可見), 가는 것을 추적할 수도 있는데(其往可追), 이것을 공경하면 복을 받고(敬之者昌), 그것을 무시하면 망한다(慢之者亡). 60갑자의 개념은 태양 에너지와 오성 에너지의 변화를 표시한 것이다. 인체는 에너지 덩어리이기 때문에, 우주의 에너지 변화에 민감하게 반응한다. 그래서 60갑자의 원칙을 모르고 사사로이 행동하면(無道行私), 반드시 하늘의 재앙을 만난다(必得天殃)는 것이다. 즉, 우주의 에너지 변동에 따라서 인체의 에너지 관리를 잘못하면, 당연히 건강이 심하게 나빠지는 재앙을 맞는다는 뜻이다. 이는 인간의 건강 외에도 우리가 먹는 먹거리하고도 연관되어있고 살고 있는 주거와도 관계되어있다. 즉, 홍수나 가뭄이나 혹한 같은 주거 환경도 모두 에너지 문제이기 때문이다. 그래서 오운과 육기는 생명을 유지하는 곡식의 풍작과 흉작을 조절하고, 건강까지 조절하기 때문에, 나라를 다스리는 최고 통치자는 오운육기를 안 배우면 안 된다. 그래서 오운 육기를 잘 따르면 복을 받는다(敬之者昌)고 했다. 반대로 무시하면 망한다(慢之者)고 한다. 물론 이 오운육기의 틀은 아주 미묘하다(至數之機, 迫迮以微). 그래서 추적이 쉽지는 않지만, 그래도 구조만 이해하고 있으면, 추적이 가능한 것이다(其來可見, 其往可追). 추적이 어렵다고 해서, 이 원칙을 모르고(無道) 사사로이(行私) 행동하면(無道行私), 반드시 천재지변의 재앙을 만나게 될 수밖에 없다(必得天殃). 이는 옛날 통치자들이 기를 쓰고 하늘을 연구한 이유이기도 하다. 최첨단 기술을 가졌다고 자랑하고 있는 현재도 천재지변이 끊임없이 일어난다. 아직도 우리는 하늘을 모르고 있다. 물론 하늘을 아주 잘 알고 있다고 억지는 쓰고 있다. 특히, 하늘의 에너지 문제는 코로나와 같은 전염성 질환의 근본이 된다. 흑사병이 우주의 소빙하기에 속했다는 사실은 잘 알려진 사실이다. 물론 이 사실은 이제야 겨우 알게 되었다. 하지만, 이는 여전히 아무 의미가 없는 사실로 치부하고 있다. 우리는 코로나와 같은 전염병이 항체가 형성되면, 없어진다고 하는 괴상한 말을 믿고 있다. 그러나 이를 조사해봐도 그들이 원하는 항체는 없다. 이 문제는 지구에 존재하고 있는 과잉 에너지가 해소되어야 드디어 없어지게 된다. 코로나와 같은 전염병은 100% 에너지 문제이기 때문이다. 즉, 대기에 에너지 과잉이 없다면, 전염병도 없다는 뜻이다. 그래서 대규모의 살육이 일어나는 전쟁이 일어나면, 전염병은 자동으로 창궐하게 된다. 즉, 에너지 덩어리인 인체가 썩으면서 대규모의 에너지를 대기로 뿜어내기 때문이다. 그래서 반드시 대규모의 살육이 자행되면, 전염병은 자동으로 따라오게된다. 이번 코로나 때 유럽의 도축장에서 근무한 사람들이 코로나에 대규모로 전염된 사실은 우연이 아니라 필연이다. 물론 대기에 적체한 과잉 에너지는 하루아침에 없어지지 않고 서서히 없어지므로, 전염병도 서서히 사라지게 된다. 그래서 인간이 전염병에 걸리지 않으려면, 인체 안에 에너지 적체가 없어야 한다. 즉, 인체의 체액을 pH7.45로 유지해서 체액에 자유전자라는 에너지가 남아돌게 해서는안 된다는 뜻이다. 그래서 코로나 예방은 황제내경을 배우게 되면, 누워서 떡 먹기보다도 더 쉽게 된다. 물론 기저 질환이 있는 환자는 관리가 어렵기는 하다. 그러나 이것도 에너지의 흐름만 파악할 수 있다면, 어려운 문제가 아니다. 그러나. 이는 최첨단 현대의학의 입장으로 보면, 큰 문제이다. 왜? 돈을 벌 수가 없다. 사실 양자역학을 기반으로 한 전자생리학으로 백신을 바라보고 있노라면, 실소를 금치 못한다. 심하게 말하면, 이는 애들을 가지고 장난치는 것에 불과하다.

帝曰, 善言始者, 必會於終. 善言近者, 必知其遠. 是則至數極而道不惑, 所謂明矣. 願夫子推而次之. 令有條理, 簡而不匱, 久而不絶, 易用難忘. 爲之綱紀, 至數之要, 願盡聞之.

황제가 말한다(帝曰). 시작을 잘 말해주면(善言始者), 반드시 끝을 알 수 있고(善言始者), 가까움을 잘 말해주면(善言近者), 반드시 먼 것까지 알 수 있다(必知其遠). 그래서 깊은 단계에 이르면 원리를 의심하지 않는다(是則至數極而道不惑). 이를 이르러 눈이 뜨였다고 한다(所謂明矣). 선생님께서 미루어 예상하시고 그다음 것까지 말씀해주시기를 원합니다(願夫子推而次之). 지금까지 말씀해주신 것을 조리 있게 정리하고(令有條理), 간단하면서도 빠진 것이 없도록 하고(簡而不匱), 끊어지지 않고 영구히 보존하고(久而不絶), 쉽게 이용하고 쉽게 잊어버리지 않게 하겠습니다(易用難忘). 기강을 만들고(爲之綱紀), 수의 중요 점에 이를 때까지(至數之要), 모든 것을 다 듣고 싶습니다(願盡聞之).

鬼臾區曰, 昭乎哉問, 明乎哉道, 如鼓之應桴, 響之應聲也. 臣聞之. 甲己之歲, 土運統之, 乙庚之歲, 金運統之, 丙辛之歲, 水運統之, 丁壬之歲, 木運統之, 戊癸之歲, 火運統之.

귀유구가 말한다(鬼臾區曰). 질문이 명쾌하고(昭乎哉問) 북이 북채에 응하고(如鼓之應桴), 메아리가 소리에 반응하듯이(響之應聲也), 원리도 명확하네요(明乎哉道). 신은 이렇게 들었습니다(臣聞之). 갑기의 해는(甲己之歲), 토운이 통제하고(土運統之), 을경의 해는(乙庚之歲), 금운이 통제하고(金運統之), 병신의 해는(丙辛之歲), 수운이 통제하고(水運統之), 정임의 해는(丁壬之歲), 목운이 통제하고(木運統之), 무계의 해는(戊癸之歲), 화운이 통제한다(火運統之).

10천간을 음과 양으로 나누어서 양은 양끼리 음은 음끼리 짝을 지어서 목화토금수 5개의 별에 배정하고 있다. 구체적으로 보면, 10천간 중에서 갑(甲)과 기(己)가 12지지와 배합되는 해(歲)는(甲己之歲), 토(土)가 되고, 이 해들에서는 토성이 통제(統)하는 해가 된다(土運統之). 60갑자에서 이 해가 돌아오면, 오운 중에서 토(土)에 해당하는 토성이 이 해를 다스리게 된다는 뜻이다. 하나만 더 예를 들어 보면, 을(乙)과 경(庚)이 12지지와 배합되어서 금(金)이 되고(乙庚之歲), 60갑자에서 이 해가 돌아오면, 오운 중에서 금(金)에 해당하는 금성이 이 해를 다스리게 된다는 것이다(金運統之). 나머지도 같은 원리이다. 좀 더 설명하자면, 금운(金運)이 되는 해는 가을 날씨처럼 쌀쌀하고 건조한 상태가 주(統之)를 이룬다는 것을 말한다. 그러면 당연히 곡식의 작황은 부진할 것이고, 이어서 기근으로 이어질 것이다. 이 때 국가 통치자는 이것을 예견해서 곡식의 조달에 힘을 쓸 것이고, 이어서 기근을 막아서 자기의 통치 권세를 유지할 것이고(敬之者昌), 이런 원리를 모르고 통치하면(無道行私), 기근에 대처하지 못하게 되고, 결과는 천재지변으로 인해서(必得天殃), 망할 것이다(慢之者亡). 결국에 역법은 어마어마한 관찰이 만들어 낸 최첨단 천문학이며, 첨단 과학의 결정체이다. 그러나 아이러니하게도 현대의 최첨단 과학은 안타깝게도 이 최첨단 역법을 사람들을 현혹하는 미신(迷信)으로 취급하고 있다. 독자 여러분들은 어떻게 생각하는지 궁금할 따름이다.

帝曰, 其於三陰三陽, 合之奈何. 鬼臾區曰, 子午之歲, 上見少陰, 丑未之歲, 上見太陰, 寅申之歲, 上見少陽, 卯酉之歲, 上見陽明, 辰戌之歲, 上見太陽, 巳亥之歲, 上見厥陰, 少陰所謂標也, 厥陰所謂終也. 厥陰之上, 風氣主之, 少陰之上, 熱氣主之, 太陰之上, 濕氣主之, 少陽之上, 相火主之, 陽明之上, 燥氣主之, 太陽之上, 寒氣主之. 所謂本也. 是謂六元.

황제가 말한다(帝曰). 오운이 삼음삼양에서는 어떻게 배합되나요(其於三陰三陽)? 귀유구가 말한다(鬼臾區曰). 자오 해의 상견은 소음이고(子午之歲, 上見少陰), 축미 해 상견은 태음이고(丑未之歲, 上見太陰), 인신 해의 상견은 소양이고(寅申之歲, 上見少陽), 묘유 해의 상견은 양명이고(卯酉之歲, 上見陽明), 진술 해의 상견은 태양이고(辰戌之歲, 上見太陽), 사해 해의 상견은 궐음이다(巳亥之歲, 上見厥陰). 소음은 소위 시작이다(少陰所謂標也). 궐음은 소위 끝이다(厥陰所謂終也). 궐음의 위는 풍기가 주관하고(厥陰之上, 風氣主之), 소음의 위는 열기가 주관하고(少陰之上, 熱氣主之), 태음의 위는 습기가 주관하고(太陰之上, 濕氣主之), 소양의 위는 상화가 주관하고(少陽之上, 相火主之), 양명의 위는 조기가 주관하고(陽明之上, 燥氣主之), 태양의 위는 한기가 주관한다(太陽之上, 寒氣主之). 이것들을 본이라고 한다(所謂本也). 이를 이르러 육원이라고 한다(是謂六元).

　삼양삼음(三陰三陽)은 하늘에서 만들어지는 에너지인 육기(六氣)의 표시이다. 그리고 하늘에서 만들어지는 삼양삼음(三陰三陽)인 육기(六氣)는 상화(相火)를 포함한 오성(五星)과 군화(君火)로 구성된다. 육기(六氣)를 조금 더 설명하자면, 오성인 목성, 화성, 토성, 금성, 수성이 포함되는데, 여기서 화성(火星)이 상화(相火)가 된다. 상화(相火)란 상대(相)가 있는 화(火)라는 뜻이다. 그 상대는 바로 태양(太陽)인 군화(君火)이다. 그래서 육기가 만들어내는 한서조습풍화(寒暑燥濕風火)에서 서(暑)는 화(火)보다 훨씬 더 뜨겁다. 그래서 서(暑)는 군화(君火)인 태양이 뿜어내는 열기(熱)를 말하고, 화(火)는 상화(相火)인 화성이 뿜어내는 한 단계 낮은 열기이다. 그러나 서로 혼동해서 쓰기도 한다. 그래서 군화(君火)는 인체 장기 중에서 열을 최고로 많이 생산하는 심장(少陰)으로 정하고, 그다음 상화(相火)는 담(膽)으로 정했다. 그러면 왜 담(膽)이 상화(相火)가 될까? 담은 간에서 받은 산성 담즙을 중화 처리해서 알칼리로 바꿔 놓는다. 이 정도가 아주 강해서 약 10배 정도로 농축시킨다. 그래서 결국 산성 담즙이 담에서 알칼리가 되는 것이다. 이때 산을 중화했으니까 열이 나는 것은 당연하다. 그래서 심하게 놀라서 간과 담이 제 기능을 하지 못하면 간과 담이 열을 생산하지 못하기 때문에 간담이 '서늘'하다고 표현하는 것이다. 12지지를 앞에서 보았던, 10천간처럼 음음(陰陰), 양양(陽陽)으로 묶어서 이것을 삼양삼음에 배정한다. 그러면 12지지는 차례대로 자오(子午), 축미(丑未), 인신(寅申), 묘유(卯酉), 진술(辰戌), 사해(巳亥)로 나눠진다. 여기에 삼양삼음은 순서대로 소음(少陰), 태음(太陰), 소양(少陽), 양명(陽明), 태양(太陽), 궐음(厥陰)으로써 소음이 시작점(標)이 되고(少陰所謂標也), 궐음이 끝점이 된다(厥陰所謂終也). 삼양삼음(三陰三陽)인 육기(六氣)는 상화(相火)를 포함한 오성(五星)과 태양(太陽)인 군화(君火)로 구성되기 때문에, 오성의 특징을 그대로 가지고 있게 된다. 그래서 오성의 특징을 그대로 이어받게 된다. 그래서 태양인 군화(君火)로써 소음(少陰)은 무더운 여름의 화(暑)로써 열기(熱)를 담당하고, 토성인 태음(太陰)은 장하의 습(濕)으로서

습기(濕)를 담당하고, 화성인 소양(少陽)은 상화(相火)로서 화(火)를 담당하고, 금성
인 양명(陽明)은 건조한 가을을 담당하고, 수성인 태양(太陽)은 겨울의 한기를 담당
한다. 이 부분은 인간 장기와 일치하기도 한다. 그러나 여기서는 인간 장기는 아
니다. 이 둘을 순서대로 배합시키면, 사천지기(司天之氣)가 나온다. 여기서는 사천
지기를 하늘을 뜻하는 상(上)으로 표시를 했다. 예를 들자면 60갑자에 나온 10천
간과 12지지 배합에서 자(子)와 오(午)가 들어있는 60갑자의 해(歲)는(子午之歲),
사천지기(上)에 소음으로써 나타나게(見) 되고(上見少陰), 그러면 소음(少陰)이 사천
지기(上)를 다스리는 시기가 되면서(少陰之上), 당연히 열기가 주도하는 해가 된다
(熱氣主之). 나머지도 똑같은 원리로 작동된다. 하나만 더 보면, 진(辰)과 술(戌)이
들어있는 60갑자의 해(歲)는(辰戌之歲), 사천지기(上)에 태양이 나타나게(見) 되고
(上見太陽), 그러면 태양(太陽)이 사천지기(上)를 다스리는 시기가 되면서(太陽之上),
당연히 한기가 주도하는 해가 된다(寒氣主之). 이것을 사천지기의 근본(本)이라고
말한다(所謂本也). 이것이 육기(六氣)의 원천인 육원(六元)이다(是謂六元). 지금까지
육기(六氣)를 정확히 기술했던 저자는 없었다. 그러나 이렇게 논리를 따라가다 보
면 자연스럽게 밝혀진다. 여기서 기술한 육기(六氣)의 정의가 정확한 정의이다. 이
부분은 나중에 아주 상세하게 복습하게 되므로, 여기서는 추가 설명은 생략한다.

帝曰, 光乎哉道, 明乎哉論, 請著之玉版, 藏之金匱, 署曰天元紀.

　황제가 말한다(帝曰). 이치가 빛나고(光乎哉道), 논리가 명확하네요(明乎哉論). 이
내용을 옥판에 새기고(請著之玉版), 금궤에 보관하겠습니다(藏之金匱). 제목은 천원
기라고 하겠습니다(署曰天元紀).

황제내경 소문(黃帝內經 素問) (중) (자연의학·자연치유·에너지의학 교과서)

초 판 | 2021년 05월 04일 **개정 증보판** | 2022년 12월 04일
저 자 | D.J.O 동양의철학 연구소
펴낸이 | 한건희
펴낸곳 | 주식회사 부크크
출판사등록 | 2014.07.15.(제2014-16호)
주 소 | 서울특별시 금천구 가산디지털1로 119 SK트윈타워 A동 305호
전 화 | 1670-8316
이메일 | info@bookk.co.kr

ISBN | 979-11-410-0489-7

www.bookk.co.kr
ⓒ D.J.O 동양의철학 연구소 **2022**